AMERICAN ACADEMY OF ORTHOPAEDIC SURGEONS, AAOS

美国骨科医师学会

脊柱外科学

第 3 版

原　著　Jeffrey M. Spivak
　　　　Patrick J. Connolly

主　审　党耕町
主　译　韦　峰
译　者　（按姓氏笔画排序）
　　　　韦　峰　兰　杰　杨　欢　杨　辰　冷慧杰
　　　　周非非　姜　宇　赵旻暐　赵衍斌　钟沃权
　　　　袁　伟　党　礌

北京大学医学出版社

MEIGUO GUKE YISHI XUEHUI JIZHU WAIKEXUE

图书在版编目（CIP）数据

美国骨科医师学会：脊柱外科学：第3版/（美）斯皮瓦克（Spivak，J. M. ），
康诺利（Connolly，P. J. ）原著；韦峰译. —北京：北京大学医学出版社，2013.1
书名原文：Orthopaedic Knowledge Update：Spine 3
ISBN 978-7-5659-0413-4

Ⅰ. ①美… Ⅱ. ①斯…②康…③韦… Ⅲ. ①脊椎病—外科
学 Ⅳ. ①R681.5

中国版本图书馆 CIP 数据核字（2012）第 133090 号

Orthopaedic Knowledge Update：Spine 3
Edited by Jeffrey M. Spivak，Patrick J. Connolly
Copyright 2006 by the American Academy of Orthopaedic Surgeons.

The American Academy of Orthopaedic Surgeons played no role in the translation of **Orthopaedic Knowledge Update：Spine 3** from English into the Chinese language，and disclaims any responsibility for any errors，omissions，and/or faults，and/or possible faults in the translation.
Simplified Chinese translation copyright 2013 by Peking University Medical Press.
美国骨科医师学会不参与 **Orthopaedic Knowledge Update：Spine 3** 从英文翻译成中文的翻译工作，对翻译中产生的任何错误、遗漏不负任何责任。

北京市版权局著作权合同登记号：图字：01-2009-2382

美国骨科医师学会 脊柱外科学（第3版）

主　译：韦　峰
出版发行：北京大学医学出版社（电话：010-82802230）
地　址：(100191) 北京市海淀区学院路 38 号　北京大学医学部院内
网　址：http://www.pumpress.com.cn
E - mail：booksale@bjmu.edu.cn
印　刷：北京画中画印刷有限公司
经　销：新华书店
责任编辑：冯智勇　责任校对：金彤文　责任印制：张京生
开　本：889mm×1194mm　1/16　印张：29.75　字数：902 千字
版　次：2013 年 3 月第 1 版　2013 年 3 月第 1 次印刷
书　号：ISBN 978-7-5659-0413-4
定　价：165.00 元

译者前言

　　脊柱外科是骨科领域一个相对新兴的分支学科。与发展较早的创伤和关节外科相比，脊柱及相关疾病方面的知识常常让年轻的骨科医生感到陌生。近十年来，随着现代科技、基础医学、临床医学的发展，脊柱外科领域的新理论、新技术层出不穷，让人应接不暇。我还清晰地记得开始学习脊柱外科时的恐慌：每遇到一种新的疾病，常常想马上弄清楚这种疾病的发病机制、疾病的临床表现和影像学表现，还想掌握如何诊断和鉴别诊断，更想知道如何选择治疗方法等。于是买了不少大部头的经典专业书籍。这些"大部头"论述得虽然详细，却让我这个初学者一时难得要领，常常不能满足迫切的临床需要。

　　《美国骨科医师学会 脊柱外科学》是一本非常适合年轻骨科医生学习的书籍。它用最言简意赅的语言记录了一种疾病从发病情况、发病机制、临床特点、诊断与鉴别诊断，以及治疗方法等各方面的内容。有助于初学者迅速了解一种疾病的全貌。同时，它也适合有一定基础的脊柱外科医生阅读。因为本书不仅包含了脊柱基础和临床的各个领域，还增加了药物、介入、康复和心理治疗等方面的内容以及脊柱外科的最新进展，以扩充读者的知识面。本书引用了大量文献，并应用循证医学的方法尽量为读者呈现较为客观的数据以供参考。

　　本书的翻译工作凝聚了十几位青年脊柱外科医生的心血。由于翻译水平有限，错误与不足在所难免，恳请读者批评指正。

韦　峰

2013，3

原著前言

当我们受北美脊柱学会之托编纂本书的时候，深感这项任务的复杂。因为脊柱疾病的治疗涉及了多个领域的多学科分支。不仅仅是骨科，还包括理疗科、康复科、麻醉科、放射科、神经内科、神经外科、风湿病科以及内科等。我们强烈地认识到必须将非骨科的多学科专家邀请来共同撰写本书。

脊柱疾病的治疗一直都具有挑战性。近年来不断涌现的新技术增强了我们治疗这些疾病的能力。医生们必须学会将这些新技术正确地应用于适合的患者。大家从文献中获取、总结新观点的同时也要学会判断这些观点的正确性，只有这样才能真正实践循证医学。有些新技术旨在使外科手术更有效率、对周围正常组织损伤更小，比如胸腔镜椎间盘切除术和微创腰椎后路融合术。而另一些新技术则完全是对传统观念的革新，如运动节段保护的手术（全椎间盘置换）和椎间盘修复的基因治疗。作为健康的守护者，我们必须对患者负责。在使用任何新技术之前，我们必须寻求客观的证据证实它们的疗效，而不能仅仅依从于对它们的"炒作"。我们还要避免将有限的医疗资源耗费在不必要的试验和无效的干预上面。为了向读者提供脊柱疾病诊断和治疗方面最新的信息，我们不仅邀请了各个专业的专家，还邀请了活跃于临床护理方面的工作者一起参与本书的撰写。

本书共分为五大部分。第一部分论述脊柱基础知识问题，包括解剖、体格检查、诊断试验和疗效评估。第二部分重点介绍急性、慢性脊柱相关疼痛的治疗，包括药物治疗、介入治疗和康复。第三部分则介绍成人脊柱疾病的评估和治疗，包括退行性疾病、成人脊柱畸形和脊柱创伤。第四部分专注于介绍儿童脊柱疾病。第五部分则为读者提供了骨生物和设备技术方面的新进展和发展趋势。所有这些新技术都旨在促进和扩展脊柱疾病的治疗。本书各章节在前版基础上增加了进展内容，但仍然保留了脊柱疾病和治疗的基本理论。因此本书比前一个版本综述性更强。本书的作者结合了更多的影像、图表以加强对问题的论述。各章节后面列举的注释文献和经典文献有助于读者的深入学习。

为了本书，作者们倾注了大量心血、占用了大量的个人时间，我们在此对他们表示深深的谢意。

除了本书 50 多章的 70 多位作者外，我们还要感谢编辑团队。他们同样是各个专业领域的专家和"一线"评阅人。我们感谢 Alex Ghanayem，Joel Press，Sandy Emery，Claude Sagi，Denis Drummond 和 Jeff Wang 在本书编纂过程中付出的时间和心血。

所有这些著作，包括 AAOS OKU 的系列丛书无不凝聚着无数参与者的努力。由 Marilyn Fox 博士兼主任、Lisa Claxton Moore 执行主编和 Kathy Anderson 医学编辑领导的 AAOS 出版部是本项目的真正无名英雄。我们对他们的感激无以言表。

Patrick J. Connolly，MD
Jeffrey M. Spivak，MD

作 者

Behrooz A. Akbarnia, MD
Clinical Professor
Department of Orthopaedics
University of California, San Diego
San Diego Center for Spinal Disorders
La Jolla, California

Todd J. Albert, MD
Professor and Vice Chairman
Department of Orthopaedic Surgery
Thomas Jefferson University Hospital
Rothman Institute
Philadelphia, Pennsylvania

D. Greg Anderson, MD
Associate Professor
Department of Orthopaedic Surgery
Rothman Institute
Thomas Jefferson University Hospital
Philadelphia, Pennsylvania

Paul A. Anderson, MD
Associate Professor of Orthopedic
    Surgery and Rehabilitation
University of Wisconsin
Madison, Wisconsin

Gunnar B. J. Andersson, MD, PhD
Professor and Chairman
Department of Orthopedic Surgery
Rush University Medical Center
Chicago, Illinois

Joshua D. Auerbach, MD
Department of Orthopaedic Surgery
The University of Pennsylvania
Philadelphia, Pennsylvania

John N. Awad, MD
Department of Orthopaedics,
    Spine Division
Hospital for Joint Disease
New York University
New York, New York

Vaibhav Bagaria, MD
Fellow
Department of Orthopaedic Surgery
Medical College of Wisconsin
Milwaukee, Wisconsin

Aleksander Beric, MD, DSC
Professor of Neurophysiology
New York University School of
    Medicine
Department of Clinical Neurology
Hospital for Joint Diseases
New York, New York

John A. Bendo, MD
Department of Orthopaedics,
    Spine Division
Hospital for Joint Disease
New York University
New York, New York

James B. Billys, MD
Department of Orthopaedics
Florida Orthopaedic Institute
Tampa, Florida

Michael J. Bolesta, MD
Associate Professor
Orthopaedic Surgery
University of Texas Southwestern
    Medical School
Dallas, Texas

Christopher M. Bono, MD
Assistant Professor
Director, Spine Surgery
Department of Orthopaedic Surgery
Boston University School of Medicine
Boston, Massachusetts

Darrel S. Brodke, MD
Associate Professor
Department of Orthopaedic Surgery
University of Utah
Salt Lake City, Utah

Robert J. Campbell, MD
Assistant Instructor in Orthopaedic
    Surgery
Brown University School of Medicine
Chief Resident in Orthopaedic Surgery
Rhode Island Hospital
Department of Orthopaedics
Providence, Rhode Island

Elliot Carlisle, MD
Orthopaedic Spine Surgeon
Orthopaedic Consultants Medical
    Group
Encino-Tarzana Medical Center
Encino, California

George E. Charuk, DO
Medical Director, Outpatient
    Rehabilitation
Department of Orthopaedic Surgery
    and Rehabilitation
Loyola University Medical Center
Maywood, Illinois

David Chen, MD
Director, Spinal Cord Injury Program
Rehabilitation Institute of Chicago
Chicago, Illinois

Jack Chen, MD
Spine Surgeon
Orthopaedic Specialty Institute
Orange, California

Kingsley R. Chin, MD
Chief, Division of Spine Surgery
Assistant Professor of Orthopaedic
    Surgery
Department of Orthopaedic Surgery
University of Pennsylvania Medical
    School
Philadelphia, Pennsylvania

Geoffrey A. Cronen, MD
Chief Resident
Department of Orthopaedics
West Virginia University
Morgantown, West Virginia

Kirk W. Dabney, MD
Department of Orthopaedics
A. I. duPont Hospital for Children
Wilmington, Delaware

Hargovind DeWal, MD
Fellow, Spinal Surgery
Cleveland Clinic Spine Institute
Cleveland Clinic Foundation
Cleveland, Ohio

Rob D. Dickerman, DO, PhD
Neurosurgeon
North Texas Neurosurgical Associates
Department of Neurosurgery
Plano Presbyterian Hospital
Plano, Texas

Daniel M. Doleys, PhD
Director
Pain and Rehabilitation Institute
Birmingham, Alabama

John P. Dormans, MD
Chief of Orthopaedic Surgery
Children's Hospital of Philadelphia
Professor of Orthopaedic Surgery
University of Pennsylvania School
  of Medicine
Philadelphia, Pennsylvania

Denis S. Drummond, MD
Professor Emeritus
Department of Orthopaedic Surgery
Children's Hospital of Philadelphia
Philadelphia, Pennsylvania

Jason C. Eck, DO, MS
Resident
Department of Orthopaedic Surgery
Memorial Hospital
York, Pennsylvania

Frank Eismont, MD
Co-Chairman
Department of Orthopaedic Surgery
Orthopaedic Surgeon
University of Miami
Miami, Florida

Sanford E. Emery, MD, MBA
Professor and Chairman
Department of Orthopaedics
West Virginia University
Morgantown, West Virginia

Tom Faciszewski, MD
Department of Orthopaedic Spine
  Surgery
Marshfield Clinic
Marshfield, Wisconsin

Daniel R. Fassett, MD
Neurosurgical Resident
Department of Neurosurgery
University of Utah
Salt Lake City, Utah

Jeffrey S. Fischgrund, MD
Spine Surgeon
Department of Orthopaedic Surgery
William Beaumont Hospital
Royal Oak, Michigan

John M. Flynn, MD
Associate Professor
University of Pennsylvania
Attending Surgeon
Division of Orthopaedic Surgery
The Children's Hospital of Philadelphia
Philadelphia, Pennsylvania

John C. France, MD
Associate Professor
Department of Orthopaedics
West Virginia University
Morgantown, West Virginia

Christopher G. Furey, MD
Assistant Professor
Department of Orthopaedic Surgery
Case Western Reserve University
Cleveland, Ohio

Ioannis N. Gaitanis, MD
Research Fellow
Department of Orthopaedic Surgery
  and Rehabilitation
Loyola University, Chicago
Maywood, Illinois

Timothy A. Garvey, MD
Associate Professor
Twin Cities Spine Center
Minneapolis, Minnesota

Robert J. Gatchel, PhD, ABPP
Professor and Chairman
Department of Psychology
College of Science
University of Texas
Arlington, Texas

Lars G. Gilbertson, PhD
Associate Professor
Department of Orthopaedic Surgery
University of Pittsburgh
Pittsburgh, Pennsylvania

Kevin Gill, MD
Professor
Department of Orthopaedic Surgery
University of Texas Southwestern
  Medical School
Dallas, Texas

Bernard H. Guiot, MD, FRCSC
Director of Spine
Department of Neurosurgery
University of South Florida
Tampa, Florida

Michael H. Haak, MD
Assistant Professor of Orthopaedic
  Surgery
The Feinberg School of Medicine
Northwestern University
Chicago, Illinois

Martin J. Herman, MD
Assistant Professor of Orthopedic
  Surgery
Drexel College of Medicine
Orthopedic Center for Children
St. Christopher's Hospital for Children
Philadelphia, Pennsylvania

Alan S. Hilibrand, MD
Associate Professor of Orthopaedic
  Surgery and Neurosurgery
Director of Medical Education
The Rothman Institute
Jefferson Medical College
Philadelphia, Pennsylvania

Harish S. Hosalkar, MD, MBMS (Orth),
  D (Orth), FCPS (Orth), DNB (Orth)
Department of Orthopaedic Surgery
Children's Hospital of Philadelphia
Philadelphia, Pennsylvania

Joji Inamasu, MD, PhD
DSpine Fellow
Department of Neurosurgery
University of South Florida
Tampa, Florida

Louis G. Jenis, MD
DClinical Assistant Professor,
  Orthopaedic Surgery
Tufts University School of Medicine
New England Baptist Hospital
Department of Orthopaedic Surgery
Boston, Massachusetts

James D. Kang, MD
Vice Chairman, Orthopaedic Surgery
Associate Professor
Orthopaedic Surgery and Division
  of Neurological Spinal Surgery
University of Pittsburgh Medical Center
Pittsburgh, Pennsylvania

Reilly Keffer, DO
Spine Fellow
Spine Center
Department of Physical Medicine
  and Rehabilitation
New England Baptist Hospital
Boston, Massachusetts

Natasha J. Kim, DC
Chiropractor
Spine and Sports Rehabilitation
Rehabilitation Institute of Chicago
Chicago, Illinois

John S. Kirkpatrick, MD
Associate Professor
Division of Orthopaedic Surgery
University of Alabama, Birmingham
Birmingham, Alabama

Nancy D. Kishino, OTR, CVE
Director/Owner
West Coast Spine Restoration Center
Riverside, California

James W. Larson III, MD
Resident Physician
Department of Orthopaedic Surgery
University of Pittsburgh Medical Center
Pittsburgh, Pennsylvania

Eric A. Levicoff, MD
Orthopaedic Surgery Research Resident
Department of Orthopaedic Surgery
University of Pittsburgh Medical Center
Pittsburgh, Pennsylvania

Richard E. McCarthy, MD
Clinical Professor
Arkansas Spine Center
Department of Orthopaedics
University of Arkansas for Medical
  Sciences
Little Rock, Arkansas

Fergus E. McKiernan, MD
Center for Bone Disease
Marshfield Clinic
Marshfield, Wisconsin

Robert F. McLain, MD
Professor
Lerner College of Medicine
Director, Spine Surgery Fellowship
  Program
The Cleveland Clinic Spine Institute
Department of Orthopaedic Surgery

The Cleveland Clinic Foundation
Cleveland, Ohio

Freeman Miller, MD
Department of Orthopaedics
A. I. duPont Hospital for Children
Wilmington, Delaware

Leslie Moroz
Clinical Research Coordinator
Division of Orthopaedic Surgery
Children's Hospital of Philadelphia
Philadelphia, Pennsylvania

Elisha Ofiram, MD
Department of Spine Surgery
Twin Cities Spine Center
Minneapolis, Minnesota

Mark Palumbo, MD
Associate Professor of Orthopaedic
  Surgery
Department of Orthopaedic Surgery
Brown Medical School
Rhode Island Hospital
Providence, Rhode Island

Nilesh M. Patel, MD
Orthopedic Spine Surgeon
Michigan Orthopedic Specialists
Oakwood Hospital and Medical Center
Dearborn, Michigan

Ajit V. Patwardhan, MD, MS
Clinical Spine Fellow
Orthopedics
Yale New Haven Hospital
Yale University
New Haven, Connecticut

Avinash G. Patwardhan, PhD
Professor and Director
Musculoskeletal Biomechanics
  Laboratory
Department of Orthopaedic Surgery
  and Rehabilitation
Loyola University, Chicago
Maywood, Illinois

Bernard A. Pfeifer, MD
Assistant Clinical Professor of
  Orthopaedic Surgery
Boston University School of Medicine
Department of Orthopaedic Surgery
Lahey Clinic
Burlington, Massachusetts

Amy H. Phelan, MD
Physical Medicine and Rehabilitation/
  Pain Medicine
Magnolia Diagnostics
New Orleans, Louisiana

Peter D. Pizzutillo, MD
Director, Orthopaedic Surgery
Department of Surgery
St. Christopher's Hospital for Children
Philadelphia, Pennsylvania

John B. Pracyk, MD, PhD
Neurological Surgeon
Iowa Spine and Brain Institute
Covenant Health System
Waterloo, Iowa

Joel M. Press, MD
Medical Director
Spinal Sports Rehabilitation Center
Rehabilitation Institute of Chicago
Chicago, Illinois

James Rainville, MD
Assistant Clinical Professor
Department of Physical Medicine and
  Rehabilitation
Harvard Medical School
Boston, Massachusetts

Raj Rao, MD
Associate Professor
Director of Spine Surgery
Department of Orthopaedic Surgery
Medical College of Wisconsin
Milwaukee, Wisconsin

John M. Rhee, MD
Assistant Professor
Department of Orthopaedic Surgery
Emory Spine Center
Emory University School of Medicine
Atlanta, Georgia

K. Daniel Riew, MD
Professor
Chief, Cervical Spine Surgery
Department of Orthopaedic Surgery
Washington University School of
  Medicine
St. Louis, Missouri

Marie D. Rinaldi, BA
New Jersey Medical School
Newark, New Jersey

Anthony Rinella, MD
Assistant Professor
Department of Orthopaedic Surgery
and Rehabilitation
Loyola University Medical School
Maywood, Illinois

Henry Claude Sagi, MD
Orhopaedic Trauma Service
Florida Orthopaedic Institute
Tampa General Hospital
Tampa, Florida

Lee S. Segal, MD
Associate Professor of Orthopaedic
Surgery
Department or Orthopaedics and
Rehabilitation
The Pennsylvania State University
College of Medicine
The Milton S. Hershey Medical Center
Hershey, Pennsylvania

Arya Nick Shamie, MD
Assistant Professor of Orthopaedic
Surgery and Neurosurgery
Chief, Wadsworth VA Spine Service
UCLA Department of Orthopaedic
Surgery
UCLA School of Medicine
Los Angeles, California

Brad Sorosky, MD
Physiatrist
Department of Physical Medicine and
Rehabilitation
Desert Pain Institute
Mesa, Arizona

Susan C. Sorosky, MD
Physiatrist
Department of Physical Medicine and
Rehabilitation
Desert Pain Institute
Mesa, Arizona

David A. Spiegel, MD
Department of Orthopaedic Surgery
Children's Hospital of Philadelphia
Philadelphia, Pennsylvania

Steven Stanos, DO
Medical Director, Chronic Pain Care
Center
Rehabilitation Institute of Chicago
Department of Physical Medicine and
Rehabilitation
Northwestern University Medical
School
Feinberg School of Medicine
Chicago, Illinois

Michael P. Steinmetz, MD
Spine Fellow
Neurosurgery
University of Wisconsin
Madison, Wisconsin

Alan M. Strezak, MD
Associate Clinical Professor of
Orthopaedic Surgery
Department of Orthopaedic Surgery
University of California, Irvine
Orange, California

Chadi Tannoury, MD
Research Assistant in Orthopaedic
Surgery
Department of Spine Surgery
Thomas Jefferson University Hospital
Rothman Institute
Philadelphia, Pennsylvania

John J. Triano, DC, PhD, FCCSC
Texas Back Institute
Research Professor
University of Texas
Biomedical Engineering Program
Arlington, Texas

Vincent C. Traynelis, MD
Professor
Department of Neurosurgery
The University of Iowa
Iowa City, Iowa

Leonard I. Voronov, MD, PhD
Research Associate
Adjunct Instructor
Department of Orthopaedic Surgery

and Rehabilitation
Loyola University, Chicago
Maywood, Illinois

Jeffrey C. Wang, MD
Chief, Spine Service
Associate Professor of Orthopaedics
and Neurosurgery
UCLA Department of Orthopaedic
Surgery
UCLA School of Medicine
Los Angeles, California

Andrew P. White, MD
Clinical Instructor and Chief Resident
Department of Orthopaedics and
Rehabilitation
Yale Medical School
New Haven, Connecticut

Susan Lai Williams, MD
Department of Orthopaedic Surgery
George Washington University
Washington, DC

Warren D. Yu, MD
Assistant Professor
Department of Orthopaedic Surgery
George Washington School of Medicine
Washington, DC

James J. Yue, MD
Assistant Professor of Orthopaedic
Surgery
Yale School of Medicine
Department of Orthopaedic Surgery
Yale University
New Haven, Connecticut

Jack E. Zigler, MD
Clinical Associate Professor of
Orthopaedic Surgery
University of Texas Southwestern
Medical School
Co-Director, Fellowship Training
Program
Texas Back Institute
Plano, Texas

目　录

第一部分　基础知识

第二部分　疼痛治疗与康复

第三部分　成人疾患

第四部分　儿童疾患

第五部分　未来发展

第一部分　基础知识

第1章　人类脊柱与神经系统的胚胎发育

Anthony Rinella，MD

概　述

　　人类的受精卵要经历 226 天才能从最初的精子-卵子复合体发育成新生儿。这是一个复杂、需要各方面协调的过程。最初的细胞是多能的，即一个细胞可以遵循一种以上的通路发育。细胞通过分化的方式获得特性。分化了的细胞通过有机的组合形成不同的组织和器官。细胞获得更多特性的同时也就丧失了多向分化的多能性。

　　任何一个特效结构的发育，比如脊柱，都起始于原基形成。原基由具有特殊功效的一群细胞组成，是一个器官能被最早识别的迹象。随后，原基在生物化学和生物物理因子的诱导下进一步细胞分化，经历改良原基或附加原基、中间结构而发育成最终结构。这些遗传和微环境因素包括生物化学梯度、形成素浓度、机械力及细胞移动和黏附。在一些特定的细胞系，有一个起决定作用的系统可以激发，比如，决定外胚层细胞形成神经组织而不向其他外胚层通路发育。一些特殊蛋白在分子水平的精确合成时间和合成顺序在胚胎正常发育中是至关重要的。

　　最初相同的细胞是如何分化成不同的特殊结构的？同源基因在协调分化进程方面的功能可以回答这一问题。一组称为 *HOX* 基因的同源基因在胚胎中枢神经系统前后轴上定位细胞类型方面起到重要作用。

　　从临床的角度，病理性发育异常可以由三个发育过程中的错误造成：受精前（配子形成错误）、孕期（胚胎和或胎儿发育错误）和出生后（出生后的错误）。发生在出生后的病理性发育异常不在本章的论述范畴内。

受精前

　　配子发育是形成配偶子（精子和卵子）的过程。人体的大多数细胞是双倍体（有 46 个染色体：44 个常染色体和 2 个性染色体，X 和 Y）。在有丝分裂期间，双倍体细胞被复制成两个完全相同的子双倍体细胞。减数分裂是一个特殊的过程，在这个过程中双倍体细胞被转变成单倍体配子（23 个染色体）。一次 DNA 复制后两次细胞分裂从而产生单倍体细胞：4 个精子，或 1 个卵母细胞和两个极体。哺乳动物有丝分裂需要 30～60 分钟，而减数分裂男性需要 3 周、女性则需要数年。受精后两个配子的染色质结合后形成第一个胚胎二倍体细胞——人类接合子。这个发育阶段的错误会导致染色体数目异常（例如，单倍体或三倍体），从而导致发育异常。减数分裂的意义重大，因为这样能够维持染色体数目的恒定，允许父母染色体的随机组合。理论上，男性的精子和女性的卵母细胞是经过相似的过程形成的，但它们每次减数分裂的时间和结果是非常不同的。

精子形成

　　在精子形成期间，不成熟的精原细胞转化为成熟的精子。不成熟的精原细胞在青春期前一直处于休眠状态。经过第一次减数分裂，二倍体初级精母细胞转变为两个相同的单倍体次级精母细胞。经过第二次减数分裂，每个次级精母细胞分裂成两个精细胞。所以，每个初级精母细胞经过两次减数分裂会产生 4 个精细胞。精细胞经过精子形成的过程变为成熟的精子。

卵子形成

　　卵原细胞在胎儿期即成熟为初级卵母细胞并且开始第一次减数分裂。这个过程在青春期前一直处于分裂前期。出生以后就不再有初级卵母细胞形成，这不同于男性能够持续产生初级精母细胞。第一次减数分裂在排卵前完成。初级卵母细胞分裂成一个次级卵母细胞和一个小的、没有功能的极体。排卵时，第二次减数分裂开始，但一直处于分裂中期，直至受精发生。

配子形成错误

女性的第一次减数分裂历时很长（可长达 45 年）可能是减数分裂错误率发生较高的原因。初级卵母细胞长期处于分裂前期很容易受到环境因素的影响。染色体对在第一次减数分裂时可能会出现分离障碍，从而导致染色体不分离。结果一些配子会有 24 个染色体，而其他则有 22 个染色体。染色体不分离会导致一些细胞的三体性（3 个染色体）和另一些细胞的单体性（单个染色体），而不是正常的相同的一对配子。

裂、原肠胚形成、神经胚形成和器官形成。

妊　娠

妊娠通常分为胚胎期（受精至孕 8 周）和胎儿期（孕 8 周至出生）。所有重要器官在胚胎期结束时都已形成。胚胎期又被分为 5 个阶段：受精、卵

受　精

受精时男性和女性的配子融合（图 1），单倍体的精子和卵子的前核结合在一起形成二倍体的合子（46 个染色体）。有 2 亿～3 亿个精子进入女性的生殖道，1% 进入宫颈，但只有 300～500 个精子会到达受精的场所。精子必须通过被称之为获能（在输卵管内）和顶体反应（在卵子附近）的过程才能被激活，才能进入卵子并和卵子融合。精子必须穿过卵子的放射冠和透明带。单个精子穿过透明带后便启动了透明带反应以防止其他精子进入。之后，放射冠很快就消失了。精子的细胞膜与卵子的细胞膜融合，精子的头部和尾部进入卵子胞浆。这个过程引发卵母细胞的第二次减数分裂形成成熟的女性前核和第二极体。精子的尾部退化，头部扩大

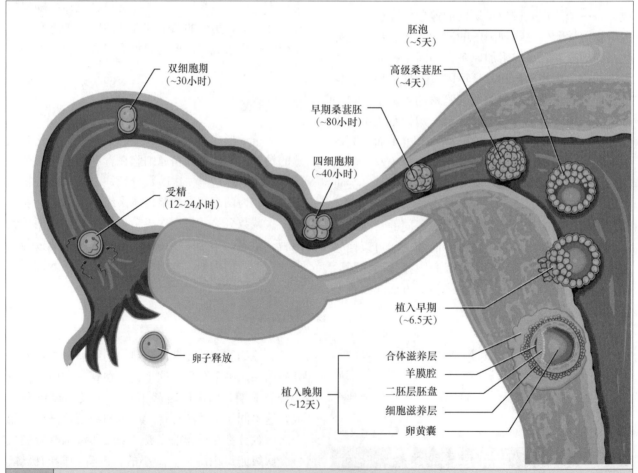

双细胞期
（~30小时）

胚泡
（~5天）

高级桑葚胚
（~4天）

早期桑葚胚
（~80小时）

四细胞期
（~40小时）

受精
（12～24小时）

植入早期
（~6.5天）

合体滋养层
羊膜腔
二胚层胚盘
细胞滋养层
卵黄囊

植入晚期
（~12天）

卵子释放

图 1　受精一般发生在排卵后的 12～24 小时。细胞在向子宫推进的过程中经历若干次分裂（卵裂），而胚胎的大小始终相似。在植入以前，桑葚胚发育成充满液体的胚泡。滋养层在胚胎植入子宫壁时负责支持胚胎。植入晚期，羊膜腔形成单独的一层，即二胚层胚盘，有二层细胞厚。

形成男性前核。两个前核融合后形成二倍体合子。受精过程发生于输卵管内，合子在纤毛作用的推动下向子宫移动。

卵　裂

受精后大约 30 小时，大的合子分裂成卵裂球（有丝分裂 1～3 次），经历 4 次有丝分裂后形成由 16 个细胞组成的桑葚胚（图 1）。经过胚芽生殖过程，宫腔液进入致密的桑葚胚形成胚泡。卵裂球分裂成内层的细胞团（成胚细胞，以后形成胚胎）和外层的滋养层（以后形成胎盘的胎儿部分）。受精后大约 6 天或 7 天胚泡开始植入子宫。滋养层增生并侵入子宫上皮。滋养层分化为细胞滋养层（由单核细胞组成，包绕胚泡）和合体滋养层（多核细胞团侵入子宫壁）。第 10 天时，胚胎完全包埋于子宫内膜内。在植入过程中，羊水进入胚泡将二胚层胚盘与滋养层分开。外层滋养层相对于二胚层胚盘增生迅速。

孕期的这个阶段出现问题会导致异常植入（如输卵管妊娠或肠系膜妊娠）、自发流产（植入失败）或无胚胎生长的滋养层增生（葡萄胎）。如果胚泡分裂，会形成同卵双生；如果有两个卵子受精，会形成异卵双生。

原肠胚形成

原肠胚形成是形态发生的开始（图 2）。第 3 周内，在中枢神经系统发育以前胚胎发育成盘状结构。在原肠胚形成期间，外胚层下板增殖形成一条纵行的细胞索，称为原条。原条从双层的胚盘的尾端向头端移动形成胚胎三维结构的轴。原条背侧中央出现一条浅沟并逐渐加深，形成原沟。在沟加深的时候，细胞迁移到两个胚层之间形成了中胚层，从而形成了三胚层胚盘。三胚层胚盘由三层组织构成：内侧的内胚层、中间的中胚层和外面的外胚层（表 1）。一些间充质细胞向头端迁移形成了脊索突。

胚胎发育到这个阶段对致畸物非常敏感。原肠胚形成被干扰，导致胚胎中胚层在尾端部分形成不充分。这种情况会导致下肢形成异常（肢体发育不全或融合）、泌尿生殖系统异常（肾发育不全、肛门闭锁）或腰骶椎畸形。原条遗迹持续存在会导致骶尾部畸胎瘤。

神经形成

外胚层内正中纵行的神经沟逐渐加深并向自身褶皱形成神经管（图 3）。当神经沟闭合的时候，神经嵴形成于背侧，而脊索仍停留于腹侧。神经管将形成脊髓，而神经嵴将形成外周神经系统，脊索将形成前方的椎体。神经管由中部开始闭合，然后向头尾侧延伸。当神经管闭合时，头尾侧的开口成为神经孔。体节对形成于闭合的神经管附近，而神经嵴形成于神经管的背侧表浅处。随着时间的发展，体节的水平与椎体的水平以及神经相对应。

头侧神经孔未闭合，则发育成无脑儿。尾侧的神经孔未闭合则发育成脊柱裂或脊髓裂（图 4）。

器官形成

被称为体节的未分化间充质细胞分裂成生骨节、生肌节和生皮节（图 5）。它们将分化成中轴骨、头和躯干的肌肉以及表皮。所有主要的器官都是同时发生的。在胎儿期，胳膊和腿开始活动，原始反射出现，胎儿生长迅速。

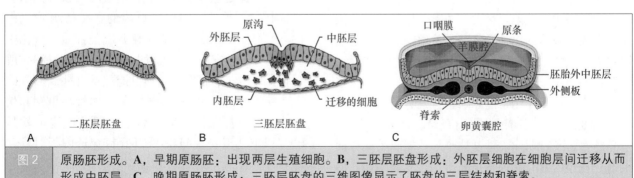

图 2　原肠胚形成。**A**，早期原肠胚：出现两层生殖细胞。**B**，三胚层胚盘形成：外胚层细胞在细胞层间迁移从而形成中胚层。**C**，晚期原肠胚形成：三胚层胚盘的三维图像显示了胚盘的三层结构和脊索。

表1　起源于不同胚层的结构		
外胚层	中胚层	内胚层
表面外胚层	脊索	胃肠道
皮肤	髓核	甲状腺
眼睛的晶状体	诱导神经形成	气管树
内耳		
垂体前叶		
神经管	体节	咽囊
中枢神经系统	骨骼肌	中耳
突触前自主神经元	骨	胸腺
视网膜/视神经	结缔组织	甲状旁腺
垂体后叶		
神经嵴	其他	
外周感觉神经元	肾和输尿管	
突触后自主神经元	生殖系统	
所有神经节	心	
肾上腺髓质		
黑色素细胞		
头和心脏的骨、肌肉、结缔组织		

发育畸形概况

正常分子过程的改变会导致脊柱及其周围软组织的结构异常。这些缺陷可发生于出生前，也可发生于出生后。孕期最常见的发育异常包括形成畸形（malformation）、阻断（disruption）和变形（deformation）。畸形是胎儿期之前胚胎分化、发育或二者同时失败造成的结构形成缺失或异常。畸形的例子包括半椎体畸形和椎体骨桥。阻断指胚胎或胎儿本身没有内在缺陷，在发育中胎儿体外的某些因素如羊膜带或体内血栓形成等，使组织、器官的发育受阻或破坏，造成畸形。变形是指胚胎本身原无缺陷，各组织、器官早期发育原本正常，只是由于受到外来机械力作用，使原来正常发育的组织、器官受压变形，出现畸形。来自母亲的机械压力有：双角子宫、子宫肌瘤、骨盆狭小等；属于胎儿方面的有：过早入盆、胎位不正和羊水过少、多胎、胎儿过大等。变形的预后取决于致畸力作用时间的长

短和作用时胎儿所处的时期。

骨形成概况

骨形成包括两种主要类型，即膜内成骨和软骨内成骨。根据这个机制，骨或者取代纤维间充质或软骨组织。总的来说，最先骨化的骨是锁骨和下颌骨，它们在第7周早期通过膜内成骨开始骨化（直接从纤维间充质转化）。然后骨化的是肩胛骨和肱骨。这些骨是通过软骨内成骨形成的。锁骨是四肢骨骼中唯一通过膜内成骨形成的。在初级骨化中心，细胞分化为成骨细胞钙化并成类骨质。骨化中心向外扩张形成头骨、面骨和锁骨。这些过程一般不形成脊柱，尽管发育畸形可能包括脊柱。颅骨的外层表面在出生后迅速变硬，但是内板在重塑和生长过程中一直保持柔软的状态。因此，这也就是10岁以下儿童安装Halo头环穿钉穿透内板时异常敏感的原因。

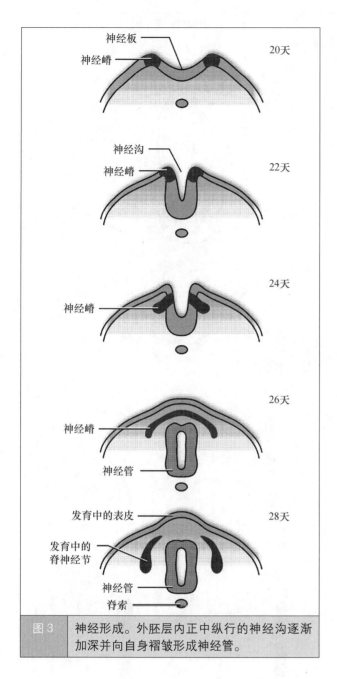

图 3　神经形成。外胚层内正中纵行的神经沟逐渐加深并向自身褶皱形成神经管。

（图中标注，自上而下）

20 天　神经板　神经嵴

22 天　神经沟　神经嵴

24 天　神经嵴

26 天　神经嵴　神经管

28 天　发育中的表皮　发育中的脊神经节　神经管　脊索

软骨内骨化

软骨内骨化的过程是肢芽中央致密的骨芽基分裂和分化为成软骨细胞，后者成熟为软骨细胞并合成软骨芽基的细胞外基质。软骨细胞经历一系列的细胞改变后发生骨化。最终骨完全取代软骨。

脊柱和肢体发育

脊柱、肋骨和椎间盘

脊索和体节在脊柱的发育中起了非常重要的作用。围绕在脊索和神经管周围的细胞经诱导后发育成脊柱。脊索从口咽膜（头端）向尾端的神经孔扩展。体节最初出现在孕 3.5 周；到 4.5 周时出现大约 30 对体节。体节数量最终达到 38～39 对（枕骨 4 对、颈椎 8 对、胸椎 12 对、腰椎 5 对、骶椎 5 对，以及 4～5 对的尾骨）。体节最初分化为生骨节（后来形成椎体和肋骨）和生皮肌节（后来形成肌肉和皮肤）（图 5）。脊柱发育的一个理论被称为再分隔。在变位异构（再分隔）的过程中，每个生骨节上端的部分与上位生骨节的下面部分结合（图 6）。这个结合的部分后来发育成脊椎，而在生骨节分裂的部位发育成椎间盘。一些作者则认为变位异构不存在于脊椎动物。

一般认为所有脊椎都由 3 部分组成：中心椎体（椎体的前部）、神经弓（后方的结构、椎弓根和前方椎体的一小部分）以及肋骨成分（颈椎侧块或腰椎横突的前方部分和胸椎的肋骨）。每一处都是一个初级骨化中心。出生时，大多数脊椎有 3 个骨化中心：中心椎体 1 个、每半个神经弓 1 个。在脊柱发育过程中，神经管每侧的神经突向尾侧扩展，它们在胎儿期融合形成神经弓（图 5）。外胚层表面和神经管之间的细胞相互作用导致棘突的形成。

枕骨、环椎和枢椎通过与其他脊椎不同的机制形成。枕骨由 4 个生骨节形成。一些作者认为围绕脊索发育的这部分颅骨可与一个或多个脊椎相比。再分隔理论推测第 1 颈椎（C1）生骨节和第 2 颈椎（C2）生骨节头侧部分的细胞参与形成齿突和 C1前弓。该节段头尾再分隔失败导致齿突继续和 C2相连。轴背侧部分的发育与脊柱的其他部分相同。颈椎 8 个体节发育成 7 节颈椎和 8 对神经根。颈椎第 1 生骨节的头侧参与形成枕骨，颈椎第 8 生骨节的尾端部分参与形成 T1。

髓核发生于脊索细胞，而纤维环则起源于与再分隔相关的生骨节细胞。在再分隔过程中，脊神经能穿过前软骨椎体支配节段升肌节和生皮节（图 6）。

偶尔，脊索细胞残留在脊柱的头和尾端，导致

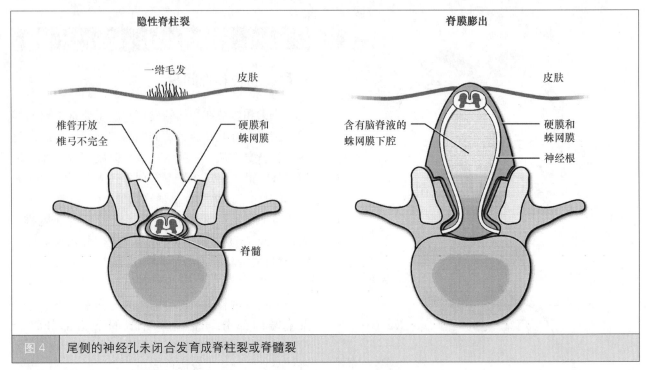

隐性脊柱裂　　　　　　　　　　　　　　　脊膜膨出

一绺毛发　　皮肤　　　　　　　　　　　　　皮肤

椎管开放　　　　　　　　硬膜和　　　　含有脑脊液的　　　　　硬膜和
椎弓不完全　　　　　　　蛛网膜　　　　蛛网膜下腔　　　　　　蛛网膜

　　　　　　　　　　　　　　　　　　　　　　　　　　　　　　　神经根

　　　　　　　　　　　　脊髓

图 4　　尾侧的神经孔未闭合发育成脊柱裂或脊髓裂

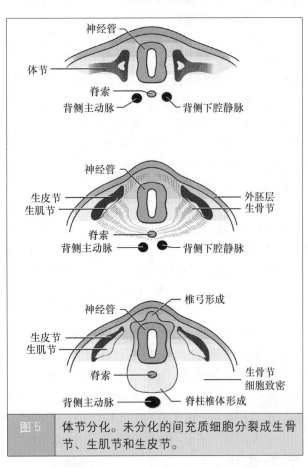

神经管

体节

脊索
背侧主动脉　　　　背侧下腔静脉

神经管

生皮节　　　　　　　　　　外胚层
生肌节　　　　　　　　　　生骨节
脊索
背侧主动脉　　　背侧下腔静脉

神经管　　　　椎弓形成

生皮节
生肌节
脊索　　　　　　　　　　生骨节
　　　　　　　　　　　　细胞致密
背侧主动脉　　　　脊柱椎体形成

图 5　　体节分化。未分化的间充质细胞分裂成生骨节、生肌节和生皮节。

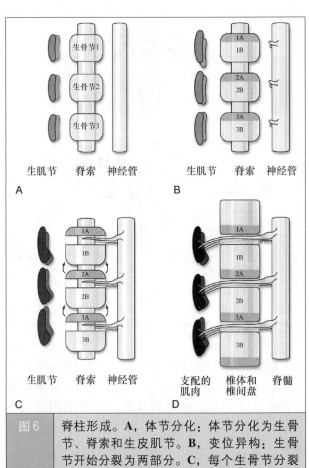

生骨节1　　　　　　　1A
　　　　　　　　　　1B
生骨节2　　　　　　　2A
　　　　　　　　　　2B
生骨节3　　　　　　　3A
　　　　　　　　　　3B

生肌节　脊索　神经管　　　　生肌节　脊索　神经管

A　　　　　　　　　　　　　B

1A
1B
2A
2B
3A
3B

生肌节　脊索　神经管　　　支配的　椎体和　脊髓
　　　　　　　　　　　　　肌肉　　椎间盘

C　　　　　　　　　　　　　D

图 6　　脊柱形成。**A**，体节分化：体节分化为生骨节、脊索和生皮肌节。**B**，变位异构：生骨节开始分裂为两部分。**C**，每个生骨节分裂形成两个节段之间的椎间盘。**D**，椎体形成以及生皮节和生肌节的神经支配。

在颅枕区和骶尾部发生脊索瘤。

肋骨发生于生骨节而且与将来的神经弓和椎间盘相连续。*PAX3* 基因表达对肋骨的发育非常重要。在脊柱的所有水平都会出现肋骨成分。软骨化出现于孕期的第 6 周，到胚胎期末期软骨胸廓方才形成良好。肋骨骨化是通过软骨内成骨完成的，初级骨化中心位于肋骨角附近。次级骨化中心在青春期方才出现。

肋骨异常包括肋骨分叉和多余肋骨。颈肋比腰椎肋骨更具临床意义，因为颈肋可以压迫臂丛神经下干和锁骨下动脉导致血管神经压迫症状。肋骨异常也可与其他椎体畸形合并发生。

出生时胸椎和骶椎后凸。颈椎和腰椎前凸是出生后才出现的。一些作者认为颈椎前凸出现于胎儿早期。

脊柱变异和异常

脊椎数目、形状和位置的变异相当常见。在腰椎，最后一节腰椎骶化或骶椎腰化很常见。脊椎异常通常可分为"形成失败"或"分隔失败"。形成失败会导致半椎体畸形，而分隔失败会导致未分隔骨桥或阻断椎。半椎体是位于两个椎体间的楔形椎体，可造成先天性脊柱侧凸。半椎体的胚胎起源还不清楚，可能与两侧软骨中心的一侧缺失和脊索的侧方偏离有关。椎体骨桥可位于外侧（导致脊柱侧凸）、前方（导致脊柱后凸）或位于两者之间（导致脊柱侧后凸）。阻断椎通常具有正常的外形，只是没有分隔。这种变异有可能是应该形成椎间盘的间充质带软骨化的结果。其他变异还包括矢状裂（蝴蝶椎）或冠状裂，系两侧软骨中心融合失败或脊索提前退化的结果。另一种分隔失败造成的缺陷是先天性短颈（Klippel-Feil 综合征），这种情况的发生率为 1/42 000，65% 发生于女性，是 2 节或 3 节颈椎分隔失败造成的结果。如前所述，脊柱裂是脊柱后方结构形成失败的结果。

脊索分裂综合征是脊索错乱的结果，会造成脊椎和神经畸形，包括脊索纵裂（脊髓的一部分被纤维韧带或椎管的骨刺纵行劈裂）、二分脊髓（两条脊髓）或前/后脊柱裂。脊髓纵裂被认为是神经原肠腔持续存在的结果，它正常是孕 3～4 周临时连接羊膜腔和脐囊的结构。其他变异还包括小肠从背部脱出、膈疝和背部肠管瘘。

肢体发育

四肢骨的发育起源于中胚层的间充质细胞。上肢的发育开始于孕第 3 周，在第 4 周时胚表皮肿胀，突入肢芽。到第 7 周时，出现清晰的纵轴，拇指和第 1 足趾位于手板和足板的前缘。下肢的发育迟后上肢几天。肢体的发育是按照从近端向远端发展的顺序。所以，上臂和前臂的出现要早于手掌和手指。骨的软骨化也是按照从近端到远端的顺序。骨化从锁骨开始（膜内成骨），然后是肱骨、桡骨、股骨、胫骨和尺骨（软骨内成骨）。到出生时，肢体的绝大多数骨化中心都已出现。

上肢肢芽发生于颈部基底邻近 C5-T1 体节。肢芽垂直于躯干生长，允许体节的神经分布保持平行（垂直于胚胎长轴）（图 7）。起源于体节的成血管细胞侵入肢芽为肢体提供早期的血液供应。肢体骨骼和肌肉的发育早于神经的长入。受精后的第 5 周，一些脊神经的腹侧支联合在一起形成臂丛神经（C5-T1）和腰丛（L1-S2）。皮肤的神经支配也出现了。到第 7 周时，一些主要的神经出现。

上肢肢芽出现后 4 天左右，下肢肢芽出现于 L2-S2 体节附近。总体来说，肢体的发育是从头端向尾端、从近端向远端发育。下肢最初是外旋、旋后（足掌朝向躯干）。在第 6 周时，下肢内旋近 90° 到达中立位。

神经系统发育

中枢神经系统由脑和脊髓组成，而周围神经由脑神经和脊神经组成。如前所述，神经胚形成是神经管和神经板形成的过程。初级神经胚形成的过程一直延续到头尾神经孔闭合，大约需 10 天左右。次级神经胚形成在头侧神经孔闭合后开始。在胚胎的另一端，神经管节垂直于长轴发育，形态上呈横行分区。神经管节发育为大脑的不同部分。

神经管背侧的神经嵴从神经外胚层发育而来。细胞迅速按照头尾侧的顺序迁移到对应身体的不同区域。在大脑，一些细胞分化成神经节和颅神经，其他一些则形成咽弓。在脊髓水平，细胞形成软脊膜和脊神经节，然后形成交感神经干和神经节。细胞仍包绕着背侧和腹侧脊神经根。

脊髓和脊神经是在初级和次级神经胚形成过程

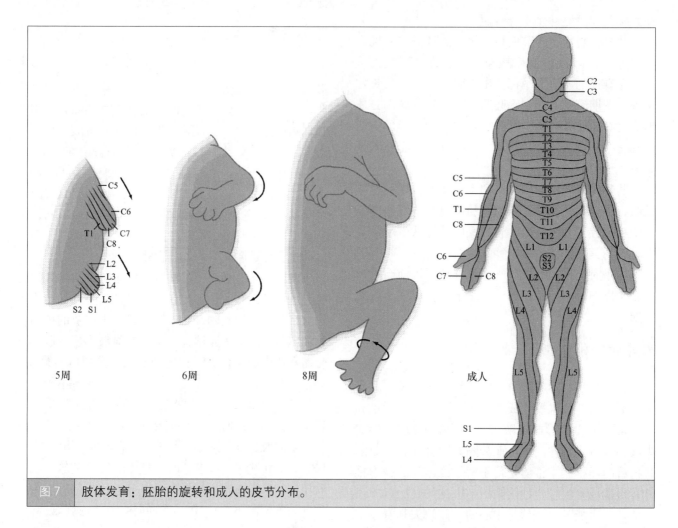

图7　肢体发育：胚胎的旋转和成人的皮节分布。

中形成的。当神经管闭合时，背侧的细胞（翼板）发育成具有传入（感觉）功能的细胞/神经根；而腹侧的细胞（基底层）发育成具有传出（运动）功能的细胞/神经根（Bell-Magendie 定律）。界沟在脊髓的全长将神经管分为两半。

脊髓和椎体的相对位置会随生长发生变化（图8）。在孕3个月末期，脊髓和脊柱等长。胚胎的躯干、椎体和硬膜的生长速度比脊髓快，导致脊髓圆锥相对于脊柱向头端移动。出生时，脊髓圆锥位于L3椎体水平，骨骼成熟时则移动到L1-L2水平。脊柱和脊髓不成比例的生长导致颈椎以远的脊神经进行性的倾斜。

外周神经系统通过传入和传出神经与中枢神经系统相连。脊神经的发育如下：（1）脊神经节细胞（由神经嵴演变而来）向中枢和外周发出突起构成脊神经的背侧（传入）根；（2）神经管基底层的细胞向外周发出突起构成脊神经的腹侧（传出）根；（3）背侧和腹侧根结合构成了脊神经，它们结合后立即分开支配体壁和四肢；（4）自主神经纤维加入神经根和神经支支配腹腔脏器。颅神经除了传入/传出的内脏和体神经外还有另外类型的神经纤维。

自主神经系统包括交感和副交感神经。交感神经从位于T1-L2的节前神经元发出。节后神经元位于交感干（椎旁神经节）或与动脉伴行的神经节。神经嵴细胞迁移到未来交感干的位置。副交感神经从位于脑干和骶髓的节前神经元发出。节后神经节位于头的终末神经节或腹腔脏器周围的神经节。副交感神经系统的节后神经纤维一般很短，而交感神经系统的节后神经纤维通常较长。

小　结

细胞间严格的协调、关联和信号传递使专一的细胞系按正常方式成熟。病理性的相互作用会导致一些我们熟知的发育异常和综合征。

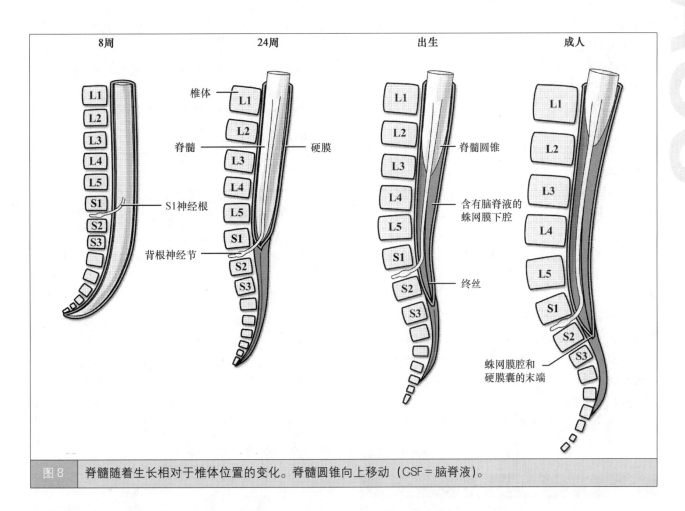

8周　　24周　　出生　　成人

椎体 — L1

脊髓 — 硬膜

S1神经根

背根神经节

脊髓圆锥

含有脑脊液的蛛网膜下腔

终丝

蛛网膜腔和硬膜囊的末端

图8　脊髓随着生长相对于椎体位置的变化。脊髓圆锥向上移动（CSF＝脑脊液）。

注释文献

概　述

O'Rahilly R，Müller F：*Human Embryology and Teratology*，3ed. New York，NY，Wiley-Liss Publishers，2001.

　　该书是相当全面的参考书，每章节后面都有注释文献。

脊柱和肢体发育

Dasen JS，Tice BC，Brenner-Morton S，Jessell TM：A Hox regulator network establishes motor neuron pool identity and target-muscle connectivity. *Cell* 2005；123：363-365.

　　文章的重要发现在于描述了 *Hox* 基因如何调控运动神经元与相应肌节的连接。

Kasemeier-Kulesa JC，Kulesa PM，Lefcort F：Imaging neural crest cell dynamics during formation of dorsal root ganglia and sympathetic ganglia. *Development* 2005；132：235-245.

　　时差显微镜用于跟踪荧光标记的神经嵴细胞以及和它们相互作用的邻近细胞。

Liu A，Niswander LA：Signalling in development：Bone morphogenetic protein signaling and vertebrate nervous system development. *Nat Rev Neurosci* 2005；6：945-954.

　　文章综述了蛋白的相互作用和它们对外周、中枢神经发育的影响。

Muller F，O'Rahilly R：The primitive streak，the caudal eminence and related structures in staged human embryos. *Cells Tissues Organs* 2004；177：2-20.

　　文章全面地综述了人类胚胎原条和体节的发育。

Muller F，O'Rahilly R：Segmentation in staged human embryos：The occipitocervical region revisited. *J Anat* 2003；203：297-315.

文章阐述了鸡和人类环枕关节发育的区别，并综述了环枕区的发育。

O'Rahilly R，Muller F：Somites，spinal ganglia，and centra：Enumeration and interrelationships in staged human embryos，and implications for neural tube defects. *Cells Tissues Organs* 2003；173：5-92.

文章全面综述了体节和中心椎体、神经嵴和神经节细胞的关系，以及在神经管缺陷时它们的发育。

Tsirikos AI，McMaster MJ：Congenital anomalies of the ribs and chest wall associated with congenital deformities of the spine. *J Bone Joint Surg Am* 2005；87：2523-2536.

文章综述了胸椎畸形和先天性脊柱侧凸的关系。

经典文献

Dalgleish AE: A study of the development of thoracic vertebrae in the mouse assisted by autoradiography. *Acta Anat (Basel)* 1985;122:91-98.

Gamble JG: Development and maturation of the neuromusculoskeletal system, in Morrisey RT, Weinstein SL (eds): *Lovell & Winter's Pediatric Orthopaedics*, ed 4. Philadelphia, PA, Lippincott-Raven Publishers, 1996.

Kelly RO, Fallon JF, Kelly RE: Vertebrate limb morphogenesis. *Issues Rev Terato* 1984;2:219-265.

Lemire RJ, Loeser JD, Leech RW, et al: *Normal and Abnormal Development of the Human Nervous System*. Hagerstown, MD, Harper & Row, 1975.

Müller F, O'Rahilly R: Occipitocervical segmentation in staged human embryos. *J Anat* 1994;185:251-258.

Peacock A: Observations on the prenatal development of the intervertebral disc in man. *J Anat* 1951;85:260-274.

Shinohara H, Naora H, Hashimoto R, Hatta T, Tanaka O: Development of the innervation pattern in the upper limb of staged human embryos. *Acta Anat (Basel)* 1990;138:265-269.

Vettivel S: Vertebral level of the termination of the spinal cord in human fetuses. *J Anat* 1991;179:149-161.

Wilting J, Kurz H, Brand-Saberi B, et al: Kinetics and differentiation of somite cells forming the vertebral column: Studies on human and chick embryos. *Anat Embryol (Berl)* 1994;190:573-581.

（韦 峰 译）

第 2 章 解 剖

Kingsley R. Chin，MD

脊柱的顺列

骨性脊柱由 7 节颈椎、12 节胸椎、5 节腰椎、5 节骶椎和 4～5 节尾椎组成。脊柱的前后面观呈直线，部分个体可轻度弯向右侧，可能是由于主动脉的位置和右利手的缘故。X 线侧位片上，McRae 线（枕大孔后缘至斜坡最低点的连线）和 C3 椎体上终板之间的交角（枕颈角）屈曲位的平均值为 24.2°，中立位的平均值为 44.0°，后伸位的平均值为 57.2°。枕颈距（C2 棘突的最上端和枕骨粗隆间的最短径）中立位的平均值为 21.5 mm，屈曲位的平均值为 28.0 mm，后伸位的平均值为 14.8 mm。McGregor 线是测量枕颈角最可靠、可重复性最高的测量方法。

正常胸椎后凸平均为 35°（20°～50°），正常腰椎前凸为 60°（20°～80°）。75% 以上的腰椎前凸发生在 L4 和 S1 间，47% 以上发生在 L5 和 S1 间。腰椎前凸的变化范围很大。有限的证据显示女性和身体质量指数高的病人腰椎前凸较大。有腰痛的男性腰椎前凸通畅较小。70 岁以上无症状的老年人往往胸椎后凸增加（29°～79°）、腰椎前凸减小（平均 −57°，范围 −96°～−20°）并且 C7 矢状面铅垂线前移（位于 S1 终板后上缘前方平均 40 mm）。颈椎和腰椎前凸的视觉评估是不可靠的。

颈椎前路固定的骨性解剖

从 C2 到 C6，椎体的平均宽度和深度分别为 15 mm 和 17 mm，C7 椎体的深度增加到大约 17 mm、宽度增加到大约 20 mm。椎体后壁中矢状高度 11～13 mm。从 C3 到 C6，椎管的中矢径为 17～18 mm，C7 水平为 15 mm。男性椎体的各向直径均较女性多大约 1 mm，这就意味着可以使用更长的螺钉。但是男女椎管中矢径是相似的，所以男性的 Torg 比值（椎管中矢径/椎体中矢径）较小，这或许可以解释男性脊髓型颈椎病发生率高于女性的原因。颈前路板固定，矢状面、旁矢状面和内聚螺钉通道的平均长度都是 16 mm。离散式螺钉通道的平

均安全长度为 15 mm。终板中心部分较边缘部分薄，上终板的这种差异比下终板更为突出。颈椎前方，两侧椎动脉之间的距离从尾端到头端逐渐减小；而钩突外缘到横突孔内缘的距离都是相近的。从尾端到头端，横突逐渐变小，横突之间的距离和椎动脉暴露的部分逐渐增加。椎动脉与椎体外侧壁的距离小于椎动脉与横突前结节内侧缘的距离。从 C3 到 C5，横突前支的下半部分常伴有缺损或变细，这可能与椎动脉搏动的侵蚀作用有关。C1-C2 不稳定的病人，可以经由血管前-咽后入路实施前方经关节突螺钉固定 C1 侧块和 C2 椎体。C1 侧块关节下表面的前后径在 16.2 mm（±1.6 mm）到 17.1 mm（±1.8 mm）之间。C2 椎体的前后径在 9.3 mm（±1 mm）和 16.2 mm（±1.8 mm）之间。

颈椎后路固定的骨性解剖

侧块螺钉和经椎弓根螺钉正在被越来越广泛地应用于颈椎后方固定。椎弓根横断面上的直径、椎弓根与椎体之间的交角、颈椎侧块和 C2 峡部/椎弓根的大小是成功置钉的重要参数。颈椎后路固定和 C1 后弓附近的剥离操作存在椎动脉损伤的风险。C1 后弓表面向外剥离超过 12 mm（12～23 mm）、向头端剥离超过 8 mm（8～13 mm）有损伤椎动脉的风险。C1 和 C2 椎板和侧块间有大静脉丛。C1 双层皮质螺钉固定时，有损伤前方颈内动脉和舌下神经的风险。舌下神经位于 C1 侧块前表面中点外侧约 2～3 mm 处。颈内动脉位于 C1-2 经关节突螺钉或 C1 侧块螺钉理想出点的 1 mm 范围内。颈椎的旋转对颈内动脉的影响不可预见，但安置 C1 侧块螺钉时尽量内倾会增加安全性。C1 侧块宽度平均 9～15 mm、厚度平均 17～19 mm、高度平均 10～15 mm。

C3-C5 侧块中点与横突孔外缘连线存在 6° 的内倾角，C6 则外倾 6°。椎动脉外侧缘相对于 C7 侧块中点 14.1°（±6.1°）。因此，C3-C6 侧块螺钉方向

外倾 30°、头倾 15°为佳，以避免伤及椎动脉。C7则最好使用椎弓根螺钉。

由于 C2 的上关节突位于下关节突的前方，区分 C2 峡部和椎弓根存在一定的混乱。椎弓根是位于上关节突下方、横突孔前内侧的起连接作用的短管状骨，峡部是上、下关节突之间一段狭窄的部分。椎弓根和峡部在骨密度和骨小梁走向方面没有显著的差别；然而，在颈部极度后伸和轴向负荷时，会有更多的应力集中于峡部。C1-C2 经关节突螺钉理想钉道的平均长度为 38.1±22. mm（34～43 mm）。绝大多数病人可以安全使用 3.5 mm 的螺钉，但对于近 20% 的病人，3.5 mm 螺钉会显大。另外约 41%～52% 的病人两侧并不对称。单侧椎动脉解剖异常在 C2 水平有 18% 的发生率，从而导致横突孔高跨、C2 椎弓根和侧块狭窄。峡部上表面的宽度平均为 8.3±1.5 mm（3.3～12.6 mm），下表面的宽度平均为 5.1±1.2 mm（1.3～8.5 mm），峡部的高度平均为 6.5±1.5 mm（2.7～10.1 mm）。峡部下表面的宽度是避免损伤椎动脉的最重要的测量指标。

大约 6% 的椎弓根螺钉会穿破椎弓根骨皮质，C3-C7 椎弓根的高度和宽度分别为 6.0～6.5 mm 和 4.7～5.3 mm。椎弓根的上表面紧邻上位穿行的神经根，椎弓根和下位神经根的距离为 1.4～1.6 mm。所有节段椎弓根的高度都呈现男性显著大于女性的特点，而且 C4-C6 更大。C7、T1 和 T2 椎弓根内外壁之间的内径平均为 5.2 mm、6.3 mm 和 5.5 mm，伴有 34°、30° 和 26° 的内倾。

枕骨固定的骨性解剖

枕外隆凸骨质最厚处男性 11.5～15.1 mm、女性 9.7～12.0 mm。枕外隆凸外侧 2 cm 以上骨质厚度则降低到 8 mm 以下。枕后隆突固定有损伤窦汇和横窦的风险，因为它们就在枕骨最厚处的正下方。因此螺钉安置在上项线下方至少 2 cm 处更安全。Halo 环前方固定针应固定于眉弓上方和中点外侧 1 cm 处。固定针固定于眉弓外侧的原因是框上神经和滑车上神经位于眉弓内侧 1/2 处。颞窝有咀嚼肌而且骨质菲薄，此处安置固定针有穿透的可能。Halo 头环和 Gardner Well 颅骨牵引弓应固定于外耳道上和颅骨赤道下方之间。

胸椎固定的骨性解剖

胸椎椎体从头端向尾端逐渐增大。椎弓根为卵圆形，头尾方向高度大于内外方向的宽度。椎弓根内壁的厚度是外壁厚度的 2～3 倍。胸椎椎弓根横断面上的直径平均不到 5 mm，畸形的脊柱椎弓根直径可能更小，比如脊柱侧凸和后凸的病人。椎弓根宽度最窄的节段通常在 T3-T9，80% 的病人可能不到 5 mm。一般 T5 椎弓根直径最小，脊柱侧凸病人的 T7 凹侧的椎弓根通常也会异常狭窄。另外，不同人种的椎弓根形态也存在差别，因此建议术前做 CT 扫描以确定椎弓根螺钉的大小。椎弓根-肋骨复合体的宽度和弦长显著大于椎弓根，所以对于椎弓根太小的病人椎弓根外螺钉固定也不失为一种选择。肋横突螺钉也是一种选择。为避免肋间血管损伤，肋横突螺钉的钉道方向应平行矢状面；T1-4 节段螺钉相对于额状面呈 80°～90° 指向肋骨的上部，T5-10 节段在横突中点进针与额状面呈 50°～70°。螺钉长度从 T1 的 19.7 mm 逐渐减少，至 T3-4 水平减少到 13.9 mm，而后又逐渐增加，到 T10 达到 16.3 mm。前内方向成角从 T12 的 0.3° 增加到 T4 的 13.9°。T1-12 椎弓根到上方神经根的平均距离变化范围在 1.7～3.7 mm 之间。椎弓根和硬膜囊的平均距离为 1.5 mm。

腰骶椎固定的骨性解剖

腰椎椎弓根横向宽度在 L5 平均为 18 mm，向头端逐渐减小，到 L1 平均为 9 mm。L5 椎弓根向内成角大约 30°，到 L1 仅为 12°。S1 的椎弓根非常宽大平均接近 19 mm（16.7～22.0 mm），同时向内成角 39°（30°～48°）。这些数字因病人不同而有很大的差异，所以不能代替术前轴位片和术中置钉前透视准确的测量。腰椎椎弓根和相邻上位神经根的距离是 5.3 mm，和相邻下位神经根的距离是 1.5 mm。所以腰椎椎弓根螺钉植入时损伤内侧和下方椎弓根的风险最大。椎弓根和横突是唯一位于同一水平的后方骨性结构，横突的中点通常接近椎弓根头尾方向上的中心。L2-L4 水平峡部的外侧缘接近椎弓根的内侧缘，但其连线却经过 L5 椎弓根的中心。应该注意第 5 腰椎和骶骨的异常融合（骶化）；颈肋的出现往往提示这种融合的出现。73.2% 的颈肋病人会有骶化的存在；同时 64.4% 的骶化病人也会有颈肋的存在。腰椎前路固定中，椎体的平均深度、宽度和高度从 L1 到 L4 逐渐增加，L1 水平分别为 26 mm、36 mm 和 22 mm；L4 分别为 30 mm、44 mm 和 23 mm。

上骶椎有三个明显的骨小梁。一条从骶骨椎体中心向前外侧延伸；另外两条从椎弓根向关节突表面延伸。这些骨小梁和重力的传导方向一致，从承重表面（椎体、关节突和骶骨翼）向关节突表面延伸并最终指向髋部。骶骨最坚强的部分位于这些骨小梁在 S1 和 S2 在 Ⅱ 区神经孔上方汇聚（聚合带）的皮质骨区（以抵消由于神经孔的出现而导致的薄弱区域）。S2 和 S3 的交界处聚合带突然消失，因此较为薄弱，是通常发生骶骨横向骨折的部位。1 区神经孔外侧的部分也是薄弱区，是骶骨发生纵向骨折的常见部位。皮质骨的厚度从 S1 向尾端逐渐变薄。骶骨翼前中线处骨密度最高，是植入椎弓根螺钉的最佳部位。

颈椎的韧带

脊柱的韧带对维持稳定性至关重要。项韧带是棘上韧带从 C7 到枕骨隆突的延续。这是一个由背脊（dorsal raphe）和正中筋膜隔（midline fascial septum）组成的两部分结构，是由下方筋膜纤维构成的。背脊是由左右斜方肌上部、头夹肌和小菱形肌交织而成的。筋膜隔由致密结缔组织构成，从背脊向腹侧延伸与棘间韧带、环枢膜和环枕膜相延续。项韧带和硬脊膜背侧在环枢、环枕间隙的中线部位有附着，但自环枢水平以下则没有。联结头后小直肌的深面和环枕后膜的横行纤维的结缔组织向外延伸与椎动脉周围的软组织相联结。这些联结结构能够在 MRI 图像中看到。位于硬脊膜和环枕关节后方、枕骨大孔边缘、环椎后弓以及枢椎后弓之间的一系列纤维束早在 1929 年即已被描述。在整个脊柱都有脊膜椎体韧带将硬膜锚定于椎管。这个解剖结构可以解释一些颈源性的头痛。

后纵韧带紧贴着椎体后方贯穿整个脊柱，并且由疏松连接的两侧韧带构成。前层覆盖着纤维环而后层覆盖着硬膜。颈椎的后纵韧带外侧附着于钩椎关节的后端，并分出两条纤维韧带束。一条覆盖于钩突表面，另一条则覆盖于椎间孔内的血管表面。钩突关节和表面的韧带结构在颈椎前路减压手术中

有保护神经血管的作用。

胸腰椎的韧带

棘上和棘间韧带是由胸腰椎肌腱和腱膜形成的，从而导致不同部位其结缔组织结构不同。胸椎的棘上韧带可能是由于斜方肌、大菱形肌、颈夹肌附着并与深筋膜结合共同构成的。在下胸椎，胸腰椎筋膜的后层是构成棘上和棘间韧带的主要结构。在腰椎，胸腰椎筋膜后层、胸最长肌和多裂肌共同构成棘上和棘间韧带。棘间韧带间有黏液囊，可因老化和反复过伸而发生炎症反应（Baastrup 病）。

颈椎的血管

安全的颈椎手术显露有赖于对血管神经解剖的全面了解。成对的椎动脉起自锁骨下动脉第一段并沿着斜角肌和颈长肌之间上行。95% 的病人椎动脉从 C6 横突孔进入，5% 的病人从 C7 横突孔进入。椎动脉进入横突孔后继续上升，位于颈椎侧块中线偏内一点。在前方，两侧椎动脉之间的距离从 C6 水平的 27.4 mm（±2.3 mm）向头端逐渐减小到 C3 水平的 22.6 mm（±1.8 mm）。钩突外缘和横突孔内缘之间的距离也从 C6 的平均 3.3 mm（±1 mm）减小到 C4 的平均 1.7 mm（±0.8 mm）。颈长肌内侧缘到同侧椎动脉的距离从 C2 到 C5 逐渐减小，然后在 C5-6 增加。椎静脉位于椎动脉的前内侧，经常容易先于椎动脉损伤。椎动脉有时会侵入到椎体内部形成袢，是椎体次全切除椎动脉损伤的前置因素。在大多数病人显露下颈椎颈胸交界区的时候需要游离头臂静脉。80% 的病人左侧头臂静脉位于 T1 和 T2，90% 的病人主动脉弓位于 T2 和 T3。胸导管进入体循环系统的位置位于 C7-T2。

在后方，每条椎动脉在同侧 C2 横突孔内、C2 上关节突后方拐一个大小不等的弯，并在距离 C2 椎体中线 14.6 mm 处向中线方向延伸。椎动脉出 C2 横突孔时以 35°～40° 的角度急转向外进入同侧 C1 的横突孔，大约距离 C2 神经节外端 7.2 mm，距离硬膜 15.3 mm。椎动脉沿着 C1 侧块和后弓向后内方向弯曲进入椎动脉沟。椎动脉和 C1 椎动脉沟之间存在动态的关系，也就是说，椎动脉并不总是在椎动脉沟内。椎动脉在穿入硬膜和蛛网膜进入枕骨打孔并且和对侧椎动脉汇合成基底动脉前有可能位于环枕后膜的下方。两侧的椎动脉通常有一条

是优势动脉。在形成基底动脉前，每条椎动脉均发出分支形成脊髓前、后动脉，供应上面的颈脊髓；颈脊髓还通过椎动脉的其他分支，以及颈深动脉、劲升动脉，偶尔从最高位的肋间动脉获得血液供应。脊髓前动脉沿脊髓在椎动脉、根最大动脉（又称，Adamkiewicz动脉）和肋间后动脉、腰动脉之间不中断地下行。

胸腰段脊髓血液供应

下胸椎和上腰椎区脊髓的主要血液供应来源于大前根动脉或根最大动脉。80%的病人的这条动脉发自左侧肋间下动脉，进入椎间孔邻近肋横突关节，与T9-T12腹侧神经根伴行。其他时候这条动脉可发自上腰动脉，然后可以从T5-L5的任何地方进入椎管。大前根动脉几乎是前髓下三分之二的主要血液供应。为了减小损伤这条动脉和伴行的动脉的风险，在前路手术时应该避免结扎靠近椎间孔的血管，并且在去肋横突关节和肋椎关节的时候应该格外小心。

根动脉起自主动脉发出的节段血管，向外进入椎间孔并且向后下走行，位于脊神经根下方和下位椎体上关节突的外侧。这些动脉分出的外侧支和中间支进入背部肌肉，内侧支紧邻峡部与对侧棘突后方的动脉相交通。节段静脉与动脉伴行。

随着椎间盘置换手术的普及，腰骶部前路手术相应增加。但是前方入路有损伤多个神经血管结构的风险，需要充分显露椎间隙。腹主动脉通常在L4中线的左侧分成脏支、壁支和终末分支，以及左、右髂总动脉和骶正中动脉。腹主动脉分叉部位存在变异，可以发生在L3到L5下缘的任何部位。左侧髂总静脉距离中线平均12 mm，距离右侧髂总动脉33.5 mm。骶正中动脉平均直径2.5 mm，由于其位置变异大，不宜作为L5-S1中线的解剖标志。一条或多条髂腰静脉引流下腰椎的静脉血，然后经过腰大肌后方进入髂总静脉，在前路显露L4-5时，可以作为系带。手术显露时常需要结扎这些静脉，但是结扎这血管的时候有损伤闭孔神经的风险，闭孔神经位置浅表，大约在髂总静脉外侧1.5~2.76 cm，而腰骶干的位置则更深、更靠外侧约2.5 cm处，但也有些病人则可能位于1 cm以内。

神经和神经丛

共有31对脊神经，颈椎8对、胸椎12对、腰椎5对、骶椎5对、尾椎1对。脊神经为混合神经，由背侧的感觉神经纤维和腹侧的运动神经纤维组成。混合神经的前主干（腹侧支）和后主干（背侧支）、脊膜返支（窦椎神经）和沿交感神经系统分布的感觉神经纤维为脊柱各单元提供感觉。在手术显露的过程中有损伤神经和神经丛的风险。

颈　椎

颈椎前路手术中最容易损伤的是喉返神经和喉上神经。喉返神经是迷走神经（第10对脑神经）在颈动脉鞘外的内侧分支。左侧喉返神经在主动脉弓下方转出后走行于气管食管沟内。右侧喉返神经变异较多，通常从锁骨下动脉下方绕过，很有可能穿过手术野。50%的病人的右侧喉返神经在C5-6水平到达气管食管沟。损伤喉返神经或迷走神经可导致声带麻痹，但通常表现为一过性的声音嘶哑。喉上神经起自迷走神经颈动脉鞘内颈动脉分叉近端平均20 mm（5~32 mm）处，走行大约15 mm（3~20 mm）后分叉为内侧支（感觉支）和外侧支（运动支）。在远端，内侧支位于C3-4水平附近，走行靠近喉上动脉，并在动脉上方1 cm以内穿入甲状舌骨膜。该神经末梢分布于喉的黏膜，有重要的感觉反射功能，能够防止肺的误吸。

准确地了解颈椎神经根背支的解剖有助于在颈椎后路手术时避免意外的神经损伤。C3-C8脊神经背支分出的内侧支经过侧块关节后外侧的一个解剖管道。管道的基底是由相邻侧块形成的骨槽，顶部是头半棘肌肌腱。神经分支在这个管道中是松弛的，经常容易发生医源性损伤。背支的皮肤分支可见于C2以下双侧棘突附近，C5或C6以下很少能见到可辨别的更大的皮神经。除了C2枕大神经（C2内侧支）和第3枕神经（C3浅表内侧支）外，C3以下棘突的皮神经直径也都小于2 mm。皮神经很可能由于后正中切口而被切断。肌间的内侧支的分支走行于椎旁肌中，可由于肌肉间的剥离而损伤。术中剥离椎旁肌显露侧块外侧时会在术野中直接遭遇内侧支的主干。与内侧支伴行的有血管，用电凝止血时会不经意地损伤内侧支的神经鞘。手术切口过度的牵拉也会造成内侧支的过度紧张。

副神经损伤发生于外侧剥离或过度牵拉肩部同时颈部向对侧旋转的时候，副神经损伤将导致同侧垂肩、肩不能上举和疼痛。副神经斜行穿过肩胛提肌表面的后三角区，经过胸锁乳突肌后缘乳突尖下方 50.7 mm（±12.9 mm），到达斜方肌前缘锁骨上方 49.8 mm（±5.9 mm）处。

胸腰椎

在胸腰椎，每个神经根都通过 1 或 2 个神经支与要交感神经节相连。在后正中入路手术显露关节突外侧时容易损伤后支的内侧支，可以导致节段性肌肉萎缩、疼痛和不稳定。后支的内侧支绕过相邻头端椎体的横突行经峡部外侧，此处有横突间韧带附着在关节突外侧面的骨膜上。在腰椎，后支的内侧支与乳突副突韧带附着增多，这些附着对神经起到栓系的作用，广泛的显露有造成神经断裂的风险。

腰丛由 L1-L3 神经根和 L4 部分神经根组成。有 50％ 的病人，T12 神经根的一小束（肋下神经）也参与组成腰丛。L4 的部分和 L5 神经根组成腰骶干参与形成骶丛。参与形成两个神经丛的神经被称为分叉神经。腰丛位于腰大肌后面、横突前方和腰方肌的内侧缘。L1 神经根在接受来自 T12 的神经分支后分成上、下两支。上支再分成髂腹下神经和髂腹股沟神经。较小的下支结合一小束 L2 的上支组成生殖股神经。前路手术显露时可能会伤及上述这些神经。髂腹下神经负责腹股沟和下腹部的皮肤感觉。髂腹股沟神经负责大腿上内、男性阴茎根部和阴囊或女性阴阜和大阴唇皮肤的感觉。上述神经的损伤可以通过在髂前上棘（ASIS）内侧大约 3 cm 注射局麻药来证实。生殖股神经可分为生殖支和股支。生殖支细小，经深环进入腹股沟管支配提睾肌并负责阴囊及邻近大腿的皮肤和筋膜的感觉。

自主神经系统中的交感神经

交感神经纤维的节前神经元的细胞体位于胸脊髓和头 2～3 个腰脊髓中。节后神经元的细胞体则通常排列于椎体前外侧表面的神经链（又称交感神经干或神经链）中。从尾骨到颅底 2 条交感链各包含 22 个神经节：颈椎 3 个，胸椎 11 个，腰椎 4 个，骶椎 4 个。颈椎的交感链位于颈长肌和横突的前面，颈动脉鞘的后面。损伤节后神经元或交感干将导致 Horner 综合征，特征性地表现为眼睑下垂、同侧眼裂变小和眼球内陷。颈椎交感神经干向上外走行，尾端内聚，同正中线成角平均 10.4°（±3.8°），距颈长肌内侧缘平均 10.6 mm（±2.6 mm）。颈前路手术最容易损伤交感干的部位是 C6，因为这里它距离颈长肌内侧缘的距离最近。上神经节位于 C2-3，最大；中神经节长 9.7 mm（±2.1 mm）、宽 5.2 mm（±1.3 mm），通常位于 C6，但有 61％ 的病人有变异或缺失；下神经节（又称星状神经节）位于 C7 横突基底和第一肋骨颈之间的颈长肌外侧。交感干在胸椎位于肋骨头表面，在腰椎则走行于椎体的腹外侧面。在右侧腰椎，交感干位于下腔静脉的下方；在左侧则被沿主动脉走行的淋巴结覆盖。交感干上最多有 6 个、最少有 2 个神经节。神经节紧贴着椎体或相应的椎间盘。L2 的神经节是最大的。相对于横突，腰椎神经根前方和交感链后方是一个安全区，其横径在 T12-L1 椎间盘水平为 22 mm，L4-5 水平为 25 mm。生殖股神经在 L2-3 椎间盘外侧缘。前路手术剥离软组织时应从左向右进行，以避免损伤上腹下神经丛（导致逆行性射精），因为它穿过 L5-S1 椎间隙的前方。

梨状肌解剖

坐骨神经出坐骨切迹后受到梨状肌和纤维血管结构的压迫可以产生坐骨神经痛。梨状肌是一块扁平的、金字塔形状的肌肉，起自 S2-S4 骶骨椎体的腹外侧表面，受 L5、S1 和 S2 神经根支配。梨状肌自起点发出后经坐骨大切迹和坐骨神经的背面然后止于股骨大转子上内侧面。臀上神经和动脉经梨状肌上方供应臀中肌和臀小肌；而臀下神经和动脉则经梨状肌下方供应臀大肌。坐骨神经包括 L3-S3 神经根的分支，通常行经梨状肌下方和孖肌背侧。约 20％ 的人梨状肌肌腹被坐骨神经的一部分或多部分劈开。10％ 的人坐骨神经中的胫神经和腓神经两部分并不包裹在同一个鞘内。梨状肌肌腹通常被腓神经劈分，很少被胫神经劈分。梨状肌和坐骨神经的交叉点一般位于大转子尖端和坐骨连线的中点。

植骨块解剖

髂骨翼和腓骨是脊柱融合最常用的取骨部位。采用髂后棘外侧 68 mm 以内比较垂直的切口或正中线外侧 8 cm 尽量平行髂骨翼的切口可以减少臀上皮神经和臀上血管损伤的并发症。髂后棘取骨应注意保护内层皮质并且取骨不要超过 4 cm 以免破坏骶髂关节。股外侧皮神经负责大腿前外侧的皮肤感觉,位置相对于髂前上棘有变异。沿外层骨皮质剥离并且在髂前上棘后方 3 cm 以上处取骨在绝大多数情况下可以避免该神经的损伤,同时也能因保留了足够的骨质减少因缝匠肌收缩而造成的撕脱骨折,伤及腹股沟韧带的附着点。在剥离髂骨内层骨皮质时牵拉髂肌可能损伤髂腹股沟神经和髂腹下神经。腓骨近端三分之一取骨可以导致腓神经损伤,中段三分之一取骨容易损伤腓血管。在踝关节上方 10 cm 以上取骨能够避免破坏踝关节的稳定性。

小 结

了解非病理脊柱周围主要解剖结构方面的知识是医生做出正确的诊断、实施安全有效的手术与非手术治疗的最基本的条件。确认解剖标志和邻近的神经血管结构有助于安全地植入脊柱内固定。

注释文献

Dong Y:Hong Xia, Jianyi L:Quantitative anatomy of the lateral mass of the atlas. *Spine* 2003;28:860-863.

后路螺钉固定测量 30 具新鲜标本的环椎侧块大小。环椎平均侧块宽度为 15.47 mm(±1.19 mm)、平均厚度 17.21 mm(±0.93 mm)、平均高度为 14.09 mm(±1.92 mm);寰枢椎关节表面的平均横径为 17.90 mm(±1.18 mm)、平均纵径为 15.63 mm(±1.04 mm),寰枢椎关节面在冠状面上的角度是 34.57°(±3.77°)。

Kwon BK,Song F,Morrison WB, et al:Morphologic evaluation of cervical spine anatomy with computed tomography:Anterior cervical plate fixation considerations. *J Spinal Disord Tech* 2004;

17:102-107.

作者为颈椎前路钢板固定应用 CT 研究 50 名男性和 50 名女性的颈椎相关参数。椎体宽度,男性为 24.6 mm(±2.4 mm),女性为 23.0 mm(±2.4 mm)。最窄的测量值,男性为 17 mm,女性为 14 mm。椎体平均中矢径,男性为 17~18 mm,最小为 13 mm;女性为 15~16 mm,最小为 10 mm。

Lu J,Ebraheim NA,Georgiadis GM,Yang H,Yeasting RA:Anatomic considerations of the vertebral artery:Implications for anterior decompression of the cervical spine. *J Spinal Disord* 1998;11:233-236.

测量椎动脉相对于颈长肌内侧缘和 C3-C6 椎体前缘的距离。椎动脉相对于正中线的角度为 4.3°(±2.6°)。颈长肌内侧缘到椎动脉的平均距离从 C6 的 11.5 mm±1.0 mm 减小到 C3 的 9.0 mm±1.3 mm。椎体前缘到椎动脉的平均距离从 C6 的 7.2 mm±1.9 mm 增加到 C3 的 9.6 mm±2.1 mm。两侧颈长肌内缘的距离从 C6 的 13.8 mm±2.2 mm 减小到 C3 的 7.9 mm±2.2 mm。

McLain R,Ferrara L,Kabins M:Pedicle morphology in the upper thoracic spine:Limits to safe screw placement in older patients. *Spine* 2002;27:2467-2471.

测量 62~85 岁尸体 T1-6 标本显示 25% 的 T1、17% 的 T2 和 43% 的 T3 的椎弓根宽度窄于 5.5 mm。测量还显示 61% 的 T4 椎弓根太小难以容纳 5.5 mm 的椎弓根螺钉,67% 的 T5 和 75% 的 T6 椎弓根也是如此。33% 的 T4 和 25% 的 T5 椎弓根直径小于 4.5 mm。T4-6 椎弓根断面逐渐变窄、变椭圆形。T1-T6 头尾高度比较恒定,但是从关节突皮质到椎体前缘皮质的距离逐渐增加。螺钉的安全长度在 T1 和 T2 为 30 mm、T4-T5 为 35 mm,T5-T6 为 40 mm。

Okan B:An anatomic and morphometric study of C2 nerve root ganglion and its corresponding foramen. *Spine* 2004;29:495-499.

20 例颈部尸体标本的研究评估在头部活动时 C2 神经节相对于邻近结构的大小和位置。神经节的形状为卵圆形者占 70%、梭形者占 20%、球形者占 10%。右侧的高度为 4.97 mm（±0.92 mm），左侧的高度为 4.6 mm（±0.84 mm）。C2 神经节位于 C1-2 椎间隙，上缘为环椎后弓，下缘为枢椎椎板，前缘为寰枢椎关节外侧缘和纤维关节囊，后缘为黄韧带前缘。颈部中立位和过伸位伴头部向对侧旋转时，神经节占据椎间隙的 50%～65%。颈部在正常范围或用力后伸时以及在头部旋转时，C2神经节不会和周围骨结构有接触或碰撞。因此，这项研究结果不支持先前的一些报告所认为的在头部旋转活动时 C2 神经节和周围结构撞击是颈源性头痛的原因。

Weiner BK，Walker M，Wiley W，McCulloch JA：The lateral buttress：An anatomic feature of the lumbar pars interarticularis. *Spine* 2002；27：E385-E387.

10 例腰椎尸体标本的关于 L1-L5 峡部外侧拱壁区形态学研究显示 L1-L3 外侧拱壁的表面积相似，大约 80 mm²（±10 mm²）。L4 为 50 mm²（±10 mm²），L5 为 15 mm²（±5 mm²）。这些差异有显著的统计学意义，L4 和 L5 的外侧拱壁表面积分别是上腰椎的 40% 和 80%。这个结果可以解释为什么 L4 和 L5 有较高的滑脱和不稳定的发生率。

经典文献

Ebraheim NA, Lu J, Brown JA, Biyani A, Yeasting RA: Vulnerability of vertebral artery in anterolateral decompression for cervical spondylosis. *Clin Orthop Relat Res* 1996;322:146-151.

Fardon DF, Garfin SR, Abitol JJ, Bodem SD, Herkowitz HN, Mayer TG (eds): *Orthopaedic Knowledge Update: Spine*. Rosemont, IL, American Academy of Orthopaedic Surgeons, 2002.

Goel A, Laheri V: Plate and screw fixation for atlanto-axial subluxation. *Acta Neurochir (Wien)* 1994;129:47-53.

Gupta S, Goel A: Quantitative anatomy of the lateral masses of the atlas and axis vertebrae. *Neurol India* 2000;48:120-125.

Phillips FM, Phillips CS, Wetzel TF, Gelinas C: Occipitocervical neutral position: Possible surgical implications. *Spine* 1999;24:775-778.

Robinson DR: Piriformis syndrome in relation to sciatic pain. *Am J Surg* 1947;73:435-439.

Xu R, Kang A, Ebraheim NA, Yeasting RA: Anatomic relations between the cervical pedicle and the adjacent neural structures. *Spine* 1999;24:451-454.

（韦 峰 译）

第3章 脊柱生物力学

Avinash G. Patwardhan，PhD　Ioannis N. Gaitanis，MD　Leonard I. Voronov，PhD

生理性载荷

脊柱承受的机械载荷既是脊柱疾病的重要致病因素，同时也影响着这些疾病的治疗疗效。人体脊柱所承受的载荷包括人体节段的重力、身体运动和肌肉拉伸产生的外力和力矩。这些载荷由骨韧带组织和脊柱肌肉组织共同承担。给脊柱施加压缩载荷的椎旁肌内的拉伸载荷，平衡重力和外力产生的力矩（图 1）。因为这些肌肉相对于脊柱节段有一个小的力矩臂，所以脊柱受到的压缩载荷得到了放大。

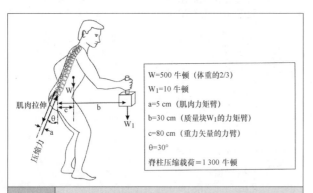

$W=500$ 牛顿（体重的 2/3）
$W_1=10$ 牛顿
$a=5$ cm（肌肉力矩臂）
$b=30$ cm（质量块 W_1 的力矩臂）
$c=80$ cm（重力矢量的力臂）
$\theta=30°$

脊柱压缩载荷$=1\,300$ 牛顿

图 1　脊柱所受的载荷。脊柱所受的压缩力由于肌肉的小力矩臂而得到了放大。（*Adapted from Mow VC，Flatow EL，Ateshian GA：Biomechanics，in Buckwalter JA，Einhorn TA，Simon SR（eds）：Orthopaedic Basic Science，ed 2，Rosemont，IL，American Academy of Orthopaedic Surgeons，2000，p 141.*）

人体脊柱每天都受到很大的压缩预载荷。运动学和肌电图学的数据与三维生物力学模型相结合，可以估算不同的身体活动时脊柱的内部压缩载荷。在俯卧和平躺体位时，人体腰椎承受的压力大约为 200～300 牛顿。放松站立并且躯干呈 30° 倾角时，压力高达 1 400 牛顿。静止站立手持重物时，压缩载荷会显著增加。当动态提升重物时，腰椎所受的压缩载荷则进一步增加。人体颈椎同样受到较大的压缩载荷。由于颈部肌肉需要保证头部于中轴平衡

位置，所以颈椎所受的压缩预载荷将近为头重的三倍。当身体处于屈伸及其他日常活动时，压缩预载荷随之增加，加之最大等长肌的作用，估计其压缩载荷可达 1 200 牛顿。对于正常个体来说，这些载荷不会给脊柱带来损伤或失稳。

肌肉产生的压缩预载荷可以看做是日常各种活动中作用在脊柱节段的"外"载荷。而这个外载荷影响着健康的、退变的以及受损的脊柱节段的力学反应。用于重建失稳节段稳定性的植入物必须有足够的强度和刚度来承受这些生理载荷。

脊柱稳定性

骨韧带结构的承载能力

如果没有肌肉力的作用，由骨骼和韧带组成的脊柱不能承受体内的垂直压缩载荷。研究表明，当载荷垂直加载于颈椎、胸腰椎或腰椎标本的头端，在远低于体内载荷水平时，脊柱便发生扭曲。脊柱稳定性是通过实验，由临界载荷（最大承受载荷，或者 Euler 脊柱屈曲载荷）表征的。当载荷超过这个临界值时，脊柱局限在冠状面中活动，变得不稳定而屈曲。在垂直载荷下，颈椎的屈曲发生在大约 10 牛顿，胸椎大约在 20 牛顿，腰椎大约在 88 牛顿，这些载荷值都低于日常活动中体内的压缩载荷。当压缩载荷沿着竖直方向作用于多节段脊柱标本时，由于脊柱的固有曲度的存在，便会产生节段的弯矩和剪切力。这一外力能在相对小的载荷下对标本的姿势产生较大的变化。如果继续加载，会对软组织或者骨组织造成损伤。因此，如果没有肌肉力的作用，由骨骼和韧带组成的脊柱不能承受体内的垂直压缩载荷。

肌肉的作用

由于观察到脊柱在较低的垂直压缩载荷下失稳，许多科研工作者开始思索脊柱能够承受生理压缩载荷的机制。其中一些科研工作者以弹簧为肌肉

模型，用来解释肌肉在阻止脊柱屈曲失稳中发挥的作用。由于肌肉数目很多，并且不同运动模式下不同肌肉分担的载荷不确定，使得模拟实验中脊柱活动肌肉的载荷相当困难。模拟肌肉的运动时，必须满足脊柱的稳定从而可以负担压缩载荷，同时，还要给予一定的活动性满足日常活动的需要。

近来，利用躯干肌肉模型的分析证明单个的脊柱节段或者是脊柱功能单元（functional spinal u-nits，FSU）在体内受到几乎纯粹的压缩载荷。基于脊柱垂直载荷的假设来计算关节受力时会严重过高估计 FSU 上剪切力的大小。在考虑脊柱周围和腹部肌肉的活动的情况下，脊柱模型计算表明，身体持重时，腰骶部间盘的压缩载荷随着躯干倾斜的角度和重物的增加而增加，不过最大的 AP剪切力也仍然较小（大约为压缩载荷的 20%～25%）。近腰伸肌的倾斜使得它们能够承担前方因为提升重物产生的剪切力。当这些肌肉被激发来平衡伸肌力矩时，同时也抵消了腰部 FSU 的前方剪切力。

在随动载荷下脊柱的稳定性

躯干肌肉的共同作用可以改变内部压缩载荷矢量的方向，从而使得压缩力沿着脊柱前凸和后凸曲线穿过每个节段的瞬时旋转中心（图 2）。这个理论将最小化由压缩载荷导致的弯曲力矩和剪切力。因此，脊柱可以承受载荷而不会屈曲，从而为防止失稳和组织伤害提供更大的安全空间。上面提到的载荷矢量称为"随动载荷"。

人体尸体腰椎（L1-L5）、胸椎（T2-骶骨）和颈椎（C2-C7）标本实验以及数学模型研究表明：（1）当压缩载荷沿着随动载荷方向时，即大致的脊柱曲线方向，附着韧带的多运动节段脊柱可以承受生理压缩载荷，并且不产生组织损伤或者失稳；（2）当脊柱受到与体内环境相当的压缩预载荷时，并沿着随动载荷方向，脊柱在屈伸力矩下，可以满足生理活动的灵活性要求；（3）随动预载荷模拟肌肉产生的力矢量，它可以令脊柱承受日常生理压缩载荷。随动预载荷下的尸体间盘内压与体内情况相当，脊柱稳定性有所提高，但并没有削弱脊柱屈伸和侧弯的活动性。叠加随动预载荷赋予脊柱纯力矩，使得脊柱的体外受力更符合生理情况。

随动载荷的概念暗含了新假设：肌肉协同作用的功能在于增加体内脊柱稳定性。躯干肌肉的协同作用（比如腰椎骶棘肌、近腰最长肌、近腰髂肋肌）能将相应内力的方向变为沿脊柱曲线（随动载荷方向），从而使得脊柱能够承受压缩载荷，避免脊柱屈曲的发生。肌肉功能的丧失可能导致腰部 FSU 的非正常的剪切力，从而在椎间盘退变的时

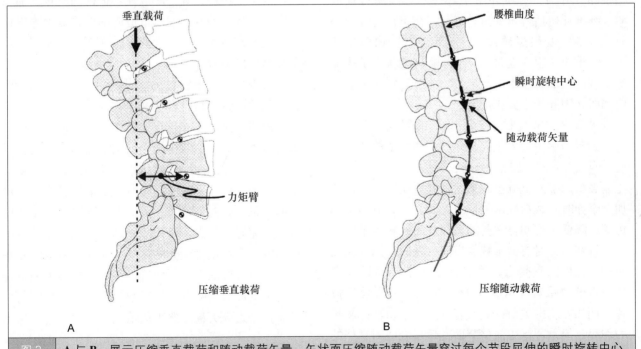

图 2　**A 与 B**，展示压缩垂直载荷和随动载荷矢量。矢状面压缩随动载荷矢量穿过每个节段屈伸的瞬时旋转中心，从而最大程度地减少了耦合屈伸角度的变化。

候引起节段失稳。另一方面，肌肉之间相互协同产生的压缩随动预载荷可以稳定已经退变的 FSU 中的剪切力。这一结果揭示了肌肉的功能以及治疗脊柱退变的方法。

脊柱功能单元的稳定性

三关节复合结构

脊柱的运动节段是最小的脊柱功能单位，它体现了脊柱的共有特征。FSU 由两个椎体骨、连接它们的椎间盘、关节突关节以及韧带组成（只有 C1-C2 节段无椎间盘）。FSU 可以被看做是一个三关节复合体：间盘为软骨关节，两个关节突关节为滑膜关节。椎间盘和关节突关节之间存在着动态关联，从而共同承受生理载荷。

由于重力和肌肉力的缘故，椎间盘承受着相当大的载荷。椎间盘是轴向压缩和屈伸时前部的主要承载元素。在年轻健康的脊柱中，载荷在椎体之间的传递基本上是借助于髓核。当外力作用到健康间盘时，载荷由髓核从内向外沿各个方向均匀分布，使得纤维环呈伸张状态。纤维环中的胶原纤维非常适合抵抗沿纤维方向的拉伸载荷。髓核中的压力牵拉纤维环中的纤维，而纤维在抵抗牵拉的同时也分担了部分外力。纤维环由于每一层纤维的特征取向，纤维环也适合承受扭转载荷。在正常生理屈伸时，纤维应变很少超过 6%；正常生理轴向扭转时，纤维应变很少超过 8.5%。椎间盘满足了压缩对刚度的大部分要求，而韧带和关节突则在抵抗弯曲和扭转中起着重要作用。

关节突关节提供了后方载荷的路径，在决定 FSU 运动范围中起着重要作用。生物力学的研究表明，当人直立时，腰椎关节突承受着 10%～20% 的压缩载荷。椎间盘分担的载荷随着屈曲的增加而增加。牵伸时，载荷经由关节面表面、下关节面尖端传递，降低了椎间盘承受的载荷。颈椎和腰椎前凸的保持在牵伸时有助于减少椎间盘受力，但在屈曲时却增加椎间盘受力。关节突关节对于 FSU 稳定性的贡献也依赖于囊韧带及其在脊柱中所处的位置。例如，胸椎关节面囊具有有限的帮助轴向旋转的作用。但是腰椎中的关节面囊却起着稳固脊柱的作用，抵抗旋转和侧弯。

节段性不稳定

损伤、退变及手术都能严重影响 FSU 各个部件之间载荷的分布，造成正常生理载荷下不正常的运动。失稳可由 FSU 刚度的减少或是柔度的增加来定量研究。FSU 的刚度指产生一定的运动所需要的力。柔度是刚度的倒数，指一定载荷下 FSU 产生的运动。当 FSU 刚度太小或者柔度太大，则发生失稳。全面考虑宏观失稳和微观失稳有助于理解 FSU 失稳。

宏观失稳

宏观失稳意味着脊柱的整体坍塌（例如骨折造成的失稳），使得载荷无法由一个节段传递到另一个节段。宏观失稳会导致受伤和神经缺损部位畸形的进一步发展。宏观失稳的例子包括胸椎部位的受伤，例如压缩骨折、骨折错位、创伤性滑脱、爆散性骨折、肿瘤、感染及医源性因素。将脊柱看做三柱承载结构有助于在临床和生物力学上更好地认识失稳的严重性。前柱由前纵韧带、前部纤维环和椎体前部组成。中柱是由后纵韧带、后部纤维环以及椎体后壁组成。后柱包括后弓、棘上韧带、棘间韧带、关节突关节及黄韧带。压缩骨折涉及前柱失效，而中柱保持完好。爆散性骨折则同时包括前柱和中柱失效。因汽车安全带造成的伤害显示为中柱和后柱的破坏、失效。骨折错位受伤显示所有三柱承载结构的失效。

宏观失稳对于脊柱的承载能力造成严重影响。其失稳的严重性是由脊柱坍塌的部位数决定的。单柱的坍塌（例如压缩骨折的前柱）导致最小程度的承载能力的丧失。双柱坍塌（例如爆散性骨折或是随安全带屈伸而造成的损伤）引发的失稳要严重得多。屈伸、侧弯、轴向旋转时的爆散性骨折造成严重的失稳（相对于完好节段的刚度损失）。受伤的节段与完好或是没受伤的节段之间，在一定的载荷作用下，会产生过度大的运动。如果在双柱爆散性骨折同时关节面发生了坍塌，在轴向扭转方向脊柱将会损失巨大的刚度。骨折脱位则是三柱坍塌的例子，这是宏观失稳最严重的情况。

微观失稳

与骨折不同，腰椎退行性病变产生的失稳可以看做是微观失稳。对于三关节组成的复合结构，任何一个部件的失效或是退变，都会改变部件之间载荷的分担，造成背部和腿部疼痛的病征。这可能是一种连锁反应（退变级联），继而导致 FSU 其他部件的退变或疼痛。

伴随着年龄的增加，椎间盘被认为最早发生退变。椎间盘退变与髓核中蛋白多糖缺失相关，髓核产生足够的液体压力的能力也随之降低。当椎间盘水分减少，间盘间隙变窄，纤维环不能像健康、具有足够水分时承受相同的牵拉张力。反而，退变椎间盘的纤维环更易于承受来自于上方、与之直接接触的椎体骨的压缩载荷。椎间盘退变初期使得 FSU 更灵活。关节突的退变通常是节段失稳的结果。当节段因退变造成椎间盘间隙变窄，关节突开始处于半脱位，直到下关节突影响到下方椎板，促使关节突承受的载荷增加。通常来说，患有关节突关节综合征的病人会因脊柱后伸而症状加重，这是因为关节突载荷增加所致。关节突关节中载荷峰值的增加可能会导致关节软骨的退变；软骨的变薄可能造成囊韧带松弛和非正常运动或者关节突关节的过量运动。软骨退变似乎会进一步增加由于间盘退变而增加的节段运动。退变级联的最后一个阶段总是伴随着稳定重建的表现。非正常压力和局灶性退变会引起骨质过度肥大和骨赘，以及节段活动度降低。偶尔地，间盘空间非均匀坍塌会造成三关节复合结构尖锐的角度畸形；患者会主诉神经和腰背痛。

在三关节复合结构退变的过程中，通过手术干预来减缓致残性症状可能是必要的。手术过程（如间盘切除术、关节突切除术、椎间孔切开术及椎板切除术）和退变程度共同作用会影响 FSU 的生物力学稳定性以及治疗效果。脊柱的尸体标本生物力学研究发现黄韧带和后外侧纤维环整体性的破坏，以及髓核的摘除（模拟针对间盘突出的部分间盘切除）显著增加了屈曲、轴向旋转和侧弯的运动范围。摘除髓核会导致 FSU 运动的巨大变化，这与纤维环摘除有所不同。摘除部分椎间盘的半椎板切开手术术后椎间的角度活动增加超过完好的 FSU。单侧半关节突切除术在屈伸和侧弯时对角度活动几乎没有影响，但对于轴向扭转会有少量的增加。随之的部分间盘切除在没有预载荷的情况下大大地增加屈伸时的角度活动（图 3）；但是，400 牛顿的生理压缩预载荷似乎可以降低间盘切除后的失稳。间

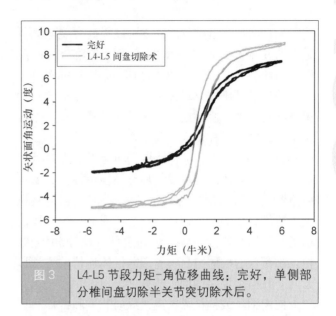

图 3　L4-L5 节段力矩-角位移曲线：完好，单侧部分椎间盘切除半关节突切除术后。

盘切除同样大大地增加了无压缩预载荷情况下轴向旋转的角度活动。摘除部分椎间盘的半椎板切开术是手术治疗伴神经根病的椎间盘突出症的金标准。尽管间盘切除对于缓解神经症状相当有效，但是持续的机械腰背疼也不少见。腰部疼痛可能和间盘退变以及相应的节段动力学变化相关，而手术有可能使之恶化。但是腰背痛的真正原因还不明确，许多研究仍在试图给出明确的定义。异常活动可能导致应力在运动节段固定部件中的分布的变化（包括关节突关节以及支撑型肌肉韧带结构），并可能是间盘切除术后机械性腰痛的原因之一。

退变后期的手术治疗，如为治疗退变性滑脱而行椎板或关节突关节切除，也会引起失稳。双侧半关节突切除可能导致严重失稳。单侧或者双侧全关节突切除会导致节段运动在屈曲时增加 65%，后伸时增加 78%，侧弯时增加 15%，旋转时增加 126%。因此这些情况需要后路减压固定。

脊柱固定的生物力学

脊柱融合

一旦提到手术固定，那就必须确定正确的固定方法。其选择范围可以从无器械融合，直到前路后路结合固定器械。

脊柱器械在增加融合中的作用

文献中关于促进脊柱融合的理想力学环境有一

致意见；增加邻近椎骨的稳固可以提高实现坚固骨融合的几率。脊柱器械增加了节段在融合处的刚性，因此减少了椎体在生物愈合过程中的相对运动。动物模型研究显示一个成功的后外侧融合在使用脊柱器械时更容易成功，并且器械越硬新生融合块越硬。后路脊柱植入物通常作为张力带（tension band devices）。当前部脊柱承载功能不能满足载荷的传递时，后路固定可以增加脊柱稳定性。典型的后路器械包括两个纵向组件（板或杆），它们将植入于节段脊柱的装置连接在一起，形成一个坚固的结构。结构的刚度依赖于纵向组件的尺寸和形状、植入物覆盖的椎体数目、它们与椎体连接的方法以及两个纵向组件之间的铰链方式。

使用钢丝或钩植入物连接纵向装置和椎体可以承担张力。但是，当前柱承载能力损伤时，它不能有效地抵御因日常活动施加的载荷而导致的角畸形。另一方面，脊柱器械使用椎弓根螺钉，可以同时承受压缩力、张力以及弯矩。因为椎弓根螺钉将脊柱三柱连接在一起，将压缩和弯矩从前部脊柱通过椎弓根传递到器械的纵向部件。因此，使用椎弓根螺钉的固定术得到的结构比椎板下使用钢丝或钩刚度更大。但是，作为承载单位前部结构，一旦出现破坏失效，会增加钉子失效（松动或断裂）的可能性。这一情况在后路器械过度牵拉治疗粉碎性骨折时较常见。

前路支撑的作用

尽管后路器械融合提供了刚性固定，但不能提供完全的前部脊柱支撑。椎弓根钉固定可以控制脊柱三柱的骨质；但是，有报道显示椎间隙持续的微移动可能是坚固融合后依然腰痛的原因之一。并且，当存在慢性失稳时，如果没有前部脊柱支撑，则存在椎弓根钉松动或破坏的可能性。当固定宏观失稳，三柱中两柱发生严重破损时，也应考虑前部支撑的必要性。为了增加稳定性，可能有必要增加前部脊柱的承载能力（比如使用椎间支架）。有了前部的支撑，后路器械才能起到张力带的作用。

椎间融合器能否单独使用呢？在术后初期，单独使用的椎间器械的稳定性主要依赖于椎间植入物所受的压缩力。这一压缩力是由剩下的侧方和后侧方纤维环及韧带通过椎间牵张产生的。最近的生物力学研究表明椎间牵张力（也就是椎间器械上的压缩力）的增长与牵张的程度成正比。但是，由于软

组织的应力松弛，牵张力的数值在最初的 15 分钟下降超过 20%。这说明手术记录中的"适合的紧度"会在手术植入椎间融合器很短的时间里发生变化。另外，过度的椎间牵张会引起脊柱曲线的变化，以及后部韧带和关节突囊的牵引或撕裂。关节突关节的牵拉会引起疼痛和节段刚度的损失，或者伸展时过度活动。如果椎间牵张不足，椎间植入物上的压缩预载荷可能不足，在术后较短时间里产生植入物和骨骼之间的运动，从而导致融合的延迟和（或）假关节，以及在某些情况下，融合器自身移出或移动。

使用经椎板关节突关节螺钉或椎弓根螺钉的辅助固定增加了使用椎间融合器 FSU 的稳定性。融合结构提供了椎间支撑（前腰椎椎间融合、后腰椎椎间融合、结椎间孔腰椎椎间融合）。它们与辅助的后路固定（椎弓根螺钉或者经椎板关节突关节螺钉）共同作用具有相当的屈伸、侧弯及轴向扭转稳定性。

非融合装置

当腰椎运动节段融合时，邻近节段的应力会增加，有可能增加进一步受伤的危险。生物力学研究报道在施加压缩、弯曲和扭转载荷时，相邻节段（融合节段的上节段或下节段）的运动和应力有所增加。力学环境的改变可能会加速相邻节段的退变，并逐渐出现症状。许多临床研究报道了相邻节段关节突和（或）间盘退变、节段失稳和椎管狭窄症的增加。

后路动态固定装置

为了避免上面提到的融合手术的问题，建议采用动态地固定失稳 FSU 的理念，既可以保持一定程度的运动，又可以减少引起疼痛的非正常运动。一般建议对于关节突切除术和间盘切除术后失去稳定性的运动节段，使用动态后路固定，以恢复接近正常的运动。一些动态后路固定器械的设计目的是通过棘突之间植入，在脊柱单元之间引入一定量的屈曲，减少神经跛行的症状。当一种椭圆形的金属分离器（x-stop）植入到棘突间时，极大地降低了植入节段的屈伸运动，但是侧弯和轴向扭转并不受影响。一种硅质棘突间分离器（被称做椎间辅助运动器械，DIAM，Medtronic，Minneapolis，MN）

用棘突间缆绳固定，能有效地减少间盘切除术后节段屈伸运动的增加。屈伸时，角运动的节段灵活性没有完全丧失，可以恢复到的水平低于完好节段。在植入 DIAM 后，整体残余屈伸角运动是完好 FSU 无预载荷的 75%，450N 预载荷的 47%。侧弯时，DIAM 减少了由于间盘切除引发的运动增加，使得运动范围接近完好脊柱。但是，轴向扭转时，DIAM 不能将运动恢复到完好节段的水平。植入棘突间的后路动态固定装置对扭转控制的相对无效并不在预料之外，因为器械放置的位置靠近间盘切除腰椎节段的扭转轴。另外，关节突关节的紧密接触对于控制旋转运动是必要的。将器械植入棘突间会导致关节突关节的牵拉，使得关节失去部分抵抗轴向扭矩的效用。

DYNESYS 系统（Zimmer，Warsaw，IN）是后路非融合系统的另一选择。该系由椎弓根钉头之间的聚碳酸酯聚氨酯分离器（spacer）和聚对苯二甲酸乙二酯缆绳组成。前者抵抗压缩，后者穿过分离器空洞抵抗拉伸。DYNESYS 系统将失稳节段的屈曲和侧弯运动范围降低到完好 FSU 之下。但是，DYNESYS 系统的固定效果接近内固定器表明 DYNESYS 系统可能刚度太大而不适合动态固定。DYNESYS 系统较完好系统轴向扭转运动有所增加。

保留活动的装置

全间盘置换（total disk replacement，TDR）被建议用来治疗椎间盘源性腰痛，以及降低邻近节段退变加速的可能性。有报道称腰椎关节切除手术后邻近节段退变加速。椎间盘退变疾病使用 TDR 的目的之一就是能够重建生理载荷下正常椎间盘的自然生物力学状况。TDR 的设计、其植入间盘空间的位置以及软组织和肌肉结构的作用和质量等因素决定了重建自然生物力学状态的情况。TDR 的生物力学评价应该回答两个问题：（1）生理载荷下，TDR 是否能够恢复运动节段正常的力与位移的关系？（2）植入椎间之后，在生理载荷下各个组件的相对运动如何？

TDR 后运动节段对于生理载荷的运动相应的评价应该从运动数量（运动范围）和运动质量（旋转中心、中性区及载荷-位移曲线）两个方面考虑。

植入内植物节段的载荷-位移曲线形式应该与健康脊柱节段比较。健康脊柱节段从曲线中反映出当力矩逐渐施加时，角运动缓慢地变化（图 3）。完好节段在力矩作用下的运动响应由骨骼和软组织约束来控制。与完好节段相比，相同的力矩对 TDR 可能产生大得多的角位移（图 4A）。任何假体限制或制动部分矢状面的运动将从有预载荷的载荷-位移曲线中相对平稳部分而反映（图 4B）。一旦运动限制解除，角位移会发生较大变化，反映在载荷-位移曲线为陡然增长（图 4B）。这些椎间盘运动模式的长期影响还不为人所知。不过我们知道，非均匀的运动模式会影响植入物的磨损行为，也会影响植入节段和相邻节段的载荷分布。

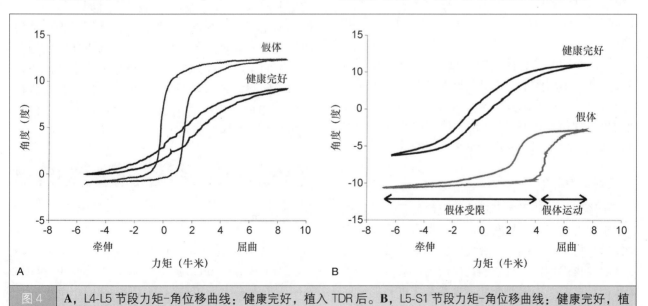

图 4　A，L4-L5 节段力矩-角位移曲线：健康完好，植入 TDR 后。B，L5-S1 节段力矩-角位移曲线：健康完好，植入 TDR 后。

整个关节植入物经历着磨损和保存，这说明仔细地评价在体内载荷作用下各个组件的运动可以给外科医生和生产商提供重要信息，从而降低植入物相关的长期并发症（比如磨损、瓦解或断裂、脱位、松弛或失去运动）。假体组件的运动模式可能暗示着体内载荷下的磨损以及植入物和相邻节段间的载荷分布。不能提供正常的载荷分担会导致骨质增生或加速关节突退变。如果假体组件受到来自剪切、压缩或复合载荷的磨损，或者出现非正常运动模式，保护邻近节段的目的将不能实现。

临床通常利用屈伸位 X 线片测量椎体运动，从而评价 TDR 的功能。但是这种测量因为只考虑端点状态，可能存在不足。临床大夫不可能观察假体组件在一定循环中的运动。运动质量影响着植入物组件的保存情况和长期的效果。显示运动模式的图像序列可能对评价运动质量有所帮助。

有铰接的间盘假体依靠生理压缩预载荷来起到承载作用。当没有足够的压缩预载荷时，牵伸情况下，假体上面终板与承载面发生分离。这一分离表明了对于铰链器械，肌肉力对维持 TDR 的功能非常重要。

间盘假体有两个铰链平面可提供角位移〔例如，Charité 假体，（Depuy Spine，Raynham，MA）具有两个金属终板和一个可动中核〕。上下两个终板间的角度是由上终板与中核的角度、下终板与中核的角度或者上下终板同时与中核的角度决定的。当三个组件充分接触时，如果主要角位移只发生在两个铰链中的一个，那么在运动质量上会有明显的表征。

可能影响假体功能的因素包括植入物的放置、节段曲度、术间曲度变化以及植入物上生理压缩预载荷的大小。尽管患者整体矢状面排列和平衡在短期内可以保持，但是 TDR 植入后节段曲度的增加以及邻近节段排列的变化会带来长期的效应。

脊柱矫形器

矫形器作为非手术方式被用来帮助某些微观失稳和宏观失稳病人脊柱融合，或者作为术后辅助手段保护胸椎上用于固定宏观失稳的手术器械。术后矫形器应该限制躯干日常的总体活动，从而避免手术器械受到躯干运动产生的过量载荷，直到形成坚固的生物融合为止。术后矫形器的另一个作用是保护手术器械离开运动的平面。在运动平面中，手术

器械容易损坏。对大多数器械来说，这些运动是指屈伸和（或）扭转。模制的胸腰骶矫形器最全面地限制了躯干屈伸、侧弯及轴向扭转运动。胸衣可以提供中等程度的总体运动限制，但是弹性胸衣提供的限制是最小的。一种特定模制的胸腰骶矫形器可以减少椎间的运动；但是它对上腰椎比下腰椎有效。为了进一步限制下腰椎和腰骶椎的运动，可能需要使用大腿延伸器。所以，正确选择术后矫形器可以进一步提高手术器械固定宏观失稳的作用。

颈椎矫形器主要是用来限制颈部的屈伸、旋转、侧弯和平动。对于上颈椎（枕部至 C2），四贴矫形器是减少屈/伸运动的最佳选择。二贴矫形器也可以减少屈曲运动，但是对于侧弯和扭转其有效性有限。为了固定齿状伤害，Halo 显然有优势，因为它可以限制所有平面的运动。Halo 在限制中颈部（C3-C5）运动方面并不比四贴矫形器更好。刚性颈圈在中颈部能限制中等的运动，但在上颈部（枕部至 C2）和下颈部（C6-C7）逐渐失去有效性。为有效限制下颈部节段屈伸活动，四贴是最有效的矫形器，而二贴仅对屈曲有效。对于上颈椎和下颈椎所有平面，Halo 是最好的矫形器，不过刚性颈圈还是可以用于中颈部的微观失稳。

小 结

脊柱的基本生物力学功能在于承受日常生活中满足生理运动而产生的巨大载荷。健康个体中，脊柱实现此功能并不会产生骨骼、软组织或神经结构的伤害。理解肌肉和健康 FSU 在保持脊柱稳定性中发挥的作用，对于理解脊柱的生物力学功能非常重要。同时，理解损伤、退变和手术对于载荷在 FSU 各组件之中分布的影响也非常重要。脊柱植入物融合和非融合器械可以用于固定失稳脊柱。

注释文献

生理载荷

Wilke HJ, Rohlmann A, Neller S, Graichen F, Claes L, Bergmann G: A novel approach to determine trunk muscle forces during flexion and extension: A comparison of data from a in vitro experiment and in vivo measurements. *Spine* 2003; 28:

2585-2593.

该论文通过离体实验测定躯干屈伸时肌肉力的大小。研究考虑了体重、局部和全局肌肉以及不同体位下腹部软组织的支撑力等多种因素。

脊柱稳定性

Arjmand N，Shirazi-Adl A：Model and in vivo studies on human trunk load partitioning and stability in isometric forward flexions. *J Biomech* 2006；39：510-521.

该研究使用在体实验和有限元模拟相结合的方法来测定肌肉力与脊柱内部载荷。韧带脊柱与躯干肌肉的被动反作用起到了脊柱平衡和稳定的作用。

Patwardhan AG，Havey R，Carandang G，et al：Effect of compressive follower preload on the flexion-extension response of the human lumbar spine. *J Orthop Res* 2003；21：540-546.

该研究表明腰椎载荷-位移响应受随动预载荷和预载荷路径的影响。优化的预载荷路径使得脊柱承受压缩预载荷的同时满足生理屈伸运动的要求。

脊柱功能单位稳定性

Frei H，Oxland TR，Nolte LP：Thoracolumbar spine mechanics contrasted under compression and shear loading. *J Orthop Res* 2002；20：1333-1338.

该研究比较了胸椎 FSU 在压缩载荷和剪切载荷下的力学性能。压缩载荷的传递是依靠制造椎间盘高内压；而剪切情况的机制似乎是依靠纤维环传递，而没有产生显著的间盘内压。

Rohlmann A，Neller S，Claes L，Bergmann G，Wilke HJ：Influence of a follower load on intradiscal pressure and intersegmental rotation of the lumbar spine. *Spine* 2001；26：E557-E561.

该研究测量比较压缩预载荷存在及不存在情况下，腰椎受纯力矩时间盘内压和椎间运动。结果显示将纯力矩叠加随动载荷使得脊柱的载荷更符合生理情况。

Rohlmann A，Zander T，Schmidt H，Wilke HJ，

Bergmann G：Analysis of the influence of disc degeneration on the mechanical behavior of a lumbar motion segment using the finite element method. *J Biomech*，in press.

轻微退变的间盘增加椎间在三个主解剖平面的旋转。随着退变的增加，椎间旋转减少。相对于健康间盘，当关节突关节载荷和纤维环应力较高时，间盘内压较低。

Shirazi-Adl A：Analysis of large compression loads on lumbar spine in flexion and in torsion using a novel wrapping element. *J Biomech* 2006；39：267-275.

该研究通过有限元模拟显示，高达 2700N 的压缩预载荷很显著地提高了腰椎在屈曲和扭转时载荷-位移曲线上的刚度。同时，也增加了间盘内压、关节突接触力以及间盘纤维最大应变。

固定机制

Gavin TM，Carandang G，Havey RM，Flanagan P，Ghanayem AJ，Patwardhan AG：Biomechanical analysis of cervical orthoses in flexion and extension：A comparison of cervical collars and cervical thoracic orthoses. *J Rehabil Res Dev* 2003；40：527-538.

该研究测量了 20 个健康志愿者颈部椎间在屈伸时的活动。矫形器显著地降低了屈伸时的椎间运动。颈胸椎矫形器对于运动的限制明显优于刚性颈圈。

Lindsey DP，Swanson KE，Fuchs P，Hsu KY，Zucherman JF，Yerby SA：The effects of an interspinous implant on the kinematics of the instrumented and adjacent levels in the lumbar spine. *Spine* 2003；28：2192-2197.

该研究表明棘突间填充显著地降低了腰椎屈伸的范围。但是，轴向扭转和侧弯的运动范围未受到影响。

O'Leary P，Lorenz M，Nicolakis M，et al：Response of Charité total disc replacement under physiologic loads：Prosthesis component motion patterns. *Spine J* 2005；5：590-599.

Charité TDR 将腰椎标本在生理预载荷下的屈伸运动范围恢复到正常值。但是运动质量仍有别于完好 FSU。Charité TDR 的功能受到植入物的放置、手术中曲度的变化以及压缩预载荷大小的影响。

Patwardhan A，Carandang G，Ghanayem A，et al：Compressive preload improves the stability of the anterior lumbar interbody fusion（ALIF）cage construct. *J Bone Joint Surg Am* 2003；85-A：1749-1756.

该研究显示前路椎间融合器治疗的腰椎 FSU 在较低外部压缩预载荷时相对不稳定。只有当对纤维环预拉伸时，预载荷值才能部分固定单独使用的融合器。

Schmoelz W，Huber FJ，Nydegger T，Dipl-Ing，Claes L，Wilke HJ：Dynamic stabilization of the lumbar spine and its effects on adjacent segments：An in vitro experiment. *J Spinal Disord Tech* 2003；16：418-423.

该研究比较了使用后路非融合系统 DYNESYS 固定和内固定器固定 FSU 的运动学不同情况。对于桥联节段，DYNESYS 成功固定了 FSU，并且在牵拉情况下比内固定器更具有灵活性。

Senegas J：Mechanical supplementation by non-rigid fixation in degenerative intervertebral segments：The Wallis system. *Eur Spine J* 2002；11：S164-S169.

作者描述了腰椎 FSU 非刚性固定棘突间植入物的设计思路以及临床试验。

Vander Kooi D，Abad G，Basford JR，Maus TP，Yaszemski MJ，Kaufman KR：Lumbar spine stabilization with a thoracolumbosacral orthosis：Evaluation with video fluoroscopy. *Spine* 2004；29：100-104.

该研究评价了胸腰骶矫形器在健康个体中对腰椎运动的影响。作者得出结论，特定设计的模制矫形器减少了 L3-L5 的整体运动和下腰椎椎间运动。如果使用大腿延伸器，这一效果可以得以增强。

经典文献

Abumi K, Panjabi MM, Kramer KM, Duranceau J, Oxland T, Crisco JJ: Biomechanical evaluation of lumbar spinal stability after graded facetectomies. *Spine* 1990; 15:1142-1147.

Fujiwara A, Lim TH, An HS, et al: The effect of disc degeneration and facet joint osteoarthritis on the segmental flexibility of the lumbar spine. *Spine* 2000;25:3036-3044.

Goel VK, Nishiyama K, Weinstein J, Liu YK: Mechanical properties of lumbar spinal motion segments as affected by partial disc removal. *Spine* 1986;11:1008-1012.

Han JS, Goel VK, Ahn JY, et al: Loads in the spinal structures during lifting: Development of a three-dimensional comprehensive biomechanical model. *Eur Spine J* 1995;4:153-168.

Krismer M, Haid C, Behensky H, Kapfinger P, Landauer F, Rachbauer F: Motion in lumbar functional spine units during side bending and axial rotation moments depending on the degree of disc degeneration. *Spine* 2000; 25:2020-2027.

Panjabi M, Cholewicki J, Nibu K, Grauer J, Babat LB, Dvorak J: Critical load of the human cervical spine: An in vitro experimental study. *Clin Biomech (Bristol, Avon)* 1998;13:11-17.

Patwardhan A, Havey R, Ghanayem A, et al: Load carrying capacity of the human cervical spine in compression is increased under a follower load. *Spine* 2000;25:1548-1554.

Patwardhan A, Havey R, Meade K, Lee B, Dunlap B: A follower load increases the load-carrying capacity of the lumbar spine in compression. *Spine* 1999;24:1003-1009.

Shono Y, Kaneda K, Abumi K, McAfee PC, Cunningham BW: Stability of posterior spinal instrumentation and its effects on adjacent motion segments in the lumbosacral spine. *Spine* 1998;23:1550-1558.

Wilke HJ, Neef P, Caimi M, Hoogland T, Claes LE: New in vivo measurements of pressures in the intervertebral disc in daily life. *Spine* 1999;24:755-762.

（冷慧杰 译）

第4章 椎间盘退变性疾病和相关症状的病理生理

Raj D. Rao，MD Vaibhav Bagaria，MD

椎间盘的显微解剖和生理

人的椎间盘由三个独立的部分组成：位于中央的黏胶样的髓核、位于外周的纤维环和位于上、下的软骨终板。髓核位置并不居中，而是位于椎间盘近后缘处，其在颈椎和腰椎发育优于胸椎。组织学上，髓核中的细胞悬浮于细胞外基质纤维网格中。这些细胞占据椎间盘体积的约1%，负责合成基质成分。体外研究显示这些细胞可以感受静水压、拉伸应变和液体丢失，从而改变蛋白多糖和胶原的合成率以及改变蛋白酶和它们的抑制因子之间的平衡。

椎间盘内的细胞随时间发生改变。新生儿的髓核细胞含有脊索细胞，那是一些多核、成簇分布的细胞，由于细胞内含有糖原，所以呈现空泡样的外观。脊索细胞的数量出生后就立即减少，从生后6周时的 $2\,000/mm^2$ 减少到1岁时的 $100/mm^2$。到10岁前，脊索细胞完全被内层纤维环细胞衍生的成纤维样细胞所取代。这些细胞为卵圆形，有一个大细胞核，通常有一个纤维囊包绕，有时称它们为一个软骨单元。

细胞外基质主要由胶原、蛋白多糖和水分组成。胶原形成强大的纤维网格起到固定椎体和在细胞外基质中悬浮细胞的作用。纤维环主要的胶原亚型是Ⅰ型胶原。Ⅱ型胶原主要位于髓核。Ⅹ型胶原主要出现在老化和退变中的椎间盘，它反映基质的修复和再生。Ⅲ、Ⅳ、Ⅸ和Ⅺ亚型在椎间盘中也有少量存在。

蛋白多糖占椎间盘湿重的 5%～10%。主要的蛋白多糖是聚集蛋白聚糖（aggrecan），其携带的大量阴离子形成的渗透梯度将水分吸到椎间盘内，即便在存在压力负荷的情况下也能够维持椎间盘的膨胀和高度。其他蛋白多糖还包括巨大的多功能蛋白聚糖聚合物、小分子量的核心蛋白聚糖、双糖链蛋白聚糖（biglycan）、fibrimodulin 和 luminican，但它们的功能尚不十分清楚。蛋白多糖成分和性质的改变很可能是椎间盘内水分减少的原因，出生后第一年水分占椎间盘质量可达到 90%，但到了 70～80 岁则降低到 74%。椎间盘的其他成分如糖蛋白、纤连蛋白和 tenascin 则有可能在细胞信号和动力传导中承担一定作用。

纤维环由约 25 层同心圆排列的胶原纤维板层组成，越接近中央纤维板越厚。外层纤维附着于椎体骺环边缘；内层纤维则连接于两个软骨终板之间。坚强的前纵韧带起到了加固纤维环前部的作用，而后纵韧带对纤维环后部的加固作用则很弱。外周和椎体连接的纤维称为 Sharpey's 纤维。纤维环板层都是由相互平行、与纵轴呈 60°角、与相邻板层纤维呈 120°角的纤维组成的（图 1）。随着年龄的增加，这些纤维会分开、分叉并相互交错，使排列更加复杂。在胶原板层之间还有一种致密的弹力素纤维结构，在椎间盘受到机械负荷时起到回弹和弹力的作用。弹力素占椎间盘干重的 1%～2%，其中极性氨基酸如赖氨酸、组氨酸的含量多于其他任何部位的弹力素。长形的细胞位于纤维环的纤维板层之间并与胶原纤维平行。这些细胞负责生产和调节细胞外基质。

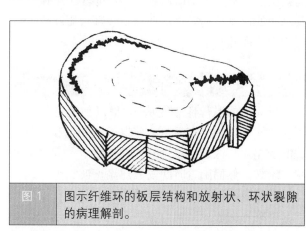

图 1 图示纤维环的板层结构和放射状、环状裂隙的病理解剖。

椎体终板

早期终板由靠近椎间隙的透明软骨和靠近椎体的骺软骨组成。骺软骨进一步分为负责增加椎体宽度的环形隆起和负责椎体纵行生长的终板软骨。透明软骨是椎间盘与椎体之间的交界，负责将来自椎间盘的压力传递到椎体内部的骨小梁和边缘的皮质骨。软骨终板的厚度随着年龄逐渐降低直到接近0.6mm，这是成年人软骨终板的平均厚度。

椎间盘营养

胚胎早期尚有大的血管横穿终板，但出生以后血管逐渐缩小，到4～6岁时则完全消失。这使得椎间盘成为全身最大的无血管组织。成人椎间盘中央的细胞离最近的血源也有8mm。然而椎间盘组织是有生命的、有可证实的代谢转换率的。成人椎间盘的营养或取自纤维环内的血管丛，或取自邻近椎体透明软骨终板的软骨下骨。葡萄糖、乳酸盐和氧等小分子物质可以通过非流量依赖性被动渗透的方式穿过终板。终板的渗透性随着年龄和退变而降低，从而导致椎间盘细胞的营养供应降低。大分子物质如长链的蛋白多糖（>40kd）和负责细胞调节的细胞因子（10～40kd）则需通过腺苷三磷酸盐介导的流量依赖性主动对流运输的方法同液体一起进出椎间盘。椎间盘组织约85%的碳水化合物应用都是通过无氧酵解通路进行的，即每分解1分子葡萄糖将消耗2分子腺苷三磷酸，产生的乳酸盐导致了椎间盘内的酸性环境。氧化磷酸化作用占椎间盘碳水化合物应用的15%。椎间盘内无血管及其承担的机械负荷等物理环境条件都会影响椎间盘细胞的代谢和功能。

椎间隙的退行性改变

椎间盘的退行性改变从10岁以前就已经开始了。一些显微镜研究显示这些退行性变化和年龄相关的变化无法区分。出生时，髓核组织是闪亮而胶状的组织，然而随着时间发展逐渐变暗、变干。细胞的数量逐渐减少，胶原纤维的浓度和直径逐渐增加。纤维环的胶原结构也发生着变化。板层的数量减少，而每层的厚度增加，层与层之间的距离增加，此现象被称之为去板层化。小的放射状或环状裂隙（图1）出现，并最终发展成更为明显的裂隙。相邻椎体的软骨下骨发生硬化，终板的透明软骨发生钙化或形成裂隙。

启动椎间盘退变的特异性刺激因子尚不清楚。通常认为导致这种退变的机制是凋亡，一种编码于细胞DNA的非常独特的细胞程序性死亡形式，可以被多种因子调节，诸如个体的基因组成、机械负荷、营养或生长因子剥夺、肿瘤坏死因子、一氧化氮和其他物理化学刺激。

Kirkaldy-Willis描述椎间关节是一个三关节复合体，包括前方的椎间盘和后方的两个关节突关节。退行性改变以平行的方式发生于所有这三个关节，从最初的痛性阶段到运动节段的过度活动，最终达到稳定阶段（图2）。关节突关节的退变过程与所有滑膜关节一样，开始于滑膜炎，进而发展为关节软骨丢失、关节囊冗余和关节半脱位。最终关节边缘骨赘形成和关节旁纤维环导致关节僵硬。椎间盘环状和放射状裂隙进展为椎间盘内层完全断裂，从而继发椎间盘高度降低、纤维环松弛。随着时间的发展，椎间盘边缘骨赘形成、椎间盘吸收，最终导致骨性僵硬。

退变的分子学基础

穿过终板血管的减少和终板孔隙的减少对椎间盘细胞的活性和数量，以及椎间盘基质的合成和维持带来不小的负面影响（图3）。细胞功能衰减造成椎间盘内蛋白多糖降低达到80%之多。较大一些的聚合蛋白多糖分裂和变为非聚合蛋白多糖的比例增加。基质中硫酸软骨素和硫酸角质素的相对比例有所改变，年龄越大，硫酸角质素的比例越高。这些变化使椎间盘基质的吸水能力下降，从而导致椎间盘内水的净重降低。降解的大分子物质聚集从物理学上进一步损害椎间盘的渗透性能。

尽管胶原的绝对量没有太多的变化，但是胶原的分布和类型却有改变。9～10岁时纤维环外层出现纤维细胞样细胞合成Ⅰ型胶原取代了更年轻时候椎间盘中更柔软的Ⅱ型胶原。Ⅰ型胶原开始出现在髓核组织中，Ⅱ型胶原从终板中消失。Ⅰ型和Ⅵ型胶原数量增加，而正常情况下分布在细胞周围的Ⅲ型和Ⅵ型则更广泛地分布在整个基质中。

椎间盘基质转换受基质金属蛋白酶（MMPs）和它们的抑制因子（基质金属蛋白酶组织抑制剂，TIMPs）的调节。负责降解细胞外基质成分的

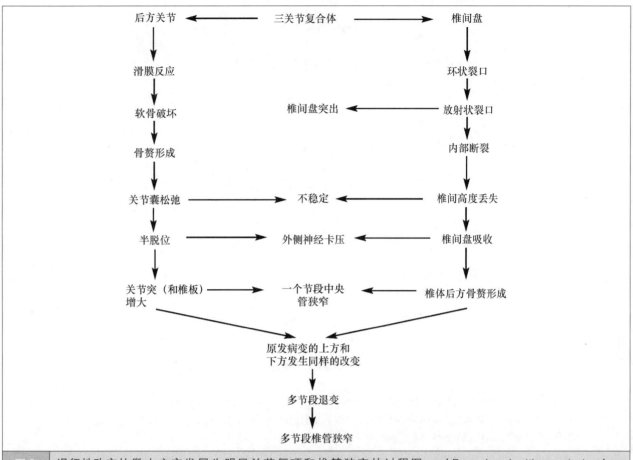

退行性改变从微小应变发展为明显关节僵硬和椎管狭窄的过程图。（*Reproduced with permission from Kirkaldy-Willis WH*，*Wedge JH*，*Yong-Hing K*，*Reilly J*：*Pathology an pathogenesis of lumbar spondylosis and stenosis*. Spine 1978；3：320.）

MMPs 可以分为四个部分酶：胶原酶、白明胶酶、基质溶素和膜型 MMPs。退变的椎间盘对异常的物理应力反应时产生 MMPs 增加。退变时 TIMPs 对 MMPs 的抑制作用减弱。导致这些改变的复杂信号通路是通过促炎和抗炎性细胞因子介导完成的。

除 MMPs 外，其他蛋白酶如聚集蛋白聚糖酶（ADAMTS，一种有血小板反应蛋白基础的去整合蛋白和金属蛋白酶）和组织蛋白酶则提示细胞外基质降解的存在。生长因子和细胞因子如成纤维细胞生长因子、肿瘤坏死因子 β、肿瘤坏死因子 α、白介素（IL）-1 和-6 都被证实存在于椎间盘中，而且被认为是细胞外基质重要的调节因子。退变的椎间盘肿瘤坏死因子 α 和 IL-1、IL-6 的表达均增高。IL-1 能增加一氧化氮、IL-6、MMPs 和前列腺素 E_2 的产生，这些都是疼痛介质。

其他合成调节因子，诸如多肽生长因子、胰岛素样生长因子、转移生长因子 β 和骨形态形成蛋白-7，能够对抗退变进程。目前正在探索的一些新技术有着潜在的治疗价值，比如直接向髓核和纤维环内注射生长因子，或移植携带了治疗性基因的病毒和非病毒载体转染的椎间盘细胞。

根性疼痛和轴性疼痛的机制

疼痛是对专门负责感觉的神经元的强烈的或有潜在损害性的刺激的结果。通常，刺激的这种特殊时空模式被更高一级的大脑中枢解释为疼痛。这些模式的形成并非仅仅是机械变形、压力、针刺或拉力等物理现象的结果；同样也是化学现象的结果，比如，pH 的改变、局部炎性物质的浓度，例如，5-羟色胺、缓激肽、组胺、钾离子、前列腺素和 P 物质等。反复的刺激或化学物质释放会使外周神经元敏感，降低它们活动的阈值。这些物质对阈值水平的改变很可能是终膜绑定蛋白磷酸化的结果。

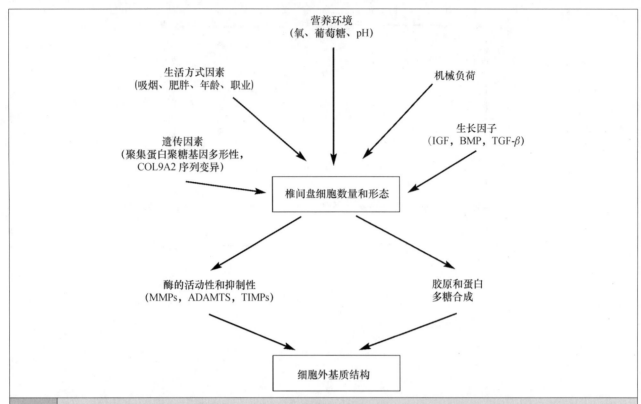

图3 影响椎间盘细胞转换和基质结构的因素。IGF，胰岛素样生长因子；BMP，骨形态形成蛋白；TGF，转移生长因子；MMPs，金属蛋白酶；ADAMTS，一种有血小板反应蛋白基础的去整合蛋白和金属蛋白酶；TIMPs，基质金属蛋白酶组织抑制剂。

根性疼痛

椎间盘引起的机械变形和炎性反应是产生根性疼痛和神经功能紊乱的常见原因。机械压迫会导致神经根发生解剖、生理和电生理的改变。解剖学上，受压神经浅表的部分比深的部分移位更大。压迫的作用在受压区域的边缘最为明显，这是因为移位的神经的不同层之间在这个部位受到的剪力最大。生理学上，受压神经内部的张力越高，就越容易影响动脉和静脉的血流，从而影响受压神经的营养。微血管渗透性增加会导致水肿。长时间的水肿可以引起神经内部纤维化。在一项猪马尾神经压迫研究中，快速作用的压迫对神经元营养、微血管渗透性和脉冲传播产生的影响更显著。

髓核是最大的无血管组织，由此产生出椎间盘相关的炎性反应是对髓核中的抗原物质的一种自身免疫反应的理论。神经根暴露于自体髓核组织将导致神经周围和神经内部的炎性递质的聚积。突出的椎间盘在培养基中能自发地产生更多的一氧化氮、

前列腺素 E_2 和 IL-6。椎间盘突出病人手术切除椎间盘后，在切除的椎间盘组织匀浆中发现了 IL-1α、IL-1β、IL-6、肿瘤坏死因子 α 和粒细胞-巨噬细胞集落刺激因子等炎性因子，这更加巩固了前面的发现。细胞因子产生细胞，如巨噬细胞、成纤维细胞、内皮细胞和软骨细胞，也被免疫组化染色发现。这些细胞分泌的细胞因子会诱导微血管血栓形成并且提高渗透性。促炎性细胞因子对疼痛的产生起到间接的作用，这是因为产生增多的前列腺素 E_2 起到了使伤害感受器敏感化的作用。IL-1α、干扰素 α 和肿瘤坏死因子 α 等细胞因子则起着直接的神经毒作用。肿瘤坏死因子 α 被证实能够引起脱髓鞘、沃勒变性并减慢神经元传导速度。

背根神经节与根性疼痛和轴性疼痛都有关系（图4）。背根神经节对直接压迫非常敏感，很短时间的压迫都会导致持久的放电，还可以像受到机械刺激一样发生自发性异位放电。持续疼痛和感觉异常可能是其他背根神经节以后放电的方式交叉激发的结果。许多和伤害感受器有关的多肽胺类物质都

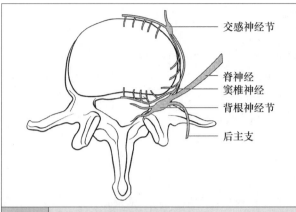

图 4　腰椎椎体的轴面观显示窦椎神经的起源、走行及受其支配的结构。(Reproduced from Rao R, David K: Lumbar degenerative disorders, in Vaccaro A (ed): Orthopaedic Knowledge Update 8. Rosemont, IL, American Academy of Orthopaedic Surgeons, 2005.)

图中标注：交感神经节　脊神经　窦椎神经　背根神经节　后主支

是在背根神经节里合成的。背根神经节的毛细血管有孔，很容易水肿和发生炎症反应。在没有直接压迫的时候，椎间盘物质释放到周围组织和体液中的化学介质也可以增加背根神经节的感受性并产生疼痛。压迫杂交狗的背根神经节主要感觉神经元的研究发现，除轴突流受损外，还有神经元中央染色质溶解的现象发生。细胞水平，则出现核分裂增多、核膜孔密度增加和代谢细胞器聚集的三联征。虽然这些反应和 P 物质、降钙素相关基因蛋白及生长激素抑制素降低有关，但用以维持轴索完整性的结构蛋白代谢有所增加，如神经生长因子和膜合成所需的类脂。

神经根对压迫比外周神经更敏感，可能因为包绕在背神经根周围的结缔组织中胶原排列得更加松散。神经根在受压后不会像背根神经节一样产生持续的刺激性放电，除非有炎症反应存在。神经鞘神经的末端可能是疼痛生成器，组织炎症和损伤时释放的化学递质被神经末梢感知从而产生疼痛。髓核急性暴露于神经根会引起炎性反应和压迫，从而导致髓鞘小泡和空泡变性、髓鞘包进轴突胞浆、钠通道数量增加和异位放电强度大大增加。相比之下，髓核组织对神经根的慢性压迫会引起机械性的去敏感化，这可能是轴索退化的结果。

轴性疼痛

有一些结构能够沿着颈后或背部产生轴性症

状。许多病人短时间、自限性的颈背部疼痛都是因为肌肉紧张的原因。从肌肉中分离出来的有髓鞘 A_δ 和无髓鞘 C 神经纤维主要与疼痛脉冲传导有关。长时间轴性疼痛的病人，椎间盘、关节突关节和背根神经节都是疼痛的来源。

向椎间盘内注射生理盐水能诱发出可复制的疼痛模式。窦椎神经由神经根腹侧支和交感神经丛组成（图 4）。其痛觉神经纤维和神经末梢分布于椎间盘纤维环浅表部位以及邻近附着的后纵韧带。在退变或痛性的椎间盘，窦椎神经会延伸到纤维环更深层乃至髓核的外围。免疫组化的研究结果显示从退变的椎间盘中分离出来的神经元中有 P 物质的存在。兔的神经生理学试验研究结果提示椎间盘内可能含有一种"静止状态的痛觉感受器"，在正常情况下它不对刺激做出反应，但是在病理状态下会对疼痛化学物质或组织损伤产生的副产品做出反应。椎间盘源性腰痛就是神经末梢受到机械性或化学性刺激的结果，这些化学刺激物质包括前列腺素 E_2、组胺类物质、乳酸、钾离子和不同的多肽胺类（P 物质、降钙素基因相关肽、生长激素抑制素）。

向关节突关节内注射生理盐水诱发出的疼痛又可以被向相同关节内注射的局麻药缓解。关节突关节富含背主支的分支。游离的和囊包的神经末梢均发现于关节囊。从关节滑膜中提取出对疼痛相关肽发生免疫反应的神经组织说明关节突关节在轴性疼痛的发病机制中占一席之地。

小　结

对人类椎间盘老化和退变的认识在过去的 10 年中有了非常大的进步。在椎间盘外周发现痛觉神经纤维以及对神经根病理生理的进一步认识帮助我们更深入地了解根性疼痛和轴性疼痛的发生机制。对于发病机制的了解有助于我们在临床中确定疼痛的来源，最终将帮助我们发展新的治疗手段预防疾病的发生。

注释文献

椎间盘的显微解剖和生理

Ferguson SJ: Fluid flow and convective transport of solutes within the intervertebral disc. *J Biomech* 2004；37：213-221.

描述椎间盘内液体交换和溶解质转运的生理学。低质量的溶解质转运与液体流动是相互独立的。

椎间隙的退行性改变

Ariga K：Mechanical stress induced apoptosis of end plate chondrocytes in organ cultured mouse intervertebral discs. *Spine* 2003；28：1528-1533.

作者讨论在机械应力下细胞信号传导和细胞死亡启动的机制。静态机械负荷可以诱导培养的软骨终板中软骨细胞的凋亡。

Boos N，Weissbach S，Rohrbach H，et al：Classification of age related changes in the lumbar intervertebral discs：2002 Volvo award in basic science. *Spine* 2002；27：2631-2644.

作者推断10~20岁时椎间盘血液供应的减少启动了组织的衰退。椎间盘退变从组织学上不能与老化区分。

退变的分子学基础

Le Maitre CL，Freemont AJ，Hoyland JA：Localization of degradative enzymes and their inhibitors in the degenerate human intervertebral disc. *J Pathol* 2004；204：47-54.

作者讨论了多个酶家族和它们在椎间盘中的位置。作者相信聚集蛋白聚糖，而非基质金属蛋白酶，可能是抑制椎间盘退变的治疗靶向。

根性疼痛

Kobayashi S，Yoshizawa H，Yamada S：Pathology of lumbar nerve root compression：Part 1. Intraradicular inflammatory changes induced by mechanical compression. *J Orthop Res* 2004；22：170-179.

Kobayashi S，Yoshizawa H，Yamada S：Pathology of lumbar nerve root compression：Part 2. Morphological and immunohistochemical changes of dorsal root ganglion. *J Orthop Res* 2004；22：180-188

炎性反应包括沃勒变性、血管-神经屏障的衰退以及巨噬细胞的出现是神经根病的重要发病原因。

Takahashi N，Yabuki，S，Aoki Y，Kikuchi S：Pathomechanisms of nerve root injury caused by disc herniation：An experimental study of mechanical compression and chemical irritation. *Spine* 2003；28：435-441.

作者研究了压力和化学刺激对马尾神经电位和传导速度的影响。他们推断机械压迫（椎间盘的团块作用）和化学刺激（神经根周围的炎性反应）两者对神经根损伤的诱导作用大于其中任一单独作用。

轴性疼痛

Kallakuri S，Singh A，Chen C，Cavanaugh JM：Demonstration of substance P, calcitonin generelated peptide, and protein gene product 9.5 containing nerve fibers in human cervical facet joint capsules. *Spine* 2004；29：1182-1186.

研究显示在颈椎关节囊中有大量对蛋白基因产物9.5、P物质和降钙素相关基因肽有反应性的神经纤维，更能说明颈椎关节囊是疼痛的来源之一。

Takegami K，Thonar EJ，An HS，Kamada H，Masuda K：Osteogenic protein-1 enhances matrix replenishment by intervertebral disc cells previously exposed to interleukin-1. *Spine* 2002；27：1318-1325.

在一项针对藻朊酸盐胶中培养的椎间盘细胞的研究中，作者发现骨形态形成蛋白-1能改诱导椎间盘细胞生产糖蛋白以补充基质。

经典文献

Bogduk N, Tynan W, Wilson AS: The nerve supply to the human lumbar intervertebral discs. *J Anat* 1981;132:39-56.

Crock HV, Goldwasser M: Anatomic studies of the circulation in the region of the vertebral end plate in the adult grey hound dogs. *Spine* 1984;9:702-706.

Dwyer A, Aprill C, Bogduk N: Cervical zygapophyseal joint pain patterns: I. A study in normal volunteers. *Spine* 1990;15:453-457.

Freemont AJ, Peacock TE, Goupille P, et al: Nerve in growth into diseased intervertebral disc in chronic back pain. *Lancet* 1997;350:178-181.

Howe JF, Loeser JD, Calvin WH: Mechanosensitivity of dorsal root ganglia and chronically injured axons: A physiological basis for the radicular pain of nerve root compression. *Pain* 1977;3:25-41.

Kang JD, Stefanovic-Racic M, McIntyre LA, Georgescu HI, Evans CH: Toward a biochemical understanding of human intervertebral disc degeneration and herniation: Contributions of nitric oxide, interleukins, prostaglandin E2, and matrix metalloproteinases. *Spine* 1997;22:1065-1073.

Kirkaldy-Willis WH, Wedge JH, Yong-Hing R, Reilly J: Pathology and pathogenesis of lumbar spondylosis and stenosis. *Spine* 1978;3:319-328.

Naylor A: Intervertebral disc prolapse and degeneration: Biochemical and biophysical approach. *Spine* 1976;1:108-114.

Omarker K, Myers RR: Pathogenesis of sciatic pain: Role of herniated nucleus pulposus and deformation of spinal nerve root and dorsal root ganglion. *Pain* 1998;78:99-105.

（韦　峰　译）

第 5 章　病史和体格检查

Michael H. Haak，MD

对脊柱问题的评估

在对脊柱患者进行评估时，病史和体格检查是最重要的方面。患者对起病和症状的描述对指导查体、影像学和实验室检查都有着极大的作用。科学而又艺术地问诊可以帮助患者围绕主诉进行症状的描述，从而获得全面的评估。医生可以通过患者对问题的严重程度和机体功能受损程度大小的描述来选择治疗的方式，以此来保证对"疾病"进行适当的"治疗"。

在过去的几年中，影像学领域有很多的发展；这些技术的发展使得人们可以获得更敏感和精细的脊柱解剖结构影像。这些检查手段敏感度的改善提高了某些脊柱静态和无症状病变的检出率，但这些并不是导致症状的病变。经常见到的是，在早期使用这些新技术时，如果没有很好的查体和仔细地询问病史就会导致误诊和误治。尤为重要的问题是，在术前讨论脊柱检查的临床结果和手术方案时，CT 和 MRI 所显示的病理结果必须和病人的实际临床症状相吻合。

对脊柱问题进行恰当而又具有逻辑的评估流程应该具有详尽的病史，病史的询问应该由一份调查问卷来完成，调查问卷上描述出症状以及症状的发生发展。可以通过调查问卷上的图表和评分系统来对患者的疼痛进行描述和定位；同样也可以此来评估日常活动的损失量。然后依照病史提供的情况来做全身或者有重点的查体。通过患者的姿势和位置、步态和步律，以及通过患者在坐-站-弯过程中的表现来决定哪些影像资料能更好地解释患者的症状。通过 X 线、MRI 或 CT 等影像检查来对通过临床问诊和查体得出的临床诊断进行确认。如此这般，就可以跟患者讨论选择治疗方式的事情了。

病　史

帮助患者在描述病情时将"主诉"所描述的问题集中于脊柱的一个区域，这样会有助于组织起一个比较合理的病史。尽管脊柱的解剖结构很好辨认，但患者在描述不适时仍然会混淆病变区域和症状。"髋部"疼痛就是一个很好例子，活动过程中产生的腹股沟压和大腿疼痛，容易与大腿外侧、大粗隆压疼痛混淆。同样，臀部和大腿的疼痛也容易混淆。

有脊柱疾患的患者可能有轴性症状或者引起肢体疼痛的根性症状，或者两者都有。询问病史需要一个好的开头，可以从询问局部症状或者放射痛的起点开始；采集病史越精细，诊断就越具体。疼痛的严重程度以及疼痛随日常生活中体位变化的变化，即症状的变化趋势（好一些，差一些，自发病以来没有变化）都会对功能受损程度的评估有帮助。病史也可以用来评估患者社会心理上的问题。比如患者在工作时发病的情况或者发病是由车祸造成的、病情对患者及其家庭生活的影响、悬而未决的诉讼、之前成功的或者失败的治疗经历都是需要进行考虑的重要因素（表 1 和表 2）。

轴性颈痛、背痛与腰痛

在身体的纵轴上存在一些常见的潜在疼痛源。病史应该提供疼痛的部位，发病时的情况和可能的发病机制，疼痛的强度和特点，疼痛持续和间断的时间。加重和减轻疼痛的因素，也可能有助于最终的诊断。

疼痛的诱因可能有一个或者几个。上升、坠落或者运动损伤的损伤机制都可以解释相应脊柱节段受损情况。对低能量的扭转暴力损伤和高能量的车祸伤来说，它们对于脊柱的影响可以偶尔用其相应的骨骼肌肉损伤来鉴别。脊柱的退行性变可能进展非常缓慢并且症状的加重是一个缓慢的过程；一个急性的事件就有可能使慢性过程加剧并且使退变进展。如果疼痛起病很缓慢但是进展很快，则需要考虑到是否为病理性病变，比如感染、原发或继发肿瘤或者为骨质疏松性病理骨折。还有诸如腹主动脉瘤、胸主动脉瘤、胰腺炎、胰腺癌、肾癌、直肠以

表 1　腰背痛的鉴别诊断：脊柱源性腰背痛
结构性
节段性不稳定
间盘源性疼痛，纤维环撕裂
小关节骨病
肌肉劳损，韧带拉伤
腰椎滑脱
腰椎管狭窄症
骨折
感染
椎间盘炎
椎体骨髓炎
炎症
强直性脊柱炎
类风湿关节炎
肿瘤
原发性
继发性，脊髓瘤
内分泌
骨软化症
骨质疏松
肢端肥大
血液性疾病
镰状细胞贫血

(*Reproduced from McLain RF, Dudeney S: Clinical history and physical examination, in Fardon DF, Garfin SR (eds): Orthopaedic Knowledge Update Spine 2. Rosemont, IL American Academy of Orthopaedic Surgeons*, 2002, *pp* 39-51.)

表 2　脊柱外腰背痛原因
内脏性
肾结石，泌尿系感染，肾盂肾炎
十二指肠溃疡
腹或胸主动脉瘤
二尖瓣疾病中的左房扩大
胰腺炎
腹膜后肿物
胆结石
妇科疾病
异位妊娠
子宫内膜异位症
镰刀细胞贫血
药物
皮质醇引发的骨质疏松和二甲麦角碱导致的腹膜后纤维化
非甾体类抗炎药可能导致消化性溃疡或肾乳头缺血坏死
肌肉骨骼
髋部疾病
骶髂关节疾病
肩胛胸关节疼痛
心理疾病

(*Reproduced from McLain RF, Dudeney S: Clinical history and physical examination, in Fardon DF, Garfin SR (eds): Orthopaedic Knowledge Update Spine 2. Rosemont, IL American Academy of Orthopaedic Surgeons*, 2002, *pp* 39-51.)

及骨盆疾病都可能引发腰背痛。

疼痛时间的长短对诊断和预后都有意义。急性软组织拉伤或扭伤可能几天或几个星期就可缓解或痊愈；退行性疾病的突然发作可能需要几星期甚至几个月的时间来完全缓解。每年相同疼痛发作几次的患者由于症状反复发作导致肌肉无力。对症状发作更频繁，甚至日常的工作、生活都受到影响，连续几个月来症状没有改善的患者，在进行评估时要更加仔细。

作为患者病史的一部分，应该对疼痛的性质和程度进行仔细的评估。视觉疼痛评分可以用来帮助患者对疼痛的程度进行分级。这种评估方法可以与疼痛时患者的姿势、体位或日常生活相联系。大多

颈部、中背部、下腰部的机械性疼痛都是局灶性的，并且随着活动的增加而增加，休息后缓解。一些退变性疾病患者会感觉晨起后疼痛加剧，这是因为睡觉时腰背部活动度减小，肌肉和关节的僵硬程度增加所致；大多有机械性疼痛的患者都会注意到随着白天的活动度增加疼痛也会加重。感染和肿瘤会导致深在、令人烦躁的疼痛，并且这种疼痛不能由休息来缓解。由于身体轴向负重、屈伸增大或者暴露于振动中都可能导致椎间盘源性疼痛。对于椎间盘源性疼痛的患者来说，坐在汽车里或者诸如铲车一类能够产生震动的机器时即可加重腰痛。像腰椎滑脱一类有韧带来源的或者韧带骨化来源的腰椎不稳定患者，就可能会有一般的钝痛并伴有尖锐的刺痛，在活动腰部时伴有"发飘"、"发软"的感

觉。颈椎退变的患者更多见的则是与颈部活动有关的异响，这有可能是对退变的反映而不是真的不稳定。

脊柱屈伸时所承受的机械压力其实是对脊柱前后方的结构的压力。屈曲增加了椎间盘的轴向负荷，并且如果在屈曲或活动时疼痛增加，则说明椎间盘有机械性功能障碍。屈曲时会被动牵拉处于拉伸状态的易激惹的肌肉组织，产生沿肌肉纹理走行的放射痛（生骨痛）。仰伸位使得后方结构产生负荷；逐渐加重的颈痛或腰痛可能由小关节综合征引起的。仰伸位时如果肌肉痛加重，也可以反映当后方的肌肉组织紧张来产生其机械功能时，肌肉的张力在增加。这些肌肉的疼痛可能会放射到颅骨或者骨盆的肌肉附着点上。因为胸椎的主要功能是旋转，如果胸部损伤，患者在做转身的动作时就会产生机械性疼痛。因为胸部有肋骨和胸廓的限制，所以使得胸部在屈伸时会受到限制。如果在屈伸位时疼痛加重，则说明胸椎有病理性活动，可能是由压缩骨折和持续加重的后凸畸形导致韧带的松弛所致。

夜间严重的疼痛或者休息不能缓解的疼痛可能与肿瘤或者感染有关。其他典型特点包括：发热、寒战、体重下降、不适感或者最近一段时间的感染或者恶性肿瘤病史。尽管有些病人有晨僵，但是长时间或严重的疼痛，并且晨僵超过一小时就提示可能为炎症表现，如风湿性关节炎或者强直性脊柱炎。如果患者可能有血管胶原疾病，那么仔细询问家族史可能对诊断有所帮助。

神经源性疼痛

与脊髓或者神经根有关的病理改变一般都会在上肢或下肢产生根性症状。如果有胸部损伤，那么诊断将更加困难，因为只有感觉功能可以检查。局灶性的单个神经根压迫将会导致该神经根支配区的功能障碍；局灶性感觉或运动改变可以从患者的病史中得出。更多的弥漫性压迫，诸如在椎管狭窄的患者，可能导致多节段的皮节分布区症状和更广泛的及双侧的症状。在这种情况下将可能导致手部和上肢，或者步态和平衡的不协调。

颈椎的神经功能紊乱既可以造成局部症状，也可以导致弥漫症状。单个神经根的压迫会导致该根神经支配皮节的放射痛，伴随潜在的感觉、运动和反射改变。患者常描述运动障碍为"胳膊无力"；重要的是要先通过物理检查来确定是哪些功能减退。患者常描述感觉神经功能障碍为"麻木"，尽管这可能在一定程度上反映感觉减退或者感觉消失。某些患者可能有颈部旋转和倾斜相关的颈痛和放射痛。颈椎管狭窄可以导致上肢（在某些病例中为下肢）症状。患者在描述感觉消失和活动笨拙时常为双上肢症状。在皮节分布区很少出现尖锐的刺痛，而是出现涉及整个上肢和手部的疼痛。伴有广泛脊髓病症状的患者常主诉下肢乏力、行走和平衡障碍。

胸部放射痛症状不像颈部和腰痛那样常见。也有的描述为沿肋骨走行，然后扩展到腹部的放射样、带状疼痛。这些患者既往可能有胸痛或腹痛。在胸髓神经根分布区，带状疱疹是另一个能够引起神经源性疼痛的疾病；带状疱疹的特点是在皮肤起疱之前在相同区域出现烧灼痛。由退变、骨折、进行性后凸畸形和其他结构性病理改变导致的胸脊髓病，会表现为与颈脊髓病形式相同的下肢临床表现。

从腰部产生的放射痛很常见。突出的椎间盘压迫神经根是年龄 20～50 岁的患者发生腰背和下肢疼痛的最常见原因。单个神经根的压迫会导致股部或臀部神经症状（感觉改变、反射异常、肌肉无力或疲劳）。大多数的单个神经根压迫发生在单侧。巨大的中线突出可能导致双侧症状；马尾综合征可能与会阴感觉消失、双下肢无力、尿潴留、溢出性尿失禁和大便失禁有关。尽管大部分都为急性发作，但随着时间的推移这些症状可能有缓慢的变化。一些髓外的压迫导致的下肢放射痛需要进行鉴别诊断；一些病例可以通过体格检查进行鉴别（表3）。

神经源性跛行是腰椎管狭窄的典型症状。患者诉进行性行走能力丧失，伴进行性行走时间、站立时间和行走距离减少。疼痛和感觉消失在行走或站立时出现，弯腰或坐位时减轻。借助拐杖或助行器使得身体向前倾可以使患者步行更远或者站得更久一些；需要维持脊柱伸直位或者直立体位的活动（比如步行下山）大多会加重症状。必须鉴别这些患者是不是血管源性跛行；血管源性跛行患者大多在休息站立位时没有下肢疼痛，并且他们的腿痛在休息 1 或 2 分钟后就会消失。患者诉下肢发冷改变是因为下肢血流有变化。

表3 根性痛的脊椎外原因
骨盆内神经外压迫
肿瘤
腰大肌血肿
子宫内膜异位
脓肿
动脉瘤
骨盆外神经外压迫
臀肌动脉瘤
假性动脉瘤
肿瘤
脓肿
梨状肌综合征
大结节撕脱骨折
神经内病变
糖尿病
神经源性肿瘤
坐骨神经纤维化

(*Reproduced from McLain RF, Dudeney S: Clinical history and physical examination, in Fardon DF, Garfin SR (eds): Orthopaedic Knowledge Update Spine 2. Rosemont, IL American Academy of Orthopaedic Surgeons*, 2002, pp 39-51.)

了解病史

当患者提供了主诉和现病史，医生就应该对病损所造成的痛苦进行评估，并且完成病史的采集，同样包括对家族史、系统回顾（呼吸、循环、消化系统等）、手术史和包括工作经历在内的社会史的采集。这些因素将帮助评估患者目前的情况可能与哪些因素有关，比如内科疾病、接受过的治疗（包括手术）、家庭、社会和职业等。

使用疼痛图表和视觉模拟疼痛评分，可以使得医生从患者的角度来评估疼痛的程度和大小。医生可以使用每日活动量表，或者让患者评估所列活动的受限程度作为疼痛的结果。这个量表可以对患者工作能力受限程度进行评估，也可以对没有工作或者不能下床的患者的功能丧失程度进行评估。其他的因素，如与工作相关的因素也可以使得医生认识到患者如何评估自己的功能丧失程度。

系统回顾（呼吸、循环、胃肠道等），包括家族史可以推断出其他问题，比如内科情况和影响脊柱的其他因素。影响神经功能和脊柱纵向机械结构完整性的因素有很多。其他的限制正常下肢或上肢活动的肌肉骨骼情况可能对颈部或下腰部增加额外的压力。邻近关节的受限或畸形可以造成周围神经的功能障碍。因为造成轴向和周围神经疼痛的因素有很多，所以认真地评估心血管、呼吸、胃肠、泌尿生殖和内分泌系统是非常必要的。心理和精神病学状况也是影响患者对脊柱疼痛反应的重要因素。对于精神病发病史、治疗史、伴随脊柱问题出现的继发抑郁症状，都需要进行仔细的评估，并在制订治疗计划时参考。

家族和社会史可以提供一些额外的信息来评估患者的病情，同时可以评估患者的治疗费用来源。工作史和目前的工作情况可以让医生了解患者的工作需要，这也是很重要的。那些热爱他们的工作、同事和上司的患者，在治疗后更有动力重返工作岗位。因为有些工作对身体要求很高，即使脊柱患者的手术很成功，术后依然不能从事重体力劳动。对健康危害因素如吸烟、饮酒和服用慢性镇痛药物的评估，可以帮助医生判断患者通过改变健康习惯来优化治疗效果的能力。

体格检查

脊柱的体格检查用来证实患者的症状和病史。根据检查结果来指导医生是否需要做进一步的检查，比如快速筛查或者其他常用的方法。

脊柱的快速筛查在急性损伤期是必须的，因为这个时期对于多发外伤需要重症监护的患者来说需要快速评估。并且这部分患者需要更多的快速诊断手段或者需要急诊手术。在这种情况下，简明快速的检查应该重点放在急诊手术或者检查过程中可能加重损伤的脊柱问题（表4）。这项检查的目的是找出已经存在的和潜在的损伤；检查结果可以指导医生采取预防措施或者简单的稳定以免造成脊柱或脊髓的进一步损伤。对于不确定的损伤应该在患者生命体征稳定时做进一步的检查。

对于生命体征平稳并且能够配合查体的脊柱患者可以使用常规的查体方法。对于这部分患者，查体的主要目的是看症状和体征是否符合。病史和症状可以提供一些鉴别诊断的依据，查体则可以缩窄鉴别诊断的范围并决定治疗方式。脊柱的查体应该

表4 快速筛查
快速检查气道、呼吸和循环，根据需要尽快开始复苏
用颈领固定颈部，用背板固定脊柱
从患者或转运人员口中获得病史
损伤机制（高处坠落、机动车撞伤、撞击速度、是否为弹射出机动车）
颈或腰背疼痛、乏力、麻木或者受伤当时是否出现瘫痪
既往病史包括用药史和过敏史
患者最后一次吃饭喝水的时间
评估意识丧失情况、精神状态改变情况和患者合作情况
检查面部、头部或颈部是否有挫伤或裂伤，提示可能有颈椎损伤
检查肋腹部是否有安全带勒伤痕迹
在检查脊柱之前要确定神经功能情况：
患者是否能够自主活动手足？
患者皮节感觉是否对称？
反射是否正常？
肛门直肠指诊是否可及正常肛门节律和肛周感觉？

(Reproduced from McLain RF, Dudeney S: Clinical history and physical examination, in Fardon DF, Garfin SR (eds): Orthopaedic Knowledge Update Spine 2. Rosemont, IL American Academy of Orthopaedic Surgeons, 2002, pp 39-51.)

可以说明常见的脊柱问题；对于有长时间疾病和手术史的患者来说，更仔细和细致的查体则是非常必要的。查体包括评估邻近脊柱区域的诸如肩部、骨盆、髋部和膝部的肌肉骨骼异常，同样也应该包括神经和血管系统。

查体的习惯诸如反复检查相同的区域或者功能，也许可以有更多的发现。查体应该针对医生感兴趣的局部和患者的症状区域；查体的结果会指导医生为了得出合理的诊断而进行更进一步的检查。查体的内容和位置是很重要的，并非是所有的查体都必须进行。

快速筛查

快速筛查的目的就是为了避免一些颈胸腰段已经存在或者有潜在损伤危险的患者在做进一步检查和治疗时导致脊柱和脊髓损伤。在创伤和急诊，医疗小组应该假设患者的脊柱脊髓已经发生破坏，并

且在查体过程中使用颈领或其他保护措施进行保护。脊柱外科医生应该逐步仔细地检查患者以确定潜在的危险损伤和是否有神经损害。在急诊室的初次拍片的目的是临时排查损伤情况，最后的确诊要等初步复苏后患者生命体征平稳再做。对于脊柱专家来说，直肠指诊是常规检查项目，以此来确认是否发生脊髓休克和（或）会阴周围仍有感觉；不要依赖于创伤救治小组其他成员所作的肛诊结果。

视诊应该从颈部开始；头颅外伤、面部外伤、裂伤或这一区域的瘀青伤都提示医生有潜在的颈脊髓损伤。在维持轻柔力线牵引下对颈椎进行仔细的查体，可能查到骨性结构的脱位或棘突的空虚感。这样的检查结果提示颈椎对线不良或者不稳定，但是检查结果阴性不能说明没有不稳定。在检查胸椎和腰椎需要翻动身体时要注意观察脊髓的情况。快速查体的关键在于确定神经功能情况（表5）。对于清醒和查体配合的患者，皮节的运动和感觉检查是必需的，并且检查结果需要用标准评分表来记

表5 确定神经功能情况
神经功能完整
对每一棘间韧带进行触诊，检查若有棘间距离增大或抵抗力下降则提示有棘间韧带断裂
观察皮肤是否有擦伤，观察/触诊是否有局部后凸畸形
评估局部疼痛、痉挛
留意患者是否对活动有任何的忧虑。在急诊室，如果是颈椎完全性骨折脱位并且没有用手托住的话，则患者会有头向下掉的感觉。永远不要漠视患者的忧虑
神经功能不完整
确定脊髓损伤是完全性的还是不完全性的，是否为脊髓休克
如果出现四肢瘫或截瘫，评估骶区神经存留体征，辨别不完全损伤
如果损伤为完全性，通过阴茎海绵体反射检查是否为脊髓休克期。如果反射存在（挤压阴茎头或牵拉Foley尿管引起肛门收缩）说明休克期结束。只有当休克期结束才能评估脊髓是否为完全性损伤

(Reproduced from McLain RF, Dudeney S: Clinical history and physical examination, in Fardon DF, Garfin SR (eds): Orthopaedic Knowledge Update Spine 2. Rosemont, IL American Academy of Orthopaedic Surgeons, 2002, pp 39-51.)

录。美国脊柱脊髓损伤协会所使用的神经功能分类评分目前已经在临床上广泛应用。神经查体需要经常重复,使用标准的手法可以进行直接的比较(图 1)。

　　快速筛查的结果可以指导医生对潜在损伤区域做合适的诊断学检查,并且在基于患者临床状态的情况下应该首先做快速筛查。应该认为损伤的脊柱是不稳定的,在诊断明确之前应当预先制动保护。对于那些行动迟缓、意识不清的颈椎外伤患者不能过早宣布没有问题,直到患者能够配合查体并且能做诊断性检查为止。

全面查体

　　全面查体的目的是为了准确评估脊柱结构性或脊柱源性的神经病理损伤。结合患者的症状和全面查体的结果,医生可以决定下一步需要做哪些诊断

性检查来评估患者目前的情况,并选择治疗方式。

颈椎

　　颈椎的全面查体应该重点放在颈椎节段的机械性和结构性特点、脊髓和神经根的神经功能。下口咽、颈前软组织还有肩带、上肢来源的周围神经疼痛也必须进行评估。上肢、下肢的神经查体应该鉴别出中央压迫、神经根压迫和肢体本身造成的周围神经压迫。医生必须警惕潜在的多点压迫(双重挤压综合征),这些压迫可以表现为上肢神经功能损伤。

　　颈椎查体应该从颈部和肩带的视诊开始;应该评估患者的坐姿和站姿,以判断患者在休息位时颈椎的力线。患者的步态需要进行评估;平衡和本体感觉问题可能是小脑中央来源、脊髓后柱压迫或者周围神经病引起。颈脊髓病经常导致下肢功能障

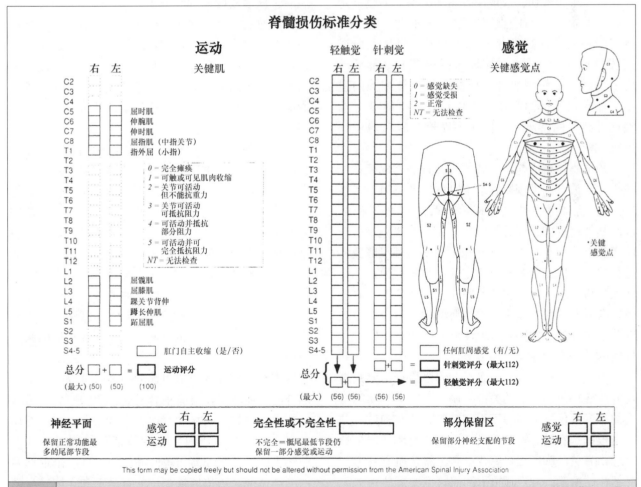

图 1　脊髓损伤标准分类。这张由美国脊髓损伤协会发布的图表,可以很容易地对神经损伤后最初状态进行记录,并且提供了一种监测神经功能伤后变化的方法,可以更好地指导脊髓损伤的预后。(Reproduced with permission from the American Spinal Injury Association.)

碍，如僵硬或痉挛步态。

对处于舒服坐姿的患者应该做颈椎结构的触诊和颈椎活动度的检查。后方的结构，包括棘突、脊旁肌中线和双侧前锯肌都要检查。肌肉止点的压痛和肌肉本身的压痛提示牵拉伤。颈椎前部的检查应该包括中线气管软骨、前方淋巴结、甲状腺和颈动脉的触诊。颈部两边颞下颌关节、耳前都应该触诊。这些部位的不对称或触痛都不应该被忽视，因为这也可能是颈部疼痛的来源。

应当评估颈椎在六个平面上的运动情况：屈曲，伸展，左、右弯曲，左、右旋转。年轻患者的屈曲-伸展弧应该能达到100°。正常的颈部活动包括屈曲时下巴应该能够贴到胸壁；仰伸时颈部直立，患者能够看到天花板。颈部旋转双侧大概70°左右；向前看的情况下，向侧方倾斜颈部使耳朵贴近肩膀大概有40°左右。出现不对称提示结构性病变或者软组织损伤。应该注意颈部活动时的疼痛定位、活动中或活动停止前的颈部紧张度。对于有些神经根或者脊髓受卡压的患者可能出现上肢或下肢的放射痛；检查时应该包括很多的颈部活动度激发试验以阐明患者的情况。与年龄相关的退变可能导致颈部活动度的下降，在检查时要考虑到这种情况的影响。在做活动度检查时应该做颈抵抗试验。

颈部查体还应包括上肢的肌肉骨骼、神经系统检查。视诊可以发现肌容量不对称或者肌肉节律丧失，通过胳膊和手的姿势提示肌无力或功能障碍，以及其他周围神经来源的病变体征。上肢应该检查肌肉收缩节律、肌力、感觉和深反射。对双侧肢体进行比较可以比较容易地确定神经受累平面；感觉和反射检查应该是对称的。即使正常人的左、右肢体也会有些许肌力差别。尽管典型的皮节分布区大部分是精确的，但医生应该注意有些运动、感觉和反射的神经支配是交叉和多节段的。

对于伴有神经损害的患者，体格检查是鉴别损伤或病变部位和平面的关键手段。上肢神经功能丧失的病变部位可能来源于周围神经、臂丛神经、颈神经根和颈脊髓。臂丛神经损伤通常与涉及肩带的穿透伤有关。胸廓出口综合征是由斜角肌和腋窝下缘部位的血管、神经压迫引起的，主要可能由先天性软组织带、异常的上位肋骨结构或外伤所致。这种情况可以通过 Adson 试验造成脉压消失或血压降低来证明：受试上肢伸直、外展、外旋，患者深吸气同时头向检查侧旋转。锁骨下动脉和邻近的臂丛受压导致桡动脉脉压下降和神经症状重现。

对于伴有上肢神经损伤的患者，区分周围神经损伤和颈神经根损伤是非常重要的。具有上述病变的患者可以表现出相似的上肢症状和功能障碍，因此对于上肢和手的桡神经、正中神经和尺神经等周围神经的常规卡压定位是非常必要的。对于尺神经、正中神经最常见的定位位于腕部；对于尺神经和桡神经最常见于肘部。神经卡压部位的叩击痛（Tinel 征）伴有感觉功能障碍增加强烈提示周围神经压迫。腕部高度屈曲位（Phalen 试验）会加重或重现症状，这是因为神经周围的间室压力增加，血流减少。医生需要牢记的是有"双重挤压综合征"的可能，此症具有周围神经和颈神经根的双重压迫。感觉和运动损伤的表现形式可以帮助鉴别神经损伤的水平。对于腕管综合征患者，因为正中神经有一段表浅的皮神经分支，因此虽然有鱼际肌隆起但其感觉正常；对于 C6 神经根病的患者整个皮节支配区都会受累。尺神经的压迫会影响尺侧感觉功能；在手腕的压迫会影响尺侧手指；在肘的压迫会导致肢体近端更大范围的感觉障碍。压迫肘管会影响手指和腕部的尺侧屈肌，腕部的卡压会影响骨间肌。

单根颈神经根压迫引起的神经根病最常见于颈椎间盘突出和颈椎间盘退变。此病变通常只累及一个平面，病变上下平面的运动感觉都正常。该病通常只累及单侧，但如果压迫范围较大也可导致双侧症状和体征。与神经根受累相关的体格检查发现包括肢体乏力或瘫痪、支配的肌肉萎缩、相关的肌腱反射减弱或消失，还有相应支配的皮节感觉功能丧失。疼痛偶尔可通过向患侧弯曲或伸直体位诱发加重；疼痛也可通过对颈部进行牵引而减轻。内收肩部或将胳膊置于头上也可通过减少颈神经根的张力而减轻疼痛。

由脊髓病理性压迫引起的颈椎病可以产生很多的神经功能障碍，既有很容易观察到的也有很微妙的征象。对脊髓明显的压迫大多可以产生四肢的体征（表6）。如果压迫广泛则体征可能同时包括上肢和下肢，但是随着压迫时间的延长可能出现更多的细小体征。压迫以远部位的震动觉和本体感觉的减退是脊髓病的早期表现。一些体征是间歇出现并与体位有关的；反复地屈伸颈部可能会发现一些休息时无法引出的体征。Lhermitte 征（被动屈曲压

表 6 脊髓病的体征	
体征	**注释**
反射亢进	上运动神经元反应
手部表现	手指伸直困难，小指外展费力
Hoffman 征	快速伸直中指导致拇指和余指不自主屈曲
肩胛肱骨反射	轻拍肩胛冈导致肩胛上抬或肱骨外展
踝、髌阵挛	快速往返推动髌骨产生多个反复屈伸活动
内收肌交叉反射	轻拍股骨内髁，对侧大腿内收
Babinski 征	用尖头物体刮足底外侧缘，异常反应为大脚趾背伸，其余四指屈曲并张开
Oppenheim 征	用叩诊锤或尖头物刮胫骨嵴，异常反应同 Babinski 征

迫颈部）可以造成上肢和下肢放射状、电击样疼痛。C4 以上的脊髓压迫可表现为肩胛肱骨反射亢进；患者坐位时敲击其肩峰或肩胛冈可导致肩胛抬高或上肢外展。C4-T1 之间的颈椎管狭窄和脊髓病可表现出上下肢异常的运动、感觉和反射。下肢的脊髓病体征仅提示病变可能位于 T1 和 L2 之间。各层面脊髓压迫的共同体征包括肌力减弱或瘫痪伴有少量肌容量减少（废用性萎缩）、腱反射亢进和足底反应（Babinski 反射和 Oppenheim 反射）。对于有进展的神经症状患者，不管是外伤、肿瘤或感染引起的快速进展，还是退变引起的慢性进展，都应该引起医生对此有足够的重视并进一步做检查以确定压迫的范围。

胸腰椎

胸椎和腰椎应该一起检查，以全面评估它们的解剖结构异常和功能障碍。

首先要从患者的体位和步态来进行评估。如果可能，要观察患者的坐姿、如何获得舒适的姿势以及移动到检查床之前如何从坐位转换成站立位，这些都能提供有关患者情况的信息。偏重于一条腿走路的镇痛步态强烈提示患者有神经根激惹或下肢无力；镇痛步态还可能由髋部或膝部与放射痛相混淆的问题引起。L3-L4 支配的（股四头肌）无力的患者在行走始发姿势时会试图通过过伸来稳定膝部。累及 L5 根的患者（髋外展肌群/臀大肌）在站立姿势时会试图通过使上身偏向健侧来代替内收肌群的无力从而使髋关节稳定。S1 神经根支配肌肌力减弱的患者（伸髋肌群/臀大肌）有时在始发姿势时会通过过伸腰部和将骨盆前向推移来代偿。

患者站立位和弯腰向前时胸腰椎的轮廓也应该检查。肩部不等高、肩胛骨外形不对称、对侧胸腰椎的隆起、结构性或外观上的骨盆倾斜都可能与脊柱侧弯有关。儿童时期脊柱侧弯病史或椎间盘退变过程表现为脊柱不对称都可能是病史的一个因素。胸椎或胸腰椎结合部明显的突起可能与脊柱后凸有关，可伴或不伴有脊柱侧凸。患者站立位时做铅垂线检查来对矢状面和冠状面畸形做出评估。畸形的结构因素最好由影像学检查来评估；这些检查的结果应该与之前的检查进行对比以确定弯曲的角度是稳定还是在进展。脊柱侧弯患者脊柱柔韧性的测量可以通过左侧和右侧的弯曲像来确定；而后凸是否僵硬，是否是结构性、活动性或姿势性则可通过屈伸位片来确定。如果疼痛，弯曲进展较快，则应该做进一步的检查以除外像肿瘤、感染或病理性骨折这类更急性的病变。

胸腰椎活动度检查可以通过脊柱外形视诊来实现。观察活动度的变化，是平顺还是有急停急动都应该予以记录。由于胸廓的限制，胸段脊柱的活动主要是左右旋转。在行走始发位置骨盆应该是稳定的，应该记录与对侧相比的骨盆旋转情况或测量其角度；这其中可能有腰椎的问题导致检查比较困难，要从胸椎检查中进行排除。腰椎活动度检查包括屈伸和向两侧的侧弯。这种评估可以用角度或者数量级来表示（侧向弯曲与对侧比较）。在进行屈曲检查时膝和腰要处于中立位。大多数患者不能触到自己的脚趾或地面，指尖到地面的距离也可作为评判的指标。Schober 试验可以提供量化的检查数据，其做法为：腰椎屈曲位，测量骶髂凹陷处与其近端 10 cm 中线交点的距离。当患者充分屈曲时，在这个维度上的正常期望值是 5 cm。

在做活动度检查时，应对称地触诊骨性隆起和肌肉结构。应该注意骨性隆起处的压痛。软组织的评估包括上次手术瘢痕、肿瘤、肌肉痉挛和软组织疼痛触发点，应与对侧相比较，以确定是否有病变。在胸椎如果发现双侧肩胛骨不对称或有翼状肩胛可能提示有肩带肌肉的神经功能障碍。尽管胸椎神经根压迫很少见，但是压迫可能表现为带状感觉障碍或丧失，可以用一次性棉棒从 T4 检查到 T12，并且进行双侧的对比。在受累区域或邻近区域的轻微触摸造成的过强疼痛反应是非器质性病变因素的确诊检查；这些因素将会在有关社会心理章节中介绍。

在对胸椎的查体完成之后应该继续检查双下肢，包括完整的神经系统检查。下肢检查包括坐位和仰卧位检查；有些神经检查还需要在这两个体位上进行重复以确认患者的症状、体征是否真实。坐位检查时患者应该舒适地坐于检查台上。应该记录髋、膝和踝的运动范围，同时与对侧肢体进行比较。髋关节骨性关节炎会表现出患髋活动范围减小，造成腹股沟、骨盆或腰背部疼痛；坐位直腿抬高试验可以在检查下肢关节活动度时同时进行检查，如再现放射痛症状提示有神经根压迫；对这些症状应该在仰卧位时重新检查和确认。下肢肌力检查包括屈伸髋肌，髋外展和内收，伸屈膝，足踝屈伸、内收和外展。静态肌力试验的结果应该与动态肌力试验结果相一致，其中包括足趾运动（屈踝肌群）、足跟运动（踝和足的伸肌群）和膝过伸（伸膝肌群）。单足站立步态说明骨盆肢带肌无力（Trendelenburg 征）。

应用一次性棉棒进行 L1-S1 皮节的轻触觉检查。对于有单侧症状的患者，对侧肢体起对照的作用。椎管狭窄或双侧肢体受累的患者会表现为不对称的肢体功能丧失。应当检查膝和踝的深反射，但应记住，如果患者做过像全膝关节置换这样的关节手术，反射会减弱甚至消失。应当注意反射亢进的问题；若有 Babinski 征或 Oppenheim 征阳性伴有踝阵挛阳性则提示有脊髓水平压迫。

仰卧位检查可以对坐位时的下肢体征做进一步的确认，同样也包括胸神经根支配的腹前肌肉。医生嘱患者通过半坐位来收紧其腹部的肌肉。如观察到上半部分（由 T5-T10 支配）腹直肌或下半部分（由 T10-L1 支配）腹直肌的左右不对称，伴有 Beevor 征阳性（脐向肌力减弱侧的对侧移动）提示胸椎神经根有压迫。腹壁浅反射（脐被拉向一边并伴有轻微的抽动）应正常，因为此反射是上运动神经元反射，故如果反射消失则说明胸髓有压迫。胸髓的压迫可能引起下肢与颈脊髓病相似的脊髓病反射。平卧位对大多数患者在做张力试验或神经根压迫试验时来说，都是舒服的体位。髋和膝部的活动

范围可以重新评估，可以通过挤压髂骨翼对骶髂关节施加压力，也可以行髋部和骨盆 Fabere 试验（屈、外展、伸直位外旋）。积极被动的直腿抬高试验可以激发出神经根压迫的症状和体征；之前介绍的多种检查方法可以证实临床体征是否准确，同时也可以提示压迫的水平。

可以通过 Hoover 试验来评估患者积极参与治疗的程度和患者是否有非器质性病变。医生要求患者做直腿抬高的同时会将手掌心托住患者对侧的足跟，在患者抬高一侧下肢并稳定时，医生就可以感受到对侧肢体用力对掌心的压力。当医生对受压神经施加额外的牵张力时，使得神经自然地向致压物靠近，就会出现直腿抬高引发的症状。因为坐骨神经支配区分布的缘故，直腿抬高试验阳性产生的放射痛远端应该到膝部。被动抬高 20°～70°之间时神经的张力会增高。"反向"直腿抬高试验是指当患侧髋部在侧卧位或俯卧位伸展时产生的大腿前方放射痛，提示股神经分布区的神经根有压迫。目前已经有多种不同形式的牵拉或使神经根产生高张力的体征，这些体征在临床上对压迫节段的确定和确认患者症状的真实性和连续性是很有用的（表 7）。

必须在询问病史和体格检查的过程中对与脊柱疾病相关的社会心理因素进行分析。可以通过患者对受伤过程的描述获得初步的信息，尤其是当其与工作相关或者由事故引发时。如果很小的损伤却造成了严重的残疾，症状体征与疾病程度不符，那么就需要医生多花些时间对患者的社会心理情况进行评估。若损伤与工作相关，那么工作的情况及患者对工作的满意程度都需要评估。患者目前面临的或者潜在的诉讼官司也要作为病史的一部分进行考虑。如果查体时发现多个前后矛盾的体征，那么医生应该用 Waddell 发明的试验和临床查体来评估究竟是哪些患者在夸大他们的症状。

Waddell 的疼痛表现体征包括：非解剖分布的疼痛，疼痛与刺激不成比例，行为夸张如扮鬼脸、呻吟和大声哭叫。这些行为可能在正常活动或查体中表现出来。搓动皮肤试验可以在任何体位检查；这个试验过程是由医生的示指和大拇指轻轻搓动患者下腰部松软的皮肤同时询问患者是否有下肢放射痛。扭转试验是指患者站立位，两脚并拢，医生扶住患者的骨盆和髋部并向左、向右轻轻旋转，实际的旋转部位位于膝部而腰椎没有旋转，医生同时会问患者是否有腰痛症状。压头试验是将约 2.5kg 的

表 7　诱发试验	
试验	注释
直腿抬高试验：坐位和平卧位	一定会在受激惹的神经根分布区上产生放射痛症状；对于坐骨神经，疼痛会放射到膝部
Lasègue 征	直腿抬高试验中若背伸踝关节会加重神经根放射痛
对侧直腿抬高试验	好腿抬高使得患侧受累神经根张力增高
Kernig 试验	颈部屈曲尽量使脸颊贴近胸前。髋部屈曲 90°，伸膝则会引发神经放射痛
Bowstring 征	做直腿抬高试验时按压患侧腘窝加重放射痛
股神经牵拉试验	患者俯卧位，检查者牵拉股神经刺激 L2-L4 根
Naffziger 试验	患者平卧位按压颈部静脉 10 秒钟，嘱患者咳嗽，产生放射痛症状
Milgram 试验	患者同时抬起双下肢离开检查床 3 英寸，并维持 30 秒，产生放射痛症状

(*Reproduced from McLain RF，Dudeney S：Clinical history and physical examination，in Fardon DF，Garfin SR (eds)：Orthopaedic Knowledge Update Spine 2. Rosemont, IL American Academy of Orthopaedic Surgeons*，2002，*pp* 39-51.)

力量压于头部并询问患者背痛是否增加：这个大小的轴向负荷是不足以造成腰椎不稳定的。对那些有放射痛的患者来说，弹指试验对评估直腿抬高试验结果是否前后一致是有帮助的。对于处于坐位的患者，疼痛侧下肢直接抬起可以作为检查下肢活动度的一部分，这个步骤可以使得腿抬高呈 90°并增加神经的张力。患者可能会注意到下肢的放射痛并且可能向后仰以减少直腿抬高效应。如果坐位直腿抬高试验阴性而仰卧位直腿抬高试验阳性，则 Waddell 试验结果为阳性。

尽管大多数患者可能会表现出一个或两个疼痛的表现或者临床查体结果，但是如果患者表现出三个或者更多的临床表现，则说明该患者对治疗的反应会很差，除非发现和记录下导致异常疼痛行为的原因。由于临床查体中会有细微的发现和脊柱问题的复杂性，所以最好能够安排后续的查体。随着医患关系的深入，可能会有更多的信息可以提供参考。对脊柱患者来说，社会心理问题通常不是很明确的，所以对患者的动机和可信度下最后结论之前做一次全面仔细的评估是很重要的。

小　结

大多数脊柱患者的病史和体格检查发现是相对应的。开诚布公地交换医学信息是一个好的医患关系的基石。重要的是，医生不要因为怀疑大多数患者故意提供虚假和有误导性的症状、临床查体来破坏这种合作关系。作为医学艺术的一部分，当病史和体格检查不一致时要培养一种意识去应用这些检查技术。

注释文献

Clark CR，Benzel EC，Currier BL，Dormans JP，Dvorak J，Eismont FJ：*The Cervical Spine*，ed 4. Philadelphia, PA，Lippincott，Williams & Wilkins，2004.

这是颈椎教材里资料最为全面的一本书，由颈椎研究协会编辑委员会汇编而成。

Herkowitz HH，Dvorak J，Bell GR，Nordin M，Grob D：*The Lumbar Spine*，ed 3. Philadelphia, PA，Lipincott，Williams & Wilkins，2004.

这本书介绍了腰椎疾病的方方面面。病史和体格检查在腰椎具体疾病的各章节中都有介绍。

经典文献

Hoppenfeld S, Jutton R (eds): *Orthopaedic Neurology: A Diagnostic Guide to Neurologic Levels*. Philadelphia, PA, Lippincott, 1977.

Macnab I, McCullogh JA (eds): *Neck Ache and Shoulder Pain*. Baltimore, MD, Williams & Wilkins, 1994.

McCullough JA, Transfeldt E, Macnab I (eds): *Macnab's Backache*, ed 3. Baltimore, MD, Williams & Wilkins, 1997.

Nitschke JE, Nattrass CL, Disler PB, Chou MJ, Ooi KT: Reliability of the American Medical Association Guides' model for measuring spinal range of motion: Its implication for whole-person impairment rating. *Spine* 1999;24:262-268.

Ono K, Ebara S, Fuji T, Yonenobu K, Fujiwara K, Yamashita K: Myelopathy hand: New clinical signs of cervical cord damage. *J Bone Joint Surg Br* 1987;69:215-219.

Sanders RJ, Haug CE: *Thoracic Outlet Syndrome: A Common Sequelae of Neck Injuries*. Philadelphia, PA, JB Lippincott, 1991.

Shimizu T, Shimada H, Shirakura K: Scapulohumeral reflex (Shimizu): Its clinical significance and testing maneuver. *Spine* 1993;18:2182-2190.

Waddell G, McCulloch JA, Kummell E, Venner RM: Nonorganic physical signs in low back pain. *Spine* 1980; 5:117-125.

Wolfe R, Borenstein D, Wiesel S (eds): *Low Back Pain: A Comprehensive Approach*, ed 3. Charlottesville, VA, Matthew Bender & Company, 2000.

（杨 欢 译）

第6章 脊柱影像学：X 线片、CT 和 MRI

Warren D. Yu，MD　Susan Lai Williams，MD

引 言

在脊柱疾病的诊断和治疗中，放射影像学研究占有重要的地位。完整精确的病史和体格检查仍然是评估脊柱异常的标准。影像学研究可以帮助证实和排除拟似诊断以及指导进一步治疗。目前已确认，一个准确的诊断是基于病史和体格检查，由影像学研究印证，游离于混杂的心理社会事件之外，它为制订合理的外科治疗策略提供了最大的可能性。应用任何检查前都应提起注意，因为大量研究表明，影像学在无症状个体中发现异常的概率很高。一项研究报道，在无症状志愿者的腰椎核磁共振影像中，有 30% 存在影像学异常。另外，75% 的无症状患者在 70 岁后的脊柱放射线平片中出现退行性改变，说明在年龄和无症状放射影像学异常发现的增长之间存在相关性。仔细的病史采集和体格检查在预防进行无意义的辅助检查和治疗偶然发现的疾病中是必需的。

X 线平片

放射线平片仍然是评估病情最好的初始资料。它提供了脊柱全部节段的排列情况以及骨结构的大体特征。标准的初始体位包括站立时前后位及侧位影像，若椎弓根峡部缺损或关节面可疑受损，再额外行两张斜位 X 线平片。在脊柱创伤或脊椎不稳时，侧方伸屈位平片可帮助评估创伤后及椎体滑脱病人的脊柱稳定性。除非病史或体格检查提示怀疑感染、肿瘤、创伤或神经压迫，在取得 X 线平片之前，可以对患者先行 4～6 周的非手术治疗。因为颈部及腰背部疼痛（如肌肉拉伤及劳损）的常见原因在 X 线平片上表现并不明显，并且典型病例随时间推移会自行好转。

在间盘退行性疾病中，椎间盘间隙狭窄伴随终板硬化和骨赘形成均可见于 X 线平片。这些退行性改变经常出现于无症状的患者中。一项研究报道，25% 的无症状患者在 50 岁时出现间盘退行性

改变，70 岁时增至 75%。这些退行性改变的影响应由与临床的相关性决定。

在椎体滑脱疾病中，邻近椎体的相互关系呈现出排列异常。椎体轮廓相对于尾端椎体向前或向后滑移。伸屈动力位 X 线片可见椎体滑移加重或得到纠正。椎体滑脱的严重性在侧位 X 线片中记为滑脱占椎体宽度的百分比。

脊柱侧凸的 X 线评估始于全长站立后前位和侧位 X 线片。Cobb 角的测量是在侧凸曲线上最近椎体的上终板和最远椎体下终板延长线之间。在儿童脊柱侧凸中，Cobb 角在 20°～30° 时可持续进展，并应该进行连续的 X 线摄片随诊检查。成人脊柱侧凸定义为骨骼发育成熟且 Cobb 角 ≥10° 的病人。根据最近的研究，在一项定义 X 线片测量的临床意义的尝试中，侧方移位（最大侧方突出）、L3 和 L4 的倾斜度（上终板与 S1 水平线夹角）、腰椎前凸以及胸腰段脊柱后凸与病人的疼痛评分紧密相关。

创伤性或骨质疏松致脊柱压缩骨折在 X 线平片上易于诊断，因其可见椎体高度丢失，尤其在侧位 X 线片中。椎体丢失的高度定义为与邻近未受损椎体相比椎体丢失的百分比，或者椎体前方高度与后方高度相比丢失的百分比。在创伤性压缩骨折患者中，丢失 50% 椎体高度被认为同时存在潜在不稳定。创伤性压缩骨折应进一步与爆裂骨折相区分，并应识别出后部结构的潜在损伤，它可能暗示不稳定的存在。后部结构损伤的 X 线平片表现包括增加的椎板间距或棘突间距，或者创伤性椎体滑脱。骨质疏松性压缩骨折可进行对症治疗。如果考虑到椎体成形术或后凸成形术等治疗，进一步区分急性和慢性骨折则变得重要。最近研究中，报道了在胸腰段压缩或爆裂性骨折中，获取患者负重位 X 线平片的重要性。平卧位时 Cobb 角平均为 11°，而立位 X 线片增加到 18°，椎体前方压缩平均从 34% 增加到 46%。28 位患者中的 7 人治疗计划从非手术治疗转变为手术治疗。

对于确定急诊室或创伤单位中哪些患者需要颈椎X线平片评估的研究越来越受人关注。两项主要研究介绍了X线平片评估的指征。国家急诊X线影像学会（NEXUS）定义了5条指征，用以确定患者没有颈椎创伤风险且无须X线评估。这5条指征为：无后方中线压痛；无局部神经功能缺失；正常水平的敏捷度；无中毒证据；无痛性牵拉损伤。对于明显损伤而言，这些指征的灵敏性达99.6％，特异性达12.9％。"加拿大C-脊柱规则"在NEXUS指征推出后发展而成，它鉴别了三种无须X线检查的情况：（1）无高风险因素存在。高风险因素包括年龄大于64岁、危险机制〔如从3米高处或5级台阶坠落，中轴负荷位于头部（坠落伤），高速交通事故伤（速度60英里/小时，汽车翻滚，或从汽车中弹出），自行车碰撞，摩托类娱乐交通工具车祸〕，或者肢体瘫痪。（2）存在低风险因素。如低速行驶交通工具刹车后碰撞；患者在急诊室可处于坐位；患者可在任何时间下床行走；延迟发生的颈部疼痛；以及无颈部中线压痛。（3）能左右主动各旋转颈部45°的患者。加拿大人的研究灵敏性为100％，特异性为42.5％。

这两项研究最重要的不同在于预测规则的特异性。特异性的不同（12.9％对42.5％）表明"加拿大C-脊柱规则"可能更大程度上降低了不必要的颈椎X线平片照射比例。NEXUS指征表现出了可接受性，因为它是基于多中心研究的可靠结论。但是，NEXUS研究只检验了这5条指征，没有评估其他潜在有用的指征。加拿大人的研究在开展的方法上更加精密，表现出了较高的特异性；但它还不够可靠。

脊柱的原发肿瘤或转移肿瘤可能会在X线平片上有所体现。但应牢记，脊柱的溶骨性病变直到松质骨大量丢失后才会在X线平片中显现。有肿瘤病史的患者诉颈部或腰背部疼痛，应进行CT或核磁共振检查，即使X线平片未显示任何异常。

CT

CT利用离子射线提供影像，用以评估骨组织和软组织。CT提供相当于脊柱横切面的X线片影像。传统CT中，人体全部通过一个铅笔粗细平行排列的X线光束，同时X线发射管围绕身体旋转以完成摄像过程。当X线发射管旋转时，身体对侧的探测器探测到剩余未被组织吸收的X线光束，并记录它的位置。计算机应用坐标网络区分人体内每一横切面。收集到的信息被应用于计算坐标网络中每一正方形区域内的X线吸收量，这可建立一幅基于各种组织不同放射性的横切面图像。从平扫中得来的数据可进一步处理，以提供矢状位和冠状位重建图像。

CT技术的革新包括螺旋CT和多探测器螺旋CT。传统CT中，患者被移动逐步通过桶架，中途停止以允许对每个横截面进行数据搜集。在螺旋CT中，患者连续移动通过桶架，数据通过连续转动的X线光束获得，探测器以螺旋形式运动。这种连续获取数据的形式允许更富于弹性的图像重建、更短的扫描时间，并减少了人工的移动。多探测器螺旋CT应用复合多个探测器自动收集数据，允许在多个CT横截面中通过各自的X线发射管旋转收集数据，这一技术使扫描更加迅速。

轴向断层图像可被重新定格以产生冠状位、矢状位以及三维立体图像（图1A）。矢状位图像提供了多水平节段的概貌，有助于确定哪一水平被疾病或肿瘤侵犯。也可以发现大体神经结构的侵犯。对椎间盘和椎体高度也可以加以评估。一旦识别出异常节段，在这些水平上的轴向图像就可进一步进行测量以评估疾病与后方结构和椎间孔之间的关系。三维立体重建可以将所有这些信息整合在一起，将之呈现在同一张图像上。骨骼解剖在CT扫描上清晰可见；但是，软组织的细节并不像核磁影像那样确实可靠。如果影像截面太厚（＞3mm），像椎间孔硬化或椎小关节骨折的一部分等可能会漏检。

CT对于表现骨骼解剖和脊柱病理是非常理想的工具。近年来，随着分辨率和CT扫描器速度的进步，CT的应用，尤其在创伤处理中已经更加广泛。

CT在创伤中的应用

在脊柱创伤病人中，CT平扫有助于进一步分析X线平片所见的骨折（图1，B）。另外，如果由于软组织遮挡，X线平片不能良好显示颈椎，那CT可作为下一诊断步骤。椎体、椎弓根、椎板、横突、棘突以及关节面骨折都会在CT片上清晰显示（图1，C）。CT在识别骨折，尤其在合并后方

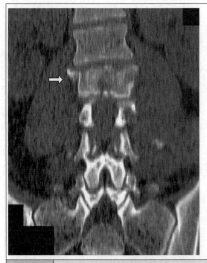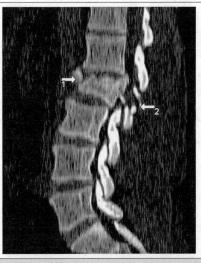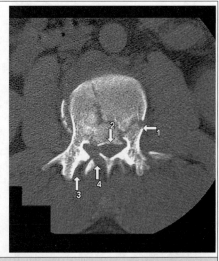

图 1　**A**，L2 粉碎性爆散骨折的 CT 冠状位重建（箭头所指）。患者自二层楼处坠落摔伤。**B**，CT 矢状位重建。表现为脊柱后凸、粉碎骨折、L2 椎体高度丢失，骨折块退入椎管（箭头 1）。后部损伤证据有：关节突关节增宽，椎板骨折（箭头 2）。**C**，L2 椎体轴位 CT 像，椎弓根骨折（箭头 1）、后凸骨折碎片（箭头 2）、关节突关节移位（箭头 3）、椎板骨折（箭头 4）均完好显示。

脊椎皮质骨，如椎板、横突以及棘突骨折时优于 MRI。CT 可清晰显示皮质骨图像；在 MRI 上，骨组织水含量较低，表现为邻近于高含水量的软组织间空隙。椎体骨折可根据后方结构稳定性和中柱骨损伤是否存在，进一步分为稳定和不稳定骨折。

多项研究表明，CT 可应用于疑似颈椎损伤的创伤患者。CT 能够显示平片不能发现的损伤。多位专家推荐应用 CT 作为平片的补充检查，有些专家甚至认为可用 CT 取代平片检查。但大量应用 CT 造成医疗花费及放射线暴露增加。一项研究发现，螺旋 CT 比 X 线片放射剂量大 14 倍。

在一项最近的研究中，人们将颈椎 CT 与 X 线平片加头颅 CT 的费用-收益比率进行了比较分析。患者被分为三个颈椎骨折的风险组：高危组（骨折概率＞10%），中危组（骨折概率为 4%～10%），低危组（骨折概率＜4%）。在所有小组中，CT 均较 X 线平片探测到更多骨折。在高危组中，CT 费用-收益比率高，且降低了瘫痪的风险。在中危组中，花费所增长的比例较低，仍在可接受的范围内。在低危组中，CT 的费用-收益比率低，最好选择 X 线平片。因为影像的费用-收益比率依赖于颈椎骨折的可能性，选择最佳的颈椎影像方法，需要事先将患者分为不同的风险水平。Harborview 高危颈椎损伤的指征是通过总结 304 例随机选择的脊柱骨折而来。此临床决策规则的目的是识别＞5%

颈椎损伤风险的患者，并应用 CT 作为初始筛查的方法。目前，此指征的以下任何一条，均提示患者的损伤危险程度已高到足以应用 CT 作为初始手段来评估颈椎损伤：具有高能量损伤机制，包括高速（＞35 英里/小时）机动车或摩托车事故、摩托车事故现场有死亡病例、大于 10 英尺高处坠落；或者有高危临床风险参数，包括显著头部创伤，颈椎神经损伤症状或征象，或者盆腔或四肢多发骨折。这一决策规则已被证实有效。

CT 在退行性疾病中的应用

在退行性脊柱疾病中，CT 可以显示出椎管狭窄的位置及严重程度。中央型颈椎管狭窄定义为椎管前后径小于 10 mm 或 CT 上测量的横截面区域面积小于 100 mm^2。椎管狭窄的原因可在 CT 上进行识别，包括黄韧带肥厚或过长、椎小关节增生肥大，或者各种期别的椎间盘退变。通常需要 MRI 影像的评估以整体评价椎间盘、椎间孔，并显示神经系统的局部异常。由于 MRI 在软组织成像方面性能优越且没有电离辐射，它在评价脊柱退变性疾病方面广泛取代了 CT 平扫。但是，CT 在辨别是骨性还是软组织造成神经压迫方面优于 MRI，并能为制订外科治疗策略提供有价值的额外信息。在后纵韧带骨化中，高分辨 CT 较 MRI 而言可以提

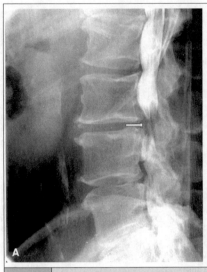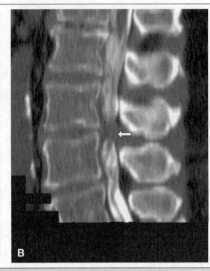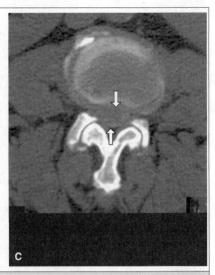

图2　**A**，X线脊髓造影显示染料在L3-4水平被截断（箭头），继发于中央型大间盘突出。**B**，矢状位重建CT脊髓造影显示染料在L3-4水平被截断（箭头）。**C**，轴位造影剂注射后CT像，在L3-4处显示大的后方间盘突出（向下箭头），在剩余椎管内造影剂减少（向上箭头）。

供更好的评估，尤其是在疾病进程早期，MRI影像上的发现相对模糊。

当MRI结果不明确或不能进行MRI检查时，如植入内固定物后持续性疼痛的术后评估或佩戴心脏起搏器的患者，CT结合鞘内注射造影剂（CT脊髓造影）广泛应用于临床以评估脊柱退变。CT脊髓造影是一项有创检查，会将水溶性造影剂注射到脑脊液中。造影剂可帮助分辨椎间盘边缘、神经鞘膜以及黄韧带，并能通过显示脊髓周围脑脊液的量以显示狭窄程度（图2）。在1999年的一项颈椎疾病的研究中，MRI与CT脊髓造影的发现只有中等程度的一致性；这表明，在初次应用MRI评估困难或结果模糊的患者中，CT脊髓造影可能提供额外的有价值信息。当行颈椎CT时，斜位重建的应用可以对评价神经孔（neural foramen）有特殊帮助。垂直于神经孔长轴的斜位重建平面显著降低了观察者间的差异性并增加了观察者在评估神经孔狭窄时的信心。

CT在其他方面的应用

在术后评估固定物植入效果中，X线平片仍然是费用-收益比率的标准。当X线平片的发现不确定，以及患者出现新发神经缺陷和（或）疼痛时，CT有助于评估椎弓根钉固定位置。在颈椎和腰椎中，当联系到大体解剖时，CT判断椎弓根钉是否植入骨组织中的精确性可达80%～90%。此水平的精确性可以与应用腰椎X线平片达到60%精确性的事实相对比。在椎间融合后出现持续性背部疼痛的患者中，CT重建影像对于评估融合效果仍然是最好的无创性检查工具。

由于具有较好的骨组织病理描述能力，CT作为MRI的辅助工具，广泛应用于评估骨肿瘤或骨感染患者的骨破坏程度。在一项研究中，发现复合应用CT及MRI探测多发性骨髓瘤的分级，优于单独应用MRI或者MRI合并X线平片。

MRI

类似于CT，MRI可在横截面上显示脊柱影像；但是，它无需应用电离辐射显像。CT基于各种组织的密度显像，而MRI则根据自由水含量显像；它的磁性组件可产生较好的软组织对比显影。

行MRI检查时，患者被置于一个强大的磁场中。体内一小部分构成微弱磁体的氢原子，随着外部磁场而同向排列。特殊排序的短脉冲无线电波继而通过躯体，导致了原子磁化方向的改变。每段脉冲均使得患者组织内的氢原子放出反应性脉冲，此脉冲电波反映了其所在组织本身的物理特性。这些电波随后被探测并用于演绎出它们的所在位置，用以创造出横截面图像。影响各种组织表现的因素为质子的密度、质子所处的化学环境以及扫描器磁场的强度。氢原子回到平衡状态所需时间称为弛豫时间。在行 MRI 时，存在两种弛豫时间：T1（长轴弛豫时间）和 T2（横向弛豫时间）。T1 和 T2 弛豫时间是组织的固有物理属性。

一些不同的 MRI 技术可以优化不同组织和疾病过程的显像。通过调节电磁脉冲频率（radiofrequency，RF）的强度，以及脉冲、重复时间和反射波时间之间的时间间隔，可生成各种不同影像。重复时间是连续两次脉冲频率之间的时间，反射波时间是脉冲频率和信号记录之间的时间。通过调节这些变量，图像可着重于强调组织的 T1、T2、反射波梯度或者质子密度。

T1 加权像应用短反射波时间和重复时间，并允许评估诸如骨性结构、椎间盘以及软组织的解剖细节。T1 加权像对于评价包含脂肪、亚急性血肿和蛋白质液体的组织十分理想，因为这些组织在 T1 加权像上显示为白色。T2 加权像以长反射波时间和重复时间成像，主要应用于评价脑脊液、脊髓以及突出显示损伤。T2 加权像对于组织水含量增加的病理改变非常敏感，这会促进病理过程诸如囊肿、炎症和肿瘤的描述。

反射波梯度（gradient echo）图像类似于 T2 加权像，因为脑脊液表现为亮色调；但是，反射波梯度技术对于局部磁场的不均一性较敏感，导致信号丢失增加。血液破坏产物导致了局部磁场的扭曲，使得信号丢失，因此，这项技术对于探测血液非常敏感。

在患者进行 MRI 检查前，一些情况需事先考虑。因为 MRI 机强大的磁场，它的禁忌证包括铁磁性的脑血管瘤夹、心脏起搏器、输液泵、人工心脏瓣膜、眼部或脊柱的金属内植物以及铁磁性人工耳蜗或目镜植入物（ocular implants）。

开放性 MRI 系统因其优化的质量而变得越来越流行。许多患有幽闭恐惧症等问题的病人以及儿童对密闭性 MRI 检查充满恐惧。而大多数开放性 MRI 机是低磁场强度的 MRI 系统（0.3～0.5 特斯拉），不会产生像拥有高磁场强度（通常为 1～1.5 特斯拉）的密闭性 MRI 系统一样高分辨率的图像。

脊柱病理表现为一个动态的环境和征象，经常出现在直立姿势下；然而，大多数先进的影像学检查是在病人处于脊柱放松姿势下进行的。随着机械系统和计算机功效的进步，目前正在探索动态与负重位 MRI 的应用，它会为临床工作者提供对于疾病解剖和病理更好的理解，以达到基于静态、动态和姿势因素的病理修改治疗策略的目标。MRI 图像中，脊柱负重和姿势的重要性已被许多专家所报道。在 2001 年的一项研究中，评估了 172 个病人的轴向负荷位 MRI 和 CT 脊髓影像。获取附加的有价值信息的指征定义为：（1）在横截面积小于 75 mm²（椎管狭窄临界值）的截面上出现硬脊膜囊横截面显著减少（15 mm²）；或（2）在患者自放松位变换到负重位时，临床表现出现明显改变，包括可疑椎间盘突出，侧隐窝或椎间孔狭窄，或者探测到脊髓内滑囊。附加信息在神经源性跛行患者中增加 69%，在坐骨神经痛患者中增加 14%。只在腰背痛患者中，附加信息减少量为 0%。

MRI 在创伤方面的应用

虽然 X 线平片和 CT 是评估脊柱创伤的主要方法，但 MRI 应用更多，尤其是在颈椎损伤患者。颈椎损伤的患者进行 MRI 扫描的主要原因包括评估脊髓损伤或韧带源性不稳，或者存在不确定临床检查结果的情况（如疼痛缓解的患者，或 CT 及 X 线平片阴性、但存在持续性神经功能缺失的患者）。MRI 提供了最好的软组织、椎间盘、脊髓、韧带以及血肿显像。在脊髓损伤的患者中，脊髓功能的评估十分重要，因为区分脊髓出血还是水肿对预后具有显著意义。相较于出血，脊髓水肿的患者拥有更大机会恢复神经功能。

颈椎创伤的急性期，MRI 对于软组织损伤非常敏感。虽然在 MRI 对颈部韧带损伤的敏感性方面争议不大，但它在区分脊柱是否实际存在不稳定性和良性韧带损伤方面存在争议。一些探测到的损伤是否实际存在成为疑问。一项研究发现，T1 加权像上出现的颈椎韧带不连续的"黑色条纹"，可考虑为韧带断裂的征象，但它也是非创伤患者检查退行性疾病时 MRI 平扫的普遍表现。另一项研究检查了同时进行 CT 平扫、X 线平片和 MRI 的患者，当 CT 平扫和 X 线平片未探测到骨折或不稳定征象时，MRI 不能提供决定颈椎稳定性的信息。然而，MRI 并没有假阴性的结果；颈椎 MRI 扫描的阴性发现可作为无损伤的可靠证据，它已成功应用于确定颈椎无损伤，且无与之相反的结果出现。

颈椎 MRI 已经在评估儿科创伤患者可疑颈椎损伤中表现出其价值。脊柱创伤的形式、频率及机制在儿童和成人间存在不同。儿童具有相对较大的头部，颈部肌肉发育不充分，且韧带较成人更松弛。儿童其他独特的解剖特征包括未完全骨化的长骨体生长部（physes）和骨突（apophyses）、楔形的椎体以及较浅的关节突关节（facet joints）。另外，因为其独特的损伤机制、患者评估的局限性以及患者合作性的限制，儿科患者颈椎损伤的临床评估较难。在一项研究中，237名儿童中31%的患者因为临床和X线评估的不确定，需要进行MRI检查，以确定诊断或排除颈椎问题。另一项研究发现，诊疗记录中，72小时内不能明确诊断的儿童，需要行颈椎MRI扫描以排除创伤的存在。MRI提供的信息费用-效用比率高，缩短了医院逗留时间。

MRI在退行性疾病中的应用

MRI常规应用于评估脊柱退行性疾病，因为它可精确显示软组织结构如椎间盘、关节突关节、钩椎关节、脊柱韧带以及神经结构。另外，MRI可以探测软组织和骨组织精细的异常，在探测病理改变方面提供了强大的敏感性，这也导致了MRI的广泛应用与滥用。现已证明，MRI在大部分无症状患者中可显现出异常。在一项有关腰椎的研究中，22%的60岁以下无症状个体以及36%的年龄超过60岁的无症状个体在MRI平扫上存在椎间盘突出。超过50%的这些大于60岁的个体存在异常发现。类似地，19%无症状个体在颈椎扫描时发现异常。因此，应用MRI评估脊柱退行性疾病时，应联系临床表现。另外，无症状患者MRI扫描所见异常对于摄片7年后发生的下腰痛不具备预测能力。

在正常椎间盘中，髓核因其高水含量，在T2加权像上表现为亮色调。纤维环和前、后纵韧带为暗色调。随着脊柱退变的发展，髓核的信号强度降低，髓核内的裂口（clefts）出现。纤维环断裂（fissures）可导致椎间盘外形的膨出。椎间盘突出是由于纤维环撕裂，造成髓核、纤维环或终板组织移位所致。包含性（contained）椎间盘突出是指疝出物仍在后纵韧带包含中。脱出（extrusion）发生于疝出物破坏后纵韧带但仍与所在椎间盘相连续。游离间盘发生于疝出物脱离原椎间盘时。必须注意椎间盘异常在MRI扫描图像上的描述，因为异常发现在无症状个体中发生频繁。然而，无症状个体

中大多数突出是包含性的，没有发生移位或压迫神经根。椎间盘脱出很少出现在无症状人群中。在这些患者中，MRI扫描显示椎间盘退变不伴突出，椎间盘X线造影可进一步评估可能造成疼痛的椎间盘。

脊椎狭窄症定义为颈椎管、侧隐窝或椎间孔狭窄，可由骨性或软组织结构所造成。狭窄可由于各种异常造成，如黄韧带肥厚、关节突关节面（facet）或关节囊肥大、硬膜外脂肪突出、椎间盘突出以及骨赘外向椎体终板生长。在颈椎中，钩椎关节的退行性改变可导致椎间孔的狭窄，椎管狭窄可因后向滑椎发展（retrolisthesis）而加重。MRI因其高度的软组织对比分辨性、多维影像表现以及脊髓显影能力，广泛取代了CT脊髓造影，成为神经根型和脊髓型颈椎病首要的筛查方法。多项研究证明，MRI影像发现与外科手术发现相关性很好。尽管MRI十分便利，但在诸如椎间孔等区域区分椎间盘和骨赘仍存在问题，因此MRI经常与CT脊髓造影联合使用。以非侵入性MRI检查开始影像学评估是有意义的。但是，在复杂或诊断模糊的病例中，CT脊髓造影会提供有价值的附加信息，有助于制订手术计划。

在脊髓型颈椎病患者中，MRI提供了对于脊髓损伤的最好评估。MRI上，脊髓型颈椎病的脊髓信号改变反映了脊髓的病理改变，对预后具有提示作用。T1加权像上低信号改变提示预后较差；T2加权像上高信号改变包含了许多病理情况，包括许多潜在可恢复的情况，因此并不特异（图3）。

腰椎狭窄症涉及许多相同的结构异常，MRI仍然是主要的影像手段。椎间盘高度丢失和前向滑椎（anterolisthesis）可进一步导致腰椎椎间孔狭窄。最近的一项研究对比了MRI与CT脊髓造影在制订外科手术策略时的相对贡献性，相对于单独应用MRI，经单独应用CT脊髓造影所得出的外科手术策略与两项检查联合应用所得策略更为接近。这表明，两种方法具有互补性。一些研究者发现，MRI检查时进行轴向负重，可揭示在仰卧位放松时行MRI扫描所难以发现的脊椎狭窄。神经源性跛行患者轴向负重时，与不负重相比，会出现较大不同。

MRI在脊柱术后的应用

MRI是脊柱术后摄影检查可选的方式。瘢痕

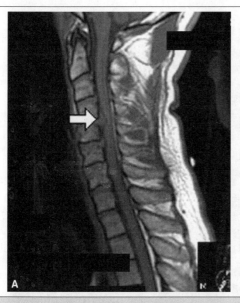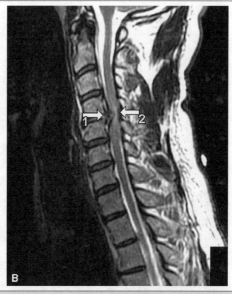

图 3　**A**，T1 加权像核磁扫描显示 C4-5（箭头）较大中央型间盘突出，脊髓为等强度信号。**B**，T2 加权像核磁扫描显示 C4-5（箭头 2）较大中央型间盘突出，椎间盘后脊髓为高强度信号（箭头 1）。

组织和椎间盘在 T1 加权像上表现为低强度或等强度信号。在 T1 加权像上加用钆造影剂，可用于区分瘢痕组织和椎间盘组织。瘢痕组织血管化明显，因此可转变为高强度信号影像，而椎间盘无血管，仍表现为低强度信号影像。瘢痕组织和椎间盘的对比可通过应用离子而不是非离子造影剂而呈现。

一些研究表明，术后早期即刻行 MRI 扫描所示持续性异常，与患者症状并不相关。这些异常被认为是血肿、正常修复期的不成熟瘢痕组织或者肉芽组织。因此，除非临床发现强烈提示新出现的或反复出现的病理证据，如反复的椎间盘突出或感染，应避免在术后 3 个月内行 MRI 检查。

手术植入的金属内植物导致人为的空隙形成，使周围组织模糊。一般地，不锈钢金属内植物会产生比钛金属内植物更大的人工效应。无脂肪浸润的快速旋转-回声（fast spin-echo）序列的应用，可减小因金属植入物产生的人工效应影响。

MRI 在肿瘤和感染中的应用

对比增强型 MRI 是研究脊髓、硬膜内-髓外区以及硬膜外肿瘤的选择之一。然而，骨转移肿瘤常规通过非增强型 MRI 进行评估。在尝试探测骨髓损害时，应该应用脂肪信号抑制序列。在脊柱肿瘤中，核磁是一项重要的影像学材料，用以确定病变的位置和范围。脊柱肿瘤的位置为可能的诊断提供了重要的线索。例如，淋巴瘤和浆细胞瘤经常出现在椎体中；骨软骨瘤经常累及后部结构；软骨瘤特异性地位于骶骨或上颈椎。MRI 也可以揭示周围软组织和神经系统的累及程度。它能区分硬膜内和硬膜外受累情况，这在 CT 扫描上很难分辨。

MRI 是诊断间盘炎、脊椎骨髓炎和硬膜外脓肿的选择之一。虽然这些病变可反映在 X 线平片上，但它们均出现在疾病过程的晚期。骨扫描可显示局部活性增加，但不能区分退变、感染还是肿瘤。患有间盘炎的患者中，MRI 在 T2 加权像上表现为椎间盘区域内伴随终板水肿而出现的信号强度增加。在脊椎骨髓炎中，伴随终板的破坏和脊柱旁软组织炎症，T2 加权像上椎间盘和椎体表现出增加的信号强度。硬膜外脓肿伴脊椎骨髓炎，在 T1 加权像钆增强 MRI 上显示最好，表现为椎管内一圈增强的损伤（图 4）。以下发现在脊柱感染中具有高度敏感性：脊柱旁或硬膜外炎症、椎间盘被造影剂增强、椎间盘信号强度在 T2 加权像上增强、椎体终板受侵。通常情况，MRI 发现晚于临床进展。应当注意，非化脓性骨髓炎，如骨结核和布氏杆菌感染，经常不侵及椎间盘，MRI 表现为跳跃性损伤。

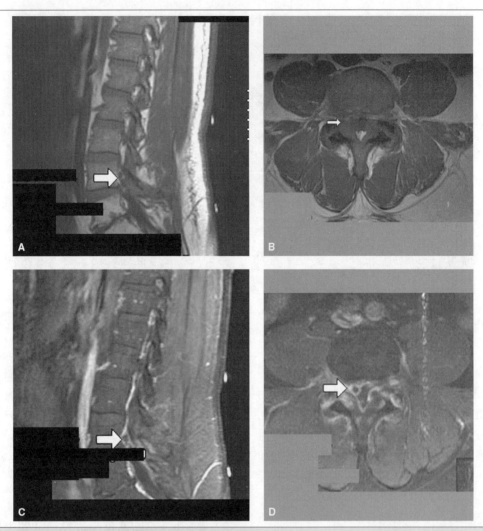

图4　腰椎钆增强前和增强后 T1 加权像图像。矢状位（A）与轴位（B）T1 加权像核磁扫描影像显示 L4 椎体后等强度同质肿物，提示硬膜外脓肿。**C**，L4 椎体后侧隐窝内损伤处（箭头）的环状增强，是硬膜外脓肿在矢状位 T1 加权像钆增强影像中的典型表现。**D**，轴位损伤处环状增强（箭头）。

小　结

　　许多影像学方法在评估脊柱疾病方面十分有效，每一种在患者病情检查中都扮演特定的角色，并在临床评价中拥有暂时特殊的地位。每种检查都应被用于证实自患者病史及体格检查而来的临床印象。从自然老化的过程中分辨出具有临床意义的发现是非常必要的。要留意无症状个体中异常发现的发生率。单独使用影像学得出的结果不应用于决定治疗方法。

　　科学技术、影像分辨力、扫描速度以及患者意识的进步，使得先进的影像学技术在脊柱诊治，包括脊柱创伤和脊柱手术方面的用途越来越大。在评价每一方法的临床应用和费用-效益比率的基础上，影像学在评估和治疗脊柱疾病方面会扮演越来越重要的角色。

注释文献

Plain Radiography

　　Blackmore CC: Evidence-based imaging evaluation of the cervical spine in trauma. *Neuroimaging Clin North Am* 2003; 13: 283-291.

　　这篇文献讨论了创伤患者颈椎影像学的证据支持。讨论的重点是哪些患者应该做颈椎影像，以及应该使用的影像学模式。文献对于诊断结果、临床判定原则及成本效果的证据进行了总结。

Mehta JS，Reed MR，McVie JL，Sanderson PL：Weightbearing radiographs in thoracolumbar fractures：Do they influence management? *Spine* 2004；29：564-567.

根据现有标准进行保守治疗的 T11-L2 骨折患者 28 例，拍摄俯卧位及站立位 X 线平片。分析站立位 X 线平片后，7 例患者进行了手术治疗。

Schwab FJ，Smith VA，Bisemi M，Gamez L，Farcy JC，Pagali M：Adult scoliosis：A quantitative radiographic and clinical analysis. *Spine* 2002；27：387-392.

本篇文献将 95 例成年的青少年脊柱侧凸患者和退变性侧凸患者的全脊柱 X 线平片测量结果与 VAS 疼痛评分进行相关性分析。在所有测量结果中，脊柱侧方滑移、L3-L4 终板倾斜角度、腰椎前凸和胸腰段后凸与疼痛评分显著性相关。

Computed Tomography

Griffen MM，Frykberg ER，Kerwin AJ，et al：Radiographic clearance of blunt cervical spine injury：Plain radiograph or computed tomography scan? *J Trauma* 2003；55：222-227.

本研究涉及 1999 例可能有颈椎损伤的钝性损伤患者，同时拍摄 X 线平片和 CT。9.5％的患者发现有颈椎损伤，其中 3.2％的患者 X 线平片为阴性结果而 CT 为阳性发现。其他损伤患者在 X 线平片及 CT 中均显示阳性结果。作者得出结论，对于钝性损伤患者颈椎损伤的评价，CT 可以取代 X 线平片。

Learch TJ，Massie JB，Pathria MN，Ahlgren BA，Garfin SR：Assessment of pedicle screw placement utilizing conventional radiography and computed tomography：A proposed systematic approach to improve accuracy of interpretation. *Spine* 2004；29：767-773.

在 3 具脊柱尸体试验中进行 L1-L5 的双侧置钉。随机选取 7 颗螺钉有意偏离置钉方向，其余为正确置钉方向。与解剖结果相比，X 线平片识别螺钉是否在椎弓根内的准确率为 63％，CT 的准确率为 87％。本研究整理出一套系统方法进行影像学阐述。

Roberts CC，McDaniel NT，Krupinski EA，Erly WK：Oblique reformation in cervical spine computed tomography：A new look at an old friend. *Spine* 2003；28：167-170.

将 19 例神经根管狭窄患者的颈椎 CT 影像重新整理为斜位像，其平面垂直于左右神经根管的长轴。结果显示，通过重新整理的斜位像进行判定时，7 位独立观察者对于狭窄程度判定的一致性和信心评定显著性高于普通 CT 影像。

Magnetic Resonance Imaging

Borenstein DG，O'Mara JW Jr，Boden SD，et al：The value of magnetic resonance imaging of the lumbar spine to predict low-back pain in asymptomatic subjects：A seven-year follow-up study. *J Bone Joint Surg Am* 2001；83-A：1306-1311.

随访 76 名无临床症状无腰痛病史的个体，早年的 MRI 扫描结果（7 年前）不能预测其腰痛的发生和发展。

Flynn J，Closkey R，Mahboubi S，Dormans J：Role of magnetic resonance imaging in the assessment of pediatric cervical spine injuries. *J Pediatr Orthop* 2002；22：573-577.

作者研究了 237 名序列患儿，其中 74 名进行 MRI 检查。MRI 入选标准为：（1）反应迟缓或无语言能力的患儿，怀疑有颈椎损伤；（2）X 线平片结果不确定；（3）有神经症状但 X 线平片没有阳性发现；（4）3 天仍不能除外颈椎损伤。MRI 确认了 66％患儿的 X 线平片诊断，但更改了 34％患儿的 X 线平片诊断。对于潜在的颈椎损伤，MRI 是一种有效的评价方式，尤其是对于反应迟缓的、X 线平片结果不确定的患儿。

Frank JB，Lim CK，Flynn JM，Dormans JP：The efficacy of magnetic resonance imaging in pediatric cervical spine clearance. *Spine* 2002；27：1176-1179.

对MRI诊疗程序实施前后的患者进行评价，即对于颈部损伤，且72小时不能除外颈椎损伤者进行颈椎MRI检查的诊疗程序。此诊疗程序可减少确诊颈椎损伤的时间、重症监护病房的住院时间、总住院时间和总费用。作者总结，对于怀疑有颈椎损伤、反应迟缓、插管的创伤患儿，此MRI除外检查有效并且节约成本。

Horn EM，Lekovic GP，Feiz-Erfan I，Sonntag VK，Theodore N：Cervical magnetic resonance imaging abnormalities not predictive of cervical spine instability in traumatically injured patients. *J Neurosurg Spine* 2004；1：39-42.

本回顾性研究选取6 328例创伤科收治的患者。在166例CT扫描和X线平片结果正常的患者中，70例MRI检查显示异常发现。然而这些患者的MRI结果与真正的颈椎不稳定相关性差。作者得出结论，如果CT和X线平片显示没有骨折或不稳定，MRI并不能协助诊断颈椎不稳定，可能导致不必要的检查。

Ledermann HP，Schweitzer ME，Morrison WB，Carrino JA：MR Imaging findings in spinal infections：Rules or myths. *Radiology* 2003；228：506-514.

46例脊柱感染患者进行MRI增强扫描。敏感度优良至优秀（84.1%～97.7%）的标准包括：椎旁或硬膜外感染，间盘信号增强，在T2加权像上间盘信号强度高于或等于液体强度，以及病变侵蚀或破坏至少一个椎体终板。敏感度低（29.5%～52.3%）的标准包括：椎间盘高度降低和T1加权像上间盘低信号。

Morio Y，Teshima R，Nagashima H，Nawata K，Yamasaki D，Nanjo Y：Correlation between operative outcomes of cervical compression myelopathy and MRI of the spinal cord. *Spine* 2001；26：1238-1245.

本研究回顾性对比分析了颈脊髓受压患者的MRI影像和手术治疗效果。T1加权像上低信号强度的改变预示预后效果差。作者推测，T2加权像上高信号强度的改变涵盖宽泛的脊髓受压病变，反映多种不同程度的脊髓恢复能力。

Saifuddin A，Green R，White J：Magnetic resonance imaging of the cervical ligaments in the absence of trauma. *Spine* 2003；28：1686-1692.

本文研究了20例颈间盘退变患者的MRI矢状位影像。在T1加权像上，可见74%～79%的前纵韧带、36%～74%的后纵韧带、63%～-65%的黄韧带和35%～60%的齿突尖韧带。作者得出结论，在T1加权像上"黑带"的不连续不能作为韧带断裂的可靠的单独征象，因为脊髓韧带通常也不可见。

Willen J，Danielson B：The diagnostic effect from axial loading of the lumbar spine during computed tomography and magnetic resonance imaging in patients with degenerative disorders. *Spine* 2001；26：2607-2614.

本研究中，50例患者进行脊髓的CT检查，122例患者进行脊髓的MRI检查，均包括普通放松模式和轴向加压模式。29%的患者在进行轴向加压模式检查时，产生新的有价值的信息，其中69%的患者产生神经源性间歇性跛行。作者得出结论，与传统的影像学检查相比，轴向加压模式下的影像学检查通常可以获取更多的有价值的信息，尤其是对于有神经源性间歇性跛行的患者。

经典文献

Blackmore CC, Ramsey SD, Mann FA, Deyo RA: Cervical spine screening with CT in trauma patients: A cost-effectiveness analysis. *Radiology* 1999;212:117-125.

Boden SD, Davis DO, Dina TS, Patronas NJ, Wiesel SW: Abnormal magnetic resonance scans of the lumbar spine in asymptomatic subjects: A prospective investigation. *J Bone Joint Surg* 1990;72:403-408.

Friedenberg ZB, Miller WT: Degenerative disc disease of the cervical spine: A comparative study of asymptomatic and symptomatic patients. *J Bone Joint Surg* 1963; 45:1171-1178.

Gehweiler JA Jr, Daffner RH: Low back pain: The controversy of radiologic evaluation. *AJR Am J Roentgenol* 1983;140:109-112.

Hayes MA, Howard TC, Gruel CR, et al: Roentgenographic evaluation of lumbar spine flexion-extension in asymptomatic individuals. *Spine* 1989;14:327-331.

Jackson RP, Cain JE Jr, Jacobs RR, et al: The neuroradiographic diagnosis of lumbar herniated nucleus pulposus: II. A comparison of computed tomography (CT), myelography, CT-myelography, and magnetic resonance imaging. *Spine* 1989;14:1362-1367.

Ross JS, Masaryk TJ, Schrader M, Gentili A, Bohlman H, Modic MT: MR imaging of the postoperative lumbar spine: Assessment with gadopentetate dimeglumine. *AJNR Am J Neuroradiol* 1990;11:771-776.

Schaefer DM, Flanders AE, Osterholm JL, Northrup BE: Prognostic significance of magnetic resonance imaging in the acute phase cervical spine injury. *J Neurosurg* 1992;76:218-223.

Shafaie FF, Wippold FJ II, Gado M, Pilgram TK, Riew KD: Comparison of computed tomography myelography and magnetic resonance imaging in the evaluation of cervical spondylotic myelopathy and radiculopathy. *Spine* 1999;24:1781-1785.

Wiesel SW, Tsourmas N, Feffer HL, et al: A study of computer assisted tomography: I. The incidence of positive CAT scans in an asymptomatic group of patients. *Spine* 1984;9:549-551.

（党　礌　译）

第7章 介入性诊断影像

George E. Charuk. DO

引 言

几乎每个人都要在有生之年经历腰背痛。大多数患者在 3～4 周的时间内自我康复。然而大约有 10％的患者保守治疗难以收效。在处理腰背痛的众多困难当中最困难就是下一个合适的诊断。诸如像腰椎间盘突出这类腰背部疾病在诊断时常有种趋势，同其以前已经存在的疾病名称重叠，如机械性下腰痛、脊柱退变，并且缺乏规定性。6 周之内的非特异性腰痛或者更短时间的腰痛会有一个较好的自然预后。在头 6 周之内行介入治疗的原因是为了缩短功能障碍的时间。

疼痛的定义

轴性疼痛主要指位于中轴骨的疼痛。轴性痛可有或无躯体牵涉痛。躯体疼痛是指躯体因一个或更多的骨骼肌肉组成部分受到有害刺激而产生的疼痛。躯体疼痛的特点是疼痛位置深在、弥散、疼痛确实、定位困难。躯体牵涉痛通常表现为疼痛范围大，有固定区域，但边界不清。牵涉痛则是指感知到身体一个部位的疼痛是通过神经共干部分的另一支神经支配区的伤害传递而来的疼痛。在下肢的任何部分都可能发生牵涉痛，近端比远端多见。相反，放射痛是由脊神经或神经根受激惹的结果。放射痛的特点是枪击样、窄带状疼痛，但没有皮肤改变。椎间盘突出症最常引起放射痛。大多数腰背部疼痛为轴性疼痛，其中大概有 12％的患者有根性痛的特点。

健康神经根受压并不引发根性痛。压迫只会引起感觉异常，然后是麻木。腰椎根性疼痛可能是由先前受炎症影响的神经根受到牵拉引起的。

炎症的出现构成根性疼痛的病理基础。已经发现多种刺激腰椎神经根的炎性介质，包括能够引起背侧神经节神经元自发活动的磷酸酯酶 A_2。这种刺激过程很可能就是根性痛的发生机制。

在一项患者对类固醇药物反应性的研究中，根

性痛的时程作为手术疗效的预测指标。研究发现如果在症状侧神经注射类固醇药物并暂时止痛，无论患者的疼痛时程有多长（1 年或更少），这些患者都比那些没有用药的患者手术疗效好。其他证据显示硬膜外注射类固醇比安慰剂、单纯使用局麻药或卧床休息对治疗神经根激惹或炎症更有效。研究还发现急性疼痛患者比慢性疼痛患者的治疗效果好。那些治疗效果好的患者中有 90％都在 6 天之内接受过注射。

疗效的机制

尽管人们发现类固醇药物有效，但此药物作用的机制尚不明确。关于硬膜外注射最好的给药途径、类固醇药物的剂量、注射次数仍存争论。已提出的理论包括抗炎反应（磷酸酯酶 A_2 活性阻滞）、神经外膜稳定效应、周围感受器 C-纤维输入的调整和神经肽物质的抑制。

荧光屏检查可得到视觉的反馈，并且确保能将药物置于目标位置。荧光屏检查可使用较小直径的针来减少组织损伤和误致血管内或鞘内给药。

硬膜外注射可以用来治疗根性疼痛，可单纯注射类固醇或含类固醇的溶液。在硬膜外间隙注射长效类固醇可使药物在受累区域停留更长时间。预期的效果为炎症减轻和疼痛控制得到改善。自 1952 年开始就已经在腰骶部放射痛患者身上使用硬膜外类固醇。对于硬膜外注射类固醇的方法一开始就有人反对。在 1995 年，有人对这种注射方法的合理性和有效性提出了质疑。因为类固醇是抗炎物质，并且对坐骨神经痛有效，所以类固醇的作用是否与减少神经根炎症反应有关仍是一个疑问（图 1）。

脊柱成像

脊柱成像的进展使得脊柱解剖形态和相关的疾病过程可以得到更好地显示。更加清晰的影像使得急性椎间盘突出、神经根管狭窄、中央管狭窄和小关节病的治疗得到改善。因为技术进步（例如软组

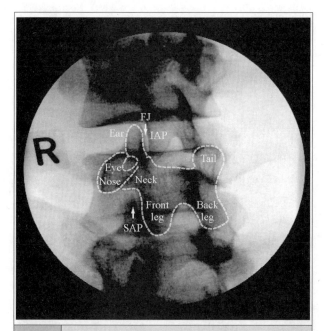

图1　腰椎的右前斜位。画线部分类似苏格兰犬形状（狗项圈征）。SAP = 左上关节突，IAP = 左下关节突，FJ = 关节突关节，Nose = 左侧横突，Eye = 左侧椎弓根，Ear = 左上关节突，Front Leg = 左下关节突，Neck = 左侧峡部，Tail = 右侧横突，Back leg = 右下关节突和右上关节突的重叠影像。

织对比的应用），MRI 可以用来辨别更多的解剖和病理发现；但是这些发现并不总是与患者的临床症状、体征相吻合。已有多篇文献报道很多没有症状的患者从片子上发现有很明显的椎间盘疾患。

MRI 可以为椎间盘的退变性改变提供信息。T1 加权像有助于探测脂肪组织并与硬膜外和脊髓病变提供天然对比。在 T1 加权像上，脂肪表现为亮色而液体表现为暗色。在 T2 加权像上，液体表现为亮色，髓核和纤维环的内层为亮色的高信号强度影。相反，正常纤维环的外层呈暗色的低信号影。观察一个退变的椎间盘可以发现其髓核和纤维环的组织混乱。髓核和纤维环完整性的缺失在 T2 加权像上表现为信号强度减低。椎间盘维持轻微减少的高度，随着退变的进展，髓核被纤维组织代替，导致信号强度降低。

除了椎间盘的碎裂外，T2 加权像可以显示高信号区和 Modic 改变。高信号区是指非椎间盘周围纤维环区域的高信号区域。这些区域位于前方多于后方。1992 年的一项研究表明，椎间盘造影显示纤维环撕裂与 85％的疼痛再现有关。Modic 改变则

是与退变性椎间盘病变相关的椎体骨髓终板表现。

纤维环裂隙是纤维环纤维的局灶性破坏。已经介绍有三种形式的裂隙：向心型、横行和放射型。靠近髓核的纤维环裂隙可能导致髓核脱水、信号减低。

历史上对于椎间盘病变的放射学命名比较混乱。北美脊柱协会、美国脊柱放射协会和美国神经放射协会在 2001 年规范统一了椎间盘疾病的放射学描述方法。将局限、圆形、弥散、对称地扩大并超过邻近椎体终板的椎间盘定义为椎间盘膨出。局灶性膨出是指椎间盘膨出涉及椎间盘环小于 25％，宽基底型涉及 25％～50％，而对称突出椎间盘涉及 50％～100％。椎间盘突出是指椎间盘超过邻近椎体的边缘。椎间盘的后缘在后前位上要更大一些。椎间盘脱出则是指椎间盘前后缘的距离比到椎体后缘的距离要大很多。当脱落移位的椎间盘组织与原椎间盘分离开时即出现游离椎间盘突出。

在 2001 年的一项研究中，67 位无症状也无腰背痛病史的患者行腰椎 MRI 检查。这些患者中 31％有明显的椎间盘或脊髓异常。对这 67 位患者进行有关问卷调查，内容包括过去 7 年来下腰痛的进展和病程情况，并对其中 31 位患者复查 MRI。MRI 复查发现有很高的椎间盘膨出、突出、退变和椎管狭窄概率。尽管出现了椎间盘退变或突出，但是并不能预测下腰痛的进展。

近期另一项研究评估了 148 名无下腰痛的患者并对其进行了人口统计学、发病率、功能状态和生活质量调查。其中 69 例（占 46％）从没有腰背痛的经历。腰椎 MRI 检查发现其中 83％的患者有一个或多个间盘中度到重度脱水，32％的患者至少有一个椎间盘突出，6％的患者有一个或多个椎间盘脱出。我们由此可以推断，MRI 结果的异常并不总与患者的症状相一致。

腰痛的病因和治疗

关于腰骶椎间盘突出合并神经根症状已有多种不同的理论假设。这些理论包括腰椎间盘突出块的再吸收；无症状腰椎间盘病理学，包括椎间盘突出；椎间盘突出的下腰痛和/或下肢根性痛的炎症学说。炎症反应对于导致症状的出现可能是非常必要的，即使是在机械压迫过程中。

在症状性椎间盘突出的邻近区已经发现有高水

平的磷脂酶 A_2 表达。磷脂酶 A_2 可以通过释放花生四烯酸来加速炎症反应过程，这个过程可以导致白三烯、血小板活化因子和前列腺素的趋化和非细胞介导反应。这个炎症反应过程可能导致腰背痛和放射痛，甚至是在没有任何间盘组织伸入椎管内的情况下发生。硬膜外的炎症物质也可能直接或者间接地导致血管内皮通透性的增高。对于产生疼痛的神经炎症理论认为，在受到有害的机械性压迫刺激后，像 P 物质这类神经肽就从背侧神经节内激活和释放。

诊断性和治疗性脊柱注射将会在第 16 章内详细讨论。

硬膜外类固醇注射法

硬膜外注射类固醇通过不同的注射途径具有不同的疗效。尽管医生不能控制药物的播散，但是某些技术能够使类固醇溶液在前方要比后方分布得更多一些。

有关硬膜外注射的一个困难就是注射管道的连续放置。在一个经典的双盲研究中，有 25% 的患者硬膜外针的放置是不正确的，原因是在椎管内位置过浅。而荧光屏检查的使用则增加了注射的成功率。早期的硬膜外注射是经骶骨裂隙的马尾入路。这个需要 10 ml 或者更多的注射液体来保证达到目标神经根（图 2）。马尾入路的优点是注射简单，硬膜穿刺的风险小。

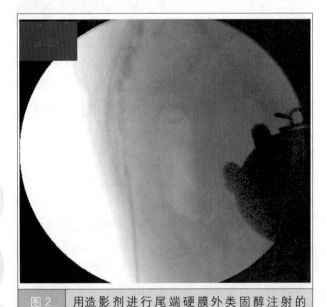

图2　用造影剂进行尾端硬膜外类固醇注射的影像。

椎板间类固醇注射法

椎板间硬膜外注射能将药物注射到后方硬膜外间隙。椎板间注射是在相邻椎体间插入一根 Tuohy 硬膜外针。一旦穿过黄韧带，即会感到玻璃注射器上阻力消失。在荧光屏下用非离子造影剂进行定位时甚至可以看到造影剂弥散到硬膜外间隙。一旦定位明确，就可以注射类固醇或类固醇溶液。注射后药物会受到最小的阻力，但可能会受到硬膜外韧带和瘢痕的影响。硬膜外穿刺注射类固醇如果位置不佳，没有注射到神经根激惹的集中点上的话，治疗效果就会大打折扣（图 3）。

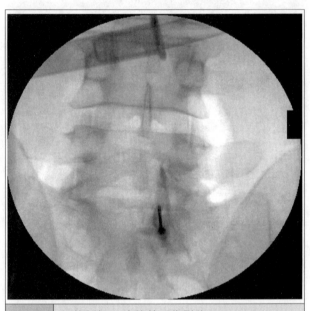

图3　经椎板间入路的前后位影像。

椎板间硬膜外注射类固醇可以通过在相同或邻近节段注射或通过导管达到目标位置来获得病变部位的药物局部扩散。人们发现在高位颈椎病变部位使用导管是很有用的，因为那个位置的硬膜外间隙较小。

一项 2001 年的研究对 160 位单侧坐骨神经疼痛 1 个月和 6 个月的患者进行了随机双盲注射甲泼尼龙-丁哌卡因混合物或生理盐水。一年内定期随访的结果显示，接受类固醇注射治疗的患者在 2 个星期后就有下肢痛、直腿抬高试验、腰椎活动度和患者满意度的明显改善。但是在一年以后这些疗效都消失了。

经椎间孔类固醇注射法

理想的经椎间孔类固醇注射点在斜位片上位于椎间孔腰部上关节突的后内侧（图4）。穿刺针应该位于"安全三角"内，其基底为椎弓根的下缘、内边为脊神经的输出部、外边为椎体的外缘。

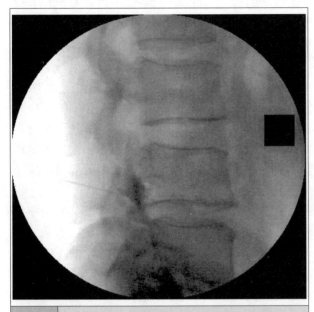

| 图4 | 侧位像显示造影剂位于腰椎硬膜外间隙。 |

荧光屏检查在可视下置针。2000年一项对荧光屏检查指引下经椎间孔腰椎硬膜外类固醇注射并发症的研究中对207位患者进行了322次注射。一次注射的并发症包括：10例暂时性非体位性头痛但在24小时内缓解（3.1%），8例腰背痛加重（2.4%），4例面部潮红（1.2%），1例发生血管迷走反应（0.3%），1例胰岛素依赖型糖尿病患者血糖升高（258 mg/dl）（0.3%），1例术中高血压（0.3%）。没有二次穿刺的患者。

选择性神经根阻滞

选择性神经根阻滞（selective nerve root block，SNRB）有诊断和治疗双重价值。它是将麻醉药物和（或）皮质醇送至神经硬脊膜的外层。SNRB对有放射痛症状、神经系统查体不明确、影像学检查没有特异性发现的患者来说是很有帮助的。和硬膜外注射类固醇相比，SNRB可以将低剂量高浓度的药物送到受累神经根鞘上。SNRB应该能够引出神经根分布区的放射痛。如果产生的疼痛与患者的典型症状不相符，那么就应该把针移到别的节段以此来引出放射痛。

有研究表明在患者有症状侧神经根注射类固醇能够使得疼痛暂时得到缓解，并且经过注射治疗的患者的术后疗效都很好。研究同时显示，对于那些疼痛时间不到一年的患者来说，手术有明显疗效的占89%。对于那些疼痛时间超过一年但对类固醇注射反应良好的患者来说，手术疗效略有下降，为85%。而对于那些疼痛时间超过一年并且对类固醇治疗反应差的患者来说，手术的效果就比较差。所以说SNRB对于某些患者来说，既有治疗作用又能预测手术治疗的效果。

2000年的一项研究比较了由椎间盘突出（中央型）和椎间孔型椎管狭窄（由脊髓MRI或CT确认）导致的腰椎退变性放射痛的非手术治疗效果。患者被随机分为两组接受SRNB，一组单独注射丁哌卡因，另一组注射丁哌卡因＋倍他米松。在随后的13~28个月的随访中，28名注射丁哌卡因＋倍他米松患者中的20名选择了不做手术，27名单独注射丁哌卡因的患者中的9名选择了不做手术。

椎间盘造影

历史上，机械理论认为突出的髓核会在后外侧突出并直接压迫神经根。有关脊痛的新观点则超越了简单的机械理论解释。现在人们关注的焦点为髓核内炎症介质和环形伤害感受器的低压力（化学性）反应。

对于椎间盘造影的使用，北美脊柱协会的意见书上写道："椎间盘造影应该用于持续脊痛患者的评估，伴或不伴有肢体放射痛，病程超过4个月，且所有合适的保守治疗无效。"在行椎间盘造影之前，患者应该已经接受过其他的检查，而这些检查都无法找到疼痛的来源。这些检查手段应该包括但是不应限于CT、MRI和（或）脊髓造影。在这种情况下，椎间盘造影尤其是在CT引导下的造影，可能是唯一能够提供诊断的检查方法。此法能够对椎间盘内部解剖结构进行准确显示，对椎间盘亚结构的完整性进行确认。对椎间盘解剖结构情况的观察可以由重要的疼痛生理性诱导来补充。疼痛的生理性诱导是否与临床表现类似或相一致要由患者来辨别。由于研究包含了多个水平，患者可以控制疼痛反应可靠性的评估。

椎间盘造影同样也适用于那些手术效果差的患者、可疑疼痛性假性骨关节病患者、有症状的椎间盘突出和反复椎间盘突出患者。

椎间盘造影是将造影剂注入椎间盘的髓核内。在这个过程中，检查者尝试着确定患者对疼痛的反应（激惹/痛觉消失）和确定 X 线和/或 CT 下椎间盘的形态。获得的信息应该包括注射的阻力、造影剂注入的量、染色的分布形态（弥漫、间盘裂隙的剖位、外流、突出、Schmorl 结节）和患者对疼痛的反应。

椎间盘造影的主要目的是用来判断椎间盘源性疼痛是不是患者腰痛的来源。椎间盘造影可以将患者的疼痛症状与影像检查联系起来。其次要目的是用来确定疼痛位于哪个节段。关键问题是，由椎间盘造影引发的疼痛是否与患者的疼痛相符合。

椎间盘造影的并发症包括椎间盘炎、脊髓源性头痛、脑膜炎、鞘内出血和蛛网膜炎，早先的研究显示 61 例患者中有 3 例出现椎间盘炎，发生率为 4.92%，回顾 15 项研究显示总的发生率为 0.25%。

关节突关节注射法

关节突关节疾患易被认为是导致腰痛的原因之一。关节突关节是一个滑膜关节。它使得脊柱能够屈、伸和旋转。有研究显示腰椎滑脱患者处于前凸姿势时，腰椎小关节呈负重位并且抵抗压力。仰伸位超过正常限制时会导致下方椎间关节滑过上方椎间关节并与椎板接触。当关节突关节负重过大时会牵拉甚至撕破关节囊。

关节突关节病通常是由排除法确诊。在小关节局部使用麻醉药物能够减轻疼痛说明小关节是功能障碍的源头。通常小关节病不止限于一个节段。间盘退变的串联反应经常导致多节段小关节受累。

在透视引导下，患者呈斜位，通过辨认上位椎体的下关节突和下位椎体的上关节突来辨认关节突关节。关节突关节注射常规使用 3.5 英寸脊椎穿刺针（22 号或 25 号），放置于 X 线束平面。目标区域为下关节突的下方。重新定位和调整进针的方向。当感觉关节穿刺到位后，注射 0.2 ml 造影剂以使关节囊显影。一旦透视确认，即注入1.0~1.5 ml 类固醇或类固醇溶液。

骶髂关节注射法

骶髂关节是由骶骨和髂骨组成的真性滑膜关节。骶髂关节疾患曾经被认为是最常见的引起坐骨神经痛的原因。骶髂关节不适通常被认为是妊娠期腰骶部疼痛的来源之一。骶髂关节疼痛症状经常发生于怀孕的第二个阶段。骶髂关节疼痛可能伴有放射痛症状。放射痛可能发生在腹股沟区、股后区或腹部。疼痛可能由负重过大的活动再次引发，比如长时间站立或行走、体位改变和没有支撑的坐立。

骶髂关节应力试验的诊断价值通过一项对 85 例患者的研究进行了评估。在此研究中使用了 12 项临床广泛应用的检查并与关节内麻醉注射进行对比。临床检查未能证明其诊断价值。人们发现早期骶髂关节炎是通过注射利多卡因和类固醇可以减轻疼痛来诊断的。

骶髂关节注射对患者来说既有诊断又有治疗价值，通过透视引导辨认骶髂关节，采取后下到前上入路插入 32 号、3.5 英寸脊椎穿刺针，进针至骶髂关节的后下面。当感觉穿刺针到位（有松软感觉）时，注入 0.2 ml 造影剂，以便使关节显影。这个过程可以单独注射麻醉药物（诊断目的）或者联合类固醇注射（治疗目的）（图 5）。

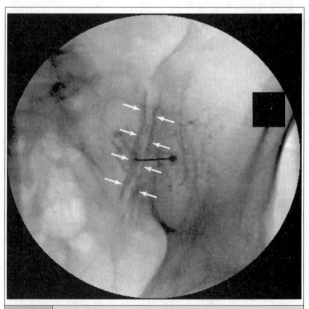

图5　用造影剂对骶髂关节进行造影。

当前的研究为调查骶髂关节痛患者稳定骨盆需要重建的腰骨盆肌。异常的肌肉重建可能导致骨盆倾斜，从而影响与骶骨相连接的不知名肌肉的位置。因此骶髂关节功能障碍患者的恢复应主要着眼于关节的位置；但是肌肉结构的支撑作用也同样需要考虑。

小 结

下腰痛的非手术治疗已经成为医疗保健制度和财政限制时代的重要议题。人口老龄化和人口快速增长使腰痛的患者数量增加。研究显示如果抗炎药物放置位置合适，疼痛就可被控制并且患者的功能也会得到改善。通过调节炎症和神经源性介质反应来改善患者的功能和需氧耐受力，重建较弱的肌肉支持结构，改善总体体型，使患者经受更少的痛苦，生活更轻松。

注释文献

脊柱成像

Borenstein D, O'Mara J, Boden S, et al: The value of magnetic resonance imaging of the lumbar spine to predict low back pain in asymptomatic subjects: A sevenyear follow-up study. *J Bone Joint Surg* 2001; 83: 1306-1311.

67 位无腰痛病史、无症状的患者进行腰椎 MRI 检查，未能预测下腰痛的进展，尽管这些患者中发现有椎间盘突出或椎间盘退变。

Fardon DF, Milette PC: Combined Task Forces of the North American Spine Society, American Society of Spine Radiology, and American Society of Neuroradiology: Nomenclature and classification of lumbar disc pathology: Recommendations of the Combined task Forces of the North American Spine Society, American Society of Spine Radiology, and American Society of Neuroradiology. *Spine* 2001; 26: E93-E113.

使用标准词汇对腰椎间盘病变进行命名和分类。这篇文章对解剖区域和椎间盘节段在临床医生中称谓的一致性进行了讨论。

Jarvik J, Hollingsworth W, Heagerty P, Maynor D, Deyo R: The Longitudinal Assessment of Imaging and Disability of the Back (LAID Back) Study. *Spine* 2001; 26: 1158-1166.

这项对 48 位无下腰痛患者的研究结果表明，MRI 的异常发现不总是与患者的症状相一致。

腰痛的病因和治疗

Botwin KP, Gruber R, Bouchlas CG, et al: Fluoroscopically guided lumbar transforaminal epidural steroid injections in degenerative lumbar stenosis: An outcome study. *Am J Phys Med Rehabil* 2002; 81: 898-905.

该研究包括了 34 名退变性腰椎管狭窄导致的单侧放射痛症状患者，这些患者经过如理疗、抗炎药物和镇痛药物等非手术治疗无效。这些患者在荧光屏引导下行腰椎经椎间孔硬膜外类固醇注射，剂量为信他米松 12 mg＋2 ml 1‰ 起维持作用的利多卡因，平均每位患者注射 1.9 次，1 年内随访发现 75％ 的患者长期疗效好，并且注射后的疼痛分数较注射前减少了 50％；64％ 的患者行走耐受力和 57％ 的患者站立耐受力得到改善。

Vad V, Bhat A, Lutz G, Cammisa F: Transforaminal epidural steroid injections in lumbosacral radiculopathy: A prospective randomized study. *Spine* 2002; 27: 11-16.

作者研究了 50 位激发于髓核突出的腰骶放射痛患者。将患者分成两组，一组经椎间孔硬膜外类固醇注射，另一组行疼痛触发点注射。失随访两人。25 例椎间孔硬膜外注射类固醇患者中，21 例（占 84％）症状得到改善；23 例触发点注射患者中 11 例（占 48％）症状得到改善。

椎间盘造影

Hungerford B, Gilleard W, Hodges D: Evidence of altered lumbopelvic muscle recruitment in the presence of sacroiliac joint pain. *Spine* 2003; 28: 1593-1600.

使用肌电图对骶髂关节疼痛患者和对照组肌肉活动的不同进行对比，腹内斜肌、多裂肌和臀大肌在收缩起始时有延迟，而骨二头肌收缩早。肌肉不平衡可能干扰到骨盆的力的传导。

Igarashi A，Kikuchi S，Konno S，Olmarker K：Inflammatory cytokines released from the facet joint tissue in degenerative lumbar spine disorders. *Spine* 2004；29：2091-2095.

40 名患者被用来研究退变性腰椎病变相关的疼痛是否是由化学因素导致的。关节软骨和滑膜组织在术中从椎间关节中剥离出来。结果显示腰椎管狭窄患者的椎间关节中炎性细胞因子的水平要比腰椎间盘突出患者的水平高。

Karppinen J，Malmivaara A，Kurunlahti M，et al：Periradicular infiltration for sciatica. *Spine* 2001；26：1059-1067.

经椎间孔硬膜外高浓度注射类固醇并且注射点位于受激惹的神经根附近。这项研究研究了 160 位有单侧症状的坐骨神经痛患者，病程持续 1～6 个月，且无手术史，这些患者用甲泼尼龙-丁哌卡因联合治疗或者用生理盐水做对照。注射类固醇组患者的腿痛症状改善情况在头两周比对照组好，但是在 6 个月时对照组患者腰腿痛更少。

经典文献

April CN, Bogduk N: High intensity zone: A diagnostic sign of painful lumbar disc on magnetic resonance imaging. *Br J Radiol* 1992;65:361-369.

Boden SD, McCowin PR, Davis DO, Dina TS, Mark AS, Wiesel S: Abnormal magnetic resonance scans of the lumbar spine in assymptomatic subjects: A prospective investigation. *J Bone Joint Surg Am* 1990;72:1178-1184.

Bogduk N: Spine update: Epidural steroids. *Spine* 1995; 20:845-848.

Boos N, Rieder R, Schede V, Spratt KF, Summer N, Aebi M: The diagnostic accuracy of magnetic resonance imaging, work perceptions, and psychological factors in identifying somatic disc herniations. *Spine* 1995;20:2613-2625.

Botwin KP, Gruber R, Bouchlas C, Torres-Ramos F, Freeman T, Slaten W: Complications of fluoroscopically guided transforaminal lumbar epidural injections. *Arch Phys Med Rehabil* 2000;81:1045-10.

Bush K, Hiller S: A controlled study of caudal epidural injections of triamcinolone plus procaine for the management of sciatica. *Spine* 1991;16:572-575.

Derby R, Bogduk N: Precision percutaneous blocking procedures for localizing spinal pain: Part 2. The lumbar neuroxial compartment. *Pain Digest* 1993;3:175-188.

Derby R, Kine G, Saal J, et al: Response to steroid and duration of radicular pain as predictors of surgical outcome. *Spine* 1992;17(suppl 6):S176-S183.

Dreyfuss P, Michael Sen M, Pauza K: The value of medical history and physical examination in diagnosing sacroiliac joint pain. *Spine* 1996;21:2594-2602.

Fraser RD, Osti OL, Vernon-Roberts B: Discitis after discography: The role of prophylactic antibiotics. *J Bone Joint Surg Br* 1990;72:271-274.

Guyar RD, Ohnmeiss DD: Lumbar discography. *Spine J* 2003;3(suppl 3):11S-27S.

Holt EP Jr: The question of lumbar discography. *J Bone Joint Surg Am* 1968;50:720-726.

Jensen MC, Brant-Zawadzki MN, Obuchowski N, Modic MT, Malkasian D, Ross JS: Magnetic resonance imaging of the lumbar spine in people without back pain. *N Engl J Med* 1994;331:69-73.

McCarron R, Wimpee M, Hudkins P, et al: The inflammatory effect of nucleus pulposus: A possible element in the pathogenesis of low back pain. *Spine* 1987;12:760-764.

Nachemson AL, Jonsson E: *Neck and Back Pain*. Philadelphia, PA, Lippincott, 2000.

North Am Spine Society: Position paper on discography: The executive committee of the NASS. *Spine* 1988;13:1343.

Riew D, Yin Y, Gilula L, et al: The effect of nerve root injections on the need for operative treatment of lumbar radicular pain. *J Bone Joint Surg Am* 2000;82-A:1589-1593.

Weinstein SM, Herring SA, Derby R: Contemporary concepts in spine care: Epidural steroid injections. *Spine* 1995;20:1842.

White AH: Injection techniques for the diagnosis and treatment of low back pain. *Orthop Clin North Am* 1983;14:553-567.

Yang KH, King AI: Mechanism of facet load transmission as a hypothesis for low back pain. *Spine* 1984;9:557-565.

（杨　欢　译）

第8章 临床神经生理学

Aleksandar Beric，MD，DSc

引 言

临床神经生理学是神经科学的一个分支。它与骨科，特别是与脊柱外科的联系历史悠久且不断发展。自20世纪50年代第一次应用肌电图（EMG）和开展神经传导（nerve conduction，NC）检查以来，这两种方法就一直用于帮助诊断脊柱疾患。体感诱发电位（somatosensory-evoked potentials，SSEPs）的出现是脊柱外科术中监测发展史上的一个里程碑。它最早是用于预防脊柱侧弯手术中神经系统并发症的。20世纪90年代早期，随着检查器械的便携化和检查费用的逐步降低，体感诱发电位这种既可用于诊断又可用于术中监测的检测手段在临床神经生理学领域、门急诊和手术室中获得了极大的应用。虽然人们对这种检查方法的适应证和局限性已有了更多的了解，但是对这种检查方法的误用或滥用却日渐增多。这一章将回顾分析目前临床上应用的各种神经生理学检查方法，并讨论这些方法的局限性。

肌电图和神经传导检查

虽然这一章中首先提到的是肌电图，但在临床应用中最常用到的却是神经传导检查。在进行针极肌电图检查之前需要了解周围神经功能是否正常。肌电图检查可以发现与脊柱疾患相关的大多数异常。然而，由于很多疾病都可以出现肌电图异常检查结果，所以诊断中需要与以下疾病相鉴别：神经丛病变、脊髓性肌萎缩和常见的腕管综合征。这些疾病可以表现为神经根病样的症状，也可以和神经根病合并出现。后者指的就是神经根和周围神经双卡压综合征，例如颈6神经根病合并腕管综合征就是属于双卡压综合征。由于上述这些鉴别诊断都有典型的神经传导速度异常，所以可以通过神经传导检查来除外或明确。

颈椎疾患引起的慢性神经根病行肌电图和神经传导检查有着非常重要的意义。如果神经根反复受到压迫或损伤就可以引起一系列的症状，这些症状具有重复发作和累积的特点。神经根轻微损伤或压迫引起的肌纤维失神经支配可由其旁边的正常神经纤维通过再生出芽长入其中而重新获得神经支配，所以通常无法检测出神经根轻微损伤或压迫导致的无力、感觉缺失和反射异常。临床查体通常也难以发现这些轻微的异常。神经再生长入的时间一般需要6~8周，6~8周之后原先的损伤就可完全恢复，并且不伴临床异常表现。在神经再生的过程中，运动单位也经历着重建的过程，这时行肌电图检查可以出现典型的大的神经源性波型。当神经受到再一次轻微损伤时，上述过程可重复进行，并有更多的神经再生，肌电图上出现更大的波型，但是数量减少。这个过程导致运动单位减少，剩下的运动单位支配的范围增大以接管那些失神经支配的运动单元。虽然肌肉活检可以发现典型的肌纤维改变，但是微创肌电图检查却可以发现潜在的神经肌肉改变。当上述过程反复发生到一定次数后，或首次损伤足够严重时，神经的再生长入无法再次进行。这样的结果是，如果神经再一次受损，即使比以前的损伤程度轻，也将出现与损伤程度不一致的临床异常表现，如无力等，并且这些异常是永久性的。这时保守治疗难以显效，需要手术治疗。

有些疾病初期阶段与上述疾病有类似的临床表现，但是可以采用非手术治疗。如果偶尔出现临床症状，且伴随的颈椎改变并没有产生什么后果，那么手术就应该推迟进行或取消。这些需要鉴别的疾病包括：肘部尺神经病变与慢性C8和（或）T1神经根病、Parsonage-Turner臂丛综合征（特发性臂丛神经病）与急性中段颈椎神经根病、单肢肌萎缩与慢性下颈椎神经根病、腕管综合征与C6神经根病。

肌电图和神经传导检查也大量应用于腰椎病的诊疗，但其结果显示作用有限。尽管如此，临床神经生理学检查还是被广泛地滥用了。脊柱外科医生并不根据肌电图和神经传导检查的结果来开展手术，相反，他们更多地是根据神经学和形态学检查结果来制订手术计划。肌电图和神经传导检查不应该作为急性神经根病患者的初步检查，除非患者的MRI检查结果和临床表现不一致或整个临床表现不典型。如果这些情况真的存在，那么肌电图和（或）神经传导检查将非常有助于确定一些特殊的疾病，如糖尿病性单支神经根病与间盘压迫性神经根病的鉴别。此外，感觉运动性多神经病也可以和脊柱疾病一同出现，这尤其多见于老年患者。多神经病既可以仅有轻微的症状，也可以和其他诸多症状混杂出现但以脊柱症状为主。进展中的潜在多神经病患者术后第一天出现双足麻木并不少见。如果不至于需要急诊再次手术或行急诊诊断性检查，那么这个症状就不是很重要。因此，有可能需要进行背部复杂手术的患者术前可以行肌电图和神经传导检查。

已有确凿的证据表明神经根病患者的感觉神经动作电位（SNAPs）是正常的。目前尚没有文献描述椎间孔以远的神经根受压后会引起神经中枢的损伤和功能障碍或使感觉神经动作电位的振幅降低。这种观念虽然有说服力，但在临床上却相当罕见，所以还不能成为主流观点。另一个类似的现象是腰椎脊旁肌失神经支配的中老年患者的肌电图表现为正尖波，而其肢体肌电图则表现为正常波形，这也被认为是正常的变异。然而实际上这种情况却经常被认为是异常的，并且被认为某一特定的神经根被累及到了。在参加无过失保险的患者或保守治疗的患者中，这种解释更是获得了广泛的接受，而在其他患者群体中则不采用这种解释。此外，仅通过脊旁肌肌电图检查能否对某一根受损的神经根进行确切的诊断还没有获得一致的意见。基于异常的检查结果必定对应着确切的诊断的观点，所以神经生理学家常将孤立的脊旁肌异常肌电图解释为腰骶不适。在解剖学认识上，脊神经后支损伤是可以导致这种情况的。但是，将脊旁肌的异常肌电图或肌电图的正常变异都解释为腰痛的原因则显得过于简单化了，且易于产生误导。这种错误的理解将导致毫无根据的手术。

胸腰段神经根病少见且诊断困难。目前胸椎脊旁肌和腹肌的肌电图检查已经取得了一定进展，能够确定任一节段脊神经的神经根病。但还需进一步研究胸椎和上腰椎椎弓根螺钉植入时的术中监测。

体感诱发电位

体感诱发电位（SSEPs）在诊断脊柱疾病方面作用有限。尽管具有无创的特点和具有评估任一脊髓节段的潜能，体感诱发电位仍被认为是缺乏敏感度和非特异性的检查。通过同步记录外周神经、脊髓或大脑皮质的反射信号可以改进体感诱发电位的非特异性，这在确定局部病变部位时尤为有效。

令人遗憾的是，目前还没有更好的方法来改进体感诱发电位敏感度的不足。腰部体感诱发电位的结果还只能在中重度神经根病患者身上观察出来，但是这些患者的临床表现也很明显。对于脊髓损伤患者，体感诱发电位并不能进一步完善通过彻底检查而获得的诊断。例外的是，对某些缓慢进展的慢性病，如腰椎管狭窄症，其感觉异常是逐渐累积的，临床表现并不是很明显，但是体感诱发电位检查却可以明确诊断或除外其他疾病。

尽管体感诱发电位的应用还有一定局限性，但这并不能掩盖其作为神经外科和骨科手术中最为重要的监测技术的地位。随着研究的深入和使用经验的积累，体感诱发电位检查已超越所有其他的术中监测技术。

术中监测

脊柱外科手术中常用到的两种监测方法是体感诱发电位和运动诱发电位（motor-evoked potentials，MEPs）。虽然传统的神经源性运动诱发电位（neurogenic MEPs，NMEPs）已经很少应有，但是它在椎弓根螺钉内固定手术中却显示出巨大的优越性。脊髓直接刺激和记录是体感诱发电位和运动诱发电位的特殊检查形式，主要用于脊髓肿瘤切除术中的监测。

术中体感诱发电位监测

体感诱发电位用于术中监测，特别是用于脊柱侧弯矫正术的监测已经有很久的历史。早在20世纪70年代末，人们对下肢体感诱发电位的研究就已经很深入了。术中监测的应用拓展了临床神经生理学基本原理的应用——如果可疑的神经损害位于某一神经通路上的刺激电极和记录电极之间，那么这个病损就可以被检查出来。因此，任何位于腕和大脑皮层之间或踝和大脑皮层之间的神经损害都可以通过正中神经或胫神经刺激被检查出来。当然，这么说也许过于简单化了。因为神经损伤或损害发生后直至能被检查出来的时间和敏感性，受到病变的范围和其内在的病理或病生理过程的影响。

随着对腓总神经刺激的理解和应用的不断深入，其优势也不断地显现出来。早期应用体感诱发电位检查时刺激部位选择在膝关节，但是很快就发现选择在踝关节刺激在技术上更为简单易行。在踝关节进行刺激时，下肢活动更少，获得的波形更大，其产生的大脑皮层反应更为可靠。此后，随着检查器械的改进和体感诱发电位相关知识的不断扩展，更多的周围神经被纳入到了该项检查中。这些神经包括尺神经、桡神经、隐神经、膝部的腓总神经和踝部的腓浅神经。

20世纪90年代，一种称之为皮区体感诱发电位的检查技术逐渐推广开来，它主要用于检测脊柱各节段中某一神经根有无功能障碍。正如前文所述，由于敏感性和特异性不够，体感诱发电位的应用受到了限制。然而，正是体感诱发电位的应用给术中监测技术带来了进一步发展的机会，它既可用于脊柱或其他骨科手术的术中监测，也可以用于检测脊柱的具体病变节段。虽然感觉神经与皮节存在对应关系，但是直接刺激神经获得的信号总是好于经皮刺激获得的信号。事实上，我们所选择的神经通常是具有特定皮节分布的感觉神经或混合神经，如腓浅神经对应L5皮节，隐神经对应L4皮节。由于皮层反应通常较弱且受麻醉的抑制，所以刺激强度的大小起着很重要的作用。通常认为，术中监测时体感诱发电位的刺激强度越大越好。刺激部位选在远端比近端更为可靠，因为在手或足部刺激时大脑皮层的反应信号比在肩或大腿刺激时更大、更密集。皮层神经元产生的电位越大，体感诱发电位的信号也越大。所以术中监测时选择在腕部刺激正中神经或尺神经，或在踝部刺激胫神经可以获得更可靠的结果不仅不令人奇怪，而且可以将假阳性结果降至最低。当然，这么解释也有过于简单化之虞，因为还有其他许多因素也起着重要的作用，如监测中选择的通路也会影响到监测结果。

儿童的皮层体感诱发电位很难记录，婴儿尤为如此，这是因为他们的大脑对麻醉药更为敏感。儿童和婴儿的脑电图波波幅大且易于波动，所以小的体感诱发电位波形就湮没于大的脑电波波形中（相对体感诱发电位记录信号来说，脑电图波属于生物

噪声）。胸腰段脊柱术中监测的一个比较可行的替代方法是同步记录颈脊髓传入感觉神经信号（颈椎体感诱发电位）。这些信号是由轴突产生的，所以受麻醉药物的影响较小，而感觉皮层是多突触组织，其产生的信号容易受到麻醉药物的影响。因为颈椎体感诱发电位不是由突触产生的，所以信号小得多，通常只有经胫神经刺激才能记录到。如果通过其他更小的神经刺激或经皮刺激，则不易记录到。因此，颈椎体感诱发电位监测在脊柱侧弯矫正术中很有帮助，而在腰椎内固定手术中帮助不大。成人脊柱记录电极与针形或经皮刺激电极间的距离大于儿童，这就导致颈椎体感诱发电位信号变小、难以重复和监测。值得注意的是，经上肢刺激后颈椎体感诱发电位（正中神经体感诱发电位）的信号具有轴突和背角突触所产生信号的共同特点，所以信号波形大且易于记录。对于颈椎和颅脑手术来说，颈椎体感诱发电位信号强弱代表着输入刺激的大小。如果反应信号是由手术节段以下部位产生的，那么监测就不可靠了，因为这与损伤部位应在刺激部位与反应部位之间这一基本原则不一致，并且并发症的风险也增大了。

脊柱侧弯手术最需要关注的是术后会否出现下肢无力。虽然体感诱发电位可以监测感觉传入通路，但却无法监测到仅有脊髓前动脉损伤而引起的灾难性截瘫。幸运的是，大多数脊柱侧弯过度矫正引起的脊髓缺血性病变通常只引起感觉系统某种程度的直接变化。在这种情况下，体感诱发电位的改变——即使是暂时的，也可以被监测到。对某些病例，矫正后20~30分钟内出现体感诱发电位的突然改变提示需要考虑矫正是否恰当，必要时需要立即进行术中唤醒试验。建议进行运动系统监测以避免出现假阴性结果。

运动诱发电位

运动诱发电位不如体感诱发电位那么容易记录。第一次在人体上进行经颅运动诱发电位检查出现在20世纪80年代，比第一次体感诱发电位检查晚约20年。运动诱发电位需要不同的刺激参数、记录技术和麻醉要求，其术中监测方法也完全不同于体感诱发电位。多年来运动诱发电位一直被认为是一种有高度风险的操作。美国食品药品管理局和伦理审查委员会也影响了该领域的进步，直到过去

两三年美国食品药品管理局才批准了 Digitimer 刺激仪在临床上的应用（英国赫特福德郡 Digitimer 公司生产），此后又陆续批准了 Axon Systems（Hauppauge，NY）和 Cadwell Laboratories（Kennewick，WA）的临床应用。现在，在同一个监测仪上就可同时记录体感诱发电位和运动诱发电位，无需额外的刺激仪和链接装置，也无需事先获得批准。

体感和运动诱发电位需要检查者拥有很好的经验，因此，不断地学习是做好运动诱发电位检查的内在要求。被检查肌群所对应的大脑皮层运动越激烈，就越容易获得可靠的反射信号。手内在肌刺激后的反应信号最容易获得，而腿部的反应信号相对来说则更难获取。然而，最密集的皮质脊髓纤维对应的肌肉是胫前肌和足部肌肉，这也是下肢最易获得反应信号的部位。胫前肌可以用于监测是因为足下垂是最易被监测到的下肢功能障碍。大约在 $97\%\sim98\%$ 的手术患者中，上肢运动诱发电位监测的可靠性接近于体感诱发电位（超过 90%），而下肢则低于 80%——即使对那些术前没有神经功能损害的患者也是如此。

有很多原因可以解释可靠性为什么会不一样。腿部运动皮层的解剖、皮质脊髓纤维的密度以及患者的年龄都起着一定的作用。相对于体感诱发电位来说，肌肉系统、髓鞘和突触组织的成熟度对运动诱发电位起着更为关键性的作用。1～2 岁儿童的下肢体感诱发电位很难被记录到，而 5～7 岁以下的患者术中监测的运动诱发电位通常不能可靠地被记录到。麻醉方法也是一个主要的影响因素，但是这个因素是可以控制的。运动诱发电位要求全静脉内麻醉以获得可靠的监测。当然也有例外，在吸入麻醉或联合麻醉下也可以进行持续运动诱发电位监测。然而，目前尚不能解释为什么在吸入麻醉或联合麻醉下只有大约 $25\%\sim30\%$ 的可靠性，而全静脉麻醉下却可以获得至少 80% 的可靠性。

下肢很难记录到经颅运动诱发电位，也无法进行节段性运动诱发电位监测（如将 L3 神经根与受损的 L5 神经根区分开来）。当然也有例外，在有些病人多节段运动诱发电位监测是比较可靠的，所以该检查并不作为常规检查。与下肢不一样的是，在颈椎手术中可以通过三角肌和肱二头肌来监测经颅运动诱发电位。

理论上，神经源性运动诱发电位和经颅运动诱发电位是完全不同的。曾有一段时间在脊柱侧弯矫正术中用神经源性运动诱发电位来代替经颅运动诱发电位。需要注意的是神经源性运动诱发电位并不是纯粹的或主要的与皮质脊髓束功能有关的运动反应。换句话说，神经源性运动诱发电位更像是体感诱发电位的另一种表现形式。传统上，神经源性运动诱发电位是常规体感诱发电位的附加检查。

节段性神经根-椎弓根螺钉刺激监测

随着椎弓根螺钉在腰椎内固定中的使用和脊柱侧弯手术中用螺钉取代钩棒系统，临床上需要寻找一种可靠的方法来监测椎弓根螺钉与邻近神经根的接近程度。影像学检查自然是必不可少的，但是独立的神经生理学检查也能很好地判断两者是否接触，并且也可以列入常规检查。和其他所有的监测技术一样，通过椎弓根螺钉刺激技术监测相邻神经根有无损伤并不是一个简单的操作。不同腹肌和脊旁肌所对应的胸部和上腰部的神经根的基本阈值反应在目前还没有获得一个可靠的结果。在未经严谨评估的情况下，L4、L5 和 S1 神经根的监测方法和标准就已经推广应用于其他各个节段的神经根监测了。这样可能会出现假阴性的结果，比如当螺钉已经穿透椎弓根皮质碰到神经根，但由于阈值太高而没有被监测到。假阴性也可出现在被监测的肌肉对可能已经被螺钉碰到的神经根的反应性不足时。这种情况多发生于多节肌，如腹肌。

有必要对假阴性和假阳性现象做进一步的解释。一般来说，除非信号的频率太快，否则人工操作术中监测时很少出现假阳性结果。偶尔出现的假阳性是一个很好的应急锻炼机会，准备好了的麻醉医师和手术医师要在紧急条件下立即行动起来。假阳性并不会给患者带来直接的伤害，但是有可能间接地增加患者的手术时间，或者使术者更改手术方式，甚至需要进行术中唤醒试验。如果假阳性很快就被发现了，它们也能让术者保持警惕，并为可能会出现的真的阳性结果做好准备。如果合理准确地应用椎弓根螺钉刺激技术，就不会出现假阳性结果。神经根受到刺激时可以监测到相应的复合肌肉动作电位。因此，假的低阈值就不能被监测到，从而避免出现假阳性（例如，监测提示螺钉已经靠近神经根了，但实际上并非如此）。有很多例子可以证明在日常术中监测实践中非常容易出现假阴性结果。例如，电极没有放置在正确的肌肉上，或者电极与肌纤维的距离不够近时（如存在表浅脂肪组织），就有可能出现假阴性结果。如果记录电极导电性不好（高阻抗）或刺激电极与刺激部位只有部分接触时也会出现假阴性结果。如果刺激部位超过目标螺钉时（如刺激连接棒和具有导电性的金属样结构），就会导致阈值升高。其结果是，刺激电流将高于阈值，而椎弓根螺钉可能已经非常接近神经根了。

另一个影响椎弓根螺钉刺激监测的重要因素是神经肌肉阻滞剂。如果将麻醉药物中的各个成分进行单独分析，就会发现如使用大剂量卤化吸入麻醉剂或氧化亚氮（超过 50％），血液中这些药物将会很快被清除掉，所以不会影响监测。只是这个结果过于简单化了，它是在小实验动物模型上获得的。事实上，儿童和有些成人的运动诱发电位和复合肌肉动作电位可能会被麻醉药物以一种不可预知的方式影响或被抑制的时间更长。因此，应用运动诱发电位监测时应该避免使用神经肌肉阻滞剂，或者在应用神经阻滞剂 45～60 分钟以后当这些药物被代谢后再进行椎弓根螺钉刺激检查。虽然有报道认为运动诱发电位、螺钉刺激或其他类似的监测方法在各种麻醉药物或联合麻醉下监测都是可靠的，但是为了尽可能避免或降低假阴性结果的发生，应该采用全静脉内麻醉和避免使用神经肌肉阻滞剂。

术中监测仪的发展趋势是提供一种设备使之能在椎弓根螺钉植入时可以自动进行检测而无需技师操作。但是仍需要一个助手帮助安放电极和连接刺激仪，并由手术医师来进行椎弓根螺钉刺激。这种新系统的唯一优点是可以通过计算机来计算阈值而不需要技师来手工计算。其不足之处是准备人员可能并不是完全合格的，并且术者必须完全信任计算机提供的结果。由于这种技术的质量控制过程更少，所以更加快捷。然而，问题的关键是这种新技术的可靠性如何。如果系统出现困难，将没有人可以进行检修。手术中需要的是训练有素的工作人员、可以用于所有手术监测的通用设备以及足够的专业监督。

注释文献

Jones SJ，Buonamassa S，Crockard HA：Two cases of quadriparesis following anterior cervical disectomy，with normal perioperative somatosensory evoked potentials. *J Neurol Neurosurg Psychiatry* 2003；74：273-276.

这篇文章讨论了直视下颈椎手术中体感诱发电位监测未发现医源性短暂性四肢瘫，这种情况很少见。除了发生率很低的假阴性监测结果之外，体感诱发电位监测也没有发现医源性损伤引起的短暂性中重度运动功能损害。颈前路手术中，运动诱发电位被认为可以替代体感诱发电位。当然，如果两种监测一起应用是最为理想的。

Legatt A：D：Current practice of motor evoked potential monitoring：Results of a survey. *J Clin Neurophysiol* 2002；19：454-460.

一项关于运动诱发电位监测的调查显示各个中心主要采用经颅短脉冲序列电刺激（TCES）和/或脊髓刺激来引出运动诱发电位，而没有采用经颅磁刺激和经颅单脉冲电刺激。大多数采用经颅电刺激的中心都有病例的除外标准，如人工耳蜗植入者、心脏起搏器植入者、既往开颅术或颅骨骨折者以及有癫痫病史患者都需除外。其不良反应包括少见的舌咬伤、癫痫发作和针形电极扎入处的轻微出血。大约 91.6％ 的患者适宜进行运动诱发电位监测，不适宜检查者主要是受技术所限。大约有 1.7％ 的患者因为已有神经功能障碍而不能进行运动诱发电位监测。几乎所有的中心同时进行运动诱发电位和体感诱发电位监测。在脊髓监测中同时应用两者可以获得最佳的监测效果。

Legatt AD，Emerson RG：Current practice of motor evoked potential monitoring：It's about time. *J Clin Neurophysiol* 2002；19：383-386.

这篇文章主要讨论了运动诱发电位监测及目前的应用。

经典文献

Ben-David B, Haller G, Taylor P: Anterior spinal fusion complicated by paraplegia: A case report of a false-negative somatosensory-evoked potential. *Spine* 1987; 12:536-539.

Beric A: Transcranial electrical and magnetic stimulation, in E Niedermeyer, Lopes da Silva F (eds): *Electroencephalography*. Baltimore, MD, Williams & Wilkins, 1999, pp 836-850.

Chiappa KH: *Evoked Potentials in Clinical Medicine,* ed 2. New York, NY, Raven Press, 1990.

Dawson EG, Sherman JE, Kanim L, et al: Spinal cord monitoring: Results of the Scoliosis Research Society and the European Spinal Deformity Society Survey. *Spine* 1991;16:S361-S364.

Dumitru D, Dreyfus P: Dermatomal/segmental somatosensory evoked potential evaluation of L5/S1 unilateral/unilevel radiculopathies. *Muscle Nerve* 1996; 19:442-449.

Dumitru D: *Electrodiagnostic Medicine*. Philadelphia, PA, Hanley & Belfus Medical Publishers, 1995.

Jones S: Somatosensory evoked potentials II: Clinical observations and applications, in Halliday AM (ed): *Evoked Potentials in Clinical Testing*, ed 2. London, England, Churchill Livingstone, 1992, p 421.

Jones SJ, Harrison R, Koh KF, Mendoza N, Crockard HA: Motor evoked potential monitoring during spinal surgery: Responses of distal limb muscles to transcranial cortical stimulation with pulse trains. *Electroencephalogr Clin Neurophysiol* 1996;100:375-383.

Kimura J: *Electrodiagnosis in Disease of Nerve and Muscle: Principles and Practice*, ed 2. Philadelphia, PA, FA Davis, 1989.

Kothbauer, KF, Deletis V, Epstein FJ: Motor-evoked potential monitoring for intramedullary spinal cord tumor surgery: Correlation or clinical and neurophysiological data in a series of 100 consecutive procedures. *Neurosurg Focus* 1998;4:1-17.

Nuwer MR, Dawson EG, Carlson LG, Kanim LE, Sherman JE: Somatosensory evoked potential spinal cord monitoring reduces neurologic deficits after scoliosis surgery: Results of a large multicenter survey. *Electroencephalogr Clin Neurophysiol* 1995;96:6-11.

Zornow MH, Grafe MR, Tybor C, Swenson MR: Preservation of evoked potentials in a case of anterior spinal artery syndrome. *Electroencephalogr Clin Neurophysiol* 1990;77:137-139.

（杨 辰 译）

第9章　脊柱疾病的鉴别诊断

Christopher G. Furey. MD

引 言

　　治疗脊柱病变患者需要先有系统合理的诊断。其关键是将主观情况和相关的客观影像检查相结合以达到正确的诊断。随着神经影像技术突飞猛进的进步，以及其使用上的方便，医生对患者进行评估的过程中有过分依赖影像的趋势。但是合理的诊断通常是建立在深入、全面的询问病史和仔细的查体相结合之上的。

病 史

　　疼痛的部位、病程、严重程度、起病情况和加重因素都有助于确定病因。对主诉颈或腰痛的患者都应该检查其上下肢疼痛、感觉异常或无力等情况。症状持续时间和进展也应该考虑。对之前治疗的反应如何？做的是保守治疗还是手术治疗？都是在对患者早期评估时经常忽视的问题。患者的年龄、工作和活动的程度都经常是与诊断相关的因素。相关的病史，尤其是非脊柱实质出现问题而导致疼痛或无力时，对建立正确的诊断格外重要。

体格检查

　　对所有患脊柱疾病且需要进行评估的患者作全面的查体是非常必要的。检查之前应该对患者进行全面的评估，注意其体质、活力程度和情绪。步态对每个患者来说是最容易、也是需要第一个检查的项目。对脊柱区域进行视诊包括脊柱的力线、畸形和手术瘢痕情况。对颈椎、胸椎和腰椎区域应该进行主被动活动检查。对肢体的检查应包括是否有畸形、关节活动度和肌肉是否对称。详细的神经查体应该包括四肢肌力、感觉和反射，其中反射包括了病理反射。直肠括约肌反射和会阴部感觉也应该检查，尤其是当患者神经障碍急性加重时。血管的检查应该包括脉搏以及皮肤温度、颜色、是否出现溃疡以及严重程度。重要的腹部检查包括腹部是否有肿物、脉动、淋巴结肿大、压痛和导致急性下腰痛的隐性原因。

腰 椎

急性腰痛

　　腰痛比较常见，在询医问药的人数上占第二位，仅次于上呼吸道感染。大约有80%的成年人都有急性下腰痛的经历。疼痛可能来源于脊柱任何一处肌肉骨骼组织。也可能产生于棘旁肌和肌腱、纵行韧带、椎间关节、骨、椎间盘和神经组织。疼痛的时间、严重程度和诱发因素都是判断疼痛来源的重要特点。

　　急性下腰痛最多见于软组织来源。由于过度使用或急性扭伤引起肌肉劳损或韧带拉伤，出现严重疼痛与活动受限。这些疼痛的发作，常常在特殊的活动之后而诱发。窦椎神经的分支支配后纵韧带和纤维环纤维；后纵韧带的急性牵拉或纤维环的撕裂经常会导致急性腰痛。患者可能会描述以前经常有急性腰痛发生，或者有慢性下腰痛病史。患者可能经历过单侧或双侧的臀肌牵涉痛；但是，沿臀下皮节分布区走行的真正的放射痛或者感觉异常不经常出现。急性椎间盘突出的患者可能表现的前驱症状为急性腰痛；但在几天之后即出现根性症状。大多数的机械性疼痛在腰部为弥散样疼痛伴有双侧腰肌痉挛。而当单个椎间关节出现炎症或损伤，就会表现为单侧局限的疼痛，我们称之为小关节综合征。如果椎间关节部位的单侧局限压痛，并且使患者的特殊症状再现，就可以确定这个特殊诊断。

　　有间断慢性腰痛病史的患者经常有脊柱强直加重的情况发生。下腰痛的加重可能与过度活动或微小损伤有关。并且真正的神经根病不常见于单侧机械性腰痛患者。对于低能量损伤患者，腰椎骨折不是急性腰痛的常见原因。相反的情况是，随着人口老龄化发展，椎体骨质疏松性压缩骨折越来越常见。这种骨折可能自发引起，也可能由小而轻微的创伤引起。如果老年人或有骨质疏松危险因素的患者突然出现严重的下腰痛，提示可能出现急性压缩性骨折。骨质疏松患者出现急性神经根病不很常见，因为骨块后退到椎管或神经管孔的情况很少发生。但如果之前就有椎管狭窄或脊柱畸形，那么急性压缩骨折可能加重狭窄和畸形并导致愈发严重的根性症状。

逐渐增大的病变，不管是感染性的还是肿瘤性的，都可以破坏、弱化骨质达到骨折的临界点并使后纵韧带抬起而压迫神经。对于那些临床表现提示有潜在肿瘤或感染可能的患者，应该给予特别的重视。当椎体出现肿瘤或感染时，经常出现钝性、进展性严重疼痛。夜间痛高度提示肿瘤可能。当相应的系统表现为发热、寒战、体重下降、食欲不振或腹泻，且与急性下腰痛相关联时，应高度怀疑为肿瘤。

尽管不很常见，但是脏器也是急性腰痛的重要原因，并且需要高度重视，及时评估和治疗。主动脉夹层动脉瘤、腹内或骨盆内恶性肿瘤、胰腺炎、阑尾炎和消化性溃疡都可能有急性严重腰痛的早期症状。当有特殊病史和查体提示时，应当考虑这样的诊断。

骶骨隐性骨折最常见于老年骨质疏松患者，并且表现为严重腰痛和骨盆疼痛，且不伴有真性神经根病症状和诱发因素。有此表现时，应高度怀疑，需经 MRI 确诊。

骶髂关节不是腰痛的常见来源。由骶髂关节炎症、损伤或关节炎引起的疼痛可能表现为单侧、下腰局部和臀部疼痛。放射痛可能发生于坐位向站立位转换过程中或快速步行中。若出现局部压痛或 Patrick 试验（fabere 征）阳性则考虑诊断成立。Patrick 试验是通过屈曲、外展和外旋同侧髋关节引发疼痛。荧光屏引导下可的松或可的松与局麻药溶液混合，作关节注射，既有助于诊断，也有治疗作用。

腰神经根病

小腿根性痛和感觉异常是由腰骶神经根受刺激引起，呈皮节分布区分布。急性神经根病的起病通常由椎间盘突出引起，主要影响三四十岁的年轻人群。神经根的直接机械压迫和化学性刺激已被认为是混合神经反应的原因。患者经常说会有自发严重的腿痛，伴有下腰痛的前驱症状。比较少见的情况是，轻微的外伤成为诱发疼痛的因素。根性痛通常伴有感觉异常，在皮节分布区从下腰开始，经过臀部到大腿、小腿和足部走行。不同程度的力弱可能由主诉和客观检查发现。患者经常说感到下肢的力弱，但是客观检查没有力弱情况发生。另外，急性坐骨神经痛，由于剧痛使患者不能很好地合作，导致肌力的评价不够准确。由急性椎间盘突出引起的症状，可能因某些增加鞘内压力的活动而加重，比如咳嗽、打喷嚏和肠管牵拉。对于有急性坐骨神经痛的患者来说，坐位比站位、行走更痛苦。

神经根病应该与局限性臀部疼痛相鉴别。臀部疼痛可能由椎间关节或纤维环病变时小关节发炎引起。这些部位的病变引发下腰和臀部疼痛，但不是到大腿或膝下的放射痛。

尽管椎间盘中央型突出可能引起双侧症状，但是大多急性神经根病是单侧的。大的腰椎间盘突出伴有硬膜囊严重压迫可以表现出马尾综合征的症状和体征。马尾综合征表现为严重腰腿痛，伴有不同程度的小腿力弱（单侧或双侧），会阴区感觉减退和肠道、膀胱功能紊乱。对出现马尾综合征的患者应该行急诊神经影像检查和外科减压。

较为少见的情况是，腹膜后的病变（如肿瘤、脓肿或血肿）会压迫腰骶丛，导致急性根性痛，类似于急性间盘突出引发的疼痛。由过度抗凝造成的自发性后腹膜血肿是导致急性下肢放射痛较为少见的原因，对此疾病应该及时诊断，并采用非手术方法纠正现有的凝血障碍疾病。

慢性神经根病，通常因退变性腰椎病伴椎管狭窄刺激神经引起的。尽管患者可能为典型的神经源性跛行，但神经痛也可以见于多节段椎间孔或侧隐窝狭窄。如果多于一个节段受累，症状有可能发生在多个皮节分布区。退变引起的关节突关节滑膜囊肿可以导致严重的侧隐窝和椎孔狭窄，引起同侧神经根症状。MRI 对鉴别这种较为少见的狭窄有效。神经源性肿瘤，不管是硬膜内还是硬膜外的，都可以表现为不同程度的下肢放射痛和神经功能障碍。并且需要对比影像（MRI 或脊髓造影）帮助鉴别神经源性肿瘤和由椎间盘病变、脊柱退变引起的硬膜外神经压迫。

梨状肌综合征

梨状肌综合征是导致神经根症状的一种少见原

因。这是因为坐骨神经被梨状肌、纤维条索或坐骨切迹远侧的血管束直接压迫引起的。有梨状肌综合征的患者若久坐则会经常出现臀部、下肢疼痛和感觉异常加重。在坐骨切迹或梨状窝触诊会出现局部的触痛。像直腿抬高试验或股神经牵拉试验等张力征为阴性。合理的诊断需要排除腰椎疾病、进行梨状肌区 MRI 扫描和诊断性注射。

尾骨疼痛

尾骨疼痛是发生在尾骨区局部的慢性严重疼痛。症状会因长时间坐于硬物表面而加重。放射痛一般不会向上放射到腰部，也不会向下到腿部，但可能表现为单侧或双侧臀部或坐骨结节疼痛。有尾骨疼痛的患者做直肠指诊时，若触及可活动的尾骨节段，则经常会出现局部表浅的压痛或诱发疼痛发生。平片没有诊断价值，但是骨扫描区增强的信号通常与引起疼痛的炎症有关。荧光屏引导下进行局部注射既有诊断价值又有治疗价值。

髋部疾病

髋部疾病有时会与神经根病相混淆。由关节炎、骨坏死或关节唇疾病引起的髋部疼痛通常局限于腹股沟，向大腿前方扩展。疼痛会因负重、爬楼梯或在较低位置蹲坐而加重。髋部疾病在进行查体时会发现患者有镇痛步态、关节活动时疼痛且活动度受限。髋部疾病患者不会出现急性下肢神经根病患者出现的张力征。诊断性注射，尤其是在荧光屏引导下，是区分腰椎神经压迫和髋关节病一个很好的手段，这两种疾病都会引起腹股沟区和大腿放射痛。

神经源性跛行

腰椎管狭窄症导致特征性小腿疼痛和行走乏力称为神经源性跛行。腰椎管狭窄经常发生在那些有不同程度慢性、机械性下腰痛的老年患者。神经源性跛行患者在腿痛不能忍受之前能够行走不同的距离。腿痛的症状可以通过坐下来或采取屈曲的姿势（如推购物车、步行上坡或蹬骑固定自行车）来缓解。屈曲的姿势可以轻微增加椎管直径，从而短暂地减少神经压迫。腰椎管狭窄症导致的下肢疼痛通常不是急性的且随时间而变化。急性症状和功能变化很少见。但是，如果急性神经压迫是由椎间孔狭窄引起，腰椎神经根病也可能与神经源性跛行一起出现。

血管源性跛行

由于下肢动脉血运不足导致的血管源性跛行也是下肢痛的一个原因，且需要与腰椎管狭窄症相鉴别。血管源性跛行引起的腿痛在行走时发生，但是经常简单地通过停下站立即可缓解；屈曲位骑行固定自行车对腿痛不产生影响。另外，有血管源性跛行的患者腿痛可能出现在夜间，并且需要患者坐起将腿垂于床边。考虑血管源性跛行的病因可能与患者有其他部位血管疾病危险因素有关，如吸烟、糖尿病和高血压等。

慢性腰痛

不伴有神经根病的慢性下腰痛最常见于退行性病变。脊椎病通常在 30 岁以后发生，进展速度因人而异。一般认为退变过程从椎间隙开始，伴有椎间盘脱水和继发椎间盘高度丢失。随着椎间盘间隙丢失，骨赘逐渐形成。小关节病和黄韧带肥厚的进展会进一步限制脊椎活动度，并侵犯椎管和椎间孔。症状包括间歇性下腰痛和僵硬，简单活动即可加重，且缓解缓慢，容易复发。如果没有腰椎管狭窄，腿痛不是慢性机械性腰痛的特点。对于某些患者可以见到有些特别的疼痛诱发因素。小关节综合征是由单个小关节炎症引起的孤立腰痛，并导致间断、单侧疼痛和偶发放射至臀部的疼痛。间断小关节阻滞可能对诊断和治疗这种疾病有帮助。如果脊椎病的范围比较广泛，鉴别疼痛诱发因素就比较困难了。

有慢性腰痛的患者大多比较肥胖、肌肉量有限、肺通气情况较差、吸烟并且有并发疾病。尽管退变的过程是不可逆的，但是应该告诉患者脱离这些因素会对慢性腰痛患者有很大的益处。

对有慢性下腰痛和潜在继发问题的患者进行评估时要给予特别的关注，特别是如果患者有持续的疼痛。在这些患者中可以经常碰到工人抚恤金诉求、个人伤害诉讼和麻醉肌松剂滥用。Waddell 征包括五项体征，并且为疼痛的非器质性来源。非器质性压痛发生在非解剖分布区或者轻触诊即可引发严重疼痛。模拟试验是用来暗示患者医生正在做一项特殊的检查，但是实际上并没有做，患者沿纵轴旋转脊柱或压头顶时产生疼痛则为试验阳性。牵拉试验通过牵拉产生疼痛；例如，患者处于仰卧位直腿抬高会加重疼痛，而当患者处于坐位伸髋伸膝就不会产生疼痛。可能会遇到区域性的、非皮节分布区的肌力或感觉分布并且不能用神经解剖基础来解释。最后，症状严重加重并伴有对轻度检查的情绪过敏反应十分常见，并且与 Waddell 征在统计学上相关。

当慢性下腰痛与任何危险因素相关，包括体重下降、虚弱无力、食欲不振、慢性咳嗽和咯血、排便或排尿习惯改变、发热或寒战时，应该考虑可能伴有肿瘤（脊椎转移性疾病）或感染（椎间盘炎/椎体骨髓炎）。

颈 椎

急性颈痛

颈痛与腰痛类似，在一定程度上是每一个成年人都会经历的不适。急诊最常见的原因是由肌肉和韧带劳损引起的软组织损伤或炎症常常因为退变而加重，而且在没有外伤的情况下可突然起病。这样的疼痛一般都是自限性的，伴有活动受限但没有根性症状。偶然情况下，疼痛会以骨节形式放射（与皮节分布相反），走行于一侧或双侧斜方肌区。这样的疼痛对某些患者来说会增加焦虑，但大多会在数天或数周内缓解。这种机械性的疼痛可以通过应用抗炎药物、湿热敷和软颈领短期制动来缓解。如果这种局限急性颈痛持续好几周、逐渐加重或出现真性神经根病，则应该考虑进一步检查有无更严重的疾病存在。

伴有颈部疼痛和僵硬的急性颈椎扭伤（挥鞭伤）经常是由机动车追尾造成的。症状可以在一开始就出现，但大多是在一天以后出现。很多的症状会伴随挥鞭伤出现，其中包括颈胸或斜方肌区疼痛、头痛、感觉迟钝、感觉异常和持续僵硬。在大多数低能量撞击伤中，骨骼损伤和急性椎间盘突出不常见。但是，平片对评估患者持续性颈痛已经足够。严重持续的轴性颈痛、真性神经根病或神经异常可能需要使用更先进的影像诊断技术。

如果轴性颈痛进展缓慢或逐渐加重，就需要考虑可能有不好的病因。早期肿瘤和转移性疾病发生在颈椎的情况要比发生在躯干其他部位骨骼的情况要少。但是如果发生了，即有可能出现不同程度的骨破坏、畸形、不稳定和神经功能障碍。有恶性肿瘤病史的颈痛患者伴有虚弱无力、恶病质和体重下降，应该行平片和更先进的影像检查以排除恶性肿瘤。

椎体骨髓炎和椎间盘炎可以在颈椎疾病患者中见到，但这不是伴有相关骨破坏的持续、严重、进展性颈痛患者的常见病因。硬膜外脓肿是威胁生命的疾病，当患者出现严重颈痛伴或不伴有脊髓病或瘫痪时应该考虑此疾病。诊断由 MRI 确诊。硬膜外脓肿应该手术治疗，采用前路或后路减压的方式，这主要取决于脓肿位置与脊髓的关系。

自主神经性颈痛虽然少见但是确实时有发生。头部或颈部肿瘤可以导致颈部轴性疼痛，无论其是否涉及或邻近臂丛神经都可能导致上肢放射痛。注意观察颈部肿物、颈部外形是否不对称或有腺病表现都能够提示是否有髓外疾病。冠状动脉疾病可引起缺血从而导致颈痛，这种颈痛类似心绞痛，所以称之为颈绞痛。

颈神经根病

上肢根性痛最常见的病因为颈椎神经根压迫。压迫的来源与症状的剧烈程度有关。急性神经根病（皮节分布）大多是轻度椎间盘突出的结果。大多数急性椎间盘病变发生在后外侧，导致不同程度的神经压迫，但牵涉痛经常会导致防御反应，患者表现为无力。急性椎间孔椎间盘突出伴有严重神经根压迫会导致严重的放射性胸部疼痛，而与心源性或肺源性胸痛相混淆。

慢性神经根病通常由脊椎病引起，伴有椎间盘退变和骨赘形成，并导致不同程度的中央和椎间孔狭窄。症状通常为双侧，取决于潜在脊椎病的严重程度和位置。慢性神经根病通常伴有一定程度的颈痛和活动受限。小关节病和退变性椎间盘疾病也可以导致头痛，而且经常是慢性神经根病的并发症状。

上肢神经压迫

上肢其他部位的神经压迫可能造成与颈椎神经根病一样的症状。胸廓出口综合征、肘管综合征、腕管综合征导致疼痛、感觉异常和偶尔上肢和手部肌肉无力。双重挤压综合征出现于两处以上神经同时受压时。详尽了解病史和仔细查体是建立诊断的第一手资料。

颈椎神经根病患者压颈试验阳性，试验是患者的颈部向症状侧伸直旋转，头部下压而使疼痛再发。牵拉试验阳性——轴向同时牵引头部和颈部使得上肢症状缓解，可以帮助确诊颈椎神经根病。

胸廓出口综合征可以通过 Adson 试验得到证实。在此试验中患者的头转向患侧同时上肢外展、伸直、外旋，其桡动脉搏动减弱。同样的，肘管 Tinel 征阳性、腕管 Phalen 征阳性提示相应部位神经有压迫。神经诊断可以协助诊断，但是应该用于支持诊断而不是单独靠其确诊。

臂丛疾病

肩带周围的肿瘤或血管异常可能导致臂丛神经压迫或破坏，从而导致上肢神经症状。当出现持续的疼痛、感觉异常或无力，但没有明显的颈部病变时，就可能有臂丛神经的问题。诊断大多由比较先进的肩带影像检查如 MRI 或 CT 确诊。

臂丛神经炎或 Parsonage-Turner 综合征患者的症状为肩带急性、不间断疼痛。疼痛为单侧，近端可以放射到颈部，远端可以放射到上臂和前臂，并且通常会伴有无力。疼痛的起病是自发的，并且病因至今未明。尽管症状是自限性的并且几周到几个月内就开始缓解，但运动神经功能的缺失在康复开始之前可以持续的时间超过一年。先进的影像诊断技术应该用来排除颈椎或臂丛内的压迫病变。神经诊断检查可以用来协助诊断和评估康复的水平。

肩部疾病

肩部疾病可以产生与颈椎神经根病类似的症状。一些患者可能同时患有颈椎神经根病和肩部疾病。肩袖疾病可以导致局部肩痛，并伴有上肢放射和活动后疼痛及活动受限。总的来说，肩袖疾病造成的疼痛的不会放射到肘关节以远，也不会导致感觉异常。大的肩袖撕裂通常会导致严重的活动范围下降和肌力减弱。盂肱关节病，伴或不伴有肩袖疾病都会引发疼痛、功能障碍和活动受限。平片可以用来确诊有盂肱关节病的患者。诊断性肩部和肩峰下局麻药和皮质类固醇药物注射可以对肩部疼痛患者进行诊断和治疗。

颈脊髓病

对出现无法解释的肢体无力、步态异常、协调性和灵敏性丧失的患者，应该考虑可能为颈脊髓病。颈椎病脊髓型是出现这些症状的最常见原因；颈椎病脊髓型经常发生于颈椎退变的老年患者。先

天性椎管狭窄是脊髓压迫的潜在因素。如果急性中心型椎间盘突出的间盘足够大，可以产生脊髓压迫和脊髓病，但大多数椎间盘突出比较小且为后外侧突出引起神经根病。

脊髓病病程缓慢且不易被患者察觉。因为颈部和上肢症状不是脊髓病的主要特征，患者在神经症状严重之前是不会寻求治疗的。通常是患者家人先发现患者有无力和步态异常的。脊髓病可以因大而软的颈椎间盘突出而急性发作，在年轻患者尤其会出现快速进展的神经障碍。

脊髓型神经根病患者既有皮节分布区疼痛和感觉异常，也有脊髓病的症状和体征。

中枢神经系统疾病

肢体乏力和步态异常的患者，在影像检查未能确认脊髓压迫时，应当考虑神经系统其他的疾病。脱髓鞘疾病（主要是多发性硬化）可能表现不明原因的无力、协调障碍或肠道、膀胱功能障碍。脱髓鞘疾病患者的主要症状可能不是疼痛。被认为是多发性硬化前驱表现的横断性脊髓炎，可以出现上肢或下肢的急性疼痛、感觉异常，与神经根病相似。

肌萎缩性（脊髓）侧索硬化（Lou Gehrig 病）的症状包括成人上肢、下肢无力，但不伴有疼痛，这与颈脊髓病患者的症状相似。相反的是，肌萎缩性（脊髓）侧索硬化没有感觉的异常，但颈脊髓病患者有此症状。

小　结

对脊柱疾病患者可以通过仔细询问病史和查体进行正确诊断。影像学手段可以客观地用来确认临床诊断。

注释文献

病　史

Carragee EJ，Alamin TF，Miller J，et al：Provocative discography in volunteer subjects with mild persistent low back pain. *Spine J* 2002；2：25-34.

在这项研究中有 36% 的志愿者只有轻度腰痛且没有就诊治疗，对这部分患者进行椎间盘造影可产生严重、一致的疼痛。而椎间盘造影在只有很少症状反应

的患者身上，进行相关疾病鉴别的作用仍不确定。

Soehle M，Wallenfang T：Spinal epidural absces-ses：Clinical manifestations，prognostic factors，and outcomes. *Neurosurgery* 2002；51：79-87.

作者对脊柱硬膜外脓肿的特点、诊断上的不足以及手术治疗的预后进行了最新、全面的综述。

Tay B，Deckey J，Hu S：Spinal infections. *J Am Acad Orthop Surg* 2002；10：188-197.

作者对脊柱骨髓炎、椎间盘炎和硬膜外脓肿的临床特点进行了综述，并且讨论了正确的诊断和治疗策略。

体格检查

Dreyfuss P，Dreyer SJ，Cole A，Mayo K：Sacroiliac joint pain. *J Am Acad Orthop Surg* 2004；12：255-265.

作者在此篇综述中强调了骶髂关节疾病的病因学分析，并且讨论了保守和手术治疗方法。

腰 椎

Maigne JY，Chatellier G：Comparison of three manual coccydynia treatments：A pilot study. *Spine* 2001；26：E479-E484.

这是一项富有深刻见解的研究，两位在此领域有丰富经验的作者探讨了尾骨痛的不同治疗方法。

Miller P，Kendrick D，Bentley E，Fielding K：Costeffectiveness of lumbar spine radiographs in primary care patients with low back pain. *Spine* 2002；27：2291-2297.

这项前瞻性随机研究发现行平片检查并接受初步治疗的下腰痛患者和没有行平片检查患者的临床结果没有差异。但后者的满意度比前者要高。

Modic M：Degenerative disc disease：Role of ima-ging. *Semin Spine Surg* 2001；13：258-267.

作者是一位卓越的脊柱影像学家，在本文中详细描述了椎间盘疾病的影像特点，并重点强调与临床的关系。

Schimandle JH，Boden SD：Cervical radiculopathy，in *Surgery of the Cervical Spine*，ed 1. Philadel-phia，PA，WB Saunders，2003，pp 89-111.

这是一篇有关颈椎影像的最新、详尽的综述，包括诊断和治疗等方面。

颈 椎

Bronfort G，Evans R，Nelson B，et al：A random-ized clinical trial of exercise and spinal manipulation for patients with chronic neck pain. *Spine* 2001；26：788-799.

这项前瞻性随机研究的作者发现不管使用高科技手段与否，严格的养生锻炼对慢性颈痛患者的治疗都是简单易行的。

Vad VB，Bhat AL，Lutz GE，et al：Transforaminal epi-dural steroid injections lumbosacral radiculopathy：A prospective randomized study. *Spine* 2002；27：11-16.

通过这项前瞻随机研究，作者对椎间盘突出引起神经根痛的患者，进行了荧光屏引导下类固醇和生理盐水触发点注射神经阻滞的对比。研究结果表明类固醇注射效果显著，这也支持了类固醇注射可作为诊断和治疗的工具。

经典文献

Boden SD, Davis DO, Tina TS, et al: Abnormal magnetic resonance scans of the lumbar spine in asymptomatic patients: A prospective investigation. *J Bone Joint Surg Am* 1990;72:403-408.

Frymoyer JW: Back pain and sciatica. *N Engl J Med* 1988;318:291-300.

Lees F, Turner JW: Natural history and prognosis of cer-vical spondylosis. *Br Med J* 1963;5373:1607-1610.

Macnab I (ed): *Backache*. Baltimore, MD, Williams and Williams, 1977.

Von Korff M: Studying the natural history of back pain. *Spine* 1994;19(suppl. 18):2041S-2046S.

Waddell G, McCullough JA, Kummel E, et al: Nonor-ganic physical signs in low back pain. *Spine* 1980;5:117-125.

Weber H: Lumbar disc herniation: A controlled, pro-spective study with ten years of observation. *Spine* 1983; 8:131-140.

（杨 欢 译）

第 10 章 命名及编码原则

Bernard A. Pfeifer, MD

脊柱疾病患者的恰当治疗需要在多层次上正确交流。医生需要在一定的文化和社会背景下了解患者症状出现的部位、性质和特点，通过对病史系统的记录以及详细的体格检查才能对患者做出初步的诊断。为了便于医学同道间的交流，对诊断的命名需要采用能够被广泛接受的方式。随着医疗体系的不断扩大，对治疗进行合理的报销依赖于名称（专业词汇）能够正确的转换为编码（数字信息），这样的转换常被用来处理大量的报销要求和一些大型的人口统计学调查。

命名原则

为使在实际运用中的命名法具有一致性，北美脊柱外科协会及美国骨科医师协会联合发布了命名原则。在之前工作的基础上，将进一步对有争议的名称进行界定，并且对诊疗常规和标准进行认定。北美脊柱外科协会、美国神经放射学学会和美国脊柱放射学学会联合在 2001 年针对以上内容发布了建议稿。

接下来，对一些重要的概念进行简要的说明。脊柱功能单位（functional spine unit，FSU）由椎体和椎间盘组成，严格的定义应是"椎骨-椎间盘-椎骨"所组成的单节段复合体。前纵韧带和后纵韧带间的部分属脊柱功能单位的前方结构（包括椎体、前纵韧带和椎间盘）。后方结构则包括椎弓根、侧块、横突、由上位椎骨的下关节突和下位椎骨的上关节突组成的关节突关节、关节突峡部、椎板、棘突、关节囊和棘间韧带。神经根、马尾神经、脊髓虽然位于后方，但一般并不包含在特指的后方结构中。肌肉虽然在脊柱前、后方均存在，但在本命名系统中不列入进行描述。椎板间隙指分隔相邻椎板间的空隙，而使用"translaminar"来定义该部位就不是非常准确。神经根自椎间孔或神经根孔发出，完整描述需在前指明其上下节段。神经根管狭窄压迫相应神经根，而中央管狭窄则对椎管内形成侵占，因此使脊髓、马尾神经等遭受压迫。一般来说，椎管侵占率小于 1/3 为轻度狭窄，1/3～2/3 为中度狭窄，侵占率大于 2/3 为重度狭窄。

对椎间盘的病理改变的描述中常出现定义混乱的情况。椎间盘影像学描述的原则是避免出现病因学暗示。椎间盘中心为蛋白多糖构成的髓核，外周为多层胶原纤维组成的纤维环所包绕。影像学上将椎间盘从二维角度分为四个象限。按照常规，局部突出指突出小于周径的 25%，25%～50% 为广泛突出，50%～100% 为弥漫性膨出。椎间盘的外缘是一圈环形的骨性突起；终板（即椎间盘的纤维软骨板）是位于椎间盘头侧和尾侧的部分。椎体内椎间盘突出指椎间盘组织突破终板而疝入椎体，如许莫结节（Schmorl's node）。外周性椎间盘突出根据程度不同分为椎间盘突出和椎间盘脱出。椎间盘突出指突出的距离小于突出物基底部的宽度，即该突出物没有腰部，而脱出的距离远大于突出物基底部的宽度。若脱出的椎间盘与剩余的椎间盘组织完全分离，或脱出的间盘明显移位，脱入椎管，则无论与剩余间盘组织的连续性是否中断，都称为游离椎间盘。影像学上完整描述椎间盘突出的形态应包括以下几点：突出是否突破纤维环，与主要的间盘组织连续性如何，是否突破后纵韧带，突出的体积，突出物的组成和位置。

北美脊柱外科协会建议用"环状裂隙"而非"撕裂"来描述椎间盘的突出，因为后者暗示椎间盘突出系创伤所致。但是，几个协会讨论后的最终一致意见是两种说法均可。

除了患者的病史和体格检查外，还需要采用如椎间盘造影等一些有创性的辅助检查来进一步明确纤维环的撕裂和 MRI 显示的纤维环高信号区之间的临床上的联系。

随着年龄的增长，纤维组织逐渐替代髓核组织，而使椎间盘的高度和边界得以维持。这些变化同椎体前方和侧方的骨赘形成一样，被认为是正常过程，故常把退行性脊椎病也视为正常随年龄增长而出现的改变。而明显的放射状撕裂、椎间盘气化、椎间隙塌陷、终板软骨的侵蚀与硬化、骨髓改变、后骨刺等则视为病理性退变。退变性椎间盘病指一种综合征，它具有临床症状和与之相关的形态改变。椎间盘内破裂综合征的诊断则需要满足以下标准：MRI 和 CT 上无椎间盘突出的表现；椎间盘造影诱发试验可复制出患者明确的腰背痛或下肢痛，而相邻椎间盘造影不能诱发疼痛（即对照椎间盘）；3 度或 4 度的放射状撕裂应必须能够在椎间盘 CT 造影上显示出来。

如果一个椎间盘被定义成椎间盘突出，则意味着部分髓核或纤维环组织超出了椎间盘的正常范围。椎间盘膨出指突出的组织超过周径的 50%、突出距椎体后缘小于 3 mm。椎间盘突出指突出部分基底局限、小于周径的 25% 或宽基底、大于周径的 25%。椎间盘脱出指椎间盘组织冲出纤维环的裂口。游离椎间盘的突出指突出的组织块其基底能与原间盘结构相连，也可以指一块游离的组织碎片。椎间盘碎片是否为包含性的由它与纤维环的关系而确定。韧带下突出、韧带外突出、经韧带突出或脱出是指突出的间盘与后纵韧带间的关系。

编 码

正如前述，为了进行相互交流和统计分析，需要准确的疾病分类方法。国际疾病分类编码（ICD）就是用来对病案进行整理、保存、检索和统计分析并按疾病的发病率和死亡率进行分类的系统。

该分类编码一般每 10 年重新修订一次，现行使用的是第 9 版。世界卫生组织组织了世界上 10 个医学中心进行研讨，确定可用于相互比较且便于统计的疾病死亡诊断。但随着医疗工作复杂性的不断增加，目前有必要对现行的分类系统进行修订。

ICD-9 包括三个方面的内容：诊断、治疗措施及并发症。设计者旨在把医疗工作中所有可能的范畴，从新生物到症状、体征以及一些不确定的情况都编集成典。现行的 ICD-9 有 17 章，超过 8000 种编码。每一个主编码后面是一个三级树状的分编码，包括一个小数点后一位和后两位的分编码系统。一个精确的编码系统需要这三级树状编码均十分完整。下面以椎间盘突出举例说明：

722　　椎间盘疾病

722.1　胸椎或腰椎椎间盘突出，不伴有脊髓病

722.10 腰椎椎间盘突出，不伴有脊髓病，腰椎间盘突出伴腰痛或坐骨神经痛

722.11 胸椎椎间盘突出，不伴有脊髓病

ICD-9 可以按三种方式检索，最佳的方法是先根据字母顺序找到需查找的条目，再查出其对应的数字编码。但是，这种分类系统也有其局限性，尤其体现在科研应用方面。该系统不能体现出偏力现象（即左侧或右侧），对短命名序列不能进行准确的评定和调整。除此之外，该系统并不能体现出治疗的效果，没有局部的、合理的结构命名（如没有脊柱部分），并且该套系统的编码没有特异性。即使存在诸多不足，该系统目前仍在治疗费用记账和报销时广泛使用。为了改进 ICD-9 存在的这些问题，现在又提出了更新的 ICD-10 系统，并自 1995—2003 年逐步完善。ICD-10 仍有 3 卷，共分 2033 类，较 ICD-9 增加了 855 类。ICD-10 中的分类由六位编码组成；章节也重新编排，从 17 个增加到 23 个。而较之 ICD-9 较大的改变之处是增加了看护管理和行走能力，扩展了创伤相关的编码，整合了诊断和症状的编码，常见第四和第五位的亚分类和偏力性。下面是 ICD-10 系统的一个例子：

S12.1　颈椎$_2$（或 C_2）骨折

S12.10　无移位的颈椎$_2$骨折

S12.11　移位的颈椎$_2$骨折

改用 ICD-10 受到限制的原因可能是更换现行的计算机计费系统无法到位。这个过程需要满足 1996 年通过的 HIPPA 法案中的相关要求，并且在联邦注册公布后有一个 2 年的窗口期。该程序截至目前还没有启动。

ICD-9 是一种程序编码表，通过 4 位数字对手术等治疗过程进行归类。这种 ICD-9 程序编码系统（PCS）目前主要在医疗保险的 A 部分中使用，即申请报销。它与美国医学会现行治疗术语表（Current Procedural Terminology，CPT）有很大的不同，两者并没有严格的相关性，将两个数据库进行比较是不恰当的。

下面举一个在 ICD-9 PCS 中来编码半椎板切除术治疗椎间盘突出症的例子：

80.51　椎间盘切除术

椎间盘切除

髓核摘除

节段：

颈椎

胸椎

腰椎（腰骶部）

椎板开窗减压或半椎板切除术

同节段神经根减压

需额外编码的其他一期减压：

自同一切口对不同节段的神经根进行减压

全椎板切除术，一个编码涵盖了多个操作过程，如：

03.09　其他椎管探查及减压

减压术

椎板切除术

椎板开窗术

椎板成形椎管扩大术

神经根探查术

椎间孔开大术

如果我们想编码同节段关节突关节切除、椎间孔开大、全椎板切除术，上述两个编码，80.51 和 03.09，该选择哪一个呢？

大多数医务人员对美国医学会（AMA）的 CPT 系统较为熟悉，因为它是现行的医师对患者采用的保健措施的编码，包括评价和处理两个部分。美国医学会（AMA）和卫生保健财务管理部门（HCFA）在 1983 年签署协议要求医师使用 CPT 对其所作的医疗服务进行报告。1986 年，州政府将该要求扩展到整个医疗补助方案中。

CPT 是一种 5 位数的编码系统，根据医师专业的不同对医疗行为进行整理。例如，与脊柱（骨）相关的手术操作就用 20000 系列编码。单节段无内固定的腰椎融合术编码为 22612，额外的髂骨取骨植骨术编码为 20937，腰椎局部自体骨植骨术为 20936。神经系统的减压手术采用 60000 系列编码：椎间盘突出的半椎板切除术编码为 63030，而中央管狭窄的全椎板切除椎间孔开大术编码为 63047。

该系统可以进行动态的修订。任何个人或机构可向 AMA-CPT 编辑委员会提交新的医疗行为内容。这些医疗行为应为同行所广泛接受（而非试验性的）并有相应的评价文章来支持。一旦申请了新的编码，委员会将依次征求所有成员机构的意见。编辑委员会一年将召开三次会议来征求申请者和成员代表（CPT 顾问）的意见。如果申请的编码被接受，将在下一期的出版物中刊出（一般是日历年）。委员会有权指定一个分组来编码那些没有足够证据证明其是主流的医疗行为。

当一个新的编码被通过以后，也会同时给其附上对应的相对值，这项工作由医疗保险及补助服务中心（CMS）来完成并在每年的秋季公布。AMA 相对值更新委员会（RUC）负责给 CMS 提供相应赋值的建议。RUC 由国内重要专业协会指定的 23 个成员组成，有 3 个轮值席位每 2 年更换一次。RUC 与医疗支出顾问委员会、健康顾问委员会、美国骨病协会以及 CPT 顾问委员会一起每年开 3 次会议对编码和赋值进行讨论。一个编码确定以后，将在成员间传阅兴趣申请表，内容包括：①积极地征求成员的意见为编码设定一个相对值；②对建议值进行评价；③没有兴趣。RUC 开发了一系列方法借此来使用通用定义以描述被编码的医疗行为，调查人员来评价时间和强度并从列表中选择一个对照的编码。编码涵盖医疗行为的整个过程，术后随访的数量和等级作为额外的要求。这些数据由成员小组分析后将汇总资料上交给 RUC 进行讨论。RUC 会议采取开放的形式，所有 CMS 的成员都可以参加，RUC 只提供一些建设性意见。虽然最终的决定取决于 CMS 的意见，但是 CMS 与 RUC 一般不会有较大的分歧，95％以上 RUC 的建议都会被 CMS 所采纳。

经过讨论后的意见申请至相对值部门（RVU）的日常工作组来确定一个编码。RVU 医疗经费组的意见一般出自标准或参考编码。医疗经费组调查后得出的数据在过去是由 AMA 提供，但当时并不在整个 RUC 中公布。RVU 职责组建议的形式与上述类似。

国会授权 CMS 每 5 年对所有编码的数值进行检查，这项工作与 RUC 合作并完成录入。

HIPPA 被国会通过后，大大改变了医疗从业者记账和编码工作的利害关系和复杂性。立法要求医师有责任保证编码的正确性，如发生差错则处以三倍的罚款及入狱的惩罚。但是，出于获得良好疗效的需要，医师会确定编码的正确。每一项医疗行为必须建立在准确、完整的诊断基础之上。编码系统必须在医学专业和商业领域都能得到较好的应用。

从商业角度上讲，保证良好工作效率需要一个完善的轮转流程，即诊断和医疗措施处理编码后，报销便可以依此完成。大多数保险公司如果发现编码与病例记录不符，会发一份情况说明函。医师在确认编码的准确性和保险公司的责任后对情况说明函进行回复。

准确的编码有利于注册手术操作，注册和治疗结果（尤其是通过标准化疗效评价方法评估确定的）一起，在评估新技术、与第三方协商方面有很大的帮助。

注释文献

Fardon DF，Milette PC：Nomenclature and classification of lumbar disc pathology：Recommendations of the combined task forces of the North American Spine Society，American Society of Spine Radiology，and American Society of Neuroradiology. *Spine* 2001；26：E93-E113. Also on the web at http：//www. asnr. org/spine _ nomenclature/Discterms-dec _ 14. shtml. Accessed January 2006.

该文献提供了三大专业协会准确描述椎间盘影像学表现的参考。

American Medical Association：*Medicare RBRVS.*

Chicago，IL，American Medical Association，2005.

该文是治疗编码表及其编码的年度更新。

Fasciszewski T：Nomenclature and coding, in Fardon DF，Garfin SR（eds）：*Orthopaedic Knowledge Update*：*Spine* 2. Rosemont，IL，American Academy of Orthopaedic Surgeons，2002，pp 135-138.

关于编码系统及其应用的综述。

经典文献

Fardon DF (ed): *Disorders of the Spine: A Coding System for Diagnosis.* Philadelphia, PA, Hanley and Belfus, 1991.

Fardon DF, Herzog RJ, Mink JH, Simmons JD, Kahanovitz N, Haldeman S: Appendix: Nomenclature of lumbar disk disorders, in Garfin SR, Vaccaro AR (eds): *Orthopaedic Knowledge Update: Spine.* Rosemont, IL, American Academy of Orthopaedic Surgeons, 1997.

United States Department of Health and Human Services: *International Classification of Diseases Ninth Revision, Clinical Modification*, ed 5. Washington, DC, 1998; adapted and published by Practice Management Information Corporation, Los Angeles, and by St. Anthony's Publishing Company, Alexandria, Virginia, 1999.

（周非非　译）

第11章 骨科结果评估的重要性：综述

Robert J. Gatchel，PhD，ABPP   Nancy D. Kishino，OTR，CVE   Alan Strezak，MD

引 言

美国的医疗卫生费用持续增长，引起了广泛的重视。为更加优化医疗资源的配置，相关卫生政策做出改变，促使医疗卫生机构提供更具效-价比的医疗服务并提高治疗的效率。因此，治疗-疗效控制就成为了医疗工作中一个新的、重要的组成部分。一些研究成果已在实际工作中应用，来指导医务人员有效地完成治疗结果的评价。随着工作中越来越多地使用有效的评价工具，相关的临床研究无疑愈发重要。结果追踪的重要性有以下几点：（1）现在医疗机构已常规将结果评估和患者对治疗的满意程度作为评估它们所提供的医疗服务效果的重要方式，通常是由第三方通过"评分卡"的形式对医务人员的工作成果进行评估。根据最近的一项研究显示，多数保险公司要求医疗机构及医务人员按照"最佳"的临床工作指南为患者治疗。但是，现在并没有足够的数据来完善各类治疗指南。（2）结果评估的数据不仅能够给第三方提供治疗结果的相关描述，而且还可作为一项重要的市场策略来突显某一项治疗的有效性。（3）医疗机构需要通过质量控制来保证其提供高质量的医疗服务。

遗憾的是，由于缺乏结果评估和统计学的相关知识，很多医疗机构并不具备完成结果评估的能力。本章的目的就是介绍结果评估的常用方法和一些重要概念。

生物-心理-社会医学模式评价

在讨论结果评估的具体方法之前，有必要首先回顾生物-心理-社会医学模式的概念和观点，以便于理解、评价针对疼痛/功能障碍的治疗。该模式中将诸如疼痛、残疾等躯体障碍看作是生理、心理、社会多因素相互复杂作用的结果。这些因素使相关的临床表现持续或永久存在甚至进一步加重。正是因为心理、社会、经济等因素与病理生理学改变相互影响，使每个病人对症状和相关的功能障碍

有各自不同的体验。这种生物-心理-社会医学模式在近十年得到了迅速的发展。近期一项研究显示，具有相似症状或接受相同治疗的患者就诊时向医生描述自身的症状体验和对治疗的反应却各不相同。患者常常对治疗的反应并没有对其客观的体能状况产生影响。疾病（disease）指由于解剖、生理或病理条件改变，导致身体个别器官或结构发生破坏，从而客观表现出的生物学现象。相反，疾病状态（illness）通常指个体出现疾病时的主观体验。疾病状态可出现躯体不适、行为受限以及心理-社会的功能障碍。因此，疾病状态是患者及其家属对病痛经历和反应的主观感受。疾病和疾病状态的区别类似于疼痛和伤害感受间的不同。伤害感受指组织受到伤害后通过神经刺激将受损信息传递至大脑的过程。疼痛则指痛苦的感受进入身体后发生转换、传送和调节的客观体验。这种痛苦的感受会根据患者遗传特征、既往受教育程度、目前的生理状态以及社会背景的不同而不同。

因此，如果不能全面地理解个体伤害感受的含义，就不能对疼痛和功能障碍做出充分的评价。生物-心理-社会医学模式关注于患者的疾病状态，即生物、心理、社会等多因素相互作用的结果。从这个角度来说，疼痛和疾病两个概念的差异（包括程度、持续时间以及社会心理结果）就表现出来了。应该充分了解患者对疾病的感受和反应，包括生物学改变、心理状态以及社会文化背景。所以结果评估如果仅针对部分上述这些关键的评估内容是不全面的。

在生物-心理-社会医学模式下，使用不同的结果评估方法还需要考虑一些问题。疼痛和功能障碍评估有三个部分：生理、心理和社会经济学评估。但是，在评估中上述三个部分可能并不一致。因此，如果用一个主要针对疼痛的自评量表与另一个针对行为学或生理学的量表评估相同的疼痛，两者的评估结果很少会重叠。另外，两个不同的自评量表对相同疼痛的评估结果也没有明显的相关性。

心理评估的重要指标

在介绍具体的评价方法之前，应指出，描述一个评价法有以下几个常用的定义：效度、信度（测量重复性）和预测值。选择恰当的评价方法时经常会出现误区，即认为这种选择是基于某种方法将科学报告的准确性归结成其使用环境的可靠与否。通过检验量表的临床背景和被纳入临床研究的患者之间的匹配程度可以减少这种不确定性。量表的信度可以通过回答"能有效说明什么"来体现。例如，某种方法能够有效地评价特殊的生物或生理学状态，但不能有效地预测恢复工作或患病、伤害、功能障碍甚至死亡的风险。此外，评价结果也未必能够提示或明确治疗计划或工作恢复。临床中体现效度的一个重要的内容就是准确地确定阳性人群（敏感性）或阴性人群（特异性）。从这个角度上讲，

预测值（针对疾病流行人群进行校正后的敏感性和特异性）是用来直接评价的有价值的指标。这些基本概念的总结见表1。

整体疾病状态自评量表

健康测量量表（SF-36）是一个全面评价患者功能状态的自评量表，现已广泛应用于临床和科研工作。该量表具有良好的心理测量学特性，是评价慢性疾病患者的一种常用方法。SF-36评价包括八个维度的内容：生理功能、生理职能、躯体疼痛、社会功能、整体健康、情感职能、活力、精神健康。八个维度还可以归纳为躯体总分和心理总分。心理总分较低常提示可能有潜在的心理障碍；躯体总分较低提示可能存在躯体功能受限。SF-36使用较简便（完成需要10～20分钟），并且将躯体健康和心理健康区别开来。目前也有更加简略的SF-12

表1 心理测量的重要指标

信度	指测试或量表的可重复性。当使用同一种研究工具重复测量某一研究对象时，若两次结果没有出现明显影响研究结构等方面的差异，则说明该测试的重测信度较高；反之，则说明测试仍存在不足，还不能实际应用。
效度	指测试或量表判断研究对象的有效性和符合程度（如疼痛的程度）。如果一个量表目的是测试疼痛，那么就应该具有足够的效度。效度可分为不同的类型。
预测效度	指量表能否真实地反映研究对象的情况。例如，疼痛评价量表A是否能够说明患者需要更大剂量的疼痛治疗？
一致性效度	指测试的结果是否同时与其他测量或行为评估存在相关性。例如，疼痛评价量表A较高的分数是否与患者正在服用的止痛药物的剂量相关，或者是否与患者日常的活动水平，或其他内容具有相关性？
认可效度	指量表的评价结果能否真实地反映受试对象的真实情况，通常由有关专家进行评议，如疼痛学专家认可该疼痛评估量表具有真实可靠的评价质量。
结构效度	是一个抽象的概念，如焦虑、疼痛、智力、气质等。结构效度指量表与客观指标或理论模型的相合程度。正是因为这种理论和实践的相互关系，所以结构效度实际上既是对理论的验证也是对理论的进一步完善。例如为构架疼痛的评价建立一种评价方法。由于缺乏客观的标准，研究者需要用一些相关的指标来体现疼痛的真实性质（如自我感受、痛苦表情、工作受限和止痛药的用量等）。通过这些指标就可能建立一种方法或假设来检验疼痛是否与上述的一些客观指标具有相关性。在此基础之上，研究者进一步修改评价方法的内部架构。因此，结构效度需要系统地检验和修正对设想的构建，评测不同的评价条目与理论的关系，是一个验证假设和构建理论的形式。
敏感性	是量表准确性的一个衡量指标，阳性结果的确定能力。即多少具有某种特征的个体可以通过量表的检验，也能够得出相符的阳性结果。如果假阳性过多，则量表的敏感性较低。
特异性	与敏感性类似，特异性指多少不具有某种特征的个体可以通过量表的检验，能够得出相符的阴性结果。如果假阴性过多，则量表的特异性较低。

量表。但是，鉴于其心理测量学特性，SF-36 不适用于对个体的评价而较适用于人群研究。

在 SF-36 广泛使用之前，疾患影响量表（Sickness Impact Profile）是较为常用的方法。该量表评价不同功能障碍对人群的影响，包括 12 个部分共 136 个条目，涵盖生理、心理、社会及独立性（如做家务能力）等方面。该量表的评价内容包括自理能力、情感功能、步行能力、家庭及工作状况等。疾患影响量表具有良好的心理测量学特性，但已被更加简便的 SF-36 所代替。

疾病特异性自我评价方法

Oswestry 腰痛量表

Oswestry 下腰痛量表是最早、也是研究最为深入的功能状态和残障评价量表。一些研究显示该量表在临床中得到了良好的应用。但也有研究提示该量表可能存在"地板效应"，即分数较低时准确性下降。除此之外，很多现行的功能障碍评价指标（包括 Oswestry 腰痛量表）均主要针对日常的生理活动，对心理社会学方面的评价明显不足。尽管研究显示心理因素在功能障碍的发生和进展过程中也具有重要的作用，但实际上 Oswestry 腰痛量表中没有一项针对患者情感或心理状态的评价内容。

Roland-Morris 残障量表

Roland-Morris 残障量表是由 24 个条目组成、用来评价患者生理活动能力的量表，如穿衣、走路、持物等。最近也有 11 个条目的简略版本。Roland-Morris 残障量表最初是为科研所设计，后来逐渐应用于临床领域。该量表来源于更侧重全面健康评价的疾患影响量表（Sickness Impact Profile）。虽然该量表的信度和效度都早已得到了认可，但是该量表的反应度仍需观察。与目前常用的其他一些功能评价量表相比，Roland-Morris 残障量表的反应度是最差的。鉴于其二级水平的应答形式，当评价严重程度的功能障碍时，该量表的敏感性不高。

米林视觉模拟评分（Million Visual Analog Scale，MVAS）

MVAS 是由 15 个条目组成、用以评价残障及生理功能的方法，尤适用于慢性下腰痛患者。该评分设计简明，便于患者理解和填写。由于对该评分的相关研究较少，除最初提出该评分的文章对其评价效度有所研究外，对该评分法心理测量学特性的了解还有一定欠缺。最近一项研究提示，根据 MVAS 评价的结果可将患者依程度的不同分为四级：无功能障碍（0 分）；轻度功能障碍（1～40 分）；中度功能障碍（41～70 分）；严重功能障碍（71～100 分）；非常严重功能障碍（101～130 分）；极端严重功能障碍（131～150 分）。因此，该评分能够反映一些重要的治疗结果，如治疗失控率、抑郁程度和 1 年社会经济学疗效（如恢复工作率、工作延迟和康复后再手术率）。这些结果表明该评分法能够有效地预测脊柱慢性功能障碍性疾病的临床疗效。

疼痛障碍量表（Pain Disability Questionnaire，PDQ）

PDQ 是较新的一种适用于慢性骨骼肌肉疾患评价的量表。结果评估是骨骼肌肉疾患治疗的一个重要的组成部分。PDQ 评分范围是 0～150 分，主要评价残障和功能状态。与其他量表不同的是，PDQ 并不仅仅针对腰痛，而是适用于骨骼肌肉系统所有的慢性功能障碍性疾病。最近研究显示心理社会学指标在慢性疼痛障碍的发生和持续过程中起着重要的作用，而 PDQ 能够很好地体现这些内容。PDQ 有很好的心理测量学特性，且较 Oswestry、MVAS 及 SF-36 等其他量表，有更强的信度、效度和反应度。对 PDQ 的因素分析研究显示该量表可评价两大方面的内容：功能状态评价和心理社会学评价。与理论模型相比上述两方面内容都具有良好的效度。

其 他

还有一些量表现正处于研究或应用的初级阶段，但还缺少与 Oswestry 及 Roland-Morris 量表的对比性研究报告。例如瓦德尔残障量表（Waddell Disability Index）、腰痛疗效评分（Low Back Outcome Scale）、魁北克腰背痛功能障碍评分（Quebec Back Pain Disability Scale）以及功能等级量表（Functional Rating Index）。这些新近提出的量表主要针对患者的日常活动，对心理社会学因素评价较少。

由于这些量表的相关研究尚不足，因此其生理测量学特性及实用性都还需进一步明确。

功能表现的生理学测量

前面已回顾了各种生理功能的量化评价法，并对其各自的优点和不足进行了介绍。这些评价方法多数专门针对脊柱功能障碍性疾患，但也有的可以适用于其他骨科疾病。常用的评价方法详见表2。

表2　不同类型的体能测量方法

活动度

双倾角罗盘法

三位数字化测量仪

脊柱强度

Biodex 背部装置（Biodex Medical Systems, Shirley, NY）

Cybex 躯干屈伸设备（Lumex Corp, Ronkonkoma, NY）

Isostation B-200（Isotechnologies, Inc, Hillsborough, NC）

Kin-Com 装置（Biodex）

Loredan Products 腰背系统（Biodex）

Med-X 颈椎过伸仪（Med-X 96 Inc, Ocala, FL）

Med-X 腰椎过伸仪（Med-X 96 Inc）

Cybex 提举程序单元

就业潜力促进协会提举能力测验（EPIC, Ballwin, MO）

人体工程学强度测试装置（EPIC）

Loredan Products 提举系统（Biodex）

进阶性循惯性提举评价法（progressive isoinertial lifting evaluation, PILE），_____

工作系统评估法-Ⅱ（WEST）及其他评价人工作能力的方法（WEST, Ft. Bragg, CA）

需氧能力测试

加州功能试验（CAL-FCP, EPIC）

加州就业及康复中心（ERIC）工作耐力评价

精力

机能评价（FCE）

平板耐力试验

客观的社会经济学疗效评估法

在结果评估兴起之前，一些学者就认为社会经济学结果的系统评价是评价治疗方法有效性的最佳方法。这一方法为研究者客观评价临床疗效提供了相关的依据。表3列出了社会经济学疗效客观评价法的基本内容。

表3　评估治疗得益的社会经济学评估法

恢复工作

返回工作岗位

延迟恢复工作（1年时）

卫生保健

骨骼肌肉系统损伤手术治疗

患者再次治疗的比例（进一步治疗或咨询）

后续治疗的次数

疾病复发（相同的骨骼肌肉部位）或新生疾患（其他部位）

疾病复发或新生疾患比例

不适主诉比例，包括不能工作（时间）

治疗中止

医源性造成部分或永久的损伤或功能障碍，通过法律或行政方式解决

相关争议的解决（第三方个人伤害或产品责任要求）

造成永久性功能障碍（长期残疾，社会安全残障收益等）的经济解决方式

治疗满意度评价

近10年来，随着政府对医疗资源在疾病诊治方面应用的监察不断增加，在结果评估中愈发重视患者满意度这一指标。因此，医疗卫生机构势必将患者对治疗的满意程度作为结果评估中一个非常重要的指标。患者满意度与治疗依从性及疗效有高度的关联性。另外，患者满意度还可作为判断治疗经济效益的一个重要指标。正是因为这些重要性，医疗专业机构，如美国疼痛协会，建议患者满意度评价应成为疼痛治疗整体质量保证计划的一个重要内容。但是，对该评价的研究并没有给予足够的重视，致使到目前患者满意度评价没有能够作为一个常规方法得到广泛的应用。为了满足这方面的需要，治疗满意度量表（Treatment Helpfulness Questionnaire）开始应用。该量表具有良好的信度和效度，主要在疼痛治疗中心用于评估患者对各种治疗方式效果的感受。治疗满意度量表包括10个等级（自"效果极差"，即−5至"效果最好"，即5），"中性"值

为 0，患者根据自身感受进行评价。下列内容需要在量表中单独列出：整体治疗方案；医疗评估及治疗；心理评估及治疗；物理评估及治疗；来院就诊；个人心理治疗；诊断性检查（体层摄影，肌电图）；医疗工作能力测试（功能状态，病损情况）；患者教育；患者咨询。治疗方式依不同的治疗计划和评价目的而有所不同，也可整合入该量表。

评价结果的规范统计分析

心理测量学资料收集完成后，下一步的工作就是对这些资料进行统计学分析。由于缺乏研究所需要的统计学知识，很多医疗机构不能完成相关的评价和研究工作。需要建立一个心理测量学数据库在研究伊始和后续随访时使用，并对所获得的资料进行统计分析。现在推荐使用一些模板来完成结果评估工作。在统计分析中，推荐两种分析包：SAS（Statistical Analysis System）和 SPSS（Statistical Package for the Social Science）。两者都在电脑上完成，并有详细的说明。大多数研究机构配备了生物统计咨询人员，在最初的结果评估研究设计及最终资料统计分析过程中提供技术上的协助。

小 结

疗效控制是卫生保健工作中的一项重要内容。已有很多评价方法供医疗专业人员对患者进行结果评估时使用。疗效监控的目的主要有以下三点：①检验治疗的效果；②作为潜在的重要的市场策略来强化治疗方案的效果；③作为内部质量控制参考以便于医疗机构不断改进，提供更高质量的服务。生物-心理-社会医学模式现已得到广泛的应用，有助于对疼痛、功能障碍性疾患的理解、评价和治疗。在该模式下，当选择某种方法进行结果评估时需考虑一些重要的指标，如信度、效度等心理测量学指标。一旦收集完相应的资料，进一步需使用恰当的统计学方法对疗效数据进行分析。

注释文献

引 言

Bourne RB, Maloney WJ, Wright JG: An

AOA critical issue: The outcome of the outcomes movement. *J Bone Joint Surg Am* 2004；86-A：633-640.

这篇文献是对由美国骨科医师协会主办的关于结果评估专题研讨会的总结，强调了当前结果评估的进展彻底改变了临床研究的方式，目前迫切需要具有更高可信度的评价方法。

Deyo RA: The role of outcomes and how to integrate them into your practice, in Herkowitz HN, Dvorak J, Bell G, Nordin M, Grob D (eds)：*The Lumbar Spine*. Philadelphia, PA, Lippincott Williams & Wilkins, 2004.

该章节强调了评价患者的疗效应采用前后一致的方法，这一点很重要。文中还提供了患者不同范畴的结果评估可能用到的标准方法作为参考。

Gatchel RJ: *A Compendium of Outcome Instruments for Assessment and Research of Spinal Disorders*. La Grange, IL, North American Spine Society, 2001.

该文讨论了用来评价脊柱疾患患者心理方面的方法。并提供了对测试的描述、参考文献和典型病例。

Gatchel RJ, Oordt MS: *Clinical Health Psychology and Primary Care: Practical Advice and Clinical Guidance for Successful Collaboration*. Washington, DC, American Psychological Association, 2003.

该文对治疗效果循证研究的重要性进行了综述，介绍了一些可信度非常高的方法可应用在不同的医学分科中。

Jackson DW: Quality orthopaedics: New incentives to practice "evidence-based medicine." *Orthopaedics Today* 2004；24：3.

该文指出，现在很多作为第三方的保险支付者将专业医疗机构制定的"最佳治疗指南"作为高效力的客观依据。

Morley S, Williams AC: Conducting and evaluating treatment outcome studies, in Turk DC,

Gatchel RJ（eds）：*Psychological Approaches to Pain Management：A Practitioner's Handbook*. New York，NY，Guilford，2002.

本章节对用来疗效评价的诸多好的方法，尤其是疼痛和功能障碍方面进行了详细的综述。

Pfeifer BA，Wong DA：Outcomes assessment and guidelines of care, in Fardon DF, Garfin SR, Abitbol JJ, Boden SD, Herkowitz HN, Mayer TG（eds）：*Orthopaedic Knowledge Update：Spine 2*. Rosemont，IL，American Academy of Orthopaedic Surgeons，2002.

随着对疗效评价和可靠的治疗指南需求的不断增加，本章节对如何满足这些需求的问题做出了回答。

Spratt KF：Outcomes assessment：Overview and specific tools, in Herkowitz HN, Dvorak J, Bell G, Nordin M, Grob D（eds）：*The Lumbar Spine*. Philadelphia，PA，LippincottWilliams & Wilkins，2004.

该章节介绍了医疗卫生机构如何高效率地完成治疗效果评估。

生物-心理-社会医学模式评价

Turk DC，Monarch ES：Biopsychosocial perspective on chronic pain, in Turk DC, Gatchel RJ（eds）：*Psychological Approaches to Pain Management：A Practitioner's Handbook*. New York，NY，Guilford，2002.

本章节就慢性疼痛从生物-心理-社会模式角度进行了概述。躯体功能障碍（疼痛和残疾）被看作是生理、心理及社会等因素相互作用的结果，这些因素可导致甚或加重临床表现。

心理学评估的重要指标

Gatchel RJ：*Clinical Essentials of Pain Management*. Washington，DC，American Psychological Association，2004.

本文详细综述了关于疼痛治疗和评价的方法。

疾病特异性自我评价方法

Anagnostis C，Mayer TG，Gatchel RJ，Proc-

tor T：The Million Visual Analog Scale：Its utility for predicting tertiary rehabilitation outcomes. *Spine* 2003；28：1051-1060.

该研究将纳入研究的患者按临床疗效的敏感性分成了6个组：无残障、轻度残障、中度残障、严重残障、非常严重残障和极度残障。该方法的临床意义比提供了一个数字评分更加重要。

Anagnostis C，Gatchel RJ，Mayer TG：The development of a comprehensive biopsychosocial measure of disability for chronic musculoskeletal disorders：The Pain Dysfunction Questionnaire. *Spine* 2004；29：2290-2302.

本文介绍了一个侧重于心理角度，兼顾功能和社会角度评价疼痛和功能障碍的新方法。该方法应用范围并不局限于下腰痛，而是针对所有的骨骼肌肉系统疾患。

Feise RJ，Menke JM：A new valid and reliable instrument to measure the magnitude of clinical change in spinal conditions. *Spine* 2001；26：78-87.

介绍了下腰痛的ODI评分。

Stroud MW，McKnight PE，Jensen MP：Assessment of self-report of physical activity in patients with chronic pain：Development of an abbreviated Roland-Morris disability scale. *J Pain* 2004；5：257-263.

本文指出，简化版本的 Roland-Morris 残障量表具有良好的心理学评价特性，并可替代完整版以节省评估时间。

评估结果的规范统计分析

Dorey F，Hildibrand AS，Wang JC：A practical guide to understanding statistical concepts in the spine literature. *SpineLine May/June* 2002：6-11.

本文综述了与脊柱有关的研究中涉及到统计学方法的一些基本问题，提供了一些基本的统计学方法。

经典文献

Altman DG: *Practical Statistics for Medical Research.* London, England, Chapman and Hall, 1991.

Bergner M, Bobbit RA, Carter WB, Gibson BS: The sickness impact profile: Development and final version of a health status measure. *Med Care* 1981;19:787-805.

Beurskens AJ, de Vet HC, Koke AJ, van der Heijden, Knipschild PG: Measuring the functional status of patients with low back pain: Assessment of the quality of four disease-specific questionnaires. *Spine* 1995;20:1017-1028.

Chapman SL, Jamison RN, Sanders SH: Treatment Helpfulness Questionnaire: A measure of patient satisfaction with treatment modalities provided in chronic pain management programs. *Pain* 1996;68:349-361.

Fairbank JC, Couper J, Davies JB, O'Brien JP: The Oswestry low back pain disability questionnaire. *Physiotherapy* 1980;66:271-273.

Flores L, Gatchel RJ, Polatin PB: Objectification of functional improvement after nonoperative care. *Spine* 1997;22:1622-1633.

Fordyce WE, Roberts AH, Sternbach RA: The behavioral management of chronic pain: A response to critics. *Pain* 1985;22:113-125.

Gatchel RJ, Mayer TG: *Functional Restoration for Spinal Disorders: The Sports Medicine Approach.* Malvern, PA, Lea & Febiger, 1988.

Gatchel RJ, Polatin PB, Mayer TG, Robinson R, Dersh J: Use of the SF-36 health status survey with a chronically disabled back pain population: Strengths and limitations. *J Occup Rehabil* 1998;8:237-246.

Greenough CG, Fraser RD: Assessment of outcome in patients with low back pain. *Spine* 1992;17:36-41.

Gronblad M, Jarvinen E, Hurri H: Relationship of the Pain Disability Index (PDI) and the Oswestry Disability Questionnaire (ODQ) with three dynamic physical tests in a group of patients with chronic low-back pain and leg pain. *Clin J Pain* 1994;10:197-203.

Kaplan GM, Wurtele SK, Gillis D: Maximal effort during functional capacity evaluations: An examination of psychological factors. *Arch Phys Med Rehabil* 1996;77:161-164.

Kopec JA: Measuring functional outcomes in persons with back pain. *Spine* 2000;25:3110-3114.

Leclaire R, Blier F, Fortin L, Proulx R: A cross-sectional study comparing the Oswestry and Roland-Morris Functional Disability Scales in two populations of patients with low back pain of different levels of severity. *Spine* 1997;22:68-71.

Mayer TG, Gatchel RJ: *Functional Restoration for Spinal Disorders: The Sports Medicine Approach.* Malvern, PA, Lea & Febiger, 1988.

Mayer TG, Gatchel RJ, Polatin PB (eds): *Occupational Musculoskeletal Disorders: Function, Outcomes and Evidence.* Philadelphia, PA, Lippincott Williams & Wilkins, 2000.

Mayer TG, Prescott M, Gatchel RJ: Objective outcomes evaluation: Methods and evidence, in Mayer TG, Polatin PB, and Gatchel RJ (eds): *Occupational Musculoskeletal Disorders: Function, Outcomes and Evidence.* Philadelphia, PA, Lippincott Williams & Wilkins, 2000.

Pocock SJ: *Clinical Trials.* New York, NY, John Wiley, 1983.

Roland M, Fairbank J: The Roland-Morris Disability Questionnaire and the Oswestry Disability Questionnaire. *Spine* 2000;25:3115-3124.

Sackett DL, Haynes RB, Guyatt GH, Tugwell P: *Clinical Epidemiology: A Basic Science for Clinical Medicine.* Boston, MA, Little, Brown and Company, 1991.

Taylor SJ, Taylor AE, Foy MA, Fogg AJ: Responsiveness of common outcome measures for patients with low back pain. *Spine* 1999;24:1805-1812.

Turk DC: Assessment of patients reporting pain: An integrated perspective. *Lancet* 1999;353:1784-1788.

Von Korff M, Jensen MP, Karoly P: Assessing global pain severity by self-report in clinical and health services research. *Spine* 2000;25:3140-3151.

Waddell G, Main CJ: Assessment of severity in low back disorders. *Spine* 1984;9:204-208.

Ware JE, Sherbourne CD: The MOS 36-Item Short-Form Health Survey (SF-36). I: Conceptual framework and item selection. *Med Care* 1992;30:473-483.

（周非非　译）

第 12 章　残障评估

Gunnar B. J. Anderson，MD，PhD

引　言

虽然大多数腰背痛患者的治疗是有效的，但是仍有部分病人一直存在疼痛和功能障碍。有时需要对患者依然存留的功能障碍做出评估，以便于患者从一系列政府或私营保险机构（表 1）获得相应的补偿。医师常需根据不同保险机构的要求对患者做出相关功能障碍的评估。这些要求可能包括行为检查、疾病诊断、建立残障的因果关系、确定疾病的严重程度、损伤分级、残障评估。这些具体的要求不但各机构各不相同，即使同一机构在不同的州也不一致。本章旨在介绍一些残障评估的基本概念，并讨论骨科医师在评估过程中所发挥的作用。腰背痛评价的基本原则是依据《美国医学会永久损伤评估指南（第 5 版）》（后简称《指南》），本章仅对《指南》做概括性的介绍，其中的具体内容和其他的评估体系将不做论述。

表 1　美国保险补偿机构
工伤保险系统
社会保险管理机构
退伍军人权益保障计划
联邦员工补偿法案
沿海及港口劳动者补偿法案
联邦尘肺补偿计划
联邦员工残障法案
琼斯法案
私人保险
美国残障人员法案
家庭医疗法案

概　念

多数专业机构对"损伤"和"残障"的定义不同，但是对于外行来说，两者间的区别往往十分模糊。损伤的分级往往也被作为残障分级，这容易造成概念的混淆。《指南》中对"损伤"的定义为"躯体、内脏器官或器官功能的完整性丢失、功能障碍或紊乱"。损伤可导致功能受限或不能完成生活中的一些活动。障碍可能是解剖性的（如缺少一个手指），可能是功能性的（如手指关节活动受限），或也可能两者皆有。"残障"在《指南》中的定义是"为满足个人、社会或职业上的需求或适应损伤后法律、法规要求，个体相应能力的分配"。实际使用中常用"活动受限"来代替"残障"，以免出现命名上的混乱。可以举一个形象的例子来说明"残障"和"损伤"之间的区别：如果缺少了一个手指，这个损伤对一个外科医生来说就是严重的残障，但对一个心理医生来说程度就要轻得多甚至不能定义为残障。

工伤保险

在美国，工伤保险是以"州"为单位的社会保险系统，主要针对工人在工作过程中发生的伤害进行补偿。虽然该系统在各州可能并不相同，但是仍有一些共性的原则。其中一个非常重要的就是"无差错原则"（即无需证明差错发生在雇主方而非员工方）。员工有权就由于从事某些工作或在工作过程中受到的伤害而获得相应的补偿。这些权益包括薪水补偿和医疗、康复补偿。当达到最大治疗效果（maximum medical improvement，MMI）后创伤仍对患者造成相应的障碍，那么将给予伤者永久的部分或完全性补偿。在《指南》中，MMI 指治疗情况稳定后的恢复程度，即使经过若干时间后可能有相应的变化，后期伤情的康复或加重都不含在MMI 的定义中。这里提及的恢复程度一般指在未来 12 个月中不会出现相关变化的患者情况。权益的类型、级别及补偿时间在不同的州也不尽相同。另一个重要的原则就是工伤保险系统是唯一的具有法律效力的补救措施，员工依此向雇主就工作中发生的伤害、疾病或者死亡要求得到相应的补偿。当然，也有例外的情形，即如果员工可以证明雇主有意造成其损伤，但从理论上讲雇主在当中的责任也有限。这种情况下受伤的员工仍可以向第三方提出赔偿的请求。例如，由于机器故障导致了员工的伤害，伤者可以起诉机器的生产商来寻求赔偿。

医生是工伤保险系统中的一个重要的角色，其中重要的一个工作就是确定损伤和功能障碍的因果关系。医生常需要对是否由于工作造成了损伤提出相应的意见。重要的是，医生需要认识到，法律上的证据是"超过50%的可能性"，而非日常临床意义上的证据。当伤前就存在相应病情或既往损伤仍有后续影响时，有些州要求对与工作中特殊事件有关的损伤程度做出评估。这个评估的过程要求医生记录伤者既往的病史，确定是由于存在既往的损伤或疾病使本次的损伤更加严重，即既往的损伤或疾病导致了本次损伤的发生。医生还建议或直接参与治疗和康复。一旦康复阶段结束，医生要通过判断恰当的恢复时间以帮助患者回到工作岗位；如果仍有限制，那么何时可以达到 MMI。

腰背部及颈部损伤分级

《指南》中按百分数将损伤的程度分为若干等级。0%指没有器官或躯体功能的丧失，日常活动没有任何限制；100%则指器官或躯体功能障碍非常严重，患者需要完全依靠他人的照顾才能日常生活。由于分级是针对患者的整体，而有时损伤是存在于身体的某一个部分（例如脊柱或手），《指南》中对此作出了相应的转化。对多发性损伤的患者，需对每一处局部的损伤进行评级，然后通过一个整合值表将其合并在一起，并非简单地将各部分值相加。《指南》中没有将疼痛单独列出进行评级，而是将其作为解剖学或功能学异常的一部分。换言之，脊柱损伤的评级中就涉及了各种伴随疼痛的内容。医生认为，患者与疼痛相关的伤害会增加其对创伤伤害的感受，在评级的严重程度上约上升1%～3%。例如，患者做完椎间盘切除术可能使疼痛完全缓解并且得到良好的功能恢复；也可能仍存留部分疼痛及神经功能障碍（如足下垂）。两种情况用基于诊断学的评估方法（后文中详细介绍）评价时结果相同。但是如果在评价时考虑治疗效果不佳的因素，则损伤程度评价的结果会增加3%。虽然《指南》中有一章专门对疼痛进行评价，但是其内容很难应用在对腰背部及颈部损伤的患者的评估上。

脊柱永久性损伤评级

完成损伤级别的评价需包括以下内容：详细的病史、系统的医疗记录、患者当前症状的具体描述以及这些症状如何对日常活动造成影响、体格检查以及影像学、电生理学、实验室检查等辅助检查（必要时）。依据上述内容，可通过两种方法来确定损伤的程度：诊断相关评估法（diagnosis-related estimates，DRE）和活动度法（range of motion，ROM）。

诊断相关评估法是首选的方法，但在以下情形时不能使用：（1）不是因为外伤造成的伤害或原因不明；（2）脊柱多节段受累（颈、胸、腰椎）；（3）脊柱同一区域多节段运动节段的完整性改变；（4）由新发生的（或复发的）间盘突出导致的神经根病；（5）相关司法要求使用活动度法。

诊断相关评估法要求对不同分级间的区别有所了解。每一个区域（如颈椎、腰椎）依程度不同分为5级。1级：损伤程度0%，无明显临床症状；2级：损伤程度5%～8%，有明显的临床症状或微小骨折；3级：损伤程度10%～13%，神经根病或中重度骨折；4级：损伤程度20%～23%，不稳定或融合，或严重骨折但不伴神经损害；5级：损伤程度25%～28%，不稳定或融合，神经根病，或严重骨折伴一侧神经损害。例如，一个腰椎损伤的病人，1级指其达到治疗最大治疗效果时没有明显临床症状和骨折，而5级则指该患者可能有神经根病和运动节段异常（不稳定或融合）且伴有神经功能障碍，或椎体压缩骨折的程度至少达到50%并伴有一侧神经损害表现。

活动度法要求依据《指南》确定诊断，使用1～2种倾角仪测量活动度，判断是否存在脊髓神经功能障碍，并使用特殊表格对所有的内容联合进行评级。

腰骶部皮质脊髓束和马尾神经损伤的评级

马尾综合征是指由于发自腰骶部的神经根受压而出现的多根损害表现，皮质脊髓束损伤则指创伤位置在脊髓。损伤最常发生于圆锥部位（T12-L1），有时也可发生在更高的节段。该部位脊髓和马尾神经的损伤较为少见。首先应确定最低位的功能正常的神经根来判断神经损伤的节段，再依据《指南》中脊柱和神经系统章节中的表格来界定出神经损伤的分级，并与恰当的诊断相关评估分类结合，进一步提供准确的评估信息。

社会残障保险和补偿性收入

社会残障保险（Social Security Disability Insurance，SSDI）和补偿性收入（Supplemental Security Income，SSI）都是由社会保险机构（Social Security Administration，SSA）来管理的。SSDI为有职位的劳动者损伤致残提供保险赔偿，而SSI则是针对贫困人群致残后的一种补偿性保障措施。与工伤保险不同，这两个系统都依据医学证据来量化而并不需要确定伤残如何发生。在SSDI和SSI两个保险体系中，残障的定义来自于《指南》，即"可以通过医学认可的临床和实验室检查技术明确的解剖结构、生理和心理上发生的伤害"。

骨科医生在社保机构中有两个角色：既是一个出具报告的治疗者，也是一个独立对患者做出检查和评价的专家。一旦一份申请填写好后送至社保办公室，其非医疗部分经审核通过后将转至部门决策者手中。决策者收集相关的医学信息，包括主治医师出具的申请人的病情报告。决策者继而总结出申请人客观的异常情况并确定其对正常生活造成的限制。主治医师提供的医学报告包括患者的病史、临床查体表现、实验室检查结果（包括影像学检查）、诊断、治疗的疗效和预后以及在患者发生某些损伤的情况下能够完成何种日常活动。以一个腰背痛的患者为例，报告中应说明患者完成与工作相关活动的能力，如坐下、步行、提物、携物、持物和旅游等。约有40%的申请者需要接受辅助的医学检查，包括有病史询问、体格检查以及基于客观检查结果的功能评价。这些工作由社保机构聘请的专业咨询医师承担，来弥补骨科医生在这些工作上的不足。

社保系统管理上的一个特色之处是残障内容的"损伤列表"部分。对于身体的任何一个系统，该列表都对损伤致患者不能完成相应的职业活动的程度做出了详细的描述。这里面提到的损伤指最终的损伤状况，或是预计最终的损伤情况，即至少考虑12个月后的情形。如果患者的条件与列表中的相符，则无需进一步的评价，可认定该患者为残障；但如果条件在列表中找不到相符的情形，在裁定之前还需要进行额外的评价。社保列表中，对骨骼肌肉系统损伤涉及的功能丧失的定义是这样的：在任何前提下，不能够完成行走及精细动作，包括与疼痛相关的骨骼肌肉系统损伤。脊柱的功能障碍依据此列表当条件满足时也可以给予认定。

退伍军人权益保障

退伍军人的这些权益既包括经济上的，也包括非经济上的资助。补偿主要基于失去工作的能力。医师不需要提供损伤或残障的评级，医学评估包括诊断和所提供的医疗救治级别。这些资料将由一个三人评价小组审核，三人小组包括两名退伍军人管理部门官员和一个与该机构无关的临床医师。

联邦劳动者补偿计划

联邦计划包括联邦员工补偿法案、沿海及港口劳动者补偿法案和联邦尘肺补偿计划。联邦尘肺补偿计划并不牵涉骨骼肌肉系统疾患，其主要针对因患尘肺而造成残障的煤矿工人。

联邦员工补偿法案的适用范围是政府部门的员工，如邮政人员。该法案不支持颅脑、心脏和脊柱相关的功能障碍补偿。与之相同的还有沿海及港口劳动者补偿法案。

联邦员工责任法案和琼斯法案

联邦员工责任法案的目的人群为发生与工作相关伤害的州内铁路工作者。其具有高度的对抗性，如果不能就残障申诉达成一致，受雇者需向州民事法院或联邦法院起诉其雇主。医师有可能需要出庭，给伤者进行体格检查，确立诊断，确定伤害级别并对可能存在的功能障碍做出评价。琼斯法案与之十分类似，但主要针对从事船舶或航海工作的水手。

美国残障人员法案

本法案禁止就业时歧视残障人员。法案规定，雇主必须雇佣具有完成某项工作能力的残障人员，并且进行适当的调节。该法案中对残障的定义是：任何生理或心理伤害限制了一项或多项主要的日常活动。适当的调节可以确定劳动者的残障是否给工作增加了过度的困难。这些困难可能是经济上的。

背痛是需要调节的常见原因，医生必须明确指出患者应受到的限制，以便来判断是否在不增加额外困难的情况下做出合适的调节。

私人残障保障

对有私人残障保险的患者，医生需要通过一系列的评估来确定残障事实。这些评估的范围依据保险公司和残障条款的不同而不同。

小　结

残障评估的复杂性可能使医生需要学习一些相关的文献并参加一些培训课程。需要重视的是，评估过程中医生的参与会对患者和社会产生重要的医学和经济学后果。医生需要建立起突发事件和损伤之间的关系。如果确实发生了某些伤害，还必须确定伤害的级别、评估患者完成日常生活和工作的能力。

注释文献

Cocchiarella L，Andersson GB（eds）：*AMA Guides to the Evaluation of Permanent Impairment*，ed 5. Chicago，IL，AMA Press，2001.

该书详细介绍了评估永久损伤的方法，在多个州均作为参考。

Disability Evaluation Under Social Security.（Blue Book）. Washington，DC，US Government Printing Office，2003，pp 1-255. Social Security Administration，Office of Disability，SSA Pub. No 64-039，ICN 468600.

该书详细介绍了社保机构残障评价系统的情况。

经典文献

Consultative Examinations：A Guide for Health Professionals.（Green Book）. Washington，DC，US Government Printing Office，1999，pp 1-74. Social Security Administration，SSA Pub. No. 64-025，ICN 954095.

该书介绍了如何为社保机构提供医学顾问性评价。

经典文献

Consultative Examinations: A Guide for Health Professionals. (Green Book). Washington, DC, US Government Printing Office, 1999, pp 1-74. Social Security Administration, SSA Pub. No. 64-025, ICN 954095.

This book provides information about how to perform consultative examinations for the SSA.

（周非非　译）

第二部分 疼痛治疗与康复

第13章 慢性疼痛患者的药物治疗进展

Steven Stanos，DO

引 言

国际疼痛研究协会将疼痛定义为"一种和实际或潜在组织损伤相关的，或者和被描述的损伤相关的不愉快的感觉和情绪体验。"合理的药物治疗脊柱相关情况必须要对疼痛有更为实际的理解。疼痛是一种主观的、个人的体验，受个人的知识、处境或身边环境以及其他心理因素的影响。疼痛不仅仅是外周神经感受器受到刺激的结果，外周神经、脊髓和大脑网络在神经信号上升、下降这个复杂的动态传导过程中也参与了对信号的修正。

疼痛能警告并保护身体防止伤害，同时也反映了发生在神经系统的病理改变。急性疼痛是有时限的，通常是对有害事件如伤害感受器受到刺激和有可能存在的相关组织损伤的一种反应。治疗也旨在去除潜在的病理过程。相反，慢性疼痛则通常在诱发事件之后持续 3～6 个月，可伴有明显正在发生的单一有害事件或病理过程，也可以完全没有。慢性疼痛与急性疼痛的区别在于潜在的组织病理或损伤可与疼痛的级别没有直接关系。急性疼痛可以视为对组织创伤或损伤的生理反应，慢性疼痛则包含了更多心理和行为结构的动态相互影响。慢性疼痛与睡眠和正常日常功能破坏有关，不再承担保护性的角色，而是一种痛苦和残疾。合理的多药物治疗法意味着通过机制途径选择和调整药物沿着疼痛所涉及的复杂路径直接瞄准特定的部位进行治疗。

脊柱相关疼痛情况的治疗可包括主动核心稳定训练、躯体力学训练、被动方式、脊柱注射和手术。综合治疗急、慢性脊柱疼痛也应该包括合理的药物治疗，包括使用非甾体抗炎药（NSAIDs）、口服类固醇药物和阿片类药物。当单一治疗和（或）介入治疗失败，或者止痛治疗和效果已经达到平台的时候，应该考虑进行综合的药物治疗方式。治疗急、慢性疼痛机制途径是合理用药的一个重要组成部分。这个途径结合了新型和传统抗抑郁药物、神经病性药及睡眠药和长效阿片类药物。

药物治疗的目标应该集中在最大程度地发挥身体功能的独立性、减少疼痛和改善精神状态。很重要的一项工作就是总结现有的药物治疗进展以应用于广泛的脊柱相关情况，包括神经性疼痛（神经病治疗模型）和慢性疼痛状态的表现（疼痛、情感抑郁和睡眠障碍）。有关环氧化酶-2（COX-2）抑制剂使用的争论，阿片药物的药理使用，传统和新型抗抑郁药、抗惊厥药和镇痛药都是值得讨论的。

NSAIDs 和 COX-2 抑制剂

传统的或非特异性的 NSAIDs 药物一直是骨性关节炎和类风湿性关节炎一线治疗的镇痛消炎药，和腰椎神经根病、关节突关节激惹及软组织损伤相关的急性脊柱疼痛能够获益于这些药物的消炎作用。COX-1 和 COX-2 同工酶催化花生四烯酸转化为前列腺素。NSAIDs 药物的最新分类包括：①传统的或非选择性的 NSAIDs 药（NS-NSAIDs），可同时抑制 COX-1 和 COX-2 同工酶；②更多地选择性抑制 COX-2 同工酶（COX-2 抑制剂）。传统的非选择性 NSAIDs 药能够有效镇痛但有导致上消化道出血、溃疡、肾毒性和血小板功能异常的潜在风险。

20 世纪 90 年代早期 COX-2 蛋白的分离产生了一类新 NSAIDs 药物——COX-2 抑制剂。新的口服 COX-2 抑制剂包括：塞来昔布（celecoxib）、罗非考昔（rofecoxib）和伐地考昔（valdecoxib）。注射用 COX-2 抑制剂，比如帕瑞考昔（parecoxib），是伐地考昔的前体药，目前正在研究中并等待应用于急性和术前疼痛状态。COX-1 结构性表达于大多数组织中起稳态作用，比如血小板聚集和通过产生保护性前列腺素的方式维持上消化道黏膜的完整性。COX-2，一种主要被细胞因子"诱导的"结构性同工酶，主要负责产生炎症和疼痛。动物和人类模型从细胞学水平证实了 COX-2 抑制可以降低中枢敏感性，即在一些慢性疼痛状态中起重要作用的神经成形状态（neuroplastic state）。

大部分随机试验，包括 Vioxx 胃肠结果研究（VIGOR）和塞来昔布长期治疗关节炎的安全性研究（CLASS），都证实了和非选择性 NSAIDs 药物相比，COX-2 抑制剂在降低消化性溃疡发生率和减少肾毒性方面有明显提高。围术期使用 COX-2 抑制剂（优先镇痛和术后镇痛治疗）可以起到节约阿片类药物用量、术后镇痛和改善功能的作用。COX-2 抑制剂的销量极好，使用极为广泛，但对该药增加心肌梗死和心源性猝死等心血管疾病的发生率的疑问和担心也逐渐增多。一些人提出选择性 COX-2 抑制剂可能降低血管前列腺素（PGI_2）的产生，干扰血栓前和抗血栓类花生酸（血栓素 A_2）之间的平衡，增加心脏事件等血栓前状态的发生率。2004 年 10 月，默克公司在一项涉及使用大剂量罗非考昔治疗腺瘤性息肉病的试验后自动撤回了市场上的罗非考昔。因为发现使用罗非考昔的病人严重心脏事件的发生率较服用传统 NSAIDs 药物的病人高。但其他研究却发现了相冲突的结果，即是其他药物能够增加心肌梗死和肾毒性。随后，其他研究证实萘普生有类似的心血管作用，导致重新评估非选择性 NSAIDs 药物和 COX-2 抑制剂治疗慢性脊柱和骨关节疾病。美国食品与药品管理局（FDA）提醒选择长期使用这类药物时需慎重。检验相对风险和潜在利益（镇痛、减轻僵硬和改善功能）时应该从病人个体出发。

阿片的药理作用

阿片和阿片类药物是强有力的镇痛药，其作用机制是结合阿片受体（μ，δ，κ），降低神经的兴奋性和兴奋性神经递质（5-羟色胺、去甲肾上腺素、P 物质和谷氨酸）的释放。阿片类药物的中枢效应主要是作用于脑干（导水管周围灰质）和边缘区，提高下行性抑制，从而达到镇痛和抗焦虑的作用。在急性疼痛的治疗方面，美国疼痛协会和美国麻醉医师特遣部队协会一致同意术后病人和门诊病人使用阿片类药物治疗急性疼痛，并且将其写入近期的治疗指南中。

长期使用阿片类药物镇痛治疗

应用阿片类药物治疗慢性脊柱疼痛除使用长效药物外还应该结合使用短效药物以迅速终止疼痛发作（表1）。用长效药物维持稳定的血清阿片浓度。药物血清浓度稳定的优点是方便用药、镇痛持久、睡眠不受干扰、减少日常对短效药物的应用。

长期使用阿片类药物治疗慢性脊柱疼痛一直也有争论。有研究证实阿片类药物对慢性疼痛的病人

药物	大约起效时间（min）	大约峰值效应时间（h）	大约药效持续时间（h）	大约生物利用度（%）
氢吗啡酮	30～45	1.5～2	3～4	60
美沙酮	30	2～3	6～12	80
吗啡（即刻释放，舌下）	30～45	1.5～2	3～4	30
吗啡（长效）				
吗啡控释片 Oramorph SR，其他同类产品	120	6～8	10～12	30
Kadian	120	8～12	18～24	30
Avinza	45	4～6	18～24	30
氧可酮（即刻释放）	20～45	1.5～2	3～4	80
氧可酮（控释）	30～60	4～6	10～12	80
Actiq（经口透膜枸橼酸芬太尼）	10（剂量应用开始后）	20～25（剂量应用开始后）	120	50

表 1 常用的口服阿片类药物的药代动力学

（*Adapted with permission from Strassels SA，McNicol E，Suleman R：Postoperative pain management：A practical review，part 1. Am J Health Syst Pharm 2005；62：1904-1916.*）

有轻度到中度的镇痛效果，但是在评估功能改善情况时结果变化范围很大。另一些研究则显示长期使用阿片类药物会导致所谓的疼痛-阿片下降螺旋，以丧失功能和相应的抑郁增加为主要特点。相关的研究结果支持下降螺旋现象，但指出单独使用阿片类药物不会改变病人的功能和情绪。往往是联合使用苯二氮䓬类药物才引起功能降低、看病次数增多和功能障碍天数增加。因此，评估病人的精神因素和对长期使用阿片类药物的反应应与改善功能和提高整体生活质量的目标相结合。

阿片类镇痛药物

阿片类药物治疗的新进展包括新型的口服给药系统、经口腔黏膜和经皮肤给药系统（经皮肤治疗系统）。

吗啡延迟释放剂型包括 Avinza（Ligand Pharmaceuticals，San Diego，CA）和 Kadian（Alpharma，Piscataway，NJ），分别每日服用 1 次和 2 次。这些药物中含有的即刻释放和延迟释放的药珠按照时间逐步释放，从而保证了 24 小时和 12 小时服药间隔内治疗性血药浓度的稳定。

缓释氧可酮，OxyContin（Purdure Pharmacy LP，Stamford，CT），提供双峰释放系统，每天在 0.6 小时和 6.8 小时时有两次血清释放高峰。最近在一所大学医院门诊部做的调查显示，有相当多长期服用氧可酮缓释片的患者每天服药的次数超过 2 次（每 8 小时一次），占 67%。与每 12 小时服药一次的病人（47%）相比，这些病人很少（21%）需要临时加量或加用阿片类以外的药物，因为每日 3 次服药氧可酮能够维持足够稳定的血药浓度。与阿片类药物对一般神经病理性状态的效果有限的传统认识相反，缓释氧可酮对神经病理性疼痛有显著的镇痛作用。几项研究结果显示维持持久血药浓度所需的剂量每天平均小于 100 mg。缓释氧吗啡酮是氧可酮的活跃的代谢产物，目前正在阿片耐受的病人中做Ⅲ期临床试验。

Pallodone（Purdue Pharma LP），每日服用一次的延迟释放型羟吗啡酮，于 2004 年 9 月经美国 FDA 批准用于持续、中到重度疼痛的对阿片耐药的病人。但是因为该药与酒精会发生危险的相互作用，该公司于 2005 年 7 月主动从市场撤出了该药。该药与酒精相互作用有潜在导致该药迅速释放大量

羟吗啡酮入血的风险。公司正在计划重新配方 Palladone，重新投放市场。

美沙酮

美沙酮作为"新型"的阿片类镇痛药经历了一次再生。美沙酮长时间作为戒毒的维持性治疗药物仍然蒙受着社会上的一些污名，这种药较之其他阿片类药物有一些潜在性的优点。它用于治疗疼痛的作用在广泛应用于癌症镇痛后得到了更大的推广。美沙酮是比较强的 N-甲基-D-门冬氨酸受体拮抗剂。这个兴奋性氨基酸是中枢敏感化和阿片耐药机制的关键。临床医生开美沙酮处方时应该谨慎。美沙酮的蛋白结合力很高并且反复用药容易在组织中沉积，从而在机体内形成很大的药物蓄积。它的半衰期在 7 小时～5 天不等。至少每 5～6 天才能改变一次剂量。1998 年的一项研究报告了一小宗病例，描述了将口服吗啡等效物转换为美沙酮的标准转化方法。例如，24 小时剂量小于 300 mg，头 5 天每 3 小时固定服用实际剂量的 1/10，第 6 天，将前 2 天的剂量按照一天 2 次的固定时间间隔服用。最近在服用美沙酮治疗疼痛和美沙酮维持治疗的病人中有发生心律失常（尖端扭转性室速）的报告。

Actiq（经口透膜枸橼酸芬太尼）（Cephalon，Fraser，PA）是将经口腔黏膜吸收的固体药物基质做在一个小棒子上，很像一个棒棒糖。服用时将这个棒棒糖在口腔黏膜上迅速旋转，其中的芬太尼将在 15 分钟内溶解。血清药物浓度高峰大约在用药后 25 分钟。芬太尼脂溶性强的特点使药物能迅速进入血脑屏障。该药物快速起效也得益于经黏膜直接吸收入血，不像传统口服药物需经历首过效应。现在研发的其他经黏膜吸收的阿片药物还包括泡腾片样经舌下含服的药物，和舌下服用的硝酸甘油近似。

经皮肤吸收的药物

长期使用阿片类药物治疗慢性脊柱相关的神经病理性疼痛中，像芬太尼（Duragesic，Janssen Pharmaceutica LP，Titusville，NJ）这样经皮肤给药的方式已经越来越常见。多个研究结果显示慢性疼痛病人的功能得到改善，镇痛效果好，用药剂量稳定（小于 100 μg/d）。有小部分病人可能需要每 48 小时用药一次而不是推荐的每 72 小时一次，这

是因为每个病人的芬太尼代谢有差异。还有其他关于生活质量和精神状态的报告。这些研究结果显示与缓释吗啡相比，使用芬太尼便秘的发生率较低。从治疗开始就应该积极治疗吗啡诱导性便秘。

缓释型药物将来的发展还包括药物泵（Chronogesic，Durect，Cupertino，CA）的使用，它只有火柴棒大小，植入皮下能够在几个月的时间里恒定、持续地释放舒芬太尼。另一种仪器能够让芬太尼通过离子电渗的方式按需给药。病人自控式经皮E-TRANS（ALZA Corp，Mountain View，CA）给药系统是一种程序化的自黏系统（self-adhesive system），能在固定的一段时间内释放芬太尼。研究显示术后病人能够根据需要给药 $40\mu g$，最多每小时 6 个剂量。

立法和联邦监视

在人们意识到阿片类药物滥用和用于其他非医疗目的的现象增加之后，起于 20 世纪 90 年代后期宽松的处方政策才得以遏制。更多的关注集中于如何综合地评估病人的疼痛和精神状态，标准化办公室筛查和监督（正式的病人-医生协议书或治疗同意书）正在成为医生选择使用阿片类药物和其他被限制使用的药物时需要遵守的基本操作规范。病人-医生治疗同意书已经被多个国家性疼痛机构出版，包括美国疼痛协会和美国疼痛医学学会。现已提议使用三边阿片类药物使用同意书，即需要病人的初级治疗医生、疼痛医生和病人本人共同签署。除了能增进医生之间沟通外，同意书还是疼痛医生在确定治疗方案后将长期需要阿片类药物治疗病人的医疗和责任移交回给初级医生的一种有效手段。

关于长期阿片类药物治疗的争论

一直存在的争论让医生不愿意给脊柱疼痛的病人使用长期的阿片类药物。除了大家都知道的关于成瘾、耐药和法律的顾虑外，长期使用阿片类药物镇痛治疗后症状缓解的水平以及生理和心理功能情况也是争论的问题，如认知功能受损、内分泌作用和长期大剂量阿片类药物治疗后可能造成的医源性阿片类药物诱导性过敏症等。

认知功能和阿片药物治疗

长期服用阿片类镇痛药物对精神功能的影响一直存在争论。对长期非癌性疼痛病人的研究结果发现病人的注意力受损、心理活动速度和暂时记忆力缺陷。有趣的是，这些结果也有可能是由未得到控制的疼痛造成的情感困扰（抑郁和焦虑）和注意力分散造成的。一些相似的研究试图检测阿片类药物对驾驶能力和反应时间的影响。最近一篇系统的文献综述发现中度的、基本一致的证据显示长期服用阿片类药物的病人精神活动能力没有受损，认知功能受损的结论尚不确定。其他人则辩解说仅仅在剂量变动或剂量增加时会出现一过性的认知功能和心理活动受损。因此，建议药物剂量的个体化和用药过程中医生进行检测。

长期大剂量阿片药物治疗对内分泌的影响

动物模型和一些病例报告提示长期大剂量阿片类药物治疗可以导致下丘脑-脑垂体-肾上腺轴和下丘脑-脑垂体-性腺分泌异常。对内分泌的影响包括睾酮、黄体酮和雌二醇水平降低（男性和女性性欲降低）、闭经以及应激时皮质醇反应性降低。阿片类药物诱导的男性激素缺乏综合征文献中有个案报告，需要处方医生额外地筛查和治疗（补充睾酮）。

阿片性痛觉过敏：可能的疼痛前效应

动物和人类研究显示在一定情况下，阿片类药物能够对痛觉敏感性产生不可预料的改变，表现为痛觉过敏（对疼痛刺激的异常或升高的疼痛反应）和痛觉超敏（对非疼痛刺激的异常强烈的疼痛反应）。相对于已经被广泛接受和理解的耐药性的神经机制，阿片类药物对疼痛前感受器的影响还不是很确定。阿片类药物反复用药可以导致耐药，自相矛盾的是，也可以引起疼痛前感受器的一系列问题（阿片诱导性异常的痛觉敏感），表现为一个"感受性增强"的过程。有证据支持反复应用阿片类药物后脊髓内强啡肽（疼痛前感受器的）旁路增加。因此一些疼痛学家建议维持阿片类药物剂量在最低水平直至达到镇痛效果，而不是像以往传统的观点激进地使用大剂量以获得镇痛目的，这样可以限制这些可能存在的细胞过程。

疼痛前脊髓谷氨酸通过 NMDA 受体激活。阻断或抑制 NMDA 受体是药物限制耐药和过敏的一种可能途径。非阿片类 NMDA 拮抗药物包括美沙芬、克他命和美金刚。对这些药物用于此通途的功效研究还在进行中。

抗抑郁药

三环类抗抑郁药

三环类抗抑郁药可有效地治疗选定的神经病理性疼痛。作为强效的抗抑郁和镇静药它适用于治疗慢性疼痛综合征的一些症状（疼痛、抑郁、睡眠障碍）。最初夜间用药是基于其对 5-羟色胺和去甲肾上腺素的强大作用。缓慢地增加到较高的抗抑郁剂量可以达到额外的抗抑郁和镇痛的效果。尽管选择性 5-羟色胺再摄取阻滞剂已经证明对一般的焦虑病人有强效的抗抑郁和抗焦虑作用并且副反应低于传统三环类抗抑郁药，但其镇痛作用的报告还很少。

抗惊厥/神经病理的药物

慢性神经病理性疼痛的重要的病理生理学机制是中枢敏感化。根据发病机制的一个药物治疗方法也就应运而生。理解神经传导递质改变的基本生理学知识有助于使用单一或多个抗惊厥药物治疗那些包括脊柱神经疾病在内的慢性病理性疼痛（表 2）。结合更新一代的抗惊厥药治疗门诊病人是可行的，因为它们与传统药物相比在代谢和相互作用方面表现更好。新一代药物酶诱导作用有限、半衰期较长、蛋白结合力强，因此现行的血清检测的必要性不大。

加巴喷丁（Neurontin，Pfizer，New York，NY），是批准治疗带状疱疹后神经痛和糖尿病性外周神经病的药物，现在虽未经批准，但已经用于治疗包括神经根病在内的脊柱相关疼痛、偏头痛、痉挛和一些精神病。加巴喷丁尽管结构上与 γ-氨基丁酸（GABA）有关，但实际上是 α_2-δ 的配基。α_2-δ 受体是与神经元电压门控钙离子通道相关的蛋白质。与该通道结合可减少突触前钙离子流进入背角细胞，减少神经递质的释放（谷氨酸、P 物质、去甲肾上腺素和降钙素基因相关肽）。一些间接的 GABA 能机制也被提出。多项研究显示当剂量达到 $1\,800 \sim 3\,600$ mg/d 时，病人疼痛明显减轻，睡眠、情绪和生活质量都有所改善。不良反应包括嗜睡和头晕。加巴喷丁独特的药代动力学特点要求比其他二代、三代抗惊厥药更高的剂量。增加剂量时，肠道主动运输吸收系统便达到饱和，生物利用度降低，从而导致血清浓度和剂量之间呈非线性关系。因此，需要显著提高剂量才能相应提高治疗反应。

普加布林（Lyrica，Pfizer），也是 α_2-δ 的配基，化学结构上与加巴喷丁相关。然而普加布林药代动力学呈线性，起效快（1 小时内），生物利用度大约为 90%，和 α_2-δ 配基的亲和力比加巴喷丁强 6 倍。普加布林是最新的抗惊厥药，已经被 FDA 批准治疗带状疱疹后神经痛和糖尿病性外周神经病。在糖尿病性外周神经病和带状疱疹后神经痛病人的研究中，普加布林的平均剂量在 $150 \sim 600$ mg/d 之间。普加布林相对较强的作用和线性的药代动力学特点可以不用像加巴喷丁那样需要迅速增加药物剂量或大剂量维持才能达到治疗效果。

噻加宾（Gabitril，Cephalon），一种适用于部分发作的新型的选择性 GABA 再摄取抑制剂，也已经应用于 FDA 规定以外的慢性神经病理性疼痛和失眠。理论上在突触间隙（背角和大脑）升高

抗惊厥药物	Na^+ 离子通道阻滞	Ca^{2+} 离子通道阻滞	谷氨酸拮抗	GABA 作用增强	碳酸酐酶抑制
加巴喷丁		×			
拉莫三嗪	×	×			
左乙拉西坦					
奥卡西平	×	×			
普加布林		×		×	
噻加宾				×	
托吡酯	×	×	×	×	×
唑尼沙胺	×	×	×	×	×

表 2　抗惊厥药物的主要作用机制

GABA 水平可以帮助增加 GABA 对神经元兴奋性的抑制性作用。增加 GABA 水平可以增加非快动眼睡眠Ⅲ期和Ⅳ期的时间从而改善睡眠。

托吡酯和唑尼沙胺是广谱抗惊厥药。除了钙离子和钠离子通道作用外，另外提出的包括抑制碳酸酐酶、抗谷氨酸的机制还会导致体重明显下降。左乙拉西坦（Keppra），化学结构与其他抗惊厥药不同，其作用机制不是很清楚，但可能包括对钙离子通道的作用。它与加巴喷丁相似，药物与药物之间的相互作用很小，容易由肾排出。

5-羟色胺/去甲肾上腺素再摄取抑制剂

最新的抗抑郁药物是一种双重单胺再摄取抑制剂，被开发用于治疗抑郁症。因为它们具有相对的选择性，所以希望其抗抑郁起效时间更短、副作用更少。米它扎平是强效的中枢 α_2 肾上腺受体拮抗剂、5-羟色胺（5-HT）$_2$ 和 5-HT$_3$ 受体拮抗剂，能增强去甲肾上腺素和和 5-HT 的神经传递。米它扎平适用于治疗抑郁症并且可以用于增加选择性 5-HT 再摄取抑制剂的效度。它相对的镇静作用可额外改善慢性疼痛病人的睡眠。文拉法辛是一种强效的 5-HT 再摄取抑制剂，对去甲肾上腺素和多巴胺的作用较弱。较高的剂量（>150 mg）被发现有额外的镇痛作用并且可能对几种神经病理性疼痛有效。度洛西汀属 5-HT 和去甲肾上腺素平衡和强效再摄取抑制剂，适用于抑郁症、糖尿病性外周神经病和带状疱疹后神经痛。

局部镇痛药

非处方和处方的局部镇痛药的使用在持续增加。理解疼痛前感受器的生理有助于更好地理解温度感。最近一种新型的温度敏感性药物，经受体蛋白通道家族，已经被成功鉴定。辣椒素是一种从红辣椒中提取出来的刺激性物质，它通过香草酸受体——一种经受体蛋白非选择性阳离子通道，导致 P 物质和谷氨酸等疼痛前物质的释放。目前辣椒素已做成一些镇痛软膏。对冷和薄荷敏感的受体也已鉴定成功并有助于更好地理解冷感受器，或许可以研发出制冷的镇痛药。

临床上我们可以得到许多种处方和非处方局部镇痛药来治疗骨骼肌肉性和神经病理性疼痛。处方药包括5％利多卡因贴片治疗带状疱疹后神经痛。

随即安慰剂对照研究证实了其每 12 小时给药一次治疗带状疱疹后神经痛的有效性。最近的研究检测过了同时使用几个贴片的潜在风险。临床上还没有发现 24 小时内同时使用多个贴片会有哪些系统性的不良反应。尽管人们早已了解了利多卡因的作用机制（外周钠离子通道阻滞），但最近的研究发现脊髓背角有生理学改变，功能性 MRI 中疼痛过程有改变，提示贴片可能有中枢效应。开放性观察表明在受累关节局部贴片治疗骨性关节炎可以减轻关节僵硬和疼痛。

非处方局部镇痛药包括辣椒素（热激活性）和薄荷产品（通过抑制钙离子流和降低温度阈值的方式产生发凉的效果）。药理学研究提示这些物质的额外镇痛效果可能是阿片 κ 受体作用的结果。局部三环类抗抑郁药物包括多虑平（FDA 批准用于皮肤湿疹）在欧洲已经广泛应用于治疗神经病理性疼痛。复方药物能够服务于医生的一些特殊需要，将几种药物复合在一起局部应用，包括克他命（ketamine）（NMDA 受体拮抗剂）、加巴喷丁和环苯扎林。

慢性下腰痛的药物治疗要着眼于最大的镇痛效果和改善情绪、睡眠质量及功能等多方面的平衡。合理的药物治疗方案应该在广泛的药物中做个体化的选择，如非特异性的 NSAIDs、COX-2 抑制剂、抗惊厥药以及长、短效的阿片类药和局部药物。

注释文献

NSAIDs 和 COX-2 抑制剂

Cheng HF，Harris RC：Cyclooxygenases，the kidney，and hypertension. *Hypertension* 2004；43：525-530.

这篇文章综述了 COX 同工酶的药理，着重讨论了这些药物及其对肾功能和心脏的作用，以及和常用的抗心律失常药物间的相互作用。

Kimmel SE，Berlin JA，Reily M，et al：Patients exposed to rofecoxib and celecoxib have different odds of nonfatal myocardial infraction. *Ann Intern Med* 2005；142：157-164.

心肌梗死在塞来昔布使用者中相对于在 NSAIDs 药物使用者中的比值比是 0.43，而罗非昔布使用者的比值比是 1.16。

Mukherjee D, Nissen SE, Topol EJ: Risk of cardiovascular events associated with selective COX-2 inhibitors. *JAMA* 2001；286：954-959.

这篇文章综述了 COX-2 抑制剂关于增加心血管风险的主要随机试验研究。Vioxx 胃肠结果的 VIGOR 研究（罗非昔布）和长期治疗关节炎的安全性的 CLASS 研究（塞来昔布）和安慰剂相比都有较高的心肌梗死年发生率。

Solomon DH, Schneeweiss S, Glynn RJ, et al: Relationship between selective cyclooxygenase-2 inhibitors and acute myocardial infarction in older adults. *Circulation* 2004；109：2068-2073.

使用罗非昔布发生心肌梗死的风险要高于 NSAIDs 和不使用 NSAIDs 药物。更高的风险见于剂量 25 mg 或更多时。

阿片类药物及局部镇痛药

Ballantyne JC, Mao J: Opioid therapy for chronic pain. *N Engl J Med* 2003；349：1943-1953.

这篇文章展现了阿片类药物用于慢性疼痛的新进展。其中讨论了临床效度的研究、延长的大剂量治疗、耐药性、阿片诱导性过敏和免疫改变。文章同时推荐了一些治疗规程。

Bartleson JD: Evidence for and against the use of opioid analgesics for chronic nonmalignant low back pain: A review. *Pain Med* 2002；3：260-271.

文章综述 13 篇文献发现支持长期使用阿片类药物治疗下腰痛病人的证据是不充分的。治疗存在中度的副反应和较低的药物滥用和成瘾风险。

Dworkin RH, Backonja M, Rowbotham MC, et al: Advances in neuropathic pain: Diagnosis, mechanisms, and treatment recommendations. *Arch Neurol* 2003；60：1524-1534.

讨论了对神经病理性疼痛的询证医学治疗建议。

Dworkin RH, Borbin AE, Young JP Jr, et al: Pregabalin for the treatment of postherpetic neural-

gia: A randomized, placebo-controlled trial. *Neurology* 2003；60：1274-1283.

在这项随机试验中，一周时疼痛即明显减轻。每天服用普加布林 600 mg，50% 的病人疼痛几乎可缓解一半。

Fishbain DA, Cutler B, Rosomoff HL, Rosomoff RS: Are opioid-dependent/tolerant patients impaired in driving-related skills?: A structured evidence-based review. *J Pain Symptom Manage* 2003；25：559-577.

阿片类药物相关作用的研究包括心理活动能力、认知功能、汽车驾驶和事故、以及驾驶能力减弱。

Fishman SM, Mahajan G, Jung SW, Wilsdy BL: The trilateral opioid contract: Bridging the pain clinic and the primary care physician through the opioid contract. *J Pain Symptom Manage* 2002；24：335-344.

这篇文章展示了一项使用病人、医生和疼痛专科医生三边阿片类药物治疗合同的研究。不依从的预测因素包括精神病诊断史。文章附录了合同的样本。

Marcus DA, Click RM: Sustained-release oxycodone dosing survey of chronic pain patients. *Clin J Pain* 2004；20：363-366.

一组混合的慢性疼痛病人。67% 的病人每 8 小时给了一次缓释氧可酮。每 12 小时用药一次的病人需要更多的短效阿片类药物。

Milligan K, Lanteri-Minet M, Borchert K, et al: Evaluation of long-term efficacy and safety of transdermal fentanyl in the treatment of chronic noncancer pain. *J Pain* 2001；2：197-204.

500 多个慢性非癌性疼痛病人的长期前瞻性试验研究。长期的疼痛控制与改善的 SF-36 躯体疼痛评分有关。芬太尼在 12 个月内的剂量平均为 90μg/h。

Sabatowski R, Galvez R, Cherry DA, et al: Pregabalin reduces pain and improves sleep and mood disturbances in patients with post-herpetic neuralgia: Results of a randomized placebo-controlled clinical trial. *Pain* 2004；109：26-35.

接受每天 3 次 150 或 300 mg/d 普加布林的病人疼痛明显缓解，睡眠习惯和生活质量也明显改善。

Sawynok J：Topical and peripherally acting analgesics. *Pharmacol Rev* 2003；55：1-20.

一篇有关外周和中枢信号传导的综述。并对局部用 NSAIDs、辣椒素、局部麻醉剂、α-肾上腺受体拮抗剂、大麻和 GABA 拮抗剂也作了综述。

经典文献

Merskey H, Bogduk N (eds): *Classification of Chronic Pain: Descriptions of Chronic Pain Syndromes and Definitions of Pain Terms, ed 2.* Seattle, WA, IASP Press, 1994.

McQuay HJ, Tramer M, Nye BA, et al: A systematic review of antidepressants in neuropathic pain. *Pain* 1996; 68:217-227.

Morley JS, Makin MK: The use of methadone in cancer pain poorly responsive to other opioids. *Pain Rev* 1998; 5:51-58.

Schofferman J: Long-term opioid analgesics therapy for severe refractory lumbar spine pain. *Clin J Pain* 1999;15: 136-140.

Watson CP, Babul N: Efficacy of oxycodone in neuropathic pain: A randomized trial in postherpetic neuralgia. *Neurology* 1998;50:1837-1841.

Wheeler WL, Dickerson ED: Clinical application of methadone. *Am J Hosp Palliat Care* 2000;17:196-203.

（韦　峰　译）

第14章 手法治疗

Natasha J. Kim，DC John J. Triano，DC，PhD，FCCSC

引 言

腰部和颈部疼痛患者的增加，使卫生保健系统承受了巨大的经济负担，并且也成为工厂生产能力下降的一个重要原因。背部和颈部的非手术治疗包括如按摩的手法治疗、神经肌肉疗法（肌肉能量和牵引对抗技术）、关节活动和高速率低幅度（HV-LA）的灵活操作，通过这些治疗来纠正脊柱关节和周围软组织的局部功能障碍。现在有按摩师、正骨师和经过高级培训的物理治疗师使用推拿疗法。脊柱推拿疗法（spinal manipulative therapy，SMT）通常由脊椎推拿按摩师来进行，主要治疗急慢性颈、胸和下腰部疼痛，以及相关的放射性疼痛和头痛。过去的20年间进行的临床对照试验和系统回顾得出的循证医学证据，使人们更清晰地认识了脊柱推拿疗法在临床的地位和作用。

推拿疗法的定义及其适应证

脊柱推拿疗法是推拿疗法中的一种，包括很多的步骤，通常分为关节活动和高速率低幅度（HV-LA）手法。脊柱推拿疗法用来纠正脊柱关节和周围软组织的局部节段间或小范围功能障碍。脊柱推拿疗法应用控制性负荷（力量和时间）来对受累关节进行治疗，减少疼痛，改善失功能关节的机械活动能力。推拿疗法通过改变病变关节局部机械应力来起作用。控制性负荷的内容由医生来决定，包括时程、速率、幅度和负荷的方向，以及推拿时患者的体位。

目前使用的推拿疗法分类系统是基于生物力学特点建立的，包括速率、应用的模式和负荷的类型等。这样一个分类系统的临床价值体现在对组织的机械性刺激和组织的基本特性（僵硬度和脏器柔韧度）之间的关系，而组织的基本特性决定了组织对负荷的反应。慢作用负荷产生时间依赖效应，包括组织的活动、液体或水肿从一个间室移向另一个间室，同样还有组织结构内部影响蠕变和动态蠕变。

更多的快速介导的活动更依赖于组织个体的相对硬度和关节序列的动态过程。推拿的负荷可以通过外在的手法或机械辅助方法传导。需要医生的操作包括：①无负重脊柱活动，包括持续在电动床上进行被动活动和手法屈曲-牵引治疗；②活动，包括手法有节奏地摇摆，并逐渐增加力度，而不是强力猛推；③HLVA方法，需直接顶住皮下的椎体，注意颅骨、椎体、胸部或骨盆的骨性突起，给予推拿部位快速短暂的冲击震荡，但不超过椎体关节自主活动范围。除医生给予的负荷外，SMT同样也可以提供医生指导下的肌肉刺激。这种肌肉刺激方法可以分为两组，通过调整肌肉的收缩节律和/或改变主动肌和拮抗肌，用来改善关节活动度。这包括神经肌肉松解和张力对抗技术。

目前对于脊柱推拿疗法改善关节和组织活动度的特殊机制尚不完全清楚。但已经有了好多种假设：①松解嵌顿在椎间关节的硬脊膜；②松解由反复关节外伤、慢性炎症或制动引起的关节间和关节周围粘连；③通过突然牵拉关节周围软组织来缓解肌肉痉挛；④通过增加神经化学疼痛抑制剂来抑制中枢神经系统敏感性，包括β内啡肽和P物质。

尽管每一种机制假说看起来都讲得通，并且有翔实的证据来支持其观点，但是没有一种假说能够解释临床实践中观察到的临床表现。最近包含更多内容的一项基于生物力学研究的理论——椎间节段理论被提出来。这个理论可以更好地解释日常工作中观察到的情况，同时可以使得上述四种假说有机会得以实现。椎间节段理论似乎产生局部的改变，而这种改变的效应很小。一系列的生物力学和（或）炎症改变造成了局部的症状。有意思的是，构型改变发生在完全正常的活动范围之内。但是却导致作用在关节上的负荷分布不均，原因是其超过了局部组织损伤承受力的上限，而且导致保持平衡的肌肉作用时机不对或肌肉疲劳。结果就是，局部组织张力增高，关节活动受限。所以尽管是在椎间正常活动范围之内进行操作，但是关节承受的应力与患者平常的姿势或日常活动下关节所承受的应力不相称。

　　有三种情况可能产生扭曲：①活动或长期静态姿势使得负荷增加；②突发事件使得负荷超载；③在负荷状态下进行摆动。由皱褶产生症状的表现，取决于组织暴露于阈上牵拉刺激的程度。正因为如此，临床症状也会因为损伤部位位于小关节、椎间盘、韧带、神经或肌肉而千变万化。这就可以解释临床上观察到的患者对 SMT 的反应各有不同的原因。发生前述损伤的，或者伴有退变、有先天异常的结构更容易出现症状。当原有的损伤出现时，出现皱褶的阈值就会降低，产生最大移位的负荷也会相应减小。

　　脊柱扭曲的机制很复杂，但是我们在这里将会作一简要介绍。由活动限制导致的关节压力改变的动物实验模型近来被制作出来。早期结果显示伴随脊柱扭曲理论的结果是关节内发生粘连。持续的活动限制会导致骨赘形成，与关节退变情况类似（图 1）。

　　脊柱的稳定性是通过协调两组肌肉的活动来创造合适的节段和节段间刚度，以此来支持上肢。节段稳定肌群包括启动活动、产生力量和增加活动速率的肌肉如长躯干肌（腹肌和棘旁肌）。局部稳定装置则是脊柱周围的小肌肉（多裂肌、回旋肌和横突间肌）。

　　在过去的 20 年里所做的生物力学实验结果显示，被动组织（骨、韧带和椎间盘）的内在刚度和黏弹性会以一种出人意料的方式对关节的活动（活动的方向和范围）产生影响；也就是说，关节活动处在中立位范围内（中间活动区），在这个范围正常会有一点弹性阻力，而在活动范围最大时阻力达到最大。因此，维持和稳定全身大部分的活动度要靠多组关节、多组肌肉的协调和负荷分担。局部的稳定组织之间的密切配合可以使得关节活动得以控制，并且局部组织的压力变得很小。

　　为了能够重新工作和进行娱乐休闲活动，身体必须经历一个动态平衡过程，而这个过程则是通过

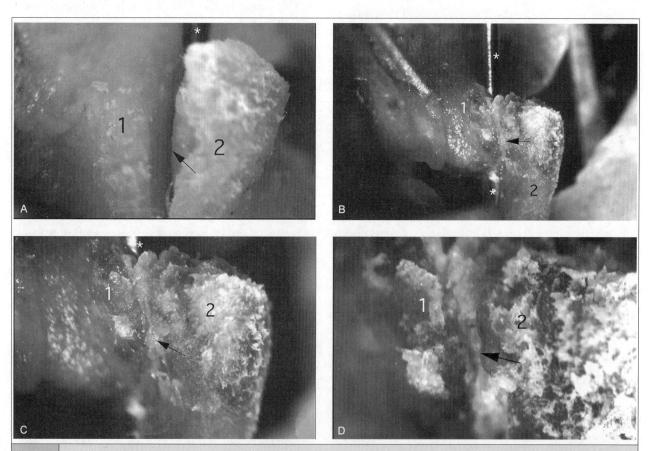

图1　**A**，作为对照的关节突关节，切除关节囊之后，很容易看到关节间隙，探子* 可进入关节。箭头指关节间隙。1 和 2 标出关节的头尾两侧。**B**、**C** 和 **D** 示小关节在固定 12 周后进行性肥大。探子* 不能穿过关节间隙，箭头指关节间隙及关内节内粘连。1、2 分别指关节的尾、头侧。

协调参与活动肌肉的形态和作用方式来实现，以此来完成任务并使得局部组织的应变（劳损）维持在一个可以忍受的范围内。生活经验告诉我们，很多活动可以通过众多姿势中的一种来完成；但是，我们会感觉到有很多姿势比较笨拙，并且很快就感到不舒服，这是因为这种姿势使得应力过度集中到一个或多个关节上。尽管这种适应是可行的，但并不能维持很长的时间，因为这会产生局部僵硬、疼痛并可能产生水肿。

脊柱是一个动态的链接，使得活动过程中既可以支撑上身，也可以保护脊髓。每一个动作都有一个可接受的姿势构型。在这个构型范围内，局部组织的张力维持在损伤阈值之下。如前所述，虽然一个动作可以做出，但局部张力更高，那么就会产生症状。人体的姿势构型是可以自行选择的。例如，维修工人在修理汽车底盘时的姿势就是如此，虽然可以做到，但是局部组织的张力变大，时间久了会产生局部疼痛不适；有可能发生由脊椎稳定装置不平衡引起的关节内突然滑动，但活动范围仍在正常之内。由神经支配错误或疲劳引起的问题也与关节的扭曲变形相关。这种机制已通过垂直损伤实验和透视下观察等方式进行了研究。基本上，病变为局部不可控变形，原因是关节构型因动作变化而改变。压力集中于一个或多个组织上并超过其损伤阈值（图 2）。

应力集中超过损伤阈值的最初生物力学结果表现为疼痛。最初是以局部症状为主，除非有炎症弥散或神经末段、神经根自身机械性刺激。炎症刺激由炎症反应或损伤椎间盘释放的神经毒性物质引起，这些毒性物质包括磷脂酶 A_2 等。机械性刺激大部分继发于合并存在的病理性改变，如骨赘或椎间盘突出，否则就不会有症状出现。远期症状会随着放射程度或神经受累程度而进展。由生物力学改变引起的神经末梢敏感度和本体感受信号变化，可能是中枢感觉远期改变的诱发因素。

恰当合理地选择治疗手段对治疗的效果和安全性来说是非常重要的。在选择治疗方法时要了解患者的年龄、全面身体情况、合并症和在此次需要治疗的部位以前都做过什么介入性治疗。诱发试验中施加的主要负荷与治疗施加的强度近似，这可以帮助我们确定组织的敏感度，根据需要对治疗强度进行修改。急性水肿、骨质减少、身体结构强度降低或不稳定都是选择治疗方式的依据。例如，严重的骨质减少是应用高速率低幅度（HVLA）运动的指征。有经验的医师可以通过各种方法来改变患者的体位、负荷施加的方向、频率和负荷变化速率，而这些都是在考虑了病变严重程度和并发疾病之后作出的。

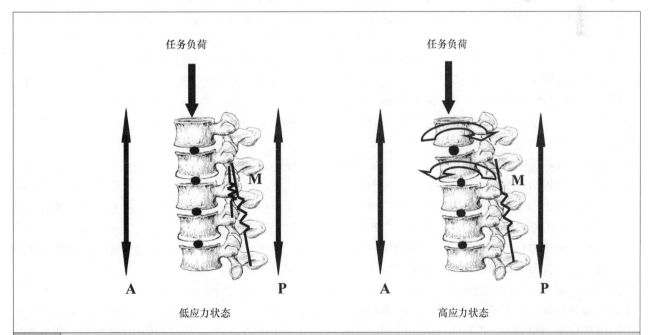

正常，在局部协调和肌肉平衡下处于低应力状态。疲劳或神经控制错误导致协调平衡的肌肉疲劳，引起扭曲与局部高应力状态。A＝前，P＝后。

SMT 的疗效

支持 SMT 能够改善机械性颈腰背痛临床症状的证据来自临床试验和近期的系统回顾。尽管近期没有对 SMT 治疗效果进行普查，但是这些重要的证据还是非常有帮助的。

在对成人急性下腰痛治疗的系统回顾中发现，美国保健医疗政策研究所（现在为卫生资源与质量所）在 1994 年制定的指南当中，特别推荐 HVLA 手法治疗不伴有放射痛的急性下腰痛。从那时开始，一系列的临床试验、系统回顾和荟萃分析开始进行，并且提供了重要的证据支持 SMT 治疗急性、亚急性和慢性腰痛、颈痛要比以往的治疗方法优越。

SMT 治疗颈部疼痛的疗效

SMT 常用于治疗颈部疼痛、一定类型的头痛和神经根放射痛。已经有很多的试验对单独使用 SMT 的效果和联合使用 SMT 的效果进行了研究，联合使用 SMT 包括锻炼、物理治疗、按摩治疗，以及包括药物和日常生活指导的内科治疗。1996 年的一项研究发现，SMT 比肌肉松弛剂和其他治疗对颈部疼痛和头痛有更好的短期疗效。与 SMT 相关的并发症发生率极低。同一年，人们发现 SMT 治疗颈肌有压痛且不伴有神经根放射痛的颈部疼痛有效。

2002 年发表了 3 篇独立的关于 SMT 治疗颈部疼痛临床试验评估的文章。在其中一项研究中，有非特异性颈痛且伴有或不伴有神经根放射痛、病程至少 2 周的患者被随机分配接受手法治疗、物理治疗或内科治疗。所有的患者患颈部疼痛有 12 周或时间更短一些，其中大部分患者主诉颈痛和伴随症状，伴随症状包括颈源性头痛和头昏眼花。对所有的患者随访至少 6 周，并在第 3 和第 7 周时进行评估。结果测量包括感知恢复（"完全恢复"和"大部分改善"被认为是治疗成功）、功能障碍、疼痛、活动范围的改善和总体健康状况。在第 7 周随访时作者发现，相比内科治疗组来说，手法治疗组中有很大一部分患者获得了很好的治疗效果。手法组的患者在感知恢复、严重疼痛改善、活动范围改善和总体健康状况自我评价方面要比物理治疗组有很大改善。与内科治疗组相比，手法治疗组也在各

种参数方面有很大改善。手法治疗同样证明了对改善身体功能障碍、减轻疼痛（例如，疼痛一周的改善情况和疼痛的困扰状况）和改善关节活动度（屈-伸、侧屈、旋转）有效。另外，接受手法和物理治疗的患者相比接受内科治疗的患者来说，所需的镇痛治疗要少很多。在手法治疗组和物理治疗组里，曾有过小而短暂的副反应的报道，这些副反应包括头痛、疼痛或上肢皮肤感觉异常和头昏眼花。

一项近期的随机试验对 SMT 的作用，特别是手法和松动法的作用、手法与体位治疗相结合的效果进行了研究。336 位患有亚急性和慢性颈痛，同时伴有或不伴有神经放射痛和头痛，并持续至少 3 周，但不超过 1 年的患者被随机分入以下治疗组：①单纯手法或手法＋热敷；②单纯手法或手法＋电刺激；③单纯松动或松动＋热敷；④单纯松动或松动＋电刺激。在治疗开始 4 周后对患者进行随访并记录是否出现任何的并发症或副反应；在 2 周、6 周、3 个月和 6 个月时对疼痛程度和功能障碍状况进行问卷调查。6 个月随访结果显示，无论是否使用热敷或电刺激治疗，颈椎 SMT 手法和松动治疗对改善疼痛和功能障碍状况都具有可比性。尽管没有严重的并发症发生，但手法治疗组患者比松动组患者在第 1 个月的治疗当中所经历的不适感要少一些。

2002 年的第 3 项研究对 SMT 和锻炼治疗慢性颈源性头痛和颈痛进行了评估。200 名受试者被随机分入 4 个治疗组：①手法治疗组，使用 HVLA 和松动法治疗；②锻炼治疗组，使用低负荷耐受训练，包括颅椎颈椎屈曲和牵拉训练；③手法和锻炼联合治疗；④对照组，不进行任何治疗。治疗持续 6 周时间，并在治疗后当日、7 周、3 个月、6 个月和 12 个月时对患者进行随访。作者在第 12 个月进行随访时发现，手法和锻炼联合治疗组的患者比对照组患者在头痛和颈痛的频度和强度方面都有明显减少，但与单独 SMT 组相比没有明显差别。每组患者都没有严重的副反应发生。结果表明，无论是单纯手法治疗还是结合锻炼进行治疗，都可以得到很好的疗效。

通过近期的临床试验发现，SMT 对急性或慢性机械性颈痛，甚至是非特异性颈痛都有很好的疗效。最近两项完整的系统回顾对早期和近期的临床试验数据进行了二次分析。其中 2004 年的回顾对美国健康保健政策与研究部作出的急性腰痛治疗指

南标准进行了修改。作者对短期（随访≤3 个月）和长期（＞3 个月）的试验进行了检验。没有确切证据支持对急性颈痛使用 SMT，作者总结认为，只有少量证据表明短期内 SMT 要比普通治疗和物理治疗优越，而在长期和短期随访中发现，SMT 与高科技康复锻炼相比在缓解疼痛方面的作用是相近的。对急性和慢性颈痛进行研究的结果显示，SMT 的短期疗效要比物理治疗稍好一些，而长期效果则更好。SMT 的短期疗效要比内科治疗好很多。

Cochrane 数据库在 2004 年公布了相同的结论。通过完全随机对照试验和半随机对照试验对试验数据进行了分析评估，该试验用来分析 SMT 治疗颈部相关性疼痛和伴发的放射痛和头痛。证据强烈支持使用多种疗法，包括松动法和（或）HVLA 手法，同时应用锻炼疗法。无论是否伴有头痛，亚急性和慢性机械性颈痛患者在疼痛、功能和全身感觉方面都有改善。但是，单独使用 SMT 治疗或 SMT 结合其他形式治疗（如：不治疗、安慰剂、锻炼、牵引、按摩、颈领、直流电刺激和超声、紫外线、松动、手法、热敷和/或电刺激、止痛药）结果却不见得更好。SMT 治疗神经放射痛的相对适应证目前还是不确定的。一部分证据在花费方面支持进行手法治疗伴或不伴有头痛和神经放射痛的急性、亚急性和慢性颈痛患者。

SMT 治疗腰痛的疗效

有研究表明 SMT 治疗症状性腰痛时可能在改善疼痛和功能障碍程度方面比内科治疗更为有效。内科治疗是指口服药物同时配合其他的治疗方法，如物理治疗、患者宣教和锻炼。在一项为期 12 周的随机对照试验中，分别对亚急性和慢性腰痛患者（持续 3 周到 6 个月）进行手法治疗和标准的内科治疗（药物、物理治疗和器械治疗）进行了对比。结果显示两个治疗组在缓解疼痛和改善功能障碍状况方面都有很大改进。

在一项独立的随机试验中，对 SMT 与标准内科治疗进行了对比。其中对 681 名患有亚急性或慢性腰痛的患者进行了药物和患者宣教治疗，有或无物理治疗和脊椎指压治疗。通过在 2 周、6 周和 6 个月时给患者邮寄随访问卷，调查疼痛和功能障碍的情况。结果显示，6 个月时接受脊椎指压治疗的

患者要比那些只接受内科治疗而不进行物理治疗的患者在疼痛和功能障碍方面有更大的改善。而在 6 个月随访时发现，接受物理治疗的患者比单纯内科治疗的患者在功能障碍方面只有轻微的改善。

通过 2003 年一项治疗下腰痛的研究发现，SMT 结合内科治疗要比单独内科治疗效果要好。对于慢性下腰痛，对 SMT 结合稳定锻炼和内科咨询与单纯内科咨询（包括发放教育手册和日常生活自我管理）进行了比较。在 5 个月和 1 年随访时发现，结合治疗组要比单纯内科治疗组在疼痛和功能障碍方面有更大改善。这篇报道首次提出 SMT 结合内科治疗或患者宣教的效果具有潜在的耐久性。

一项 2003 年的独立随机对照试验研究发现，患有下腰痛或神经放射痛的患者接受 SMT 治疗，在疼痛、功能障碍、全身状况和脊柱活动度方面的疗效要比单纯锻炼的效果好很多。更重要的是在随访中发现，接受手法治疗的患者返岗满勤工作的更多。而且值得注意的是，本研究中的患者发生症状都超过了 8 周，并且都是请了 8 周以上、6 个月以下的病假。

人们同样也将 SMT 与介入治疗方法进行了对比。在一组 40 名患有腰椎间盘突出症和继发慢性神经放射痛患者的试验中，对 SMT 与化学髓核溶解术进行了对比。结果显示 2 周后 SMT 组下腰痛和功能障碍短期改善要比化学髓核溶解术组效果更好。然而在 12 个月随访时发现，两个治疗组的疗效没有差别。而且，SMT 组没有严重的副反应发生。尽管这组研究只包含了中等数量的研究对象，但结果仍支持 SMT 在任何侵入性治疗，比如化学髓核溶解术之前，可能对由椎间盘突出引起的下腰痛和下肢放射痛有疗效。

已经发表了很多有关 SMT 治疗下腰痛的作用和益处的系统回顾和荟萃分析文章。1997 年的一篇系统回顾认为，SMT 在治疗单纯慢性下腰痛和慢性下腰痛合并下肢放射痛时要比安慰剂、全科医生的护理、镇痛药、卧床休息和按摩治疗都有效。但是，SMT 在治疗急性下腰痛时与锻炼、物理治疗、按摩和药物治疗并无太大差异。一篇早一些的系统回顾总结说，SMT 对急性和慢性下腰痛有短期疗效，而且治疗并发症发生率低。这些荟萃分析和独立研究结果之间的不一致性，在当前的研究结果中也可以观察到。

在 2004 年的一篇系统回顾中，作者通过多项

研究来对慢性下腰痛进行评估，并且对手法治疗与其他不同的治疗方法进行了对比，而这些治疗方法是由美国卫生保健政策与研究所制定的急性下腰痛治疗指南修改版而来的。在所包括的试验当中，有研究急性和慢性下腰痛的（疼痛分别持续小于 6 周和大于 6 周），治疗开始后的随访分为短期随访（≤3 个月）和长期随访（＞3 个月）。研究急性下腰痛的临床随机试验结果显示，SMT 与松动疗法和解调热疗相比只能短暂地缓解疼痛，而少量证据表明，接受 SMT 治疗的患者比接受物理治疗的患者康复得更快一些。对慢性下腰痛进行研究的结果显示，在短期和长期随访中发现，SMT 与非甾体类抗炎药的疗效是一样的。另外，研究通过短期随访发现，SMT 与物理治疗和全科治疗同样有效。相反的是，对慢性下腰痛进行 3 个月以内的随访发现，只有少量证据表明 SMT 比安慰剂和化学髓核溶解术有效。

由临床试验和系统回顾得出的 SMT 数据的局限性

尽管已有的临床试验都经过了严格的设计，并且系统回顾也非常完全，但是和评估其他治疗方式时所面临的问题一样，这些研究都存在着一定的局限性。例如，许多试验中的颈腰痛患者都存在着很高比例的临床和病理异质性；用来测量结果的临床标准也经常是不一致的。另外，试验设计的差异、治疗方式的不同、在试验中合并足够的安慰剂对照组的难度、随访时间的不同都是造成试验数据之间无法直接进行比较的原因。

目前人们对治疗的目的缺乏统一的认识。长期随访结果对疾病的不同自然病史和治疗史关注的很少。20 世纪末的观点认为下腰痛是自限性疾病，是可以"治愈的"。这种观点已经被证明过于笼统。事实上当前数据证明很多脊柱问题是慢性的、反复发作性疾病。如果这些信息是正确的，那么各式各样的结果就可能是不相关的。病情的严重程度和症状缓解率与生活质量的改善程度有关。即使认为这个疾病是自限性的，后来进行治疗效果的对比也是有问题的。如果在一定的时间范围内，比如 12 个月，通过自然恢复能够缓解症状，那么研究人员通过对比不同治疗方法的疗效能得出什么结论呢？

STM 在治疗机械性颈痛和相关腰痛中的临床应用

证据显示有一部分机械性颈痛和腰痛患者 SMT 疗效很好，尤其在症状缓解和功能改善方面，并且医源性不良反应的发生率低。

SMT 的适应证和禁忌证列在表 1，图 3 列出了临床决策简单关系图。有很多应用 SMT 的指征在经过深入的询问病史和仔细的查体之后就变得很清晰。对颈、腰痛的病因进行适当的鉴别可以使得

表 1　STM 治疗机械性颈/腰痛的适应证和禁忌证

适应证
局部颈痛或腰痛伴或不伴有神经放射痛症状
对手法按压敏感，能够重现症状
关节顺应性较差
　关节只能在中间或活动范围一侧活动/末端感觉改变
　过压试验
通过诱发试验可以重现症状
肌筋膜高张力
非特异性改变
　局部水肿
　组织张力改变
　温度改变
　颜色改变

相对禁忌证：根据不同的临床情况采用不同的技术
妊娠
脊柱滑脱
椎间盘突出
患者正接受抗凝治疗

局部病变的禁忌证
马尾综合征
进行性神经功能障碍
严重的骨质疏松
解剖结构不稳定
急性关节炎
骨髓炎或代谢性骨病
骨折
原发或转移瘤
血管受累（如椎基底供血不足、血栓性静脉炎、需要立即会诊的胸或腹主动脉瘤）
脏器牵涉痛或明显的社会心理疾病

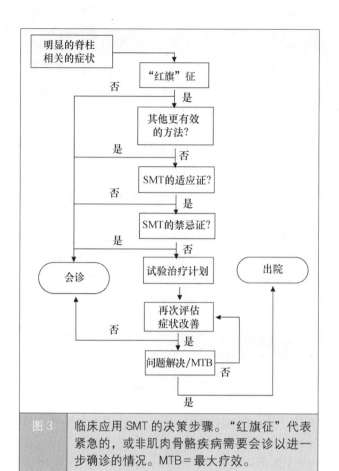

图 3　临床应用 SMT 的决策步骤。"红旗征"代表紧急的，或非肌肉骨骼疾病需要会诊以进一步确诊的情况。MTB＝最大疗效。

流程图文字：
明显的脊柱相关的症状
"红旗"征
其他更有效的方法？
SMT的适应证？
SMT的禁忌证？
会诊
试验治疗计划
出院
再次评估症状改善
问题解决/MTB

SMT 的选择更具有针对性，同时也可以通过排除有禁忌的患者来减少并发症的发生率。

决定采取何种治疗方式，在很大程度上取决于手法治疗部位的特点、受累组织、并发疾病和患者的耐受程度。例如对患有慢性下腰痛同时合并潜在严重的骨量减少的患者进行非负重下脊柱松动疗法，如被动活动或屈曲牵引就比较合适。另外，对患有机械性慢性下腰痛的患者则需要通过 HVLA 技术进行手动或机械辅助高负荷锻炼。

SMT 治疗的时程和频率应该根据患者的病史、病程长短、病情严重程度、患者的意愿和患者对初次治疗的强度和频率的耐受性决定。人们希望在 2 周内有疗效；单纯腰痛和伴有下肢放射痛的患者平均需要 8 个疗程来达到最大的疗效，而文献报道需要 1~40 个疗程。由一项研究慢性非特异性机械下腰痛的随机试验得出的结论显示，每周行 SMT 3~4 次、维持 3 周的疗效是最好的。因为 SMT 有相应的适应证，因此一部分患者对 SMT 的反应会很迅速，治疗次数就会减少。

2004 年发表的一项为期 4 周的随机对照试验，应用了一项先前描述的临床预测指标并成功对最可能受益于 SMT 的下腰痛患者进行了筛选。有利的临床结果预测指标需要患者符合以下 5 项当中的至少 4 项标准：（1）下腰痛持续时间小于 16 天；（2）没有放射到膝的放射痛；（3）恐惧-回避信念调查（Fear-Avoidance Beliefs Questionnaire）评分小于 19 分；（4）至少有一个腰椎节段活动度下降；（5）至少有一个髋的内旋角度大于 35°。在那些疗效较好的患者当中，接受锻炼和 SMT 联合治疗的患者比单纯锻炼治疗的患者在功能障碍评分方面有很大的改善。相反的是在那些只有 3 个或更少预测指标的患者当中，无论是单纯锻炼治疗还是联合 SMT 治疗都没有明显的改善。因此 SMT 联合锻炼治疗对那些临床预测指标较好的患者有很好的疗效。

那些对治疗反应比较慢的患者和那些虽然有短暂反应但快速恢复原状［传统手法治疗（SMT 治疗持续的疼痛和肌卫 4~6 周时间）难以控制］的患者，或者那些对局部按压特别敏感的患者，关节内麻醉/镇痛下手法治疗也是一种治疗选择。这项技术在透视监视下注射麻醉药，使用或不使用类固醇药物来抑制潜在的疼痛发生物质。在局麻药物有效时进行 SMT 操作，在 10~12 天内可以进行 6~8 个疗程。

与 SMT 相关的潜在并发症

与任何其他治疗手段一样，SMT 也会有潜在的并发症。最常遇到的 SMT 不良反应有治疗部位和周围的小肌肉和关节的不适感，有多达 1/7 的患者有更强烈的反应。这些反应都是自限性的且在 24 小时内即可消失。在一项独立的前瞻性研究中，对 465 位接受颈、胸、腰治疗的患者进行了关于不良反应的调查，超过半数的患者反映有过短暂的头痛、发僵、局部或放射性不适感或疲劳感。女性患者更容易有这样的反应。一过性的头痛、头昏眼花和恶心，在颈部操作的发生率要高于胸腰部。循证医学数据库的数据同样显示，在所有包括的试验中有不到 1/3 出现了自限性不良反应。这些不良反应包括脊柱局部疼痛、一过性头痛、头昏眼花和耳部症状、神经放射痛和肢体远端感觉异常。

严重的并发症，如马尾综合征和脑血管意外

并不常见。马尾综合征的典型表现为鞍区麻木、双下肢无力、感觉改变和大小便失禁。马尾综合征在进行腰部治疗时的发病率不到亿分之一。据文献报道大多数马尾综合征发生于全麻状态下进行手法治疗时，这时的患者在治疗过程中是无法给予反馈的。

与 SMT 有关的脑血管意外的发病率为 1/100 万～1/385 万。相反的是，非甾体类抗炎药导致严重胃肠道疾病的发生率对总体来说为 1/1 000，65 岁以上人群为 3.2/1 000，65 岁以下人群为 0.39/1 000。一篇基于 69 例病例的回顾性分析指出，椎基底动脉断裂有其不可预见性。尽管这个话题存在很多争论，但是颈部手法治疗引起并发症时的手法强度大小仍是一个问题。椎基底动脉断裂的发生率看起来似乎与接受颈部手法治疗患者占总体人群的比例相同。由颈椎手法治疗引起的椎基底动脉断裂有 94％的患者在 2～4 小时内出现症状，75％的患者在 30 分钟到 1 个小时内出现症状。最常见的症状为协调性丧失、视觉障碍、麻木和眼球震颤。胸部手法治疗引起的严重并发症更为少见，原因可能为胸廓为其提供了内在的稳定性。有报道的并发症包括肋横突关节和肋椎关节牵拉伤、肋骨骨折和更为少见的横突骨折。对于那些在关节内麻醉/镇痛下进行手法治疗的患者来说，增加了局部麻醉、镇痛和关节内注射皮质醇激素和肌肉注射的风险。

直接和间接证据显示，SMT 操作培训的程度和经验都与疗效好坏和 SMT 的风险相关。对于那些只通过周末研讨会接受过少量培训，而又想把手法治疗整合到内科治疗当中去的内科医生来说，这种做法没有任何的好处。培训只是让操作人员对步骤更加熟悉，而不能增长专业技能。早期有关技能提高的研究发现，有经验的操作人员不能将经验转接于未经练习的操作，因为 HVLA 技术使用双手操作，以此在不同的临床环境下对患者的局部病变和受损组织进行复杂的治疗。与其他临床操作需要肌力协调和整合一样，操作培训对操作者的熟练程度起着极其重要的作用。

根据确实的数据进行统计，美国国内 94％的手法治疗通过病案分析和文献回顾发现大约有 46％～80％（平均 62％）的手法操作并发症发生在脊柱按摩师的手上。

小　结

SMT 的目标是改善由机械性颈、胸、下腰疼痛引起的局部关节和软组织功能障碍。一项近期设计出来的 SMT 分型系统可以用来帮助临床医生辨别哪些患者可以通过 SMT 获得最大收益，并且选择相应的治疗方案。通过临床试验和系统回顾发现，支持对没有"红旗征"（提示情况紧急、需要会诊以进一步确诊的非骨骼肌肉问题）、没有禁忌证、并且进行了准确的鉴别诊断的患者行 SMT。SMT 的不良反应很少且极少有严重的并发症发生。充足的训练和经验可以增加 SMT 的效能，减少严重并发症的发生。SMT 联合锻炼治疗并改变生活方式可以长久地提高生活质量。

注释文献

推拿疗法的定义及其适应证

Triano JJ：Biomechanics of spinal manipulative therapy. *Spine J* 2001；1：121-130.

这篇文章对有关 SMT 的生物力学机制进行了讨论，其中包括去弯曲畸形化及其症状。

SMT 的疗效

Andersson GB, Lucente T, Davis AM, et al：A comparison of osteopathic spinal manipulation with standard care for patients with low back pain. *N Engl J Med* 1999；341：1426-1431.

患有亚急性和慢性下腰痛（病程 3 周～6 个月）的患者被随机分入手法治疗组（手法整骨）或标准内科治疗组并连续治疗 12 周。两组患者的疼痛都减少；手法治疗组用药比内科组少，使用物理治疗也更少，同时这组的治疗满意率要高于两组的平均满意率 90％。

Assendelft WJ, Morton SC, Yu EI, et al：Spinal manipulative therapy for low back pain：A meta-analysis of effectiveness relative to other therapies. *Ann Intern Med* 2003；138：871-881.

一篇对 1966 年到 2000 年间进行的随机对照试验进行荟萃分析的文章发现，SMT 并不比全科治疗、药物镇痛、物理治疗、锻炼或病人宣教更有效。但 SMT 比安慰剂组和治疗无效组对急性下腰痛有效。

Aure OF, Nilsen JH, Vasseljen O: Manual therapy and exercise therapy in patients with chronic low back pain. *Spine* 2003; 28: 525-532.

49 名（症状持续时间超过 8 周，但小于 6 个月）患有下腰痛或下肢放射痛持续超过 8 周的患者被随机分配到手法治疗组或锻炼治疗组并随访一年。在手法治疗组中，一年内所有的结果包括疼痛缓解程度、功能障碍程度、全身健康状况和返岗工作的能力都有极大的改善。

Bronfort G, Haas M, Evans RL, et al: Efficacy of spinal manipulation and mobilization for low back pain and neck pain: A systematic review and best evidence synthesis. *Spine J* 2004; 4: 335-356.

支持使用 SMT 来治疗急性颈痛的证据是不确定的。有中等程度证据显示 SMT 治疗慢性颈痛的短期疗效要比全科治疗和物理治疗效果好；在短期和长期随访中发现，SMT 与高科技康复锻炼相比，二者的疼痛缓解程度是相同的。对急性和慢性颈痛进行研究的数据结果显示，与物理治疗相比，无论是短期还是长期随访，SMT 的结果都要更好一些。在改善颈部疼痛方面，SMT 比内科治疗具有更好的短期疗效。有中等程度的证据显示，与松动疗法和解调热疗法相比，SMT 能够使急性下腰痛获得短期的疗效。在短期和长期随访中发现，有中等程度的证据显示 SMT 与非甾体类抗炎药在治疗慢性下腰痛方面的作用是相同的。而短期随访发现，SMT 与体位疗法和全科治疗的疗效是一样的。

Burton AK, Tillotson KM, Cleary J: Single-blind randomized controlled trial of chemonucleolysis and manipulation in the treatment of symptomatic lumbar disc herniation. *Eur Spine J* 2000; 9: 202-207.

40 名患有慢性下肢放射痛的患者接受了手法整骨治疗或化学髓核溶解术。在 2 周和 6 周随访时发现疼痛有很大程度的缓解，而在 2 周时发现功能障碍也有极大的改善。在 12 个月随访时，两组患者的症状基本都消失，且组间没有明显统计学差异。人们在第 12 个月随访时发现，手法治疗的疗

效/花费比更高一些。这组试验没有严重的并发症发生。

Cagnie B, Vinck E, Beernaert A, et al: How common are side effects of spinal manipulation and can these side effects be predicted? *Man Ther* 2004; 9: 151-156.

患者在接受了第一次手法治疗之后，随之出现的常见不良反应有头痛、发僵、局部或放射样不适和疲劳感；这些情况在治疗之后 4 小时内出现，24 小时内消失。这些反应被认为是一过性的，而且对人体没有大的伤害。女性患者更容易出现这些反应。

Gross AR, Hoving JL, Haines TA, et al: A Cochrane review of manipulation and mobilization for mechanical neck disorders. *Spine* 2004; 29: 1541-1548.

建议使用多种疗法联合进行治疗，最常用的是手法/松动疗法与锻炼疗法相结合。单纯应用手法/松动疗法或联合其他的体位疗法之间没有差异。而对伴有神经放射痛的颈部疼痛的治疗来说，其疗效还不能确定。有 31% 的患者有不良反应的经历，如一过性头痛、头昏眼花和耳部症状、神经放射痛、肢体远端感觉异常和颈胸痛。

Haas M, Groupp E, Kraemer DF: Dose-response for chiropractic care of chronic low back pain. *Spine J* 2004; 4: 574-583.

72 名患有慢性机械性下腰痛的患者被随机分入 4 组，第 1 组每周治疗 1 次，以此类推，第 4 组每周治疗 4 次，共治疗 3 周，应用 SMT 或 SMT 联合体位疗法。在第 4 周时，患者的疼痛和功能障碍得到极大减轻，治疗 3~4 个疗程后疼痛缓解。

Hoving JL, Koes BW, de Vet HCW, et al: Manual therapy, physical therapy, or continued care by a general practitioner for patients with neck pain: A randomized controlled trial. *Ann Intern Med* 2002; 136: 713-722.

手法治疗的疗效（68.3%）要比连续性治疗疗效（35.9%）好，疼痛减轻得也多。接受手法治疗和物理治疗的患者使用药物的量也比较少。手法治疗和物理治疗组患者有少量一过性不良反应如头

痛、疼痛、肢体感觉异常和头昏眼花发生。

Hurwitz EL, Morgenstern H, Harber P, et al: A randomized trial of medical care with and without physical therapy and chiropractic care with and without physical modalities for patients with low back pain: 6-month follow-up outcomes from the UCLA low back pain study. *Spine* 2002; 27: 2193-2204.

患者被随机分成 4 组：单纯内科治疗组、内科合并物理治疗组、单纯脊柱指压治疗组、脊柱指压合并体位治疗组。在 6 个月时发现，脊柱指压治疗和内科治疗组患者的疼痛和功能障碍得到改善，物理治疗组患者有轻微改善，且比内科治疗组在功能障碍改善方面更有效一些。

Hurwitz EL, Morgenstern H, Harber P, et al: A randomized trial of chiropractic manipulation and mobilization for patients with neck pain: Clinical outcomes from the UCLA neck-pain study. *Am J Public Health* 2002; 92: 1634-1641.

治疗方案有单纯手法治疗、手法治疗＋热敷、手法＋电刺激治疗、单纯松动疗法、松动疗法＋热敷、松动疗法＋电刺激治疗。6 个月随访时发现，在疼痛和功能障碍改善方面，松动疗法和手法治疗（伴或不伴有体位治疗）具有可比性，且松动疗法的不良反应更少。

Jull G, Trott P, Potter H, et al: A randomized controlled trial of exercise and manipulative therapy for cervicogenic headache. *Spine* 2002; 27: 1835-1843.

患有颈痛和头痛的患者被随机分入手法治疗组、锻炼治疗组或手法/锻炼联合治疗组，并随访 1 年。在第 12 个月进行随访时发现，联合治疗组患者的头痛、颈痛的频率、强度和发病时间都减少了。而单纯手法治疗组的患者在第 12 个月随访时发现头痛的频率、强度都明显减少。手法和锻炼联合治疗可以比其他治疗方法多得到 10% 的症状改善率。

Niemisto L, Lahtinen-Suopanki T, Rissanen P, et al: A randomized trial of combined manipulation, stabilizing exercises, and physician consultation compared to physician consultation alone for chronic low back pain. *Spine* 2003; 28: 2185-2191.

一项随机试验对慢性下腰痛采用手法/锻炼/宣教联合治疗和单纯生活指导治疗进行了对比。在 5 个月和 1 年随访时发现，联合治疗组患者的疼痛和功能障碍得到极大缓解。

SMT 在治疗机械性颈痛和相关腰痛中的临床应用

Childs JD, Fritz JM, Flynn TW, et al: A clinical prediction rule to identify patients with low back pain most likely to benefit from spinal manipulation: A validation study. *Ann Intern Med* 2004; 141: 920-928.

一项为期 4 周的随机对照试验，应用了一项先前描述的临床预测指标，并成功对最可能受益于 SMT 的下腰痛患者进行了筛选。有利的临床结果预测指标需要患者符合 5 项标准当中的至少 4 项。在那些疗效较好的患者当中，接受锻炼和 SMT 联合治疗的患者比单纯锻炼治疗的患者在功能障碍评分方面有很大的改善。相反的是在那些只有 3 个或更少预测指标的患者当中，无论是单纯锻炼治疗还是联合 SMT 治疗都没有明显的改善。6 个月随访时发现，锻炼治疗组增加了医护服务使用量、减少了工作时间，因为腰痛的原因而使药物的使用量也明显增多。

Kohlbeck FJ, Haldeman S: Medication-assisted spinal manipulation. *Spine J* 2002; 2: 288-302.

手法治疗可以结合透视指引下麻醉药物或类固醇药物注射。一个时间是在注射后立刻进行，另一个时间是等麻醉药物的作用达到峰值时再进行手法治疗。药物辅助手法治疗的方法有：关节内麻醉/镇痛、全身麻醉或镇静、硬膜外麻醉/镇痛、局部注射渗透性药物。全身麻醉下手法治疗的并发症更严重一些；而关节内注射麻醉/镇痛药物进行手法治疗则没有并发症的报道。

Triano JJ: Manipulation, in Cole A, Herring S (eds): *The Low Back Pain Handbook*, ed 2. Philadelphia, PA, Hanley & Belfus, 2003.

SMT 可能对下腰痛的疗效更好，而对有"红旗征"（提示为紧急情况，需要进一步确诊）的腿痛患者则不要应用 SMT。由不同的负荷类型、应用范围和速率决定了有不同的 SMT 手法来治疗病变的部位。要想获得最大程度的疗效，至少需要 8 个疗程。小的不良反应通常在 24 小时内即可消失；严重的并发症则很少见。

与 SMT 相关的潜在并发症

Curtis P，Carey T，Evans P，et al：Training primary care physicians to give limited manual therapy for low back pain：Patient outcomes. *Spine* 2000；25：2954-2960.

31 名初级保健医师接受培训进行有限的手法治疗和下腰痛护理保健（加强护理）。患者或接受加强护理治疗，或接受加强护理联合手法治疗。结果显示，在 Roland-Morris 评分、功能恢复的平均时间、因病请假时间和患者满意度方面两者无明显差异。

Haldeman S，Kohlbeck FJ，McGregor M：Unpredictability of cerebrovascular ischemia associated with cervical spine manipulation therapy：A review of sixty-four cases after cervical spine manipulation. *Spine* 2002；27：49-55.

接受颈部手法治疗发生脑血管意外的发生率为 1/40 万或 1/50 万到 1/385 万，并且是不可预测的。一份未公布的法医数据显示，最常见的神经异常表现为眼球震颤、视觉异常、意识丧失、协调性丧失、头昏眼花/眩晕/恶心/呕吐、话语增多、麻木或构音困难/下咽困难。94％的患者在手法治疗后 2 天内出现症状，而有 75％的患者在 30 分钟内发病。

McGregor M：Musculoskeletal complications of chiropractic practice，in Halderman S（ed）：*Principles and Practice of Chiropractic*，ed 3. New York，NY，McGraw Hill，2004，pp 1137-1147.

介绍了脊柱指压治疗的骨骼肌肉并发症。

Triano JJ，Bougie J，Roger C，et al：Procedural skills in spinal manipulation：Do prerequisites matter? *Spine J* 2004；4：557-563.

学员被随机分入理论教学组和实践学习组。这部分学员之前都没有接受过腰椎手法治疗方面的培训，然后按要求进行手法治疗操作。这组数据的结果与另一组患者接受专业医师治疗的数据进行了对比。实践组与专家组数据之间存在着明显的差异。因为手法治疗本身比较复杂，因此实践学习组的学生要比理论教学组学生的操作技术更好。

经典文献

Bigos SJ (ed): *Acute Low Back Problem in Adults*. Rockville, MD, US Department of Health and Human Services (Clinical Practice Guideline # 14: AHCPR Publication No. 95-0642), 1994.

Bronfort G: Spinal manipulation: Current state of research and its indications. *Neurol Clin* 1999;17:91-111.

Cassidy JD, Thiel HW, Kirkaldy-Willis WH: Side posture manipulation for lumbar intervertebral disk herniation. *J Manipulative Physiol Ther* 1993;2:96-103.

Cherkin DC, Deyo RA, Battie M, et al: A comparison of physical therapy, chiropractic manipulation, and provision of an educational booklet for the treatment of patients with low back pain. *N Engl J Med* 1998;339:1021-1029.

Cholewicki J, McGill SM: Lumbar posterior ligament involvement during extremely heavy lifts estimated from fluoroscopic measurements. *J Biomech* 1992;25:17-28.

Cohen E, Triano JJ, McGregor M, et al: Biomechanical performance of spinal manipulation therapy by newly trained vs practicing providers: Does experience transfer to unfamiliar procedures? *J Manipulative Physiol Ther* 1995;18:347-352.

Coulter ID, Hurwitz EL, Adams AH, et al: The appropriateness of manipulation and mobilization of the cervical spine. Santa Monica, CA, RAND Corporation Publication MR-781-CCR, 1996.

Crisco JJ, Panjabi MM, Yamamoto I, et al: Euler stability of the human ligamentous lumbar spine: Part II. Experiment. *Clin Biomech (Bristol, Avon)* 1992;7:27-32.

Eck JC, Circolone NJ: The use of spinal manipulation in the treatment of low back pain: A review of goals, patient selection, techniques, and risks. *J Orthop Sci* 2000; 5:411-417.

Gabriel SE, Jaakkimain L, Bombardier C: Risk for serious gastrointestinal complications related to use of nonsteroidal anti-inflammatory drugs: A meta-analysis. *Ann Intern Med* 1991;115:787-796.

Haldeman S, Rubinstein SM: Cauda equina syndrome in

patients undergoing manipulation of the lumbar spine. *Spine* 1992;17:1469-1473.

Koes BW, Bouter LM, van Mameren H, et al: The effectiveness of manual therapy, physiotherapy, and treatment by the general practitioner for nonspecific back and neck complaints: A randomized clinical trial. *Spine* 1992;17:28-35.

Koes BW, Bouter LM, van Mameren H, et al: Randomised clinical trial of manipulative therapy and physiotherapy for persistent back and neck complaints: Results of one year follow-up. *BMJ* 1992;304:601-605.

Shekelle PG, Adams AH, Chassin MR, Hurwitz EL, Brook RH: Spinal manipulation for low-back pain. *Ann Intern Med* 1992;117:590-598.

van Tulder MW, Koes BW, Bouter LM: Conservative treatment of acute and chronic nonspecific low back pain: A systematic review of randomized controlled trials of the most common interventions. *Spine* 1997;22: 2128-2156.

Wilder DG, Pope MH, Frymoyer JW: The biomechanics of lumbar disc herniation and the effect of overload and instability. *J Spinal Disord* 1988;1:16-32.

（杨 欢 译）

第 15 章　腰痛的治疗：全面康复计划

Susan C. Sorosky，MD　Brad Sorosky，MD　Joel M. Press，MD

引　言

腰痛（low back pain，LBP）是一种普遍存在的症状，有 60%～90% 的人在一生中出现过腰痛，有 5% 的人每年都有发作。在美国 45 岁以下人群中，腰痛是引起功能障碍最常见的原因；是仅次于感冒的第二就诊原因。每年用于控制腰痛的花费预计可达惊人的 560 亿美元。虽然有 90% 的发作在没有医疗干预的情况下可在 6～12 周后恢复，但 70%～90% 的病人会反复发作。尽管在症状上可缓解，但这些患者有解剖和功能的改变，增加了复发的机会。所以，康复的重点不能仅集中在解决组织受损和超负荷相关的症状上，还要鉴别和恢复各自独特的生物力学缺陷和功能适应性的改变。

体育运动大有裨益，包括提高心血管机能、改善肌肉力量、柔韧性和耐久力。且心境改善，疼痛耐受力增加、睡眠质量提高也与运动密切相关。有证据证明脊柱活动时营养物质传递和废物代谢变得更有效率，而增进椎间盘的健康。腰痛的患者进行运动是相对安全的，急性期、亚急性期或慢性期腰痛患者，均没有证据显示常规运动会使病情加重。运动似乎发挥中性作用甚至轻度降低腰痛的复发率。另一方面，卧床在治疗腰痛时有负面的影响，可导致心血管机能、肌肉力量、柔韧性、骨密度和间盘营养降低；卧床还会使脊柱节段硬化。对于非根性痛的患者，没有证据表明延长卧床时间是有益的。所以，对于不典型的腰痛患者，推荐绝对卧床休息不多于 2 天。实际中多选择相对休息，即允许在活动之间短时间的休息，从而降低卧床休息的不良影响。

有以下几种原因促使临床工作者对腰痛患者采用康复治疗。康复治疗能帮助解决由于腰椎损伤所引起的症状和体征，鼓励独立活动的治疗应尽快开始，以减少制动带来的不良后果。确定原发损伤部位和继发的功能障碍区域后，康复治疗可以帮助恢复功能，重新赋予患者活力，理论上可以减少症状复发，达到理想的治疗效果。值得一提的是，腰椎创伤后的康复可以缩短恢复工作或运动的时间，提升生产力。在解除腰椎创伤引起的症状后仍应继续康复，因为损伤复合体的其他部分，包括柔韧性、强度、力量和耐力均需恢复。综合康复计划的实施，可预防腰痛的复发，从而使生理学和生物力学健康得以维持；并且，使潜在受伤的风险降到最低。

治疗性锻炼与心血管健康、身体柔韧性和力量

为了减轻腰痛的程度和因腰痛引起的功能障碍，康复计划的目标还应包括提升心血管机能、柔韧性和力量，因为在腰痛的患者中上述各方面均受到了损害。心血管机能锻炼可以加强游离脂肪酸的代谢，减少肥胖，增加胰岛素的敏感性，增进肌肉血流，提高心脏最大输出率，增大 Vo_{2max}（在运动中的最大耗氧量），降低心率，减少乳酸积聚和微小换气。而且，研究表明运动多、身体好的成人患腰痛的概率小于不进行体育锻炼的成人。另外，腰背痛引起的活动减少若持续 1 周以上，会导致有氧状态丧失。特别是 Vo_{2max}，反映通气功能的最好指标，在 3 周卧床后会减少 25%。而且，有慢性腰痛的患者与正常人相比通气功能会降低。然而，到底是腰痛引起的健康状态下降还是健康状态下降引起的腰痛目前还不是很清楚。所以，通气机能训练是综合康复系统的重要组成部分。依据美国心脏病协会（www.americanheart.org）观点，为了达到较高水平的心血管机能，一周内至少 3 天以上、每次以最大运动强度的 50%～80% 运动 30～60 分钟。在 8～12 周以后，Vo_{2max} 提高 10%～20%，进而反映了心血管机能的提升。许多研究表明腰痛患者有能力提高有氧运动能力。

腰痛患者的康复训练也包括增强柔韧性，即在没有疼痛的前提下，一个关节或一系列关节的最大活动能力。柔韧性主要取决于关节周围的肌肉和软

组织的延展性。提高柔韧性的益处包括增加关节的活动能力和减少经关节的压力。腰痛患者反映僵硬不灵活的感觉减少，可以更舒适地完成日常生活活动（activities of daily living，ADLs）和工作、运动和（或）休闲活动。为了完成正常的腰椎活动，需要髋伸屈、旋转、外展和内收肌群以及腘绳肌、股四头肌和跟腱及腓肠肌群的配合。腘绳肌正常活动度要求适当的伸屈姿势；其活动受损可能导致腰痛的发生。在腰痛患者中，某些特殊的肌肉倾向于紧张，如竖脊肌、阔筋膜张肌、髂腰肌、腰方肌和腘绳肌。而且，腰痛患者髋关节向内活动受限，已在高尔夫球运动员中得到证实。柔韧性锻炼有多种方法，包括静态的（施加固定力量维持 15～60 秒）、弹力的（快速力量进行反复跳跃、投掷或抽动）以及本体感受神经诱发（在有或没有激动收缩时，实现固定-松弛或收缩-松弛的技术）。最近，功能性拉伸成为主流，主要是通过动态多平面运动实现活动和特殊运动拉伸。虽然可选择拉伸方法，但由于快速强力拉伸会反弹，应尽量避免。而且，腰椎不稳的患者，为了预防功能损害和疼痛加重，终末范围活动训练应避免。总的来说，拉伸能有效恢复腰痛患者躯干活动范围。在有慢性腰痛的患者中，柔韧度训练实现了平均 20% 的躯体活动度改善。

腰痛患者全面康复系统的另一个目标是通过力量训练增加肌肉力量和平衡力。作为减少腰痛和提升功能的有效措施，力量训练已经应用。其他益处包括减少症状复发的风险并能提高患者自身感受。在卧床的头 2 周，每天肌肉力量降低 1%～3%，每周降低 10%～15%。研究表明，与健康人相比，慢性腰痛患者后背肌肉力量更容易减弱，后背肌肉更容易萎缩。对于腰骶痛持续 6 个月或更长时间的患者，躯干肌肉力量的 70% 会丢失。更广义上讲，核心肌肉力量更容易受到影响。有报道显示，在腰痛患者中，多裂肌是萎缩的。在有腰痛的女性田径运动员中，伸髋的力量明显不对称；且之后腰痛的复发与力量不平衡有密切联系。随着肌肉力量损害，运动控制异常在核心肌群表现出来。腰痛患者似乎会延迟腹横肌的激活。一项研究表明，与对照组病人相比，腰痛患者躯干肌的收缩延迟，在下肢运动时，躯干肌收缩先于下肢运动相关肌肉；这种延迟与腹横肌的收缩相关。同时，该研究还发现臀大肌和臀中肌激活延迟和弱持续性。与上述论证的核心肌群的重要性相反，最近一项研究报道没有哪

块独立的肌肉显著加强脊柱的稳定性；每块肌肉的各自作用是在完成任务过程中连续不断改变的。所以，可以假设多个激活/拮抗肌联合收缩训练优于仅限于局部肌肉训练。除了核心肌群，腰痛患者其他许多肌肉力量也是弱的，包括股直肌、股内侧肌和外侧肌、胫前肌、腓骨长肌和腓骨短肌。

力量训练可分为背伸肌训练和核心肌群训练。传统的背伸肌训练基于渐进式超负荷训练原理，认为肌肉力量的增加与肌容积扩大和肌肉横截面增大有关。例如背伸肌力量训练器械和罗马椅训练，将整个人的重量加在背伸肌上。经典力量训练过程包括由 3 组 8～12 次重复动作，每周 1～2 次；阻力每周增加不多于 10%。研究显示渐进式抗阻训练将使后背自主肌力量提升 50%～80%。但是，这些发现与功能提升是否相关还不清楚。而且，人体活动是在 3 个基准面上（矢状面、冠状面和水平面），后背损伤多由复合运动引起，特别是屈曲和扭转，但是这些训练是单独在矢状面的，似乎用处不大。

核心肌群训练正被康复专家推崇，并逐渐取代其他康复训练，例如传统的背伸肌训练。核心肌群是功能运动链的中心，可以将其比作一个盒子，盒子的四面分别由腰椎旁肌肉（竖脊肌，多裂肌）、腹肌（腹横肌，腹内斜肌，腹外斜肌和腹直肌）、髋带结构（髂腰肌，臀大肌和臀中肌，腘绳肌，胸背筋膜）和腰方肌组成，膈肌为顶，盆底为底。该核心可认为是肌肉围腰，作为一个工作单位，无论有没有四肢运动时，维持身体和脊柱的稳定。核心训练（即动态腰椎稳定，运动控制训练，脊柱正中控制和肌肉组织融合）描述了围绕腰椎肌肉组织的控制训练以维持腰椎的功能性稳定。这种训练模式基于一种信念，即腰痛与活动不稳定关系密切，在被动稳定结构（无肌肉的作用）限制下维持脊柱中立区的能力明显下降，核心训练主要针对上述结论设计。虽然节段间损伤和椎间盘退化可使中立区变大，但小的节段肌肉和较大的肌肉联合收缩可获得稳定，同时使中立区变小。核心康复训练通过多范围运动可保持脊柱多节段的重心，对抗重力和应力，减轻对脊柱结构的扭转和剪切。

与背伸肌渐进抗阻训练相比（其已成为核心训练的一部分），核心训练包括更多，不仅仅是使肌肉力量加强。实际上，在腰痛患者中，被抑制的肌肉恢复作用比实际力量加强意义更大。一项研究表明，肌肉耐力，不完全是力量，是控制稳定的安全

界限的最重要指标。该研究特别强调，多裂肌和腹部肌肉一部分兴奋性的增加有助于维持脊柱节段的稳定，约占日常生活活动能力（ADLs）最大自主收缩能力的 5％ 和精密活动的 10％。与传统观念相反，核心训练不等同于仰卧起坐和骨盆倾斜运动。传统的仰卧起坐是不安全的，因为其会增加腰椎的压缩负荷；骨盆倾斜运动引起腰椎前曲，增加脊椎负荷。而且，这两个传统训练是无功能的。取而代之的核心训练，凭借鉴别出特异的缺陷，并针对缺陷训练肌肉，提升脊柱的动态稳定和节段控制，把重点放在运动控制模型上。根据个人需要，错误运动的部分作为目标，通过特殊的任务单独训练。康复从单独肌肉训练到功能活性的综合单位的锻炼是很必要的。腰痛患者核心训练功效的报告，以及核心训练计划的制订，将在接下来的章节讨论。

腰痛中特异诊断特异训练的循证途径

在医学领域中对人体和疾病的认识已经有了长足的进展。例如在微生物学方面，数百种引起疾病的不同的微生物已被认知，并且了解到它们各自敏感的抗生素。因此，就不再用一种青霉素治疗所有类型的感染了。同样的，骨科医师已经了解到在腰痛中产生疼痛的不同来源，包括肌肉、韧带、关节突关节、椎间盘和脊神经。因此，处理腰痛就不再只有一种训练方法了。

尽管特异的康复训练介入已经发展到针对腰痛的亚型，关于康复疗效的"金标准"，包括考科蓝系统综述数据库（Cochrane Database Systematic Reviews），有时也会让人迷惑或有争议。依据考科蓝数据库，有足够证据表明在腰痛急性期治疗性训练并不比其他活动或制动疗效好。而且，与制动治疗慢性腰痛相比，关于康复的效果的证据是矛盾的。运动治疗似乎比普通医生提供的常规治疗要更有效，或等同于传统的物理疗法。很多按照"金标准"对腰痛实施治疗效果不佳多是因为混淆概念，因为在很多例子中，单一的训练方法总是用在各种情况下。结果，得出结论是非特异的诊断，给予非特异的治疗，得到非特异的疗效。毫无疑问，在治疗前没有准确的诊断，不可能得到较好的疗效。而且，患者腰痛的诱因是不同的，不是针对个人的运动治疗会减低成功康复的机会。总的来说，由于方法学的缺陷而缺少证据不能证明运动治疗

没有有利的效果。

已经做出了针对腰痛亚型更好的研究设计，并对其进行的特殊治疗也已被评估。例如，有报道，腰背痛不是一种模糊的存在，而是由很多不同病因引起的表现，包括机械性、屈曲因素的（例如椎间盘突出）、拉伸因素的（例如小关节病变、脊柱硬化）和不稳定导致的。而且，与总体的运动治疗相反，McKenzie 技术和核心训练等特异治疗在腰痛患者中是需要评估的。总的来说，疗效是好的。例如，将急性、工作相关的腰痛的前 4 周康复训练的有效性和医疗花费与 Agency for Health Care Policy Research 主张的方法相比较。关节松动治疗和脊柱活动范围训练应用于只有单侧症状的患者，且其没有神经根压迫的体征、没有骶髂关节功能障碍或脊柱侧弯运动不对称的受限、没有腰椎节段低活动性。因屈曲生活方式所致的患者（坐姿或长期腰椎屈曲）会给予腰椎屈曲训练，同样因过伸引起症状的患者（站立或长期腰椎伸展）会给予腰椎伸展训练。躯干力量和稳定训练应用于频繁发作、与关节松动或紧张治疗有关、表现为关节不稳定或活动度增加的患者。最后，不是总表现在活动时出现根性痛的患者，可能由侧方移动异常引起症状，给予机械牵引或自动牵引。研究发现，在残疾（1 年以上随访）、返回工作和治疗 4 周后满意度方面，分类后治疗组效果明显优于统一标准组；并且，治疗越有针对性，花费越少。

对于腰痛的亚型，一些其他的研究证实了两种有针对性的运动治疗方法：基于定向偏好测试（directional preference testing）的运动治疗和核心训练治疗。定向偏好测试是基于 McKenzie 技术下的反复腰椎终末活动测试，被用于证实有无椎间盘性的疼痛。在这种力学评估下，发生了被称为集中化的临床现象，即通过单一方向的反复终末运动会使牵涉痛与放射痛的最远范围迅速地向腰部中线集中。例如，椎间盘性的疼痛，最集中表现在腰椎伸展时，同时很小一部分发生在侧方运动时或屈曲时。随后的推荐治疗就包括特定方向的终末运动训练和合适减缓症状的姿势训练。

有明确的证据显示特定方向治疗方法有好的效果。例如，急性或亚急性腰痛患者，有或没有根性症状，基于主要在伸展时出现症状和骨盆韧带测试有异常，经过伸展运动训练程序获益而被选中；随机分为伸展运动训练（骶髂关节活动）组和屈曲运

动训练组。伸展组在治疗的第 3 天和第 5 天经改良的 Oswestry 下腰问卷评估，发现提高更快。而且，一项研究显示在伸展第一方向训练基础上，加上对姿势和人体工学的关注，在急性伴或不伴根性症状的腰痛患者中治疗 3 周和 1 年时，与"mini back school"相比，疗效更好。一项综述分析了 87 名腰痛伴根性腿痛的患者，这些患者中的 87％出现集中化；在最初的力学评估期间，这种现象是取得成功疗效的可靠预示，也是实行合适方向治疗的决定因素。但是，没有集中化现象的患者，也会预示疗效不佳。在一多中心随机对照分析的 312 例急性或慢性腰痛、伴或不伴坐骨神经症状的病人中，根据有无方向性的标准力学评估，分为 2 组。其中 230 名与特殊运动相关的持续疼痛的患者，分为 3 组，分别进行与该运动同方向、相反方向和无方向性的运动训练。尽管 3 组在疼痛强度和药物使用上均有改善，但是与该运动同方向组的改善最为显著。

许多研究显示核心训练对于治疗腰椎间盘突出、腰椎不稳和急性腰痛是有益的。在一个经典试验中，动态腰椎稳定或核心训练应用于有腰椎根性损害的患者。52 名患者中 50 名（96％）经过稳定和腹部训练，加上柔韧度训练、胸腰节段和髋关节活动训练、体操训练和通气功能训练，均自我评定良好或优秀。另一研究，是比较对继发于脊椎滑脱不稳的慢性腰痛采用特异的核心加强稳定训练和康复师指导的标准训练。特殊训练程序包括 10 周的深层腹肌训练，连同靠近缺陷部位的腰椎多裂肌一起激活；这种活动与之前的静态姿势和功能任务相结合。在 30 个月的随访中，核心训练组在疼痛强度和功能缺陷等级上显著下降，对照组无明显改善。在最近的一个研究中，经历第一次急性腰痛发作的患者随机分为以训练协同腹横肌的多裂肌组和给予指导和药物的对照组。与非训练组比，核心训练组腰痛复发率明显降低，在 1 年时为 30％对 84％，在 2～3 年内为 35％对 75％。通过上述研究可得出结论，如果使用特异的办法和针对特定的疼痛诱发因素，以 McKenzie 技术和核心训练为基础的治疗性训练能收到有益的效果。

针对腰痛的综合康复程序

临床工作者必须清楚腰椎及其运动链的生物力学。一个全面的病史、体格检查和合适的影像学检查将帮助我们作出精确的诊断，包括潜在的疼痛诱发因素和肌肉骨骼功能缺陷。针对病人的特异性，采取特定的方法，可取得最优的疗效。综合康复程序追寻实现在所涉及的脊柱节段和整个运动链，减少疼痛和炎症，纠正软组织的活动障碍，纠正肌力失衡，增加肌肉力量和耐力。腰痛综合康复程序的另一个重要作用是教育和训练姿势、人体力学和本体感觉，以达到在活动时保持脊柱最优的生物力学位置的目标。康复程序的每一部分不应孤立使用，而是与其他部分一起使用。

急性期的康复

康复可定义为 3 个阶段：急性期、恢复期和维持期；但是 3 个时期不是以时间长短区分，同时相互有重叠。康复训练在急性阶段，目标是改善损伤的症状和体征（疼痛、水肿、僵硬以及其他临床表现）。在实施特定运动治疗之前，临床医生需要告知患者他们腰痛可能的病因和推荐的治疗方案。同时建议一段时间的相对休息。在急性期，常给予物理治疗如冰敷和低温膜治疗，以及药物包括对乙酰氨基酚、NSAIDs、麻醉药、糖皮质激素（口服或硬膜外）或肌肉松弛剂。这些药物能减轻疼痛和炎症，改善肌肉痉挛，有助于更早、更快地康复。束腰可使患者产生依赖，必须尽快逐渐地间断使用；但是，不稳定的患者可从其控制腰椎活动范围和本体感觉反馈中受益。而且束腰能使其保护的软组织温暖，并减少间盘的压力。

当正式的康复开始以后，治疗师和其他医务工作者要加强对受损组织的保护，因为这是腰痛治疗程序中最重要的一环。要点包括舒适的位置、合适的坐姿和站姿，以及活动时合适的人体力学特征，包括位置变化、日常生活（穿衣、洗澡、上厕所和开车）和持重时。还需建议患者不要晨练，尤其是醒后的第一个小时内，因为此时间盘含水量增加，静水压加大。有报道显示，对于慢性不典型的腰痛患者，控制早上活动 6 个月后，在一天的前 6 个小时，疼痛强度、疼痛的总天数、损伤和残疾以及药物剂量均下降。在急性期的康复中，被动治疗包括按摩（见第 14 章）和物理治疗也起到很重要的作用。尽管被动治疗更容易使患者症状改善，但长期使用会使患者产生依赖，并对以功能为导向的、终极的、非依赖的治疗产生消极影响。

物理治疗

物理治疗是使用物理方法控制疼痛和炎症，同时使劳损组织得到一定程度的相对休息。针对特定情况，密切监测患者的治疗反应，会取得最好的效果。常规用于治疗腰痛的物理方法包括冷、热疗和电疗。冷冻治疗的生理学反应包括血管收缩伴反射性血管舒张，减少局部代谢、酶的活性和耗氧量。因为其能减少肌梭活性和减慢神经传导，冷冻治疗经常用在减少肌肉痉挛和紧张，进而提高活动度和功能。另外，冷冻与增加结缔组织的硬度和肌肉的黏性有关。在腰痛的患者中，应用冷冻治疗的适应证包括急性损伤、水肿、出血、疼痛和肌肉痉挛。相对于热疗，冷疗更适于急性脊髓损伤（特别是损伤后的第一个 48 小时内），因为其能控制疼痛和痉挛，同时减少炎症。为了将发展为神经失用症的风险降到最低，冷冻治疗不能超过 30 分钟，还需注意保护治疗区域的外周神经。冷冻治疗的禁忌证包括局部缺血、雷诺病或雷诺现象、冷冻不耐受、皮肤感觉迟钝和无法表述疼痛。

热疗也是常用的治疗腰痛的方法，包括表面和深层的热疗或透热疗法。总的来说，热产生更高的代谢需要，提高了毛细血管的通透性，同时增加血流，给组织带来白细胞和氧。深层热疗还能减少痉挛和疼痛，增加胶原膨胀，进而增加灵活性。热疗的适应证包括疼痛、肌肉痉挛、胶原延展性降低，禁忌证包括炎症、出血倾向、感觉降低、热保护措施差、恶性肿瘤、水肿、缺血、萎缩性或瘢痕性皮肤、对疼痛反应障碍。蒸气加热敷料整理器或热装罐、加热垫和低级别热膜是常用的提供表皮热疗的装置，通过热传导加热组织。表皮热疗通常能到达表面下 0.5～2.0 cm 处，主要根据皮下脂肪决定。热装罐是被加热的不锈钢容器，内容 65～90℃的水，外覆毛巾［（减少皮肤损伤和维持热环境）一起使用］，时间持续在 20～30 分钟。一项最近的研究显示，对于急性非特异腰痛患者，在睡觉时连续使用电热毯，会在第二天减缓疼痛，改善肌肉僵硬和失能，提高躯干灵活性；效果可在治疗后维持 48 小时以上。

超声波疗法是最常用的深层热疗和经能量转化加热组织的方法。可达皮肤以下 5 cm 处，对肌腱、韧带、关节囊甚至骨骼都有治疗效果。当声阻抗高时，选择性的热疗是最好的，如在骨与肌肉之间。超声波治疗多用于亚急性或慢性炎症；其他适应证包括肌腱病变和退行性关节炎引起的腰痛。超声波治疗一般以 1.0～4.0 W/cm² 的强度，进行 5～10 分钟。除了一般防热损伤外，特殊的禁忌证包括恶性肿瘤、生长板开放、应用起搏器，椎板切除部位、急性间盘突出伴根性损害的部位、充满液体的腔隙（例如月经期或怀孕的子宫，睾丸或眼睛），未愈合的骨折、使用异丁烯酸甲酯和聚乙烯的关节成形术后，以及大脑周围。

电疗是治疗腰痛的第三种方法。经皮神经电刺激是最常用的方法，其他包括高电压脉冲直流电刺激、干扰电刺激和微电流非侵入刺激。生理上，电流可以增加循环，因此有助于消除炎症；有报道称，电流还可以减少水肿、疼痛、痉挛、炎症和肌肉萎缩。虽然特别适用于慢性疼痛，经皮神经电刺激似乎对控制急性疼痛也有作用。电疗在治疗腰痛的禁忌证包括活动出血的部位、佩戴心脏起搏器和除纤颤器的患者、金属靠近皮肤的部位、麻木的部位、未完全愈合的伤口，以及在眼睛、颈动脉窦和黏膜附近使用。冷冻治疗、热治疗和电疗已经证实对解除腰痛引起的疼痛和（或）炎症是有帮助的；但是，当仅使用这些方法时，效果有限。所以，物理治疗应该作为整个全面康复计划的一部分。

在急性期的康复治疗，临床医生还需介绍脊柱中立位的概念和决定患者的最初活动姿势。中立位是训练的启动姿势，放松的姿势会减少韧带和关节的紧张，在间盘和小关节之间实现更好的节段间应力的平衡分布。这种位置会产生最少的疼痛，并能达到最大限度的生物力学的强度和平衡。由于中立位接近反作用力的中心，其提供了更多功能性的轴向负重的稳定，并能快速完成屈曲和伸展运动。之后临床医生应指导患者进行首次腰椎的训练，基于可能的腰椎病变和对反复终末运动的反应，选择屈曲还是伸展为主。伸展为主的训练多用于椎间盘性的疼痛，在运动方式测验中反复伸展能使症状减轻（或集中化）。在这些患者中，伸展训练能减轻间盘间的压力，允许髓核向前移动，增加机械感受器的输入，激活疼痛的闸门机制。显然，这种运动模式会增加如下患者的症状，如巨大的椎间盘突出、椎孔内突出或椎孔狭窄。相反，对于小关节病变和椎管狭窄的患者，适用以屈曲为主的运动训练。屈曲运动能减少小关节压力，使椎旁肌肉、韧带和筋膜结构拉长；但是，这些训练会增加间盘的压力，进而加剧间盘源性疼痛。

心血管机能的训练应与最初的运动模式同时启动。例如，对于间盘来源的疼痛患者，有氧训练选择由中立位到伸展位的运动，例如踏车（无倾斜）和越野滑雪机训练。相反，如果腰痛源于小关节和椎管狭窄，推荐使用固定直行车和倾斜骑行，使脊柱保持在中立位和屈曲之间。尽管关于水中康复只有有限的文献，但其在急性期的康复中是有用的，因为其能使有氧训练早些参与治疗。水中康复的优点包括以等级的形式消除重力，使轴向压力适宜并可调节；通过水的阻力、黏度、浮力和训练装置控制流速；在浮力帮助下增加训练位置的范围；水中治疗因为静水压、温度、湍流和增强心理暗示还能减少疼痛。进入下一康复阶段的标准包括足够的疼痛控制、组织愈合并能完成正常的或接近正常的无痛的活动范围，并且启动了受损组织的力量训练。

恢复期的康复

恢复期是腰痛患者全面康复系统中第二个、也是最漫长的阶段。在这个阶段，治疗重心从解决临床症状和体征转移到功能恢复上。这个阶段的目标是重新获得脊柱受伤的毗邻运动节段的局部灵活性、本体感觉和力量。另外，重点应关注整个动力链，因为慢性负荷或者外伤会导致原始损伤点远处的生物力学的缺失。要实现这些目标，治疗的重心应该从被动模式和被动操纵转移向积极主动的干预。重点应该放在核心力量训练。总的来说，这种

治疗性锻炼是为了改善核心肌肉的活性和耐力，建立核心肌肉的神经肌肉控制，恢复协调性和位置感，增加腰椎的灵活性，训练运动、姿势控制和平衡，以及恢复功能锻炼。

具体来讲，临床医生会引导患者进行一系列的稳定锻炼。核心肌肉的恢复锻炼一般从"猫骆驼"（弯曲和伸展背部使手足着地）和"骨盆钟"（脚着地，旋转骨盆成一个想象的仰卧的钟）开始。这些锻炼可以在更加主动的锻炼开始之前"打开"骨盆和髋关节的肌肉，并且可以帮助活动脊柱和骨盆的配件。消除腰椎的受力也可以帮助改善髋关节的活动范围。然后患者学会控制脊柱在稳定状态，不管是仰卧还是俯卧，这样能够帮助启动运动模式的意识。如果必要的话，一些通俗易懂的语言提示帮助病人完成动作。临床医生可以促进核心肌肉的活性。一旦核心肌肉被"唤醒"，患者将进一步锻炼功能体位比如坐、站，然后是动力活性比如走、跑甚至跳。功能锻炼将逐渐从神经位置转向非神经位置。最后，是面对脊柱的挑战，首先是对抗重力，然后可通过治疗师或者辅助器械如生理球；这些挑战必须从可预测的过渡到非可预测的。

活动的具体培训直接建立在日常生活和患者的独特功能活动上。每一项要求的活动都被分解为个别的组件分别进行脊柱锻炼，然后对这些部分进行重组以保证整个活动是运用动力稳定技术进行的。最终，患者参加任何一项体育活动，个体训练都应该包括在这一系列锻炼中。因为三个层面上都会进行体育动作，因此核心肌肉应该在三个方向上都得到训练（图1～图4）。另外，因

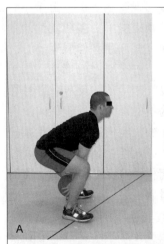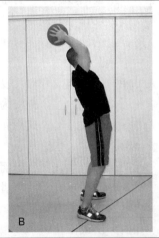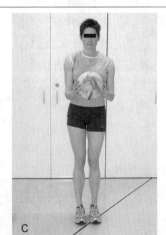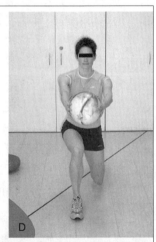

图1 A～D 矢状面上的核心力量训练。

为活动提供有氧和无氧运动能力。这些训练在脊柱运动中帮助保护腰椎间盘。进入康复第三阶段的标准是完全地控制疼痛和软组织愈合，以及必要的全无痛范围的动作和良好的灵活性。损伤侧的力量应该至少恢复至健侧力量的 75%～80%，并且应有良好的力量平衡性。

维持期的康复

腰痛全面康复的最后一个阶段是维持阶段，这是预防计划的基础。这个阶段的目标是解决患者剩余的生物机械缺陷和其他的亚临床适应性（代偿损伤的替代运动以及合并的机械问题）。这个阶段设计患者返回工作或运动岗位，目的是促进连续的心血管锻炼，更多地是防止再受伤。修复阶段还包括对人体工程学的教育、器械和辅助建议；如果可以，可在工作或者体育运动中进行特殊的肌肉力量训练；然后是力量训练、耐力训练，甚至是独立的家庭训练。患者应当掌握必要的知识，以便物理治疗无效时可以处理产生的问题。只有当原发损伤导致的症状和体征都消失，可以做全范围的无痛关节运动，具有正常的灵活性、力量、平衡性，可以正常工作和运动，并具有特定的运动技能时，完整的腰痛全面康复系统才能够结束。症状消失后应该继续康复，因为统计显示 70%～90% 的患者会出现症状的反复，因此症状消失并不代表患者的功能完全正常。一个全面康复计划可以帮助减少腰痛的发病率、功能损伤和高昂的医疗费用。

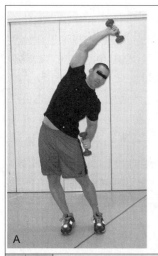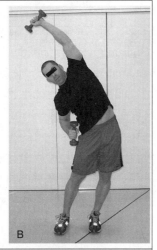

图2　A，B 冠状面上的核心力量训练。

为本体感觉和平衡对于运动来说是很必要的，因此运动应该在多个层面上进行。这个核心力量训练项目的结论是患者应该学会如何快速、自动地获得脊柱肌肉的稳定性，因此控制疼痛、优化软组织修复和变性，获得脊柱组件和动力链的动力学控制，消除运动组件的损伤，使急性动力学负荷的机会降到最小。

恢复期的其他部分包括灵活性、力量和心血管功能的锻炼。灵活性训练目的在于准确控制肌肉紧张度，使患者在中立位时，无论稳定或是运动状态下肌肉力量都能准确地帮助肌肉定位。根据患者不同活动的需要，肌无力、失衡、全身力量、耐力和能量都将在力量训练程序里得到处理。心血管锻炼

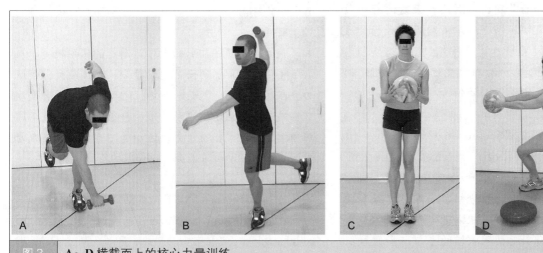

图3　A～D 横截面上的核心力量训练。

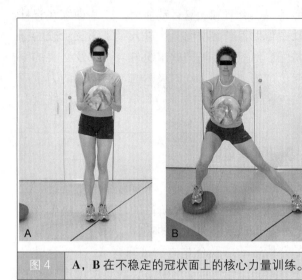

图4 **A，B** 在不稳定的冠状面上的核心力量训练。

注释文献

Akuthota V，Nadler SF：Core strengthening. *Arch Phys Med Rehabil* 2004；85（suppl 1）：S86-S92.

该综述文章以框架形式列出了腰痛患者核心力量训练的相关文献。

Fritz JM，Delitto A，Erhard RE：Comparison of classification-based physical therapy with therapy based on clinical practice guidelines for patients with acute low back pain：A randomized clinical trial. *Spine* 2003；28：1363-1371.

该研究比较了基于腰痛患者的不同病情进行的康复治疗和健康政策研究协会推荐的康复指南在临床疗效和花费方面的差别，特别是在康复治疗的最初4周内。结果表明，根据患者不同病情进行的康复治疗，在治疗效果（随访1年）、重返工作和患者最初4周的满意度方面，明显优于对照组；同时，还更能节省患者的医疗开销。

Hides JA，Jull GA，Richardson CA：Long-term effects of specific stabilizing exercises for first-episode low back pain. *Spine* 2001；26：E243-E248.

该研究将腰痛患者随机分组，一组患者接受没有针对性的医疗建议，另一组则进行针对核心肌群的专项训练，比如针对协同收缩的多裂肌和腹横肌的训练。结果显示，在1年随访时，专项训练组较对照组有更低的腰痛复发率（30%对84%）；当随访2~3年时，两组复发率为35%对75%。

Kavcic N，Grenier S，McGill SM：Determining the stabilizing role of individual torso muscles during rehabilitation exercises. *Spine* 2004；29：1254-1265.

该研究采用系统生物力学的方法对腰部单块肌肉对稳定性的影响进行了分析。结果显示，没有某一块单独肌肉能够增强脊柱的稳定性；同时，在不同的活动中，肌肉各自承担的角色也发生着变化。因此，有理由认为对收缩/拮抗肌群的整体训练要优于对某块肌肉的单独训练。

Long A，Donelson R，Fung T：Does it matter which exercise?：A randomized control trial of exercise for low back pain. *Spine* 2004；29：2593-2602.

该文发表了一项多中心、随机对照研究。共有312名急性或慢性腰痛/坐骨神经痛患者参与，其中部分患者合并神经损害。作者根据标准医学评估方法，将患者分为姿势性和非姿势性腰痛。有230名患者表现为在某一特定姿势上可缓解疼痛，之后他们又被随机分为三组：与腰痛缓解姿势相匹配的锻炼组、与腰痛缓解姿势相反的锻炼组和与姿势无关的锻炼组。尽管三组都显示减轻了患者疼痛、缩短了用药时间，但是与腰痛缓解姿势相匹配的锻炼组较其他两组显示出了更好的效果。

Nadler SF，Malanga GA，DePrince M，et al：The relationship between lower extremity injury，low back pain，and hip muscle strength in male and female collegiate athletes. *Clin J Sport Med* 2000；10：89-97.

该文报道了一组针对大学运动员的队列研究，在有下肢伤病或腰痛的女性运动员中，两侧最大伸髋肌力存在显著差别。然而，在男性运动员中却没有发现这样的差别，无论该运动员是否存在下肢外伤或者腰痛。结果提示，相较于男性运动员，有下肢损伤或者腰痛的女性运动员可能会对髋部肌力有所影响。

Nadler SF，Steiner DJ，Petty SR，et al：Overnight use of continuous low-level heatwrap therapy for relief of low back pain. *Arch Phys Med Rehabil* 2003；84：335-342.

该研究显示了对于非特异性急性期腰痛患者，

采用睡眠期 8 小时连续低度热疗，可减轻次日疼痛，改善肌肉僵硬，增加躯干稳定性和柔韧度。疗效可持续 48 小时。不良反应轻微且少见。

Panjabi MM：Clinical spinal instability and low back pain. *J Electromyogr Kinesiol* 2003；13：371-379.

本文阐述了由脊柱、肌肉以及神经控制系统组成的脊柱稳定系统。研究假说涵盖疼痛的神经区域，并通过离体试验和数学模型阐明了肌肉在维持脊柱稳定方面的重要作用。在腰痛患者中可以发现躯体的晃动，表明神经肌肉系统在维持稳定能力方面的减退。

Vad VB，Bhat AL，Basrai D，et al：Low back pain in professional golfers：The role of associated hip and low back range-of-motion deficits. *Am J Sports Med* 2004；32：494-497.

在这项研究中，将 42 名职业高尔夫球手分为组 1（既往有腰痛病史，并且持续 2 周以上，影响竞技水平）和组 2（无腰痛病史）。统计学分析发现，在既往腰痛组患者中，髋部内旋力量、最远击球距离和腰部伸展度都有显著的下降（$P<0.05$）。

经典文献

Cholewicki J, McGill SM: Mechanical stability of the in vivo lumbar spine: Implications for injury and chronic low back pain. *Clin Biomech (Bristol, Avon)* 1996;11: 1-15.

Delitto A, Cibulka MT, Erhard RE, et al: Evidence for use of an extension-mobilization category in acute low back syndrome: A prescriptive validation pilot study. *Phys Ther* 1993;73:216-222.

Deyo RA, Diehl AK, Rosenthal M, et al: How many days of bed rest for acute low back pain?: A randomized clinical trial. *N Engl J Med* 1986;315:1064-1070.

Donelson R, Silva G, Murphy K: Centralization phenomenon: Its usefulness in evaluating and treating referred pain. *Spine* 1990;15:211-213.

Hides JA, Stokes MJ, Saide M, et al: Evidence of lumbar multifidus muscle wasting ipsilateral to symptoms in patients with acute/subacute low back pain. *Spine* 1994;19: 165-172.

Hodges PW, Richardson CA: Inefficient muscular stabilization of the lumbar spine associated with low back pain: A motor control evaluation of transversus abdominis. *Spine* 1996;21:2640-2650.

McGill SM: Low back exercises: Evidence for improving exercise regimens. *PhysTher* 1998;78:754-765.

Press JM, Livingston BP: The effective use of rehabilitation modalities, in Kibler WB, Herring SA, Press JM (eds): *Functional Rehabilitation of Sports and Musculoskeletal Injuries*. Gaithersburg, MD, Aspen Publishers, 1998.

O'Sullivan PB, Phyty GD, Twomey LT, et al: Evaluation of specific stabilizing exercise in the treatment of chronic low back pain with radiologic diagnosis of spondylolysis or spondylolisthesis. *Spine* 1997;22:2959-2967.

Saal JA, Saal JS: Nonoperative treatment of herniated lumbar intervertebral disc with radiculopathy: An outcome study. *Spine* 1989;14:431-437.

Snook SH, Webster BS, McGorry RW, et al: The reduction of chronic nonspecific low back pain through the control of early morning lumbar flexion: A randomized controlled trial. *Spine* 1998;23:2601-2607.

Stankovic R, Johnell O: Conservative treatment of acute low-back pain: A prospective randomized trial: McKenzie method of treatment versus patient education in "mini back school". *Spine* 1990;15:120-123.

（赵旻暐　译）

第 16 章　诊断性和治疗性脊椎注射

Amy H. Phelan，MD

引　言

经皮脊椎注射用来评估和治疗脊椎疼痛。最近几年，这个技术被越来越多地应用于脊椎和下肢神经根痛的治疗中。诊断性麻醉阻滞和激发试验可以提高疼痛原因的鉴别能力，从而获得更有目的性、更有效的治疗方案。另外，微创技术的进步使得能够确定疼痛来源的治疗手段变得多样化。

诊　断

小关节注射／内侧支阻滞

脊柱后柱的椎间关节突或小关节被认为是躯体脊柱牵涉痛的来源。这些关节由脊神经背根内侧支支配。内侧支在颈椎、腰椎的位置已经确定。这些关节牵涉痛的分布情况已由关节内膨胀注射和内侧支阻滞确定。早先的研究已经确定小关节疼痛可以由关节内注射来诊断和定位，并由内侧支阻滞确认（图 1 和 2）。内侧支阻滞方法的使用被认为是诊断手段。尽管没有证据表明有长期疗效，但在治疗性小关节内注射时使用局麻药联合皮质醇注射。慢性颈椎腰椎小关节疼痛的专题研究表明，关节内注射皮质醇对注射后 6 个月的疼痛缓解没有显著作用。

选择性神经根阻滞

选择性神经根阻滞被用来进行诊断和治疗（图 3）。所使用的透视技术与经椎间孔硬膜外类固醇注射使用的技术相同；但是穿刺针只进深到椎间孔的外侧面以远，而且只进行小剂量注射（通常为 1.0ml）。这项技术可以避免或使生理溶液在硬膜外最小程度地播散，而这种播散使得神经阻滞的选择性变差。在临床表现和影像检查结果不符时，或在多节段异常而又不能被肌电图和 MRI 证实的情况下，选择性神经阻滞是很有价值的。早先的研究表明选择性阻滞对神经根反应、神经根病理和外科

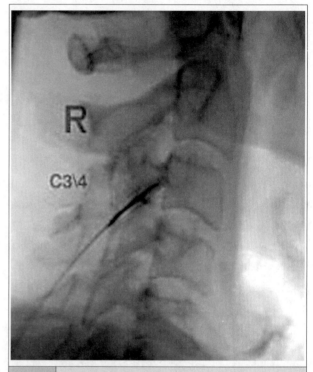

图 1　侧位像显示右侧 C3/4 小关节注射中的针和关节间隙里的造影剂。

治疗结果有很高的预测价值。但是，没有最近发表的随机对照研究证实这种价值。结合电刺激特定神经根的新技术，神经根阻滞可以提高其特异性。

骶髂关节注射

关节内注射局麻药进行诊断性神经阻滞同样可以用来评估骶髂关节疼痛（图 4）。骶髂关节功能障碍是否为腰骶部疼痛的原因尚需讨论，有作者认为是常见原因，而有人意见则相反。使用无创技术诊断骶髂关节功能障碍比较困难。像平片、CT 和 MRI 检查，因其对骶髂关节功能障碍检查的敏感度和特异性较低，所以没有太大的使用价值。有研究表明，放射性核素扫描特异性很高，但敏感度太低。

对多种不同的用来确定骶髂关节疼痛的体格检

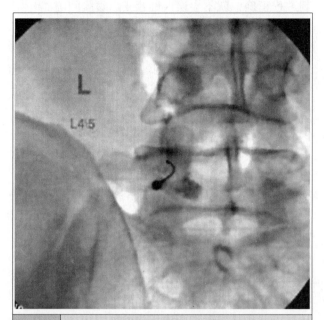

图 2　左侧 L4/5 小关节注射的前后位 X 线影像，显示穿刺针和关节内的造影剂。

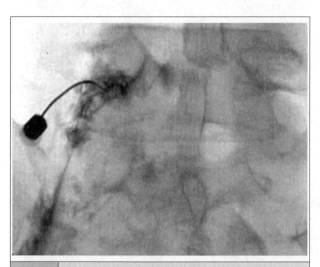

图 3　选择性左侧 L5 神经根阻滞，穿刺针位于神经孔的外侧。造影剂勾勒出 L5 前支并且有造影剂渗入硬膜外间隙。

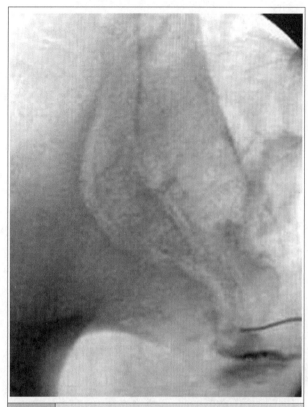

图 4　左侧骶髂关节造影的前后位影像。穿刺针位于关节的后下方，造影剂充满关节囊和关节边缘。

评定骶髂关节疼痛，增加了体格检查在诊断骶髂关节疼痛方面的预测价值。尽管医生系统地完成了 McKenzie 培训，而且 McKenzie 方法的相符程度更高，但这种方法的评价间信度一直没有被考量过。

透视引导下骶髂关节内阻滞仍旧是诊断骶髂关节疼痛的金标准。"盲穿"用于诊断是不能接受的。对继发于脊椎关节病的骶髂关节疼痛来说，皮质类固醇和局麻药注射被证实有治疗价值，但对继发于其他来源的骶髂关节疼痛，它们的功效却尚未被证实。

椎间盘造影

椎间盘造影用来评价椎间盘源性和椎间盘内疾病。大约在 60 年前出现此技术，主要是用来评估椎间盘突出。最初使用的是椎板间经硬脊膜入路。随着技术的进步，一种斜行的椎弓根外侧入路目前正在腰椎上应用（图 5）。尽管仍有神经根在出口处受损的可能，这种入路使得硬脊膜穿刺和周围容易受损组织暴露的可能降到最小。通过使穿刺针靠

查方法进行了评价，但是因为特异性差、评判间信度低，其结果都令人失望。这些检查方法包括激发试验如 Patrick 和 Gaenslen 征，对牵拉、挤压、骶骨裂隙和髂棘后上方压痛的评价。最近的一项研究证实了 McKenzie 评价和骶髂关节激发试验联合应用的功效。这两项技术结合，使用中心化和边缘化现象来评定和排除椎间盘源性疼痛，而骶髂关节激发试验（牵拉、挤压、推挤大腿和 Gaenslen 试验）用来

刺过程正确，就不会误入椎管或后腹膜间隙。

颈椎间盘可以通过右前侧入路来避开食管。将气管和喉推向中线左侧。更为详尽的椎间盘造影技术描述不是本章的讨论范围。像国际脊柱注射协会这样的组织已经建立了一套解读和操作椎间盘造影的指南。尽管在评价椎间盘源性疼痛时的作用尚有争议，椎间盘造影仍旧是选择性激发试验的唯一选择。

像 MRI 和肌电图这样的检查不能够对疼痛进行评估，因此不能够单独应用进行诊断。仅有的一项能够与椎间盘源性疼痛相一致的影像检查就是 MRI 上的纤维环高信号区。研究显示腰椎间盘 T2 加权像上见高信号区是腰痛患者撕裂纤维环发炎的征象。这种关联被一些学者赞同，而被另一些人反对。尽管诊断椎间盘源性疼痛没有特殊征象（无症状患者 MRI 扫描也可见到高信号区），椎间盘高信号区仍旧是腰痛患者影像评估的预测指标。

在评估椎间盘源性腰痛时，椎间盘造影的激发作用和其评估融合的节段的作用已经被广泛讨论。文献资料支持双方的观点。反对者认为椎间盘造影的客观性不足，易受很多因素干扰。支持者认为，只要操作者接受过训练并且遵照科学的指南执行操作，椎间盘造影对不能用其他方法进行诊断的椎间盘源性疼痛和椎间盘内疾病，能够提供有价值的诊断信息。多项研究对术前进行椎间盘造影的手术结果进行了检验（表 1）。尽管缺少随机试验数据，但总的关联是阳性的。随着经皮椎间盘内治疗，如椎间盘内电热纤维环成形术和髓核成形术的发展，

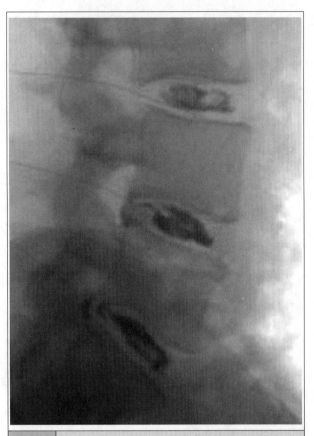

图 5　三个节段的椎间盘造影的侧位影像。L3/4 节段（上）正常，L4/5 节段（中间）和 L5/S1 节段（下）显示后方裂隙。

近上关节突（侧位观），并监测患者在针与神经短暂接触时的反应来避免神经根遭穿刺损伤。如果穿

资料来源	病例数	随访时间（月）	治疗成功的标准			成功率（%）
			>75%疼痛缓解	不需服用阿片类或其他止痛药	返岗或活动功能正常	
Lee et al. (1995)	62	>18	+	+	+	87
Blumenthal et al. (1988)	34	29		+	+	74
Kozak and O'Brien (1990)	69	>19	+	+	+	74
Gill and Blumental (1993)	53	>24	+	+	+	66
Loguidice et al. (1988)	85	>15		+		61
Knox and Chapman (1993)	22	未注明	+	+		35

表 1　椎间盘源性疼痛：手术效果

Data from 17th Annual Scientific Session and Business Meeting American Academy of Disability Evaluation Physicians, Hotel InterContinental, November 13-15, 2003 New Orleans, Louisiana. Lecture title：Discograms：Pros and Cons by Charles N. Aprill, MD.

椎间盘造影在进行这些手术之前可以对椎间盘进行有效的评估。

椎间盘内电热治疗（intradiskal electrothermal therapy，IDET）通过髓核成形来治疗椎间盘纤维环病变。这项技术是将一根电极插入外层纤维环并加热。加热外层纤维环被认为可以缓解疼痛，但是具体机制尚不清楚。IDET 治疗的早期结果比较好。但是治疗效果的不稳定使得人们对这项治疗的热情减退。2004 年进行了两项随机的、有安慰剂对照的试验研究，其结果相悖。一项研究显示 IDET 治疗效果一般，但与安慰剂组患者相比则有很明显的作用。一项对澳大利亚人进行的研究则显示 IDET 没有任何效果。尽管不是一直成功，椎间盘内电热纤维环成形术对一些经过筛选的患者来说，仍旧是一个治疗上的选择；可以期待不同程度的症状改善。在两项研究中，没有患者因这种治疗有任何不良反应。

治 疗

硬膜外类固醇注射

硬膜外类固醇注射长久以来被用来治疗脊柱轴性疼痛和放射性疼痛。这种治疗神经根痛的功效已经在多项研究中证实。前瞻性、随机、对照、双盲性研究几乎没有；但是，硬膜外类固醇注射治疗神经根痛被专业健康组织所支持。它可以产生短期和长期疗效，甚至在某些情况下可以不再需要手术干预。尽管有研究表明对某些患者是有效的，但硬膜外类固醇注射在治疗腰椎管狭窄和轴性疼痛时则没有那么乐观。

硬膜外类固醇注射可以减少椎间盘突出造成的炎症。在急性椎间盘突出的椎间盘周围组织和神经根里可见磷脂酶 A_2 水平增高。磷脂酶 A_2 被认为可以刺激前列腺素和白三烯前体通路。类固醇可以用来减少前列腺素的合成，并减少细胞介导的和体液介导的免疫反应。皮质醇也可以阻滞疼痛 C 纤维的传导，从而完成直接镇痛效应。这种神经阻滞是由聚乙二醇和苯甲醇中包含的类固醇成分介导的。

硬膜外注射类固醇溶液的过程为有创操作，有风险也有并发症。目前所知道的并发症有对溶液的副反应、操作失误导致药物未注入硬膜外而进入其他部位以及血肿或脓肿形成。脑膜炎、蛛网膜炎都

曾经被报道过。市面上可见的类固醇溶液中的保存剂是有神经毒性的。类固醇溶液也比脑脊液和神经组织有更高的渗透性，而这会增加它的神经毒性。尽管硬膜外注射类固醇溶液经常在脊椎疼痛的治疗中使用，但这是不正规的，并且其应用也未被食物药品管理局批准。

透视和造影剂的使用极大地提高了药物注射的准确度，并且减少了误入潜在危险区域的可能；但硬膜外注射，尤其是颈椎经椎间孔注射一直有副反应和损伤的风险（图 6）。最近发生的与颈椎经椎间孔硬膜外注射有关的灾难性后果，使得一些临床医生重新审视此方法的使用，并思考其他的代替方法。目前尚不清楚与颈椎硬膜外注射有关的神经损伤和死亡的发生率，仍需进一步的调查。

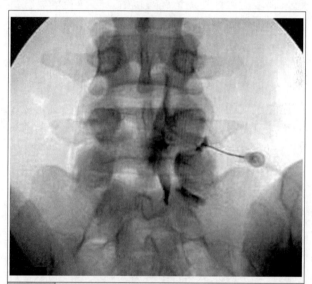

图6 示右侧 L5 经椎间孔硬膜外类固醇注射。穿刺针位于 L5/S1 神经孔。显示造影剂位于右侧硬膜外间隙中。造影剂没有穿过中线并且没有造影剂渗入蛛网膜下腔。造影剂充满右侧 L5/S1 小关节囊和腹侧关节囊。

射频神经切断术

最近人们对射频神经切断术治疗慢性疼痛的兴趣逐渐增加。在内侧支上进行射频介导热效应已经在颈椎和腰椎疼痛小关节去神经化方面取得成功。这项技术要求严格选择患者，并至少应用两套神经阻滞方法来确认和定位疼痛关节。也需要有透视技术知识并且定位操作谨慎、内侧支加热充分。

颈椎内侧支射频神经切断术使得疼痛缓解时间

最长达422天。这项治疗的结果不是永久的，但是可以反复操作。腰椎内侧支射频神经切断术也有类似的结果。

射频神经切断术使用的是热损伤技术，通过经皮导针将高频交流电导入并加热邻近组织。用85～90℃的温度来造成内侧支不可逆的电凝。这样的温度同样可以导致腰椎附近多裂肌的去神经化。并发症很少见，主要是置针和热损伤时局部产生的疼痛，而神经炎性疼痛不会持续超过2周，再就是潜在的传入神经阻滞性疼痛。具体到颈椎和第3枕神经的并发症包括皮肤麻木、感觉迟钝和共济失调；这些症状通常为自限性。

射频神经切断术的使用范围已经扩展到背根神经节、交感神经节和周围神经。射频消融已被用于越来越多的慢性疼痛情况，包括三叉神经痛、枕部头痛和神经痛、颈臂神经痛、颈腰神经根炎、复杂的局部疼痛病变、胸内内脏痛、骶髂关节痛、尾骨痛和会阴部疼痛。在这些方面的应用缺少临床对照试验；但是最初的病例报告显示治疗的结果是很有前途和希望的。在一项随机对照试验中，射频被用来治疗颈臂神经痛，结果十分乐观。最近一项随机双盲对照试验，使用射频神经切断术治疗慢性腰骶痛，结果显示与局部麻醉相比没有任何优势。在治疗这些疾病方面仍然需要更多的试验来证实射频的作用。

电凝治疗需要多少温度才能达到治疗效果仍是一个疑问，1997年的一项研究比较了40℃和67℃背根神经节射频效果，结果两个温度都很有效。脉冲射频技术应用高频电流作用于神经元，同时避免了潜在的热损伤并发症风险。因为其安全性和临床优点，人们对脉冲射频技术的兴趣越来越大。低温脉冲射频技术可以应用于众多方面。脉冲射频不会产生热凝固，因此不良反应的风险尤其是传入神经阻滞疼痛的风险被降低。脉冲射频传导的电流频率为每次20 ms、间歇480 ms。温度不会超过42℃，因此显著减少了神经元损伤的机会。使用脉冲射频对小鼠背根神经节进行电损伤的研究结果显示，脊髓灰质的浅层上c-fos基因的表达增加。持续的射频不会产生这种效应。我们可以推出假设，c-fos基因的表达是电刺激的结果，而不是热效应所致。脉冲射频致c-fos基因的表达被认为与临床症状改善有关。目前为止没有有关脉冲射频的临床对照试验公布，需要更多的动物模型研究和临床试验来进一步确认脉冲射频神经切断术的机制和临床使用方法。

小　结

脊椎注射既有诊断价值又有治疗作用。诊断性神经阻滞方法的应用，大大增加了人们对椎间盘、小关节和神经根这些致痛因素的了解，使得治疗更有目的性。硬膜外类固醇注射治疗神经根痛和内侧支射频神经切断术治疗小关节介导的脊柱轴性疼痛，两者的功效已经由临床试验所证实。脉冲射频神经切断术同样也在其他临床应用中有很好的疗效。对椎间盘突出的非手术治疗和椎间盘源性疼痛使得评估轴性疼痛时应用椎间盘造影的概率越来越大。为了获得尽可能准确的诊断信息和临床效果，这些操作应该由那些对脊柱解剖非常熟悉、能灵活应用透视技术和正确穿刺技术的医生来执行。

注释文献

诊　断

DePalma MJ，Bhargava A，Slipman CW：A critical appraisal of the evidence for selective nerve root injection in the treatment of lumbosacral radiculopathy. *Arch Phys Med Rehabil* 2005；86：1477-1483.

这篇文献对6项随机临床试验进行了综述，对腰椎神经根痛患者行经椎间孔硬膜外类固醇注射的支持证据水平为Ⅲ级（中等）。

Derby R，Howard MW，Grant JM，Lettice JJ，Van Peteghem PK，Ryan DP：The ability of pressurecontrolled discography to predict surgical and nonsurgical outcomes. *Spine* 1999；24：364-372.

这篇文献对一项多中心回顾性研究进行了综述。该研究内容为调查椎间盘造影术后手术治疗和非手术治疗患者的长期疗效。结果显示椎间盘造影中化学敏感的椎间盘，在椎间融合和前后路联合融合手术之后的效果明显要好。

Dreyfuss P，Dreyer SJ，Cole A，Mayo K：Sacroiliac joint pain. *J Am Acad Orthop Surg* 2004；12：255-265.

这篇文章讨论了骶髂关节疼痛的发病、诊断和治疗。认为依靠影像、实验室和体格检查对骶髂关节疼痛进行鉴别是不可靠的。监视下骶髂关节镇痛药物注射是最重要的诊断方法。

Endres S，Bogduk N：Lumbar disc stimulation，*in International Spinal Intervention Society Practice Guidelines and Protocols*. Kentfield，CA，International Spinal Intervention Society，2005，p 20.

文章有关腰椎间盘刺激方面包含了对历史背景、原理、技术和腰椎间盘造影解读的回顾。同时包含了椎间盘激发试验作为诊断工具的合理性和特别指南的解读。每一节提供有参考文献。

Gajraj NM：Selective nerve root blocks for low back pain and radiculopathy. *Reg Anesth Pain Med* 2004；29：243-256.

一篇有关腰痛和神经根病患者治疗的文献综述，其中包括了与选择性神经根阻滞相关的研究、解剖、病理、技术和并发症。

Huston CW，Slipman CW：Diagnostic selective nerve root blocks：Indications and usefulness. *Phys Med Rehabil Clin N Am* 2002；13：545-565.

这篇文献讨论了选择性神经根阻滞确定相应神经受累方法的使用。这些方法可能对那些影像检查与临床表现不相符的患者以及其他检查（如 MRI 和肌电图）结果既模棱两可、又不能评估不规则的神经支配的患者有帮助。选择性神经根阻滞不会给神经根痛患者提供有关病因和预后的信息。

Laslett M，Young S，April C，McDonald B：Diagnosing painful sacroiliac joints：A validity study of a McKenzie evaluation and sacroiliac provocation tests. *Aust J Physiother* 2003；49：89-97.

这项临床试验评估了 48 位患者的治疗结果，这些患者患有慢性腰骶疼痛并接受了骶髂关节注射。评估过程使用了临床推测，其中包括对中央化/边缘化现象进行评估，用骶髂关节激发试验来推测早期骶髂关节疼痛。透视下骶髂关节内注射用来证实临床推测。结果表明这比单独应用骶髂关节激发试验有更高的敏感度、特异性和可能发生率。

Narozny M，Zanetti M，Boos N：Therapeutic efficacy of selective nerve root blocks in the treatment of lumbar radicular pain. *Swiss Med Wkly* 2001；131：75-80.

这是一篇回顾性研究，30 位患有单侧神经根病和小的感觉/运动功能障碍的患者，MRI 明确发现椎间盘突出和（或）椎间孔狭窄。经过治疗大约有 87％的患者能迅速缓解疼痛，60％的患者全无疼痛。随访结果显示，可以平均多于 16 个月避免手术。结论是，神经根阻滞对小的单侧神经根病的非手术治疗非常有效，并且建议作为最优先的治疗选择。

Riddle DL，Freburger JK：Evaluation of the presence of sacroiliac joint region dysfunction using a combination of tests：A multicenter intertester reliability study. *Phys Ther* 2002；82：772-781.

这项临床试验评估了检查骨盆形态或骶髂关节运动的四项检查，这四项检查是既往文献所推荐的诊断骶髂关节功能障碍的检查。65 位患者被随机配对，34 名医生参加评估。结果显示那四项检查在临床使用方面的可靠性很低。

Slipman CW，Lipetz JS，DePalma MJ，Jackson HB：Therapeutic selective nerve root block in the nonsurgical treatment of traumatically induced cervical spondylotic radicular pain. *Am J Phys Med Rehabil* 2004；83：446-454.

这篇文献对 15 位患者进行了回顾性分析。分析调查了使用透视引导下选择性神经根阻滞治疗外伤性颈椎病神经根痛的结果。对患者进行了神经根阻滞和物理治疗。三位患者获得了好或优秀的结果（20％）。作者的结论是，对这些患者的初步研究并不支持治疗性神经根阻滞的应用。

Slipman CW，Lipetz JS，Plastaras CT，et al.：Fluoroscopically guided therapeutic sacroiliac joint injections for sacroiliac joint syndrome. *Am J Phys Med Rehabil* 2001；80：425-432.

在这篇回顾性研究中，使用透视引导下诊断性骶髂关节注射进行骶髂关节功能障碍诊断的患者，接受了治疗性注射和物理治疗。结果提示对于骶髂关节综合征患者来说，治疗性骶髂关节注射在临床上是有效的。

Slipman CW, Patel RK, Zhang L, et al: Side of symptomatic annular tear and site of low back pain: Is there a correlation? *Spine* 2001; 26: E165-E169.

这项研究使用了回顾性图表分析，包括椎间盘造影后 CT 扫描结果分析。本研究中的患者通过椎间盘造影发现都为一个节段、疼痛一致和碎裂的椎间盘。第一作者负责重新阅片，而脊柱影像学家来确定临床症状与纤维环撕裂的关系。结果提示均为随意的关联，并没有明确的预测价值。

治 疗

Botwin KP, Gruber RD, Bouchlas CG, et al: Fluoroscopically guided lumbar transforaminal epidural steroid injections in degenerative lumbar spinal stenosis: An outcome study. *Am J Phys Med Rehabil* 2002; 81: 898-905.

这项研究为透视引导下经腰椎椎间孔硬膜外类固醇注射，观察长期和短期疗效，是前瞻性群组研究，入组条件为腰椎管狭窄导致神经根痛。34 名符合入组条件的患者（出现单侧神经根痛症状）中，一年的随访显示 75% 的患者有至少减少了一半的疼痛，64% 行走能力得到改善，57% 站立时间延长。

Ferrante FM, King LF, Roche EA, et al: Radiofrequency sacroiliac joint denervation for sacroiliac sendrome. *Reg Anesth Pain Med* 2001; 26: 137-142.

这篇文章介绍了一项前瞻性研究，研究包括了 33 名患者，共做了 50 例骶髂关节射频去神经化。这些患者通过诊断性骶髂关节注射局麻药而诊断为骶髂关节综合征。其中 33.6% 的患者在大约 12 个月的时间里疼痛缓解了至少 50%。若其病因不是损伤造成的，那么治疗的效果会较好。治疗失败的原因与残疾定位有关，也与身体向患侧侧屈时产生疼痛有关。

Freeman BJ, Fraser RD, Tain CM, Hall DJ: A randomized double-blind controlled efficacy study: Intradiscal electrothermal therapy (IDET) versus placebo. *Eur Spine J* 2003; 12: S23.

这是一项前瞻性、安慰剂对照的临床试验。这项试验比较了 IDET 热效应和安慰组的治疗结果。在所有病例中，IDET 导管都插入椎间盘中。试验结果通过疼痛和残疾程度来评估，使用的量表有下腰结果量表、Oswestry 功能障碍量表、简明健康测量量表 SF-36、Zung 抑郁量表和改良躯体感觉调查问卷。结果显示 6 个月时各组的测量结果没有明显改变。

Geurts JW, van Wiljk RM, Wynne HJ, et al: Radiofrequency lesioning of the dorsal root ganglia for chronic lumbosacral radicular pain: A randomized, double-blind, controlled trial. *Lancet* 2003; 361: 21-26.

这是一项随机双盲临床试验，患者患有慢性腰骶神经根痛。基于视觉疼痛评分、躯体障碍和镇痛药的使用，其中接受了背根神经节射频治疗的患者中的 16%、对照组患者中的 25% 都治疗成功。结果显示治疗组没有明显的优势。

Govind J, King W, Bailey B, Bogduk N: Radiofrequency neurotomy for the treatment of third occipital headache. *J Neurol Neurosurg Psychiatry* 2003; 74: 88-93.

这是一项前瞻性试验，试验对象为经过改良的第 3 枕神经射频神经切断术。技术的改进包括使用一个大的电极、并且三个电极之间的安放距离要最小、使用手来安放电极。结果显示 88% 的患者疗效很好。疗效好的定义为疼痛完全缓解 90 天以上、恢复日常活动并且不使用任何药物治疗。缓解天数的中位数为 217 天，有 6 名患者呈进行性缓解。14 名患者进行了重复切断，其中 86% 的患者疗效良好。结果显示这是一项对第 3 枕神经头痛很成功的治疗。

Huang RC, Shapiro GS, Lim M, Sandhu HS, Lutz GE, Herzog RJ: Cervical epidural abscess after epidural steroid injection. *Spine* 2004; 29: E7-E9.

这是一篇有关颈椎硬膜外类固醇注射后出现颈椎硬膜外脓肿合并神经功能丧失的病例报告。文中对这项并发症的诊断、治疗和疗效进行了讨论。颈椎硬膜外脓肿是硬膜外类固醇注射后少见而严重的并发症。快速的诊断和治疗可以获得较好的临床结果。

Kawaguchi M, Hashizume K, Iwata T, Furuya H: Percutaneous radiofrequency lesioning of sensory branches of the obturator and femoral nerves for the treatment of hip joint pain. *Reg Anesth Pain Med* 2001；26：576-581.

这是一篇回顾性研究，研究评估了 14 位髋关节疼痛的患者，这些患者都经过闭孔内肌感觉支和（或）股神经经皮穿刺射频治疗。结果显示 86％的患者在 1～11 个月时间内有至少 50％的疼痛缓解，并且不伴有肌无力和其他副作用。

Kornick C, Kramarich S, Lamer T, Sitzman BT: Complications of lumbar facet radiofrequency denervation. *Spine* 2004；29：1352-1354.

这是一项图表式研究，研究主要对 5 年时间内同一地点（杰克逊维尔的 Mayo 诊所）进行的腰椎射频去神经支配治疗进行了回顾。结果显示只有 1％的并发症发生率，并发症主要有持续小于 2 周的局部疼痛和神经性疼痛。没有患者感染或出现新的神经功能障碍。

Kwan O, Friel J: Critical appraisal of facet joints injections for chronic whiplash. *Med Sci Monit* 2002；8：RA191-RA195.

这是一篇关于辨别挥鞭伤患者小关节疼痛的文献综述。这部分患者是通过小关节内阻滞诊断，并由射频神经切断术治疗。作者总结说目前只有很少的研究支持这一理论和治疗。他建议不应再使用射频治疗，直到有进一步的研究结果。

Larkin TM, Carragee E, Cohen S: A novel technique for delivery of epidural steroids and diagnosing the level of nerve root pathology. *J Spinal Disord Tech* 2003；16：186-192.

本文介绍了一种关于经椎间孔注射的替代技术，以此来避免血管内注射类固醇带来的并发症。

Leclaire R, Fortin L, Lambert R, Bergeron YM, Rossignol M: Radiofrequency facet joint denervation in the treatment of low back pain: A placebo-controlled clinical trial to assess efficacy. *Spine* 2001；26：1411-1416.

这是一篇评估经皮射频关节面去神经化治疗腰痛功效的回顾性研究。该研究包括了 70 位腰痛持续 3 个月以上的患者。这些患者或接受透视引导下经皮射频关节面去神经化治疗，或接受对照组治疗。Roland-Morris 和 Oswestry 评分用来评估身体残疾程度，而视觉疼痛评分则用来评估疼痛。12 周后随访结果显示没有任何治疗效果。作者总结说目前尚未确定该项治疗的效果。

Lew HL, Coelho P, Chou LH: Preganglionic approach to transforaminal epidural steroid injections. *Am J Phys Med Rehabil* 2004；83：378.

介绍一种椎间孔注射的替代技术，以避免现有的并发症。

Lord SM, Bogduk, N: Radiofrequency procedures in chronic pain. *Best Pract Res Clin Anesthesiol* 2002；16：597-617.

这篇回顾性文章评估了射频方法治疗三叉神经痛、神经根裂伤和脊椎疼痛的疗效和安全性。

Nelson DA, Landau WM: Intraspinal steroids: History, efficacy, accidentality and controversy with review of United States Food and Drug Administration reports. *J Neurol Neurosurg Psychiatry* 2001；70：433-443.

本文的作者得出了以下结论：（1）脊柱内类固醇注射治疗对腰痛或神经根痛症状无效，因为类固醇制剂、安慰剂和对照组治疗都有和其相似的结果。（2）在注射以后，硬膜外注射的药物可能不会存留在硬膜外间隙，那么药物置入的不准确性高达 40％。（3）类固醇制剂中的添加物在鞘内注射时可能有神经毒性。（4）硬膜外类固醇灌注时，患者的疼痛可能持续增加，从而导致或早或晚的严重并发症。这些并发症包括蛛网膜炎、脊柱感染或长期的神经功能丧失。（5）患者应该被告知目前尚无证据表明硬膜外类固醇注射可以永远使疼痛缓解，并且脊髓、神经根或周围神经的严重的永久性并发症虽少见，但确实有一定的风险。

Pauza KJ，Howell S，Dreyfuss P，Peloza J，Dawson K，Bogduk N：A randomized placebo-controlled trial of intradiscal electrothermal therapy for the treatment of discogenic low back pain. *Spine J* 2004；4：27-35.

这项前瞻性试验比较了 IDET 和对照组治疗。结果通过疼痛和肢体残疾程度来评估，使用的评估手段有视觉疼痛评分、简明健康测量量表 SF-36 和 Oswestry 功能障碍量表。结果显示，与对照组相比，IDET 组患者的疼痛和肢体残疾情况得到显著改善。大约有 40% 患者的疼痛缓解了 50% 以上，大约有 50% 患者的症状没有改善。虽然 IDET 缓解疼痛的作用机制目前尚不清楚，但不能将其简单归于安慰剂效应。

Peters G，Nurmikko TJ：Peripheral and gasserian ganglion-level procedures for the treatment of trigeminal neuralgia. *Clin J Pain* 2002；18：28-34.

这是一篇有关不同技术治疗三叉神经痛的文献综述，其中包括射频热凝、气球压迫和甘油醇解。以上技术手段都要比周围神经治疗方法有效，但不一定就会使长期疼痛缓解，并有可能造成感觉丧失和迟钝。

Rathmell JP，Aprill C，Bogduk N：Cervical transforaminal injection of steroids. *Anesthesiology* 2004；100：1595-1600.

本文对颈椎经椎间孔类固醇注射的合理性、相关解剖、建议使用的技术、适应证、疗效和并发症进行了回顾。目前没有颈椎经椎间孔类固醇注射的对照试验。一些观察性试验提示其有一定的临床价值。结论是，掌握颈椎椎间孔的解剖知识和其内容物对这项操作的安全性起到关键的作用。

Samanta A，Samanta J：Is epidural injection of steroids effective for low back pain? *BMJ* 2004；328：1509-1510.

本文作者总结说，目前没有证据表明硬膜外类固醇注射治疗腰痛有效；但同样的，也没有证据证明这种治疗方法无效。观察研究和作者的临床经验提示，在某些特定情况下，硬膜外类固醇注射是有用的。作者建议可以考虑对超过 3 个月的腰痛患者和神经根痛患者使用硬膜外类固醇注射。

Schofferman J，Kine G：Effectiveness of repeated radiofrequency neurotomy for lumbar facet pain. *Spine* 2004；29：2471-2473.

这是一篇回顾性图表分析，其中包括了 20 位腰椎小关节疼痛且反复行射频去神经支配的患者。结果显示，手术成功的频率和疼痛缓解的时间在随后的射频治疗中都是一致的。

Van Wiljk RM，Geurts JW，Wynne HJ：Long-lasting analgesic effect of radiofrequency treatment of the lumbosacral dorsal root ganglion. *J Neurosurg Spine* 2001；94：227-231.

本文介绍了一项前瞻性开放式临床试验。这项试验是用来评估背根神经节射频治疗疗效和安全性的。该组患者的症状为慢性腰骶痛并放射到腿。59% 的患者 2 个月后对疼痛缓解情况满意。平均疼痛持续时间大概为 3.7 年。射频治疗作用的机制目前仍不清楚。

Yin W，Willard F，Carreiro J，Dreyfuss P：Sensory stimulation-guided sacroiliac joint radiofrequency neurotomy：Technique based on neuroanatomy of the dorsal sacral plexus. *Spine* 2003；28：2419-2425.

这是一篇图表回顾性文章，主要对感觉刺激引导下的骶骨外侧支射频神经切断术进行了回顾分析。作者回顾了 14 位患者的治疗结果，64% 的患者诉缓解了六成的疼痛，视觉整体疼痛评分在 6 个月时下降了 50% 以上。有 14% 的患者没有改善。术后没有并发症和疼痛加重的报告。

经典文献

Aprill C: Diagnostic disc injection, in Frymoyer JW (ed): *The Adult Spine: Principles and Practices.* New York, NY, Lippincott-Raven, 1997, pp 523-562.

Aprill C, Bogduk N: High intensity zone. *Br J Radiol* 1992;65:361-369.

Barnsley L, Bogduk N: Medial branch blocks are specific for the diagnosis of cervical zygopophyseal joint pain. *Reg Anesth* 1993;18:343-350.

Barnsley L, Lord S, Wallis B, Bogduk N: Lack of effect of intraarticular corticosteroids for chronic pain in the cervical zygopophyseal joints. *N Engl J Med* 1994;330:1047-1050.

Blumenthal SL, Baker J, Dossett A, Selby DK: The role of anterior lumbar fusion for internal disc disruption. *Spine* 1988;13:566-569.

Bogduk N, Modic M: Lumbar discography. *Spine* 1996; 21:402-404.

Bush K, Hillier S: Outcome of cervical radiculopathy treated with periradicular/epidural corticosteroid injections: A prospective study with independent clinical review. *Eur Spine J* 1996;5:319-325.

Carette S, Marcoux S, Truchon R, et al: A controlled trial of corticosteroid injections into facet joints for chronic low back pain. *N Engl J Med* 1991;325:1002-1007.

Carragee EJ, Paragioudakis SJ, Khurana S: Lumbar high intensity zone and discography in subjects without low back problems. *Spine* 2000;25:2987-2992.

Derby R, Howard M, Grant J, et al: The ability of pressure controlled discography to predict surgical and non-surgical outcome. *Spine* 1999;24:364-371.

Dreyfuss P, Halbrook B, Pauza K, Joshi A, McLarty J, Bogduk N: Efficacy and validity of radiofrequency neurotomy for chronic lumbar zygapophysial joint pain. *Spine* 2000;25:1270-1277.

Forouzanfar T, van Kleef M, Weber WE: Radiofrequency lesions of the stellate ganglion in chronic pain syndromes: Retrospective analysis of clinical efficacy in 86 patients. *Clin J Pain* 2000;16:164-168.

Gill K, Blumenthal SL: Posterior lumbar interbdy fusion: A 2-year follow up of 238 patients. *Acta Orthop Scand Suppl* 1993;251:108-110.

Knox BD, Chapman TM: Anterior lumbar interbody fusion for discogram concordant pain. *J Spinal Disord* 1993;6:242-244.

Kozak JA, O'Brien JP: Simultaneous combined anterior and posterior fusion: An independent analysis of a treatment for the disabled low back pain patient. *Spine* 1990; 15:322-328.

Lee CK, Vessa P, Lee JK: Chronic disabling low back pain syndrome caused by internal disc derangements: The result of disc excision and posterior interbody fusion. *Spine* 1995;20:356-361.

Loguidice VA, Johnson RG, Guyer RD, et al: Anterior lumbar interbody fusion. *Spine* 1988;13:366-369.

Lord S, Barnsley L, Wallis B, et al: Chronic cervical zygopophyseal joint pain after whiplash: A placebo-controlled prevalence study. *Spine* 1996;21:1737-1745.

Lord S, Barnsley L, Wallis B, McDonald G, Bogduk N: Percutaneous radio-frequency neurotomy for chronic cervical zygopophyseal-joint pain. *N Engl J Med* 1996; 335:1721-1726.

Lutz GE, Vad VB, Wisneski RJ: Fluoroscopic transforaminal lumbar epidural steroids: An outcome study. *Arch Phys Med Rehabil* 1998;79:1362-1366.

Rosenberg JM, Quint TJ, de Rosayro AM: Computerized tomographic localization of clinically-guided sacroiliac joint injections. *Clin J Pain* 2000;16:18-21.

Schellhas KP, Pollei SR, Gundry CR, Heithoff KB: Lumbar disc high intensity zone: Correlation of magnetic resonance imaging and discography. *Spine* 1996;21:79-86.

Slappendel R, Crul BJ, Braak GJ, et al: The efficacy of radiofrequency lesioning of the cervical spine dorsal root ganglion in a double blinded randomized study: No difference between 40 degrees C and 67 degrees C treatments. *Pain* 1997;73:159-163.

Whitecloud TS, Seago RA: Cervical discogenic syndrome: Results of operative intervention in patients with positive discography. *Spine* 1987;12:313-316.

（杨 欢 译）

第17章 腰椎手术失败综合征疼痛治疗进展

James B. Billys，MD

引 言

在美国因为腰腿痛做腰椎手术的病人特别多（可能是全世界最多的），因此腰椎手术失败综合征（failed back surgery syndrome，FBSS）也特别常见。FBSS定义为手术结果没有达到医生和病人的预期。病人的期望可能是不现实的，尤其在多次手术以后。成功率一般50%或疼痛显著减轻或视觉模拟评分法（visual analog scale，VAS）改善3分或3分以上。病史采集结合物理检查、影像学检查和诊断性注射对明确诊断是非常重要的。90%以上的FBSS都能够找到客观的或结构性的原因。表1列举了一些FBSS客观原因的比较性数据。

表1 客观原因比较			
	Burton	**Waguespack**	**Slipman**
诊断			
外侧椎管狭窄	58%	29%	25%
髓核突出	12%～16%	7%	12%
痛性椎间盘		20%	22%
神经病理性	6%～16%	10%	10%

如果伤害感受性异常（结构性）能够确定并且可以纠正，可考虑手术重建。否则，可以应用非手术手段治疗慢性疼痛，如阿片类药物或脊柱注射阻滞。手术通常对慢性神经病理性（非结构性）疼痛无效，可以采用药物治疗和脊髓刺激（spinal cord stimulation，SCS）。伤害感受性和神经病理性同时存在的综合征则需要联合治疗，比如先手术解除存在的神经压迫（伤害感受性成分），然后再针对神经病理性疼痛给予阿片类药物和脊髓刺激治疗（表2）。

表2 腰椎手术失败综合征：疼痛类型和可选择的治疗	
疼痛类型	可选择的治疗
伤害感受性	阿片类药物（鞘内给药系统） 纠正手术
神经病理性	阿片类药物 脊髓刺激
伤害感受-神经病理混合性	纠正手术 药物（鞘内给药系统） 脊髓刺激

脊髓刺激治疗神经病理性疼痛

脊髓刺激调整进入脊髓和中枢神经系统的传入信号，可用于治疗神经病理性疼痛。这项技术自1967年就已经被用于慢性疼痛的治疗。1990年代之后，随着多通道装置、双导联系统技术的进步和程序的改进，这项技术的效果也有了显著的提高。监护麻醉的使用允许医生和病人之间在植入过程中相互沟通。

1993年的一项研究将感觉反应绘制成神经刺激分布图，更好地显示了上、下肢神经病理性疼痛的覆盖范围并取得了更好的效果。研究结果显示，导丝放置在T8-T9的区域能够极好地覆盖腰部和下肢。

作用机制

门控理论是SCS的理论基础，它是指外周神经负责向中枢传导疼痛的小纤维（c纤维）和大纤维（a、β）活动的平衡。当疼痛发生的时候，脊髓后角过量的小纤维将闸门打开从而感知到疼痛。大纤维的优先刺激发生在SCS期间，因为这些纤维是有髓鞘的，去极化的阈值比小纤维低。结果，增强的大纤维活动再平衡了传入后角的信号并使闸门关闭，疼痛受到抑制。

人们也注意到当关闭 SCS 刺激器以后，病人仍然能有 2～3 小时的疼痛缓解期。这个作用延迟的现象得到了大鼠模型中生化数据的支持。SCS 增加了 γ-氨基丁酸（GABA）的水平和 GABA 受体的激活。GABA 是脊髓后角水平主要的抑制性脊髓传导递质，因此它可能参与了这个延迟作用。GABA 也似乎降低了兴奋性氨基酸的水平，兴奋性氨基酸是传递伤害感受的主要兴奋性神经递质。

人们还注意到大脑活动会对 SCS 做出反应性改变。8 个慢性枕部疼痛的病人接受神经刺激治疗，正电子发射断层扫描显示在刺激下脑桥头侧背部有活化。

放置于硬膜外腔的 SCS 电极能产生电场从而刺激脊髓。这个情节被 Holsheimer 模型图显示得很清楚。如果一个神经元被去极化或正电荷增多，就会产生动作电位。SCS 用一个带负电荷的电极（阴极）使神经元带正电。这些被激活的有髓鞘的大纤维神经元就可以在后角水平阻断疼痛了。

病人选择

在美国，SCS 的主要适应证是 FBSS。FBSS 占美国每年 20 万例腰骶部脊柱手术中的 20%～40%。其他的适应证还包括外周神经损伤、慢性局部疼痛综合征、幻肢痛和脊髓损伤。病人选择是治疗成功的关键。病人必须经过完全的评估，包括病史、物理和影像学检查。一定要落实观察到的病理情况就是产生疼痛的原因，而这种疼痛对其他保守治疗都无效而且不适宜进一步手术治疗。病人同时要经过心理状态筛查以明确是否有继发性疼痛、不恰当的用药习惯、临界的人格障碍和抑郁。病人理解并愿意坚持治疗也是非常重要的。比如，单根腿痛的病人就比多根疼痛和轴性疼痛的病人预后好，因为单根腿痛更容易治疗。

置入技术

需要进行 SCS 的病人都需要先做 3～7 天的试验性筛选。试验性筛选通过经皮或椎板切开方式放置导联（图 1），由外部脉冲发生器给予试验性刺激。在病人疼痛的区域内出现感觉异常非常重要。如果放置的位置合适，就将导联锚定并由临时导联延长线穿出皮外。如果试验成功，则放置永久性脉冲发生器。试验成功定义为疼痛减轻 50%。

安装导联要在局部麻醉（1% 利多卡因、肾上腺素，或 0.5% 丁哌卡因、肾上腺素）及监护下进行。透视确定棘突间隙。经皮放置导联时，使用 Tuohy 针阻力消失法插入硬膜外腔隙。经皮导联经针进入硬膜外腔并导入到合适的位置。腰椎手术失败综合征的病人通常将导联放置于 T8-T10。如果行椎板切除放置导联，切口应做于 T10-T11 水平，然后切除椎板，将导联插入硬膜外腔向头端导入直至 T8-T10 水平。

经皮和椎板切除两种放置导联的方法相比，经

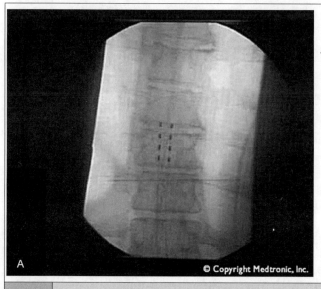
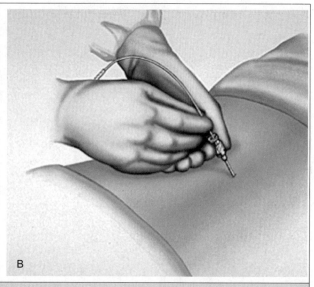

图 1　**A、B，经皮放置导联。**（Copyright © Medtronic, Inc.）

皮方法费用低、创伤小，但覆盖病理性疼痛的范围较小，而且移位的发生率较高。椎板切除法费用较高、创伤大，但覆盖疼痛的范围广而且移位发生率低。

2002年，一项24个病例的前瞻性随机试验比较了经皮和椎板切除两种导联放置方法的临床效果。结果显示椎板切除法疼痛覆盖更好、波幅更低、疼痛缓解更好。另一项41例病人的非随机前瞻性研究结果显示，椎板切除法VAS评分降低4.6分，而经皮法则降低3.1分。总的来说，椎板切除法的效果更好（效果极好者占90%，好者占10%；而经皮法效果极好者占60%，可以者占25%）。

SCS相关的并发症包括移位，占所有病人的13.2%；感染，占3.4%；导联断裂，占9.1%；硬件故障，占2.9%；不必要的刺激，占2.4%；脑脊液漏，占0.3%。

SCS的疗效与结果

一篇文献综述通过2个前瞻性随机研究对SCS和再手术进行了比较。在其中的一项研究中，50例都可以行再手术的病人被随机分配到再手术组和SCS组。用交叉频率（frequency of crossover）作为结果评测的主要指标。在6个月时，实施了再手术的15个病人中有10个病人（67%）最后选择SCS治疗；SCS治疗的12个病人中2例（17%）后来又选择了再手术。一个3年随访研究结果显示SCS比再手术疗效更好，90%的病人症状改善，阿片类药物使用减少，交叉频率低。

另一项研究则对SCS加物理治疗与单纯物理治疗做了比较。1年时随访，SCS加物理治疗组病人的VAS评分从平均7.1降低到4.4；而单纯物理治疗组VAS评分则从6.7增加到7.1（$P<0.001$）。

对文献中Ⅲ级和Ⅳ级数据的回顾研究发现，52%～79%的慢性疼痛病人SCS治疗证实疼痛缓解达50%以上（表3）。58%～90%的病人长期减少应用镇痛药或完全停用（表4）。61%～66%的病人日常生活能力得到改善（表5）。根据公开的统计数据比较休假时间和返回工作的情况，在2年以上的时间里只有2%的慢性疼痛患者重返工作。而接受SCS治疗的患者20%～31%的人重返工作（表6）。

尽管文献中依然缺少长期前瞻性随机对照研究，但SCS已经显示其良好的效果，特别是在其他保守治疗方法失败的情况下。

表3　脊髓刺激（SCS）：疼痛缓解

参考文献	病例数	平均随访时间	结果
North, 1993	171	7年	52%的病人缓解≥50%
Turner, 1995	39篇文献的荟萃分析	16个月	59%的病人缓解≥50%
De La Porte, 1993	64	4年	55% 好～极好的疼痛缓解
Segal, 1998	24	19个月	78% 好～非常好的效果
Kumar, 1991	111	5.6年	59% 好～极好
Bruchiel, 1996	70，多中心	1年	55%的病人缓解≥50%
Kay, 2001	17	>5年	65%的病人缓解≥50%
	12	<5年	54%的病人缓解≥50%
Van Buyten, 2001	153	4年	68% 好/极好
Cameron, 2004	747	24个月	62%的病人疼痛缓解>50%
Dario, 2001	20例药物治疗 23例SCS（药物治疗失败）	42个月	疼痛评分 VAS从76降低到25 VAS从85降低到22
Ohnmeiss, 1996	40	12个月	VAS从7.4降低到5.6

表4　脊髓刺激（SCS）：减少阿片类药物			
参考文献	病例数	平均随访时间	结果
Ohnmeiss, 1996	40	2 年	66％的病人用药减少或根本停用
North，1993	171	7 年	58％的病人用药减少或根本停用
De La Porte, 1993	64	4 年	90％ 的病人用药减少
Kumar，1991	111	5.6 年	59％缓解满意
Racz，1989	26	1.8 年	81％的病人用药减少或根本停用

表5　脊髓刺激（SCS）：提高日常生活能力			
参考文献	病例数	平均随访时间	结果
De La Porte, 1993	64	4 年	61％的病人生活能力提高
Racz，1989	26	1.8 年	66％的病人生活能力提高
Ohnmeiss, 1996	40	2 年	明显改善疼痛对生活方式的影响

伤害性疼痛的鞘内药物治疗

慢性、持续性疼痛的病人可分 2 组：适合手术/再手术的病人和适合长期疼痛治疗且不宜手术的病人。有伤害性或结构性疼痛的病人可以给予强化康复训练、口服镇静剂或鞘内药物治疗。

鞘内给药途径能够使药物直接作用于阿片受体且副作用小，可在低剂量下缓解疼痛，并减少全身用药量。能够改善日常生活能力且长期效价比高。

作用机制

药物注入椎管后靠对流和渗透作用分布。对流继发于脑脊液的自然流动，从而可以与脑脊液在鞘内充分混合。药物能够在从腰椎到颈椎广泛的鞘内空间里达到稳定的浓度状态。渗透是药物分子进入鞘内的一种活动方式，取决于药物的溶解度和浓度

表6　脊髓刺激（SCS）：重返工作			
参考文献	病例数	平均随访时间	丧失工作能力的人重返工作的％
De La Porte, 1993	64	4 年	22％
North，1993	171	7 年	24％（＜65 岁者）
Bruchiel, 1996	70	1 年	20％
Van Buyten, 2001	153	4 年	31％
Kumar，2002	60	5 年	15％（接受 SCS 治疗者） 0％（未接受 SCS 治疗者）
Ohnmeiss, 1996	40	1 年	10％

梯度。阿片类药物是水溶性药物，不易被快速代谢分解。它们的渗透率很低，所以导致它们起效慢，衰减速度慢，特别适合于疼痛治疗。阿片类药物不穿透血脑屏障，所以更加延长了作用时间。药物直接作用于中枢的阿片受体，使得用药的剂量很低。

病人选择

在鞘内给药试验前，一定要全面评估病人的情况以确定其慢性疼痛的客观病理基础。如果没有客观的病理基础，鞘内用药很难达到长期的镇痛作用。诊断过程应包括详细的病史、体格检查和医学影像学资料。

试验性给予经皮或口服的镇静剂，如果能够满意地缓解疼痛，则不考虑应用鞘内给药方式。在给予阿片类药物同时还通常加用抗抑郁药、抗惊厥药、非甾体消炎药和/或非镇静性镇痛药。可给予止吐药治疗恶心，通便药治疗便秘，兴奋药治疗嗜睡。如果口服和经皮镇静药不能达到足够的镇痛效果和（或）伴有不能接受或无法控制的副作用，则可以考虑使用鞘内药物治疗。这项操作的真正益处是药物剂量低但疗效可靠且没有系统性副作用。

心理评估也是必须的。患有严重抑郁症或急性精神疾病的患者应在实施此操作前接受治疗。社会支持系统也应到位，以帮助持续鞘内给药以及处理

紧急情况。

试验性操作是病人选择的最后一步。有几种试验性方法。现在应用的几种筛选方案包括单次给药、多次给药或持续给药。试验持续时间为 24 小时～1 周。目前没有文献能支持哪一种方法更好。病人的疼痛减轻至少 50% 并且没有显著并发症即为试验成功。

手术技术

手术在手术室进行，病人行全身或监护麻醉。通常在 L2-L4 水平旁正中入路将导管插入鞘内。术中透视是记录入针水平和最终导管位置所必需的。导管的尖端通常置于 T10-T12 之间。在入针点附近的腰筋膜内放置一个固定器，导管的游离端的前方有螺纹。第二个切口通常位于腹部，导管的自由端在皮下与泵连接后放置于皮下。有两种类型的输液泵：一种是以固定的频率给药，改变药物剂量时需要清空泵内的药物然后再灌入不同浓度的药物；另外一种类型的泵是程序化的，通过无创的遥测方法控制流量。泵每 2～3 个月充药一次（图 2）。

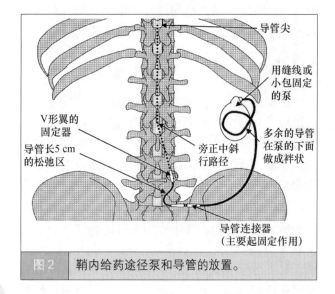

导管尖

用缝线或小包固定的泵

V形翼的固定器

导管长5 cm的松弛区

旁正中斜行路径

多余的导管在泵的下面做成袢状

导管连接器（主要起固定作用）

图 2　鞘内给药途径泵和导管的放置。

药　物

吗啡（morphine）和贝可芬（baclofen）是美国食品与药品管理局批准用于鞘内注射的仅有的两种药物。其他阿片类药物可用于不能耐受吗啡的病人，包括氢吗啡酮（hydromorphine）、芬太尼（fentanyl）、舒芬太尼（sufentanil）和美哌替啶（meperidine）。尽管这些药物对治疗伤害性疼痛效果良好，但对慢性外周性神经病理性疼痛起不到足够的缓解疼痛的作用。大多数有经验的医生在鞘内给药时联合使用阿片类药物和可乐定（clonidine）、丁哌卡因（bupivacaine）或贝可芬（baclofen）以达到协同的作用效果，能够同时治疗伤害性和神经病理性两种成分的疼痛。而且人们注意到联合用药除了能够更好地减轻疼痛，还能够减缓耐药的发生。图 3 展示了一些药物使用的流程。对多种镇痛药的调查反映了当前的治疗理念和在药物剂量及联合用药方面的建议。

并发症

并发症主要有三大类。药物方面的并发症包括瘙痒、恶心、呕吐、尿潴留、便秘、性欲降低、水肿和呼吸抑制。这些症状通常随时间减轻或只需对症处理；否则应换药。

手术并发症包括感染、神经学改变和脑脊液漏。大多数感染需要将泵取出。神经学改变和出血比较少见。设备相关的并发症发生率通常在 20%～25%，包括导管移位、阻塞、脑脊液漏、和泵的连接脱落、导管尖端肉芽肿形成以及泵失效。导管尖端肉芽肿形成是一种罕见的并发症。团块一般见于治疗 2 年以后，而且与使用高剂量吗啡有关。导管尖端肉芽肿形成的症状和体征包括神经学改变或疼痛缓解消失。MRI 可证实诊断。可更换导管，极少数情况下需要手术去除团块。

结　果

在一项随机前瞻性研究中，202 例癌症病人被随机分配到药物治疗组和鞘内药物治疗组。结果证实两组患者疼痛均有减轻，药物组占 70.8%，鞘内治疗组占 87.5%。鞘内治疗的病人（1/10）与药物治疗的病人（1/4）相比出现疲劳和毒性反应较少。另外观察到，鞘内治疗的病人生存期长于药物治疗的病人。表 7 总结了疼痛缓解方面的研究，显示 57%～90% 经鞘内治疗的病人有改善。表 8 和表 9 分别总结了鞘内治疗对生活能力的改善以及可接受的耐药性。

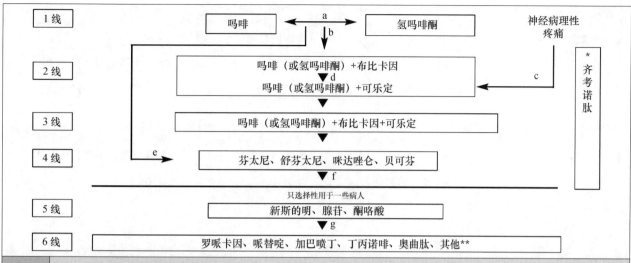

| 1线 | 吗啡 ←—— a ——→ 氢吗啡酮 | 神经病理性疼痛 |

图3　椎管内药物镇痛临床指南进展

* FDA 审阅将要批准的特殊用药。

** 可用的药物：美沙酮（methadone）、羟吗啡酮（oxymorphone）、NMDA 阿片拮抗剂。

a，如果发生副反应换成其他阿片类药物。

b，如果加到了最大剂量仍然达不到足够的镇痛效果，加用辅助药物（2线）。

c，如果病人有神经病理性疼痛，则考虑以阿片类药物单一治疗开始；或者，一些经过挑选的完全或主要是
　　神经病理性疼痛病人，考虑阿片类药物加辅助药物（丁哌卡因或可乐定）。

d，一些小组提倡先使用丁哌卡因，因为可乐定能诱发低血压。

e，如果发生副反应或没有镇痛效果，可换成芬太尼（4线）。

f，因为临床前数据和临床经验有限，因此在使用这些药物时需要慎重考虑。

g，因为临床前数据和临床经验不足，所以在使用这些药物时要极度小心。

表7　鞘内给药系统：疼痛缓解			
参考文献	病例数	平均随访时间	结果
Paice，1996	425（133 位癌症病人）	15 个月	88% 满意
Winkelmuller，1996	120	3.4 年	67% 疼痛强度降低 对治疗的满意率达 92%
Kumar，2001	16	2 年 5 个月	57% 疼痛降低
Deer，2004	136	12 个月	87% 满意
Roberts，2001	88	3 年	60% 疼痛缓解 88% 满意
Angel，1998	11	3 年	67% 好~极好
Likar，1999	10	9.5 个月	90% 对疼痛缓解满意 90% 愿意再次治疗

表 8 鞘内给药系统：日常生活能力

参考文献	病例数	平均随访时间	结果
Paice，1996	425（133 位癌症病人）	15 个月	日常生活能力提高 80%
Roberts，2001	88	36.2 个月	日常生活能力提高 74%

表 9 鞘内给药系统：药物剂量改变（耐药性）

参考文献	病例数	平均随访时间	结果（剂量增加，mg/d）
Paice，1996	425（133 位癌症病人）	15 个月	5～9.2
Rainov，2001	26（非恶性腰痛）	24 个月	1.2～5.1
Kumar，2001	16	29 个月	1.1～10
Roberts，2001	88	36.2 个月	9.95～15.26

小 结

在回顾文献时发现，需要更多的前瞻性随机对照研究。目前的文献还不能证明脊髓刺激和鞘内给药在治疗慢性神经病理性/伤害性疼痛方面有显著优点。它们只是作为其他方法治疗腰椎手术失败综合征无效时的一些可行的办法。

注释文献

引 言

Farrar JT，Young JP Jr，LaMoreaux L，Werth JL，Poole RM：Clinical importance of changes in chronic pain intensity measured on an 11-point numerical pain rating scale. *Pain* 2001；94：149-158.

这项研究讨论了疼痛水平的定量方法和有关慢性疼痛形式的临床试验。

Slipman CW，Shin CH，Patal RK，et al：Etiologies of failed back surgery syndrome. *Pain Med* 2002；3：200-214.

综述总结了腰椎手术失败综合征的不同病因。研究发现 95% 的病人可以得到特有的诊断。

Waguespack A，Schoffeuman J，Slosar P，Reynolds J：Etiology of long-term failures of lumbar spine surgery. *Pain Med* 2002；3：18-22.

这篇文章讨论了腰椎手术失败综合征不同客观原因中病人的比例。在 181 个被研究的病人中，94% 的病人确立了诊断。

脊髓刺激治疗神经病理性疼痛

Cameron T：Safety and efficacy of spinal cord stimulation for the treatment of chronic pain：A 20-year literature review. *J Neurosurg* 2004；100（suppl 3）：254-267.

这是一篇综述，讨论了 20 多年间经脊髓刺激治疗的 3 679 例病人的结果。脊髓刺激有长期的积极效果。但尚需前瞻性随机对照研究。

Dario A，Fortini G，Bertollo D，Bacuzzi A，Grizetti C：Treatment of failed back syndrome. *Neuromodulation* 2001；4：105-110.

这项研究中，49 例腰椎手术失败综合征的病人中 24 例经脊髓刺激治疗、21 例药物治疗。脊髓刺激被证实可有效缓解腿痛，但不能缓解腰痛。

Deer TR：Current and future trends in spinal cord stimulation for chronic pain. *Curr Pain Headache Rep* 2001；5：503-509.

文章综述了目前脊髓刺激的发展趋势。

Kay AD，McIntyre MD，Macrae WA，Varma TR：Spinal cord stimulation：A long-term evaluation in patients with chronic pain. *Br J Neurosurg* 2001；15：335-341.

这篇文章讨论了脊髓刺激的病人选择、适应证、新技术、并发症和结果。

Kemler MA，Burendse GA，VanKleef M，et al：Spinal cord stimulation in patients with chronic reflex dystrophy. *N Engl J Med* 2000；343：618-624.

这项前瞻性随机研究比较了接受脊髓刺激加物理治疗与单纯物理治疗的两组病人的治疗效果。接受脊髓刺激加物理治疗的病人组，6 个月时疼痛强度下降了 2.4 cm。单纯物理治疗组疼痛强度反而升高了 0.2 cm。

Kumar K，Malik S，Demeria P：Treatment of chronic pain with spinal cord stimulation versus alternative therapy：Cost effectiveness analysis. *Neurosurgery* 2002；51：106-116.

文章分析了脊髓刺激和药物治疗的效价比。在超过 5 年的时间里，脊髓刺激相关的费用大约是＄29 000/人，而药物治疗则为＄380 000/人。

Linderoth B，Meyerson BA：Spinal cord stimulation：Mechanisms of action, in Barchiel KL（ed）：*Surgical Management of Pain*. New York, NY, Theime, 2002, pp 505-526.

这个章节概述了脊髓刺激的原理。

Matharu MS，Burtsch T，Ward N，Frackowiak RS，Weiner R，Goadsby PJ：Central neuromodulation in chronic migraine patients with suboccipital stimulators：A PET study. *Brain* 2004；127：220-230.

每个病人接受 PET 检查时刺激器一开一关。当刺激器激活的时候，观察到下脑桥嘴侧背部活动增强。

North RB，Kidds DH，Olin PA，Sieracki JM：Spinal cord stimulation electrode design：Prospective, randomized controlled trial comparing percutaneous and laminectomy electrodes：Part I. Technical outcomes. *Neurosurgery* 2002；51：381-390.

作者比较了经皮和椎板切除两种放置电极的方法，阐述了电极放置方法与病人结果之间的关系。

North RB，Wetzel FT：Spinal cord stimulation for chronic pain of spinal origin. *Spine* 2002；27：2584-2591.

这项前瞻性随机研究对脊髓刺激和再手术进行了比较，发现 90％的病人脊髓刺激比再手术有效，结果更好，阿片类药物使用减少而且交叉频率低。

Oakley JC：Spinal cord stimulation：Patient selection, technique and outcomes. *Neurosurg CIin North Am* 2003；14：365-380.

文章综述了病人选择和新近的结果。

Oakley JC，Prager JP：Spinal cord stimulation：Mechanisms of action. *Spine* 2002；27：2574-2583.

这篇文章讨论了采用脊髓刺激和药物治疗对于缓解疼痛的生物学机制。

Turner JA，Loeser JD，Deyo RA，Sanders SB：Spinal cord stimulation for patients with failed back surgery syndrome or complex regional pain syndrome：A systematic review of effectiveness and complications. *Pain* 2004；108：137-147.

这篇综述涵盖了最近关于脊髓刺激结果和并发症的所有文章。

Van Buyten JP，Van Zundert JV，Vueghs D，Vanduffel L：Efficacy of spinal cord stimulation：10 years of experience in pain center in Belgium. *Eur J Pain* 2001；5：299-307.

一项 153 例病人的研究（平均随访 4 年），脊髓刺激治疗后 68％的病人获得极好到好的效果，31％的病人重返工作。

Villavicencio AT，Leveque J，Rabin L，Bubara K，Gorecki JP：Laminectomy versus percutaneous electrode placement for spinal cord stimulation. *Neurosurgery* 2000；46：399-406.

文章比较了脊髓刺激经皮和椎板切除两种导联放置方法的长期结果。

伤害性疼痛的鞘内药物治疗

Ackerman LL，Follett KA：Long-term outcomes during treatment of chronic pain with intrathecal clonidine or clonidine/opioid combinations. *J Pain Symptom Manage* 2003；26：668-677.

在这项回顾性研究中，用表格的方法调查了15例病人，最初的疼痛缓解达50%以上；但这只是短期结果。鞘内可乐定给药需联合应用其他阿片类药物才能获得长期的疼痛缓解。

Coffey RJ，Burchiel K：Inflammatory mass lesions associated with intrathecal drug infusion catheters：Report and observation on 41 patients. *Neurosurgery* 2002；50：78-87.

文章综述了鞘内药物治疗中肉芽肿的诊断和治疗。41例肉芽肿病人平均鞘内药物治疗的时间是24.5个月。其中39例病人鞘内用药包括吗啡或氢吗啡酮。30例患者经手术解除脊髓压迫，11例病人随访时能够行走。

Deer TR，Caraway DL，Kim CK，Dempsey CD，Stewart CD，McWerl KI：Clinical experience with intrathecal bupivacaine in combination with opioid for the treatment of chronic pain related to failed back surgery and metastatic cancer pain of the spine. *Spine J* 2002；2：274-278.

这篇回顾性的文章评价了鞘内应用布比卡因和阿片类药物的疗效。同时使用阿片类药物，丁哌卡因能改善病人的满意度并且减少镇痛所需的阿片类药物的用量。

Deer T，Chupple I，Clussen A，et al：Intrathecal drug delivery for treatment of chronic low back pain：Report from the national outcome registry for low back pain. *Pain Med* 2004；5：6-13.

在这项多中心结果研究中，166例病人应用鞘内给药治疗腰痛；136例病人随访12个月。65%以上的患者 Oswestry 评分降低至少一个水平，80%的患者对治疗满意。

Follett KA，Bootz-Marx RL，Drake JM，et al：

Prevention and management of intrathecal drug delivery and spinal cord stimulation system infections. *Anesthesiology* 2004；100：1582-1594.

讨论了静脉应用抗生素治疗感染。

Follett KA，Naumann CP：A prospective study of catheters：Related complications of intrathecal delivery systems. *J Pain Symptom Manage* 2000；19：209-215.

讨论了与鞘内给药相关的并发症。

Hassenbusch SJ，Portenoy RK，Cousins M，et al：An update on the management of pain by intraspinal drug delivery：Report of an expert panel. *J Pain Symptom Manage* 2004；27：540-563.

概述了鞘内药物治疗推荐的药物和剂量。

Kumar K，Kelly M，Pirlot T：Continuous intrathecal morphine treatment for chronic pain of nonmalignant etiology：Long-term benefits and efficacy. *Surg Neurol* 2001；55：79-88.

这项前瞻性研究中，16例病人中的12例在6个月时 VAS 评分显示疼痛减轻67.5%，29个月时疼痛减轻57.5%。10例患者对治疗满意，11例患者报告生活质量改善。

Penn RD：Intrathecal medication delivery. *Neurosurg Clin North Am* 2003；14：381-387.

这篇综述讨论了鞘内治疗的作用机制、反应和并发症。

Prager JP：Neuraxial medication delivery：The development and maturity of a concept for treating chronic pain of spinal origin. *Spine* 2002；27：2593-2605.

这篇综述讨论了鞘内药物治疗的历史和适应证。

Rainov NG，Heidecke V，Burkett W：Long-term intrathecal infusion of drug combinations for chronic back and leg pain. *J Pain Symptom Manage* 2001；22：862-871.

这项研究讨论了用泵给药的治疗方式。56例病人中，结果为好到极好者 49 例，足够（sufficient）6 例，差 1 例。没有长期的副反应。

Roberts LJ，Finch PM，Goucke CR，Price LM：Outcome of intrathecal opioids in chronic noncancer pain. *Eur J Pain* 2001；5：353-361.

88 例病人随访了 36.2 个月。平均疼痛缓解 60%，74% 的病人报告活动水平增加。工作状态没有改变。病人满意度为 88%。

Simpson RK：Mechanism of action of intrathecal medications. *Neurosurg Clin N Am* 2003；14：353-364.

讨论了鞘内药物治疗的病人选择、作用机制和手术技巧。

经典文献

Barolat G: Experience with 509 plate electrodes implanted epidurally from C1-L1. *Stereotact Funct Neurosurg* 1993;61:60-79.

Barolat G, Massaro F, He J, Zeme S, Keteik B: Mapping of sensory responses to epidural stimulation of the intraspinal neural structures of man. *J Neurosurg* 1993;78:233-239.

Burton CV, Kirkaldy-Willis WH, Yong-Hing K, Heithoff KB: Cause of failure of surgery of the lumbar spine. *Clin Orthop Relat Res* 1981;157:191-199.

Burchiel KJ, Anderson VC, Brown FD, et al: Prospective multicenter study of spinal cord stimulation for relief of chronic back and extremity pain. *Spine* 1996;21:2786-2794.

Cabbell KL, Turner JA, Sygher O: Spinal cord compression by catheter granulomas in high-dose intrathecal morphine therapy: Case report. *Neurosurgery* 1998;42:1176-1180.

Cherkin DC, Deyo RA, Locser JD, Bush T, Waddell G: An international comparison of back surgery rates. *Spine* 1994;19:1201-1206.

Doleys D, Murray J, Coleton M: Behavioral medicine/psychological assessment of the pain patient, in Ashburn M, Rice L (eds): *The Management of Pain.* NewYork, NY, Churchill Livingstone, 1996, 56-98.

Holsheimer J, Struijk JJ: How do geometric factors influence epidural spinal cord stimulation?: A quantitative analysis by computer modeling. *Stereotact Funct Neurosurg* 1991;56:234-249.

Kumar K, Toth C, Nath RK, Loring P: Epidural spinal cord stimulation for treatment of chronic pain: Some predictors of success. A five-year experience. *Surg Neurol* 1998;50:110-120.

Likar R, Spendel MG, Amberger W, Kepplinger B, Supanz S, Sadjak A: Long-term intraspinal infusions opioids with a new implantable medication pump. *Arzneimittelforschung* 1999;49:489-493.

Linderoth B, Stiller CO, Gunasekera L, O'Connor WT, Undersedt U, Brodin E: Gamma-aminobutyric acid is released in the dorsal horn by electrical spinal cord stimulation: An in vivo study in the rat. *Neurosurgery* 1994;34:484-489.

Long D: Failed back surgery syndrome. *Neurosurg Clin North Am* 1991;2:899-919.

Melzack R, Wall PD (eds): *Textbook of Pain.* New York, NY, Churchill Livingstone, 1989.

Melzack R, Wall PD: Pain mechanisms: A new theory. *Science* 1965;150:971-979.

Merskey H, Bogduk N (eds): *Classification of Chronic Pain: Descriptions of Chronic Pain Syndromes and Definitions of Pain Terms*, ed 2. Seattle, WA, IASP Press, 1994.

Nelson D: Psychological selection criteria for implantable spinal cord stimulators. *PRN Forum* 1996;5:93-103.

North RB, Kidds DH, Lee MS, Piantadosi S: A prospective randomized study of spinal cord stimulation versus reoperation for failed back surgery syndrome. *Stereotact Funct Neurosurg* 1994;62:267-272.

North RB, Kidds DH, Zahurak M, James CS, Long DM: Spinal cord stimulation for chronic intractable pain experience over two decades. *Neurosurgery* 1993;32:384-394.

Ohnmeiss DD, Rasbaum RF, Bugdanffy GM: Prospective outcome evaluation of spinal cord stimulation in patients with intractable leg pain. *Spine* 1996;21:1344-1351.

Paice J, Penn R, Shott S: Intraspinal morphine for chronic pain: A retrospective, multicenter study. *J Pain Symptom Manage* 1996;11:71-80.

Racz GB, McCarron RF, Tulboys P: Percutaneous dorsal column stimulator for chronic pain control. *Spine* 1989;14:1-4.

Schofferman J: Long term opioid therapy for severe refractory lumbar spine pain. *Clin J Pain* 1999;15:136-140.

Segal R, Stacey BR, Rudy TE, Basen S, Markham J: Spinal cord stimulation revisited. *Neurol Res* 1998;20:391-396.

Shealy C, Mortimer J, Reswik J: Electrical inhibitors of pain by stimulation of the dorsal column: Preliminary clinical reports. *Anesth Analg* 1967;46:489-491.

Slavin KV, Burchie KJ, Anderson VC, Cooke B: Efficacy of transverse tripolar stimulation for relief of chronic low back pain. *Stereotact Funct Neurosurg* 1999;73:126-130.

Turner JA, Loeser JA, Bell KG: Spinal cord stimulation for chronic low back pain: A systemic literature review. *Neurosurgery* 1995;37:1088-1095.

Wilkinson HA (ed): *The Failed Back Syndrome: Etiology and Therapy*, ed 2. Philadelphia, PA, Harper and Row, 1991.

Winkelmuller M, Winkelmuller W: Long-term effects of continuous intrathecal opioid treatment in chronic pain of nonmalignant etiology. *J Neurosurg* 1996;85:458-467.

（韦 峰 译）

第18章 社会心理护理

Daniel M. Doleys，PhD

社会心理因素与疼痛

任何关于疼痛治疗和康复的社会心理学上的护理，都需要我们对慢性非癌性疼痛的社会心理因素有一个正确的理解和评价。国际疼痛研究学会特别指出疼痛是躯体和情感因素的产物。中枢神经系统的机制（尤其包括大脑方面的机制）以及社会心理因素产生影响的方式均已被研究过。时常发现社会心理因素仅仅在以生理学为基础的治疗（干预式或侵入式的）后产生作用，尤其是在治疗不成功，或是存在某些原因使得治疗过程无法进行的情况下。

社会心理护理开始于对影响因素的识别，这些社会心理因素可能包括情感状态、个性的不同和（或）个人对疼痛处理的方式方法。抑郁和焦虑是常见的情感状态；然而，愤怒、挫折失意、易怒也可以起到明显的作用。当出现这些情感状态，而又怀有不现实的期待，疼痛宣教又不够充分，加之重复的不适当的结果，或患者自身确实存在问题，就可能会变得丧气、抑郁甚至因深感无助和绝望而有自杀倾向。有时候这些患者因病情太重而使得额外治疗的效果打了折扣。

某些个性上的特征或疾患可能影响到患者对疼痛的感受和反应，以及对某些治疗的适用性。忽略了由生物社会心理学认可的这些因素潜在的影响，而只关注一些假定的"疼痛源"，只会加重病情。有几种个性上的特征可能和药物上瘾或滥用相关，使得本来已经复杂的情况更加复杂。这些个性特征部分在表1中列出。

患者产生或获得了应付疼痛的方法，其中一些方法是合适的，而有一些则不然。一些常见的应对方法已列在表2。目前特别关注的是对疼痛的灾难性的感知（过分夸大不良刺激的负面作用），对治疗的反应，以及疼痛相关的功能障碍程度的影响。近来，已经提高了对接受的重视，所谓接受就是对疼痛的适应和功能性反应，而非无助地听天由命。应付策略在适应性接受的情况下更容易对生活质量

表 1　影响疼痛的个性特征
躯体疼痛性疾病
精神分裂症方面的情感障碍
临界的人格障碍
癔症性个性
疑病/臆想症
抑郁/焦虑个性

表 2　疼痛处理方法示例
分心/精神转移
祈祷
避免活动
放松
家庭成员和同事、朋友的支持
重新解释法（例如说："疼痛并不是那么要命的"）
情感发泄

改善产生明显影响，此观点尚存争议。

在有关疼痛的讨论中，备用改变（readiness for change）是文献中关于成瘾的一个长期的备受关注的概念。尽管有很多存在疼痛的患者原意并且准备好做任何可以缓解疼痛的事情，但许多患者却又不听从推荐的治疗方法。备用改变分几个时期，包括沉思前、沉思、行动和维持。任何一个已经改变行为，如减肥、增强锻炼或戒烟的人，都能意识到备用分期的重要性和作用。但不幸的是，患者经常被鼓励（如果不是被强迫）去服从这些治疗建议，而不考虑这些治疗有多少侵入性或是服从治疗的自主性。有时候医师的热心参与，满足于所做的一切，可能会替代了患者的备用行为。另外，治疗常常被医师和保险公司延误，因为一旦患者病情好转并返回工作岗位后，他们会询问患者所诉疼痛的可靠性，从而怀疑这是不是最好的治疗策略。尽管针对患者疼痛的手术预后差的相关因素已经被确定，为把患者术前调整至更好状态所投入的时间仍

相对较少。认知行为治疗、行为变更、改变环境偶发事故与结果，例如雇佣者愿意去接受患者身体障碍，这都可能使患者获益。目前相对缺乏去强调怎样帮助一个患者调整自己、适应治疗，结果是无形中让人形成假象，以为心理社会因素无关紧要，它们的影响无法改变，或是认为这只是别人关心的事情。

目前强调的心理社会护理，部分与结果测量的重要性有关。这些不同的测量方法包括：疼痛的数值分级、可视的模型尺、功能、生活的质量、疼痛改善的百分值以及患者的总体满意程度。测量方法越是定向于感觉方面的（例如疼痛强度的减少），在生理治疗方面就越重视，因为他们常常错误地定位那些难以言明的疼痛。不幸的是，这些一连串的错误的信任和逻辑对患者的治疗没有帮助。

当我们要解释慢性疼痛相关的急性诊断或治疗方法时，必须加倍谨慎。提出这样的想法并不罕见，如椎间盘造影这样的检查成功地出现诱发疼痛，就认为痛源已经找到。这种解释不仅忽略了试验当中涉及的心理社会因素，还忽略了之前列出的影响。所以当出现破坏或是去除所谓的痛源仍不能缓解疼痛或改善功能时，不必感到惊讶。把检查出来的结构描述为感受伤害的组织部位或许更合适，这个术语清晰地指出这个受伤害的结构是一个构成因素，但同时也给其他包含的成分留下了空间。

心理社会护理应该跟相应的心理社会因素相关联。这些因素可以通过几种途径起作用。其一，这些因素可以作为疼痛的介导、调制器和（或）保持器而起作用。作为介导，心理社会因素被认为相关因果的、直接的或是间接的与疼痛的感受有关。因为这样，如果期待减缓疼痛，这些因素必须定位下来。大多数情况下，心理社会因素可以调节疼痛，提示定向于心理社会方面的治疗有效，但是如果没有定位，效果可能会差一些。心理社会因素作为疼痛保持器的重要性使社会因素的作用增强，并且已在文献中被讨论过。

治　疗

着重于心理治疗的范围很广，这些治疗已经被应用在所有年龄段的非癌性疼痛及癌性疼痛的治疗中了。它们可以在单个患者个体、患者组群、家属或支持的朋友中进行，并且已在门诊、病房或日间治疗/居民家庭中进行。这样的治疗可以在干涉性治疗或是侵入性治疗的之前、中间、之后进行，甚至有时候可以替代这些治疗。治疗的目标在于改变明显的疼痛行为、认知/思想、生理反应和/或相互作用形式。

在研究最多和最常使用的心理社会治疗当中，行为治疗遵循的是学习理论和条件反射原则，与普遍的观点相反，行为的改变并不仅仅是表面的或是精神层面上的，而可以在神经化学、生理学以及基因表达方面产生深远的改变。任何患者-医师之间的相互作用可以是潜在的某些形式的心理治疗，所以可以产生积极或消极的作用。

行为调整或许是目前行为治疗方法中最被认可的。它利用了行为学原则，如强化、惩罚和消除（撤销正面的强化作用）。偶然的事情（contingencies）就是通过这样的方式增强适应性的良好行为，而减少疼痛行为或是适应不良的情况。增加正面强化行为可以减轻抑郁和提高生活质量。相对偶然性疼痛行为而言，建立规则和偶然的支配行为可以减少慢性疼痛行为（以行为避免及预计可能导致抑郁和焦虑的疼痛为特点）的发展。相对于"做你所能做的事情"的概念而言，行为练习的简单应用，结合强化方法，可以获得大的收益。相对于暂时的疼痛调节，即使是暂时性的应用也显示出优势来。很多健康护理专家，尤其是内科医师，他们会忽视和低估自己所行治疗措施可以调节疼痛的能力。

动作的和经典的条件反射原则已经应用于改变伤害性和非伤害性刺激的皮质反应，从而产生出看似条件控制下的伤害。目前至少有一个研究指出在腰痛的患者中，这种控制性的疼痛反射相对持续较久。这个研究路线可以帮助理解，为什么在明显的因素解决了以后疼痛仍然会存在。

疼痛、与疼痛有关的功能障碍以及心理状态的某些方面会受思想活动、自身状态、评估、归因和期望所调节；行为认知疗法正是部分基于对这些方面的观察上。这种认知可以在病人知晓或不知晓的情况下，直接或间接通过行为榜样来获得。它们可以表现为适应不良和自我抵触，或是表现为积极作用和自我增强。简单来说，行为认知疗法包括教育病人这些认知所扮演的角色，识别那些消极和不合适的部分，用相适应的认知来代替它们。

本质上，几乎任何的患者与医师之间明确的口头交流都可以看作是认知行为治疗的内容。通过解释试验的结果，可以确定存在因果关系的相应原因和评价。例如一位存在神经损害的患者，如果他感知到损害是永久性的，那么接下来的治疗，如抗癫痫药物这种本来应该在生理上及心理上都是有效的治疗，也会不起作用了。患者的功能恢复计划也可能因为相同的原因而失效。患者和医师之间积极的交流，也可以建立积极的期望，就是产生大家常说的安慰剂效应（对治疗总的非特意的积极作用）。大部分医师都钟爱于这个无所不在而又很有效果的安慰剂效应，他们的每一项努力都应该尽量增大它对患者的好处。

放松治疗、比喻疗法、自我催眠法、脱敏治疗、在体的暴露疗法（逐渐暴露在焦虑–激惹的刺激）都是减轻焦虑、恐慌症和回避行为的治疗方法。执行前的焦虑、总体的焦虑状态、肌紧张性头痛、害怕再次受伤害和基于疼痛的回避行为对上述的一种或多种治疗有效。

心理和生理的创伤，无论是在产生疼痛事件的之前、之中或是之后，都可以对疼痛有深远的影响。创伤后的应激性疾病涉及到的症状有高警惕状态、回避、噩梦/重现、过度的自主活动、抑郁等。尽管与战时经历、或性的、或自然的攻击和干扰有关，创伤后应激性疾病也可以是外伤或是手术打击的结果。

生物反馈包括提供治疗中一个或多个生理反应的实时信息，以发展自我管理的能力。肌肉的活动、手或足的温度、皮肤的电导率（皮肤电导率反应）及脑电图反应是最常用的测量方法。标准的放松治疗是通过临床医师或是通过录音磁带、CD进行的，经常被错误地认为是生物反馈。头痛和腰痛患者异常肌肉活动的减少，雷诺病患者自律的交感活动的改变，复杂的区域性疼痛症状，以及通过改变脑电图反应转移注意力的功效增加，都显示出它们在改变疼痛反应方面是有效的。

综合多学科的日间治疗和（或）一些家庭措施非常有效，但是资金不足。这些措施联合上面提到的行为疗法，强调功能恢复和适宜的疼痛应对策略。其中某些措施会排除鸦片样物质的使用，而其余的则相对来说更灵活些。患者每周会有 5～7 天时间进行每天数小时的治疗，一直持续 4 周。结果总体令人印象深刻，然而第三方保险公司通常不能提供足够的资金补偿，导致在这些措施实施过程中大量摩擦的出现。具有讽刺意味的是，这些综合治疗措施的花费比很多外科治疗途径的花费明显要少很多，而且出现并发症的风险明显减少。这种模式的另一个新应用是联合胸腔导管或脊髓刺激物的放置，为神经支持疗法提供了一个有前景的备用试验的途径。这种基于功能方面的试验模式可能有助于排除在短期的、更少定位于功能的试验中经常出现的假阳性和假阴性的结果。

<hr>

注释文献

社会心理因素与疼痛

Block AR, Gatchel RJ, DeardorffWW, Guyer RD (eds)：*The Psychology of Spine Surgery*. Washington, DC, American Psychological Association Press，2003.

该书对患者术前心理上的评估知识作了详细的回顾，并指出了当前的研究现状。其中关于应用心理学测量、概念模型以及患者术前准备的章节提供了特别丰富的信息。

Doleys DM：Outcomes. *Southern Pain Society Newsletter*. June 2004，pp 4-7.

这篇简短的论文总结了几种关于慢性疼痛治疗及研究的预后评估的文章，它提到了这些测量方法的"不相关"，尤其是疼痛减轻与机能改善方面的关系。

Doleys DM, Dinoff B：Psychological aspects of interventional therapy. *Anesthesiol Clin North Am* 2003；21：767-783.

文章指出了心理学因素在区域阻滞、椎间盘造影、交感神经阻滞以及硬膜外阻滞麻醉方面的作用。文中讨论了伤害感受发生器与疼痛发生器之间的区别。

Keefe FJ, Rumble ME, Scipio CD, Giordano LA, Perri LM：Psychological aspects of persistent pain：Current state of the science. *J Pain* 2004；5：195-211.

这篇文章对慢性疼痛相关的多种心理因素作了一个简明的回顾性总结。

Kerns RD，Habib S：A critical review of the pain readiness to change model．*J Pain* 2004；5：357-367.

这篇文章概括了针对慢性疼痛成瘾的备用改变模式的适应性。作者着重突出了概念及现有调查表有效性的研究。

McCracken LM：Learning to live with pain：Acceptance of pain predicts adjustment in persons with chronic pain．*Pain* 1998；74：21-27.

此文总结了对疼痛接受概念及一份针对慢性疼痛治疗评估问卷的定义、可靠性及有效性。接受被认为是一种适应性的处理，而不是无望地顺从。

McCracken LM，Eccleston C：Coping or acceptance：What to do about chronic pain．*Pain* 2003；105：197-204.

文中对接受和处理之间的关系进行了辩论，文章提出某些建议为，除非患者已经接受慢性疼痛的现状，否则治疗策略的发展及执行都可能是相对无效的。

Price DD (ed)：*Psychological Mechanisms of Pain and Analgesia*．Seattle，WA，IASP Press，1999.

该书描述了对有疼痛经历及无疼痛经历的多种心理状态及现象，作者巧妙地把基础研究与临床现象结合在一起，并且强调了负面情绪及感觉到威胁也是疼痛定义的一个重要部分。

Price DD，Bushnell MC（eds）：*Psychological Methods of Pain Control：Basic Science and Clinical Perspectives*．Seattle，WA，IASP Press，2004.

该文详细讨论了通过注意力、认知因素、情感、安慰剂及催眠等方法对疼痛的调节，并有大脑方面的影像学资料，正确评价疼痛在感觉的/有辨别力的、情感的/有关动机的、认知的/可评估的成分之间的关系，对理解疼痛治疗是非常重要的。

Sullivan MJ，Thorn B，Rodgers W，Ward LC：Path model of psychological antecedents to pain experience：Experimental and clinical findings．*Clin J Pain* 2004；20：164-173.

此文把一些关于心理因素作用评价的其他独立研究线路联系在一起，尤其是在慢性疼痛的发展及维持中把问题严重化（夸大对一个有害刺激的负面定位）方面的研究。

治 疗

Doleys DM，Kraus T：Psychological and addiction issues in intraspinal therapy．*Semin Pain Med* 2004；2：46-52.

文章总结了成瘾特征方面的定义，对于有成瘾病史的慢性疼痛患者进行治疗尤其是有关椎管内药物的治疗，文章回顾了需要考虑的事项。

Flor H，Herman C：Biopsychosocial models of pain, in Dworkin RH，Breitbart WS（eds）：*Psychosocial Aspects of Pain：A Handbook for Heath Care Providers*．Seattle，WA，IASP Press，2004，pp 139-178.

文章突出了对慢性疼痛治疗发展的条件性和学习的重要性。条件性疼痛的定义虽然很少在文献中提及，但必须给予考虑。

Rome HP Jr，Rome JD：Limbically augmented pain syndrome（LAPS）：Kindling, corticallimbic sensitization, and the convergence of affective and sensory symptoms in chronic pain disorders．*Pain Med* 2000；1：7-23.

作者详细分析了早期身体方面和心理方面的创伤影响慢性疼痛及其治疗的机制，例如儿童时期遭受性骚扰。

Turk DC，Gatchel RJ（eds）：*Psychological Approaches to Pain Management：A Practitioner's Handbook*．New York，NY，The Guilford Press，2002.

此书对常用的心理/行为治疗方法作了全面的总结，书中的章节是以技术和特定的疾病/人群来组织编排的。

（钟沃权　译）

第 19 章　功能恢复

James Rainville，MD　Reilly Keffer，DO

引　言

功能恢复是慢性腰痛和其他肌肉骨骼疾病的治疗手段，前提是虽然有症状出现，但对慢性腰痛患者功能恢复总的来说是安全的。功能恢复使用最低的锻炼强度，并且把这个信息不断地向患者传递和加强。本章将回顾支持功能恢复方法的历史和基本原理，并附带关于这种方法的最新研究进展。

功能恢复的历史和近期随机对照试验

十几年前，人们认为对慢性腰痛导致患者不能工作超过 1 年的，能够重返工作岗位的可能性只有 25%；超过 2 年的，这种可能性降到几乎为零。同样也观察到的情况是，很多这样有残疾的工人，他们有着共同的问题，这些问题与疼痛、尚未解决的工作矛盾、未完成的诉讼、经济问题、压抑、焦虑和行为问题有关。依照当时的观点，这部分患者被认为是不可治愈的。在 1985 年进行的一项里程碑式的研究中，Mayer 及其同事进行了目前称为功能恢复的激进的跨学科项目计划，该项目计划使得慢性残疾工人的返岗率极高。这项计划不考虑传统医学减少或去除疼痛这个目标，而是将重点放在改善肢体功能和减少残疾方面。

为了得到成功的结果，一项经时间证实有效的医学原则被整合到治疗计划当中：依据测量的参数进行治疗。有关背部功能和体力活动度的一系列参数被开发出来，背部功能和体力活动度经常受慢性腰痛影响。这些测量参数包括躯干的弹性、躯干的强度、上举的能力和耐受力。患者的表现会在评估的时候、治疗过程中和出院时予以记录。通过这些检查手段发现的身体残疾促进了治疗更偏重于身体活动方面，这种治疗以锻炼为主来改善身体的活动能力。锻炼是在医生和专业治疗师的监控下，以强有力、限量的方式进行的；就是说虽然在锻炼过程中出现疼痛，但锻炼还是要继续。根据 Mayer 的理论，功能恢复的导向力就是恢复关节活动度、肌

肉力量、耐受力、心理作用和心血管适应性。其结果就是恢复了完成特定任务的能力，比如上举、弯腰、扭转和长时间维持静态姿势的能力（坐和立）。治疗时间持续 6~8 周，其中有 3 周强化治疗时间；在强化治疗期间，需要患者进行满负荷锻炼。

由于认识到了职业、医学法学和社会心理方面的问题，由 Mayer 倡导的功能恢复项目将职业和社会心理方面的评估包括其中，并使用适当的职业服务来探索、管理和解决在这些领域里遇到的影响恢复的问题。在治疗结束时，患者的机体能力已经被量化，根据身体的能力情况，这些量化了的数据可以用来制订工作恢复计划。这样一个对解决重返工作岗位和工人赔偿金问题的可行方案，同样也倾注了职业治疗师、职业顾问和医生的努力，这些人通过记录机体的能力和最大限度医疗改善来使得这项计划得以成功。

最早开始于 1985 年的前瞻性试验和两年后 1987 年的随访记载了当时非同寻常的成功。87% 的工人完成了治疗并重返工作岗位，而对照组的返岗率只有 41%。而当初是因为保险公司否决了对照组接受这种治疗。治疗组患者的身体机能、自述的残疾状况、抑郁和疼痛评分都得到了切实的改善。另外，对照组进行健康咨询的次数和接下来脊柱二次手术的频率比治疗组分别高 5 倍和 2 倍。

1989 年，有人认真设计了一项复制 Mayer 项目的功能恢复计划，其结果与 Mayer 的相似。在一年的随访中，治疗组的患者中有 81% 重返工作岗位，而对照组只有 29%。

这些研究的结果吸引医学界开始关注功能恢复治疗和治疗过程中对治疗成功有影响的因素。通过观察发现，是治疗过程中的公费和残障制度（工人赔偿金相对公费残障制度）影响着治疗结果。在公费残障制度背景下，人们发现多个有关功能恢复的随机对照试验的结果都不尽如人意。近期，一项研究对比了功能恢复治疗和物理治疗。这两种治疗每周进行 3 次，6 个月随访结果显示尽管在包括疼痛、自述残障或药物使用等其他方面没有差异，但

功能恢复组中的平均患病天数减少、机体功能轻微好转。

　　不同的条件造成的结果差异，可能有一部分是和记录工作能力情况的医疗记录有关，这种医疗记录能够改变或者终止残疾补助。在美国一些州的工人赔偿金制度里，有关工作能力的医疗记录和医疗终点通常能够引出一个行政管理时期。在这个时期里，雇主会给予残障申请者能力范围内的工作机会，或者病情稳定后减少或停止由保险公司发放的每周薪金补助。这些举措去除了很多人继续靠残疾获得补助金的心理动机，并且巩固了人们想法：只有工作才是继续生存的手段。在公费残障制度里，对于一直有症状的患者，关于机体能力情况的医疗记录对于监管残障补助金的行政部门来说，其影响力要小一些，补助金可以继续发放。

　　最近一项 Cochrane 循证医学回顾总结的结果显示，有证据表明，身体强化训练中加入认知行为疗法同传统疗法相比可以增加返岗率；但是，没有证据显示特定的身体训练没有加入认知行为疗法的功效如何。

功能恢复的影响

　　尽管对功能恢复疗法的作用已经有了结论，但是这项治疗仍然没有成为慢性腰痛的主流疗法。在 Mayer 的最初研究过去 20 年以后，只有很少的功能恢复项目在美国和世界范围内实施，结果造成这项综合治疗慢性腰痛的手段的应用受到很大限制。对于出现这种情况的原因目前还没有进行研究，但极有可能是一些因素综合作用的结果，其中包括这项计划的复杂性、治疗人员的专业性、时间和治疗费用。

　　尽管功能恢复项目没有被广泛应用，但是从这些项目的相关研究中人们获得了很多的医学知识。可能功能恢复治疗的最大贡献是增加了人们对慢性腰痛和其治疗手段的认识（表1）。

慢性腰痛患者进行功能锻炼是安全的

　　改善功能、而非缓解疼痛是治疗的主要目的。这是功能恢复思想里很重要的一点。功能恢复计划的结果显示，大部分参与者都能够很好的耐受项目中的锻炼和活动强度，并且随着时间的推移，症状会逐渐减少。这些结果表明，强化训练对于慢性腰痛患者来说是安全无害的。多项流行病学调查和长期锻炼研究显示，锻炼不但不会增加腰痛、坐骨神经痛和腰椎退变加速的风险，并且可以保护功能，防止腰痛。

　　通过观察发现，应用功能恢复的医疗机构都强烈支持"功能锻炼是安全的"这一观点。出现这种情况可能与医疗机构的效力有关，因为只有医疗机构允许，才能鼓励患者在治疗过程中克服疼痛症状完成锻炼目标。与之相反的是，大多数社区医院，包括物理治疗师在内，并不认为患者克服疼痛进行锻炼是安全的。这种想法使得大多数医疗机构不鼓励患者忍痛锻炼，从而限制了医疗机构效力的发挥，而不能在非镇痛情况下进行功能锻炼。

影响残障的认知和心理因素

　　从功能恢复计划项目和疼痛研究来的证据显示，慢性腰痛患者经常会有强烈影响其残疾程度的认知和心理问题。其中的一个相关因素为，这部分患者经常会有强烈的疼痛感和产生疼痛感的活动，并伴有对这些活动是有害的恐惧感。通过操作性条件反射，患者感知到的有害活动会被规避，从而导致程度相当的残障。随着时间的变化，这种恐惧-逃避行为会造成显著的去条件反射和背部活动的限制。

　　如果在治疗之后疼痛减少，那么就必须处理患者的社会心理问题、身体功能和对疼痛的认识以此来改变残障情况。为了达到这样的目的，就必须使主管治疗的医师拥有一个明确的态度和信心，这种态度和信心能够指引患者恢复更好的功能，而不管疼痛大小。医生的治疗和建议应该体现这种信心。有资料显示，医生的教育作用在患者减少疼痛恐惧和减少对疼痛的忧虑、支持疼痛情况下功能锻炼的安全性、减少残障程度方面有着很大的作用。

　　那些治疗抑郁和其他并发的心理问题的专家，在治疗慢性残疾患者时也能起到很大的帮助作用。研究显示，如果能够通过心理咨询和药物方式来处理好这些问题，那么就能够中和这些因素在康复中造成的负面影响。

机体功能缺失很常见，也是可以辨别的

　　有关功能恢复的文献大多将其有效性建立在其记录腰部功能受损情况改变的基础上。这种方法要

关注结果	目标测量	治疗
表 1　功能恢复的原则		
背部功能障碍		
灵活性	用倾斜仪测量躯干屈曲、背伸、侧屈和直腿抬高	每日牵拉躯干和下肢达到生理极限
背部力量	定时进行桌旁、练习球和 Roman 椅上等长背伸练习 在背部练习器上进行最大负重练习 在计算机控制的背部力量测量器上测量背部力量	每周进行 2～5 次背部力量器械训练，训练量定额 在地板上、练习球上和 Roman 椅上进行训练
上举能力	腕和肩关节进行性等阻尼上举测定用可调节的装奶板条箱制作高度架 进行自由重量硬举	用限定的重量进行上举训练，高度在腕和肩关节水平 进行自由重量硬举
耐受力	定时进行等速自行车训练 平板测试 定时进行慢跑/慢走	以 75％ 的最大心率进行耐力训练，每次至少 15 分钟，一周 3～5 次
心理学和社会心理学问题		
对疼痛的态度和信念	恐惧-回避信念调查表 伤害恐惧程度 Tampa 量表：疼痛和损伤 关系量表	教育和辅导 通过健康医疗服务恢复信心 成功的训练经历
抑郁、焦虑、躯体化症状	结构化的心理访谈 Minnesota 多项人格调查 Beck 抑郁量表 Zung 忧郁量表 改良躯体感知问卷	教育和辅导 医学治疗 成功的训练经历
功能障碍		
日常活动障碍	Oswestry 功能障碍量表：Roland Morris 残障量表；MOS SF-36 量表	通过教育认识到疼痛下进行训练和活动是安全的 通过健康医疗服务进行持续的鼓励直到功能恢复 在疼痛下进行成功的锻炼
工作能力障碍	工作情况 工作对身体的要求 尚未解决的工作问题	通过训练表现明确身体机能 明确在功能恢复之后的最大恢复程度 职业咨询 康复机构、受伤工人和雇主之间的沟通 如有必要，设立职业再训练机制
疼痛	疼痛评分	锻炼 自行冷敷 非处方镇痛药 非甾体类抗炎药 不再使用麻醉药物

求测量活动度、力量和耐受力的客观手段要合理有效。可以使用不同的工具，从便宜的手持倾角计到复杂的用计算机操作的力量测试装置，与背部功能相关的成分都可以进行测量，并与标准的数据进行比对从而辨别出伤残情况。治疗计划随后制订出来改变残障状况。成功的治疗是将背部功能再次量化来进行评估的。这种依靠数字的做法是治疗成功的根本，因为这可以使得患者和治疗者将精力集中在能够证实的目标上，而不是集中在模糊的或非量化的目标上，这在门诊患者的治疗中很常见。

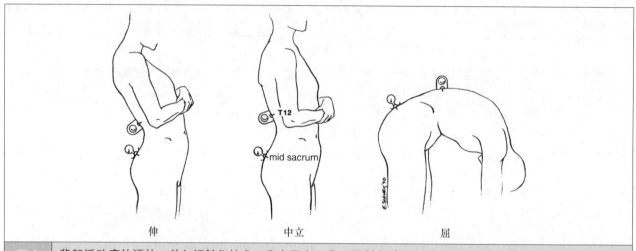

伸　　　　　　　中立　　　　　　　屈

图 1　背部活动度的评估。单向倾斜仪技术，患者呈中立位，倾斜仪放在 T12 水平并调零。倾斜仪在患者向前和向后弯曲时可以记录活动的最大范围。双向倾斜仪技术，需要在骶骨放置第二个倾斜仪，且读数记录的是屈伸的角度。骶骨的读数要从 T12 的读数里减去，得到的即是腰椎屈伸活动的真实值。

为了能让医学界顺利接受，测量背部功能的手段应该简单便宜，同时又有效可靠。测量背部灵活度的方法包括单向和双向倾斜仪技术。这些不贵的手持装置使用重力作为测量躯干屈伸、侧屈和直腿抬高的参照（图1）。

Mayer 开发了进行性等速肌力测试作为测量肌力的廉价手段。建议的步骤为将重物放入奶箱中；奶箱随即被举到架子上并放得与桌面平齐和与肩部平齐。方案是重复举起 4 次，逐渐加大到最大重量并测量从地面举到桌面、从桌面到肩高的上举能力。

测量背部力量更具有挑战性。在训练球上，或离开检查床一端保持上身直立并计时，可以用来测量背部的耐受力，其与背部力量有关。其他的方法要求使用背部训练器械。Sobel 及其同事描述的背部力量测试的器械与健身器械相同，使用重复 4 次到最大负重量的方案。有些人使用计算机操作的力量测试装置来测量背部力量，只是器械比较昂贵。

测量慢性腰痛患者的机体功能常常不能反映其真实的身体机能，而是反映了患者本身的主动意愿，也就是说患者的恐惧和自我能力决定了患者的活动能力（即精神物理行为水平）。不管检查手段能否反映真实的身体机能，但目前的检查方法能够反映出来的腰痛对患者身体机能的影响的主要决定因素是患者自身的意愿。

锻炼可以改善受损机能

锻炼的基本原理支持这样一个观念，即身体的功能可以通过持续的锻炼来改善。通过锻炼产生改变所需的运动量的大小取决于想要达到的生理目标。每周 3 次伸展训练课可以改善身体弹性，但若想获得更好的身体弹性就要进行每周 5 次训练。人们对训练的次数也进行了研究，认为每周 1 次、2 次和 3 次的锻炼可以起到改变身体机能的功效。功能恢复项目经常进行每周五天或六天的力量训练。尽管生理学研究并不支持这种高频率锻炼方法，但这对患者尽快解除疼痛和功能导致的恐惧和忧虑有很好的作用。每周训练 3 次、每次以最快心率的 75% 锻炼 15 分钟以上可以改善耐受力。若耐受力训练次数增加，则身体可能获得更多的益处。

作为锻炼频率的补充，若要锻炼从量变到质变，就需要足够的锻炼强度。这种质变包括改善生理机能、减少残障带来的恐惧和忧虑。功能重建项目里的限量训练尤其适于完成这样的目标，因为训练强度并不与超出生理极限所承受的痛苦相关。令人吃惊的是，大多数患者都能够耐受锻炼过程中出现的疼痛，据多数研究报告称只有 15% 的患者中途退出。设立一个这样的锻炼机构并不复杂。只要员工受过足够的训练，能够保证对疼痛有适当的态度和信心，遵循前面所讲的原则，那么每周进行 2

次、平均持续 6 周的物理治疗就能够取得身体弹性、力量和减少残疾方面的改善。

锻炼改善慢性腰痛

对慢性腰痛患者进行锻炼治疗的研究显示，锻炼会减少 10％～50％ 的疼痛。疼痛的减少反映在背部活动能力和日常活动增加，从而抵消了慢性腰痛患者认为使用腰部有害的忧虑。尽管一些数据显示，锻炼可能使产痛组织或中枢神经系统里的产痛过程去敏感化，但锻炼减少疼痛的机制仍不明了。另外，尽管前述功能恢复的目标是为了改善背部功能和减少残障，但令人鼓舞的是接受功能恢复治疗的患者通常都会感觉到实实在在的疼痛缓解。

小 结

从功能恢复的治疗情况来看，尽管可能有持续的疼痛，但慢性疼痛患者仍有很大的潜力去过正常且丰富的生活。医生一定要接受这样的认识，即患者在疼痛情况下进行功能锻炼是安全的，从而指导患者改善功能。锻炼是一种很有效的治疗方法，可以用来改善生理功能、减少残疾和疼痛。

注释文献

功能恢复的历史和近期随机对照试验

Joussett N，Fanello S，Bontoux L，et al：Effects of functional restoration versus 3 hours per week physical therapy：A randomized controlled study. *Spine* 2004；29：487-493.

这项研究将慢性腰痛和有工作障碍的患者随机分配到功能恢复组和物理治疗组。功能恢复组在日后随访中的返岗率较高，机体功能较好，但其他方面的结果都类似。

Schonstein E，Kenny DT，Keating J，Koes BW：Work conditioning，work hardening and functional restoration for workers with back and neck pain. *Cochrane Database Syst Rev* 2003；1：CD001822.

对 18 项研究的系统回顾显示，身体训练过程中若加入认知行为手段则可能减少慢性腰痛患者的

患病天数，但没有证据显示不加入认知行为手段的锻炼的功效如何。

功能恢复的影响

Houben RM，Vlaeyen JW，Peters M，Ostelo RW，Wolters PM，Stomp-van den Berg SG：Healthcare providers' attitudes and beliefs toward common low back pain：Factor structure and psychometric properties of the HC-PAIRS. *Clin J Pain* 2004；20：37-44.

对 156 名治疗腰痛的治疗师进行的研究显示，治疗师对疼痛的态度和信心是慢性腰痛患者工作和身体活动度恢复情况的唯一的重要预测指标。

Miranda H，Vikari-Juntura E，Martikainen R，Takala EP，Rihimaki H：Individual factors，occupational loading，and physical exercise as predictors of sciatic pain. *Spine* 2002；27：1102-1109.

这项研究调查了 2 404 名林业工人，他们伴有或不伴有坐骨神经痛，其结果显示全身锻炼和参加体育活动与坐骨神经痛的发生没有关系。

Rainville J，Hartigan C，Jouve C，Martinez E：The influence of intense exercise based physical therapy program on back pain anticipated before and induced by physical activities. *Spine J* 2004；4：176-183.

一项对 70 名慢性腰痛患者进行的群组研究显示，强化训练中加入认知行为方法可以减少一系列身体活动引发的疼痛。这些结果提示我们，锻炼可能使得疼痛产生过程去敏化。

Rainville J，Jouve CA，Hartigan C，Martinez E，Hipona M：Comparison of short-and long-term outcomes for aggressive spine rehabilitation delivered two versus three times per week. *Spine J* 2002；2：402-407.

这项研究应用了强化训练与认知行为方法联合进行治疗，并比较了每周进行 2 次或 3 次的结果，没有发现任何差异。

经典文献

Bendix T, Bendix A, Labriola M, Haestrup C, Ebbehoj N: Functional Restoration versus outpatient physical therapy training in chronic low back pain: A randomized comparative study. *Spine* 2000;25:2494-2500.

Croft PR, Papageorgiou AC, Thomas E, Macfarlane GJ, Silman AJ: Short-term physical risk factors for new episodes of low back pain: Prospective evidence from the South Manchester Back Pain Study. *Spine* 1999;24:1556-1561.

Gatchel RJ, Polatin PB, Mayer TG: The dominant role of psychosocial risk factors in the development of chronic low back pain disability. *Spine* 1995; 20:2702-2709.

Gatchel RJ, Polatin PB, Mayer TG, Garcy PD: Psychopathology and the rehabilitation of patients with chronic low back pain disability. *Arch Phys Med Rehabil* 1994; 75:666-670.

Hazard RG, Fenwick JW, Kalisch SM, et al: Functional restoration with behavioral support: A one-year prospective study of patients with chronic low-back pain. *Spine* 1989;14:157-161.

Keeley J, Mayer TG, Cox R, Gatchel RJ, Smith J, Mooney V: Quantification of lumbar function: Part V. Reliability of range-of-motion measures in the sagittal plane and an in vivo torso rotation measurement technique. *Spine* 1986;11:31-35.

Mayer TG, Barnes D, Kishino ND, et al: Progressive isoinertional lifting evaluation: Part 1. A standard protocol and normative database. *Spine* 1988;13:993-997.

Mayer TG, Gatchel RJ, Mayer H, Kishino ND, Keeley J, Mooney V: A prospective two-year study of functional restoration in industrial low back injury. *JAMA* 1987; 258:1763-1767.

Mayer TG, Smith S, Keeley J, Mooney V: Quantification of lumbar function: Part 2. Saggital plane trunk strength in chronic low back pain patients. *Spine* 1985;10:765-772.

Rainville J, Ahern DK, Phalen L: Altering beliefs about pain and impairment in a functionally oriented treatment program for chronic back pain. *Clin J Pain* 1993; 9:196-201.

Rainville J, Carlson N, Polatin P, et al: Exploration of physicians' recommendations for activities in chronic low back pain. *Spine* 2000;25:2210-2220.

Sobel JB, Hartigan C, Rainville J, Wright A: Rehabilitation of the post spinal arthrodesis patient, in Margulies JY, Floman Y, Farcy JPC, Neuwirth MG (eds): *Lumbosacral and Spinopelvic Fixation Arthrodesis*. Philadelphia, PA, Lippincott-Raven, 1996.

Videman T, Sarna S, Battie MC, et al: The long term effects of physical loading and exercise lifestyles on back related symptoms, disability, and spinal pathology among men. *Spine* 1995;20:699-709.

Waddell G, Newton M, Henderson I, Somerville D, Main CJ: A fear-avoidance beliefs questionnaire and the role of fear avoidance beliefs in chronic low back pain and disability. *Pain* 1993;52:157-168.

（杨　欢　译）

第 20 章　脊髓损伤的康复治疗

David Chen，MD

人口统计学

　　尽管致力于提高公众意识和预防伤害，但美国的脊髓损伤（spinal cord injuries，SCIs）发生率在一段时间内仍保持相对稳定。人口统计学上的变化可能与受伤的年龄、伤者的性别、种族分布情况和损伤的病因等最近的变化趋势有关。尽管年轻人一直占脊髓损伤患者的大部分，但损伤的平均年龄随着时间的推移在逐渐增大。自 2000 年以来，新发脊髓损伤的平均年龄是 38 岁。由于美国人口的年龄中位数在持续上升，年龄超过 60 岁的脊髓损伤患者所占的比例也在逐渐增加。损伤年龄增大意味着脊髓损伤并存其他疾病（如心血管疾病、糖尿病）的可能性增大。这些疾病可能使得脊髓损伤初期的救治和康复变得复杂，并发症发生的风险也增加。尽管脊髓损伤主要发生在男性，但在新发病例中逐渐有女性患者增多的趋势（自 2000 年开始至今为 21.8%）。在种族分布方面，有报告称非裔和西班牙裔美国人的受伤比例逐渐增加。自 2000 年以来的脊髓损伤中，19% 是非裔美国人，10.4% 是西班牙裔，3.1% 是其他民族。脊髓损伤的病因随时间的变化而略有不同。新发病例中机动车撞击伤仍占大多数，但有意思的是，新发伤中摔伤的比例也在逐渐增加，这也反映在老年人损伤比例的增加。

　　对潜在脊髓损伤风险的警觉和创伤治疗的不断改进，使得生存率逐渐增高，这促使人们认识到防治并发症和最大程度恢复身体功能的重要性。

痉挛状态

　　痉挛状态，脊髓损伤造成上运动神经元损伤的后遗症，其特点为被动活动关节时会产生速度依赖的阻力。痉挛状态的其他特点有肌肉紧张度增加、腱反射增强、不随意运动（痉挛）和阵挛。部分或全部症状会在脊髓休克期结束时开始显现。有报道称大约有 80% 的患者都经历过损伤后一年内出现

痉挛症状；但是，并不是所有的患者都需要进行治疗。决定是否对痉挛状态进行治疗的因素包括挛缩进展和皮肤坏死的风险、疼痛加重、妨碍自理、卫生活动、轮椅放置位置和转移，以及步态。对于慢性脊髓损伤患者，痉挛状态可能因为其他并发症导致症状加重，如肠嵌塞、痔疮、尿路感染、肾或膀胱结石、应激性溃疡、指甲内长、深静脉血栓或脊髓空洞症。对于这部分患者，治疗的主要目的是控制并发症的发生。

　　痉挛状态的非药物性治疗包括定期的牵拉活动、注意安放脊髓损伤患者于床或轮椅上时患者的姿势、限制性石膏、夹板和矫正器。其他的治疗手段如冷冻疗法和电刺激疗法对缓解痉挛状态只有短期疗效。

　　药物治疗痉挛状态包括口服和鞘内注射药物，还有神经/运动神经点阻滞。常用口服药物主要包括巴氯芬、地西泮、氯硝西泮、可乐定、替扎尼定、丹曲洛林钠。对于所有脊髓损伤患者没有一种药物可以通用；因此，对于任何一种药物都需要试验来确认其功效，并监控其副作用。尽管经常开出处方，但像环苯扎林和卡立普多（肌安宁）这样的肌肉松弛剂在治疗脊髓损伤患者痉挛状态时经常是没有作用的，并且没有证据支持这些药物在治疗脊源性痉挛状态时有效。

　　鞘内注射巴氯芬的方法已经被广泛应用于脊髓损伤患者；这种方法对于那些不能耐受口服药物和药物效果差的患者有效。通过内置能进行编程的泵进行鞘内巴氯芬注射，可以降低巴氯芬使用的总量，一天内不同的时间注射不同的剂量，从而获得最大疗效。这个装置的缺点包括：需要手术将泵置入腹袋内；建立泵到 L3-4、L4-5 椎间隙的通道；需要定期进行药物填充；偶尔出现泵的机械故障、导管脱出、扭结和漏液。神经或运动神经点阻滞在脊髓损伤患者中并不常用，因为痉挛状态总体上分布广泛，并且影响多处肢体和肌肉群。然而在某种情况下，比如某单个肌肉受累致痉挛状态，从而导致功能活动、体位摆放和行走困难，这时使用石炭

酸或肉毒杆菌毒素进行神经/运动神经点阻滞就非常有效。

褥 疮

褥疮一直是脊髓损伤患者最常见的并发症。褥疮不只对患者有健康和功能上的损害，从大的方面来说，康复治疗上的花费也十分巨大。据估计，80％的脊髓损伤患者在其余生中会经历褥疮，30％会有复发性褥疮。因为有重要的健康、功能和经济方面的意义，褥疮的预防变得十分重要。

在脊髓损伤患者中，有很多容易辨识的因素与褥疮的发生发展有关。外在因素有额外的/长期的皮肤剪切力、摩擦和浸泡。褥疮最常发生在骨性结构突起的部位，比如骶骨、大粗隆、足跟部、坐骨结节、肩胛骨和枕骨。减少这些部位受压的方法有床上定期翻身、在床上或轮椅里的姿势合适、骨性突起部位加衬垫/防护、轮椅尺寸合适、坐垫合适、在轮椅中要定期活动减少受压部位压力，通过这些措施可以极大地减少褥疮的发生发展。剪切力和摩擦力穿过易受感染的皮肤，会极大地增加皮肤坏死的风险，因此应尽量减少或避免。痉挛没有进行充分控制和进出轮椅/床过程中不适当的搬运都可以形成相当数量的剪切力和摩擦力。影响皮肤完整性和造成皮肤浸泡的情况，如大小便失禁或大量出汗，就可能增加患褥疮的风险，因此应减少这样的情况发生。

另外，个人因素也有造成或增加脊髓损伤患者发生褥疮的可能性，而对这些因素的关注可以显著地降低风险。部分因素列在表1。

表1 增加褥疮可能的因素
卫生状况差
营养状况差
未经控制的痉挛状态
萎缩进展
反复发作的尿路感染
大小便失禁
药物滥用
吸烟

管理和治疗褥疮应该包括准确的分期、客观评估和记录溃疡的任何好转或加重，如果需要的话，可以在治疗中做出改变。由国家褥疮顾问团倡导的

分期系统，是目前用来描述褥疮最常用的分期方法之一（表2）。其他应该记录的客观数据有溃疡的直径和深度、组织颜色、气味和引流颜色。

表2 褥疮分期	
一期	非发白性红斑，皮肤完整
二期	部分皮肤厚度丢失，包括表皮，但没有穿透到真皮层
三期	皮肤全层厚度丢失，累及皮下组织和筋膜层
四期	全层组织损伤，累及肌肉、结缔组织、关节或骨

对褥疮的积极治疗重点在于给伤口愈合提供一个理想的环境。治疗包括物理或化学清创以去除坏死或失去活力的组织，大量使用经济状况允许的敷料剂以保持创面湿润，控制渗出，消除死腔，保持周边皮肤干燥。如果临床怀疑有伤口感染（不包括骨髓炎）可能，应该局部或全身使用抗生素。对于那些更广泛和严重的褥疮，就需要外科手术治疗，包括植皮或者肌皮瓣移植。

骨质疏松

对于慢性脊髓损伤患者来说，骨质疏松和骨折风险增加是人们所熟知的并发症。尽管有多位学者调查并记录了慢性脊髓损伤患者有明显的骨矿物质含量和骨矿物质密度减少，但几乎没有研究记录脊髓损伤患者早期和急性期骨密度的变化，这就导致骨质疏松的预防措施应该什么时候开始这个问题变得不那么明确。众所周知，伤后会立即出现尿中钙和羟基脯氨酸增多，这个过程是骨再吸收的标志。大多数血清和尿中的脊髓损伤骨反应标志物会在伤后一年内恢复到正常水平，这意味着身体正对新的骨稳定状态进行调整。

骨量的减少会增加脊髓损伤患者骨折的风险。大多数骨折发生在下肢，并且多为骨干螺旋形和简单骨折、股骨远端和（或）胫骨近端的屈曲骨折。骨折一般非创伤导致，而是经常发生于转运过程中从轮椅上摔下、穿衣和洗澡这样的低劳累性活动和关节活动范围内的锻炼时。

目前普遍被人们所接受的观点为，脊髓损伤患者发生骨质疏松的主要原因是不活动，瘫痪后不进行负重练习。然而，也有营养不良造成骨量丢失的

可能。因为慢性脊髓损伤患者易患肾和膀胱结石，所以这部分患者有限制饮食的倾向。节食造成钙和维生素 D 的摄入减少，继而使血清钙的含量减少。这种减少会刺激甲状旁腺激素分泌，导致骨的再吸收增加。

　　预防和减少骨质疏松的方法有负重、辅助步行、电刺激增加肌肉活动以及药物治疗等。负重活动练习包括使用下肢矫正和辅助器械、桌面倾斜的桌子和其他能够辅助站立的架子以及体重支持器材进行站立练习。但没有研究显示这些措施对骨量丢失的恢复有任何的作用。功能性电刺激通过肌肉收缩将机械性负荷引入瘫痪的肢体，但与负重练习一样，几乎没有证据显示这种方法能够限制或逆转脊髓损伤患者的骨量丢失。药物治疗的重点为限制脊髓损伤后代谢过程的发生。研究显示降钙素、氯屈膦酸二钠、1-二膦酸和替鲁膦酸钠对脊髓损伤患者骨量丢失情况的逆转几乎没有作用；然而据一项研究显示，静脉注射氨羟二膦酸二钠对急性脊髓损伤患者减少骨量丢失有效。另一项近期的研究显示，急性脊髓损伤后使用阿仑膦酸盐对减少骨量丢失有效。尽管有最近的这些发现，但是二膦酸盐在治疗急性和慢性脊髓损伤患者骨量丢失中的作用仍未获明确支持，需要进行更多的研究。

康复：步行训练的进步

　　最近，人们开始关注脊髓损伤患者步行训练的一些创新性的治疗方法。有很多的研究者称，可以通过人工辅助和体重支持平板训练（body-weight support treadmill，BWST）恢复特定脊髓损伤人群的行走能力。这种类型的治疗比传统的步态训练有很多的优点。BWST 训练使用马具系统来辅助脊髓损伤患者维持一个直立的姿势，使得步行训练可以不用依赖上肢压在辅助器械（如步行器）或双杠上（图 1）。在脊髓损伤以后若能早期开始站立和步行活动，可以使得躯干肌肉进行活动，从而早期就可以独立维持直立姿势。BWST 训练对不完全性损伤患者也有益处，因为下肢的负重可以进行调整，以允许那些屈髋肌和伸膝肌肌力不足以对抗重力的患者进行步行训练。BWST 训练的理论基础是通过正常的步态动作，重复训练节段性感觉、运动通路，以此来产生更多的有效步态。通过这种训练，治疗师可以更好地控制动态和静态的步态，而

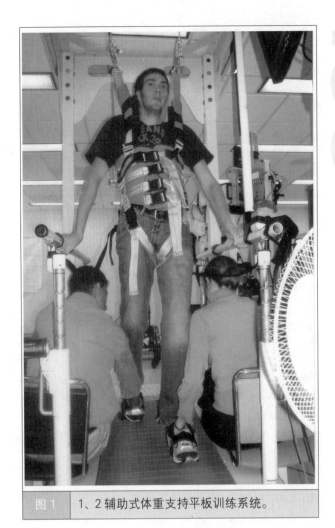

图 1　1、2 辅助式体重支持平板训练系统。

使用双杠和平地使用辅助器械训练就做不到这一点。

　　最近，一项 BWST 训练的最新版本面世，这就是机器人辅助 BWST 训练，目前已经在全美多个脊髓损伤康复中心进行临床试验。这种训练使用外骨骼、计算机控制直立装置，使得脊髓损伤患者可以通过步行平板和马具系统以生理步态移动下肢（图 2）。驱动器被放置在患者的两侧膝关节和髋关节，并且可单独进行控制和活动。机器人辅助 BWST 训练相对人工辅助训练有一个优点，那就是不要求治疗师去活动患者的每一条腿。因为治疗师在平板上活动患者的腿需要极大的体力，在这个环节上使用机器人进行辅助，可以使得正常步态训练时间更长、重复次数更多。对慢性不完全性脊髓损伤患者进行的一项小型临床研究结果显示，在步速和肌肉力量方面有很大改善，但对于训练前即需要的支具保护、辅助器械和人工辅助，在训练后仍然

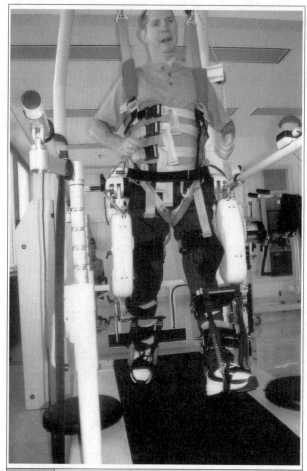

| 图2 | 机器人辅助式身重支持平板训练系统。 |

需要。目前有多项机器人辅助 BWST 训练对急性和慢性脊髓损伤患者益处的研究。

注释文献

人口统计学

Jackson AB，Dijkers M，DeVivo MJ，Poczatek RB：A demographic profile of new traumatic spinal cord injuries：Change and stability over 30 years. *Arch Phys Med Rehabil* 2004；85：1740-1748.

这是一份来自国家脊柱脊髓损伤数据库的分析报告，报告中收集了 1973—2003 年间 Model Spinal Cord Injury System 下属医疗机构收治的 30 532 例患者的人口统计学数据。这份报告指出在过去的 30 年里，美国的新发脊髓损伤有流行病学意义。

Spinal cord injury facts and figures at a glance. *J Spinal Cord Med* 2004；27（suppl 1）：S139-140.

来自最近一期的国家脊柱脊髓损伤数据中心杂志，文中总结了由 Model Spinal Cord Injury System 项目收集的相关人口统计学数据。这组数据是美国急性脊髓损伤数据中最大的单组数据。

痉挛状态

Nance PW：Management of spasticity，in Lin VW（ed）：*Spinal Cord Medicine：Principles and Practice*. New York，NY，Demos Medical Publishing，2003，pp 461-476.

本文对脊髓疾病中痉挛状态的病理生理学、评估和治疗进行了系统回顾。

骨质疏松

Luethi M，Zehnder Y，Michel D，et al：Alendronate in the treatment of bone loss after spinal cord injury（SCI）：Preliminary data of a 2-year randomized controlled trial in 60 paraplegic men. *J Bone Miner Res* 2001；16：s219.

对 51 例急性脊髓损伤患者进行的随机对照试验显示，使用二膦酸盐和钙进行治疗 18 个月后骨量丢失减少。

康复：步行训练的进步

Hornby TG，Zemon DH，Campbell D：Robotic-assisted，body-weight supported treadmill training in individuals following motor incomplete spinal cord injury. *Phys Ther* 2005；85：52-66.

这是一篇讲述使用机器人辅助系统的病例报告，用该系统来帮助 3 个运动神经不完全损伤患者加强行走和运动神经康复。2 个患者可以独立在地面步行，3 个患者在步速和耐受力方面有很大改善。

经典文献

Barbeau H，Ladouceur M，Norman KE，Pepin A，Leroux A：Walking after spinal cord injury: Evaluation, treatment and functional recovery. *Arch Phys Med Rehabil* 1999;80:225-235.

Colombo G, Joery M, Schreier R, Dietz V: Treadmill training of paraplegic patients using a robotic orthosis. *J Rehabil Res Dev* 2000;37:693-700.

Consortium for Spinal Cord Medicine: *Pressure Ulcer Prevention and Treatment Following Spinal Cord Injury: A Clinical Practice Guideline for Health-Care Professionals.* Washington, DC, Paralyzed Veterans of America, 2000.

Nance P, Schryvers O, Leslie W, et al: Intravenous pamidronate attenuates bone density loss after acute spinal cord injury. *Arch Phys Med Rehabil* 1999;80:243-251.

Wernig A, Nanassy A, Muller S: Laufband (treadmill) therapy in incomplete paraplegia and tetraplegia. *J Neurotrauma* 1999;16:719-726.

（杨　欢　译）

第三部分　成人疾患

第三章 做人的道理

第21章 脊柱外伤的初步评估和治疗

Joji Inamasu，MD，PhD　Bernard H. Guiot，MD，FRCSC

引　言

美国每年有超过 100 万例的脊柱外伤患者，由于多变的损伤类型和潜在的神经损伤，脊柱外伤的评估和治疗一直是复杂的临床难题。为了进一步研究脊柱外伤的损伤范围，在伯明翰的阿拉巴马大学成立了国家脊髓损伤统计中心。该中心负责监督和指导来源于全美国 16 家联邦支持的医学中心的脊髓损伤数据的收集、管理和分析。该数据库是目前最大的脊髓损伤数据库，本章脊髓损伤的流行病学资料大部分源于该数据库。本章的资料是基于国家脊髓损伤统计中心最新的数据版本（2004年 8 月）。

流行病学

发病率

美国脊髓损伤的年发病率大约是 40 人/100 万人，也就是每年有 11 000 例脊髓损伤的患者。另外，每年大约有 50 000 例脊柱骨折的患者。存活的脊髓损伤的患者在 2004 年估计有 247 000 例。

损伤年龄

脊髓损伤常见于青年人，从 1973 年到 1979 年，脊髓损伤患者的平均年龄是 28.6 岁，大部分患者年龄介于 16 岁到 30 岁之间。随着人口平均年龄的增加（相比于 20 世纪 70 年代增加 8 岁），目前脊髓损伤患者的平均年龄估计为 38 岁。1980 年之前 60 岁以上的脊髓损伤患者占 4.7%，2000 年之后升高到 10.9%。

性　别

脊髓损伤多见于男性，1980 年之前男性脊髓损伤患者占 81.8%，2000 年之后稍下降至 78.2%。

种　族

从 1973 年至 1979 年，脊髓损伤患者中 76.9% 是白人，14.1% 是美国黑人，6% 是西班牙人，3% 为其他种族。近年来脊髓损伤患者中白人的比例下降。2000 年脊髓损伤患者中 67.5% 是白人，19% 是美国黑人，10.4% 是西班牙人，3.1% 为其他种族。脊髓损伤患者种族分布的变化有多种原因，可能与人口统计学变化和人群迁移有关。

病　因

2000 年脊髓损伤患者中 50.4% 是由于机动车辆相撞。机动车辆翻倒事故常导致脊髓损伤，占该类损伤的 70%。该类损伤患者中 39% 从车辆中弹出，仅 25% 使用了安全带。安全带和气囊能有效的降低机动车辆事故患者的神经系统损伤程度。但是，仅使用气囊不能起到同样的保护效果，并且可能导致颈椎过伸性损伤。

脊髓损伤的其他病因主要包括摔伤、暴力行为（主要是枪伤）和体育运动损伤。体育运动损伤导致的脊髓损伤的比例逐渐下降，可能与体育设备、医疗保健和运动员教育的不断改善有关。体育运动损伤导致的脊髓损伤从 1971—1975 年是每年 20 例，过去 10 年中平均每年是 7.2 例。暴力行为导致的脊髓损伤比例呈波动状态，1980 年前约占 13.3%，1990—1999 年升至 21.8%，2000 年之后降至 11.2%。摔伤导致的脊髓损伤的患者数量有所增加。

神经损伤分布

脊髓损伤中 55% 发生于颈椎，胸椎、胸腰段和腰骶段脊髓损伤各占 15%。脊髓损伤的患者 34.3% 表现为不完全四肢瘫，25.1% 的患者为完全截瘫，22.1% 的患者为完全四肢瘫，17.5% 的患者为不完全截瘫。相比于完全截瘫和完全四肢瘫，不完全四肢瘫的患者比例稍有增加。只有 1% 的患者出院时神经功能完全恢复。

受伤现场评估和制动

脊髓损伤的受伤现场评估包括初步检查和进一步检查。初步检查包括气道、呼吸和循环的评估（外伤生命支持的 ABC）。维持氧合和血流动力学的稳定对于减轻脊髓的继发损伤是非常重要的，因此所有怀疑脊髓损伤的患者在转运过程中都需提供氧气吸入。现场如需进行气管插管，最重要的是避免颈部过伸。使用插管喉面罩（LMA 北美，圣地亚哥，CA）可对佩带硬质费城围领的患者经鼻插管。开放静脉对于高级和基本的外伤生命支持都是非常重要的。脊髓损伤的患者补液需谨慎，神经源性休克和出血性休克可以导致循环衰竭。神经源性休克表现为心动过缓、规律的脉搏减慢和低血压。出血性休克则表现为心动过速和不规律的脉搏增快。神经源性休克的患者补液过多可以导致液体量过多、肺水肿和心力衰竭。神经源性休克的患者需使用影响心脏收缩力量和周期的药物。

进一步检查包括从头到脚彻底的评估，特别要注意内脏系统。感觉和运动功能缺失提示存在脊髓损伤。患者还可能表现为肠道和膀胱括约肌功能障碍。无意识和酗酒、药物导致意识不清的患者需按脊髓损伤处理，直到排除脊髓损伤。

所有怀疑颈脊髓损伤和有颈脊髓损伤机制的外伤患者均推荐进行制动。颈椎制动最好联合应用硬质围领和带有束带的挡板。以前采用的沙袋和布带制动的方法不再推荐使用。胸椎和腰椎损伤的患者可使用挡板制动。脊柱制动也存在潜在的危险性，是否对所有外伤患者均进行制动尚存在争议。脊柱制动可能导致气道堵塞和颅内压升高；严格的制动可能加重一些患者的神经功能损害。例如，强直性脊柱炎患者不能耐受完全平卧位。一些穿透伤患者也无须进行脊柱制动，如躯干枪击伤。

儿童脊柱制动需考虑儿童的年龄和生长发育情况。儿童头部相对于躯干来说体积较大，在完全平卧时将导致颈部屈曲。稍微抬高躯干或使用有枕骨轮廓的挡板可以维持气道通畅并保持颈椎处于中立位。

患者转运

脊髓损伤患者需尽快转运到具备救治脊髓损伤患者设施和专家的治疗中心。早期转运可以降低并发症和改善神经功能恢复结果。脊髓损伤患者血流动力学稳定时需尽快从现场转运到具备救治脊髓损伤患者能力的医院。如果患者病情尚不稳定或Ⅰ级外伤中心距离过远，需先将患者转运到就近医院。当患者一般情况稳定后再尽快转运到合适的医院进一步治疗。患者转运的方式不影响治疗效果。密歇根大学医疗中心比较了急性脊髓损伤患者陆地转运和空中转运的神经功能恢复结果。作者发现转运的方式不影响临床结果，转运过程需按照标准程序进行。

急诊室评估

当患者到达急诊室后，需再次进行复苏的 ABC 评估，保证患者的气道通畅以获得足够氧供。观察颈脊髓外伤患者的呼吸情况有助于判断损伤的节段以及是否需进行辅助通气。损伤平面在 C5 以上的患者中 87.5％需气管插管，而损伤平面在 C5-C8 的患者中 61％需气管插管。完全四肢瘫的患者中 90％需气管插管，而不完全四肢瘫或截瘫的患者中只有 48.5％需气管插管。损伤平面在 C5 以上和完全四肢瘫的患者推荐常规早期行气管插管。循环系统评估需和气道评估同时进行，必须连续监测心率和血压以便早期发现休克。脊髓损伤患者有时合并全身系统的损伤，容易出现低血容量性和神经源性休克。神经源性休克是由于神经损伤引起的心脏和外周血管交感神经递质下降，从而导致循环衰竭。神经源性休克导致心率过缓（缺少交感神经递质与副交感神经递质相对抗）和损伤平面以下的血管、肌肉张力下降。有研究报道 62 例高位颈脊髓损伤患者中 19 例（31％）出现神经源性休克，21 例低位颈脊髓损伤患者中 5 例（24％）出现神经源性休克。高位颈脊髓损伤患者常需要心血管的干预治疗，包括使用升压药、调节心脏周期药物和心脏起搏器，而低位颈脊髓损伤患者一般不需要心血管的干预治疗。

完成初步的评估和复苏后，需检查患者的头部、躯干和腹部是否有明显的损伤，之后进行全面的神经系统检查。了解受伤机制是非常重要的，可以从患者、家属、目击者和其他医务人员中获得患者受伤的具体细节和患者的既往病史。既往史有助于我们了解患者的一般身体状况，同时可以明确该患者是否为脊髓损伤高发人群。容易出现脊髓损伤的情况包括风湿性关节炎、强直性脊柱炎、重度骨质疏松、原发或继发的脊柱肿瘤和后纵韧带骨化症。

神经系统检查可以估计脊髓损伤的平面。当运动功能完全丧失时，需仔细检查会阴区感觉功能以区分完全性损伤和不完全性损伤。神经系统检查需反复重复以早期发现神经功能的恶化或改善。早期的神经系统检查结果常与脊髓休克相混淆，脊髓休克是脊髓损伤后出现的急性脊髓感觉运动障碍，表现为迟缓性瘫痪和感觉丧失。脊髓休克可以持续数小时到几周，但是大部分患者脊髓休克 48 小时内结束。脊髓休克的结束意味着损伤平面以下将出现痉挛性瘫痪。

脊髓损伤的特殊临床表现有助于我们判断患者的预后，如前脊髓损伤、中央型脊髓损伤和 Brown-Séquard 损伤。前脊髓损伤表现为截瘫或四肢瘫（取决于损伤平面）和损伤平面以下的分离性感觉障碍。感觉障碍是由于损伤了脊髓前动脉供血的脊髓丘脑束，脊髓丘脑束控制痛觉和温度觉。脊髓后柱功能得到保留，脊髓后柱控制两点分辨觉、位置觉和振动觉，由脊髓后动脉供血。总的来说，完全性前脊髓损伤的患者预后最差，只有 10%～20% 的患者恢复功能性运动。

中央型脊髓损伤是最常见的不完全性脊髓损伤，椎管狭窄和黄韧带肥厚的患者受到过伸外力时最易出现这种损伤。中央型脊髓损伤的特点是上肢无力症状较下肢重，肢体远端较近端重。感觉损害可有多种表现，但一般均有痛觉过敏（上肢远端严重的灼热痛感）。

Brown-Séquard 损伤也称为脊髓半切损伤，常见于穿刺性外伤。典型的临床表现是同侧肢体瘫痪和后柱感觉缺失（位置觉和振动觉），对侧肢体脊髓丘脑束功能障碍（痛觉和温度觉缺失）。脊髓前丘脑束控制的粗触觉得到保留。不完全性脊髓半切损伤的运动功能和括约肌功能恢复最好。

美国脊柱损伤协会（ASIA）提出的国际脊髓损伤分类标准是目前推荐使用的神经功能评价方法。ASIA 损害分级可以评价损伤平面以下的所有残留功能。最近一个多中心的研究报道 ASIA 损害分级可以可靠地预测颈脊髓损伤和胸脊髓损伤的长期预后结果。

合并损伤

脊髓损伤常合并脊柱外的骨折。从 1986—

1995 年连续收入国家脊髓损伤统计中心的 5 711 例脊髓损伤患者中 1585 例（28%）伴有脊柱外骨折。其中，1 005 例（63%）为单处骨折，580 例（37%）为多处骨折。合并骨折解剖部位分类如下：胸部（52%）、下肢（25%）、上肢（24%）、头部（17%）、骨盆（9%）、其他部位（11%）。最常合并的 5 处骨折是肋骨和胸骨（43%）、锁骨和肩胛骨（17%）、桡骨和尺骨（14%）、面部和下颚骨（12%）、胫腓骨（12%）。

脊髓损伤也可合并其他损伤，如闭合性颅脑外伤。文献报道 447 例中重度闭合性颅脑外伤的患者中，24 例（5.4%）合并颈椎外伤（骨折或脱位），24 例中 14 例（58.3%）存在脊髓损伤。非相邻性脊柱骨折的发生率为 3%～23.8%，病因包括高处坠落伤和机动车相撞事故。联合脊柱骨折包括：颈椎和颈椎（28.4%）、胸椎和腰椎（24.7%）、颈椎和胸椎（17.3%）、胸椎和胸椎（11.1%）、颈椎和腰椎（9.9%）。该研究中 81% 的患者的非相邻性脊柱骨折是稳定的。

颈脊髓损伤有时可合并椎动脉损伤。由于侧支循环丰富，单侧椎动脉闭塞一般没有症状，所以单侧椎动脉损伤可能会漏诊。双侧椎动脉损伤可能是致命性损伤。椎动脉血栓脱落导致的基底动脉栓塞可引起意识清楚的脊髓损伤患者病情急剧恶化。钝性外伤患者的大样本回顾性血管造影分析发现 109 例颈脊髓损伤的患者中有 36 例（33%）合并椎动脉损伤，其中高位颈椎骨折、累及横突孔的骨折、单侧和双侧小关节脱位易合并椎动脉损伤。目前没有椎动脉损伤评估和治疗的推荐方案，大部分损伤为隐匿性撕裂伤。MRI 血管造影可以无创地评估椎动脉损伤，基底动脉或椎动脉栓塞导致神经功能损害的颈椎外伤患者才推荐进行椎动脉的评估和治疗。治疗方法一般为支架植入。

初步影像学检查

东部创伤外科协会、美国神经外科协会和神经外科委员会进行了大量的文献总结工作后制定出脊髓外伤的推荐影像学检查方案。定向力正常的无症状患者，如果没有分离损伤的受伤机制则不推荐进行 X 线检查。怀疑有颈脊髓损伤或颈椎骨折的患者，包括有相应的受伤机制和临床表现，需至少行 3 张 X 线检查（正位、侧位和张口位）。对于有颈部疼痛和压痛的患者，如果病人意识清楚、定向力正常、初步 X 线检查正常，并且动力位 X 线检查、CT 和 MRI 检查正常，那么患者外伤后 48 小时内即可停止颈椎制动。

对于意识不清的患者，排除颈椎损伤较为困难。如果初步的 X 线检查是正常的，可行 CT 或 MRI 排除颈椎损伤（外伤后 48 小时内进行）。外伤 48 小时之后再行 MRI 不能可靠地排除颈椎外伤，还需结合其他评估方法，这种诊断流程漏诊脊髓外伤的概率低于 0.25%。过伸/过屈 X 线检查可用于除外颈椎损伤，但必须在 MRI 除外脊髓受压之后才可进行该检查。意识不清患者的颈椎正常运动范围尚没有文献报道。

影像学漏诊明显颈脊髓外伤的概率为 10%～20%，过伸/过屈 X 线检查用来诊断颈椎钝性外伤患者是否存在颈脊髓损伤的准确性受到质疑。随着高速和高分辨率 CT 的出现，CT 被推荐作为多发外伤患者的筛查项目，特别是对于意识不清、缺乏其他影像学资料、有异常和可疑的影像学改变、有神经功能障碍的患者。

MRI 可用于外伤患者的筛查，对于有神经根病变、脊髓病变和进行性神经功能障碍的患者应行 MRI 检查。神经功能障碍和影像学损伤节段不符合的患者必须行 MRI 检查。神经功能障碍进行性加重和其他影像学检查无法解释的病变可以考虑进行 MRI 血管造影。枪击伤的患者禁止行 MRI 检查，因为弹片移位可能导致继发损伤。

怀疑胸椎、腰椎和骶椎损伤的患者尚没有影像学推荐的检查方案，一般行正位和侧位 X 线片。CT 被越来越多地用作初始检查。最近，有学者对 222 例高能量损伤的患者进行了前瞻性随访研究，该组患者因存在临床症状或意识不清而需进行胸腰段筛查。所有患者均行胸部、腹部和骨盆 CT 以及胸腰段 X 线检查。222 例患者中 36 例（17%）合并骨折，CT 识别了 99% 的骨折，而 X 线仅为 87%。CT 检查的敏感度、特异度、阳性和阴性预测值均优于 X 线检查，所以作者推荐对于高能量损伤的患者使用 CT 替代 X 线进行筛查。

闭合复位

目前的治疗指南认为对于意识清楚的颈椎骨折脱位病人进行早期闭合复位是安全和有效的。骨折的闭合复位需在 ICU 病房透视下进行，同时监测患者的一般状况和神经功能情况。损伤平面以上每个椎体节段可给予 3 磅的牵引，在监测患者的一般状况、神经功能变化和透视下复位情况的前提下，每 10～15 分钟可增加牵引重量。如果患者神经功能恶化或透视下发现过度牵引需立即停止牵引。如果已经成功复位或闭合复位宣告失败，需制动患者直至采取进一步治疗措施。该项技术可使 80% 的患者达到闭合复位。

外伤性颈脊髓损伤的患者是否可行闭合复位尚有争议。在行闭合复位时，突出的椎间盘有可能压迫脊髓，1/3～1/2 的外伤性颈脊髓损伤患者存在突出的椎间盘。因为可能存在突出的椎间盘，所以小关节脱位的患者进行闭合复位前是否需行 MRI 检查尚有争议。闭合复位长期的神经系统并发症发生率为 1%，一过性并发症发生率为 2%～4%。闭合复位总的并发症概率较低，所以对于意识清楚、复位过程中能够发现神经功能恶化的患者可以在行 MRI 检查之前进行闭合复位。闭合复位的禁忌证包括大部分的头颅骨折、严重的软组织损伤和分离性韧带损伤。

闭合复位对于急性胸椎骨折和腰椎骨折的作用尚不明确。有回顾性文献报道对 41 例无神经功能损害的胸腰段或腰椎爆裂骨折患者进行闭合复位，复位是在透视下的 Cotrel 牵引架上平均进行 3 天的牵引（1～10 天）。复位后，常规对病人进行胸腰段石膏制动。大部分病人疼痛明显缓解，椎体楔形变也明显改善；未出现复位的并发症。

药物治疗

急性脊髓损伤的病人需在 ICU 病房接受治疗，进行呼吸系统、循环系统和血流动力学检测对该类病人是必要和有益的。损伤后 7 天内需避免出现低血压（收缩压＜90 mmHg），维持平均动脉压在 85～90 mmHg。

脊髓损伤的患者常出现电解质紊乱（特别是低钠血症），可能与交感神经功能障碍有关。低钠血症一般是轻度和自限性的，但也有的患者出现意识障碍。颈脊髓损伤的患者必须进行心电监测以早期发现心律失常。

脊髓损伤的患者需预防深静脉血栓和肺栓塞。

如患者无凝血功能障碍或颅内出血，推荐预防性应用低分子肝素、旋转床、调整量肝素或联合应用上述方法，还可以使用弹力袜和电刺激疗法。预防性植入下腔静脉滤网不是常规推荐的治疗方案。对于怀疑深静脉血栓和肺栓塞的患者，可行多普勒超声、阻力体积描记法和血管造影以明确诊断。经常改变体位、刺激肺活量、翻身拍背、辅助咳嗽和吸痰有助于预防其他肺部并发症。脊髓损伤患者常合并的感染包括肺炎、泌尿系感染和皮肤溃疡，需早期发现和治疗。护士、理疗师和呼吸治疗师协助病人进行活动有利于预防上述并发症。

病理生理和药物治疗

神经系统损伤包括原发性和继发性损伤。外伤的机械外力导致脊髓产生原发性损伤，原发性损伤可以导致从局部轴索去极化到轴索、神经元坏死的多种损伤。原发性损伤是不可逆性损伤，仅能采取预防措施。原发性损伤的邻近组织未受到直接损失，但易出现继发的病理生理改变而加重损伤。继发性改变包括微血管灌注改变、自由基释放、脂质过氧化、坏死、细胞凋亡和离子失衡。机械损伤可能首先导致脊髓微血管破坏，产生点状出血和血管内栓塞，在血管收缩和脊髓水肿的共同作用下导致脊髓低灌注和缺血。生理状态下，脊髓微血管在收缩压波动于 $50\sim100\,mmHg$ 之间时能很好地维持脊髓内血流动力学稳定，外伤后这种调节功能的丧失加重了脊髓的低灌注和缺血。脊髓调节功能的丧失使脊髓易受血压波动的不良影响，而脊髓损伤的患者却容易出现血压波动。

低灌注期和再灌注期形成的自由基具有很高的活性，能和脂质、蛋白和 DNA 相互作用。细胞膜上的脂质过氧化可以导致连锁反应而产生更多的自由基。如不给予控制，脂质过氧化和自由基形成将导致代谢衰竭和细胞死亡或凋亡。低灌注和再灌注期间还可产生谷氨酸，谷氨酸是特异的细胞膜受体（N-甲基-D-天冬氨酸受体），激活后可以导致大量的钙离子进入细胞内。N-甲基-D-天冬氨酸受体激活后也可以导致细胞内钙离子库的释放。升高的钙离子水平可以引起分解酶活化、自由基生成和线粒体功能失调，从而导致细胞凋亡。

目前治疗方案的目的是减轻脊髓外伤的继发性病理生理损伤。有多种药物在脊髓损伤的模型中证明有效，但多数因临床试验无效而被弃用。甲泼尼龙是为数不多的用来治疗急性脊髓损伤的药物，适应于 24 小时之内的非穿透性急性脊髓损伤。甲泼尼龙具体的神经保护机制尚没有完全明确，其作用机制可能包括抑制脂质过氧化和炎症细胞因子、调节炎症反应细胞、改善血管灌注、预防钙离子内流和聚集。

有多个关于甲泼尼龙效果的临床研究，第二次和第三次国家急性脊髓损伤研究（National Acute Spinal Cord Injury Studies，NASCIs）将甲泼尼龙推荐为急性脊髓损伤的标准治疗方案。最近有学者质疑上述研究的结论，一些临床中心已经停止使用甲泼尼龙。该研究的结论受到质疑是因为在第二次 NASCIs 中，8 小时内应用甲泼尼龙的患者与对照组的运动和感觉恢复效果是类似的，事后分析才发现两组之间有较小的差异，但还是有统计学意义。同样的是，在第三次 NASCIs 中，受伤 $3\sim8$ 小时后应用甲泼尼龙 48 小时的患者与对照组的运动和感觉恢复效果类似，但事后分析发现还是有统计学差异。

许多模拟试验证实系统应用神经节苷脂（GM-1）对中枢神经系统损伤具有神经保护作用。一项 37 例患者的单中心前瞻性双盲对照研究发现神经节苷脂具有很好的临床效果，上述研究引发了大规模的多中心临床研究，但并未发现应用神经节苷脂有更好的神经恢复效果。应用神经节苷脂的患者可能恢复速度更快，运动和感觉评分、肠道和膀胱功能等指标较安慰剂组有改善倾向（特别是对于不完全损伤的患者）。

诱导低温用于治疗包括脊髓损伤的神经系统损伤已有超过 40 年的历史。低温可以减轻继发性损伤是广为人知的，但对于脊髓损伤在临床和实验中均未有好的效果。高温对于包括脊髓损伤的神经系统损伤患者是有害的，需注意避免。

小 结

随着对脊髓损伤机制的不断认识，治疗方案也在不断发展。追踪随访病人对于改善临床效果是非常重要的，对于脊髓损伤病理生理的不断研究将会产生新的治疗方案。脊髓损伤的治疗在不断进展，但预防是最好的措施。

注释文献

流行病学

Cantu RC，Mueller FO：Catastrophic spine injuries in American football, 1977—2001. *Neurosurgery* 2003；53：358-362.

该文章从美式橄榄球比赛中和比赛外两方面针对如何传授比赛基本技术、建立配套设施标准和改善医疗保障服务进行分析总结，从而明显降低了该项赛事中运动员合并永久脊髓损伤的发生率。

National Spinal Cord Injury Statistical Center：Spinal cord injury：Facts and figures at a glance. Available at：http：//www. spinalcord. uab. edu/show. asp? durki ＝21446. Accessed August，2004.

该网站由国家脊髓损伤统计中心和伯明翰市的阿拉巴马大学共同管理。美国脊髓损伤患者的流行病学数据基本都可以在该网站查到。该网站和其数据库定期进行更新。

Sekhon LH，Fehlings MG：Epidemiology, demographics, and pathophysiology of acute spinal cord injury. *Spine* 2001；26（24 suppl）：S2-12.

这是针对急性脊髓损伤的流行病学、人口统计学和病生理进行的简明和综合的综述文章。对急性脊髓损伤的生物学方面有详细论述。

Vaccaro AR，Silber JS：Post-traumatic spinal deformity. *Spine* 2001；26（24 suppl）：S111-S118.

该篇综述论述了急性脊柱骨折的流行病学数据和自然病史，同时也分析了创伤后脊柱畸形的发病机制。

Wesner ML：An evaluation of Think First Saskatchewan：A head and spinal cord injury prevention program. *Can J Public Health* 2003；94：115-120.

该文章论述了教育儿童预防体育运动导致的脊髓损伤的重要性。接受该项培训的儿童的自我报告能力有统计学上的提高。

受伤现场评估和制动

Cornwell EE III，Chang DC，Bonar JP，et al：Thoracolumbar immobilization for trauma patients with torso gunshot wounds：Is it necessary? *Arch Surg* 2001；136：324-327.

该研究结果证实对躯干枪伤的患者进行脊柱制动没有益处。该研究的作者建议对躯干枪伤的患者进行脊柱制动的作用进行重新评估。

Guidelines for management of acute cervical spinal injuries：Introduction. *Neurosurgery* 2002；50（3 suppl）：S1.

该文章对急性颈脊髓损伤和颈椎损伤治疗的所有循证医学指南进行了汇总。该研究由一个脊柱神经外科医生专家小组通过对 2001 年前的文献数据进行认真详细的回顾分析而完成。

Komatsu R，Nagata O，Kamata K，Yamagata K，Sessler DI，Ozaki M：Intubating laryngeal mask airway allows tracheal intubation when the cervical spine is immobilized by a rigid collar. *Br J Anaesth* 2004；93：655-659.

插管喉面罩可能替代气管内插管对受伤现场的患者进行急救。该作者研究发现插管喉面罩甚至可以对佩戴硬质颈围领的患者进行气管插管。通过这种面罩进行的盲插管的方法可以控制颈围领制动患者的气道。

Kwan I，Bunn F，Roberts I：Spinal immobilisation for trauma patients. *Cochrane Database Syst Rev* 2001；2：CD002803.

该文献对脊柱制动的疗效进行了荟萃分析。脊柱制动在大多数情况下都是有效的，但是没有随机对照试验数据来获得其结论。脊柱制动增加死亡率和患病率的可能性不能排除。

Tins BJ，Cassar-Pullicino VN：Imaging of acute cervical spine injuries：Review and outlook. *Clin Radiol* 2004；59：865-880.

该综述文章总结了对可疑急性脊柱损伤患者所进行的影像学检查方案趋势。

Ummenhofer W, Scheidegger D: Role of the physician in prehospital management of trauma: European perspective. *Curr Opin Crit Care* 2002; 8: 559-565.

该综述回顾了脊柱损伤患者入院前治疗的重要性。作者建议重新定义医生和医辅人员治疗入院前脊柱损伤患者的作用。

急诊室评估

Bilello JF, Davis JW, Cunningham MA, Groom TF, Lemaster D, Sue LP: Cervical spinal cord injury and the need for cardiovascular intervention. *Arch Surg* 2003; 138: 1127-1129.

该文献作者研究了颈脊髓损伤的节段与是否需心血管药物干预治疗的关系。研究发现高位颈脊髓损伤患者（C1-C5）需心血管药物干预治疗的比例明显高于低位颈脊髓损伤患者（C6-C7）。

Coleman WP, Geisler FH: Injury severity as primary predictor of outcome in acute spinal cord injury: Retrospective results from a large multicenter clinical trial. *Spine J* 2004; 4: 373-378.

该文献回顾性分析了760例急性脊髓损伤患者预后的因素。ASIA评分是预测预后的最强指标。损伤的解剖部位也是预测预后的较强指标，但是容易受到损伤严重程度的干扰。

Nockels RP: Nonoperative management of acute spinal cord injury. *Spine* 2001; 26 (24 suppl): S31-S37.

该文献论述了急性脊髓损伤患者入院前和术前治疗方案。

Stevens RD, Bhardwaj A, Kirsch JR, Mirski MA: Critical care and perioperative management in traumatic spinal cord injury. *J Neurosurg Anesthesiol* 2003; 15: 215-229.

该综述文章从麻醉师的角度论述了急性脊髓损伤患者的治疗方案。重点介绍了肺部和心血管的治疗方法。对神经源性休克和脊髓休克的区别进行了详细分析。

Velmahos GC, Toutouzas K, Chan L, et al: Intubation after cervical spinal cord injury: To be done selectively or routinely. *Am Surg* 2003; 69: 891-894.

脊髓损伤患者气管插管的时机很难确定。该文献作者建议对于颈脊髓损伤平面在C5以上和完全四肢瘫的患者早期常规进行气管插管。

合并损伤

Holly LT, Kelly DF, Counelis GJ, Blinman T, McArthur DL, Cryer HG: Cervical spine trauma associated with moderate and severe head injury: Incidence, risk factors, and injury characteristics. *J Neurosurg* 2002; 96: 285-291.

闭合性颅脑外伤的患者有相对较高的合并颈椎外伤的发生率。该文献作者治疗的447例中重度颅脑外伤的患者中24例（5.4%）合并颈椎外伤。24例合并颈椎外伤的患者中14例（58.3%）有颈脊髓损伤。

Korres DS, Boscainos PJ, Papagelopoulos PJ, Psycharis I, Goudelis G, Nikolopoulos K: Multiple level noncontiguous fractures of the spine. *Clin Orthop* 2003; 411: 95-102.

该文献作者报道了81例非相邻性脊柱骨折患者的治疗经验。该种少见骨折容易漏诊。

Miller PR, Fabian TC, Croce MA, et al: Prospective screening for blunt cerebrovascular injuries: Analysis of diagnostic modalities and outcomes. *Ann Surg* 2002; 236: 386-393.

该项大规模前瞻性血管造影研究证实颈椎外伤的患者经常合并椎动脉损伤。109例严重颈椎外伤的患者中36例（33%）合并椎动脉损伤。

Wang CM, Chen Y, DeVivo MJ, Huang CT: Epidemiology of extraspinal fractures associated with acute spinal cord injury. *Spinal Cord* 2001; 39: 589-594.

该文献通过国家脊髓损伤数据库计算急性脊髓损伤合并脊柱外骨折的发生率，并根据解剖部位、人工统计学特征和损伤相关特点进行分类。5 711

例患者中1585例（28%）合并脊柱外骨折，其中580例（37%）合并多处骨折。

初步影像学检查

Hauser CJ，Visvikis G，Hinrichs C，et al：Prospective validation of computed tomographic screening of the thoracolumbar spine in trauma. *J Trauma* 2003；55：228-235.

标准的正位和侧位X线片诊断胸腰段骨折的敏感性较低。该文献作者前瞻性地对连续222例可疑胸腰段骨折的患者进行螺旋CT检查。CT检查诊断胸腰段骨折准确性高于X线片。

Insko EK，Gracias VH，Gupta R，Goettler CE，Gaieski DF，Dalinka MK：Utility of flexion and extension radiographs of the cervical spine in the acute evaluation of blunt trauma. *J Trauma* 2002；53：426-429.

该文献作者研究了动力位颈椎X线片诊断急性韧带损伤的可行性。30%的患者因活动受限而导致动力位X线检查不到位。不到位的动力位X线检查中12.5%的患者漏诊合并的韧带损伤，后期通过CT或MRI而确诊。

Van Goethem JW，Maes M，Ozsarlak O，van den Hauwe L，Parizel PM：Imaging in spinal trauma. *Eur Radiol* 2005；15：582-590.

该文献综述分析了急性脊髓损伤患者的初步影像学评估方法。作者强调随着医学影像学的快速发展，比如说多排螺旋CT技术，将改变急性脊髓损伤患者的影像学检查顺序。

闭合复位

Harrop JS，Vaccaro A，Przybylski GJ：Acute respiratory compromise associated with flexed cervical traction after C2 fractures. *Spine* 2001；26：E50-E54.

该文献作者报道向后移位的Ⅱ型齿突骨折复位后常并发呼吸系统并发症。颈椎复位过程中和复位后的屈曲姿势显著增加了气道梗阻的危险性，因存在急性咽后壁水肿。

Tropiano P，Huang RC，Louis CA，Poitout DG，Louis RP：Functional and radiographic outcome of thoracolumbar and lumbar burst fractures managed by closed orthopaedic reduction and casting. *Spine* 2003；28：2459-2465.

该文献回顾性分析了45例稳定的胸腰段和腰椎爆裂骨折保守治疗的疗效，结果显示对爆裂骨折进行闭合复位和石膏固定是安全的治疗方法，功能和影像学结果可以接受。

Vaccaro AR，Nachwalter RS：Is magnetic resonance imaging indicated before reduction of a unilateral cervical facet dislocation. *Spine* 2002；27：117-118.

颈椎小关节脱位复位前是否需行MRI检查存在争议，未识别的椎间盘突出如不先行减压术可能导致复位过程中出现脊髓损伤。该文献论述了复位前是否需行MRI检查的优点和缺点。

药物治疗

Urdaneta F，Layon AJ：Respiratory complications in patients with traumatic cervical spine injuries：Case report and review of the literature. *J Clin Anesth* 2003；15：398-405.

颈椎外伤患者容易合并呼吸系统并发症。该文献论述了所有呼吸系统并发症的发病机制和治疗方案。

病理生理和药物治疗

Geisler FH，Coleman WP，Grieco G，Poonian D，Sygen Study Group：The Sygen multicenter acute spinal cord injury study. *Spine* 2001；26（suppl 24）：S87-S98.

该文献报道了一项随机、双盲、多中心的GM-1治疗人脊髓损伤的临床试验。该研究发现应用GM-1并不能获得更好的神经功能恢复结果，但是应用GM-1似乎能提高患者的恢复速度。

Inamasu J，Nakamura Y，Ichikizaki K：Induced hypothermia in experimental traumatic spinal cord injury：An update. *J Neurol Sci* 2003；209：55-60.

该文献回顾了采用低温来治疗急性脊髓损伤的疗

效。低温疗法对轻中度脊髓损伤患者有效，但对重度脊髓损伤患者无效。目前，诱导低温疗法可能是治疗人脊髓损伤的潜在方法，等待人们的承认和认可。

Kwon BK，Tetzlaff W，Grauer JN，Beiner J，Vaccaro AR：Pathophysiology and pharmacologic treatment of acute spinal cord injury. *Spine J* 2004；4：451-464.

该文献是一篇很好的综述，论述了急性脊髓损伤治疗的病理生理和药理学。关于急性脊髓损伤是否应用甲基泼尼松的争议也有详细论述。

经典文献

Askins V, Eismont FJ: Efficacy of five cervical orthoses in restricting cervical motion: A comparison study. *Spine* 1997;22:1193-1198.

Burney RE, Waggoner R, Maynard FM: Stabilization of spinal injury for early transfer. *J Trauma* 1989;29:1497-1499.

Dyson-Hhudson TA, Stein AB: Acute management of traumatic cervical spinal cord injuries. *Mt Sinai J Med* 1999;66:170-178.

Hart RA, Mayberry JC, Herzberg AM: Acute cervical spinal cord injury secondary to air bag deployment without proper use of lap or shoulder harnesses. *J Spinal Disord* 2000;13:36-38.

Heary RF, Vaccaro AR, Mesa JJ, et al: Steroids and gunshot wounds to the spine. *Neurosurgery* 1997;41:576-584.

Thurman DJ, Burnett CL, Beaudoin DE, Jeppson L, Sniezek JE: Risk factors and mechanisms of occurrence in motor vehicle-related spinal cord injuries: Utah. *Accid Anal Prev* 1995;27:411-415.

（赵衍斌　译）

第22章 颈椎骨折

John C. France, MD

引 言

颈椎损伤成为治疗创伤患者中的关注点之一，是因为严重的脊髓损伤的可能性。青年成人男性成为这些病人的主要部分。然而，随着人口的老龄化，患者们在老年时仍旧保持健康和活力，老年患者颈椎骨折的数目在增加。这种趋势是世界范围的。瑞典1987—1999年的统计数据显示，即使总的颈椎骨折患者的数目减小，但是老年患者颈椎损伤的趋势却是增加的。可以预见的是，交通事故在老年患者颈椎损伤中比例不大，而摔伤却在其中起到更重要的作用。老年患者特有的诊断和治疗问题，在未来十年可能是对脊柱外科医生更大的挑战。

影像学的进步增加了探查的能力，并且更完全地将颈椎外伤特点形象化。然而，对怎样并且何时使用哪些影像学工具，同时怎样应用获得的信息方面，仍旧存在争论。外科手术治疗技术的进步，可帮助患者恢复解剖曲线，并且完成稳定重建，但是关于何种技术或手术入路治疗某些骨折，仍旧存在很多问题。治疗医生应该适应新的形势，对颈椎骨折机制需要有综合的理解，应用现代化工具对患者进行个性化治疗。

影像学

影像学技术的不断提高，可能是脊柱创伤发展最快的领域之一。医生们能更好地进行鉴别和定义创伤，但是也存在新的问题，比如如何正确评估影像学发现。某些一直被接受的评估脊柱创伤的原则目前受到质疑。对创伤的评价，在今后一些年中会继续改进。在某些特殊状态下的患者，不需要影像学资料。这些患者保持清醒、合作，没有疼痛和神经损害的表现，没有分离性损伤，所经受的损失机制也无危险。所有其他创伤患者，需要排除颈椎外伤。新的螺旋CT可以快速获得完整的数据，而不再使用轴向平扫。这个过程提供更多准确矢状和冠状重建图像。

这些扫描的敏感度接近100%。在选择时，例如那些高能量损伤更易导致脊髓损伤的风险的增加，不再有因为照射平片所带来的风险和困难。费用和放射暴露损伤是值得关注的问题，使用平片（如果需要辅助CT扫描）还是使用螺旋扫描目前尚无定论。

关于诊断隐匿的孤立的韧带损伤所采用的技术，仍旧存在争议。因为当患者仰卧位制动，颈椎能够重新恢复解剖位置，在X线平片和CT检查中不能检出（图1）。另外，有导致不稳定和迟发神经功能损害的风险。任何持续主诉颈肩痛的患者，出现不能解释的神经功能减退，或不能体检合作，必须考虑具有不稳定韧带损伤的可能，除非能够确诊不存在韧带损伤。对于处理隐形性损伤，患者可以分为两组：清醒组能够合作检查的患者和意识障碍不能配合检查的患者。如果意识障碍是暂时的，比如中毒的患者，可以先进行制动和脊柱损伤预评价，韧带损伤评估可以推迟进行。能够合作的患者，颈椎过伸过屈X线检查是最常用的排除脊柱损伤的方法。如果伤后立刻获得影像学资料，过屈过伸位X线检查会经常受限，不能依此来排除脊髓损伤。早期过伸过屈位X线片可以发现一些脊柱损伤。充分屈伸的早期动力位X线片可以排除脊柱损伤。能够配合的患者，颈部围领佩戴到颈痛缓解充分，能够做完全的屈伸活动，或者2周重新评估之后。对于意识障碍且短期不能恢复意识的患者（如气管插管，或者有头部外伤），需要其他方法排除韧带损伤。对于这些患者排除脊柱问题的流程，在不同医院之间存在差异，甚至在同一所医院不同医生之间也存在差异。对于治疗创伤患者的医院，推荐采取适当可靠并且可持续使用的处置方法流程，来排除不能够合作患者的脊柱外伤情况。两个评价的基本方法是透视下的应力试验和MRI。由于颈胸交界透视评价困难，而且需要医师在场。牵拉试验可以发现是否存在损伤，而且避免了屈伸颈部可能带来的脱位风险。

MRI可观察软组织，无需颈部搬动。MRI能够发现韧带结构的断裂，特别是后方韧带复合体，

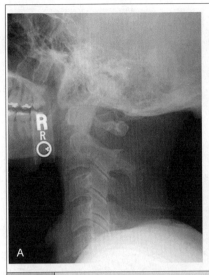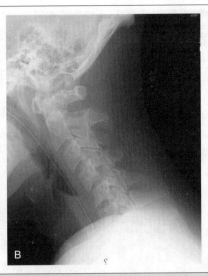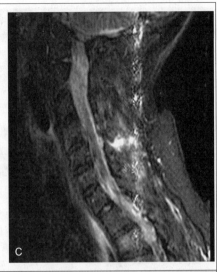

图1 **A** 侧位影像示颈椎曲度正常。CT扫描没有发现骨折；**B** 由于持续的颈部疼痛，过伸过屈影像清楚显示 C4-C5 不稳定；**C**，MRI证实韧带损伤产生不稳定。

影像中的水肿表现也能提示软组织的急性损伤。梯度回声和反向复元矢状位图像的增加，极大增强了水肿的可视性，应该包括在创伤检查的流程里。MRI检查有过度诊断的潜在性，可能有伪影的干扰。危重医学病房的患者做此检查，需要在检查同时给予重症监护，患者很难很好的配合，获得良好的图像就很困难。

近年来，对于颈椎损伤伴有的椎动脉损伤给予了更多的关注。这个关注和MRI在颈椎创伤患者中使用的增加相关，并且MRA观察椎动脉相对简单，无须进行血管造影。这些改进的检查方法也引起了争论，因为不清楚该如何利用这些信息。椎动脉病变发生率，在关节突关节脱位据报道达46%之高，在经过横突孔的骨折中达16%。典型的损伤是内膜的剥脱或梗阻，而不是撕裂。然而，动脉损伤所导致的症状或临床表现很少见，因为一般会应用抗凝治疗。对于颈椎骨折伴有潜在的硬膜外血肿，以及可能会有其他非脊柱损伤伴有出血危险的患者，进行抗凝治疗时必须多加小心。在创伤性椎动脉闭塞后，重建血流很少发生，甚至在伤后2年也几乎没有血流重建。如果患者有椎动脉阻塞引起的临床症状，推荐进行MRA检查。在骨折伴有潜在椎动脉损伤的高危因素下，进行螺钉置入等外科手术会显著增加椎动脉损伤风险，术前MRA能够避免双侧椎动脉损伤。目前，对颈椎创伤患者不推荐常规行MRA检查。然而，此领域值得进一步研究。

损伤模式

上颈椎骨折

枕颈部骨折

枕颈损伤很少发生在幸存的患者中，但MRI的发展极大地推动了对此类损伤的早期认识。汽车安全设备的改进（例如气囊）和更好的急救治疗，增加了枕颈损伤患者幸存的可能。由于存在明显的不稳定和潜在致命的脱位后神经损伤的危险，早期发现这种损失至关重要。颈椎骨折患者中大约15%合并其他部位骨折。颈椎骨折患者在牵引之前对于枕颈区要特别关注，因为对于枕颈区脱位牵引是禁忌证。如果没有明显枕颈损伤，牵引初始重量为10～15磅，通过反复侧位X线平片，重新评价此区域，避免过度牵引而导致枕颈部隐匿损伤（图2）。

Power比率一直用来诊断枕颈区损伤，但是有其不足之处。此比率是颅底点到C1后弓的距离/寰椎前弓到颅后点的距离。如果比率大于1.0表示寰枕关节前脱位。只有枕颈前脱位，可以使用Power比率来诊断。然而，这种损伤能够向后方发生或者单纯的牵张分离。实际上由于头部的姿势不断变化，脱位可以朝向任何方向。Harris线对于此类损伤的诊断更加敏感（图3）。同样，X线平片或CT

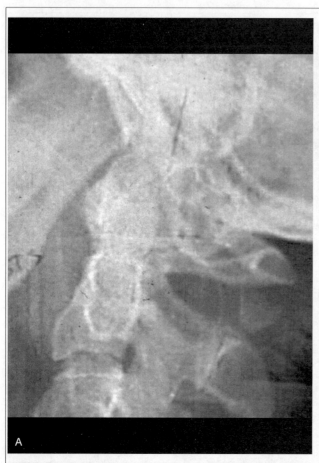
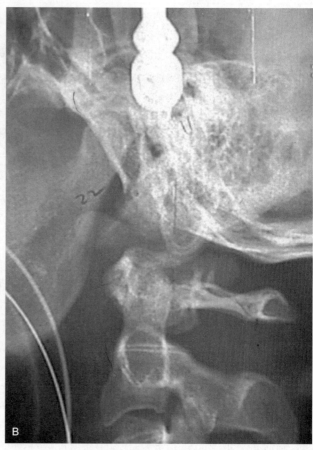

图2　牵引前图像（A）和牵引后图像（B）显示枕颈区分离。

显示椎前软组织肿胀提示枕颈区损伤可能。如果怀疑存在损伤，应该进行 MRI 检查。

发现枕颈区损伤后，应进行严格外固定制动直至外科手术。如果外科稳定手术需要推迟，需使用临时的 Halo 架制动。最终的手术治疗是后路枕颈融合（枕骨-C2）。

如果是枕骨髁骨折，需明确是否存在更加严重的枕颈脱位。撕脱型骨折比压榨型骨折更容易引起脱位。CT 和 MRI 是评价这类骨折的可靠诊断方法。

寰椎骨折

多数寰椎可以非手术治疗，根据不稳定的程度给予从坚硬颈围领到 Halo 架的外固定。简单的后弓骨折，通常使用坚硬颈围领固定 6～12 周。然而，这类骨折通常伴随其他上颈椎骨折，需引起重视。涉及前后弓的骨折需根据脱位的程度来决定治疗的方法，无移位的骨折，可以使用 Minerva 或四柱支具。轻度或中度移位的骨折需行 Halo 架外固定。如

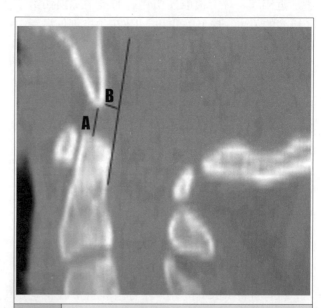

图3　Harris 线评价枕颈线。颅骨底到齿突尖距离不超过 12 mm（A）平行齿突后缘画一直线，测量此线到颅骨底尖部的距离（B），此距离不超过 12 mm 或不少于 −4 mm。

果双侧侧块都移位明显（Jefferson 骨折）并且双侧块移位之和大于 7 mm，说明横韧带可能已经撕裂，将导致长期明显的不稳定。对于这种损伤需进行积极的治疗。牵引通常可以复位侧块，但是必须维持至少 6 周以防止再次移位。Halo 架不能维持牵引，患者需要卧床 6 周，通常很难忍受。另一种治疗方法是枕颈融合术。但是，通过 C1 侧块螺钉融合 C1 是更好的方法，能够避免融合枕颈和 C12。这项技术同样能够治疗单侧侧块骨折，此骨折导致枕骨髁下沉至 C2 而产生 cock—robin 畸形。

齿突骨折

齿突骨折的治疗具有挑战性。Anderson-D'alonzo I 型骨折（齿突尖部撕脱骨折）很少发生，这类骨折可能预示着枕颈不稳定。对于单纯 I 型骨折可以使用坚强围领固定。对于 III 型骨折一般采取非手术治疗。然而，需根据患者脱位程度、年龄、伴随损伤和其他因素来选择制动方法，从硬质围领到 Halo 架的固定。

II 型骨折的治疗（骨折在齿突基底）存在争论，该类骨折不易稳定并且有骨折不愈合的危险。其他不愈合的危险因素包括最初移位大小（大于 5 mm），复位质量，合并致死性疾病，诸如吸烟、患者年龄大于 65 岁。该种骨折常见于高能量创伤的年轻患者和低能量创伤的老年患者。这两组患者需区别对待。治疗方法是采取低并发症的融合方法。四种基本治疗方法：最小外用制动（硬质围领），有创外用制动（例如 Halo 背心），前路螺钉融合，或后路 C1-C2 融合。

对于年轻的患者应该进行融合术，很少采用围领制动的治疗。围领制动的方法适用于老年人的无移位骨折和轻微移位骨折，一些学者认为围领制动对于老年病人是较好的治疗方法。围领制动并发症少，但存在较高骨不愈合率。有学者认为纤维愈合对于老年病人已经可以接受。但是，纤维愈合是否产生疼痛、神经症状甚至猝死尚不明确。有报道此类治疗后多年，有患者出现脊髓病的症状。在老年患者人群中，猝死的原因可能是心肺功能不全，而不是长期的骨折治疗并发症。另外，不稳定不愈合是不能接受的。单纯围领制动对于治疗某些老年患者是不充分的，但是对于某些功能不全，有明显伴随疾病和疗效期望低的老年患者是可以采用的。

最传统的非手术治疗方法是 Halo vest 架，但是有很多并发症。年轻患者更能忍受 Halo 架制动。

如果伴有其他创伤例如胸廓损伤，则难以耐受 Halo 架。典型的横向颈椎前路螺钉固定的手术瘢痕和 Halo 架螺钉相比，更容易让人接受。尽管此问题相比齿突骨折其他并发症相对小，而年轻女性比较关心美观问题。瘢痕可以通过美容手术而修复。近年来 Halo 架导致的老年患者并发症越来越引起关注，包括颅骨穿通伤、活动不平衡、吞咽困难和呼吸困难。某些并发症可以随时间克服，然而也有一些人仍无法耐受 Halo 架。对于能够耐受的患者，应当考虑此治疗。如果患者不能忍受，必须考虑其他治疗方式。

前路螺钉固定应用逐渐广泛，能够有效维持复位，对骨折断端加压而增加融合率，几乎不需使用外固定。II 型齿突骨折前路螺钉融合率文献报道为 81%～100%（几个研究的平均数是 89%），而传统的 Halo 架的融合率只有大约 30%。然而螺钉固定伴随的其他并发症，包括感染、切口引起的吞咽困难、内固定失效。内固定失效常见于骨折移位的老年患者，特别后伸位损伤造成的后移位。C2 椎体前部相对空虚，螺钉螺纹能够拉紧齿突。但是螺钉干和头部从椎体前部切出（图 4）。沿 C2 下终板

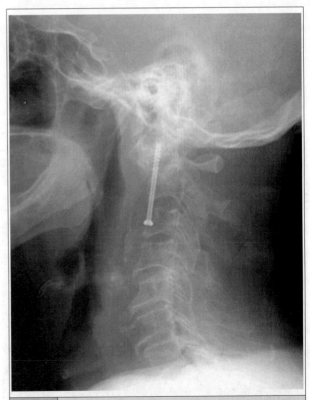

图 4　老年齿突骨折患者，解剖复位并且使用齿突螺钉固定。但是 2 周随访内固定松动。螺纹固定于齿突尖部，但是螺杆切出椎体。

在 C2-C3 间盘内作为螺钉的入针点十分重要，可以最大可能降低并发症。老年人后柱骨质量较高，使得 C1-C2 后路固定更有效。

后路 C1-C2 融合是治疗齿突不愈合的选择。对于老年患者或骨质疏松患者，被认为是脊柱稳定的适当选择。手术融合率进一步增加，并且通过使用经关节突螺钉，术后制动需要进一步减少。但是此治疗存在椎动脉损伤的风险。近年来 C1 侧块螺钉使用更加广泛，并且后路固定允许联合使用 C1 侧块螺钉和 C2 峡部或椎弓根或椎板螺钉，不再需要穿过 C1-C2 侧块关节的固定（图 5）。此技术能减少椎动脉损伤的风险，同时保持稳定和提高融合率。然而，其疗效需进一步检验。

创伤性枢椎滑移（Hangman 骨折）

创伤性枢椎滑移的治疗近些年来没有太多改变。Ⅰ型或非移位骨折采用外固定治疗，包括硬质围领，胸骨枕骨下颌支具，或者 Minerva 支具。Ⅱ型损伤分为Ⅱ型和ⅡA型。ⅡA型的特点是牵引后易引起牵引过度。该类骨折的治疗方法是

Halo 架固定于轻度后伸位。ⅡA 型损伤影像学特点是 C2-C3 间盘成角但是无移位，并且峡部骨折线更加水平。此类骨折牵引时应当仅以 10～15 磅开始，并立即行侧位 X 线检查来排除 C2-C3 和颈椎其他节段的牵引过度。Ⅱ型损伤能够通过牵引复位，并通过 Halo 架固定 12 周。如果患者使用 Halo 架存在禁忌或患者存在多发创伤，可以直接通过螺钉穿过骨折线行融合术。Ⅲ型（伴随有 C2-C3 关节突脱位）治疗主要依靠关节突切开复位，C2-C3 后路融合和佩戴 Halo 架治疗峡部骨折。使用螺钉固定峡部治疗Ⅲ型骨折是可行的，因为此区域已经手术暴露进行关节突复位，而且术后不需使用 Halo 架。

下颈椎骨折

关节突骨折脱位

关节突骨折脱位的治疗是近年最受争议的问题。目前基本共识是，无论有无神经功能损伤，即使单侧关节突脱位也应该给予复位以减少迟发性疼痛。争论集中在什么时间进行 MRI 检查。关节突

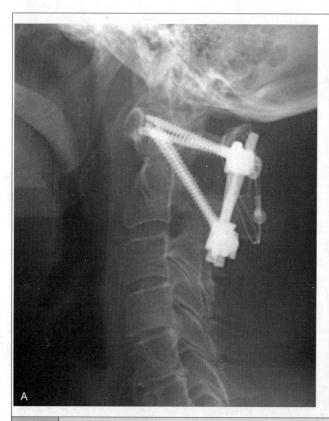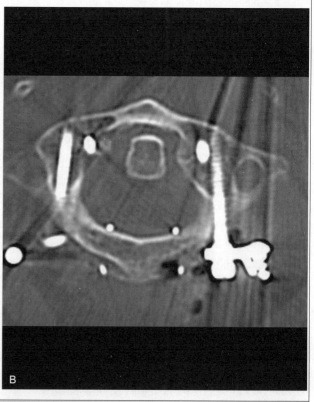

图5　C1 侧块螺钉在侧位 X 线平片显示（A）和在轴向 CT 扫描中（B）。

脱位的条件是足够的牵引/屈曲作用力，以使上关节突脱离下关节突，伴有椎体向前滑移和椎间盘损伤。值得关注的是，如果椎间盘向后脱垂，复位会加重椎间盘后移从而加重脊髓损伤。麻醉后复位发生过这种现象，因为麻醉后不能进行神经功能检查。这种情况也可能发生在清醒复位的患者。复位前 MRI 提供更好判断软组织损伤的能力（图 6）。这项研究可以帮助医生决定复位前是否应该进行前路间盘切除术，来彻底清除椎管内间盘组织以减少在复位中增加神经损伤的可能。然而，椎管后方 MRI 信号到底是什么组织还没有明确。另一项研究中，患者在复位前进行 MRI 检查，闭合牵引复位后再进行神经系统检查和 MRI 检查。复位前 18％的患者伴随椎间盘突出。这个百分率复位后增加到 45％，但是神经症状没有增加。回顾许多进行类似复位的患者，术后均未出现神经损害加重；报道称部分患者复位后神经功能损害有改善。以此证据为基础，如果患者清醒并且能够合作，通过逐渐增加牵引重量和间断神经检查进行即时的闭合复位是安全的。由于患者可能通过成功的复位获得椎管有效减压，这种治疗对于完全或不完全脊髓损伤的患者有广泛应用价值。没有神经损伤的患者如何进行治疗有更大的争议。在这些患者中，治疗选择会依赖习以为常的方式，诸如 MRI 检查。麻醉下或对昏迷患者行切开复位之前，应该进行 MRI 检查。进行清醒闭合复位的患者，在手术稳定之前应该进行 MRI 检查，来获得椎管通过复位得到减压的证据，并且确认没有间盘组织或血肿位于椎管内，以保证稳定同时减压充分。即使减压完成后患者神经功能没有损伤，也应该行 MRI 检查，因为后路稳定手术收紧后路张力带时，间盘组织可能脱入椎管内。

复位后，下一步就是稳定手术。单侧关节突脱位有时在复位姿势时是稳定的，并且可能自发融合，但稳定性仍旧不可靠。双侧关节突脱位的手术稳定是普遍接受的治疗选择。传统上认为后路融合更可靠，因为后路手术从生物力学和解剖学上来说直接融合了骨折。近些年，前路手术受到推崇。如果遵守技术原则，例如避免后路组织过度牵拉并且关节突骨折并不是很严重（严重关节突骨折可以产生明显不稳定）时，前路手术能够提供充分稳定性。前路手术可以直接清除椎管内间盘组织，避免后凸，而且切口并发症相对较少。目前，前路和后

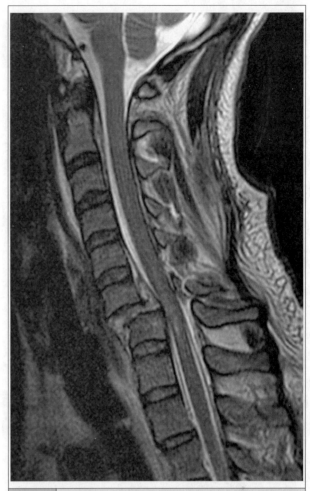

图 6　矢状位 T2 像 MRI 扫描，发现患者一侧关节突脱位，伴有椎间盘突出到头侧椎体的后方。

路手术都是可行的方案。

轴向负荷损伤

轴向负荷损伤包括压缩骨折、爆散骨折和"泪滴样"骨折。在这些损伤形式中，前柱抵抗压缩负荷的能力丢失，有时减压必须直接通过去除椎管内骨块完成，而不是像关节突脱位那样恢复颈椎序列即可。名词"泪滴样"骨折可能会引起混淆，还有一种伸展泪滴状骨折，一般为相对微弱的过伸伤引起带有纤维环附着的终板撕脱的小骨块（图 7）。伸展泪滴状骨折通过佩戴硬质围领 6 周来治疗。泪滴骨折一般指的是屈曲轴向损伤（例如由于驾驶车祸引起的损伤），表现为大骨块从椎体前下缘整体分离，滑向尾端并且形成屈曲，造成剩余椎体反向

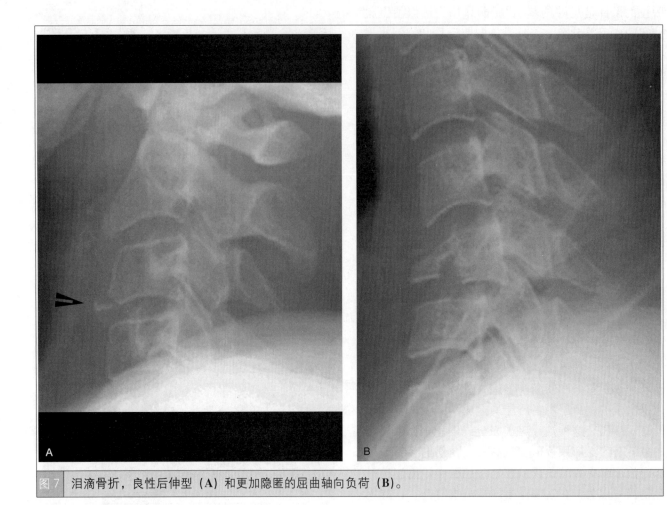

图7　泪滴骨折，良性后伸型（A）和更加隐匿的屈曲轴向负荷（B）。

滑移进入椎管。轴向位 CT 矢状面可以清楚显示该现象（图8）。此损伤通常伴随神经损伤并且非常不稳定，一般需手术治疗。

轴向负荷损伤的治疗取决于神经功能状况和骨折是否稳定。如果出现脊髓损伤，通常伴随严重不稳定，一般需要手术治疗。不稳定的机制是前柱对抗压缩能力的丢失。此型损伤中骨块一般向后突出，或者椎体向后移位压迫椎管，需要手术减压。对于神经损伤的患者，建议通过椎体次全切除行前路减压植骨融合术。如果后方韧带或关节突关节严重损伤，也需进行后路融合术。

无神经功能损伤患者的治疗方案取决于不稳定程度，难以制定标准。后凸程度、椎体高度丢失的情况和后柱损伤都必须考虑。治疗方案包括硬质围领、Halo 架或者前路融合术。有作者认为 11°后凸是不稳定的。然而这只是 White 和 Panjabi 定义的不稳定标准中的一种。目前关于轴向负荷损伤还没有普遍接受的不稳定标准。评价不稳定需纳入更多

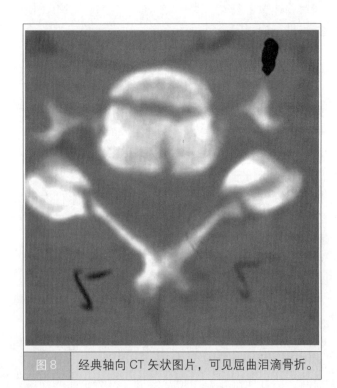

图8　经典轴向 CT 矢状图片，可见屈曲泪滴骨折。

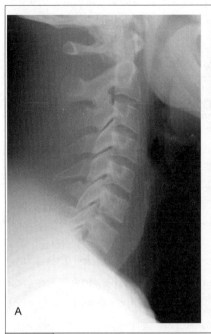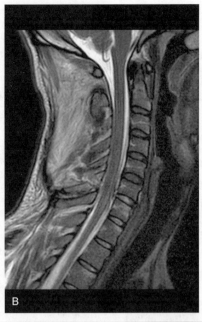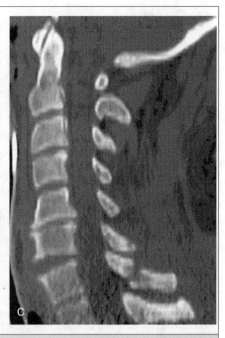

图 9　棘突骨折和典型的良性"挥铲样"损伤相比，代表更严重的损伤。屈曲损伤（A）及相应的 MRI（B）检查示间盘后纤维环的断裂和脊髓水肿。过伸损伤（C）伴有间盘前纤维环的撕裂。

的标准，比如是否能抵抗生理负荷，是否能保护神经组织。

棘突骨折

多种损伤机制都可以导致棘突骨折，骨折两端均可表现为不稳定（图 9）。

最常见的棘突骨折是经典的"挥铲样"损伤，是由于颈部突然过伸引起，此类损伤多发生于用铁铲挥动泥土时所致。此种良性损伤一般表现为邻近棘突尖部发生骨折，通常在 C7，治疗方法是颈围领保护大约 6 周。其他棘突骨折可能存在不稳定，要明确是否需手术治疗。该种损伤可由伸展或屈曲机制造成，骨折线通常位于棘突基底。伴随畸形往往提示损伤更加严重。过伸过屈位 X 线片可明确是否有不稳定。决定治疗方案之前需进行过伸过屈位 X 线片检查。

特殊情况

运动损伤

体育运动时出现的骨折和脱位，和通过其他机制造成损伤的治疗是相同的。接触性运动（例如足球）有时可以出现短暂的脊髓神经功能障碍，可能对颈部产生过度负荷。其影响是短暂发作的四肢瘫，可以持续数秒钟到数小时。没有急性骨折或脱位的影像学证据。对运动员是否可以继续参加接触性运动是有争议的。其评价应当包括彻底的神经功能检查。神经检查完全正常前，运动员不宜再进行体育运动，这和治疗脑挫裂伤是相似的。所有的患者应当进行影像学，例如 X 线平片和 CT 等标准创伤检查以排除骨折和脱位的可能。MRI 可以评价隐性韧带损伤和潜在病变，诸如先天性椎管狭窄、椎间盘突出或引起椎管狭窄的退变性疾病。MRI 同样发现脊髓的挫裂伤和水肿。研究表明具有正常椎管直径或先天性椎管狭窄的人严重脊髓损伤的危险性不会增加，可以重新参加体育运动。评估必须除外严重影像学病变的患者，诸如间盘突出、脊髓水肿、变性和严重退变性疾病。是否能继续进行体育运动，患者自己也起到决定作用。短暂脊髓神经功能障碍复发，或易于受到抱摔的运动员，重新参加运动之前需仔细评估。易于受到抱摔的患者如果有影像学病变，应停止该项运动。椎管狭窄的患者发生颈椎骨折或脱位，更可能受到致命的神经功能损伤。

强直性脊柱炎

强直性脊柱炎患者由于脊柱僵硬，受到低能量损伤也容易造成骨折，例如从站立的高度摔倒。强直性脊柱炎患者即使受到微小的颈部创伤后出现颈肩痛，都应该仔细除外骨折。最常见的骨折位置是颈胸交界处。骨质疏松、严重的胸椎后凸僵硬和患者肩膀的遮挡都影响颈胸交界处的 X 线检查。CT 是最好的检查方法。僵硬强直的脊柱就像一个长骨，缺少活动度。如果骨折需要手术治疗，内固定需要向头侧和尾侧延伸以提供充分的杠杆力臂，就像治疗股骨骨折一样。该类患者易并发硬膜外血肿，硬膜外血肿可以导致神经功能障碍加重。

小 结

颈椎外伤的治疗在脊柱领域是进展相对缓慢的领域。最新的进展主要是影像学技术和脊柱内固定技术。如何充分利用技术使患者受益和降低治疗费用值得进一步研究。

注释文献

引 言

Brolin K，von Holst H：Cervical injuries in Sweden：A national survey of patient data from 1987 to 1999. *Inj Control Saf Promot* 2002；9：40-52.

分析了 1987—1999 年瑞典损伤随访国家数据库，研究其发生的颈椎损伤概率和原因。骨折的发生率，只有在从车辆摔下的老年患者中有增加。50% 的摔伤发生在老年患者，提示颈椎骨折发生率随着老年人年龄增长而增加。

图 像

Bolinger B，Shartz M，Marion D：Bedside fluoroscopic flexion and extension cervical spine radiographs for clearance of the cervical spine in comatose trauma patients. *J Trauma* 2004；56：132-136.

文章中 56 名昏迷创伤患者为了排除颈椎损伤，使用透视辅助屈伸位检查。因为充分的 C7-T1 观察检查只有在 4% 的患者中见到，此技术不再认为在进行研究中必须使用。

Geck MJ，Yoo S，Wang JC：Assessment of cervical ligamentous injury in trauma patients using MRI. *J Spinal Disord* 2001；14：371-377.

回顾了 89 名创伤患者怀疑隐性韧带损伤，X 线平片没有发现，但是 CT 具有表现。89 人发现韧带损伤中有 2 人，没有明显的假阴性。MRI 检查没有给予时间框架。

损伤模式

Fisher CG，Dvorak MF，Leith J，Wing PC：Comparison of outcomes for unstable lower cervical flexion teardrop fractures managed with halo thoracic vest versus anterior corpectomy and plating. *Spine* 2002；27：160-166.

对颈椎屈曲泪滴骨折治疗进行了回顾对比性研究，对比了 Halo 架和前路钛板。前路钛板在恢复和保留矢状位屈度，同时使得治疗失败最小化方面更加有效。但是不能够在生活质量改善方面获益更多（可能此研究是以继发结果为主要监测指标）。

Johnson MG，Fisher CG，Boyd M，Pitzen T，Oxland TR，Dvorak MF：The radiographic failure of single segment anterior cervical plate fixation in traumatic cervical flexion distraction injuries. *Spine* 2004；29：2815-2820.

回顾了 87 名伴有单侧或双侧关节突关节骨折的患者，进行单节段前路颈椎钛板融合。术后即刻和随后的影像学随访发现，以大于 4 mm 的移位，和/或椎间成角大于 11° 为标准，出现 13% 的失败率。固定失败和影像学上的关节突骨折和终板骨折有关。在固定时关节突是否过度撑开没有提到。

Koivikko MP，Kiuru MJ，Koskinen SK，Myllynen P，Santavirta S，Kivisaari L：Factors associated with nonunion in conservatively-treated type-II fractures of the odontoid process. *J Bone Joint Surg Br* 2004；86：1146-1151.

回顾了 69 名 Halo 架治疗 II 型齿突骨折的患者。总融合率 46%。不愈合相关因子包括骨折间隙大于 1 mm，后方移位大于 5 mm，延迟治疗开始于伤后 4 天，后方再次移位大于 2 mm。不愈合和年龄、性别或前方移位无关。

Muller EJ，Schwinnen I，Fischer K，Wick M，Muhr G：Non-rigid immobilisation of odontoid fractures. *Eur Spine J* 2003；12：522-525.
　　26 例稳定 II 型或 III 型齿突骨折，给予非坚固外固定制动（非 Halo 架），证明融合率可以和过去使用 Halo 架治疗患者的融合率有可比性。

经典文献

Anderson LD, D'Alonzo RT: Fractures of the odontoid process of the axis. *J Bone Joint Surg Am* 1974;56:1663-1674.

Andersson S, Rodrigues M, Olerud C: Odontoid fractures: High complication rate associated with anterior screw fixation in the elderly. *Eur Spine J* 2000;9:56-60.

Hadley MN, Browner CM, Liu SS, Sonntag VK: New subtype of acute odontoid fractures (type IIA). *Neurosurgery* 1988;22:67-71.

Harris JH Jr, Carons GC, Wagner LK, Kerr N: Radiographic diagnosis of traumatic occipitovertebral dissociation: 2. Comparison of three methods of detecting occiptiovertebral relationships on lateral radiographs of supine subjects. *AJR Am J Roentgenol* 1994;162:887-892.

Harris MB, Kronlage SC, Carboni PA, et al: Evaluation of the cervical spine in the polytrauma patient. *Spine* 2000;25:2884-2891.

Hoffman JR, Mower WR, Wolfson AB, Todd KH, Zucker MI: Validity of a set of clinical criteria to rule out injury to the cervical spine in patients with blunt trauma: National Emergency X-Radiography Utilization Study Group. *N Engl J Med* 2000;343:94-99.

Kang JD, Figgie MP, Bohlman HH: Sagittal measurements of the cervical spine in subaxial fractures and dislocations: An analysis of two hundred and eighty-eight patients with and without neurological deficits. *J Bone Joint Surg Am* 1994;76:1617-1628.

Sasso R, Doherty BJ, Crawford MJ, Heggeness MH: Biomechanics of odontoid fracture fixation: Comparison of the one- and two-screw technique. *Spine* 1993;18:1950-1953.

Spence KF Jr, Decker S, Sell KW: Bursting atlantal fractures associated with rupture of the transverse ligament. *J Bone Joint Surg Am* 1970;52:543-549.

Torg JS, Sennett B, Pavlov H, Leventhal MR, Glasgow SG: Spear tackler's spine: An entity precluding participation in tackle football and collision activities that expose the cervical spine to axial energy inputs. *Am J Sports Med* 1993;21:640-649.

Vaccaro AR, Falatyn SP, Flanders AE, Balderston RA, Northrup BE, Cotler JM: Magnetic resonance evaluation of the intervertebral disc, spinal ligaments, and spinal cord before and after closed traction reduction of cervical spine dislocations. *Spine* 1999;24:1210-1217.

Vaccaro AR, Klein GR, Flanders AE, Albert TJ, Balderson RA, Cotler JM: Long-term evaluation of vertebral artery injuries following cervical spine trauma using magnetic resonance angiography. *Spine* 1998;23:789-794.

第23章　胸腰椎创伤

Christopher. M. Bono，MD　Marie D. Rinaldi，BA

引　言

胸腰结合部（T11-L2）是胸腰椎外伤后最容易损伤的部位。这里是活动度相对不大的胸椎和活动度极大的腰椎之间的生物力学转换区。稳定性由关节突关节的形态和椎板之间相互重叠来提供。此外的稳定性大部分是由肋骨围成的肋骨笼提供的，肋骨笼借助肋骨在椎骨后外侧跨越椎间隙与椎骨相关节。此外，肋骨的内侧段有韧带将之与横突相联结。胸腰交界区是后凸的胸椎和前凸的腰椎力线转换区。

外伤，比如机动车撞击，加速过程中发生的突然改变可以导致巨大的应力集中于胸腰段，引起骨性结构和韧带结构受损。损伤的结果可以有独立的、小的椎体压缩骨折，也可以有高度不稳定的环形骨与韧带结构损伤。神经受损伤的可能性随着高能量外力的增加而增大。

约90％的胸腰椎损伤发生在胸腰结合部。有关奥地利登山者损伤的最新研究显示，胸腰椎骨折占所有脊柱损伤的80％以上。15～35岁的男性最常受累。与小汽车车祸相比，严重的和多发的脊柱损伤更多发生在摩托车车祸伤中。空军飞行员胸腰椎骨折的发生率约为13％，其中直升机坠机和降落伞事故占73％，是最常见的原因。

诊　断

X线平片

如果怀疑有损伤，就应该行X线平片检查。尽管脊柱骨折经常先由胸部或腹部CT发现，但这并不意味着不需要高质量的X线平片检查。如果发现胸腰椎有损伤，应行全脊柱X线平片检查。因为伴发非连续性脊柱损伤的发生率可高达12％。应该行前后位和侧位胸腰椎X线平片。对怀疑有胸腰段损伤的患者，应该另外加拍以T12-L1胸腰段连接部为中心的平片。

侧位X线片

胸腰段矢状位力线正常情况下呈中立位（平或直的），这可以通过侧位平片进行评估。可以通过测量Cobb角的方法来测量后凸角度，事实证明这种测量方法比椎体后缘正切法具有更好的前后一致性。Cobb角法测量紧邻伤椎的头端正常椎体上终板和尾端正常椎体下终板之间的角度（图1）。伤椎高度丢失百分比是另外一个有用的测量指标。这个百分比通过测量伤椎与相邻上、下椎高度的比值来获得。应该分别测量椎体前缘和后缘高度，以此来精确测量这两个区域的压缩程度。椎体高度丢失50％以上则提示后方韧带复合体（PLC）撕裂，尽管这个数值还没有在临床被证实过。虽然CT扫描更敏感些，但经常可以在侧位片上看到椎体后部的碎骨块后移。

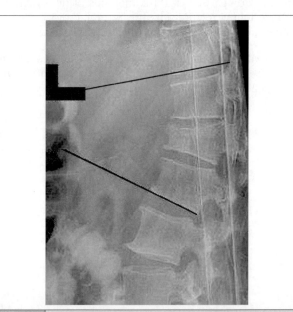

图1　可以从胸腰段的侧位片上看到椎体高度的丢失。可通过Cobb法来测量后凸的角度。图中测量了离伤椎最近的头端椎体上终板（图中为下终板，译者注）和尾端椎体下终板之间的角度（黑线）。

前后位片

脊柱的冠状位和旋转位排列可以通过前后位 X 线平片来评估。棘突和其相应的椎弓根之间的相对距离可以反映旋转情况。冠状位平移则提示有高能量损伤和骨与韧带结构不稳定。椎弓根间宽度从尾端到头端应该逐渐增加。而异常椎弓根间距增宽提示椎弓根有侧向移位，从而说明有椎体后外侧部分的分离；这是爆散骨折在平片上的特点。

CT 影像

应该行损伤节段和正常邻近节段的薄层（2 mm）CT 扫描。若骨折线延伸至椎体后缘则可以将爆散骨折与压缩骨折区分开。爆散骨折导致的椎管侵占在轴位 CT 上显示得最为清晰。后柱损伤如小关节脱位、小关节骨折和椎板骨折也可以显示得很清楚。与爆散骨折相同节段伴发的椎板骨折通常伴有硬膜撕裂和神经根卡压。所谓的"裸"（naked）或"空"（empty）的关节突关节是小关节脱位的征象（图 2）。但是如果没有发现这个征象，多数其他的横向畸形就很容易因为其处在轴向 CT 平面上而被忽视。高质量的矢状位和冠状位 CT 重建可以使牵张型或横向型损伤的诊断更加容易（图 3）。

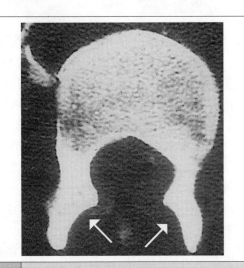

图 2　出现"裸"或"空"的关节突关节（箭头所指）是小关节脱位的征象。

椎管侵占情况可以通过多种方法进行量化。还没哪一种方法显示比另一种方法更优越，重复性更好。椎管中矢状位直径测量法是众多测量方法中比较简单的一种，它是指椎体后壁向后移位的最大的

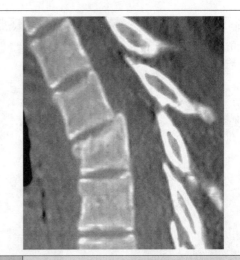

图 3　CT 冠状位重建可以显示横向移位情况，这在轴向影像上显示困难。

骨折块后缘与椎板前缘的距离。这个测量值可与伤椎上下正常椎管矢状位直径相比得出椎管侵占率。那些认为这种方法可能低估了神经受压程度的学者则建议使用横截面积测量法。但是，面积测量法在普通 CT 软件上做是很麻烦、很困难的。用轴位 CT 可能低估由椎体平移造成的椎管侵占（如发生骨折脱位时），所以最好是由冠状位和矢状位重建 CT 来进行评估。旋转畸形情况最好由连续的轴位 CT 影像来评估。

磁共振影像

MRI 在评估神经组织、椎间盘和脊柱韧带方面有很大的优越性。MRI 可以作为评估神经损伤的工具，神经损伤在解剖上往往与骨性结构损伤不在同一平面上。可以很容易地看到脊髓、马尾或神经根压迫。水肿在 T2 加权像上呈高亮信号，这一发现可能预示着受损伤神经的预后不良。尽管胸腰段损伤中椎间盘突出比颈椎损伤中少见，但是它可造成 CT 上不易发现的椎管侵占。

可以用 MRI 来评估后纵韧带（PLL）的完整性。一项研究表明，在 MRI 显示韧带完整无损的患者，与有损的相比，在撑开其后部结构时，椎管显示得更清晰。

随着最近在非手术治疗胸腰段爆散骨折方面取得的再次发现，使用 MRI 来评估后方韧带复合体（PLC）变得越来越普遍。PLC 的完整性是爆散骨折和压缩骨折治疗的重要决定因素。T2 加权像要

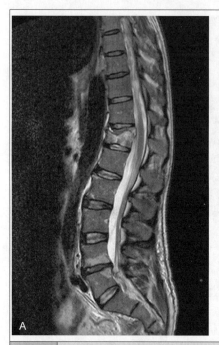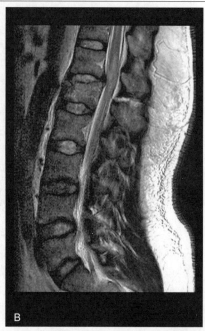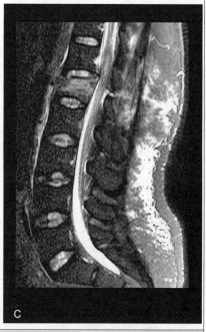

图4 **A**，T12 爆散骨折后，后方韧带中有轻微的信号增高说明很可能有拉伤。后方韧带复合体的机械性能并没有完全丧失。**B**，T2 加权像显示在爆散骨折层面，后方韧带复合体的信号增高。提示黄韧带和棘上韧带的连续性遭到破坏。**C**，短时间反转恢复序列成像能够更清楚的显示受损的后方韧带出现更多的软组织水肿，这在随后的手术中得到证实。

比 T1 加权像有用。虽然以图像的清晰度下降为代价，但短时间反转恢复序列成像在探查软组织内水肿时敏感度最高。

在 T2 加权像上 MRI 的发现可能是不同的，从棘突间轻微的信号增高（提示有良性的韧带拉伤）（图 4，A），到棘突顶点和椎板间隙之间高亮且广泛的信号（提示严重的 PLC 撕裂）（图 4，B 和 C）。尽管可以很容易地看到这个频段的极端情况，但是它们之间的不同级别却很难来区分。MRI 的分级系统就是用来帮助鉴别韧带损伤的不同程度。使用这套系统，通过 PLC 的破坏程度就可以预测手术治疗后凸复发患者的最终随访结果。

胸腰椎损伤分类

目前已经提出多种胸腰椎损伤分类方法，每种分类各有优缺点。尽管理想的分类系统应该具有临床应用价值，有助于治疗决策和预后判断，但是目前仍没有一种普遍接受的分类系统。复杂的分类系统会导致观察者之间和观察者自己的可重复性变差；简单的分类系统虽然有良好的可重复性，但是只对一种或两种损伤形式有用。其中两个比较常用

的分类方法是 McAfee 分类法和 Magerl 分类法。

McAfee 分类法

McAfee 分类法经由 Denis 分类系统改编而来，Denis 分类系统将脊柱分为三柱（图 5）。McAfee 分类法是根据 100 个连续收治的胸腰段损伤患者的多层 CT 和 X 线平片分析总结出来的。McAfee 分类法的主要目的是决定，或者更准确地说，是用来推断中柱（椎体后部、间盘后部和后纵韧带）损伤的机制。研究人员的结论是中柱可能因为轴向压缩、轴向牵拉和横向移动而损伤。矢状位 CT 重建被用来确定后柱是否受损，特别是通过观察小关节是否脱位。

McAfee 分类系统是目前有限的胸腰段损伤固定治疗方法的巨大进步。这些治疗局限于椎板下钢丝和椎板钩固定。尽管钢丝能够有效地维持脊柱矢状位排列，但不能提供加压和撑开的作用。早期非节段性椎板钩构建则可以提供加压和撑开作用。由于认识到某些损伤可因为加压或撑开而加重、移位或扩大，McAfee 及其同事将主要由撑开外力引起和主要因压缩外力引起的损伤区分开来。尽管了解

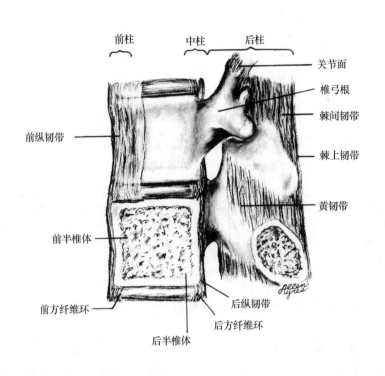

图 5　构成胸腰椎稳定性三个纵柱的解剖结构：前柱（椎体前 2/3，纤维环的前半部分和前纵韧带）、中柱（椎体的后 1/3、纤维环的后部和后纵韧带）和后柱（小关节囊、黄韧带、骨性神经弓、棘上韧带、棘间韧带和关节突）。（Adapted with permission from McAfee P, Yuan H, Fredrickson BE, Lubicky JP：The value of computed tomography in thoracolumbar fractures：An analysis of one hundred consecutive cases and a new classification. J Bone Joint Surg Am 1983；65：461-473.）

这些概念对有效减少胸腰段损伤很关键，但随后现代多钩（爪）系统和椎弓根螺钉技术的发展，使得节段性固定不再依靠撑开和压缩力量固定。

McAfee 分类系统对了解和治疗胸腰段骨折起着非常重要的作用；然而，这个分类系统并不是包括一切的分类系统。尽管目前应用广泛，但自其应用以来其对预后的价值一直没有被评估过，观察者之间和观察者本人的可重复性也未被评估。

AO 或 Magerl 分类系统

Magerl 及其同事在 AO 组织的支持下，引入了一种全面的胸腰椎骨折分类方法。这种分类法将胸腰椎骨折分为三组：A（压缩骨折）、B（牵张骨折）、C（扭转骨折）。根据骨折的形态、骨性结构或韧带结构损伤和骨折移位方向将骨折进一步分为亚型（图 6）。这个分类系统的发明是基于连续收治的 1 400 例损伤的 CT 和平片总结分析的结果。

AO/Magerl 分类系统较 McAfee 分类系统骨折类型包含更广，也更加复杂。人们发现这个分类法的观察者间可靠性与其复杂程度成反比。在最近的一项研究中，使用该分类系统只分到 A、B 或 C 型，观察者间的平均符合率为 67%。在某些损伤的评估中，Kappa 统计值低至 0.33（最佳值为 1.0）。当加入亚组分类后，观察者间可靠性陡然降低。有意思的是，作者发现如果使用 MRI，则可以改进损伤的分类情况。

损伤命名法的建议

当涉及到特定的损伤类型时，建立一套命名方法就变得很有用。尽管没有包含所有类型的骨折，但最常见的损伤为压缩骨折、爆散骨折、屈曲型损伤（比如屈曲-牵拉型和 Chance 骨折）以及骨折-脱位。

压缩骨折会导致椎体高度一定程度上的丢失，

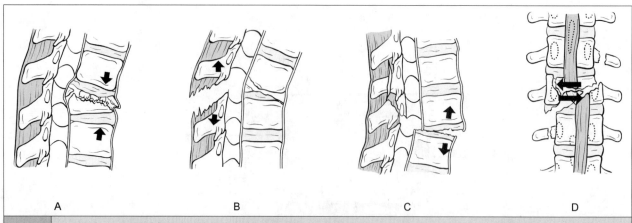

图6　AO分类。A型骨折是前柱的压缩骨折（椎体）（**A**）；B型损伤有后方（**B**）或前方的损伤（**C**）；C型骨折是旋转损伤（**D**）。(*Reproduced with permission from Magerl F，Aebi M：A comprehensive classification of thoracic and lumbar injuries in：Aebi M，Thalgott JS，Webb JK（eds）：AO ASIF Principles in Spine Surgery. Berlin，Germany，Springer，1998，p 22.*)

但不涉及椎体后方和中柱。爆散骨折突破椎体后壁而不伴有横向移位和脱位。单纯的胸腰结合部脱位很少见，其发生机制通常为屈曲-牵张型损伤。这种损伤机制的经典病例为机动车安全带损伤，小关节可能发生半脱位、骑跨或者跳越。无论如何，这些损伤通常都会伴有一定程度的椎体压缩，压缩的程度取决于当时椎体旋转轴的位置。在单纯的屈曲-牵张型损伤中，屈曲或杠杆的轴位支点于椎体前方。如果旋转轴位于椎体，椎体的某些部分就会压缩。骨折-脱位型损伤指有平移脱位伴不同类型的骨折。

值得注意的是，骨折-脱位型损伤在CT平扫上可能只表现为椎体后缘爆散骨折。但是，从平片或CT重建上看到水平位移则可以区分爆散骨折和骨折-脱位。

爆散和压缩骨折

非手术治疗

选择

大部分的胸腰段骨折都可以进行非手术治疗。这种治疗的临床风险是可以预计的，取决于损伤的特点，即骨折可以通过这种方式进行成功的治疗。尽管有很多有关这方面的文献报道，但目前仍没有专门的治疗方法可以借鉴。

非手术治疗方法包括外部制动观察和伸直位卧床休息。对于那些创伤较小的患者，可以逐渐增加活动量，不使用支具进行观察。支具多使用在比较稳定的骨折上。过度伸展背带（如Jewett支具）可以抵抗矢状面屈曲活动，但抗旋转和抗侧方屈曲能力较弱；这种背带支具对于压缩骨折最为适用。定做的贝壳式支具，如胸腰段支具，可以提供多平面支持并且可以用来治疗爆散骨折。

在一种很少见的情况下，骨折不稳定但手术存在极高的风险，采用非手术治疗，患者要通过卧伸展床治疗和长期的脊柱护理。长时间卧床会出现一些并发症，比如褥疮和肺部疾病，这些并发症可以通过特殊设计的旋转床来缓解，因为这种床可以持续地从一边到另一边旋转。可以通过活板门装置观察和护理背部皮肤和覆盖物而不需搬动患者。对这部分患者应该考虑预防血栓形成的药物治疗。尽管有其他的因素（如其他部位的持续出血），抗凝治疗应该延迟到损伤72小时后开始，以避免骨折部位发生硬膜外血肿。

治疗指南的建议

压缩骨折通常可以采用非手术治疗，而采用非手术治疗的前提条件是后方韧带复合体是完整的。平片提示后方韧带复合体破坏的影像包括椎体前缘高度丢失（大于50%）、棘突间间隙增大或后凸大于30°～35°。如果有这些情况出现，那么就要考虑手术治疗了。MRI对确认（或排除）模棱两可的病例中后方韧带的损伤很有帮助。对于轻度压缩骨

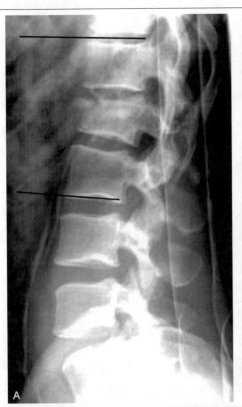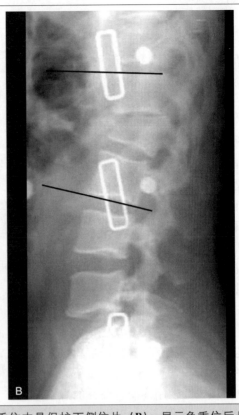

图7 一例胸腰椎爆散骨折初始仰卧侧位片（**A**）和负重位支具保护下侧位片（**B**）。显示负重位后凸角度显著增大。可以通过图中显示的线来进行角度测量（仰卧位 2°，负重侧位 11°）。MRI 检查高度提示后方韧带复合体损伤，并且从随后的后路手术得到证实。

折（尤其在有胸廓提供内在支持保护的胸椎），高度丢失少（小于 10%），患者如果可以耐受则可以不在支具保护情况下进行活动。对于更稳定的骨折，可以使用 Jewett 过度伸展支具维持力线 6~8 周直至骨折愈合。对于已经使用支具的患者应该再行负重位 X 线平片检查，以此确认在初步的固定过后骨折得到足够的控制（后凸没有加重）（图7）。在骨性结构愈合（通常为 3 个月）前要定期进行随访，复查 X 线片。

导致爆散骨折的损伤能量要高于压缩骨折。爆散骨折的主要机制为脊柱屈曲位时受到轴向的负荷。但是近期的一项体外测试认为，脊柱仰伸瞬间的损伤是造成外侧椎弓根（椎体）张开的主要原因。

对于压缩骨折来说，后方韧带复合体完整是进行非手术治疗的前提条件。有些医生认为，椎管侵占率超过 50% 就有手术减压和（或）稳定的指征；但对于神经系统和后方韧带完整的患者来说，这种治疗就缺乏有力的证据了。后凸角度大于 25°~30°

和（或）椎体前缘高度丢失超过 50% 则高度提示有后方韧带结构的损伤。

爆散骨折的患者通常通过特殊定做的，合身的胸腰骶支具或过度仰伸石膏来进行制动。在使用支具之前患者仍需要防止翻身。在下地行走开始之前，应该行支具保护下负重位 X 线平片检查。应该测量后凸角度和丢失的高度，并且与开始的数据对比。如果后凸或椎体高度丢失增加，那么后方韧带的完整性就需要更加仔细的评估。支具佩戴 3 个月后，理论上骨折应该愈合，伴有轻微的椎体高度丢失和后凸。之后应该定期进行拍片随访。应该告知患者注意脊髓圆锥受压和马尾综合征的临床表现。

总的来说，手术治疗（固定和/或减压）的指征包括力线不满意或不稳定、不完全神经损害或马尾综合征、难以控制的疼痛和（或）骨折不愈合。尽管有些文献报道了对神经损害患者的非手术治疗方法，但决定进行手术治疗胸腰段骨折需要分析多个因素；对有神经损害的患者进行非手术治疗主要针对那些不适合手术的患者。

结果

压缩骨折　最近一项研究报道了对 85 例胸腰段边缘型（压缩）骨折进行非手术治疗并且进行了为期至少 3 年的随访。尽管没有详细介绍治疗的细节，但其中一部分患者接受了物理治疗和（或）支具治疗。作者报道其中有 69% 的患者发生了不同程度的非特异性下腰痛。虽然没有报道后凸的一个关键值，但是后凸的角度在本研究中是与疼痛的强度相关的。而椎体的高度丢失则与疼痛强度不相关。使用支具或物理治疗对结果没有影响。

爆散骨折　最近有一项长期研究的结果被公布。这项研究对 42 例没有神经症状的胸腰段稳定型爆散骨折患者进行了非手术治疗，并且进行了 11～55 年的随访。平均后凸角度在屈曲时为 26°，仰伸时为 17°；然而，最终的随访发现后凸与疼痛的程度或功能不相关。没有患者神经症状加重。下腰痛评分（平均 3.5 分，VAS）被记录下来，且没有患者使用麻醉镇痛剂控制疼痛。88% 的患者重返伤前的工作岗位。

近期有另一项回顾性研究报道了 38 例不伴有神经损伤的胸腰段爆散骨折的非手术治疗结果。有后弓骨折或脱位，或者后凸角度超过 35° 的患者不被入组。所有的患者早期下地行走。9 例患者行支具治疗。平均后凸角度从 20° 增加到 24°（平均随访时间为 4 年）。32 例患者没有疼痛或者有轻度疼痛，4 例有中度疼痛。2 例出现严重疼痛并且都在受伤 1 年后行手术治疗。没有发现脊柱后凸、椎管侵占和临床结果之间有关联。76% 的患者重返术前工作岗位。并发症包括短暂血尿（3 例）和尿潴留（6 例）。

另一项研究报道了连续收治的 60 位胸腰段爆散骨折患者的治疗结果。这部分患者的神经系统完整，采用治疗支具，并且平均随访了 42 个月。最初和最终的后凸角度分别为 6° 和 8°。对功能恢复满意的患者占 91%。83% 的患者诉有轻度疼痛或无痛，并且活动度恢复到伤前水平。3 例有尿路感染的患者使用抗生素后成功治愈。

另有研究小组报道了 24 例神经系统完整的爆散骨折患者的治疗结果。对这部分患者的治疗采用胸腰骶支具、Jewett 过度仰伸支具或过度仰伸石膏，并且让患者早期下地行走。没有患者出现神经

症状。同时观察到有脊柱后凸增加，但增加的程度没有统计学意义。

有神经症状的患者　对于有神经系统症状的患者通常不采用非手术治疗。非手术治疗选择通常适用于那些完全脊髓损伤患者，且这些患者的内科情况不适于手术治疗时。研究显示，不管选择手术还是非手术治疗，没有一例胸腰段爆散骨折且伴有完全脊髓损伤（Frankel A）的患者出现神经恢复。另一项研究报道了神经损伤患者的具有可比性的神经恢复率。一项对 89 例患者的早期回顾性研究中，神经恢复在非手术治疗组为 35%，手术治疗组为 38%。对于完全神经损伤患者来说，手术治疗具有很多优点，比如患者的活动能力提高、清肺能力改善、疼痛缓解，尽管有些靠直觉，但应依照患者个体特点而定。

非手术治疗和手术治疗的对比

对于明确的胸腰段损伤患者进行手术和非手术治疗，并且对其结果进行了对比。有一篇经典文献报道了不稳定胸腰段骨折患者（患者没有神经损伤）的手术和非手术治疗对比结果。非手术治疗组的住院时间（80 天）要明显多于手术组（30 天）；制动时间非手术组比手术组的时间长（67 天比 18 天）。最终的后凸角度在非手术组要更大一些，但是畸形的程度不影响功能结果。没有患者出现神经功能障碍加重，疼痛评分和返岗率也没有差别。通过这些数据我们发现，不稳定骨折手术治疗的优点是可以早期活动；然而，尽管据报道发生率很低，但是出现继发神经损害的潜在风险仍是大多数医生需要考虑的问题。

近期，一项前瞻性研究对不伴有神经损伤的胸腰段爆散骨折的治疗结果进行了对比。治疗方式为后路手术治疗或非手术治疗。比如小关节脱位等涉及后弓骨折的患者都被排除出组。对 47 例非手术治疗患者行过度仰伸位支具治疗，并且让其早期下地行走。对 33 例手术组患者行短节段椎弓根钉内固定。尽管在 3 个月随访时手术组的评分结果要更好一些，但是 6 个月和 2 年的随访结果就与非手术组没有统计学差异了。手术组后凸的矫正情况也是在初期阶段要好一些，但最终的随访结果显示手术组没有明显优势。疼痛评分的情况亦相同。

在 2003 年有一项设计出色的前瞻性随机对照

研究，该研究对手术和非手术治疗无神经症状的稳定型胸腰段爆散骨折进行了对比。研究将可疑和确定的后方韧带损伤患者排除出组。非手术治疗采用支具或石膏治疗，并且让患者早期活动。手术治疗采用前路或后路手术方式。结果显示在后凸角度、功能结果或疼痛评分方面，手术和非手术治疗没有统计学差异。但手术治疗组患者的疼痛评分更高，并发症更多。

这些数据有力地证明，包括支具和早期活动在内的非手术治疗方法，对于不伴有后方韧带损伤的胸腰段爆散骨折来说是一种有效的方法。然而，这些研究并没有提供一个明确的建议，如何去判定后方韧带复合体的完整性。

手术治疗

手术治疗包括固定伴或不伴有减压。外科手术的目标是恢复和维持脊柱力线和稳定，直到骨性结构愈合。对于有神经症状和椎管侵占的患者，减压的目的是为了最大程度地扩大神经组织的空间。为了固定和减压，可以行前路和后路手术。

压缩骨折

在一种比较少见的情况下，压缩骨折合并后方韧带损伤，这时从后路进行固定是一个比较好的方法。外科手术的目的是为了恢复脊柱的力线（如矫正后凸），直到骨性结构愈合。后路椎弓根或椎板钩很有用处。沿着后方结构施加压应力可以起到矫正作用；但是这种治疗方法对于椎体后方有粉碎骨折（如爆散骨折）的患者不适用，因为这会增加骨折块突入椎管的风险。对于压缩骨折很少使用前方入路。

爆散骨折

对于胸腰段爆散骨折，尤其是不伴有神经症状的爆散骨折，手术适应证和理想的手术方法一直存在着争议。有些医生认为应该单纯行后路手术，而另有观点认为前路或前后联合入路更好。对有神经损伤的患者（尤其是不完全损伤），大多数医生认为减压是有必要的。对移位的椎体骨折块可以通过后路器械进行牵引和重新对线，以达到间接复位。如果后纵韧带完整并且手术较早（伤后 2~4 天内），这个入路就会变得更为有效。尽管神经系统

是否受益还没有定论，但通过前方入路进行骨折块的直接移除可以获得更好的减压。已开发出其他经后方入路的技术来移除椎体骨折块，进行椎体间融合；但是这些技术还没有得到广泛的应用。目前有各种的前路和后路器械可供选择。

手术指征推荐

神经症状进行性加重是急诊减压的指征。有神经症状的患者，若其椎管侵占率为 25% 以上，则可以通过手术减压获益。由于机械不稳定造成的后凸畸形逐渐加重，同样需要手术进行固定。若损伤类型强烈提示有后方韧带复合体损伤，如后凸畸形逐渐加重、后凸角度大于 25°~30°、椎体高度丢失大于 50%，则也是手术指征。患者在 3~6 个月后仍有持续的疼痛，并且骨扫描和（或）MRI 扫描上见到骨折不愈合，都需要进行手术固定。

后路手术

固定　后路手术主要用于神经系统完整的爆散骨折患者的骨折固定。骨折的固定可以通过使用不同的器械来实现。椎弓根螺钉固定是其中比较流行的方法，它能够使三柱稳定，因此比椎板钩有理论上的优势，并且椎弓根螺钉可以进行短节段固定。短节段固定融合至少应该包括骨折的上一个和下一个节段（短节段器械），而有的作者建议融合骨折上下两个节段（图 8）。短节段固定可能会出现椎弓根螺钉断裂或失效，其发生率高达 50%。目前这个并发症的发生被认为是反复负重的结果，且因为前柱的固定不足而使这种效应增强。曾经有人应用经椎弓根自体骨移植，以尝试重建椎体高度，但是这项技术并没有减少短节段椎弓根固定的器械失效率。尽管比较有用，但是使用椎板钩和棒进行后路固定却在逐渐减少，因为这种技术需要固定融合损伤部位上下各 2~3 个节段。椎板下钢丝在固定不稳定骨折中的应用很少。

间接减压　目前已经有很多椎管后路减压的方法出现。人们已经不喜欢单纯的椎板切除减压，因为它会造成后方结构进一步的不稳定，并且导致进行性后凸畸形。间接减压主要依靠纵向牵引骨折节段，通过韧带整复术来进行后方移位的骨折块的复位。在牵引过程中，完整的后方韧带和（或）完整的纤维环可以拉动骨折块复位。在一项研究中，使用这项技术对 22 例交界区（T11-L2）爆散骨折进

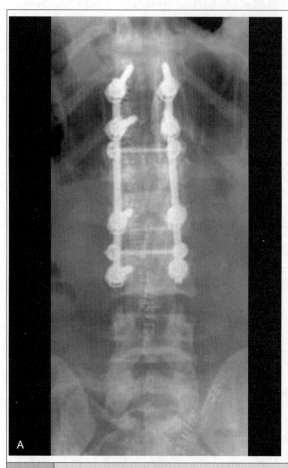
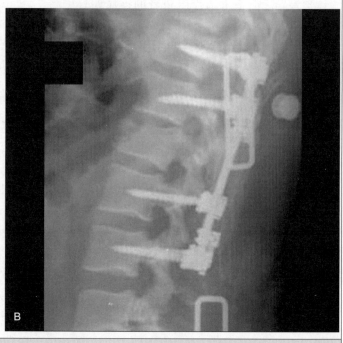

图8 不稳定胸腰段爆散骨折行长节段固定后的前后位（A）和侧位（B）片。在稳定胸腰段爆散骨折过程中使用长节段内固定可以更好地维持后凸的矫正。内固定失效多出现在短节段固定中。

行治疗，结果椎管侵占率平均改善 28%。尽管不完全神经损伤患者有平均 1.8 个 Frankel 分级的改善，但神经损伤或康复的发生率仍不能根据椎管的间隙来预测。通过一项尸体模拟爆散骨折的研究发现，椎体高度的丢失/后凸与椎管侵占率相关。有意思的是，活动节段的过伸（常用的爆散骨折复位方法）并不影响椎管的间隙。

间接复位并不总是有效，因为后纵韧带的损伤会影响其作用效果。一项包括 30 个病例的研究结果显示，后方结构牵拉术后椎管侵占的平均改善率只有 19%（从术前 57% 到术后 38%）。在不考虑椎管容积的情况下，不完全损伤（Frankel 分级 B～D）改善了一个或多个级别。尽管有些作者认为后纵韧带的损伤会对椎管容积造成一定程度的影响，但是他们并没有将 MRI 用于评估后纵韧带。通过这些结果可以推断，椎管侵占超过 50% 即是后纵韧带损伤的指征，因此在这样的病例中就需要通过前方入路进行减压。

人们认为受伤到手术的时间间隔延长，会抵消间接椎管侵占清除的作用。一位外科医生发现，如果手术在伤后 1 周内进行，那么椎管侵占的改善率为 33%。若在伤后 1 周或 2 周时间进行，则只有 24% 的改善或者没有改善。与其他报道相同的是，不论椎管容积如何，所有的不完全损伤都可改善 Frankel 分级中的 1 级。另有一些研究人员发现，若伤后 4 天内进行固定（56% 到 38% 的改善），则椎管容积较超过 4 天再行固定（52% 到 44% 的改善）会有轻度改善。

通过后方入路进行椎管直接减压 全经后入路进行椎管前方的减压方法已经被开发出来。在一项有 31 例患者的研究中，使用了后外侧入路来复位有移位的椎体骨折块，以此来清空椎管。这项技术包括去除小关节和（或）椎弓根以达到椎体后方。使用这种方法，经 CT 测量，椎管侵占率得到了显著下降，而有 96％的患者神经功能得到改善。随后使用椎弓根螺钉进行固定。

特殊情况：伴随椎板骨折　若爆散骨折同时伴有椎板骨折，则有可能出现硬膜撕裂或神经根卡压。一组研究数据显示这类损伤患者伴有硬膜撕裂伤的发生率很高，因此建议在行任何前路手术之前都要进行后路椎板切除，探查和修补硬膜。另一研究小组报道了这种损伤类型的一种变化类型，即神经根卡压在骨折的椎板中。这些作者也建议在行任何前路减压和固定之前，进行后路神经根松解术。

前路手术

对于爆散骨折来说，前路减压是清理椎管的最直接有效的方法。大多数受损的椎体及邻近的头端和尾端间盘都可以切除。小心地移除后凸的骨折块以缓解脊髓和马尾的压迫。已有报道伴有不完全神经损伤的爆散骨折患者，经过前路减压手术，其神经功能恢复率最高。有一篇文献报道称，伤后 48 小时内进行前路减压手术会平均改善 Frankel 分级中的 2 级。

因为前路手术会使脊柱不稳定，因此缺损的椎体必须被支撑物替代，而这样的支撑物同样也可以形成骨性融合。可以使用结构性骨移植，如自体肋骨、腓骨、髂骨，或异体骨移植。近来，钛网得到了普遍的应用。可以在钛网中充填大量的片状自体髂骨松质骨，或者填入自椎体切除的骨组织。前柱重建（支撑骨移植）后应该通过前路或者后路、或前后路器械一起固定。有很多种器械可以用于前路的固定。体外生物力学实验比较了多种前路器械。比较坚固的器械是角度固定的椎体螺钉和钢板、交锁固定和钉-棒-横联设计如 Kaneda 系统（Depuy Spine，Raynham，MA）。总之，前路固定融合与单独的一个操作相比，可以更好地维持脊柱力线。

在一项早期的研究中，对 35 例伴有神经损伤的胸腰段爆散骨折患者进行了前路手术。术中使用了自体髂骨移植进行前柱的支撑重建。应用改良哈氏钉-棒系统进行骨折节段上下椎体的固定。不完全神经损伤患者的神经康复率很高，而完全神经损伤患者神经功能没有任何改善。21 例受伤初期出现大小便功能不完全丧失的患者中，有 19 例得到部分改善。13 例早期进行治疗（伤后 10 天内）的患者中，有 12 例膀胱功能恢复。8 例治疗较晚（伤后超过 10 天）的患者中，有 5 例恢复膀胱功能

且不伴有性功能障碍。同样的，另有一组外科医生在进行前路减压和移植物支撑后，使用前路钢板技术对不同的胸腰段进行固定，获得了很好的脊柱力线维持和神经功能恢复。

有文献报道，对 12 例胸腰段爆散骨折患者使用钢板进行单纯前路固定。其中有 10 例患者在术后 1 年随访时间里，后凸畸形矫正得到了维持。另 2 例患者有 10°～20°的角度丢失。这 2 位患者术前的后凸角度都大于 50°，提示单纯前路手术对伴有明显后方韧带损伤的患者不能提供足够的固定强度。然而，这种矫正角度的丢失可能与内植物的类型有关（如 Z 型钢板，Medtronic-Sofamor Danek，Memphis，TN），这种类型的钢板作为独立的内植物有很高的内固定疲劳失败率。

在 1997 年的一项研究中，对连续收治的 150 例胸腰段爆散骨折患者，行一期前路减压、支撑骨移植，使用的是 Kaneda rod-sleeve-staple 器械。椎管容积达到 100％。融合率达到 93％。对于出现假关节的患者，通过后路固定融合成功地进行了治疗。150 例中有 142 例（93％）患者的 Frankel 分级至少改善了一级。

时间对神经功能结果的影响　有文献报道称进行手术的时间的长短会影响神经功能恢复的速率。在一项对 22 例胸腰段爆散骨折的研究中，对一部分患者在伤后 48 小时内进行了前路减压手术，结果平均改善 2 个 Frankel 级别，并且其中有 44％的患者大小便功能得到完全康复。另一部分患者在伤后 48 小时以后进行手术，平均只改善了 1 个 Frankel 级别，并且没有患者获得大小便功能完全恢复。尽管这项研究不是随机的，但是这些数据可以提供一些证据说明，早期进行前路减压可能对神经功能恢复有益处。

延迟减压　出于各种各样的原因，并不是所有的患者都早期进行减压手术。对于某些患者来说，残留椎管狭窄可以持续很长时间（数周到数年）。有一项研究对爆散骨折延迟减压的效果进行了检验。49 例伴有脊髓圆锥或马尾水平损伤的患者，若伤后 2 年内进行减压手术，那么神经功能会有显著的改善（Frankel 分级和膀胱控制能力）。对 T12 以下的骨折患者总的膀胱功能改善率为 50％。这些数据说明，即使爆散骨折后长期存在神经压迫，减压术后 Frankel 分级和大小便功能也会有确实的改善。

前后路联合手术

对于某些患者来说可以行前后路联合手术。这种手术的适应证和疗效仍不是很清楚。理论上的优势包括最大的椎管容积、最大的稳定性和融合率的改善。但是，联合入路手术的并发症也是这种术式的潜在劣势。

在近期的一项回顾性研究中，对胸腰段爆散骨折进行前后路联合手术和单纯进行后路手术结果进行了对比。尽管手术方式并不影响神经的恢复情况，但是前后联合入路可以更好地维持后凸的矫正。有意思的是，后凸矫正角度的丢失与背痛的发生率并不相关。有些外科医生提倡前后联合入路以获得最大程度的椎管减压和总体的结构稳定性。对某些外科医生来说，后方韧带复合体的损伤是需要考虑的一个重要因素。

前路和后路手术的比较

很少有研究对前路和后路手术进行对比。早期有文献报道了对伴有不完全神经损伤的患者进行前、后路手术的对比研究结果。尽管研究中的 59 例患者并不都是爆散骨折，但是神经功能恢复程度却与椎管清除程度相关。前路减压组比后路组患者在运动、感觉和膀胱功能改善方面有更好的结果。有意思的是，后路手术包括经椎弓根后外侧减压和固定，而前路手术对损伤节段进行了足够的自体骨切除。脊髓圆锥损伤患者的膀胱功能在前路手术组有 70％ 得到改善，而在后路手术组这个数值仅有 12％。后路手术组的患者在平均伤后 6.4 天内进行手术，而前路组患者都是在 1 个月后进行手术。相反的是，运动功能的恢复并不受手术入路的影响。近期，有一项研究对不伴有神经损伤的不稳定爆散骨折手术入路的结果进行了分析，尽管结果显示前路和后路手术的临床结果相同，但后路手术出血更少、手术时间更短。

微创方法

目前胸腰段爆散骨折的微创手术方法已经问世。但文献报道很少。2001 年的一项研究对胸腔镜椎体切除、前柱重建和固定的疗效进行了研究。尽管本研究的作者认为此术式的并发症发生率很低，但是仍有相当比例的血管损伤和神经症状加重。而这些并发症在开放手术中很少发生。由于认识到胸腔镜手术的学习时间比较长，因此需要确定这种手术入路的效果和优势，尤其是目前有很多的报道称其疗效与非手术治疗疗效相同。

椎管侵占和神经功能结果

目前对 CT 片上测量的椎管侵占程度和神经损伤的关系已经进行了广泛的研究。从研究的结果看，神经损伤的严重程度不能通过残留椎管的狭窄程度来判断。神经功能障碍的程度更可能受撞击当时椎管侵占情况影响。而这种情况可以更多地从原始影像学资料上获得。而且，目前还没有统一的测量椎管的理想方案。

在 2001 年的一项研究中，通过测量椎管中矢状径和横截面积，对 115 例患者进行了椎管重塑和后方牵引内固定（损伤节段上下各 2 个节段）。术后即刻平均椎管容积为正常的 49％～72％。在最终随访中，椎管平均容积为正常的 87％。重要的是，初期椎管塌陷得越多，术后的椎管容积越大。这些发现有力地证明，直接减压（前路或后路）对于有不同程度椎管塌陷、但神经系统完整的患者来说，可能不是必须要做的。尽管有其重要性，但是椎管容积对于早期手术（伤后 3 天内）和晚期手术（伤后超过 3 天）的患者来说没有统计学差异。在 2001 年的另一项研究中，回顾了 83 例 CT 和平片上显示胸腰段爆散骨折的患者，这些患者随访至少 12 个月，分别采用手术和非手术治疗，都进行了椎管重建。结果发现不管采用哪种治疗方法，随访中都没有发现患者神经症状加重。文献作者总结到，对于神经系统完整的患者来说，椎管会进行自然再吸收和清除。

在 1999 年的一项回顾性研究中发现，有神经损伤的患者（平均 52％）要比没有神经损伤的患者（平均 35％）的椎管塌陷程度大。但是对于有神经功能恢复的患者（20％）和没有神经功能恢复的患者（23％）来说，平均椎管容积并没有差别。一个更重要的神经损伤预测指标是后方韧带出现裂伤（伴或不伴有神经损伤的比例分别为 61％ 和 25％）。遗憾的是，这项研究并没有指出辨别后方韧带复合体完整性的方法，而辨别后方韧带复合体完整性在某些损伤中是比较有挑战性的。有一篇文献分析了爆散骨折和神经损伤患者在不同影像条件下的椎管测量结果，发现唯一能与神经状况相关的测量指标是椎管矢状径/横径比值。横截面积、椎管矢状径和横径的绝对值与之不相关。另一组研究人员发现，椎管塌陷 25%、50% 和 75% 对出现神经损伤（但不是神经损伤的严重程度）的预计能力分别有 0.29、0.51 和 0.71。一个类似的研究发现，有 45% 的椎管塌陷和后柱损伤预计到了有 L1 水平神经损伤。而且，神经损伤的严重程度是不可预计的。通过测量椎管的横截面积发现，$1.0\ \mathrm{cm}^2$ 是一个关键指标，低于这个值的所有患者都有一定程度的神经损伤，而如果横截面积在 $1.0 \sim 1.25\ \mathrm{cm}^2$ 之间，则有不完全或没有神经损伤。

屈曲型损伤：屈曲牵张型和 Chance 损伤

与颈椎脱位不同，单纯的胸腰段脱位并不常见。这种损伤的最常见机制为屈曲牵拉外力作用，多见于机动车安全带损伤。在迎面撞击中，过高地佩戴安全带可将高能量外力集中于胸腰结合部的前缘，使得整个椎体节段的牵拉外力增强。这种损伤从机制上可以与屈曲压缩型损伤进行区分，屈曲压缩型损伤的屈曲轴在椎管，造成前方压缩、后方牵拉。

屈曲牵张型损伤可以导致椎体和后方结构的多种类型骨折。习惯上来说，尽管这些损伤类型经常会被混淆，但是屈曲牵张型损伤可以通过没有横向移位来与骨折-脱位进行区分。屈曲牵张型损伤可以单纯伤及韧带、骨与韧带或单纯骨性结构。骨折类型通常为横行。在某些患者，可以看到骨折线始于棘突顶点，经过椎板，由椎体前方中线穿出。对于单纯韧带损伤，小关节突可以半脱位。在某些情况下，小关节突可以完全脱位（对顶或交锁）（图9）。

有接近 2/3 的屈曲-牵张型损伤患者伴发神经功能障碍，可能是因为神经组织受到牵拉。最常见的非脊柱性损伤为内脏穿孔，可能原因为继发于腹部受压致肠内压骤增引起。在某些患者，腹部损伤可能为第一表现，而脊柱损伤可能被忽略。腹部区域的瘀斑提示有这种损伤。

胸腰段屈曲-牵张型脱位很少进行非手术治疗。对于单纯的骨性结构屈曲-牵拉型损伤，过伸位石膏或支具也是一种可选择的治疗方法。治疗应该维持到平片和临床检查证实已有骨性愈合，通常这段时间需要 3～4 个月。大多数其他的屈曲-牵张型损伤都需要手术治疗。因为脊柱通过椎体前方的旋转

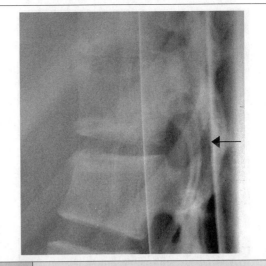

图9 胸腰椎结合部屈曲-牵张型损伤。可见到椎体有轻微的压缩。但是更有意义的发现是小关节突的对顶（箭头）。

轴屈曲，因此前方的韧带通常是完整的。虽然少见，但也可能存在椎体前方粉碎骨折。对于大多数患者来说，前路手术（通常需要切断前纵韧带）会加重脊柱不稳定。因此，后路加压器械和融合技术就成为了最常用的治疗方法。因为在严重创伤过程中会出现椎间盘的破裂，因此必须要避免过度加压以防松散的椎间盘组织突入椎管。短节段椎弓根螺钉或椎板钩固定是治疗这类创伤的有效手段。

骨折-脱位

胸腰段骨折-脱位是高能量损伤，且有很高的完全性神经功能障碍发生率。对于伴有完全神经损伤的患者，手术的目的是稳定脊柱，通过手术可以使患者的转运、活动和肺部护理变得简单。损伤的机制可以多种多样，包括屈曲、剪切和过伸力（图10）。骨折可以通过患者在手术室内俯卧时变换体位而使脊柱的力线恢复。对于某些患者来说，需要通过切开直接复位来纠正力线。而对于神经系统完整或有部分神经损伤的患者来说，这个过程必须要小心进行，以防止额外的神经损伤。

对于大多数患者，后路固定融合对于骨折-脱位的治疗已经足够。对于有广泛椎体粉碎、压缩骨折或骨折块突入椎管的患者，可能就需要联合前方和后方入路进行手术；无论如何，应该避免单纯进行前路手术。近期的一项包含 15 例患者的研究报

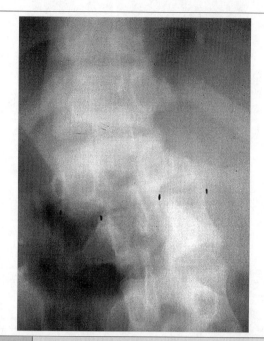

图 10 骨折-脱位型损伤可以表现为多种多样的骨折类型。可以通过横向移位畸形来与其他类型的损伤进行鉴别，而这种畸形是高能量损伤的征象。

告显示，通过短节段椎弓根螺钉进行固定可以很好地维持脊柱的力线。

并发症

手术时机的选择是非常重要的，尤其对于多发创伤患者来说尤为如此。通过一项针对脊柱骨折（包括颈椎、胸椎和腰椎损伤）的回顾性图表研究发现，伤后 3 天内进行手术的患者比伤后超过 3 天进行手术的患者，其肺炎发生率更少，住院时间更短。尽管这项研究中的两组不是随机分配的，而且晚手术组可能包括损伤更重的患者，但是损伤严重程度评分并没有显示两组有明显的统计学差异。晚手术组患者的平均年龄、格拉斯哥昏迷评分和胸部损伤评分都要显著高于早手术组患者。

在一项前瞻性研究中，连续收治了 75 例包括脊柱损伤的多发创伤患者。其中伤后 24 小时内进行前路手术（急诊组）要比伤后 24～72 小时进行手术（早期组）的出血量显著增大。相反的是，不管手术时机如何选择，后路手术组的出血量都基本相同。在急诊组和早期组中，没有血栓栓塞、神经症状、压疮加重、深部感染或全身脓毒症的报道。

另一项研究结果显示，胸腰段骨折患者术后有 10％的伤口感染发生率。尽管这项回顾性研究中没有对照组，但是作者认为胸腰段骨折择期手术的感染发生率要比文献报道的更高。完全性神经功能障碍在统计学上是感染的主要危险因素。其他的危险因素包括伴随的远处感染或潜在的菌血源（如开放骨折），都不在本研究考虑范围内。

小 结

在胸腰段损伤的治疗过程中仍然存在很多的挑战。而且目前仍旧没有对损伤的描述方法和骨折分类达成一致意见。未来的目标是在术前将能够通过手术获益的患者区分出来，并且创造出更多的微创减压和固定的方法。

注释文献

引 言

Belmont PJ, Taylor KF, Mason KT, Shawen SB, Polly DW, Klemme WR: Incidence, epidemiology, and occupational outcomes of thoracolumbar fractures among U.S. Army Aviators. *J Trauma* 2001; 50: 855-861.

作者通过一个前瞻性数据库发现，在每 10 万美国军队飞行员中就有 12.8 例胸腰段骨折发生。这个组被认为是军队中的高危人群组。

Hohlrieder M, Eschertzhuber S, Schubert H, Zinnecker R, Mair P: Severity and pattern of injury in survivors of alpine fall accidents. *High Alt Med Biol* 2004; 5: 349-354.

这项研究的结果显示，81％的高山登山者的脊柱骨折发生在胸腰结合部。通过对损伤的类型进行分析，作者认为其损伤机制中，直接撞击比减速造成的间接损伤的可能性更大。

Robertson A, Branfoot T, Barlow IF, Giannoudis PV: Spinal injury patterns resulting from car and motorcycle accidents. *Spine* 2002; 27: 2825-2830.

这项回顾性研究显示，摩托车撞击导致的损伤更为严重。并且与汽车撞击伤相比，胸椎损伤更主要是由高强度屈曲外力引起。

诊　断

Oner FC，van Gils APG，Faber JAJ，Dhert WJA，Verbout AJ：Some complications of common treatment schemes of thoracolumbar spine fractues can be predicted with magnetic resonance imaging. *Spine* 2002；27：629-636.

在这项前瞻性研究中，作者发现胸腰段骨折治疗后，若 MRI 提示后方韧带破裂，则有可能发生复发性后凸畸形。

胸腰椎损伤分类

Mirza SK，Mirza AJ，Chapman JR，Anderson PA：Classifications of thoracic and lumbar fractures：Rationale and supporting data. *J Am Acad Orthop Surg* 2002；10：364-377.

这篇文章对胸腰段骨折最常用的分类系统进行了比较全面的回顾。对每一个分类系统的合理性、关键因素和优缺点都进行了讨论。

Oner FC，Ramos LM，Simmermacher RK，et al：Classification of thoracic and lumbar spine fractures：Problems of reproducibility：A study of 53 patients using CT and MRI. *Eur Spine J* 2002；11：235-245.

在这项研究中，对 AO 和 Denis 分类系统的观察者内部和观察者之间的可靠性进行了评估。Denis 分类系统的 kappa 值在一定程度上更好一些。

爆散和压缩骨折

Alanay A，Acaroglu E，Yazici M，Oznur A，Surat A：Short-segment pedicle instrumentation of thoracolumbar burst fractures：Does transpedicular intracorporeal grafting prevent early failure. *Spine* 2001；26：213-217.

这项包含 20 例患者的前瞻性随机研究发现，进行和不进行椎弓根间植骨的后凸进展程度和螺钉固定失败的发生率相似（分别为 50% 和 40%）。

Aligizakis A，Katonis P，Stergiopoulos K，Galanakis I，Karabekios S，Hadjipavlou A：Functional outcome of burst fractures of the thoracolumbar spine managed non-operatively with early ambulation，evaluated using the load sharing classification. *Acta Orthop Belg* 2002；68：279-287.

这是一项对负重分配分类进行的前瞻性研究（最初是为了指导手术治疗），且连续收治了 60 例胸腰段损伤患者，并且都进行非手术治疗。作者发现在这组患者中，这个分类系统可靠且方便应用。

Dai LY：Remodeling of the spinal canal after thoracolumbar burst fractures. *Clin Orthop Relat Res* 2001；382：119-123.

这项研究显示了胸腰段爆散骨折后椎管强大的重塑潜力。重要的是，手术组患者和非手术组患者的椎管重塑比例没有差别。

Folman Y，Gepstein R：Late outcome of nonoperative management of thoracolumbar vertebral wedge fractures. *J Orthop Trauma* 2003；17：190-192.

在这项研究中，对不伴有神经症状的胸腰段楔形骨折（压缩）进行非手术治疗，并产生较好的临床和影像学结果。重要的是，有 69.4% 的患者诉有下腰区的慢性疼痛。

Knop C，Fabian HF，Bastian L，Blauth M：Late results of thoracolumbar fractures after posterior instrumentation and transpedicular bone grafting. *Spine* 2001；26：88-99.

这篇回顾性研究的结果显示，胸腰段爆散骨折进行后路椎弓根内固定，并同时进行椎弓根间植骨并没有明显的优势。

Shen WJ，Liu TJ，Shen YS：Nonoperative treatment versus posterior fixation for thoracolumbar junction burst fractures without neurologic deficit. *Spine* 2001；26：1038-1045.

在这项前瞻性非随机对照研究中，对非手术与后路固定手术治疗结果的评分进行了对比。行后路固定手术的患者都为胸腰结合部爆散骨折且不伴有神经损害，结果显示术后 3 个月随访时手术组的情况要更好一些；但是，6 个月和 2 年随访时两者评分没有明显的差别。后凸畸形的矫正度数早期在手术组里会更好一些，但是在最终随访时却不是这样。疼痛评分的结果基本相似。

Stancic MF，Gregorovic E，Nozica E，Penezic L：Anterior decompression and fixation versus posterior reposition and semirigid fixation in the treatment of unstable burst thoracolumbar fracture：Prospective clinical trial. *Croat Med J* 2001；42：49-53.

在这项研究中，对胸腰段爆散骨折进行前路减压固定和后路固定、间接减压进行了对比。由于本研究患者数量有限，没有发现神经或功能结果有任何差异。

Wessberg P，Wang Y，Irstam L，Nordwall A：The effect of surgery and remodelling on spinal canal measurements after thoracolumbar burst fractures. *Eur Spine J* 2001；10：55-63.

在这项研究中，对胸腰段爆散骨折进行后路牵引固定可以使术后的椎管容积从正常的49%升至72%。在至少随访了5年以后，这个比率升至87%。

Wood K，Butterman G，Mehbod A，Garvey T，Jhanjee R，Sechriest V：Operative compared with nonoperative treatment of a thoracolumbar burst fracture without neurological deficit. *J Bone Joint Surg Am* 2003；85-A：773-781.

这项前瞻性随机研究发现，对于不伴有神经损伤的稳定型爆散骨折来说，手术治疗和非手术治疗在后凸、功能结果或疼痛评分方面没有明显的差异。手术治疗组患者的疼痛评分更高，手术并发症更多。

并发症

Croce MA，Bee TK，Pritchard E，Miller PR，Fabian TC：Does optimal timing for spine fracture fixation exist. *Ann Surg* 2001；233：851-858.

从这篇对外科文献的回顾中发现，脊柱骨折后早期（伤后3天内）固定对于多发创伤患者来说是安全的。研究同时发现早期手术比晚期手术的肺炎发生率更低、在重症监护室治疗的时间更短、住院费用更低。

经典文献

Been HD, Bouma GJ: Comparison of two types of surgery for thoraco-lumbar burst fractures: Combined anterior and posterior stabilisation vs. posterior instrumentation only. *Acta Neurochir (Wien)* 1999;141:349-357.

Bradford D, McBride G: Surgical management of thoracolumbar spine fractures with incomplete neurologic deficits. *Clin Orthop Relat Res* 1987;218:201-215.

Brightman R, Miller C, Rea G, et al: Magnetic resonance imaging of trauma to the thoracic and lumbar spine: The importance of the posterior longitudinal ligament. *Spine* 1992;17:541-550.

Burke DC, Murray DD: The management of thoracic and thoracolumbar injuries of the spine with neurological involvement. *J Bone Joint Surg Br* 1976;58:72-78.

Cammisa F, Eismont F, Green B: Dural laceration occurring with burst fractures and associated laminar fractures. *J Bone Joint Surg Am* 1989;71:1044-1052.

Chow GH, Nelson BJ, Beghard JS, Brugman JL, Brown CW, Donaldson DH: Functional outcome of thoracolumbar burst fractures managed with hyperextension casting or bracing and early mobilization. *Spine* 1996;21:2170-2175.

Clohisy J, Akbarnia B, Bucholz R, et al: Neurologic recovery associated with anterior decompression of spine fractures at the thoracolumbar junction (T12-L1). *Spine* 1992;17:S325-S330.

Dendrinos GK, Halikias JG, Krallis PN, Asimakopoulos A: Factors influencing neurological recovery in burst thoracolumbar fractures. *Acta Orthop Belg* 1995;61:226-234.

Denis F, Burkus J: Shear fracture-dislocation of the thoracic and lumbar spine associated with forceful hyperextension (lumberjack paraplegia). *Spine* 1992;17:156-161.

Fontijne W, deKlerk L, Braakman R, et al: CT scan prediction of neurological deficit in thoracolumbar burst fractures. *J Bone Joint Surg Br* 1992;74:683-685.

Gertzbein S, Crowe P, Fazl M, et al: Canal clearance in burst fractures using the AO internal fixator. *Spine* 1992;17:558-560.

Ghanayem AJ, Zdeblick TA: Anterior instrumentation in the management of thoracolumbar burst fractures. *Clin Orthop Relat Res* 1997;335:89-100.

Haas N, Blauth M, Tscherne H: Anterior plating in thoracolumbar spine injuries: Indication, technique, and results. *Spine* 1991;16:S100-S111.

Hashimoto T, Kaneda K, Abumi K: Relationship between traumatic spinal canal stenosis and neurological deficits in thoracolumbar burst fractures. *Spine* 1988;13:1268-1272.

Isomi T, Panjabi MM, Kato Y, Wang JL: Radiographic parameters for evaluating the neurological spaces in experimental thoracolumbar burst fractures. *J Spinal Disord* 2000;13:404-411.

Kaneda K, Taneichi H, Abumi K, Hashimoto T, Satoh S, Fujiya M: Anterior decompression and stabilization with the Kaneda device for thoracolumbar burst fractures associated with neurological deficits. *J Bone Joint Surg Am* 1997;79:69-73.

Katonis P, Kontakis G, Loupasis G, Aligizakas A, Christoforakis J, Velivassakis E: Treatment of unstable thoracolumbar and lumbar spine injuries using Cotrel-Dubousset instrumnetation. *Spine* 1999;24:2352-2357.

Kim NH, Lee HM, Chun IM: Neurologic injury and recovery in patients with burst fracture of the thoracolumbar spine. *Spine* 1999;24:290-294.

Kostuik J: Anterior fixation for fractures of the thoracic and lumbar spine with or without neurologic involvement. *Clin Orthop Relat Res* 1984;189:103-115.

McLain RF, Benson DR: Urgent surgical stabilization of spinal fractures in polytrauma patients. *Spine* 1999;24:1646-1654.

Rasmussen P, Rabin M, Mann D, et al: Reduced transverse spinal area secondary to burst fractures: Is there a relationship to neurologic injury? *J Neurotrauma* 1994;11:711-720.

Razak M, Mahmud MM, Hyzan MY, Omar A: Short segment posterior instrumentation, reduction and fusion of unstable thoracolumbar burst fractures: A review of 26 cases. *Med J Malaysia* 2000;55:9-13.

Rechtine GR, Cahill D, Chrin AM: Treatment of thoracolumbar trauma: comparison of complications of operative versus nonoperative treatment. *J Spinal Disord* 1999;12:406-409.

Shen WJ, Shen YS: Nonsurgical treatment of three-column thoracolumbar junction burst fractures without neurologic deficit. *Spine* 1999;24:412-415.

Silvestro C, Francaviglia N, Bragazzi R, et al: Near-anatomical reduction and stabilization of burst fractures of the lower thoracic or lumbar spine. *Acta Neurochir (Wien)* 1992;116:53-59.

Starr J, Hanley E: Junctional burst fractures. *Spine* 1992;17:551-557.

Transfeldt E, White D, Bradford D, Roche R: Delayed anterior decompression inpatients with spinal cord and cauda equina injuries of the thoracolumbar spine. *Spine* 1990;15:953-957.

Vaccaro AR: Combined anterior and posterior surgery for fractures of the thoracolumbar spine. *Instr Course Lect* 1999;48:443-449.

Vaccaro AR, Nachwalter RS, Klein GR, et al: The significance of thoracolumbar spinal canal size in spinal cord injury patients. *Spine* 2001;26:371-376.

Weinstein JN, Collalto P, Lehmann TR: Thoracolumbar "burst" fractures treated conservatively: A long-term follow-up. *Spine* 1988;13:33-38.

Willen J, Lindahl S, Nordwall A: Unstable thoracolumbar fractures: A comparative clinical study of conservative treatment and Harrington instrumentation. *Spine* 1985;10:111-122.

（杨　欢　译）

第 24 章　骶骨骨折

Henry Claude Sagi, MD

引 言

　　骶骨骨折因为它的发生部位在解剖上连接了两种非常不同的学科——脊柱外科和创伤骨科（骨盆骨折外科）。骶骨本身为脊柱节段的最下端，内部包含了神经组织并构成腰骶间的脊柱结合部位，也就是最后一个可以活动的脊柱关节。同时骶骨也是参与构成骨盆后环的重要结构，通过牢固的骶髂关节连接着双侧半骨盆和下身附肢骨骼。在人体这个区域的创伤和病理机制还没有完全弄清楚，一部分原因是因为脊柱外科医生看待骶骨时本着脊柱的力学、排列和功能认为它是一个椎体节段；而创伤骨科专家们则认为骶骨就是构成骨盆环后方的中心结构，因此创伤科医师处理骨盆骨折时是本着骨盆和髋关节力学原理和功能及排列关系。因为每个不同的附属专业都只专注于本专业生物力学及生理原理，而忽略了其他学科的问题。

　　本章内容用一种整合了两个学科的思想体系的方法概述了骶骨的损伤。并提出了一种对于诊断和治疗骶骨骨折有用的方法。

解 剖

　　尽管有关骶骨的解剖问题在文献中都有了详尽的叙述，还有几个重要的地方需要回顾一下。骶骨是一块倒置的三角形骨骼，从侧面看上去并不平坦反倒很凸凹有致。通过骶髂关节连接两侧的髂骨。骶髂关节由于其骨性解剖结构具有天生的不稳定性而完全依靠其关节韧带组织（骶髂前、骶髂后和骶髂关节间韧带）维持其稳定。骶髂后韧带是维持关节稳定的主要稳定结构，也是人体中最坚固的稳定结构，抵抗由于负重导致的髂骨向头端及向后的趋势。骶结节韧带和骶脊韧带为其次的稳定结构（图1）。

　　骶骨同时还通过前方的 L5-S1 椎间盘及后方的一对 L5-S1 小关节与第 5 腰椎构成腰骶关节。与其他椎体关节不同，L5-S1 节段有一个和水平面将近

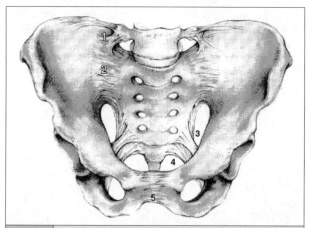

图 1　盆骨与韧带的示意图：(1) 髂腰韧带，(2) S1 韧带，(3) 骶棘韧带，(4) 骶结节韧带，(5) 耻骨联合韧带。

30°的倾角，它继发于前方骨盆的倾斜（矢状面向前的旋转或者是骨盆的伸展）。L5 椎体则由从 L5 横突发出达髂后上棘上方的髂峰的坚固髂腰韧带固定在骨盆上。

　　因为腰骶关节是移行区，分割不全和畸形经常发生，所以在外科手法复位和器械操作之前诊断必须明确。分割不全经常发生在 L5 椎体部分地或者全部与 S1 椎联合，可以存有或者根本没有残存的椎间隙。有时 L5 椎体的横突增大，单侧与髂骨或者骶骨翼形成关节。在其他情况下，S1 椎体与 S2 椎体可以是完全分割的，好像一块"第 6 腰椎"。其他几种影像学标志也可以提示这种异常分割。L4-L5 椎间隙通常在髂棘水平。如果可以拍摄胸部X线的话，也可以从 T1 椎体（颈胸结合部位第一个拥有朝向头端横突的椎体）往下数。

　　脊髓一般终止于 L1-L2 水平，因此骶骨骨折并不会引起脊髓损伤。硬膜囊在这个水平包含有马尾神经和骶神经根。L5 神经根发出于椎间孔，刚好走行于骶骨翼上并加入骨盆的腰骶神经丛。在这个节段的神经损伤决定于骨折的位置和分型。表1描述了腰骶神经丛的神经支配情况。

表 1　腰骶丛神经分布

神经根	运动功能	感觉功能
L5	拇长伸肌，趾长伸肌	小腿外侧，足背，足底中心
S1	外侧腘绳肌、腓肠肌复合肌群	大、小腿后外侧，足底外侧
S2	拇长屈肌，趾长屈肌，括约肌	大、小腿中后侧，足底外侧
S3	拇长屈肌，趾长屈肌，括约肌	臀部，会阴部
S4	括约肌	会阴部，肛周
S5	尾骨肌	会阴部，肛周

诊断与分型

骶骨骨折可以由很多因素导致。根据患者的人群类型和骶骨承受的能量大小一般将这类骨折分为三大类：（1）低能量作用在有骨质疏松的骨骼上造成的不完全骨折；（2）正常骨受到持续循环的低能量作用导致的疲劳性骨折或者应力性骨折；（3）高能量作用于任何骨质上导致的创伤性骨折。

骨质疏松患者的不完全骨折常发生于三类患者人群：老年患者（年老衰弱的患者，或者患有绝经后骨质疏松症的患者）；药物应用相关的患者（糖皮质激素、肝素、苯妥英类药物）或者放射治疗诱发的骨质疏松症患者；还有孕期及产后的妇女。在美国，骨质疏松是一种迅速增长的临床问题。4400万人有发生这种情况的危险。每年骨质疏松骨折发病率为1500万人次，其中大多发生在髋部、手腕和脊柱。

尽管通过放射学检查脊椎压缩骨折、髋部及腕骨折很容易诊断，但骶骨不完全骨折很难诊断。这个诊断以前在文献中根本不存在，直到1982年有一篇描述了3例"骶骨自发性骨质疏松骨折"。骶骨不完全骨折的诊断很困难。患者通常并没有明确相关的创伤史，他们会诉运动相关（承重相关）的下腰部及臀部的疼痛。通常患者会把压痛点定位在骶骨上。如果骨折是单侧的，那么单腿站立的姿势会导致患者疼痛；一般在患者将重量转移至健侧下肢时疼痛可以缓解。骶髂关节压力活动试验（Patrick's试验和Gaenslen's试验）很可能是阳性的。神经症状很少发生，大约占2%的患者，其中更多是与括约肌功能障碍（尿失禁伴或不伴随大便失禁）后出现的下肢感觉异常和乏力相关。而一些患者主诉

的根性症状则是继发于骶骨翼骨膜骨痂形成或者骶孔内压迫导致的L5或者S1的神经根刺激征。

骶骨和脊椎X线片上的正常所见使骶骨不完全骨折的诊断变得更为复杂。在患有有严重骶骨不完全骨折的患者中，侧位片可能提示患者有压缩、前方位移、后凸畸形；但是这并不是绝对的。CT可以显示出骶骨翼前方的骨痂或者骨膜反应，但同样也不是绝对的。

为了明确诊断，还需要做MRI扫描/骨扫描。骶骨不完全骨折的一个典型特征是骶骨翼的高信号/高摄取表现（有时是双侧的），呈"H"形（图2）。尽管并不是所有的患者都具有这个特征，但是不伴有身体其他部位高摄取的某些变异的征象也同样高度提示可能有骶骨骨折存在。而因为骨扫描检查需要大量的放射剂量（大约等于做200个胸片的放射剂量），所以MRI检查为首选方法。在有癌症病史的老年患者，疼痛和MRI上的高信号/高摄取则通常需要作更多的病情检查和活检以排除癌症的转移。但是孤立的骶骨转移灶很罕见。而MRI诊断中的压脂技术则有助我们除外新生物的诊断。

骶骨的应力性或者疲劳性骨折一般发生在一些年轻患者身上，他们的骨骼都正常但是却处于一种不正常的持续循环受力状态下。典型的患者可以是年轻职业运动员或者是部队的新兵。临床主诉通常和那些骶骨不完全骨折患者的主诉很相似——活动相关的下腰部和臀部疼痛。病史一般是疼痛始发于运动之后，随着病情的进展，先是重体力劳动后疼痛，然后是一般运动后疼痛。神经症状很罕见，如果有的话，通常为骨痂形成导致的L5或S1神经根刺激征。

骶骨应力性骨折与不完全骨折的不同在于：应力性骨折是由于骨骼反复承受阈值应力以下的力而造

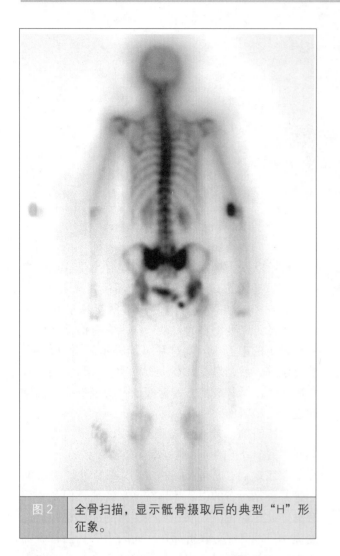

图2　全骨扫描，显示骶骨摄取后的典型"H"形征象。

成的不愈合的微骨折和损害所导致的；而在不完全骨折患者诊断过程中，需要的是医生高度的临床预测和通过 MRI/骨扫描检查确诊的能力。

　　根据骨折的类型和部位，高能量致创伤性骶骨骨折又可以细分为几组。Denis 分型法是现在最常用的方法，它通过骨折线的方向和位置划分骨折类型（图 3）。在所有骨盆环的损伤中，创伤性骶骨骨折占了大约 30%。1 区垂直或斜行并经骶孔外侧的骨折，占了骶骨骨折的 50%，其中有 6% 的患者出现神经损伤。2 区垂直或斜行并经过一个或多个骶孔的骨折，占了骶骨骨折的 36%，其中有 30% 的患者出现神经损伤。3 区的骨折更加复杂，可以是水平的或是垂直的，但是全部在骶孔内侧并进入骶管内。3 区骨折仅占骶骨骨折的 16%，但是神经根和马尾神经损伤的风险却高达 60%。

　　1 区和 2 区的骶骨骨折影响了骨盆环的稳定性，但除非骨折线向头端延伸到 L5-S1 关节，并不影响脊柱的稳定性。3 区骨折由于本身骨折的类型，既打破了骨盆环的稳定性也影响了脊柱本身的稳定性。

　　垂直正中的劈裂骨折是伴有骨盆环前后压缩型的不稳定骨折。而水平骨折类型则不影响骨盆环的稳定性，但是根据骨折位置与骶髂关节的关系则可能影响到脊柱的稳定性。骶髂关节水平以下的水平骨折属于稳定型损伤，但却有继发于骨折块突入骶管导致骶管闭塞造成马尾神经损伤的风险。

　　在骶髂关节平面的水平骨折总是存在双侧垂直

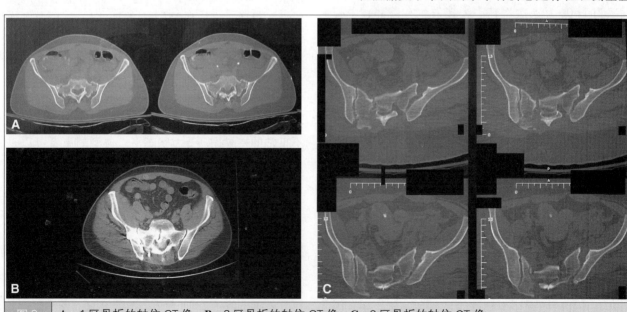

图3　A，1 区骨折的轴位 CT 像；B，2 区骨折的轴位 CT 像；C，3 区骨折的轴位 CT 像。

的劈裂（多数经过骶孔）造成一种 U 型或者是 H 型的骨折类型。各种各样的骨折结构形态在文献中都已描述过。与其他骶骨骨折（1 型和 2 型）垂直的剪切力伴或不伴对骨盆环的内外旋损伤机制不同，这种骨折类型是由于骨盆和腰骶结合部位快速、极度过屈导致的损伤。这种不稳定的骨折类型导致脊柱与骨盆的分离二者之间机械连续性消失，造成脊柱的后凸畸形并对骶管造成破坏（图 4）。骶骨骨折想要立即做出诊断是很困难的，尤其是 3 型骨折。患者多会有明显的创伤性病史，像高空坠落或者车祸，当然也有下腰部疼痛。

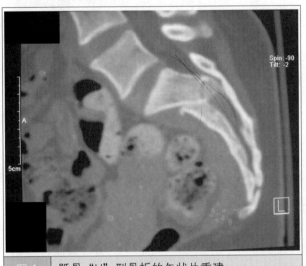

图 4　骶骨"U"型骨折的矢状片重建。

1 型和 2 型骨折患者都有骨盆环的损伤。根据能量吸收的大小和受力方向情况，这些患者可能有外侧的压缩、前后的压缩、垂直剪切，或者某些损伤类型的综合伴有轻度的移位，或者广泛开放的不稳定的骨盆骨折。骶骨微小的移位或者撞击骨折在骨盆前后位 X 线平片上很难看到，但是如果有创伤病史的患者诉下腰部及臀部疼痛，要高度怀疑骶骨骨折。因为骨盆是一个环形结构，骨盆环前方的微小移位就为骨盆环后方的破坏提供了一些线索。而通过 3 mm 的骨盆 CT 扫描则可以显示出潜在于骶骨后方的骨折。

患者如果是承受更高能量的骨折和破坏，则会因为不稳定的半骨盆受到垂直剪切力导致肢体长度的不等长。在开书型（open-book，即骨盆开口型）骨折患者中可见患侧下肢外旋，伴有阴囊/阴唇的皮下血肿。为了排除因骨折断端导致的黏膜穿通，肛诊和阴道检查也是必要的。另外还必须行膀胱造

影检查以排除膀胱和尿道的损伤。

如果没有高度可疑损伤的征象，3 型骨折患者的诊断常被误诊。横行和 U 型的骶骨骨折在创伤造成的骨折骨盆前后位 X 线平片中很不明显（图 5）。典型的 X 线特征是在骶骨近端入口位与远端出口位上。骨盆和骶骨的侧位片提示有骶骨锐性成角伴或不伴前后移位是诊断的关键。这类损伤在轴向扫描的 CT 上有可能被漏诊，因为骨折部位很可能在扫描断层之上而没有被扫到。而矢状位的重建则有助于诊断，所以应同时行 CT 平扫加矢状位重建。CT 图像还有助于评估继发于骨折块和畸形造成的骶孔和骶管狭窄。

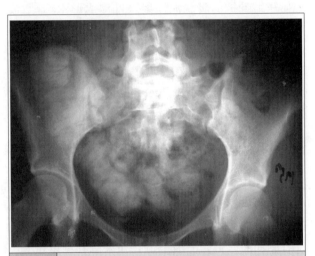

图 5　"U"型骨折病人的前后位 X 线平片。注意近端入口和远端出口部细微之处。

如果患者怀疑有骶骨骨折的话，为了排除马尾神经综合征必须要行肛门指诊。对于有骨盆环骨折的患者，通常需要做一个简单的下肢神经损伤查体，最好评估一下 L4-S1 的神经损伤。当然即便患者可能因为马尾神经受压或骶神经根嵌压导致有 S2-S4 节段的感觉完全丧失，这些查体也可能没有什么异常。肛诊时的神经查体可以着重检查是否有肛周感觉损害，直肠肌张力消失，能否自主收缩肛门括约肌，还有球海绵体肌反射。要引出球海绵体肌反射可以通过挤压男性患者的龟头或者轻轻牵拉女性的尿道。

治 疗

骶骨不完全骨折

骶骨不完全骨折的治疗，一般来说是经过 3～5

周的卧床休息同时应用止痛药物后，再进行活动和理疗。如果需要的话，可以开始治疗骨质疏松。但是老年患者长期卧床引起的并发症仍然是需要考虑的。有些医生发现在经过即刻的活动、适当镇痛药物的应用和骨质疏松症治疗后，对患者大有益处。大多数患者在经过 3 个月的卧床休息和活动的保守治疗后，症状有所缓解。也有一小部分病人的症状并没有缓解，而感到活动时持续的疼痛，影响了他们的日常生活。对于这部分患者，一些作者建议应行骶骨成形术。

骶骨成形术涉及到经皮注射聚甲基丙烯酸甲酯（骨水泥）到骨折区域使之增强。过程类似于脊柱椎体压缩骨折的骨水泥注射（椎体成形术/后凸成形术）。2002 年，在通过治疗骶骨转移病灶并取得显著成效后，骶骨成形术才第一次作为治疗骶骨不完全骨折的治疗方法在文献中出现。在过去的几年里，有大量报告报道了经骶骨成形术治疗后患者症状几乎立刻减轻或者是明显缓解。

骶骨应力性或疲劳性骨折

骶骨应力性或疲劳性骨折治疗起来要更加困难一些，因为这类骨折的患者多为年轻、运动性很强的运动员，而他们的依从性很差，常不能配合固定或者制动的医嘱。一般来讲，如果患者可以做到 6 周内避免造成骶骨受力的活动，然后再逐渐进行 6 周的身体调理、力量锻炼，并给予产生应力的运动的指导，骶骨疲劳性骨折是可以自愈的。期间为了保持有氧运动的状态，可以做一些水中的活动和骑车运动。

如果患者的症状是慢性的，常在日常活动后发作，就需要制动。与老年人因为有骨质疏松多为双侧疲劳性骨折相比，年轻患者的疲劳性骨折通常为单侧骨折。在指导下逐步恢复体力活动和负重运动之前，建议有长期症状的患者拄拐一段时间来减轻身体负重，这可以起到明显的治疗作用。随着骨折治愈和骨痂缩小，根性症状可以消退。而骶骨成形术并不适用于年轻患者骶骨疲劳性骨折的治疗。

创伤性骶骨骨折

创伤性骶骨骨折合适的治疗方案取决于骨折的部位和类型、是否存在骨折嵌插、L5-S1 小关节的完整性以及是否存在神经功能损伤（神经根病或者

马尾神经综合征）。任何纵行的嵌插型骶骨骨折如果没有垂直移位和下肢不等长的话都都可以首先尝试保守治疗，因为嵌插骨折本身也为骨折部位和骨盆环提供了一定的稳定性。卧床休息 3～5 天后再在有支具保护的情况下活动是比较安全的，并在刚开始活动的第一个星期内重复检查骨盆出口、入口和骨盆前后位 X 线平片。如果骨折部位没有发生移位，建议在影像学检查随访的条件下，继续在支具保护下负重治疗 12 周时间。

对于一个没有骨折移位的卧床患者来说，能否保守治疗，患者的主诉起到很好的指导作用。如果患者没有严重的下腰部疼痛，但是靠一侧扶手仍不能翻身的话，很可能存在不稳定的损伤，这就需要在全身麻醉下行 X 线检查对骨盆环的稳定性进行评估。如果患者全麻后评估仍存在有明显的不稳定，建议手术治疗，重建稳定，并早期活动。为了骨盆血肿和凝血的稳定而推迟手术 3～5 天以减少患者手术时的出血也是可以的。患者应该绝对卧床行骨牵引术来减轻远期下肢不等长的影响。

1 型骶骨骨折：有移位但无嵌插

对于仅有轻度移位的 1 型骶骨骨折患者，骨盆前环（耻骨联合或耻骨支骨折）的切开复位内固定术有助于前半骨盆复位，并间接地整复骶骨骨折，利于经皮骶髂螺钉置入。这个手术可在患者仰卧位下进行。但是，如果骶骨骨折有比较大的移位，那么为了能使后骨盆环可以自行复位，切开复位内固定术就应该经后路完成，当然仍然可以应用骶髂螺钉固定。如果必要的话可以重摆体位为仰卧，经前路切开复位内固定（图 6）。

2 型骶骨骨折：有移位无嵌插

从定义上说 2 型骶骨骨折都是经过骶孔的。这类损伤的治疗和固定方法上必须要重视其可能潜在的、由医源性造成的 L5 和骶神经根的损伤。因此，术前要做仔细的神经科查体并记录骶神经根功能。CT 扫描一定要仔细评估，以排除由于骨折块或任何损伤，包括 L5-S1 小关节面潜在的不稳定造成残余的骶神经根的神经压迫。如果确实发现了残余神经根压迫，患者且存在由于该压迫导致的神经功能缺失症状，该患者应行骶神经根减压性的椎板切开，并复位与固定。

对于那些仅有一侧 L5-S1 小关节面微小或没有

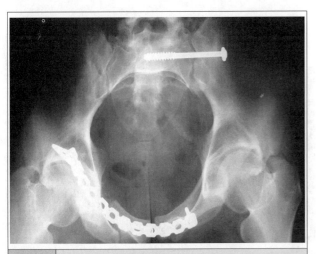

图 6　1 区骨折骶髂螺钉固定。

粉碎性骨折的患者（这类骨折仅有很小的概率发生垂直移位），如果患者可以保持患侧肢体减轻负重 10~12 周，应采用髂骶螺钉固定并附加前方的固定。而对于那些 L5-S1 小关节面有着明显粉碎性骨折或者移位很大的患者，甚或 L5-S1 小关节面发生破坏，骶髂关节螺钉的固定就没有那么可靠了。因为不论是临床还是生物力学研究都报道了这种骨折固定的高失败率（图 7）。对于这种特殊的骶骨骨折类型应用螺钉内固定技术会导致骶骨丧失了对于垂直剪切致变形力的抵抗力。

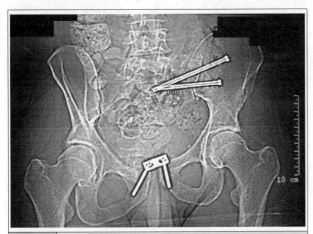

图 7　应用髂骶螺钉治疗 2 区不稳定的粉碎骨折失败，螺钉松动，半侧骨盆垂直移位。

脊柱骨盆固定术（又称腰椎骨盆固定术或三角区接骨术）已用于这些特殊类型骨折的临床治疗。腰椎椎弓根螺钉和一枚固定在髂后上嵴的髂骨螺钉连接起来。这种连接构成一种固定角度的夹具，可

以允许内固定垂直方向的移动，从而对垂直剪切力起到抵抗作用。这种内固定经常会配一个固定位置的髂骶螺钉（并不是压入髂骨的）以抵抗环绕髂骶螺钉的旋转力。生物力学研究和临床研究已经证实了这种内固定技术治疗这种特殊损伤类型的骶骨骨折要优于单纯骶髂关节螺钉固定技术（图 8）。

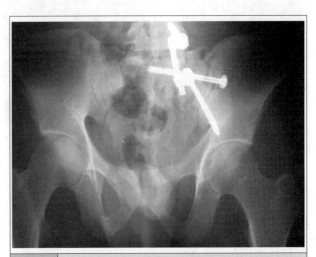

图 8　脊柱骨盆固定用于治垂直剪力所致的 2 型骨折。

脊柱骨盆固定术的利与弊

因为脊柱骨盆固定技术是坚强与角度固定，早期（6 周内）的负重锻炼是允许的。而与传统的骶髂螺钉内固定术相比，很少有术后复位丢失或不良报道。但是，对于比较瘦的患者来说在髂后上嵴上的内固定的突出过于明显。这个内固定跨过两个潜在的正常关节即骶髂关节和腰骶关节，使这两个关节的正常活动受限。大多数患者都会抱怨活动后下腰部痛或是内固定植入物处不适，几乎所有人在骨折愈合后都要求取出内固定。术后 6 个月行 CT 扫描可以明确骨折是否痊愈。

3 型骶骨骨折

3 型骨折通常牵扯到一种开书型骨折，即前方骨骺分离造成骶骨后方的裂缝，它继发于半侧骨盆的外旋。由于 L5 椎体和 L5-S1 小关节的支撑作用，使得骨折很少继发垂直的剪切或者移位。当然如果能量过大并且 L5-S1 小关节也被破坏的话，还是有可能出现垂直的劈裂骨折。这种骨折可以经前路将骨盆环关闭。如果骶骨还存在残留的骨折缝隙，可

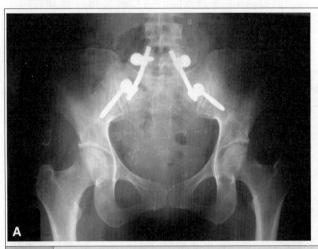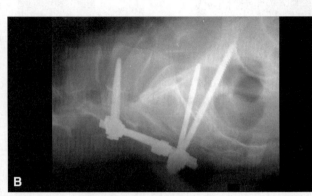

图9 前后位（A），侧位（B）术后X线片，显示"U"骨折在减压，复位和固定之后的形状。

以穿过对侧髂骨翼打一根长骶髂螺钉加压使骨折闭合以防纤维性骨折不愈合。如果同时存在垂直劈裂和粉碎性骨折并伴有小关节面的破坏，则应考虑是否行脊柱骨盆固定术。

横行和U型骶骨骨折

横行和U型骶骨骨折并不破坏骨盆环的完整性，但是却可以导致脊柱和骨盆的不连续（脊柱骨盆分离）或者骶管内神经压迫和马尾综合征。而在骶髂关节平面以下的横行骨折也不会影响骨盆环和脊柱骨盆的稳定性。如果患者存在马尾神经损害应是外科手术治疗的适应证，只要病人条件允许，应尽快行骶骨椎板切除术。手术有助于预防长期的排便、膀胱和性功能障碍。

在骶髂关节平面的横行骨折一般有双侧的纵行骨折，通常为2区骨折型。这些骨折在脊柱骨盆结合部高度失稳并伴有脊柱后凸畸形或平移畸形。如果有手术指征的话，为了活动和骶管减压则需要做外科手术固定。治疗上包括了骶管减压、畸形复位和骨折固定。将患者体位摆成俯卧位或者伸髋时常对复位和骶管减压有一定影响。如果患者有马尾神经损伤症状，应行骶骨椎扳切除术。

稳定性涉及到对矢状面畸形的控制（后凸加剧或者向前方移位），为了有效地控制矢状面上的畸形应力，骶骨后方的张力带必须保留。不管是脊柱骨盆固定术还是标准的腰骶椎固定术，都有能力锁定腰椎并在对抗向前的旋转和移位的同时重建与骨盆的稳定连接（图9）。然而，也有文献报道主张单独应用双侧的骶髂螺钉固定治疗这类骨折。

小 结

骶骨骨折本身囊括了一大系列的损伤，它们可以是由于骨质疏松导致的低能量的骨折，也可以是健康骨骼受到巨大能量冲击导致的创伤性骨折。骶骨骨折会影响腰骶关节和骨盆环的稳定性。因为这些各种各样的因素，使得骶骨骨折的诊断和治疗变得很复杂。

注释文献

解 剖

Zinghi GF，Briccoli A，Bungaro P，et al：Principles of anatomy，in *Fractures of the Pelvis and Acetabulum*，Thieme，2004，p 20.

这个章节描述了解剖原则。

诊断与分型

Aylwin A，Saifuddin A，Tucker S：L5 radiculopathy due to sacral stress fracture. *Skeletal Radiol* 2003；32：590-593.

描述了一例继发于骶骨翼骨折瘢痕组织的L5神经根病。

Finiels PJ，Finiels H，Strubel D，Jaquot JM：Spontaneous osteoporotic fractures of the sacrum causing neurological damage：Report of three cases. *J Neurosurg* 2002；97（suppl 3）：380-385.

这篇报道概述了骨折处瘢痕产生神经刺激引起神经根性痛的病理解剖机制。

Fujii M，Abe K，Hayashi K，et al：Honda sign and variants in patients suspected of having a sacral insufficiency fracture. *Clin Nucl Med* 2005；30：165-169.

文章回顾了骶骨完全骨折、应力骨折、不完全骨折的骨扫描表现。

Lin JT，Lutz GE：Post-partum sacral fracture presenting as lumbar radiculopathy：A case report. *Arch Phys Med Rehabil* 2004；85：1358-1361.

文章报道了 1 例产后骶骨骨折患者表现下腰痛和神经根症状。

National Osteoporosis Foundation. Available at http：// www. nof. org/osteoporosis/diseasefacts. htm. Accessed January 2006.

该网站提供了美国地区骨质疏松疾病的人口学和流行病学数据。

Slipman CW，Gilchrist RV，Isaac Z，Lenrow DA，Chou LH：Sacral stress fracture in a female fieldhockey player. *Am J Phys Med Rehabil* 2003；82：893-896.

文章第一次描述了曲棍球手的应力性骨折。

Wild A，Jaeger M，Haak H，Mehdian SH：Sacral insufficiency fracture：An unsuspected cause of low-back pain in elderly women. *Arch Orthop Trauma Surg* 2002；122：58-60.

1 例 72 岁严重腰痛的女性患者 MRI 显示双侧骶骨水肿，CT 证实存在不全性骨折。

治　疗

Butler CL，Given CA II，Michel SJ，Tibbs PA：Percutaneous sacroplasty for the treatment of sacral insufficiency fractures. *AJR Am J Roentgenol* 2005；184：1956-1959.

Deen HG，Nottmeier EW：Balloon kyphoplasty for treatment of sacral insufficiency fractures：Report of three cases. *Neurosurg Focus* 2005；18：e7.

Garant M：Sacroplasty：A new treatment for sacral insufficiency fracture. *J Vasc Interv Radiol* 2002；13：1265-1267.

这 3 篇文章呈现了有关不完全骨折最新文献综述。内容包括治疗技术手术指征和治疗陷阱。

Griffin DR，Starr AJ，Reinert CM，Jones AL，Whitlock S：Vertically unstable pelvic fractures fixed with percutaneous ilio-sacral screws：Does posterior injury pattern predict fixation failure. *J Orthop Trauma* 2003；17：399-405.

这篇文章讨论了当骶髂螺钉单纯应用于 2 区粉碎骨折区域手术失败和再次手术的发生率。

Nork SE，Jones CB，Harding SP，Mirza SK，Routt ML Jr：Percutaneous stabilization of U-shaped sacral fractures using iliosacral screws：Technique and early results. *J Orthop Trauma* 2001；15：238-246.

这篇文章描述单纯应用骶髂螺钉治疗脊柱骨盆分离的技术和治疗结果（包括减压和术后因素融合）。

Schildhauer TA，Ledoux WR，Chapman JR，Henley MB，Tencer AF，Routt ML Jr：Triangular osteosynthesis and iliosacral screw fixation for unstable sacral fractures：A cadaveric and biomechanical evaluation under cyclic loads. *J Orthop Trauma* 2003；17：22-31.

这篇文章介绍了手术技巧并比较了三角接骨与骶髂螺钉固定 2 区骶骨骨折。

经典文献

Babayev M, Lachmann E, Nagler W: The controversy surrounding sacral insufficiency fractures: To ambulate or not to ambulate. *Am J Phys Med Rehabil* 2000;79: 404-409.

Carter SR: Stress fracture of the sacrum: Brief report. *J Bone Joint Surg Br* 1987;69:843-844.

Crockett HC, Wright JM, Madsen MW, Bates JE, Potter HG, Warren RF: Sacral stress fracture in an elite college basketball player after the use of a jumping machine. *Am J Sports Med* 1999;27:526-528.

Denis F, Davis S, Compfort T: Sacral fractures: An important problem: Retrospective analysis of 236 cases. *Clin Orthop Relat Res* 1988;227:67-81.

Featherstone T: Magnetic resonance imaging in the diagnosis of sacral stress fracture. *Br J Sports Med* 1999;33:276-277.

Fyhrie DP, Milgrom C, Hoshaw SJ, et al: Effect of fatiguing exercise on longitudinal bone strain as related to stress fractures in humans. *Ann Biomed Eng* 1988;26:660-665.

Grasland A, Pouchot J, Mathieu A, Paycha F, Vinceneux P: Sacral insufficiency fractures: An easily overlooked cause of back pain in elderly women. *Arch Intern Med* 1996;156:668-674.

Isler B: Lumbosacral lesions associated with pelvic ring injuries. *J Orthop Trauma* 1990;4:1-6.

Jones DN, Wycherley AG: Bone scan demonstration of progression of sacral insufficiency stress fracture. *Australas Radiol* 1994;38:148-150.

Kach K, Trentz O: Distraction spondylodesis of the sacrum in "vertical shear lesions" of the pelvis. *Unfallchirurg* 1994;97:28-38.

Lechevalier D, Magnin J, Eulry F: Truncated sciatica as the first manifestation of fatigue fracture of the sacrum in a young male. *Rev Rhum Engl Ed* 1996;63:505.

Lourie H: Spontaneous osteoporotic fracture of the sacrum: An unrecognized syndrome of the elderly. *JAMA* 1982;248:715-717.

McFarland EG, Giangarra C: Sacral stress fractures in athletes. *Clin Orthop Relat Res* 1996;329:240-243.

Moed BR, Morawa LG: Displaced midline longitudinal fracture of the sacrum. *J Trauma* 1984;24:435-437.

Orava S, Hulkko A: Delayed unions and nonunions of stress fractures in athletes. *Am J Sports Med* 1988;16:378-382.

Roy-Camille R, Saillant G, Gagna G, Mazel C: Transverse fracture of the upper sacrum: Suicidal jumper's fracture. *Spine* 1984;10:838-845.

Savolaine ER, Ebrahim NA, Rusin JJ, Jackson WT: Limitations of radiography and computed tomography in the diagnosis of transverse sacral fracture from a high fall. *Clin Orthop* 1991;272:122-126.

Schildhauer TA, Josten C, Muhr G: Triangular osteosynthesis of vertically unstable sacrum fractures: A new concept allowing early weight-bearing. *J Orthop Trauma* 1998;12:307-314.

Simonain PT, Routt C Jr, Harrington RM, Tencer AF: Internal fixation of the transforaminal sacral fracture. *Clin Orthop* 1996;323:202-209.

Strange-Vognsen HH, Lebech A: An unusual type of fracture in the upper sacrum. *J Orthop Trauma* 1991;5:200-203.

Thienpont E, Simon JP, Fabry G: Sacral stress fracture during pregnancy: A case report. *Acta Orthop Scand* 1999;70:525-526.

Volpin G, Milgrom C, Goldsher D, Stein H: Stress fractures of the sacrum following strenuous activity. *Clin Orthop Relat Res* 1989;243:184-188.

Young JW, Burgess AR, Brumback RJ, Poka A: Pelvic fractures: Value of plain radiography in early assessment and management. *Radiology* 1986;160:445-451.

（杨 欢 译）

第 25 章　急性颈痛和颈椎间盘突出

Michael J. Bolesta，MD　Kevin Gill，MD

引　言

引起急性颈痛的病因很多。受高能创伤的病例，医师必须评估患者有无骨折、脱位、不稳定或神经压迫情况。在没有明确创伤因素存在的情况下，应该迅速评估有无新生肿物或感染的存在。对伴有明显神经受损症状的病患，应当早期积极地进行诊治。如无上述情况，急性颈痛可以采取观察和对症治疗的方法。对于非手术治疗无效的病人，可以考虑进一步的检查。

颈椎间盘是脊柱的重要组成部分，它具有支持功能与发生活动的作用。尽管椎间盘细胞有自我修复的功能，但人到中年时椎间盘多发生不同程度的退变。几乎所有 70 岁及更年长的个体都存在颈椎的退变。遗传和生活方式是影响退变的两个重要因素；同时，下颈椎更容易发生退变。同邻近的骨质相比，正常的椎间盘能承受更多的负荷，然而退变的椎间盘则无法承受生理负荷。不同类型的应力，在造成纤维环撕裂时可伴或不伴有髓核的突出。

大多数的椎间盘突出发生在旁正中区域，但也可以出现在中央区、椎间孔区或前方区域。最常见的突出节段是 C5-C6。C4-C5 和 C6-C7 也是常见的突出节段；当然，其他任何节段均可以发生椎间盘的突出。患者症状的轻重取决于椎间盘突出的位置、大小以及引起的炎症反应的程度。另一个重要的因素是椎管和椎间孔的大小（这在不同个体中有差异）；同时存在的退变现象还包括：钩椎关节增生、关节突关节病、黄韧带肥厚和骨化，以及后纵韧带的骨化。部分椎间盘突出的患者可以毫无症状，然而另一些患者则会表现出轴性颈痛的症状。椎间盘突出可激发神经根病，伴或不伴有神经损害表现，还可引起颈脊髓病（cervical myelopathy），部分患者还可有颈脊髓病、神经根病及颈痛同时存在的表现。

诊　断

根据患者病史中神经根或脊髓损害的表现，通常可以作出颈椎间盘突出症的诊断。物理检查可以帮助确认或鉴别诊断。对于存在严重疼痛、神经损害表现持续无缓解或进行性加重的患者，应积极采取进一步的检查。MRI 有很高的特异性和敏感性，常常可以协助明确诊断。硬件和软件的改进使得可以在更短的时间内获得更高质量的影像结果。扫描装置允许患者挺直坐立，并变换姿势（如屈曲或伸展），从而可以更好地发现异常的解剖结构（状态）。当 MRI 检查不明确或有检查禁忌时，颈脊髓造影后 CT 或鞘内注射造影剂后 CT 检查（和非正式的脊髓造影），可以精确地显示出突出的性质、部位和范围，以及同时存在的其他病变。

观察到的病理改变应同临床症状和体征相一致。如果两者不相符（所发现的相对应的肌群运动或皮肤感觉障碍不能用受累神经根解释），应考虑进行神经传导速度和肌电图检测。其他电生理检测的指征还包括神经病变或外周神经卡压病史、卡压手术病史或上肢创伤史以及颈椎手术史。在评估感觉与运动功能时，应考虑个体间的差异。

椎间盘的退变和突出会引起轴性疼痛，可以不伴有颈脊髓和神经根的损害。除非椎间盘突出是孤立的异常，在没有神经根病或脊髓病存在时，椎间盘退变和症状的相关性很差。一些临床医生应用椎间盘造影检查以决定是否对颈椎病患者实施手术干预。然而文献中很少提供支持这一技术的证据。要谨记在无症状的个体中椎间盘突出是很普遍的。

非手术治疗

椎间盘突出的自然病程通常具有自愈倾向，由椎间盘突出引起的颈椎放射痛在大约 95% 的病例中可自发缓解。除非症状持续、加重或出现明显的运动、感觉障碍，对症治疗即可。轻度或无进展的脊髓病也可以选择非手术治疗。由于症状的非特异性，椎间盘突出所导致的颈部轴性痛很少能单独依靠临床检查确诊。一经诊断，多选择非手术治疗。

非手术治疗多年来未发生改变，包括物理治

疗、颈围领制动、牵引和药物治疗。在临床上，保守治疗方法已有数十年未取得突破性的进展了。一些研究人员已经在理论上证实了向椎间盘内注入细胞成分或诱导细胞重建一个较为正常的椎间盘结构是可能的。尽管这些研究成果令人振奋，但仍需要更进一步的研究。

手术治疗

手术适应证

急性颈痛并伴有由可治疗性病变或显著不稳定引起的进行性加重的神经功能损害的患者有绝对的手术适应证。对于存在颈椎间盘突出的患者，绝对手术适应证为进展或显著的颈脊髓病，以及有进行性加重或显著且无缓解的运动功能损害的神经根病。相对适应证为经正规非手术治疗无改善的神经根损害症状。无神经损害症状或体征的轴性疼痛往往不需要手术治疗，除非这种疼痛由感染、肿瘤、骨折或不稳定引起。

后方入路可用于治疗外侧（椎间孔内）椎间盘突出、椎间孔狭窄以及后方结构病变。前方入路可以用来解除椎管或椎间孔部位对神经造成的压迫（图1）。

微创手术

微创手术的概念在公众间非常流行，民众一般过多地注意了外在切口瘢痕的大小。尽管切口的大小和方式非常重要，但是手术成功比切口大小更有意义。

应用特制的手术工具可经颈前斜行小切口完成前路椎间盘切除手术，其手术瘢痕对美观影响较小。尽管有学者很好地阐释了单纯椎间盘切除而不进行融合这一理念，但多数医生选择椎间盘切除与融合手术。这或许是因为单纯椎间盘切除会导致持续性的颈痛，并可能由于椎体高度下降和椎间孔的狭窄使神经痛复发。一些学者报道了有限的前路椎间盘切除技术（仅从前方切除突入椎管内的部分达到减压目的，而保留其余椎间盘结构）。这一操作需要较高的技术要求，同时有减压不充分的可能。而且，保留的椎间盘结构已经发生了退变。没有足够有力的研究表明有限的椎间盘切除技术优于传统的前路椎间盘切除融合术（anterior cervical dis-

kectomy and fusion，ACDF）。

椎板椎间孔开大术适用于治疗椎间孔处的椎间盘突出。这一手术同样可以在小切口下完成。一些术者应用旁正中劈开肌肉的入路，以减少剥离。通过最初应用在腰椎微创椎间盘切除术中使用的系列扩张器和管状拉钩，可以让这一入路操作更为容易。

手术技术

多数椎间盘突出症可通过前路手术治疗。很多脊柱外科医生都选择前路椎间盘切除融合术（ACDF），因为该方法预期较好并且无论在治疗脊髓型还是神经根型颈椎病方面都取得了良好的效果。尽管自体髂骨被作为标准移植物达数十年之久，但取骨部位的并发症仍促使我们不断寻找其他移植替代物。

前路椎间盘切除融合术可选择在手术节段相对应的部位沿皮肤皱纹作斜切口来完成。因为左侧的喉返神经走行更少出现变异，多数医生倾向于左侧入路手术，但近期的研究表明医源性喉返神经损伤在左、右两侧入路的发生率是相等的。在颈深筋膜的浅层切断并分离颈阔肌后，将气管和食管向中线推移。轻柔地将胸锁乳突肌和颈动脉鞘牵拉至外侧。纵行切开气管前和椎前筋膜。术中影像学定位明确手术节段无误，向外侧剥离颈长肌。切开前纵韧带和前方纤维环，在放大和照明设备的帮助下切椎间盘（手术用显微镜或带头灯的放大镜）。必要时可切除骨赘及后纵韧带。撑开器将椎间隙牵开利于减压。椎间孔扩大术可以通过切除部分钩突关节完成。清除终板软骨后植入移植骨块。恢复椎间隙高度，即使没有进行椎间孔扩大也可使神经根得到减压。前路固定钢板常被应用，并且一些医生术后不要求患者制动。在没有前方钢板固定的情况下，绝大多数医生都要求患者术后佩戴一段时间的颈围（一般为6周）。手术通常留置引流管。逐层缝合颈阔肌、皮下组织和皮肤，并用敷料保护伤口。根据耐受情况恢复饮食，注意患者有无吞咽困难、发音困难及呼吸困难。在没有明显的呼吸和吞咽困难情况下，患者多可较早地恢复活动。住院期间的康复治疗可以为严重的脊髓病患者带来一些帮助。神经根病患者术后疼痛多可缓解并能有运动功能的改善。感觉障碍和严重的运动功能损害在术后难以得

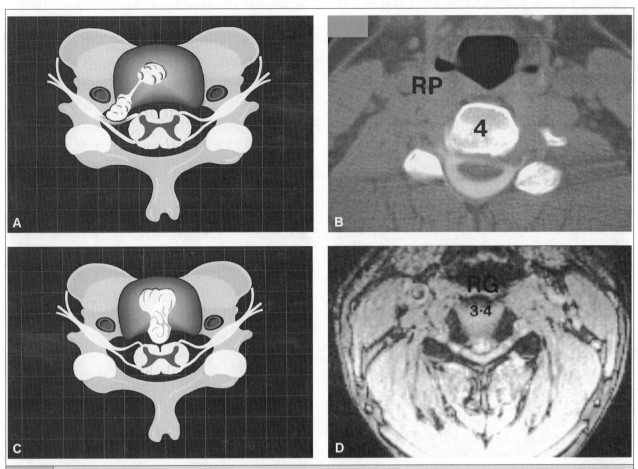

图 1　**A.** 该示意图显示了位于右后外侧方柔软的椎间盘组织突出压迫了神经根；**B.** 相应的 CT /脊髓造影显示一例 C4-C5 节段偏左侧的椎间盘突出导致 C5 神经根病。本病可通过前路椎间盘切除融合术或后路椎板椎间孔扩大术获得良好的治疗效果。与之相比，图 **C** 和 **D** 则显示了中央型颈椎间盘突出对脊髓造成了严重的压迫，从而导致脊髓病，应当考虑经前路行椎间盘切除手术以避免对脊髓的操作损害。椎板成形术的间接减压方法也可以考虑。由后方入路移除椎间盘组织的想法会带来脊髓损伤的风险。（*Reproduced from Heller JG: Surgical treatment of degenerative cervical disc disease, in Fardon DF, Garfin SR (eds): Orthopaedic Knowledge Update Spine 2. Rosemont, IL, American Academy of Orthopaedic Surgeons, 2002, p 299-309.*）

到完全的恢复。脊髓病的预后取决于脊髓受压的程度和时间。多数情况下，病情的进展能够得到遏止。病程短、程度较轻的脊髓病多可以消除。

后路椎间盘切除或椎间孔开大术可在俯卧、侧卧或坐位体位下完成。正中或旁正中入路都可以实施。旁正中入路为单侧显露，可以减少疼痛。磨除内侧 1/3 关节突关节（在上下关节突之间），小心游离其下方的神经根，彻底止血。摘除柔软的突出椎间盘。显露的骨刺也可以一并切除。然后逐层关闭伤口。术后短时间内佩戴颈围以获得舒适。如手术适应证选择得当，神经根病可以很快康复，其效果等同于前路椎间盘切除术，但避免了融合活动颈

椎。良好的术野和充分的减压是获得良好手术效果的基础。软性的椎间盘突出是后路手术最好的适应证。如果突出的椎间盘没有能够摘除或椎间孔狭窄减压不当，手术可能会失败。

植骨融合

多种不同形态的异体骨移植正被应用，且很流行。其对神经症状的临床结局与自体骨移植相似。这个结果并不令人惊奇，因为减压是相同的。单节段手术的融合率似乎也相近。多节段融合时，若没有内固定，异体骨移植有很高的纤维融合发生率。前方钢板植入似乎有助于减少这类并发症的发生。

然而，目前的文献还不能对多节段异体植骨前路钢板固定的有效性给予肯定。仅有少数研究给予支持。颈椎研究协会（CSRS）资助了一个多中心回顾性（非随机）的研究项目，意在判断有无固定装置情况下颈椎的融合情况（先从前路手术开始，后续扩展至后路手术）。至今，其研究结果尚未发表。尽管这些研究操作起来十分困难，但是其研究结果将对临床工作有十分重要的意义。

许多术者应用异体骨作为结构性支撑，并且用各种方式促进其融合。相关的技术包括 rhBMP-2 以及 rhBMP-7（成骨蛋白-1）。这些尚没有标签的蛋白使用，正在一些中心进行着豁免研究。目前该方法的安全性和有效性仍有待确定。rhBMP-2 尚未包括其中，已有发现它与术后早期椎前出现肿性团块有关。另外一些学者推崇血小板源性生长因子。尽管基础科学理论认为这一方法行之有效，但是从实际临床效果来看，似乎血小板源性生长因子在颈椎上疗效甚微。BMP 有诱发成骨的作用，而血小板源性生长因子则没有；然而，二者都被认为具有促成骨作用。在腰椎，自体血小板制备物与自体髂骨合用会降低术后融合率。这些观察尽管只是提示性的，但仍对新技术的应用至关重要。

另一个促进融合的策略是使用合成基质材料，通常为胶原与矿物质例如羟基磷灰石的结合。几种规格的材料正在市场供应。合成基质具有骨引导性，常常与自体骨髓合用，以提供生骨细胞。尽管

这些方法都有很好的理论基础，并有相应的动物试验支持，但终因缺乏在颈椎方面有针对性的研究而难有定论。这些内置物可能是安全的；然而，相对于单纯应用自体骨移植或同种异体骨而言，它们的有效性仍未得到验证。陶瓷基质已被应用于人体或试验动物。但由于较脆弱、易断裂或破碎的性质，限制了该材料的应用，而且它们需要谨慎保护（图 2）。陶瓷材料内置物是第三类内置物，目前尚未得到美国食品药品监督管理局（FDA）的应用认可。

由于同种异体骨有一定感染的风险，同时会诱发各种各样的免疫排斥反应，一些提供结构支撑的替代品已经研发上市，比如中空或加入 rhBMP 以促进骨形成的合成材料内置物。这些内置物多设计成矩形鸟笼样结构，由金属、塑料或可吸收复合物构成（图 3）。所有这些内置物也均属于 FDA 第三类内置物，即存在优点和弊端，但对其应用价值尚缺乏肯定性的数据。

钢板固定

颈前路钢板已广泛应用数年，多被使用在颈椎间盘突出，特别是多节段突出的手术中。多数研究

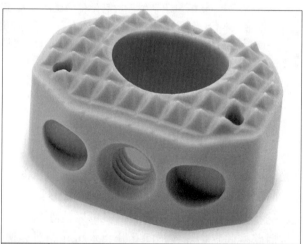

图3　图中所示装置由聚乙烯材料（polyetheretherketone）制成，在史密斯－罗宾逊（Smith-Robinson）型融合中模拟保留三面皮质骨的髂骨移植物。中央的孔洞可以填充自体松质骨、合成基质（带或不带有骨髓抽吸物），或 BMP 和载体。其内有金属标记物以探查内置物的位置，但内置物整体在 X 线下是不显影的，这有助于医师判断融合情况（Vertebral Spacer, Synthes Spine）。

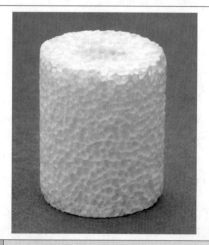

图2　模仿松质骨的含磷酸三钙成分的陶瓷植入物，有许多供骨祖细胞（osteoprogenitor cell）长入的网格。该产品具有骨相容性，但是没有诱导成骨作用（Chronos, Synthes Spine）。

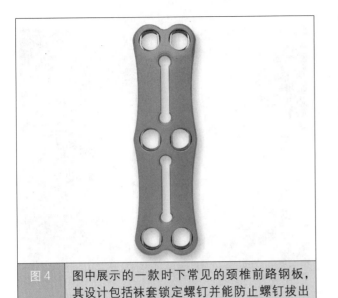

图4 图中展示的一款时下常见的颈椎前路钢板，其设计包括袜套锁定螺钉并能防止螺钉拔出（ACCS，Synthes Spine）。

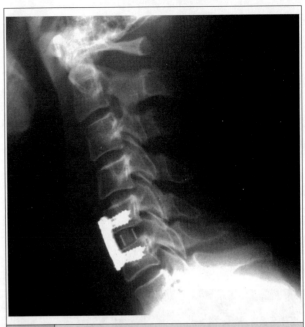

图5 图例为接受前路间盘切除手术患者的侧位 X 线片。由多聚乙烯酯材料组成的椎间融合器，添加了硅酸盐成分，其内包含来自髂骨的松质骨，而非整块髂骨。

表明颈椎钢板能够提高融合率；然而，术后未融合的风险依然存在。动态加压钢板在最近问世，该装置可有效控制椎间内置物。理论上，这些钢板起到了理想的维持作用，应当可以提高颈椎融合率，并且不需要外部颈围保护。一些设计经过改良已在临床上进行了应用（图4）。目前相关研究较少，故很难评估动态加压钢板带来的影响。类似于全髋关节置换，这其中有大量不同品牌的产品，因此很难有效评估某类产品的最佳指征和设计质量。动态加压钢板的疗效一般被认为等同于长骨钢板和螺钉，并且属于 FDA 第二类产品（图5）。

颈椎间盘置换术

在过去的 50 年里，由 Smith、Robinson 和 Cloward 发明的经前路颈椎间盘切除融合术一直被视为治疗单节段或双节段颈椎间盘退行性疾病的经典术式。然而，一个历时 1 年的研究发现，这类脊柱固定融合术会增加手术相邻节段的退变率，这个比例大约每年为 2%～3%。多节段椎间盘切除融合术导致吞咽困难的发生率大约为 10%～15%，并且有越来越多的关于术后颈部僵硬的报道。在美国，每年大约有 175 000 例患者因颈椎间盘病变接受前路颈椎手术。因椎间盘退行性疾病接受颈椎间盘切除融合术的患者恰恰是颈椎间盘置换术的理想治疗人群。到 2008 年，这个数字攀升到 300 000，其中有 70% 的患者将会接受各种类型的植入装置。

在这 21 000 例患者（70%）中，至少有 30% 的手术病例采用人工颈椎间盘装置。

颈椎间盘置换术成功的关键在于磨损技术（关于摩擦、润滑以及在相对运动表面有关磨损的研究）的进步，这是因为人工间盘的设计有产生运动磨损碎屑的倾向，这些碎屑会产生金属毒性和体外异物反应，这将使得这一技术无法被应用于临床。C2 以下的颈椎活动节段是三关节复合体；包括一个由颈椎间盘构成的纤维软骨联合，以及两个有滑囊结构的关节突关节。它的活动源于椎间盘的变形，但又受关节突关节的拘束。人工颈椎间盘必须符合这些力学机制以防止假体松动，并能保护小关节活动。

早期的人工椎间盘置换术出现了少数假体周围骨溶解的情况，大概是限制生理运动以及在间盘部位缺乏滑膜结构所导致的。理想的人工颈椎间盘应当可以同时允许旋转和旋转中心的水平移位。保留节段活动并不是唯一的目的。人工间盘置换术真正的优势在于降低远期的（手术相邻节段）再手术率。对于颈椎间盘退变患者而言，限制性人工椎间盘假体是保留颈椎活动度的理想治疗手段。

目前，人工颈椎间盘有 Prestige 型、Bryan 型

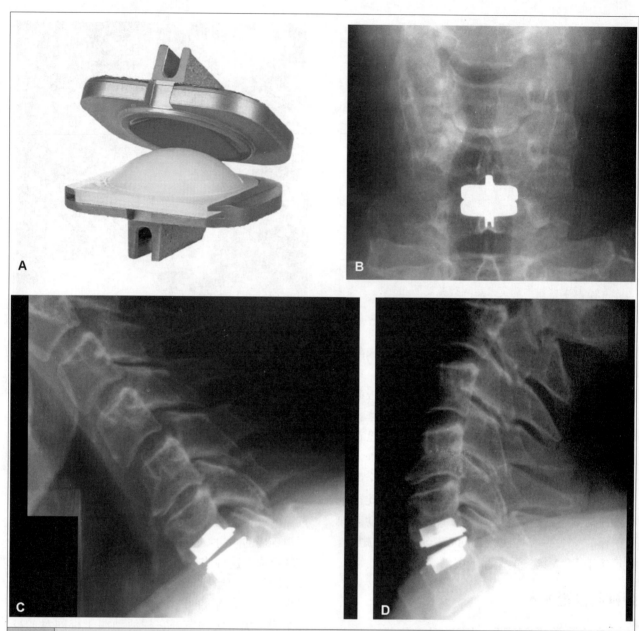

图6　**A**，ProDisc-C 人工椎间盘，该装置在美国被法律规定仅限于研究使用（investigational use）。**B**，正位 X 线片显示患者接受 C6-C7 人工椎间盘置换术，使用装置为 ProDisc-C。屈（**C**）和伸（**D**）侧位 X 线片显示在治疗节段很好地保留了活动度。

和 Prodisc-C 型（图 6）。其他的设计（均为 FDA 第三类产品）包括 PCM 人工颈椎间盘（Cervitech、Rockaway、NJ）、CerviCore（Stryker、Kalamazoo、MI）间盘以及 Pearsall textile 型间盘（NuVasive，San Diego，CA）。2005 年开始在美国本土进行了相关的临床试验。在第 52 章将详细讨论颈椎间盘置换术目前的发展状况。

颈椎间盘置换术理论上的优点在于能够保留颈椎活动，同时可以迅速地缓解疼痛症状（由神经根

刺激引起的颈痛除外），并可以避免出现融合失败，减少或延缓邻近节段的退变，同时能够避免骨移植及其他移植代替物的应用。

对于保留脊柱活动度技术的长期疗效必须进一步地研究。已证实的情况是，椎间盘并非脊柱中唯一受退变影响的结构。退变性疼痛同样可以源自关节突关节、韧带或是肌肉组织。ACDF 对这些部位均予以关注，然而人工椎间盘植入术却不能。在循证医学的时代，精心设计的临床对照研究势在必

行。尽管这些装置有许多潜在的好处，但它们却不能被过分地夸大。或许临床随机对照研究可以帮助得出真实的结论，同未经证实的商业宣传比较，我们更希望看到有质量的临床研究结果。在脊柱手术可以被认为是成功的关节置换术之前，我们需要进行这些临床试验。在第52章我们将详细讨论限制性保留活动技术（Motion-sparing）。

小　结

在过去的3年里，颈椎间盘突出症的外科治疗发生了许多变化，新技术层出不穷。然而，对于这些新技术的临床经验仍十分有限。我们需要审慎地评估这些技术的安全性和有效性，同时也必须评估它们的性价比。

以往的许多文献均在关注各种各样的临床指标和影像学结果。很多研究也将重点放在融合率和避免手术并发症或其他技术问题上面。尽管手术技术十分重要，但病人最大的渴望在于解除病痛并能够改善功能以获得良好的生活状态。有一个逐渐被接受的共识，即手术医生同患者在功能改善的理解上存在差异。术者倾向于低估术后并发症的发生及其严重性，并且满足于手术治疗成功率带来的喜悦感。

具体而言，颈椎外科医生容易低估吞咽困难、发音困难以及取骨处疼痛所带给患者的影响。外科医师协会应当收集更多准确的数据以评估这些情况真实的发生率以及严重性，这其中包括药物干预所带来的影响。完成这一目标颇具挑战性，同时不断丰富的治疗方案也将使得这一问题变得更为复杂。严格控制的临床研究将为我们揭示出最终的答案。

注释文献

诊　断

Matsumoto M, Chiba K, Ishikawa M, Maruiwa H, Fujimura Y, Toyama Y: Relationships between outcomes of conservative treatment and magnetic resonance imaging findings in patients with mild cervical myelopathy caused by soft disc herniations. *Spine* 2001; 26: 1592-1598.

27例患者接受了颈部支具和活动限制治疗。10例患者因症状恶化进行了手术治疗。平均的

JOA评分相似；然而，77%的非手术治疗患者和90%的手术治疗患者认为治疗效果满意。局部间盘突出较弥散、中央型的间盘突出更适合于手术治疗。

手术治疗

Agrillo U, Mastronardi L, Puzzilli F: Anterior cervical fusion with carbon fiber cage containing coralline hydroxyapatite: Preliminary observations in 45 consecutive cases of soft-disc herniation. *J Neurosurg* 2002; 96: 273-276.

研究表明33例单节段患者及22例双节段患者接受颈椎前路包含珊瑚状羟基磷灰石的碳纤维假体融合术。在平均随访的22.3个月内，所有患者的颈痛都得到了缓解或消失。患者的术后满意率高。该方法可以避免取骨术的相关并发症。

Bose B: Anterior cervical arthrodesis using DOC dynamic stabilization implant for improvement in sagittal angulation and controlled settling. *J Neurosurg* 2003; 98: 8-13.

对37例应用DOC动态内置物进行ACDF的患者进行了研究。平均随访1.3年，52%的患者术后的颈部和上肢疼痛得到了缓解，80%的患者在88%的融合节段取得了成功融合。

Goffin J, Van Calenbergh F, van Loon J, et al: Intermediate follow-up after treatment of degenerative disc disease with the Bryan Cervical Disc Prosthesis: Singlelevel and bi-level. *Spine* 2003; 28: 2673-2678.

本研究包括103例单节段间盘退变患者及43例双节段间盘退变患者。1年的随访发现，颈部活动度得以保留，并且没有假体移位。单节段和双节段假体置换术的成功率超过了85%。

Jho H, Kim W, Kim M: Anterior microforaminotomy for treatment of cervical radiculopathy: Part 1. Discpreserving "functional cervical disc surgery". *Neurosurgery* 2002; 51: S46-S53.

对104例接受微创椎间孔开大术的患者进行了研究，除1例发生椎间盘炎的患者外，其余患者均

保留了颈部活动度。83 例患者效果优秀，20 例患者效果良好，1 例患者效果一般。2 例患者出现了短暂的 Horner 综合征，1 例患者发生短暂的偏瘫，发生椎间盘炎的患者最终导致了关节僵硬。

McAfee PC, Cunningham B, Dmitriev A, et al: Cervical disk replacement: Porous coated motion prosthesis: A comparative biomechanical analysis showing the key role of the posterior longitudinal ligament. *Spine* 2003; 28 (suppl 20): S176-S185.

对 7 例新鲜冰冻尸体的研究发现，前路椎间盘切除术后脊柱轴性稳定取决于后纵韧带。作者指出这为椎间关节置换术是否行韧带切除提供了参考。

Miccoli P, Berti P, Raffaelli M, Materazzi G, Conte M, Faldini A: Minimally invasive approach to the cervical spine: A proposal. *J Laparoendosc Adv Surg Tech A* 2001; 11: 89-92.

对 3 例患者进行了 1.5 cm 切口下电视内镜手术入路的探索。3 mm 和 5 mm 的内镜和手术器械通过手术通路进入体内。

Szpalski M, Gunzburg R, Mayer M: Spine arthroplasty: A historical review. *Eur Spine J* 2002; 11 (suppl 2): S65-S84.

文章按照时间顺序对人工间盘置换术进行了回顾（截至 2002 年）。作者讨论了该手术的设计创意，并认为需要进行随机对照研究以评估人工间盘置换术的有效性和指征。

小　结

Edwards CC II, Karpitskaya Y, Cha C, et al: Accurate identification of adverse outcomes after cervical spine surgery. *J Bone Joint Surg Am* 2004; 86-A: 251-256.

报道了 166 例接受前路颈椎融合术患者的随访情况，由 4 位医师实施了手术，患者术后共接受了 342 次随访。医师记录有 26 例患者存在吞咽困难，而独立报告显示有 107 例患者存在吞咽困难。同样的，医师记录显示 10 例患者有发音障碍，而患者报道发音困难患者有 72 例。

经典文献

Boden SD, McCowin PR, Davis DO, Dina TS, Mark AS, Wiesel S: Abnormal magnetic-resonance scans of the cervical spine in asymptomatic subjects: A prospective investigation. *J Bone Joint Surg Am* 1990;72:1178-1184.

Cloward RB: The anterior approach for removal of ruptured cervical disks. *J Neurosurg* 1958;15:602-617.

Cummins BH, Robertson JT, Gill SS: Surgical experience with an implanted artificial cervical joint. *J Neurosurg* 1998;88:943-948.

Herkowitz HN, Kurz LT, Overhoff DP: Surgical management of cervical soft herniation: A comparison between the anterior and posterior approach. *Spine* 1990;15:1026-1030.

Hilibrand AS, Carlson GD, Palumbo MA, Jones PK, Bohlman HH: Radiculopathy and myelopathy at segments adjacent to the site of a previous anterior cervical arthrodesis. *J Bone Joint Surg Am* 1999;81:519-528.

Roh S, Kim D, Cardoso A, Fessler R: Endoscopic foraminotomy using MED system in cadaveric specimens. *Spine* 2000;25:260-264.

Smith GW, Robinson RA: The treatment of certain cervical-spine disorders by anterior removal of the intervertebral disc and interbody fusion. *J Bone Joint Surg Am* 1958;40:607-624.

（赵旻暐　译）

第 26 章　脊髓型颈椎病：
包括后纵韧带骨化

John M. Rhee，MD　K. Daniel Riew，MD

脊髓型颈椎病

脊髓型颈椎病这一术语概括了一组颈脊髓受压而产生的症状和体征。由于颈椎病患者的早期表现十分轻微，容易漏诊或者诊断为年龄相关的"正常"表现。然而，由于颈椎病的自然病程是一个典型的逐步加重的过程，在发生不可逆的脊髓损害之前，早期的诊断和治疗是取得理想疗效的根本。

临床表现

脊髓型颈椎病患者可以有种种不同症状。上肢的症状包括广泛的手臂和手部的笨拙感（持物易落）；精细动作受损，如投币、系扣子；书写困难；还可存在弥漫的麻木感（非皮节支配区分布）。下肢症状包括步态不稳，移动时失平衡感，以及行走时跌撞磕碰。家人常会描述患者似醉酒步态。在重度脊髓压迫患者中还可以表现出 Lhermitte 征：在被动屈颈时出现的向脊背部或肢体放射的触电样疼痛感。

主观无力感是相对晚期的表现，多数脊髓病患者都否认肌无力症状。同样，如果存在排便与排尿功能障碍，多表明处于疾病晚期阶段。尽管存在显著的颈椎退变，但是很多诊断明确的脊髓病患者可以无颈痛症状。缺乏颈痛症状的患者，往往在发展到严重的脊髓病之前，难以得到正确的诊断。脊髓病患者，如同时对存在症状性神经根压迫，也可以表现出神经根损害症状，如上肢放射痛。然而，很多患者在影像学检查时发现了神经根压迫，却没有相应的根性症状或体征。因为可以没有颈痛和无力的表现，在容易治疗的疾病早期，高度怀疑脊髓病的诊断是必要的。

应进行全面的神经系统查体；然而，正如疼痛不是脊髓病敏感的诊断指标一样，一个完全正常的神经系统检查结果同样不能排除脊髓病的诊断。运动系统检查可以完全正常，或者仅有轻微的肌力减弱。当存在上肢肌力下降时，往往表现为抓握和（或）手内在肌力量的减弱。在体格检查中，上肢或下肢主要肌群明显无力的表现并不常见。包括针刺觉在内的感觉检查应当进行；然而，结果往往是正常的。神经系统检查还应当包括对步态的评估。排便与排尿功能障碍或本体感觉障碍多出现于疾病进展期，并且提示预后不佳。上肢和（或）下肢腱反射亢进，提示脊髓受压。然而，由于脊髓病引起的腱反射亢进需通过正常的外周神经得以传导，所以如果同时存在糖尿病、外周神经疾患或多节段颈椎间孔狭窄导致外周神经功能受损，脊髓病患者则会出现腱反射减弱或消失。另外，如果颈脊髓病患者同时合并腰椎管狭窄，则可以表现出上肢腱反射亢进伴下肢腱反射减弱，这是腰椎神经根受压所导致的。

在脊髓病患者中，一些诱发试验可以提示脊髓受压情况。Lhermitte 征阳性是指在被动屈颈时，出现向脊背部或上（下）肢放射的触电样疼痛感。Babinski 征阳性则提示预后不良。弹拨放松状态下的中指远端指骨出现示指和拇指的屈曲则为 Hoffmann 病理征阳性。尺侧二指不能维持伸指与内收称为手指逃逸征（finger escape sign）。当肱桡肌反射减弱时反桡骨膜反射出现，因为指屈肌代替性收缩所致。高位颈脊髓压迫可以存在肩胛肱骨反射阳性，表现为轻拍肩胛骨的尖端出现肩胛抬高及肱骨内收。对于颈脊髓病患者，也应当检查是否存在下肢阵挛。由于这些上运动神经元损害既可以来源于脑部病变，也可以由脊髓损害引起，故需要对病变部位进行区分。下颌反射是其中的一个方法。如果叩击下颌时患者出现张口动作，则为该反射阳性，表明引起上运动神经元损害的部位位于脑部的可能性更大。

鉴别诊断

对于 50 岁以上的患者而言，颈脊髓病最常见的病因为颈椎的退变，也就是我们一般所指的脊髓型颈椎病（cervical spondylotic myelopathy，CSM）。在脊髓型颈椎病中，膨出、骨化或突出的间盘以及增生的骨赘都是脊髓前方常见的致压物。退变性颈椎滑脱可以加重或引起颈脊髓压迫。后方结构异常同样可以产生压迫，如黄韧带肥大，或较少见的黄韧带骨化，但这些情况相较于前方结构而言更为少见。

脊髓型颈椎病多见于先天性椎管狭窄者。当这些患者年轻时，由于脊髓在椎管内有退让空间而避免受压；然而，随着病情进展，退变造成的占位效应最终会导致压迫而出现症状。尽管脊髓型颈椎病引起症状多见于 50 岁以后的患者，但根据椎管狭窄的程度和退变性容积效应的不同，许多年轻患者一样可以产生症状（甚至是 30 岁或 40 岁的患者）。

后纵韧带骨化是另一个导致脊髓型颈椎病的原因。还有许多较为罕见的病因导致脊髓受压，如硬膜外脓肿、肿瘤和创伤。鉴别这些病因有一定难度，颈痛、持续的症状或外伤加重的脊髓病症状病史，或许可以协助诊断。颈椎后凸，不论是原发的还是继发于椎板切除术的，都可以导致脊髓受压并引起脊髓型颈椎病。当诊断有脊髓病症状的患者时，要时刻注意其他系统疾患致病的可能，如中风、运动障碍或多发性硬化。

影像学

X 线平片是非常有用的检查，但不足以诊断颈椎管狭窄和脊髓病。常规检查包括立位前后位片及侧位 X 线片，同时还应包括屈伸位的 X 线检查。侧位 X 线片尤为重要，该检查可以被用于评估先天性颈椎管狭窄的程度（图 1）。Pavlov 比值（椎管前后径/椎体前后径）小于 0.8，即考虑先天性椎管狭窄。椎管直径小于 13 mm，同样提示椎管矢状径狭窄，并且该类患者在外伤后容易出现脊髓损害表现。在多数病人中，椎间隙退变最显著的节段往往是脊髓受压最重的部位。

为进一步明确脊髓受压情况，MRI 或 CT 脊髓造影检查是必要的。MRI 为一种无创的检查方法，并且可以为多数病人提供充分的影像学资料。在任何可能的情况下，更多地应用闭合 MRI 而非开放 MRI，因为前者图像质量更好。MRI 图像中可以看

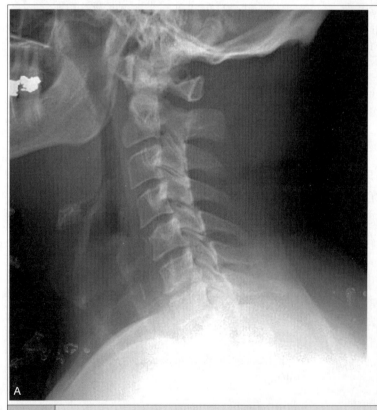
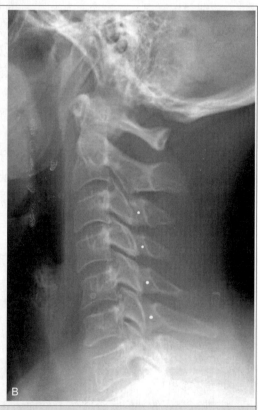

图 1　**A**，患者侧位 X 片显示先天性颈椎管狭窄。椎板难以观察。**B**，侧位 X 片显示一正常颈椎，其椎板结构明显宽大（白点所示）。

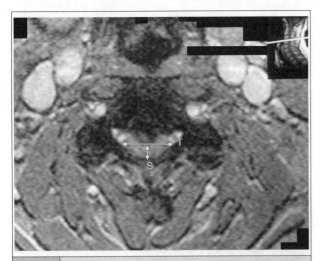

| 图 2 | 压迫指数值是指受压脊髓的最小矢状径与同节段最大横径的比值。若比值小于 0.4，表明预后不佳。T = 脊髓横径，S = 脊髓矢状径。|

脊髓最小矢状径与同节段最大横径的比值)（图 2），该值小于 0.4 时提示预后不佳。相反地，术后脊髓膨胀，压迫指数大于 0.4，则与临床恢复相关。

如果患者因为医学原因无法完成 MRI 检查（如体内安装有心脏起搏器、动脉瘤夹或严重的幽闭恐惧症），或者既往颈椎手术留有金属内固定、瘢痕组织影响图像质量，则可以考虑 CT 脊髓造影检查。尽管 CT 脊髓造影为有创检查，并且不能提供最佳的影像学资料，但它对于术前评估骨性结构同神经组织的关系有很大的帮助。而且，当高质量的 MRI 检查仍不能明确骨性解剖结构时，增强 CT 可作为有益的补充。CT 在诊断 MRI 或 X 线检查不易发现的后纵韧带骨化时非常有价值，并且能为手术入路提供重要信息（图 3）。

治　疗

到脊髓信号的改变，这提示脊髓受压较为严重。另一个同预后有关的影像学指标为压迫指数（为受压

在症状性的脊髓病，临床症状随着时间推移不断进展，因此需要外科手术治疗。脊髓压迫一方面

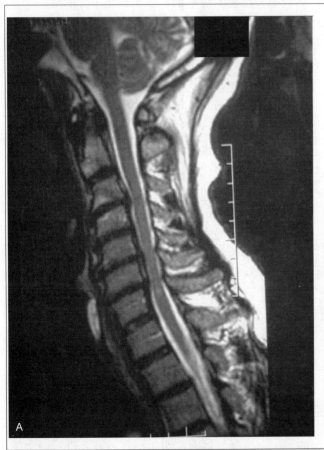

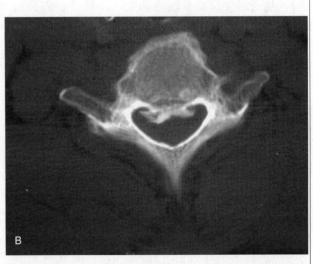

| 图 3 | A，为一例患有后纵韧带骨化症的患者在 T2 加权矢状位图像，骨化的后纵韧带为黑色，这很难同突出的间盘相区别。B，同一患者的 CT 扫描检查，可以清晰地显示后纵韧带骨化情况。|

影响脊髓前动脉血供，造成继发性缺血反应；另一方面机械性压迫可以直接影响脊髓功能。近期对脊髓型颈椎病患者进行的前瞻性研究表明，手术治疗可以提高患者的功能结果，改善疼痛症状和神经状况。该研究还指出，早期干预治疗可以阻止脊髓发生结构性病损，从而明显改善预后状况。除非患者拒绝或存在手术禁忌，否则应当选择手术治疗脊髓型颈椎病。

对于影像学上存在脊髓压迫表现而没有或缺乏相应临床体征的患者，目前尚无理想的治疗策略。无症状性脊髓压迫可以终生不产生症状。但是，急性创伤可以使无症状性颈椎狭窄的患者出现脊髓损害表现。选择手术还是密切随访，这一决定最终还应当由患者本人做出。如果在 MRI 上发现了严重的脊髓压迫，即使没有临床症状，也有充分的理由建议手术治疗。如果患者要求保守治疗，则应当进行密切的随访。医生必须要求患者在症状进展时及时复诊。

手术治疗方式

尽管普遍认为应当采取手术方法治疗脊髓型颈椎病，但是对于手术入路的选择一直存在争议。目前有一些手术方式可供选择，包括前方减压融合、椎板切除、椎板切除融合以及椎板成形术。每种手术方法都存在优缺点，并且没有一种术式能够适用于所有的病情。术式的选择主要从以下几个方面考虑：狭窄水平的节段数量，病人情况（如伴随疾病），是否需要保留节段活动度，以及是否需要改善颈椎的顺列。

单纯椎板切除/椎板切除及融合术

由于存在许多缺点，目前单纯椎板切除治疗脊髓型颈椎病已很少应用。椎板切除术后可出现医源性颈椎后凸；然而，确切的成人发病率尚不清楚，大致为 11％～47％。椎板切除术后颈椎后凸使脊髓紧贴于后凸部并受到后凸顶点的压迫，可能导致脊髓病复发，但该并发症导致神经损害的发病率还不清楚。除了引起神经损害的可能外，后凸本身还可以导致颈痛或畸形（图 4）。如果在切除椎板的同时也进行了破坏性的（aggressive）关节突关节的切除，导致的椎体滑脱同样可以造成脊髓的压迫。若患者接受二次后路手术，椎板切除术后裸露

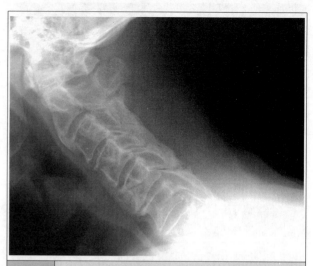

图 4　单纯椎板切除或椎板切除融合无固定的情况下，可以产生医源性颈椎前凸减小甚至后凸。这一并发症常见于术中切断了附着于 C2 的颈夹肌，该肌肉是颈部后伸运动的关键肌。

的硬膜会使得术野不清，手术操作十分困难。

后路融合术可以有效避免单纯椎板切除的缺点。多采用侧块螺钉的固定技术来完成椎板切除及融合术。融合有许多潜在的好处，包括改善骨关节病引起的颈痛，防止椎板切除术后颈椎后凸。术前存在的颈椎后凸，也可以通过椎板切除术中在后凸纠正的位置下进行螺钉固定来改善，当然，较为严重的颈椎后凸通过前路手术矫形更为恰当。尽管椎板切除术有许多优点，但是文献报道椎板切除加融合术是更为优越的方法。一项对椎板成形术与椎板切除加融合术进行的非随机对照研究表明，椎板切除加融合术不论是从客观的 Nurick 评分还是病人报告的结果而言，对神经功能的改善率均低于椎板成形术。另外，在一项对于手术并发症的研究中，接受椎板切除及融合的 13 例患者出现了 14 种并发症，而椎板成形术则无一例发生，该结论强烈推荐椎板成形术。多数并发症同融合有关，包括植骨不融合、内置物失败、相邻节段退变以及显著的取骨部位疼痛。基于这些研究，我们认为对于某些多节段的颈脊髓病同时伴有机械性颈痛的患者，后路椎板切除加侧块螺钉植骨融合术是可以替代前路手术的另一个选择。然而，对于那些不需要进行融合的患者，椎板成形术是更理想的治疗方法。

跳跃性椎板切除是一种改良术式，其目的在于

减少后部肌肉损伤和颈痛。该方法是切除两个连续狭窄水平之间的椎板及其下端相邻椎板的少部分。举例而言，对于 C3-C7 的减压，可以行 C4 和 C6 的椎板切除，同时对其余节段进行部分椎板和黄韧带切除。在"跳跃"的椎板（这个例子中的 C3、5 和 7）节段，附着于棘突上的肌肉和棘突本身均得到了保留，这有效保护了颈椎矢状面上的顺列，同时可以预防术后颈椎后凸的发生。2 年的随访结果显示，与单开门椎板成形术比较，该方法达到了相似的神经恢复，并且保留了更多的颈椎运动范围。然而，这一方法或许对轻中度颈椎管狭窄或伴有黄韧带骨化的患者而言是一种理想的治疗手段，但并不适合于严重的狭窄、先天性椎管狭窄及广泛后纵韧带骨化的患者。

前路减压融合术

前路手术最大的优势在于可以直接对突出的椎间盘、退变性骨赘和骨化的后纵韧带等脊髓致压物进行减压切除（图 5，A）。与后路手术相比，前路手术的另一个优点是可以通过切除椎体来解除颈椎后凸导致的脊髓部位的压迫。同时，前方减压加融合术可以帮助缓解退变性颈痛，并且可以矫正或改善后凸，融合后局部稳定可以保护减压节段脊髓，防止融合节段脊髓病复发（图 5，B）。据报告，前路手术治疗脊髓病取得了十分满意的神经功能恢复。

根据颈椎狭窄的具体情况，脊髓病的前路手术

有几种不同的选择。由 1～2 个间盘节段引起的脊髓病，可行单或双节段前路颈椎间盘切除加融合术（anterior cervical diskectomy and fusion，ACDF）（或一个节段椎体切除治疗 2 个运动节段疾病）。然而对于 3 个或更多节段的疾病，前路手术的优越性似乎就不那么明显了。治疗颈椎多节段狭窄的传统前路手术方法是多节段椎体切除及长段移植物重建（图 6，A）。尽管该方法能够有效地解除神经压迫，但由于植骨相关并发症的高发率，使得这一技术应用受限（图 6，B）。前路多节段椎体切除加融合合导致假骨关节形成的发生率为 11%～40%。难于治疗的移植物移位较少发生，发生率为 7%～20%，并可导致神经功能损害、食管损伤以及呼吸道梗阻以致死亡。

多节段椎体切除及长段植骨重建的并发症

尽管从理论上推测前路固定钢板应当能够减少长段植骨融合的并发症，但临床研究表明，多节段椎体切除加钢板固定所产生的植骨并发症要高于无钢板固定手术。有研究报道，即使在钢板固定的情况下，2 节段切除时植骨两极端移位发生率为 9%，而 3 节段的则为 50%。生物力学研究通过观察这些失败的临床病例指出，长钢板配合长段植骨不符合生物力学要求，因其在疲劳负荷下可以迅速地丧失稳定性，并将负荷反向传导至长段内植骨上。因此，一些学者选择应用支持钢板（buttress plates）

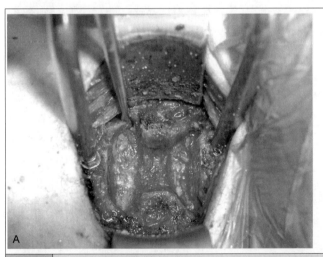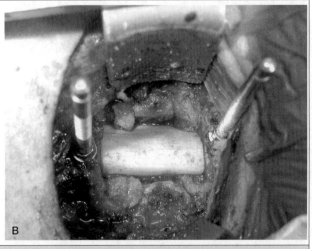

图 5　**A**，单节段前路椎体切除术。4 边形术野的四角点已在钩椎关节之外。该手术可以从前方进行较为彻底的减压，同时直接切除增生的钩椎关节、骨化的后纵韧带或者突出于后纵韧带后方的椎间盘。之后可采用自体骨移植术。**B**，进行了自体骨移植，自体骨可放置在钩椎关节之间的区域。应用自体骨的术后融合时间比同种异体骨更短。

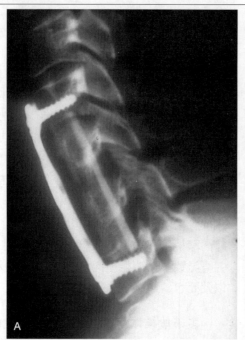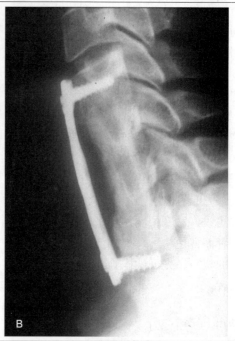

图6　**A**，影像学显示患者接受了前路2个节段的椎体切除加钢板固定。**B**，患者术后1年复查影像学资料，见植骨融合，同时发现钢板下沉，螺钉嵌入下一椎间隙内，从而导致了邻近节段的退变。

以加强长节段植骨的稳定。固定于内植物上、下相邻椎体的跨越钢板，可以维持内植物稳定，同时能够促进植骨融合，起到了"分力装置"的作用。应用支撑钢板的理由在于支撑钢板仅固定于重建物的一端，能够允许下沉运动从而产生轴向加压力，在内植物外移时起到阻挡作用。尽管有理论上的优势，但支撑钢板作为标准前路固定装置，同样存在诸如内植物移位、假关节形成等长节段重建相关的并发症。在长节段重建术中，动态钢板是有别于长节段植骨坚强固定钢板的另一个选择。它们同样允许下沉运动，因此也具有理论上的优势；然而，临床证据表明，目前动态加压钢板难以维持长节段内植物的稳定性。动态加压钢板过多的下沉运动则可能因钢板与相邻节段的重叠导致相邻椎间盘损伤，以及颈椎后凸、椎间孔狭窄和内固定失败。无钢板的椎体切除加长节段植骨融合术有着良好的临床疗效，但是需要坚强的外固定保护，这严重地影响了患者术后生活质量，并且有可能发生自体腓骨取骨术所引起的相关并发症。如果有必要行前路椎体切除加长节段植骨融合术，增加后方固定不失为一种更为稳妥的方法，在保证稳定性的同时，还可以有效地减少内植物移位以及假关节形成的可能。

另外，要时刻谨记前路多节段椎体切除术除了有植入融合的相关并发症以外，还有前路手术本身引起的一些问题。尽管很少发生，但却是值得关注，如永久性的发音和吞咽障碍、呼吸道梗阻、食管损伤和椎动脉损伤。这些并发症在多节段重建手术中的发生率要高于1或2个节段的前路减压融合术。这是由于前者手术时间更长，并需要暴露更大的范围。另一个前路手术引起的问题是可能加速邻近节段的退变，尽管没有最终证明融合是使得邻近节段退变加速的原因。

椎体切除重建的其他方式

为了避免因长节段移植物而引起的难以预料的风险，可选择一些其他的前路重建方法。在应用前路手术治疗多节段颈椎病患者时（大于3个椎间隙），多节段ACDF是一个选择。该方法可用于治疗由间盘病变引起的颈椎病，同时并不需要切除椎体的后部或后纵韧带。单节段移植物的好处在于可以更好地将节段螺钉固定于每个椎体上，并可以保留或重建颈椎前凸。ACDF移植物同长节段移植物相比，也能减少内植物移位的情况。多节段ACDF最主要的缺点是较高的假关节形成率。这是因为有更多的骨性接触面需要融合（比如，在C4-7 3个节段ACDF中，有6个骨性融合面，而C4-7椎体

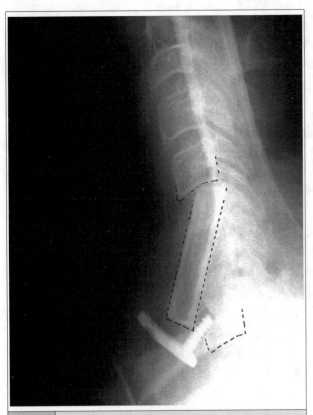

图7　影像学显示一例接受前路两个节段椎体切除并应用支撑钢板保护的患者，术后出现植骨移位，并将支撑钢板向前方45度推挤，挤压咽部，产生窒息并最终导致患者死亡。鉴于有诸如此类严重的并发症，不推荐支撑钢板作为常规应用于前路重建手术。

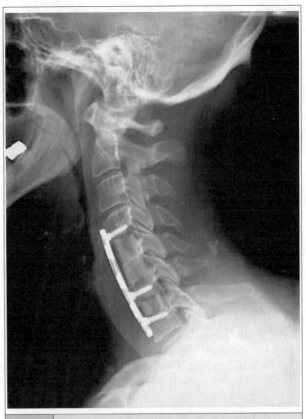

图8　显示前路椎体切除/椎间盘切除重建术。

切除加长节段植骨重建术中，仅有2个骨性融合面）；然而，文献报道并没有支持这一观点。

　　另一个治疗3个节段间盘压迫导致脊髓病的方法是对单节段椎体并包括两个相邻间盘在内的椎体切除术，余下的行椎体间融合术（椎体切除联合间盘切除术）（图8）。椎体切除联合间盘切除重建术是解决单纯长节段重建所带来的生物力学问题的一种折中方法。同时，相较于多节段ACDF而言，该方法又减少了融合骨面的数量（仅有2个）。除切除节段外，钢板及螺钉可以固定于每个椎体节段。如果患者的减压切除没有特殊要求，一般选择上两个节段进行椎体切除，从而避免底端节段椎体切除重建所带来的生物力学不稳定，因为后者更容易发生移植物移位的情况。

　　对于病变累及4个椎间盘节段的另一种前路手术方法为2节段椎体切除术；比如，2个节段椎体切除，而保留中间一个完整的椎体。该方法重建时

相较于多节段ACDF有更少的融合骨面，同时可避免使用长节段植骨。行3个椎体的固定：重建部位的顶椎、底椎及中间的椎体。在考虑应用何种方法进行椎体切除重建术时，术者应当充分考虑患者病变的部位及类型（图9）。

椎板成形术

　　椎板成形术旨在从后方获得多节段脊髓的减压，同时避免椎板切除的相关并发症（如椎板切除术后的后凸畸形）。对于多数病人而言，可行C3-C7节段椎板成形术。椎板成形的技术方法很多，但单开门法（open-door laminoplasty）及法式开门椎板成形术（French-door laminoplasty）最为常见。不论何种术式的椎板成形，均需要制作"门轴"，即使得侧块与椎板交界处的骨质变薄而不离断，从而允许青枝骨折的发生，以达到"门轴"的效果。单开门技术，指在一侧制作门轴；而法式开门术，门轴是双侧的。单开门技术是在门轴的对侧部位进行"开门"操作，而法式开门则是在中线部位开门。椎板成形开门术增大了脊髓可占用的空间，使得脊髓能向后方扩大的空间漂移。这种开门可通过植骨

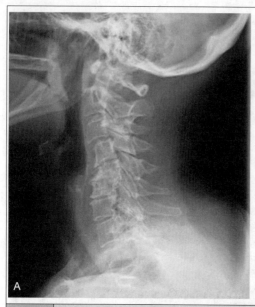
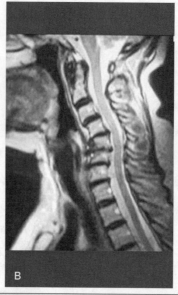
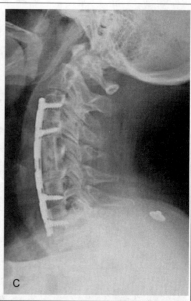

图9　**A**，术前侧位 X 线片显示患者存在颈椎多节段的退变和狭窄，病变范围在 C3-T1。**B**，MRI 扫描示 C3-C4 节段发生滑移，C4-C5 及 C5-C6 节段退变后凸并产生轻度的脊髓压迫，C6-C7 和 C7-T1 存在退变，并且椎间隙高度有所丢失。**C**，术后侧位 X 线片。患者接受了椎体联合椎间盘切除术，该手术重建了颈椎的前凸，并且进行了坚强固定以防止移植物移位。患者术后佩戴软质颈围制动，最终所有节段获得了骨性融合。

固定（比如自体棘突或肋骨移植）、缝线固定、缝线-铆钉或特别设计的钢板固定维持。椎板成形术起源于日本，因其良好的治疗效果，目前已在北美得到了广泛的应用（图 10）。

除了比椎板切除具有优势外，椎板成形术同前路手术相比也有许多本质上的益处。首先，由于是间接减压，椎板成形术同多节段前路椎体切除相比是一个更安全易行的操作，特别对于严重狭窄或后纵韧带骨化的患者尤为如此。其次，椎板成形术可以保留颈椎的活动度，并且多不进行融合。但是，在需要的情况下融合和固定也是可以考虑的。特别注意，一旦选择了融合术，即有可能出现相关的并发症。对于假关节形成风险较高的患者，则应当避免融合，比如糖尿病患者、高龄患者，或长期应用类固醇药物的患者。第三，椎板成形术允许术者通过一次手术对多节段进行减压，既降低了术后再狭窄的风险，同时并不增加病死率。在椎板成形术中，多进行 C3-C7 的减压操作。与此相比，如果患者以 C4-C6 节段狭窄为主，而 C3-C4 和 C6-C7 节段较轻，术者则会对是否进行 C3-C7 节段的开门减压有所犹豫，因为这样可能增加手术的并发症；然而，未手术处理的阶段随着时间的推移有后续发病的可能。椎板成形术的第四个优点在于，该方法可

以允许后续再进行前路手术。如果患者在后路椎板成形术后存在持续的颈椎病表现，可以采取后续的前路手术对致病节段进行治疗。另外，对于需进行前后联合入路手术的患者，后路椎板成形术是可选择的方法，由椎板成形（术中颈椎处于中立或轻度后伸位，椎管扩大）后所提供的脊髓退让空间可以使得前路手术（术中颈椎处于屈曲位，椎管容积减小）的实施变得更加安全。

椎板成形术的临床观察

椎板成形术比前路多节段椎体切除术存在理论上的优势，并且在临床实践中得到了证明。椎板成形术在改善神经症状方面与前路手术相仿，但是前者的手术并发症较后者少。一项脊髓型颈椎病的临床研究观察了 42 例接受椎板成形术患者和 41 例前路多节段椎体切除术患者的临床疗效，发现两组患者的神经功能改善相似，他们都取得了良好的 JOA（Japanese Orthopaedic Association）评分。同预期的一样，椎板成形术组比前路椎体切除术有更低的并发症发生率（7% 比 29%）。然而，椎体切除的多数并发症与骨移植相关。在椎板成形术组，3 例患者出现了 C5 神经根麻痹表现，并最终得到了缓解。在北美，另一个临床研究也发现两种术式可取

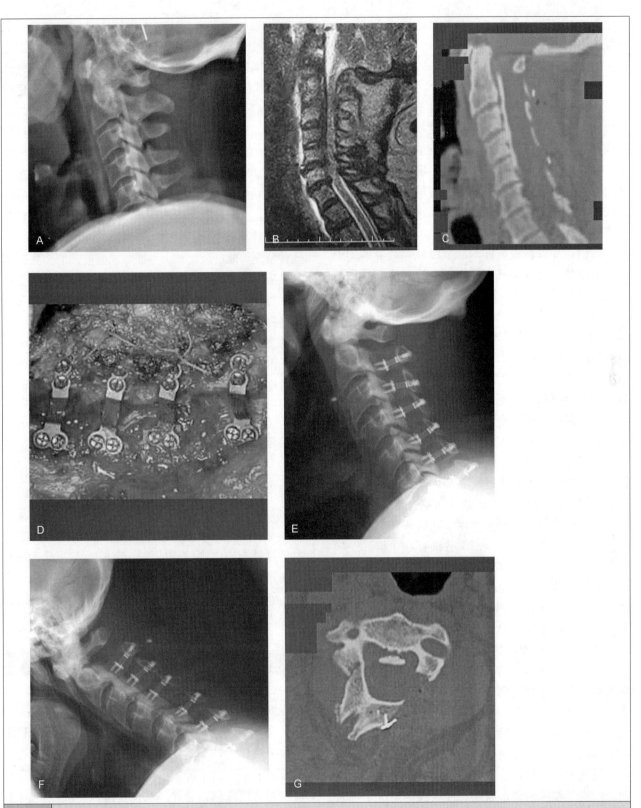

图 10 椎板成形术。**A**，患者术前侧位 X 线片可见后纵韧带骨化，图中后纵韧带影可见范围从 C2 至 C5。**B**，矢状位 MRI 显示 C6-C7 节段存在严重的狭窄。**C**，矢状位重建 CT 显示后纵韧带骨化。如果进行前路手术，操作会非常困难，同时可能需要切除 C2 椎体。**D**，椎板成形术中情况。**E**，术后侧位片，颈椎中立位；**F**，术后侧位片，颈椎屈曲位，提示颈部活动有所保留。**G**，术后 CT 显示 C2 节段减压效果良好。可见不论是门轴侧或是开门侧，均位置良好，并使椎管达到了最大容积。

得相似的神经功能改善，但是椎板成形术手术并发症发生率更低。

椎板成形术潜在的问题

椎板成形术也存在缺点，并且不是适合于所有的病人。节段性神经根麻痹仍然值得关注，其术后发生率为 5%～12%。这一并发症多见于 C5 神经根，并导致三角肌及肱二头肌的力弱；然而，其他神经根同样可以受累。感觉障碍和放射痛尽管可能出现，但这种神经根麻痹主要还是影响运动功能。有碍减压成功的并发症在术后 20 天内任一时刻都可能发生，导致椎板成形术后节段性神经麻痹的原因尚不清楚，可能与减压后脊髓向后方漂移导致神经根牵拉有关。由于 C5 神经根处于颈椎前凸的顶点，因此术后脊髓的漂移和神经根的牵拉程度在 C5 节段最明显。防止术后神经根麻痹出现的方法包括预防性神经孔扩大减压及限制椎板成形的开门角度（控制开门角度在 45°～60°），以避免脊髓向后方的过度漂移。然而，这些方法的有效性仍未被证实。术后神经根麻痹的症状多需要数周或数月方能痊愈，也有 6 年后才缓解的病例报道。

椎板成形术后的患者颈痛可能是一个麻烦问题。由于椎板成形并不进行关节固定，因此不能用于治疗以颈痛为主要症状的颈椎病。考虑到这一点，对于是椎板成形术后产生了新的颈痛症状还是术前的颈痛症状在术后残留学界尚存争议。一项临床研究表明单开门式椎板成形术后 60% 的患者存在轴性症状，而前路融合手术以后出现颈痛的患者仅占 19%，这一结果存在显著的统计学差异。另外，在这些椎板成形术后出现颈痛或肩痛的患者中有 75% 的人出现新的疼痛症状。2002 年的一项研究发现，劈开棘突的椎板成形术既不能缓解也不会加重轴性症状和肩部不适。椎板成形术后颈痛的确切病因尚不得而知，但或许与关节突关节的僵硬或去神经支配以及项背部肌肉的损伤有关。然而，由于疼痛往往不是脊髓型颈椎病患者术前关注的焦点，因此术后颈痛仍是一般的小问题或根本不成问题，特别是在术前将术后颈痛症状这一情况对患者进行了充分说明时。

椎板成形术的另一个不足之处是颈部活动度丢失的可能性。即使椎板成形术并不进行融合操作，但一些活动度的丧失确实存在。这种活动度的丧失是多因素造成的，但可能与关节突关节损伤导致的自发性僵硬或融合，或与手术创伤导致的组织、肌肉弹性变化有关。术后过长时间的制动也是原因之一。另外，旨在帮助门轴稳定的植骨也可能意外地使节段间融合或僵硬。术后短时间制动以及避免门轴侧植骨可以有效改善术后颈部活动度的丧失。

术前颈椎前凸是椎板成形术的相对禁忌证。导致脊髓病的致压物多来自前方结构，比如突出的椎间盘、骨赘和骨化的后纵韧带。因此，椎板成形术或其他后路减压术均有赖于在后方结构打开后脊髓能够向后飘移，从而解除前方的压迫。尽管在前凸或中位颈椎中，脊髓确实向后飘移，但在显著后凸的患者中，这种情况可能难以出现。然而，颈椎前凸的消失并不是椎板成形术的绝对禁忌证。2003 年的一项研究指出，对于局部后凸≤13°的患者，接受椎板成形术可以获得神经功能的改善。对于那些致压物来源于后方结构的患者，即使存在颈椎后凸，也可以通过椎板成形术获得直接的减压效果。同样的，颈椎后凸同时伴有严重椎管狭窄的患者，椎板成形术可以作为第一期手术，如果需要可接着完成前路手术。

前后联合入路

对椎板切除术后颈椎后凸畸形患者强烈推荐联合手术。这类患者如果接受了前路多节段椎体切除术对脊髓进行减压，由于之前存在的后方椎板切除，使得颈椎存在生物力学上的极度不稳定。这是由于脊柱左右两侧结构的连接被完全破坏了。为了提高重建的稳定性，需要后方附加固定装置。另外，颈椎显著后凸时，如果需要前路多节段减压，则应当考虑后方固定融合术。

后纵韧带骨化症（OPLL）

后纵韧带骨化是颈脊髓病的一个致病因素。尽管后纵韧带骨化相关的颈脊髓病在日本多有报道，但在北美的人群发病率还不清楚，这类疾病并不仅局限于亚洲人群中。后纵韧带骨化症的病因不清，很有可能是多因素造成的，同基因、激素及环境因素相关。糖尿病、肥胖、高食盐摄入、较少的肉类摄取、钙吸收不良、后纵韧带的机械性刺激甚至睡眠习惯都可能与本病有关。大约 50% 的 DISH 病（特发性弥漫性骨肥厚）患者中存在后纵韧带骨化，这或许同易发生骨化的特殊体质有关。这些疾病的致病基础有相似之处，但是确切的机制或遗传因素

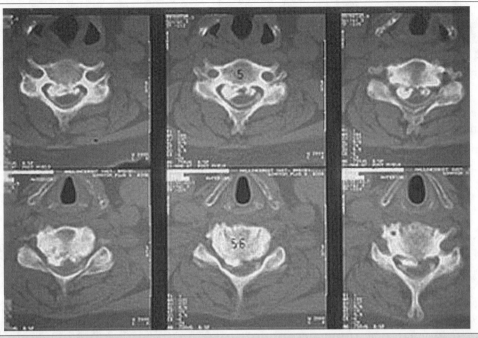

图 11　OPLL 患者的 CT 脊髓造影扫描显示后纵韧带骨化。这种程度的压迫，往往同时存在硬膜的骨化。

尚不清楚。日本的流行病学调查发现，在已发现 OPLL 患者的兄弟姐妹中有 44％发病。分子生物学研究指出 OPLL 同分子生物因素有关，包括Ⅺ型胶原、转化生长因子 β-1、骨形态发生蛋白-4 以及核苷酸焦磷酸酶。

根据 OPLL 的严重程度及脊髓受压情况的不同，患者可以从无症状到有严重的脊髓病表现。骨化的形式可有节段型、连续型、局限于椎间隙或混合型。同脊髓型颈椎病一样，由 OPLL 导致的脊髓病同样需要手术治疗。根据 OPLL 的范围和延展程度，经前路的直接切除或许比脊髓型颈椎病更加困难。OPLL 有时可以侵蚀硬膜，导致硬膜难以剥离（图 11）。在这种情况下，一个避免硬膜撕裂的方法是通过前路椎体切除术使得同硬膜粘连的后纵韧带漂浮起来，而非切除。另一个方法是在不减压的情况下行椎体间融合。这种方法被用于有症状的动态脊髓病患者（dynamic myelopathic symptoms），并取得了良好的效果。该方法的理论基础是通过制动和融合，避免了骨化块对脊髓的反复击打损伤。不切除后纵韧带同时获得脊髓减压的方法是进行后路椎板成形术。

然而，后路椎板成形或椎板切除手术均没有去除骨化的后纵韧带，并导致继发改变——换言之，术后有加速 OPLL 发展的可能。前路手术直接切除

或使得骨化的后纵韧带漂浮，从而避免了术后后纵韧带的进一步骨化；也有报道指出，术后影像学发现后路手术使后纵韧带骨化有加重的趋势。不论怎样，术后后纵韧带骨化加重还更多地停留在理论层面，毕竟在临床工作中很少见到因 OPLL 导致脊髓病复发的情况。这或许是由于椎板成形术使得脊髓获得了充分的减压，同时 OPLL 的发展在大多数病人中是相对缓和的。

同脊髓型颈椎病一样，治疗 OPLL 的理想手术方式仍旧存在争议。OPLL 大致的治疗策略同脊髓型颈椎病相仿。然而，如果 OPLL 较为严重，后路手术更为安全有效，同时不必考虑受累狭窄的节段数目。

小　结

颈脊髓病是一类需要手术治疗的疾患。应当在脊髓出现永久性损害之前进行早期治疗。对于由 1～2 个节段病变引起的脊髓病，多选择前路手术进行治疗。对于多节段病变的患者（3 个或更多的节段），椎板成形术是更适合的选择。如果患者存在严重的椎管狭窄、后凸，或椎板切除后颈椎后凸畸形，前后路联合手术是最佳选择。手术方式应当根据每个患者的狭窄类型、合并症及症状综合考虑。应当避免教条式地执行手术治疗策略。

注释文献

脊髓型颈椎病

Edwards CC，Heller JG，Murakami H：Corpectomy versus laminoplasty for multilevel cervical myelopathy：An independent matched-cohort analysis. *Spine* 2002；27：1168-1175.

　　该文章采用独立对比研究分析，从临床疗效和影像学表现对多节段椎体切除和椎板成形术进行了比较。结果发现，两种方法均能有效地阻止脊髓型颈椎病的进展，显著改善神经功能，并使得绝大多数患者的颈痛得到缓解。

Hasegawa K，Homma T，Chiba Y，et al：Effects of surgical treatment for cervical spondylotic myelopathy in patients ＞or＝70 years of age：A retrospective comparative study. *J Spinal Disord Tech* 2002；15：458-460.

　　该研究比较了手术在治疗70岁及以上脊髓型颈椎病患者和60岁及以下患者中疗效上的差别。通过MRI和CT检查，并应用JOA评分，对40例70岁及以上患者和50例60岁及以下患者进行了评估。手术方式分别为前路减压融合、椎板切除和椎板成形术。结果显示，不同年龄和不同术式患者在临床疗效上没有差别。唯一不同的是，高龄组患者术后更容易出现神经系统并发症。

Heller JG，Edwards CC，Murakami H，et al：Laminoplasty versus laminectomy and fusion for multilevel cervical myelopathy：An independent matched cohort analysis. *Spine* 2001；26：1330-1336.

　　该文章采用队列比较研究，对多节段脊髓型颈椎病患者采用椎板切除术和椎板成形术治疗在临床表现和影像学结果方面的差异进行了比较。结果显示椎板成形术在手术并发症和术后疗效方面有明显优势，多节段脊髓病患者推荐采用椎板成形术治疗。

Hilibrand AS，Fye MA，Emery SE，et al：Increased rate of arthrodesis with strut grafting after multilevel anterior cervical decompression. *Spine* 2002；27：146-151.

　　文章对颈椎前路多节段椎体切除后不同重建方式进行了回顾性研究。结果发现，为了减少术后假关节的形成，多节段椎体切除减压后应当考虑支撑移植骨的植入，以提高融合率。

Park AE，Heller JG：Cervical laminoplasty：Use of a novel titanium plate to maintain canal expansion：Surgical technique. *J Spinal Disord Tech* 2004；17：265-271.

　　文章阐述了一项在椎板成形术中植入钛板以维持椎管开大的新技术。在说明技术要点的同时，作者也指出该技术在生物力学方面等同或优于现行的技术。该技术因可以降低椎管再狭窄的风险，故允许患者术后早期康复锻炼，这将有助于改善患者术后颈部活动度、减少椎板成形术后轴性症状的产生。

Samartzis D，Shen FH，Matthews DK，Yoon ST，Goldberg EJ，An HS：Comparison of allograft to autograft in multilevel anterior cervical discectomy and fusion with rigid plate fixation. *Spine J* 2003；3：451-459.

　　本文对80例接受ACDF手术患者的临床效果和影像学结果进行了回顾性分析，所有患者均植入了2或3个节段的内固定板。比较了使用自体骨或同种异体骨在临床疗效和融合率方面的差别。结果显示，节段螺钉植入组融合率为97.8%，非节段螺钉植入组融合率为97.1%。提示相较于移植物的种类，合适的病人选择以及精细的手术操作对于提高融合率和取得良好临床疗效更为重要。

Shiraishi T，Fukuda K，Yato Y，et al：Results of skip laminectomy：Minimum 2-year follow-up study compared with open-door laminoplasty. *Spine* 2003；28：2667-2672.

　　本研究显示，相较于传统的椎板成形术，跳跃式椎板切除术创伤更小，能够更好地保护颈部伸肌装置。跳跃式椎板切除还能够有效避免传统椎板成形术带来的一些并发症，如术后持续的颈痛、颈部活动的僵硬感以及颈椎曲度的丢失。

Suda K，Abumi K，Ito M，et al：Local kyphosis reduces surgical outcomes of expansive open-door laminoplasty for cervical spondylotic myelopathy. *Spine* 2003；28：1258-1262.

　　本文回顾性研究了在脊髓型颈椎病患者中，颈椎曲度对于后路广泛椎板成形术的影响，阐明了椎板成形术中颈椎后凸的上限角度。对脊髓型颈椎病患者行椎板成形术后颈椎曲度不良对于神经功能恢复的影响也进行了探讨。在局部后凸超过 13°的患者，更应该选择前路减压加后路后凸矫形。对于局部后凸小于 13°的患者，广泛椎板成形术是最佳选择。

Wada E，Suzuki S，Kanazawa A，et al：Subtotal corpectomy versus laminoplasty for multilevel cervical spondylotic myelopathy：A long-term follow-up study over 10 years. *Spine* 2001；26：1443-1447.

　　该文回顾性研究了椎体次全切除术和椎板成形术在治疗多节段压迫脊髓型颈椎病患者中的长期疗效。结果显示椎体次全切除术和椎板成形术在治疗多节段脊髓型颈椎病患者中疗效相当。神经功能恢复可支持 10 年甚至更长时间。在椎体次全切除组，主要的弊端是手术时间过长、更多的失血以及假关节的形成。在椎板成形组，患者常在术后产生轴性症状，颈部活动度也常常受到影响。

Yoshida M，Tamaki T，Kawakami M，et al：Does reconstruction of posterior ligamentous complex with extensor musculature decrease axial symptoms after cervical laminoplasty? *Spine* 2002；27：1414-1418.

　　自 1989 年 1 月至 1998 年 12 月接受 ELAP（长节段椎板成形术）的 214 例脊髓型颈椎病患者中，有 173 例（80.1%）患者发现存在术后轴性症状，本文对此进行研究以期阐明接受椎板成形术患者术前及术后轴性症状的发生率。作者指出，椎板成形术是治疗 CSM 的理想方式，该研究中，并没有发现对于轴性症状的产生或缓解有显著影响。

后纵韧带骨化症（OPLL）

Furushima K，Shimo-Onoda K，Maeda S，et al：Largescale screening for candidate genes of ossification of the posterior longitudinal ligament of the spine. *J Bone Miner Res* 2002；17：128-137.

　　本文是一项由 126 对双胞胎参与的广泛非参数相关性研究，对志愿者的多项基因进行标记，以期发现 OPLL 相关基因。在间充质干细胞的成骨分化中，采用 DNA 点阵分析技术，从骨代谢相关基因中发现有 80 例志愿者基因与此相关。

Iwasaki M，Kawaguchi Y，Kimura T，Yonenobu K：Longterm results of expansive laminoplasty for ossification of the posterior longitudinal ligament of the cervical spine：More than 10 years follow up. *J Neurosurg* 2002；96：180-189.

　　本文是对椎板成形术治疗颈椎 OPLL 长达 10 年以上的随访研究，包括探讨了影响长期随访的因素，结果表明，考虑到手术相关并发症的产生以及术后 OPLL 的生长，应当采用广泛、长节段的椎板成形术。

Kamiya M，Harada A，Mizuno M，Iwata H，Yamada Y：Association between a polymorphism of the transforming growth factor-beta1 gene and genetic susceptibility to ossification of the posterior longitudinal ligament in Japanese patients. *Spine* 2001；26：1264-1266.

　　文章研究了转录生长基因 β1 的多态性，以期发现其与 OPLL 发生的关系。结果显示，转录生长基因 β1 有助于预防 OPLL 的发生。

Koshizuka Y，Kawaguchi H，Ogata N，et al：Nucleotide pyrophosphatase gene polymorphism associated with ossification of the posterior longitudinal ligament of the spine. *J Bone Miner Res* 2002；17：138-144.

　　研究人员对 180 例 OPLL 患者和 265 例无 OPLL 者进行了病例对照研究，显示在 OPLL 患者中，更多地出现了单核苷酸替代（IVS15-14 T→C），特别是在严重骨化的患者中更为明显同时 OPLL 患者年龄更低。在进一步的分层研究中发现，IVS15-14T→C 替代、低龄以及女性更倾向于发生 OPLL。作者认为，在人类基因 NPPS 中 IVS15-14T→C 替代不仅同 OPLL 产生有关，更可能加重骨化形成。

Maeda S，Ishidou Y，Koga H，et al：Functional impact of human collagen alpha2 (XI) gene polymorphism in pathogenesis of ossification of the posterior longitudinal ligament of the spine. *J Bone Miner Res* 2001；16：948-957.

　　本文是对早期一项关于 OPLL 遗传相关的人类胶原 α2［XI］基因［COL11A2］研究的随访工作，结果发现等位基因内显子 6 (-4A) 更多地出现于非 OPLL 患者中。这些工作解释了在移除外显子 6 同时保留外显子 7 时可以阻止异位骨化的产生。

Matsuoka T，Yamaura I，Kurosa Y，et al：Long-term results of the anterior floating method for cervical myelopathy caused by ossification of the posterior longitudinal ligament. *Spine* 2001；26：241-248.

　　本研究发现应用前路漂浮技术治疗 OPLL，可以获得长期满意的疗效。

Onari K，Akiyama N，Kondo S，et al：Long-term follow-up results of anterior interbody fusion applied for cervical myelopathy due to ossification of the posterior longitudinal ligament. *Spine* 2001；26：488-493.

　　本文是对 30 例 OPLL 脊髓型颈椎病患者行前路椎体融合术的长期随访。结果显示非减压后的前路椎体间融合对于 OPLL 引起的脊髓型颈椎病患者，可以获得长期稳定的治疗效果。

Washio M，Kobashi G，Okamoto K，et al：Sleeping habit and other life styles in the prime of life and risk for ossification of the posterior longitudinal ligament of the spine (OPLL)：A case-control study in Japan. *J Epidemiol* 2004；14：168-173.

　　本文对如睡眠习惯、体育锻炼、吸烟、饮酒以及宿醉等日常生活情况就行了分析，以期发现同 OPLL 产生的关系。结果显示良好的睡眠习惯有助于降低 OPLL 发生的风险。

经典文献

Bohlman HH, Emery SE, Goodfellow DB, et al: Robinson anterior cervical discectomy and arthrodesis for cervical radiculopathy: Long-term follow-up of one hundred and twenty-two patients. *J Bone Joint Surg Am* 1993;75:1298-1307.

DiAngelo DJ, Foley KT, Vossel KA, et al: Anterior cervical plating reverses load transfer through multilevel strut-grafts. *Spine* 2000;25:783-795.

Emery SE, Bohlman HH, Bolesta MJ, et al: Anterior cervical decompression and arthrodesis for the treatment of cervical spondylotic myelopathy: Two to seventeen-year follow-up. *J Bone Joint Surg Am* 1998; 80:941-951.

Fernyhough JC, White JI, LaRocca H: Fusion rates in multilevel cervical spondylosis comparing allograft fibula with autograft fibula in 126 patients. *Spine* 1991;16: S561-S564.

Guigui P, Benoist M, Deburge A: Spinal deformity and instability after multilevel cervical laminectomy for spondylotic myelopathy. *Spine* 1998;23:440-447.

Hilibrand AS, Carlson GD, Palumbo MA, et al: Radiculopathy and myelopathy at segments adjacent to the site of a previous anterior cervical arthrodesis. *J Bone Joint Surg Am* 1999;81:519-528.

Hosono N, Yonenobu K, Ono K: Neck and shoulder pain after laminoplasty: A noticeable complication. *Spine* 1996;21:1969-1973.

Isomi T, Panjabi MM, Wang JL, et al: Stabilizing potential of anterior cervical plates in multilevel corpectomies. *Spine* 1999;24:2219-2223.

Kato Y, Iwasaki M, Fuji T, et al: Long-term follow-up results of laminectomy for cervical myelopathy caused by ossification of the posterior longitudinal ligament. *J Neurosurg* 1998;89:217-223.

Macdonald RL, Fehlings MG, Tator CH, et al: Multilevel anterior cervical corpectomy and fibular allograft fusion for cervical myelopathy. *J Neurosurg* 1997;86:990-997.

Mikawa Y, Shikata J, Yamamuro T: Spinal deformity and instability after multilevel cervical laminectomy. *Spine* 1987;12:6-11.

Nurick S: The natural history and the results of surgical treatment of the spinal cord disorder associated with cervical spondylosis. *Brain* 1972;95:101-108.

Resnick D, Niwayama G: Radiographic and pathologic features of spinal involvement in diffuse idiopathic skeletal hyperostosis (DISH). *Radiology* 1976;119:559-568.

Riew KD, Hilibrand AS, Palumbo MA, et al: Anterior cervical corpectomy in patients previously managed with a laminectomy: Short-term complications. *J Bone Joint Surg Am* 1999;81:950-957.

Riew KD, Sethi NS, Devney J, et al: Complications of buttress plate stabilization of cervical corpectomy. *Spine* 1999;24:2404-2410.

Sakou T, Matsunaga S, Koga H, et al: Recent progress in the study of pathogenesis of ossification of the posterior longitudinal ligament. *J Orthop Sci* 2000;5:310-315.

Saunders RL, Pikus HJ, Ball P: Four-level cervical corpectomy. *Spine* 1998;23:2455-2461.

Satomi K, Nishu Y, Kohno T, et al: Long-term follow-up studies of open-door expansive laminoplasty for cervical stenotic myelopathy. *Spine* 1994;19:507-510.

Swank ML, Lowery GL, Bhat AL, et al: Anterior cervical allograft arthrodesis and instrumentation: Multilevel interbody grafting or strut graft reconstruction. *Eur Spine J* 1997;6:138-143.

Tsuyama N: Ossification of the posterior longitudinal ligament of the spine. *Clin Orthop Relat Res* 1984;184: 71-84.

Uematsu Y, Tokuhashi Y, Matsuzaki H: Radiculopathy after laminoplasty of the cervical spine. *Spine* 1998;23: 2057-2062.

Vaccaro AR, Falatyn SP, Scuderi GJ, et al: Early failure of long segment anterior cervical plate fixation. *J Spinal Disord* 1998;11:410-415.

Wang PN, Chen SS, Liu HC, et al: Ossification of the posterior longitudinal ligament of the spine: A case-control risk factor study. *Spine* 1999;24:142-144.

Yonenobu K, Hosono N, Iwasaki M, Asano M, Ono K: Laminoplasty versus subtotal corpectomy: A comparative study of results in multisegmental cervical spondylotic myelopathy. *Spine* 1992;17:1281-1284.

Zdeblick TA, Bohlman HH: Cervical kyphosis and myelopathy: Treatment by anterior corpectomy and strut-grafting. *J Bone Joint Surg Am* 1989;71:170-182.

（赵旻暐 译）

第 27 章　脊髓疾病

John B. Pracyk，MD，PhD　Vincent C. Traynelis，MD

Chiari 畸形和脊髓空洞症

历　史

Chiari 畸形是一组先天性或获得性的畸形，为后颅窝组织向尾侧移位，向下嵌入枕骨大孔所致。区分 Chiari 畸形各个分型（Chiari Ⅰ、Ⅱ、Ⅲ 和 Ⅳ）的参数之一为后脑部下疝的不同程度。其他情况包括一系列相关的畸形，如脑积水、脊髓脊膜突出和脊髓空洞症。1883 年，Cleland 在《解剖和生理学杂志》上首先描述了小脑后部疝。8 年后，布拉格的解剖学家 Hans Chiari 承认了 Cleland 之前的工作，而且进一步描述了这种畸形。最初只描述了 3 种类型，但现在存在 4 种不同的 Chiari 畸形。

Chiari Ⅰ畸形（轻型），只有小脑扁桃体下降，在枕骨大孔以下至少 5 mm。Chiari Ⅱ畸形是一种更复杂的疝，累及小脑蚓部、延髓和第四脑室的一部分。某些情况下，脑桥也下降至枕骨大孔以下。在大多数脊髓脊膜突出的病人发现有 Chiari Ⅱ畸形。如果后颅窝组织通过枕骨大孔滞留于颈椎管之中，并且有高颈部或枕骨下脊膜膨出，说明存在 Chiari Ⅲ畸形。上述这些畸形常常是致命的。Chiari Ⅳ畸形非常罕见，以小脑发育不全为特点，而没有疝。

脊髓空洞症是一种临床现象，表现为脊髓内液体积聚。液体通常不是积聚在中央管里，而是在靠近中央管的区域。脊髓积水是脊髓空洞症的一种特殊类型，以中央管单纯扩张为特点，常常伴随有 Chiari 畸形（图 1）。

病理生理学

Chiari 畸形患者的主要异常是后颅窝组织降入枕骨大孔，从而妨碍正常脑脊液（CSF）经颅颈连接部的正常流通。人们提出许多理论来解释脊髓空洞症的形成。一种理论是 Magendie 孔（第四脑室出口）的梗阻，该出口可以传递动脉状的脑脊液搏

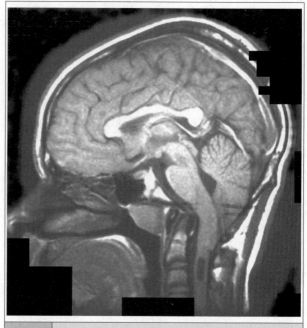

图 1　脑的矢状 MRI 示 Chiari Ⅱ畸形。注意脑桥延髓受压，C2 水平脊髓空洞症。

动，因此通过一个未闭的脑阀门形成一种"水锤"效应，导致中央管连续地舒张。或者，有人认为疝出的小脑扁桃体使颅颈连接处形成梗阻，颅内和颈管内压力的不同造成脊髓中央管扩张，空洞形成。一个学者通过动态 MRI 提出假说，即下降的小脑扁桃体对脊髓中央管中的脑脊液造成一种手枪样效应，久之导致空洞形成。

临床表现

后脑内容物疝入枕大孔可以引起许多 Chiari 畸形的临床症状和体征。脑干下部功能障碍引起球肌的上下运动神经元体征，以及眼球震颤。下行的皮质脊髓束受累可引起上运动神经元障碍和步态异常。小脑中线结构受累导致躯干共济失调。少数病人会出现声带麻痹以及继发的呼吸喘鸣。

颈髓空洞形成解释了为何这许多症状最初从上肢开始出现。从腹侧到中央管走行的感觉纤维被阻

断，导致痛觉和温度觉的丧失。空洞向腹侧扩大接近前角时，运动神经元破坏致使肌肉萎缩及临床肌力下降。同样，空洞向背侧扩展时，可能累计脊髓后柱，从而影响关节的位置觉和振动觉。最后，累及上行的感觉传导束和下行的运动传导束，产生上运动神经元体征，包括痉挛、阵挛、排便和排尿功能障碍以及步态异常。

放射影像

对于 Chiari 畸形患者，MRI 是首选的检查方法，它可以显示许多重要的解剖关系，包括：（1）小脑扁桃体、小脑蚓部、脑干、第四脑室通过枕骨大孔向尾侧移位的程度；（2）诊断脑积水时侧脑室的大小；（3）相关空洞腔的纵向长度及横径；（4）颈部或枕下脑脊膜膨出的存在。动态 MRI 加上心率信息对显示脑脊液流动很有用，随着每一次心脏跳动，血液进入大脑，作为代偿，脑脊液被压入椎管。附加的软件将不同的影像融合在一起，从而显示后脑和脊髓周围脑脊液的流量，尤其是在枕骨大孔处。在一些"边缘性"的情况下，尾侧下降小于 5 mm，传统 MRI 没有手术减压的指征时，这种技术有用。对于有 MRI 禁忌的患者来说，CT 脊髓造影是一种可以选择的检查方法。

手术指征及病人选择

对于有明确 Chiari 畸形相关症状的病人来说，常常推荐手术减压。神经系统、感觉和运动的损害，脊髓空洞症，小脑体征，延髓功能障碍，脑积水，脊柱侧凸以及呼吸受累，这些都毫无疑问地需要外科干预。对于外科治疗的合理期望，应在术前与病人沟通。总的来说，只有较轻症状的病人可预期一定程度的症状消失。对一些损害更轻的病人来说，手术目的是阻止疾病进展，而不是去除症状。单纯的头痛通常不需要手术治疗。对于那些边缘性或者不确定手术指征的病人，经证实可以应用动态 MRI 来证明脑脊液流动异常。

手术目的

对于颅颈减压的病人，其手术目的在于增加后颅窝的体积，以及确保颅颈交界处脑脊液的畅通。脊髓空洞症和脊髓积水与异常的脑脊液流动紧密相关。在大多数病人中，纠正脑脊液流动的异常可以

使空洞消失。只有在少数情况下，难治性的病例应该考虑直接引流空洞。

手术技巧

病人通常是处于俯卧位，采取后正中线切口暴露，切开肌肉，范围从枕骨隆突到 C3 棘突，如果存在脊髓空洞，则取决于空洞尾部的范围。注意止血非常重要，因为血液降解产物诱导蛛网膜的瘢痕形成。紧贴上项线留一个肌瓣，有利于关闭伤口。颅骨切除术应该保守，最多扩展到枕骨大孔以上 3 cm，且宽度应至少为 3 cm。在减压术中，宽度远比高度重要。减压时，宽度应该完全扩展至枕骨大孔的侧面。对大多数病人来说，C1 椎板切除也是必要的。

打开枕骨大孔必须非常小心。C1 寰椎枕骨化、骨面下血管韧带的增厚以及椎动脉扩张是减压术需要注意的情况。而且有硬膜外静脉丛位于硬脊膜和 C1 椎板骨膜之间。双极电灼和血栓溶解剂的配合是止血的重要辅助手段。

硬脑膜按照 Y 字形打开，分别从小脑半球开始，再到中线。扩张的硬脑膜窦和静脉池可能存在病变，建议用血管夹或者精致的缝线，让硬脑膜的两层固定在一起。双极电灼通常是无效的，而且会引起硬脑膜皱缩。紧贴枕骨大孔下面，在横断面水平锐利地打开蛛网膜。

识别小脑后下动脉以及它与小脑扁桃体的关系非常重要。通过蛛网膜瘢痕松解，小脑扁桃体松动，使其不再与蛛网膜在中线上固定在一起，从而打开第四脑室。这时通过双极电灼可以使小脑扁桃体皱缩，与中线以及枕骨大孔分开。每次均应检查中线上的 Magendie 孔。蛛网膜的一个盖膜可能阻塞脑脊液从第四脑室流出，如果蛛网膜梗阻存在，应该将其松解，并且考虑蛛网膜下第四脑室分流术。这种分流装置由小的硅胶管构成，一端置于第四脑室，另外一端放在蛛网膜下腔，尾部朝向蛛网膜上的横切口，用精致的缝线使硅胶管固定在蛛网膜上。这种分流术能阻止由于蛛网膜引起的 Magendie 孔再关闭。

传统上闭合与硬脊膜扩大成形术结合，为此有许多材料可供选择，包括颅骨膜、自体阔筋膜、低压冻干的尸体筋膜、牛心包以及合成材料。天然材料能降低渗漏和感染的发生率。硬脊膜的关闭一定要小心、精确和密闭。用纤维蛋白胶加强的缝线经常被提及，但尚无科学依据证明其益处。缝线的完

整性应该用 Vasalva 动作来检测，颅内压升高和脑积水可能会影响缝线，需用影像学检查以除外。对于 Chiari II 畸形的小孩或者任何脑积水的病人，在行后颅窝减压术之前应先脑脊液分流。肌肉、筋膜和皮肤应分层缝合。

术后管理及并发症

如果硬脊膜的修复较为薄弱，术后可以用腰部引流来解决。如有血肿形成，以及出现新发神经系统损害症状，需要立即再次探查和引流。呼吸系统的并发症可能是由于俯卧的体位以及呼吸中枢附近手术操作所造成。有脑神经功能障碍的病人可能有咽反射受损，并且有吸入和继发肺部炎症的危险。如果颈髓空洞目前的症状之一为睡眠呼吸暂停，需要持续的脉搏血氧监测，直到呼吸暂停或（和）空洞的问题解决。如果随访 MRI 扫描发现有明显的空洞存在，则需要放置脊髓空洞-蛛网膜下腔、腹腔或胸膜腔分流。如果有假性脑脊膜膨出，则首选非手术，通过穿刺抽吸和头套来治疗。腰部的蛛网膜下腔置管或许也有帮助。如果没有迅速、永久地解决问题，应该再次探查伤口。术后 3 个月随访常规行 MRI 检查，此间期通常也可以证明空洞的消退。如果病人症状持续存在，可以做动态 MRI，以确定异常脑脊液的流动。

结　果

将近 90% 的病人会好转，或者至少稳定症状的进展。尽管有成功的手术治疗，其余 10% 的病人仍然会恶化。持续的肌肉无力、萎缩、疼痛、共济失调，或者任何持续 2 年以上的症状，都提示永久的残疾，且不可能好转。

结论和展望

Chiari 畸形和相关的脊髓空洞症的基本手术治疗包括后颅窝减压术、颈椎椎板切除术和硬脊膜扩大成形术。这些手术治疗会逆转颅脑和颈椎管之间异常的脑脊液流动，外科探查相关的空洞则是其次的选择。

脊髓栓系综合征

脊髓栓系综合征是一种隐性的脊柱裂疾病，这些原发的胚胎脊髓发育不良也包括脊髓脊膜膨出、皮窦、脂肪瘤、脊髓纵裂畸形和终丝牵拉征。基本的病理学改变在于随着病人的生长，脊髓并没有随之在椎管内上移，压力、异常牵拉以及扭曲导致脊髓内缺氧和氧化代谢的改变。

临床表现

症状和临床体征经常出现于青少年生长期。背部中线上皮肤特征包括：皮赘、小凹、毛发过多、脂肪瘤和皮窦开放。症状可以分为三组：骨科的、神经科的和泌尿科的。骨科症状有脊柱侧凸、足的畸形和步态异常；神经科症状包括下肢远端运动无力、皮节疼痛、感觉障碍和脑膜炎；泌尿科症状包括括约肌功能障碍、膀胱排空不全、肾积水和泌尿系感染史。有时也有大便失禁。

诊断与病人选择

如果出现皮肤表面上的特征或者栓系症状，应该进行详细的神经系统检查和放射影像学评价，充分地描绘出解剖的异常。应对整个脊髓包括颅颈交界处行 MRI 检查。脊髓栓系综合征的病理学标志是圆锥在 L2 水平以下，或者终丝厚度大于 2 mm（图 2）。脊髓可能处于靠背侧的位置，导致"弓弦"表现。CT 也有所帮助，特别是在有骨性异常存在的时候。做出诊断后，则推荐手术治疗。虽然在过去手术是一种有争议的治疗方法，现在已被接受，因为一旦症状出现，常常是不可逆的。

治　疗

外科栓系松解是治疗的目的，完成的同时必须保证病人没有进一步的神经功能损伤。术中应用肌电图监测。电极置于肌肉和括约肌，术中在硬膜内刺激神经根，观察肌电图记录。在任何组织切开之前，首先进行电刺激，以除外该组织具有神经功能能。手术方法是背侧中线椎板切除术，在打开硬脊膜之前要仔细止血，因为血液降解产物会增加蛛网膜炎的发生，进而导致再次栓系等并发症。确定有增厚的终丝，它通常伴随有脂肪瘤。在分开组织之前，凝固或者用血管夹夹闭终丝，此技术可防止相关血管的出血。最先关闭硬脊膜。由于在这些病人中括约肌功能障碍发生率较高，所以在围术期需要使用 Foley 导尿管。如果术后发生皮肤脑脊液渗漏，初期可用加强的缝线和简单的间断缝合；然

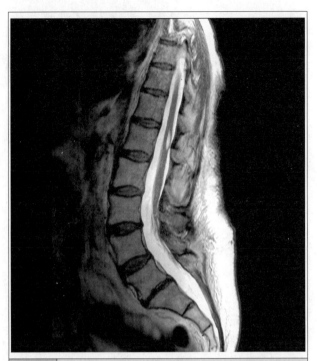

图 2　磁共振扫描显示脊髓栓系，脊髓圆锥部分下延终止于 L3-4 椎间盘水平。该检查同样显示出位于 L1 椎体水平的脊髓空洞，其腹侧是栓系的脊髓。

而，往往还是需要手术探查。

脊髓髓内病变

1916 年，最初的关于脊髓髓内病变的三大权威著作发表，其中描述了成功手术切除的基本原则。要获得肿瘤两极充分暴露，从而完全切除；并且小心注意脊髓和肿瘤的血管。许多年来，活检和放射线是这些病变治疗的主流。新的技术改变了硬脊膜内脊髓病变的治疗原则。手术的改进是以下发展的直接和相关的结果，包括更好的诊断性放射影像技术如 MRI、显微外科的产生、改进的手术器械、术中超声、超声吸引器的应用以及术中电生理监测。这些进步使手术治疗的本质性改变成为可能。外科医生现在对于完全切除病灶态度积极，同时不造成任何神经系统损伤。手术已成为这些病变的主流治疗方法。

流行病学

脊髓髓内病变是少见的新生物，约占成人所有脊髓肿瘤的 20%、儿童所有脊髓肿瘤的 35%～40%。同颅内病变相比，脊髓髓内病变发生的比例大约是 1∶20。男女发病率相当。在室管膜瘤伴随

多发性神经纤维瘤 II 型、血管网状细胞瘤伴随 von Hippel-Lindau 病中表现出遗传倾向，两者都是常染色体显性遗传方式。儿童髓内肿瘤可累及颈髓和胸髓（46%），而腰髓较少出现。在成人中，分布则更加平均。

临床症状

脊髓髓内病变的临床症状通常隐匿，出现较慢，从出现症状到手术的平均间隔为 3.5 年。症状的恶化和缓解反映了肿瘤瘤周水肿的变化。最常见的症状是疼痛，通常伴有无力，表现为共济失调。感觉异常出现较晚，通常没有疼痛，也可出现温度觉的改变。脊髓畸形在儿童患者中可高达 30%。脊髓圆锥受累时产生括约肌功能障碍。颈髓肿瘤可表现为一组或两组症状。如果肿瘤主要引起脑干功能障碍，则出现恶心、呕吐、吞咽困难，但不作为临床的主要支配症状。如出现慢性颈项痛、斜颈、肢体运动缺陷和反射亢进，标志着颈部受累。脑神经功能障碍少见。

影像学

三切面 MRI（冠状面、矢状面和横断面）T1 加权像、T1 增强和 T2 加权像构成一个完整的图像。典型的髓内病变既有实性结构也有囊性结构（图 3）。MRI 获得的分辨率对病变的整个范围均能界定，典型的可以看到肿瘤增强像和脊髓增宽。星形细胞瘤无间隙地与脊髓周围整合在一起，通常两极有囊性结构，且不均匀增强。典型的室管膜瘤在脊髓和肿瘤之间界线清楚，而且均匀增强，常常可以看到既往出血的征象，也可出现囊性结构。血管网状细胞瘤显示出明显的、偏心的增强像，如果怀疑有大的血管网状细胞瘤，脊髓血管造影或许有用。髓内的恶性肿瘤所占比例很少。

肿瘤类型

在讨论肿瘤的类型时，星形细胞瘤最为常见。毛细胞性星形细胞瘤具有特征性的囊；纤维性星形细胞瘤具有浸润性，引起弥漫性脊髓增大；有时候这些肿瘤中可能出现空洞。恶性度高的肿瘤包括间变性星形细胞瘤和多形性胶质母细胞瘤，这些肿瘤在摄取造影剂增强时更加不均匀，典型地表现出中央坏死。室管膜瘤可能是经典的边界清楚的髓内肿

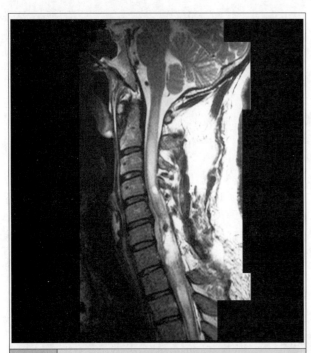

图3　磁共振扫描显示硬膜内脊髓肿瘤。可以观察到病灶内混杂信号，头端病变弥漫浸润，位于C6-T1的尾端病变则边界清晰。

瘤。黏液乳头型室管膜瘤出现在尾侧椎管，通常是硬脊膜内的髓外病变。与颅内病变不同，脊髓室管膜瘤有一个更鼓舞人心的预后。血管网状细胞瘤将近占所有脊髓病变的2%～6%。患有von Hippel-Lindau病的病人可能有颅内和髓内血管网状细胞瘤，视网膜血管网状细胞瘤，肾、肝、胰腺和附睾的囊性病变，以及肾细胞癌。

病人评估及选择

随着MRI检查不断普及，常常可以在主要症状出现之前诊断出这些病变。这种进步使得这些病变的治疗方式发生了本质的转变，简单地说，早期诊断推动了早期治疗。在过去，手术曾经作为一种补救措施，试图去恢复已经丧失的功能；然而，常常因时机太晚而不能恢复任何功能。现在手术治疗在于保护神经组织，以免进一步恶化。总的来说，当病人术前的功能水平还较高时，便能更好地耐受手术。

手术目的和策略

脊髓髓内病变手术治疗的目的是组织学诊断、神经减压以及完全切除肿瘤。不幸的是，在确认完全可视的肿瘤/脊髓界面时，成功往往是一种预测。

直观地讲，切除层面界线越清楚，手术便越容易。对于像室管膜瘤和血管网状细胞瘤这样边界清楚的肿瘤来说，手术切除是更加直接。对于像星形细胞瘤这样的更具浸润性的病变来说，完全切除的目标依然令人困惑，如果仅仅切除可以辨别为肿瘤的部分，原封不动地留下脊髓的周围移行区，也是合理的。治疗可以有以下选择：对于最终会接受放射治疗的弥漫浸润病变，行单纯活检；而边界清楚的病变，则接受更具侵入性的切除。像星形细胞瘤一样，髓内脂肪瘤可无缝地侵入到脊髓，使肿瘤的边界完全模糊，因此，完全整个切除是不可能的。对于有效控制症状来说，单独的内部减压通常也已足够。

手术技术

在适当定位之后，通过背侧中线上的切口，行骨膜下剥离椎板切除术。或者考虑椎板成形术也是合理的，它可以保留背部的张力带，有助于减少术后的不稳定，特别是儿童患者。特别要注意的是维持小关节的完整性。在椎板切除之后、硬脊膜切开之前，术中超声有助于确定病变的范围。理想的止血对于准备打开硬脊膜时维持一个干净的术野至关重要，放置一排浸湿的棉片可能有用。中线上行脊髓切开术，显露出肿瘤的整个范围。在软膜牵引缝线的帮助下可以更好地暴露。双极电灼、各种吸引以及显微外科技术都很关键。此外，超声吸引器和二氧化碳激光可以帮助把很大的肿块减小。为了保留邻近的神经组织，热传导低的设备是一种更加安全的选择。如果不能完全切除病变，手术目标便是切除大部分肿瘤，减少其体积。血管网状细胞瘤需要特别注意，因为它们的血供妨碍传统的内减压术。用双极电凝烧灼肿瘤的包膜可以使肿瘤皱缩，有助于切除界面的形成。

术中连续实时的体感诱发电位与运动诱发电位监测可能有用，如果之前较强的信号突然变弱，应升高病人的血压，松开软膜牵引缝线，并且停止切除。如果信号恢复正常，切除术可以继续进行。如果信号不能恢复基线，则外科医生必须考虑是否进行进一步的肿瘤切除。脊髓的旋转变形可能难以辨别，而神经生理学监测可以帮助在脊髓切开时鉴别真正的中线。注意硬脊膜的闭合也很重要。既往的手术和放射治疗容易形成切口的脑脊液渗漏，在这种情况下，需要考虑术后平卧，在第一个72小时进行腰部蛛网膜下腔的引流。

术后管理

对于脊髓髓内肿瘤，辅助的化疗尚未证明普遍有益。对于次全切，放射治疗可能有用，但对儿童患者应该谨慎使用。和任何外科手术一样，术后应早期活动，但在轻瘫和截瘫的病人可能会受限。对这些病人，应该考虑预防深静脉血栓形成。术后MRI 检查一方面可以确定肿瘤切除的范围；另一方面，可为将来常规间隔的监测扫描提供一个基础。对于那些初次切除没有治愈的少数病人来说，影像学的复发要早于临床症状的出现。由于大多数脊髓肿瘤的性质为低度恶性，所以大多数次全切的病人会有一个可观的无病间期。

术后并发症

处理病变时通过中线行脊髓切开术可能导致脊髓后柱功能障碍。硬脊膜同脊髓粘连以及细根脊髓栓系也是可能的并发症，特别是在复发肿瘤的手术时更易发生。术后急性一过性的病情恶化是神经功能麻痹的典型表现，可用强力的物理方法来治疗。术前的损害常常在术后即刻出现恶化，而迟发的加重则不是特征性的表现，需要重复影像学检查。在许多手术，伤口愈合的并发症可能常见，特别是那些接受放疗、化疗或者激素治疗的病人。

结 果

多种技术的进步使得大多数病人脊髓髓内肿瘤的整个全部切除得以实现。彻底切除的患者平均生存时间为 173 个月，与之对比，仅作活检的患者为67 个月，从而确定外科手术为其基本的治疗方法。良好的预后和长期生存率与许多肿瘤的低度恶性密切相关。相反，对那些已经有显著神经功能障碍的少数病人，手术治疗有效地控制了病变，但是恢复和症状改善则希望渺茫。早期诊断和早期治疗为保存神经系统功能提供了最好的保证。

小 结

对怀疑有脊髓疾病的病人应该进行全面的检查、适当的诊断分析，彻底而仔细的病情评估。制订合适的治疗计划，准确地进行手术治疗，可让这些病人获益。

注释文献

Chiari 畸形和脊髓空调症

Mazzola CA，Fried AH：Revision surgery of Chiari malformation decompression. *Neurosurg Focus* 2003；15：E3.

Chirai 减压后的手术翻修很常见。本文探讨了翻修手术的意义，包括最初的表现以及手术指征。几种不同的翻修方式目前已被认可。

Stevenson KL：Chiari type II malformation：Past，present，and future. *Neurosurg Focus* 2004；16：E5.

作者总结了 Chiari II 型畸形相关文献，该畸形多见于儿童脊柱裂脊膜膨出患者中。文章讨论了胚胎学、解剖学、症状学以及误诊、新治疗理论等方面内容。作者提出了一种前沿的积极的治疗方式。

Tubbs RS，Smyth MD，Wellons JC，Oakes JW：Arachnoid veils and the Chiari I malformation. *J Neurosurg* 2004；100：465-467.

作者对 140 例 Chiari I 型畸形患者进行了研究，包括蛛网膜梗阻的发生率。术前影像学研究没有能够发现这些结构异常。作者对于硬膜成形术和蛛网膜开窗术的争论进行了探讨。

Tubbs RS，Webb DB，Oakes WJ：Persistent syringomyelia following pediatric Chiari I decompression：Radiological and surgical findings. *J Neurosurg* 2004；100：460-464.

作者对一小组病例进行了研究，对影像学结果和手术发现进行了对比，以期发现单纯手术减压患者的特征表现。作者同时报道了需要再次手术患者的一些发现。

脊髓栓系综合征

Kothbauer KF，Novak K：Intraoperative monitoring for tethered cord surgery：An update. *Neurosurg Focus* 2004；16：E8.

作者对患者在全麻术中实施神经电生理监测技术的一些进展进行了总结。该技术通过数字监测、文档记录以及录像技术，使得手术医师可以明确神经结构，同时实时监测患者神经功能的完整性。

Van Leeuwen R，Notermans NC，Vandertop PW：Surgery in adults with tethered cord syndrome：Outcome study with independent clinical review. *J Neurosurg* 2001；94：205-209.

　　文章分析了 57 例接受手术治疗脊髓栓系综合征的患者，以期明确预防性手术的疗效。术后症状加重同术前瘫痪、脂肪血管瘤形成以及二分脊髓畸形有关。

脊髓髓内病变

Cohen-Gadol AA，Zikel OM，Miller GM，Aksamit AJ，Scheithauer BW，Krauss WE：Spinal cord biopsy：A review of 38 cases. *Neurosurgery* 2003；52：806-816.

　　作者报道了 38 例接受脊髓活检的病例。回顾性研究发现，有 26.3% 的患者在脊髓活检术后改变了治疗方式。

Fassett DR，Schmidt MH：Lumbosacral ependymomas：A review of the management of intradural and extradural tumors. *Neurosurg Focus* 2003；15：E13.

　　腰骶部室管膜瘤包含两个不同的病理亚型，需区别治疗。文章对既往文献进行回顾总结，指出更常见的硬膜下病变病程进展较硬膜外室管膜瘤更好。同时也探讨了辅助放疗的价值。

Jallo GI，Kothbauer KF，Epstein FJ：Intrinsic spinal cord tumor resection. *Neurosurgery* 2001；49：1124-1128.

　　由于显微外科技术的发展，以及术中电生理检测的使用，使得手术成为治疗脊髓内病变的一项基础治疗方式。作者的手术技术以及操作可以通过在线数字视频传播。

Quinones-Hinojosa A，Gulati M，Lyon R，Gupta N，Yingling C：Spinal cord mapping as an adjunct for resection of intramedullary tumors：Surgical technique with case illustrations. *Neurosurgery* 2002；51：1199-1207.

　　逆行引导体感诱发电位和运动诱发电位技术在脊髓切开术中得以使用。这些技术使得术者在脊髓肿瘤切除术中能够得到指引，以降低神经功能损伤的风险，并尽可能扩大肿瘤切除范围。

Roonprapunt C，Silver VM，Setton A，Freed D，Epstein FJ，Jallo GI：Surgical management of isolated hemangioblastomas of the spinal cord. *Neurosurgery* 2001；49：321-328.

　　文章报道了 19 例单发髓内血管母细胞瘤病例。该研究皆在定义这些病变的发生情况。

经典文献

Chiari H: Uber Veranderungen des Kleinhirns in Folge von Hydrocephalie des Grosshirns. *Dtsch Med Wochenschr* 1991;17:1172-1175.

Cleland J: Contribution to the study of spina bifida, encephalocele and anencephalus. *J Anat Physiol* 1983;17:257-291.

Dyste GN, Menezes AH, VanGilder JC: Symptomatic Chiari malformations: An analysis of presentation, management, and long-term outcome. *J Neurosurg* 1989;71:159-168.

Gardner W, Angel J: The mechanism of syringomyelia and its surgical correction. *Clin Neurosurg* 1959;6:131-140.

Menezes AH: Chiari I malformations and hydromyelia: Complications. *Pediatr Neurosurg* 1991-92;17:146-154.

Oldfield EH, Muraszko K, Shawker TH, Patronas NJ: Pathophysiology of syringomyelia associated with Chiari I malformation of the cerebellar tonsils: Implications for diagnosis and treatment. *J Neurosurg* 1994;80:3-15.

Reimer R, Onofrio BM: Astrocytomas of the spinal cord in children and adolescents. *J Neurosurg* 1985;63:669-675.

Williams B: A demonstration analogue for ventricular and intraspinal dynamics (DAVID). *J Neurol Sci* 1974;23:445-461.

Yamada S, Zinke DE, Sanders D: Pathophysiology of "tethered cord syndrome." *J Neurosurg* 1981;54:494-503.

（赵旻暐　译）

第 28 章　运动员头颈损伤

Paul A. Anderson，MD　Michael P. Steinmetz，MD　Jason C. Eck，DO. MS

引　言

　　体育运动是北美大多数人都参加的非常重要的活动。因为头颈部相对暴露，而且容易受到巨大的加速或者减速作用力，所以它们容易受到或许非常严重的损伤。与大多数四肢骨骼创伤不同的是，大脑和脊髓受到的损伤可能是不可逆转的，往往遗留永久的残疾。

　　医生和训练师的第一要务是预防这种损伤，确保运动员的体力准备、安全防护设备，并监督他们遵守安全运动规则。他们有责任设计避免运动损伤的方案。本章回顾了头颈部运动损伤的流行病学和病生理学。虽然骨科医生一般不处理颅脑外伤，但因为骨科医生往往是赛场上的责任医生，所以本章对此课题也作了讨论。我们对因参与体育运动而造成的颈椎损伤以及头部和（或）颈部创伤后重返比赛的指标也进行了综述。

流行病学

　　头颈部损伤当中，与运动相关者非常常见。在美国，创伤性颅脑损伤的年发生率为 $150\sim430/100\,000$ 人，而颈椎损伤为 $150\sim500/100\,000$ 人。其中 14% 是和体育运动有关的。发生这些损伤风险最高的运动包括橄榄球、体操、摔跤和冰球。橄榄球运动中的发生率最高是因为橄榄球运动员的数量是其他运动的 18 倍之多。在死亡率方面，85% 的橄榄球运动相关的死亡都是由头颈部损伤引起的；硬脑膜下血肿是最常见的死亡原因。

　　在一些无组织的运动比如跳水、滑雪、蹦床、冲浪中，损伤的发生率有所增长。这些运动都有头部被撞击的风险——往往是由下落时头部先撞击地面所致。蹦床所造成的颈髓损伤很常见。美国儿科协会致力的工作，除最熟练的运动员外，学校内禁止蹦床活动，实际上消除了这种脊髓损伤的机制。

　　该损伤发生的风险随运动员年龄的增长而增高。例如，在参与 Pop Warner 青年橄榄球赛的选手当中，从没有死亡或者脊髓损伤的报道，但是从高中到大学再到职业橄榄球赛，这种损伤的发生率却成倍地增加。运动员身材及速度的增长或许可以解释这种现象。一旦神经损伤发生，就更容易反复损伤。

　　医生和研究人员在预防措施方面所做的努力已经很大程度上减少了损伤的发生。1976 年橄榄球规则中规定禁止用头顶撞（橄榄球运动中发生脊髓损伤的常见机制），从而使得由头部撞击造成的脊髓损伤的年发生率降低，从高于 30% 到低于 5%。运用头顶撞技术的时候，颈椎正常的生理前凸变平，缓冲轴向冲击的能力减弱。同样的，创伤性颅脑损伤造成的死亡也减少了。

刺痛和烧灼感

　　刺痛和烧灼感是在头、颈或肩部受到撞击之后发生的以单侧上肢疼痛和感觉异常为特点的一过性神经异常。这是非常常见的损伤，累及有 4 年职业生涯的大学橄榄球运动员的 65%。但是，我们并不了解真实的发生率，因为很多球员往往不会把这种损伤报告给教练和训练师。运动员诉突然单侧肩部或上肢疼痛以及包括三角肌、肱二头肌和棘肌在内的肌肉无力。症状呈典型的一过性，但是可以持续数分钟到数周。运动症状往往比感觉症状持续时间更长。症状持续的病人可行电生理诊断。

　　刺痛是周围神经损伤导致，不能和脊髓损伤相混淆。双侧症状往往提示更为严重的脊髓的损伤。牵拉和压缩都可能是其病因。一般认为在年轻的运动员当中，牵拉机制是刺痛发生的最为常见的原因。臂丛的伸展或牵拉损伤可发生在头部受外力而被迫偏离患侧的情况下。病人伤前无退行性改变。在这种病例中，典型患者 Spurling 试验为阴性。因为中段颈椎具有更大的活动度，所以 C5-C6 为最常见的受累节段。有刺痛病史的年轻运动员的 Pavlov 值往往较低，提示椎孔和中央管狭窄。年长些的运动员症状长期反复发作更可能是由椎间孔狭窄引起的，而不是臂丛受牵拉。

引起刺痛的另外一种机制是神经根的延长和受压。这种情况常发生在成年运动员中，而且常和已经存在的退行性改变有关。Spurling 试验常为阳性。对 Erb 点的直接撞击也可能引起刺痛。通过佩戴合适的护肩来吸收撞击力以及正确运用阻挡和擒抱技术，可使这些损伤的发生率降低。

颅脑损伤的病理生理学

体育运动中，很多方式可以造成颅脑损伤。如果头部处于休息位，且不能活动，直接的击打可能会损伤撞击点下方的大脑，这被定义为冲击伤（例如，头部被垒球棒或曲棍球棒击打）。头部在移动的过程中被坚硬的物体撞击会导致撞击部位对侧的脑损伤，这被定义为对冲伤。这两种损伤最常发生于颞极和额极。对冲伤可发生在运动员向后倾倒、头后部受到撞击，或者是两名运动员相撞的情况下。如果撞击很严重的话，颅骨会吸收大部分的损伤力，而以骨折的形式将其消散。在这种情况下，发生骨折的颅骨可能是造成脑损伤的直接原因。

压缩、牵拉和剪力可能导致神经元损伤、神经元功能障碍（脑震荡）、动脉或静脉撕裂、颅骨骨折和（或）颅底的脑挫裂伤（对冲伤）。

由撞击所致的加速或突然减速会导致颞顶和额叶挫伤，因为在旋转滑动被阻碍的地方，比如前颅窝和中颅窝的前面，会产生剪力。如果桥静脉撕裂的话，会随之发生硬脑膜下血肿。如果脑膜动脉受累，会出现硬脑膜外血肿。软脑膜血管或颅底血管损伤会导致颅内出血或者蛛网膜下腔出血。临床上最常见的情况是脑震荡。

脑震荡确切的病生理机制还不清楚。大体标本和显微镜检查都看不到脑实质的改变。离子的、代谢的、生理的活动所形成的复杂的级联反应似乎对大脑功能造成数天或数周的负面影响。这个过程中，会发生大量兴奋性神经递质（谷氨酸）的早期释放，出现较大的离子流，大脑有一段时间进入高糖酵解状态。代谢不稳定、线粒体功能异常、大脑糖代谢减弱、神经传递的改变也会发生。这些因素作用的结果是神经元功能障碍，临床上会出现意识改变、认知障碍和（或）躯体症状。

颅脑损伤的分类

脑震荡

脑震荡的定义仍然有一些模糊。它被定义为以迅速和一过性的创伤后神经功能障碍，如意识改变、视觉障碍或者到脑干受累造成的平衡丧失为特点的临床综合征。一般来说，大体标本和显微镜检查都没有脑实质的异常。患者可能发生意识混乱和（或）遗忘，但意识丧失并不是必要条件。

硬脑膜下血肿

硬脑膜下血肿是运动员颅脑损伤致死的最主要原因。这种情况下，大脑和硬脑膜之间形成血肿，血肿多因从颅骨表面流向硬脑膜的静脉撕裂所致，也可由颅骨骨折或静脉窦损伤所引起。病人常发生下方的脑损伤，这也是与硬脑膜外血肿相比，发病率和死亡率更高的原因。病人意识通常不会恢复（没有中间清醒期），需要紧急转运以行血肿清除。

硬脑膜下血肿有时候会连续数周进展。这种情况下，病人往往有头痛和精神状态改变，创伤后运动员的认知和行为状态不会恢复到正常，需要做头颅 CT 检查，而且适当的情况下需要清除血肿。

硬脑膜外血肿

硬脑膜外血肿多由脑膜中动脉撕裂所致，而这常与颞骨骨折有关。血液在颅骨和硬脑膜之间迅速积聚，30～60 分钟内即可达到足以致命的量。和硬脑膜下血肿相比，运动员在创伤之后可有意识恢复，而后会出现逐渐加重的头痛和逐渐减退的意识水平。如果血肿没有被迅速清除的话，随着颅压的增高，病人可死亡。下方的脑损伤并不常见；因此，如果及时开颅手术，病人是有希望康复的。因为病情恶化很快，发生严重颅脑损伤的运动员需要在有神经外科的医疗机构中观察。

脑内血肿

脑内血肿是指血液直接流入脑实质，往往来自破裂的动脉。运动员可能无中间清醒期，但是神经损害可迅速进展。与硬脑膜外血肿相似，这些病人需要在有神经外科的医疗机构中观察。

蛛网膜下腔出血

蛛网膜下腔出血是指出血流入蛛网膜和软脑膜之间，即蛛网膜下腔的出血。它常由大脑表面的小血管撕裂引起。通常不需手术治疗；但是，必须观察伤员有无脑水肿或癫痫等相关并发症出现。

脑挫裂伤

脑挫裂伤就是指发生于大脑的挫伤。它发生在大脑突然加速或减速，或者受直接外伤的情况下，既可发生于着力部位，也可发生于对冲部位。脑挫裂伤常发生在额极和颞极。病人可能诉头痛，如果病情严重，可能会有神经损害。如果挫伤面积大，有生命危险的话，可能需要手术减压。否则，只需用药控制颅压即可。和身体其他部位的挫伤一样，脑挫裂伤可能在 24～48 小时之内进展，因此需要密切观察，而且常常需要在神经外科重症监护病房中进行。

二次撞击综合征

二次撞击综合征指第二次颅脑损伤之后迅速发生的脑水肿和脑疝。它可能比先前文献报道的更为常见。典型的情况是，在运动员发生第二次颅脑损伤的时候第一次损伤的症状还没有完全缓解。接着第一次损伤的症状是震荡后的，可能包括头痛、注意力集中障碍、记忆障碍，或者视觉、运动、感觉的改变。

有趣的是，第二次创伤可能非常轻微，甚至是在胸部或背部的击打。第二次击打之后，病人可能仍然保持清醒，但是看起来迟钝。在第二次创伤发生后的数分钟内，运动员病情会迅速恶化，出现脑水肿和脑疝的表现，如瞳孔扩大、意识丧失、呼吸衰竭。这种情况可能会快速进展至死亡，病人甚至来不及转送至神经外科。

二次撞击综合征被认为是由第二次创伤后大脑血液循环的自我调节能力丧失所致。这种能力的丧失会导致血管充血和弥漫性水肿。颅压广泛升高将导致脑疝逐渐发生，脑干受压迫将导致昏迷、视觉受累和呼吸循环衰竭。

因为上述情况是可以迅速致死的，预防是唯一合适的措施。需要强调的是，必须等到第一次颅脑损伤的症状完全消失后才能再次参加运动，即使这可能需要数周甚至数月的时间。这样的预防措施应该应用到运动员平时训练当中，而不仅仅针对上场比赛的情况。

脊髓损伤的病理生理学

在运动员中，脊椎损伤常因颅骨受撞击而发生。撞击的位置和方向、加速/减速的程度决定了损伤的类型。因为大部分这类损伤都是由颅骨受撞击引起的，所以在前屈位或后伸位的轴向压缩是很常见的。一些运用 X 线透视的生物力学研究显示了在撞击发生过程中及其后最初 10 ms 内颈椎复杂的形变。颈椎是一个可以活动的链条，在压力负荷下，它可以显著地塌陷或短缩，同时不同节段发生不同程度的屈曲或伸展。很多类型的损伤都可能发生，但是最常见可以分为前屈、轴向受压和后伸。在一些病人当中，脊椎变形可以引起椎管狭窄，合并一过性的脊髓受压或超过神经组织弹性范围的显著牵拉。

过屈伤发生在上颈椎可导致横韧带断裂和寰枢椎不稳定，而在下颈椎，可导致后部韧带复合体结构破坏。更大程度的过屈，尤其是在头部已经处于前屈位的情况下，可致双侧小关节脱位。

由于在预防轴向和前屈-轴向机制方面的努力，过伸伤可能会更为常见。在这类损伤中，运动员处于仰头姿势，在撞击过程中，作用力传导到脊椎侧柱和后部结构。另外，椎间盘可能会遭到破坏。小关节受压可能会导致侧块骨折，合并或不合并椎板或棘突骨折。有时伴随椎间盘韧带的损伤，可能出现椎体后移。一过性的神经孔变形可能会导致神经根损伤而被误诊为烧伤。合并发育性椎管狭窄的病人中，一过性的脊髓受压可能导致神经失用症。

轴向受压伴轻度前屈是大多数体育运动中一个常见的头部姿势。因此，与此姿势相关的损伤类型可见于很多运动员。椎体排列较直，极大地削弱了脊柱承受轴向负荷的能力。在此姿势下，脊柱失去了正常的生理前凸，以致头部受压的时候，轴向作用力产生通过椎体的剪力和后纵韧带复合体的张力，这可造成典型的前屈泪滴样骨折或者轴向负荷损伤，正如 Schneider 之前所描述的那样。

脊髓损伤的类型

外伤可以造成各种各样的颈部损伤，包括肌肉拉伤、一过性神经功能障碍、微小骨折和严重的不稳定损伤。任何受撞击后诉急性颈痛的病人或运动员，在确诊之前，都应该按骨折来处理。

肌肉拉伤

肌肉拉伤是最常见的运动相关颈部损伤。这种拉伤常常在撞击过程因肌肉收缩而发生，往往是肌肉肌腱结合部位或者肌肉实质的牵拉。其他损伤包括被迫前屈时小关节关节囊破裂，这在儿童中尤为多见。患者诉疼痛、僵直和肌肉痉挛，而不会出现感觉异常和神经损害。X线平片除可能有颈椎生理前凸减小，一般是正常的。病人预后好，1～2周内即可恢复正常运动。

椎间盘损伤

年轻运动员在轴向受压时有发生椎间盘突出的危险。与成人相比，这种损伤更多发生在 C3-C4 或 C4-C5 节段，并且没有其他椎间盘退变的表现（图1）。神经功能受影响，轻者仅有疼痛，重者可发生创伤性脊髓损伤。橄榄球运动员，或其他用头部击球或物体的运动员，他们的颈椎发生退变的概率明显高于普通人群。在爱荷华州，一项针对中学和大学橄榄球运动员的 X 线拍片调查中，初中生中仅有 1％发生退行性间盘疾病，而当他们成为大学橄榄球运动员的时候，发病率则高达 24％。特定的

位置的运动员，如防守后卫，更容易发生椎间盘退变。其他需要运动员用头部撞击物体或承受撞击的运动（如英式橄榄球、足球和冰球）中，退变性间盘改变的发生率也有类似的增加。

颈椎微小骨折

颈椎微小骨折是指单独发生于一个柱或局限的骨折。例如椎体压缩骨折、侧块骨折、关节突骨折或棘突骨折。大部分损伤是由合并侧弯或后伸的压缩作用力所致。脊柱仍然保持稳定是这种损伤的主要特点。稳定被定义为脊柱在生理负荷下不发生进行性畸形、神经功能改变或长期疼痛和残障的能力。在这些损伤中，X 线片上没有棘突间隙增宽、局部后凸畸形或半脱位的表现。病人有时可能有神经根病的表现，但一般不会出现神经功能障碍。如果有脊髓损伤发生，应该认为颈椎是不稳定的。

颈椎严重骨折

颈椎严重骨折包括了临床所有不稳定的颈椎损伤。在运动员中，轴向压缩机制更为常见，常常导致前屈-轴向压缩或泪滴样骨折等损伤类型。在这类损伤当中，屈曲的脊柱往往由于撞击其他运动员或地面而产生轴向受压。椎体在冠状面上劈裂，后部向后旋转压迫脊髓。后部韧带复合体的张力会导致不同程度的椎板和棘突的破裂和骨折。脊髓前面

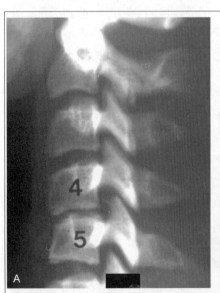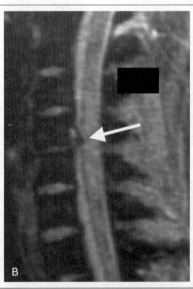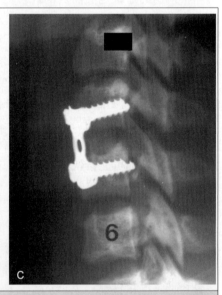

图 1　**A**，一名 15 岁摔跤选手，头摔在地上导致 C4-C5 侧块骨折合并前方半脱位，这是他的侧位 X 线片，神经功能方面表现为脊髓半切综合征。**B**，MRI 显示 C4-C5 半脱位，椎间隙狭窄，椎间盘膨出压迫脊髓。**C**，前路颈椎间盘切除钉板融合术后的侧位 X 线片。病人恢复非常好，但是持续存在肌肉痉挛，不能重返赛场。

受旋转的椎体压迫，常常导致脊髓的前髓损伤综合征或完全性损伤。

其他损伤类型包括单侧或双侧小关节脱位，伴 25%～50% 的前半脱位。侧块分离骨折，一种运动员常见的骨折，很容易和单侧小关节脱位相混淆。这种损伤是由压缩和侧屈造成的，结果是同侧椎弓根和椎板在与侧块连接的部位发生骨折。侧块因此游离，可以自由地向前旋转。因为正常情况下防止前半脱位的小关节支持功能丧失，脊柱变得不稳定。另外一种因为不被重视而可能很危险的病变，是椎体压缩骨折伴后方韧带破裂。渐进性后凸畸形和半脱位会随之发生。

先天性和发育性异常

因为参加体育运动的人数众多，所以在一些病人中发现已经存在的先天性或发育性异常并不奇怪。常见的易于使运动员受到神经损害而需要医生关注的情况包括 Klippel-Feil 综合征、游离齿突和先天性狭窄。有关残疾运动员上颈椎不稳定的争论，例如 Dawn 综合征，在本章中将不予讨论。

Klippel-Feil 综合征是指颈椎不能正常分节。其典型的三联征是先天性融合、低发际和颈蹼。最常见的是无关紧要的 C2-C3 先天性融合。多节段融合而只有一两个节段保留活动能力或者合并头颈畸形的运动员，发生神经损伤的风险非常高。

游离齿突或其他齿突发育不良是指发育性或创伤后齿突和 C2 椎体不连的一种病理状态。它导致 C1-C2 不稳定。不稳定的程度可非常严重，达 20 mm。这种情况被认为是参加任何体育运动的禁忌证，即便病人没有症状，也是预防性融合的一个相对适应证。

先天性狭窄

运动员头颈疾病中争论最多的是先天性狭窄。在一项经典的研究当中，运用 X 线片技术，对 200 名无症状志愿者的 C1 到 C7 矢状径进行了测量，结果显示前后径在 C1 是 21 mm，C2 是 20 mm，C3-C7 是 17 mm。其他研究者报道正常椎管前后径大于 15 mm，当它小于 13 mm 时就表现为椎管狭窄。用 X 线片测量的时候应该考虑到它有 15% 的放大率；而且，体形庞大的和带护肩的运动员会增加放大率。脊髓的矢状径几乎是一个常数，在成人中 C3-C7 平均 8 mm 左右。

为了消除 X 线片的放大作用，Pavlov 和 Torg 建议应用椎管矢状径和椎体矢状径的比值来评估狭窄。当这个比值小于 0.8 的时候，可以认为椎管狭窄。因为这个比值取决于椎体矢状径，而后者在不同人当中差别很大，所以 Pavlov 比值的阳性预测价值很低。有一项研究报道它的预测价值为 12%。另外一位作者发现 33% 的职业运动员该比值小于 0.8。这可能和体形庞大的运动员相对较大的椎体体积有关。因此，Torg 比值被认为是不可靠的，以此为根据的文献也应该被认为是不可靠的。当不能确定时，CT 和 MRI 横断面成像是确认狭窄的最好方法。更重要的参数是功能储备，它是指在 CT 脊髓造影或者 MRI T2 加权像中显示的具有保护性缓冲作用的脑脊液的充足程度。

一过性四肢瘫痪

一过性脊髓损伤和神经失用症是指创伤后脊髓功能的暂时丧失，一般 15～20 分钟内开始缓解，1～2 天之内完全缓解（图 2）。关于脊髓损伤的机

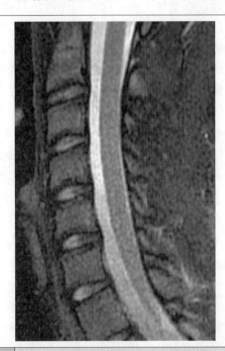

| 图 2 | 一名 15 岁被摔倒的橄榄球四分卫，伤后立即出现四肢瘫痪和感觉丧失，但意识清醒。30 分钟后患者功能完全恢复。MRI 扫描正常，没有损伤的表现，椎管宽度正常。脊髓的位置偏后，可能是引起一过性四肢瘫痪的原因。 |

制有两种假设：轴向负荷和过伸。在轴向负荷情况下，脊髓被膨出的椎间盘压迫，亦因后凸畸形而受牵拉，导致直接的挫伤和间接的牵拉伤。过伸机制以黄韧带向椎管内折叠压迫脊髓为特点。在预先存在椎管狭窄的情况下，这两种机制都会导致更加严重的后果。

在2002年的一项研究中，作者回顾了110名发生一过性四肢瘫痪或神经失用症的运动员。65%继续参加体育运动的选手有过复发。椎管狭窄的程度和再次发作的概率关系密切。作者强调，虽然随访并不完全，但没有人发生永久性神经功能障碍。其他作者曾报道过有神经失用症病史的病人发生致永久性神经功能障碍的脊髓损伤的病例。椎管较狭窄的病人在脊柱骨折时发生脊髓损伤的可能性更大。

受伤现场处理

因为骨科医生往往是队医或赛会医师，他们的任务是现场评估运动员伤情，对有生命危险的损伤进行紧急处理，固定和转运运动员，并就地决定其是否可以重新上场比赛。这些工作非常具挑战性，因为它是在万众瞩目下、在一个不熟悉和不舒服的环境下进行的。虽然大多数情况下只是轻微的骨骼肌肉系统损伤，可以很快解决，但是其他危及生命的情况比如创伤性脑损伤、中暑、心脏事件也会发生。任何肩负这种职能的医生应该掌握高级心脏生命支持和创伤生命支持技术。

在2003年的一项研究中，现场处理被分为5个方面来描述：①准备，②疑诊和确诊，③固定和安全，④紧急处理，⑤重返比赛的评估。

准　备

准备包括在模拟环境下挽救生命和脊柱固定技术方面的训练和练习。应有书面形式的紧急预案，以及在所有高能量或撞击性体育运动现场配备救护车。国家橄榄球联盟要求所有球队在赛季开始前都应进行现场演习，参加人员包括装备齐全的运动员、队医和训练师以及全体急救人员。必要的紧急转运防护设备都应该准备好并处于工作状态。转运工具如脊柱板、围领和心肺复苏设备应该准备好并且在每场比赛前都进行测试。

疑诊和确诊

一个被广泛接受的场上分级标准已经被设计出来，并很容易为队医和训练师所运用。这个标准帮助我们决定什么情况下运动员可以回场比赛，什么情况下必须转运到医疗机构以求进一步观察和治疗。

在这个标准里，颅脑外伤被划分为轻、中、重度三个等级（表1）。轻度颅脑损伤的特点是没有意识丧失，创伤后遗忘持续不足30分钟。如果意识丧失不足5分钟或者创伤后遗忘持续超过30分钟，则被划分为中度颅脑损伤。重度颅脑损伤者是指意识丧失超过5分钟或者创伤后遗忘持续超过24小时。

固　定

长时间意识丧失、严重颅脑损伤或者神经功能障碍的病人应该就地固定并转送到医院。如果病人未处于仰卧位，应该小心地翻滚，使之仰卧于背板上，这期间要有医生或者训练师固定头部。在转送过程中，可以将头或头盔捆绑起来，也可以用沙袋或者围领来制动头颈。如果还带着面罩，应该迅速摘除。头盔和护肩一般应该保留在原位，但在如下情况下可以将它们摘除：头盔和颈垫贴合差，头部不稳定；摘除面罩后呼吸道不顺畅；无法摘除面罩；头盔影响转运。头盔和肩垫可以被安全地摘除，但是需要多人配合。国家运动员训练师联盟描述了一个四人参与的技术：首先，将所有护垫从头盔和护肩上取下，然后一个人固定头盔，另外一个人从后面固定颈部，其他两个人固定上肢和肩胛骨后面。在2002年的一项研究中，报道该技术可以在头盔和护肩去除的情况下限制颈部运动。

紧急处理

因为意识丧失或有脊髓损伤的病人会发生呼吸停止，病人可能需要基本的心肺复苏。复苏时需要立即去除面罩或者头盔，打开护肩。有严重闭合性颅脑损伤或明显脊髓损伤的病人应该立即固定于背板上并转送至医疗机构。病人需要持续监测呼吸和血压。禁止尝试颈椎骨折复位。

轻度颅脑损伤的运动员必须离场在板凳席休息。虽然这类病人没有意识丧失，但是病人难以回

级别	定义	场上处理措施	重返比赛
轻度	没有 LOC，PTA＜30 分钟	离开赛场 反复进行神经功能检查	30 分钟内症状消失则可重返比赛*
中度	LOC＜5 分钟 或者 PTA＞30 分钟	离开赛场 在背板上固定头和颈椎并转运到医疗机构做神经功能检查 如果 LOC 短暂且患者完全清醒，可被运离赛场，不需过多预防措施，但需专业的神经功能检查	一周无症状*，CT/MRI 无阳性发现†
重度	LOC＞5 分钟 或者 PTA＞24 小时	固定头和颈椎，在背板上运离赛场 紧急转运到有神经外科的医疗机构	2 周无症状*，且 CT/MRI 无阳性发现† 如果 LOC 短暂且迅速恢复无症状，1 周即可

表 1　运动员颅脑损伤分级和重返比赛标准

LOC＝意识丧失；PTA＝创伤后遗忘。

* 必须在休息和运动后均进行评估。

† 如果 CT 或 MRI 有阳性发现，运动员整个赛季都不应该重返赛场；也不建议将来重返比赛。

忆近期发生的事件，在接收和理解新信息方面也有困难，这种缺陷可能会被忽略，所以在发生碰撞之后应该多进行这方面的观察。

中度颅脑损伤者，初步处理与重度颅脑损伤类似。病人应该在头颈制动下用背板转运离场，并送往有神经外科的医院。如果意识丧失时间短暂，并且在病人意识恢复后没有颈部损伤的迹象，可以在不用背板制动情况下转运离场，并送到医院进行神经功能的观察。CT 和 MRI 或有意义。

重度颅脑损伤的病人需要将头颈部制动于背板上，并迅速转送到有神经外科的医院。运动员都应进行影像学检查以评估可能发生的颅内出血。

比赛过程中重返比赛

如果运动员只是发生轻微肌肉拉伤或烧灼感，活动不受限，没有遗留疼痛和压痛，没有神经功能障碍，可以考虑重返比赛。运动员往往痛阈比较高，因为他们固有的重返比赛的欲望而可能刚开始没有明显主诉症状。因此，需要更为严格的疑诊指标以避免运动员因重返比赛而受到更为严重的损伤。

受轻度颅脑损伤的运动员应在板凳席休息一段时间，只有在症状完全缓解之后才能准予重返比赛。遗忘必须在 30 分钟内完全缓解，否则选手应被归为中度脑震荡；即没有头痛、头晕、注意力集中障碍或记忆障碍。应检查运动员的时间、地点、

人物定向能力，并让其回忆紧接着损伤发生之前的事情。另外，运动员的活动应表现出和平时一样的灵活度和速度。如果休息过程中症状仍然存在，则需要进一步观察。

重返赛场

颅脑损伤之后

人们制定了很多标准来帮助决定什么时候运动员可以重返赛场。大部分标准都是基于脑震荡的程度来制定的。必须强调，这些标准只是指导而已，运动员在症状完全消失之前是不应该参加比赛的。运动员必须在休息和运动后（比如跑 40 码后，或者作蹲起后，或者作俯卧撑后）都进行评估。轻度脑震荡者，如果 30 分钟内症状完全缓解，可以继续参加比赛。中度脑震荡者，休息和活动后症状完全消失达 1 周，有行 CT 检查指征而 CT 没有阳性发现者，可准予重返赛场。这类运动员如果症状持续达 1 周以上，必须做影像学（CT/MRI）检查。如果有阳性发现，运动员整个赛季都不能参加比赛，也不鼓励其将来继续参赛。

重度脑震荡者，1～2 周无症状，CT 颅脑扫描正常，则可重返赛场。如果意识丧失短暂，可以考虑暂免运动 1 周，但是如果症状持续，还是应该休息 2 周。如果 CT/MRI 有包括挫伤或水肿等阳性

表2 颅脑损伤后重返赛场的禁忌证
持续脑震荡后症状
颅脑损伤造成的永久的中枢神经系统后遗症（例如偏瘫）
脑积水
自发蛛网膜下腔出血
有症状的枕骨大孔畸形（如 Chiari 畸形）

发现的话，则整个赛季都不能参赛；也不鼓励其将来继续参赛。重返赛场的禁忌见表2。以上建议是基于 Cantu 的修正和美国神经学学会脑震荡分级和处理系统而定的。

必须强调，不论损伤分级如何，运动员在症状还没有完全缓解的时候，是绝对不能上场比赛的。这些指南的概念较陈旧，可能会被更加敏感和特异的神经心理检测所取代。

刺痛之后

发生刺痛的运动员在症状完全缓解后可以重返赛场。查体应包括三角肌、肱二头肌、肱桡肌、肱三头肌、腕屈肌和伸肌，以及手内在肌，并与无症状的对侧相比较。如果症状完全缓解，运动员可重返赛场。否则，在症状消失前不能参加比赛。

颈部损伤之后

允许颈部损伤的运动员重返赛场是一个非常难做的决定。应该考虑到患者的短期和长期预后，尤其是后者。有很多相关方例如运动员自己、其父母、配偶、学校或球队官员、媒体、联盟或审批机构。对职业运动员来说，这又是一个非常复杂的薪资问题。不幸的是，可以用作决定的医学证据很少，目前所有的建议都来自专家意见，而这在不同人之间分歧很大。

有一些一般概念适用于发生肌肉拉伤、轻微骨折已经愈合和椎间盘突出完全缓解的运动员。当疼痛消失、活动范围恢复正常、神经症状缓解、生理后凸减少得到缓解的情况下，运动员可重返赛场。康复训练可能会加速症状的缓解，康复训练的目标应该包括减轻疼痛、控制炎症、恢复活动范围和主要组织愈合。

Torg 和他的同事提出一过性神经失用症、先天畸形以及其他创伤情况下病人重新参加体育运动

表3 Torg 修正的颈部损伤后重返赛场的标准
无禁忌证
先天异常如 II 型 Klippel-Feil 综合征（一或两个节段颈椎融合）
隐性脊椎裂
已愈合的稳定骨折
无症状的椎间盘膨出
一个节段成功融合术后病人处于无症状状态
相对禁忌证
已愈合的上颈椎骨折如齿突骨折或 Jefferson 骨折，病人无症状
重建稳定但椎体曲度异常
重建稳定但后方结构骨折
已愈合的两到三个节段融合
绝对禁忌证
齿突畸形
寰枢椎融合
寰枢椎不稳定
复杂 Klippel-Feil 畸形
挥铲者脊柱损伤
White 标准定义的不稳定（与相邻节段大于 3.5 mm 的移位或 11° 的成角）
骨折已愈合但伴半脱位的后凸
因骨块后退而遗留的椎管狭窄
有症状的椎间盘膨出
合并先天性椎管狭窄的融合

表4 Cantu 制定的初次发生一过性四肢瘫痪后重返赛场的标准
仅发生过这一次
症状完全缓解
颈部活动范围完全正常
没有不稳定
MRI 扫描或 CT 脊髓造影上脊髓周围有功能储备间隙

的指南（表3）。他将重返赛场的禁忌证定为三个级别：无禁忌证、相对禁忌证和绝对禁忌证。这些禁忌证并没有得到验证而只是专家意见。

Cantu 制定了一个一过性四肢瘫痪患者返赛场的标准（表4）。运动员发生一次一过性四肢瘫痪之后，如果完全康复，活动范围正常，颈椎排列正常的话，他建议继续参加体育运动。另外，病人应无椎管狭窄的表现，并且椎管内有适当的储备间

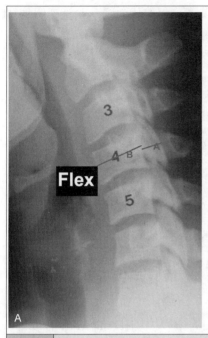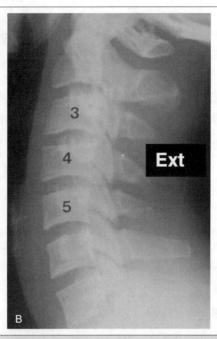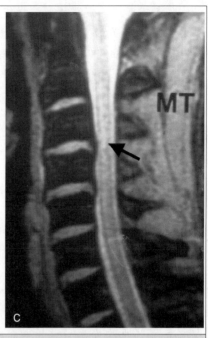

图3　**A**，一名21岁大学橄榄球中后卫戳在一名四分卫身上而出现2小时的一过性四肢瘫痪，这是他的过屈位X线片。既往病史里2年前有过类似的损伤。X线片显示C3-C4椎管狭窄，没有不稳定。Torg比值为A/B。**B**，过伸位X线片没有显示不稳定或骨折。椎体后方的大骨赘使椎管狭窄。**C**，MRI T2加权像显示颈椎后凸，C3和C4节段前方脊髓受压。后来观察发现脊髓内高信号。虽然病人神经功能恢复，他没有重返橄榄球运动。

隙。重返比赛的禁忌证包括第二次发生一过性四肢瘫痪或者储备间隙不足。这些指南也没有证据支持。

小　结

头颈损伤在运动员中很常见，损伤程度从轻微的肌肉拉伤到致命的闭合性颅脑损伤不等。医务人员应该对处理场上的紧急情况进行良好的训练，并迅速评估判定损伤的严重程度。最近的会议报道了场上和恢复后重返赛场的标准。一般来说，运动员只有在症状完全缓解，且阳性体位都转为正常的情况下才能重新参加比赛。本章讨论的标准都没有通过验证，只是专家意见而已。

注释文献

流行病学

Cantu RC，Mueller FO：Catastrophic spine injuries in American football，1977—2001. *Neurosurgery* 2003；53：358-362.

25年间，223名运动员在橄榄球比赛中脊髓受到损伤。自从1976年修改规则，用头撞击被废除后，发生率降低了270%。

Ghiselli G，Schaadt G，McAllister DR：On-the-field evaluation of an athlete with a head or neck injury. *Clin Sports Med* 2003；22：445-465.

这篇文章对颅脑和脊髓损伤发生的机制和正确的场上处理进行了综述，包括受伤运动员的转运和摘除头盔的问题。

刺痛和烧灼感

Shannon B，Klimkiewicz JJ：Cervical burners in the athlete. *Clin Sports Med* 2002；21：29-35.

烧灼感综合征是由臂丛神经受牵拉、椎间孔内受压迫或者因为保护措施位置不对导致的Erb点受压所致。治疗方法是休息直至症状完全缓解，以及正确的阻止其病理进展的治疗。

颅脑损伤的病理生理学

Giza CC，Hovda DA：The neurometabolic cascade of concussion. *J Athl Train* 2001；36：228-235.

作者回顾了与震荡性颅脑损伤、伤后病理生理和功能恢复有关的 100 多篇基础科学和临床的文献。作者发现脑震荡后会发生神经元去极化、兴奋性氨基酸释放、离子转移、糖代谢改变、脑血流改变和轴突功能受损。这些改变和脑震荡后一段时间的易损性及行为异常有关。因为更好地描述了脑震荡后病理生理改变的意义和持续时间，也就会更好地阐述脑震荡的临床处理指南。

脊髓损伤的类型

Torg JS, Guille JT, Jaffe S: Injuries to the cervical spine in American football players. *J Bone Joint Surg Am* 2002；84-A：112-122.

这项研究调查了 110 名发生过一过性四肢瘫痪的运动员。那些继续参加同样强度身体接触运动的人中有 65% 再次发生一过性四肢瘫痪；颈椎管狭窄是很强的再发的危险因素。再发病人中没有一人遗留永久性神经功能障碍。

Zmurko MG, Tannoury TY, Tannoury CA, Anderson DG: Cervical sprains, disc herniations, minor fractures, and other cervical injuries in the athlete. *Clin Sports Med* 2003；22：513-521.

这篇文章讨论了包括过度使用综合征、扭伤（最常见的损伤）、椎间盘膨出和轻微骨折在内的轻度运动员颈椎损伤的处理。

受伤现场处理

Echemendia RJ, Cantu RC: Return to play following sports-related mild traumatic brain injury: The role for neuropsychology. *Appl Neuropsychol* 2003；10：48-55.

神经心理评估鉴定运动员颅脑损伤后神经认知改变。和基线评估相比，它可以在能否继续参加比赛方面给出更好的决定。

Guskiewicz KM, McCrea M, Marshall SW, et al: Cumulative effects associated with recurrent concussion in collegiate football players: The NCAA Concussion Study. *JAMA* 2003；290：2549-2555.

作者进行了一项包括 1 631 名橄榄球运动员的前瞻性研究。其中 95 人发生闭合性脑损伤，他们

在伤后 7 天内康复，他们的认知评分和平衡测试结果都很差。神经心理检查确认甚至在如头痛等症状完全缓解后，运动员仍有大脑功能障碍。

McCrea M, Guskiewicz KM, Marshall SW, et al: Acute effects and recovery time following concussion in collegiate football players: The NCAA Concussion Study. *JAMA* 2003；290：2556-2563.

这项研究中，1631 名橄榄球运动员赛季前进行了神经心理检查。在赛季期间，79 人遭受脑震荡而再次进行了一系列的神经心理检查。结果显示其有症状、认知功能和平衡能力严重受损。这些异常通常 3～5 天内缓解，在 90 天时和正常时就没有区别了。

Peris MD, Donaldson WW III, Towers J, Blanc R, Muzzonigro TS: Helmet and shoulder pad removal in sus pected cervical spine injury: Human control model. *Spine* 2002；27：995-998.

在此研究中，一项关于摘除怀疑颈部损伤运动员的头盔的技术被证明有效。

重返赛场

Morganti C, Sweeney CA, Albanese SA, Burak C, Hosea T, Connolly PJ: Return to play after cervical spine injury. *Spine* 2001；26：1131-1136.

这项研究调查了重返赛场的判定流程，通过对 133 名医生的调查问卷来分析。对伤后处理并没有一致意见。作者认为需要进一步的研究和教育。

经典文献

Alexander MP: Mild traumatic brain injury: pathophysiology, natural history, and clinical management. *Neurology* 1995;45:1253-1260.

Cantu RC: Functional cervical spinal stenosis: A contraindication to participation in contact sports. *Med Sci Sports Exerc* 1993;25:316-317.

Cantu RC: Second-impact syndrome. *Clin Sports Med* 1998;17:37-44.

Cantu RC, Bailes JE, Wilberger JE Jr: Guidelines for return to contact or collision sport after a cervical spine injury. *Clin Sports Med* 1998;17:137-146.

Cantu RC, Mueller FO: Brain injury-related fatalities in American football, 1945-1999. *Neurosurgery* 2003;52:846-852.

Herzog RJ, Wiens JJ, Dillingham MF, Sontag MJ: Normal cervical spine morphometry and cervical spinal stenosis in asymptomatic professional football players: Plain film radiography, multiplanar computed tomography, and magnetic resonance imaging. *Spine* 1991;16:S178-S186.

Kelly JD, Aliquo D, Sitler MR, Odgers C, Moyer RA: Association of burners with cervical canal and foraminal stenosis. *Am J Sports Med* 2000;28:214-217.

Kelly JP, Nichols JS, Filley CM, Lillehei KO, Rubinstein D, Kleinschmidt-DeMasters BK: Concussion in sports: Guidelines for the prevention of catastrophic outcome. *JAMA* 1991;266:2867-2869.

Levitz CL, Reilly PJ, Torg JS: The pathomechanics of chronic, recurrent cervical nerve root neurapraxia: The chronic burner syndrome. *Am J Sports Med* 1997;25:73-76.

Odor JM, Watkins RG, Dillin WH, Dennis S, Saberi M: Incidence of cervical spinal stenosis in professional and rookie football players. *Am J Sports Med* 1990;18:507-509.

Pavlov H, Torg JS, Robie B, Jahre C: Cervical spinal stenosis: Determination with vertebral body ratio method. *Radiology* 1987;164:771-775.

Practice parameter: The management of concussion in sports (summary statement): Report of the Quality Standards Subcommittee. *Neurology* 1997;48:581-585.

Schneider RC: Football head and neck injury. *Surg Neurol* 1987;27:507-508.

Torg JS, Corcoran TA, Thibault LE, et al: Cervical cord neurapraxia: Classification, pathomechanics, morbidity, and management guidelines. *J Neurosurg* 1997;87:843-850.

Torg JS, Sennett B, Vegso JJ: Spinal injury at the level of the third and fourth cervical vertebrae resulting from the axial loading mechanism: An analysis and classification. *Clin Sports Med* 1987;6:159-183.

（袁　伟　译）

第 29 章　退变性胸椎疾病

Mark Palumbo，MD　Robert J. Campbell，MD

引　言

脊柱退变产生解剖和生理性改变与年龄密切相关。正如在颈椎和腰椎所发生的变化，在胸椎其病理结构的改变也经历了椎间盘内结构紊乱、椎间盘突出、胸椎病这些不同时相连续地进展。神经病损的出现可因椎管和神经根管内神经结构受压而产生。

胸椎间盘和椎管狭窄造成的症状相对少见。轴性疼痛、神经根病和脊髓病的伴随临床症状可以单独发生，也可以伴随发生。由于胸椎退变疾病发病较少和表现各异，诊断通常困难。因此，当考虑到有胸椎病变时，评价患者症状和体征就十分重要，临床医生必须给予高度重视。

关于治疗的决定可能会比较复杂。现代影像检查表明，在无症状的人群中脊柱结构的异常发现率很高，异常结构与症状的严重程度间常常缺乏相关性，必须仔细地解释图像的异常所见与症状的关系。对于因胸椎脊髓或神经根压迫而引起的难以控制的疼痛和（或）神经功能不全，外科治疗是合理的。

胸椎间盘突出

胸椎间盘突出（thoracic disk herniation，TDH）引起的间盘源性疼痛症状临床并不多见。估计在所有症状性椎间盘突出症中发生在胸椎的仅占 0.15%～4%。近年来通过神经放射学检查发现，无症状的 TDH 增多。使用 MRI 和 CT 脊髓造影平扫进行研究，报道偶然发现的 TDH 的发生率上升到 20%。

病因学

创伤对于某些 TDH 患者是易发因素。然而，椎间盘退变是多数患者的主要致病因素。大多数间盘突出发生于胸椎尾端的 1/3 节段。下胸椎的退变过程与局部解剖特点和独特的生物力学环境相关。

屈曲和扭转力量在 T10～L1 的区域集中，此区为移行的活动节段，从胸廓获得的内在稳定性很少。特别是第 11、12 肋和肋弓没有关联，并且不能与其横突组成真正的关节活动。另外，下胸椎的关节突方向主要在额状位，不能有效地控制旋转。

胸椎脊柱和脊髓的某些解剖特征，在 TDH 时容易引起神经功能不全。相对于颈椎和腰椎，胸椎的椎管矢状径和横截面积较小。先天性和（或）发育性椎管狭窄进一步减少了神经的可利用储备空间。胸椎的后凸曲线也有助于神经功能障碍的发生。由于后凸，脊髓向前移位，这样就平铺于椎体和椎间隙后面。由于齿状韧带的牵拉作用，脊髓躲避腹侧压迫病变，向后移动的空间进一步受限。在 T4～T9 的“分水岭”区域，胸椎脊髓的血供相对薄弱，髓质内和神经根的血液循环受限。

关于 TDH 产生的临床症状，局部（例如轴性）症状和体征非常可能是由于分布于纤维环和后纵韧带的神经纤维受刺激而引起的。神经根病通常是由于神经根机械扭曲和炎症所导致。神经根的直接压迫是外侧或旁中心突出的典型结果。中央型突出由于硬膜向背侧移位，通过牵拉神经纤维可导致神经根症状。伴随的脊髓功能不全则是由于机械因素（压迫和轴向张力）和血运因素（缺血和静脉梗阻）共同作用的结果。

临床表现

有症状的胸椎间盘突出男女分布相近，年龄通常从 30 岁到 60 岁。临床表现多种多样，缺乏特征性症状表现，经常导致诊断的延迟或错误。胸椎间盘突出和许多疾病相似，鉴别诊断的名称广泛（表 1）。

多数胸椎间盘突出症患者具有症状隐性发生的特点。从症状发生到患者需要治疗的时间，典型者通常由数月到数年，这就暗示退变性过程是主要的病因因素。少数患者也有急性发病的，这些患者可能早期就医，并且通常伴随有某些创伤事件发生。

表 1　胸部疼痛的鉴别诊断
肌肉骨骼来源
感染
肿瘤
退变
脊柱病
椎管狭窄
退变性椎间盘病
关节突综合征
肋软骨炎
代谢性
骨质疏松
骨发育不良
创伤
炎症
强直性脊柱炎
畸形
侧凸
后凸
肌肉性
劳损
纤维肌肉痛
风湿性肌肉痛
神经来源
胸椎间盘突出
肿瘤
硬膜外
硬膜内
髓外
髓内
动静脉畸形
炎症
带状疱疹
开胸后综合征
肋间神经痛
牵涉痛
胸腔内
心血管
肺
纵隔
腹腔内
胃肠道
肝胆管
腹膜后
肾
肿瘤
夹层动脉瘤

(*Reproduced from Garfin SR, Vaccaro AR (eds): Orthopaedic Knowledge Update: Spine. Rosemont, IL, American Academy of Orthopaedic Surgeons, 1997, pp 87-96.*)

胸椎间盘突出症的症状和体征，至少在某些情况，依赖病损的节段和大小，以及间盘突出是中央的、偏中央的或外侧的。疼痛是最常见的症状，通常呈轴性分布。根性疼痛可以涉及胸廓（单侧或双侧）、腹股沟或下肢。经过休息不适感一般会得到改善，但 Valsalva 呼吸会加重。感觉缺陷通常由于神经根受压造成，包括麻木、感觉缺失或感觉减退。上运动神经元症状通常为脊髓受压的表现。

自然病史

关于胸椎间盘异常的临床研究还没有结论。即便如此，对无症状的胸椎间盘突出一般认为是良性的临床病变过程。影像检查偶然发现的椎间盘突出不会进展为疼痛或神经功能障碍，即使某些具有影像学异常，包括脊髓压迫或变形，也是在无症状和有症状两种可能之间。

有症状的胸椎间盘突出症患者的自然病史受压迫损伤的特点和症状严重程度的影响。当疼痛发生但没有重要神经损伤时，非手术治疗可使 80％以上的患者得到临床缓解，并且有望恢复正常功能活动。在某些患者，神经根病先于脊髓功能障碍发生。某些因素，包括下肢、双侧胸廓或小腿症状预示疾病可能进展。年轻患者伴有创伤性间盘突出同样可能会有不良临床过程。

影像学

影像学方法通常是用来诊断和显现 TDH 特点，包括 X 线平片、MRI 和 CT 脊髓造影。虽然先进的影像学方法能够有效鉴别椎间盘异常，但这些结构变化可能和临床不相关。影像学发现和病史以及体格检查的相关性，在鉴别有症状和无症状的TDH 中至关重要。

X 线平片

X 线平片对 TDH 没有诊断意义，但有帮助。前后位和侧位片能够评价冠状和矢状位胸椎曲线。可以看到退变变化，同时还会发现典型的间盘间隙变窄、终板骨刺和关节突硬化。4％～6％的突出间盘钙化可在 X 线平片上看到。

磁共振成像

对于怀疑 TDH 的患者 MRI 是一种筛查方法。

该技术是无创的，并且免于患者接受粒子辐射。可以直接获得矢状和轴向图像，而无需椎管内对比剂造影。退变改变、突出间盘物质和神经受压可通过良好的解剖细节得到呈现（图1）。

当髓核突出超越邻近椎体终板后缘，并且造成神经受压，是 MRI 诊断椎间盘突出的标准。TDH 的节段是在中矢状层面从 C2 向下数（或者由骶骨向上）而定的。椎间盘突出可根据在轴向位的位置分为：中央型：突出间盘刚好和中矢状位重合；旁中央型：突出的中间部分位于中线的一侧，但是位于硬膜囊外侧界限以内；外侧型：突出的主要部分位于硬膜囊外侧缘的外侧。

使用 MRI 诊断 TDH 的主要缺陷是相对缺乏特异性。尽管在无症状个体有异常发现的高发生率，但在间盘突出大小和临床症状严重程度方面没有关联。MRI 在间盘突出中辨别钙化的能力方面也很有限。当具有手术治疗指征时，单纯 MRI 检查对制订手术方案是不够的。

CT 脊髓造影

CT 脊髓造影的敏感度和特异性也和 MRI 相同。但脊髓造影是有创过程，要把对比剂注入蛛网膜下腔。CT 数据的获得需要轴向多节段横扫，患者要承受相对高剂量的射线。因此，CT 脊髓造影不像最初的筛查那样常规应用。

当 MRI 具有禁忌时，CT 脊髓造影是诊断 TDH 的选择。此诊断性试验同样要在术前使用。

它可以提供对病理解剖的更完善的分析，使得医生可以选择理想的手术方式。

据报道，营养不良性钙化的发生率占 TDH 的 30%～70%，最好通过 CT 诊断（图2）。在术前鉴别这种异常很重要。钙化间盘通常伴有神经功能异常，并且更可能造成硬膜的粘连。

治 疗

在治疗症状性 TDH 时，主要的目标是阻止神经病变进展，逆转神经缺陷，并且减轻或去除疼痛。

非手术治疗

对于没有严重神经功能缺陷或脊髓病体征的患者，非手术治疗是适合的。非手术治疗通常先短期卧床休息，继而逐渐活动。症状控制可以通过药物治疗达到，包括短期口服皮质激素、非激素抗炎药物，如果需要，甚至可使用鸦片类药物。姿势性锻炼、增强体力和心血管状况的调整等方面的物理治疗可能会有效。在早期活动和减轻疼痛方面支具有一定作用。

手术治疗

手术适应证　当临床出现由于压迫脊髓或神经根造成神经功能减退的表现时，有理由考虑手术治疗 TDH 患者。脊髓功能不全，特别是伴有下肢无力，是手术治疗的主要指征。患者伴有严重胸椎神经根疼痛，在非手术综合治疗后没有改善，同样考

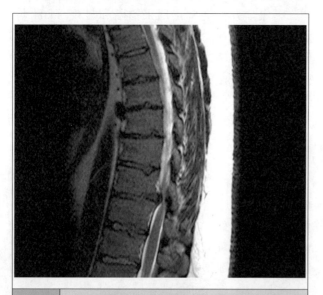

| 图1 | MRI 扫描矢状旁位图像，示 T10～T11 胸椎软性间盘突出。此软性突出位于旁正中位置。 |

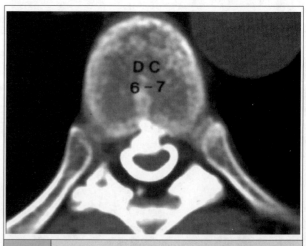

| 图2 | TDH 的 CT 脊髓造影。轴向 CT 截面显示钙化的中央间盘突出，造成脊髓前方的压迫。 |

虑手术治疗。在最终做出手术的任何决定前，必须明确临床症状或体征和影像学变化的相关性。

手术对于轴性疼痛的 TDH 患者不适合。椎间盘造影作为胸椎间盘源性疼痛的诊断根据尚未确立其可靠性。另外，尚没有结论性数据肯定切除和融合具有症状的胸椎间盘会减轻轴性症状。手术治疗中央型胸椎疼痛的有效性仍需进一步研究和分析。

手术入路的选择　手术的主要技术目标是神经充分减压，同时不损伤神经功能或脊柱稳定性。避免医源性神经损伤尤其重要，因为胸椎椎管显露困难，并且脊髓容易受到手术操作的损伤。

选择既有效又安全的手术方式很重要。必须考虑临床因素，包括患者的年龄、健康状况和神经功能情况。病理解剖的特殊方面，包括脊髓损伤的水平、椎间盘突出的位置与神经结构的关系以及压迫物质的构成都是决定手术入路的因素。术者的训练和经验也会影响手术入路的选择。

治疗症状性 TDH 的手术技术有几种。但由于其发病率低、自然病史不明、结果评估不一、文献中报道的例数有限，所以它们之间的优劣比较很难评估。传统手术方法包括后路（椎板切除）、后外侧（经椎弓根、肋横突关节切除）、外侧（肋横突关节切除）和经胸（经胸膜、胸膜外和经胸骨）入路。微创技术也在使用，包括非内镜下激光间盘切除、胸椎显微内镜下间盘切除和视频辅助胸腔镜手术。

传统手术技术　在早期文献中，标准手术技术治疗有症状性的 TDH 涉及减压性椎板切除和硬膜内/硬膜外病损切除。随着经验的积累，术者们明显感到此种手术临床效果差，并且截瘫率高得难以接受。这些神经并发症最可能与牵拉脊髓有关。所以后路手术目前已被摒弃。

椎板切除术后并发症的经验积累，加快了那些无需扰动脊髓的外科手术技术的发展。后外侧、外侧和经胸入路的 TDH 切除术显著改善了治疗效果。

后外侧入路：经椎弓根　经椎弓根入路比较广泛应用，因为此技术和手术解剖对多数脊柱外科医生来说很熟知。此手术入路通过患者俯卧位正中或旁正中切口。在切口一侧，切除在椎间隙后方的关节突关节和突出尾侧的椎弓根。在硬膜囊外侧、神经根出口的远侧进入椎间隙。用刮匙将突出物推向椎间隙的中央，然后取出髓核组织。一般而言，T10 头侧的单节段椎间盘切除无需融合。胸廓可以防止不稳定和继发畸形。在下胸椎 T10～T12 水平，可在减压后另加融合手术。

这一手术技术特别适用于位于外侧的软性椎间盘突出。和其他切开手术相比，经椎弓根技术具有简单、软组织切除有限和并发症少的优点。主要的缺点是对于椎管前方和腹侧硬膜视野受限。这种限制和手术入路的角度有关，即只能在矢状位有轻微的倾斜角度。考虑到接近中线有限，后外侧手术入路不适合中央型胸椎间盘突出，特别是间盘突出大、钙化或伴有脊髓畸形或硬膜囊内的嵌压时。

后外侧入路：肋横突关节切除术　和经椎弓根入路相比，肋横突关节切除技术能够提供更加偏前的视角。此种改进的暴露方式通过切除肋骨内侧部分和横突完成，能够立刻到达所切除间盘的尾侧。从硬膜外侧触及间盘，并且将中央掏空。使用反向刮匙将突出的髓核压入空虚的椎间隙，然后取出。

肋横突关节切除技术和经椎弓根技术相比的主要优势，是有利于到达和观察硬膜囊的外侧和腹侧。肋横突关节切除非常适合外侧和旁中央椎间盘突出的治疗。可以应用于中央型间盘突出（特别是当经胸腔手术是禁忌的时候）。但是在间盘钙化、巨大终板骨赘或硬膜内嵌压的患者中要避免使用。

此手术入路的主要缺点是对腹侧椎管的暴露不够充分。其他缺点包括对椎旁肌肉更加广泛的剥离、骨结构切除范围大以及对胸膜的暴露。

外侧入路：经胸膜外　经胸膜外手术包括了关节突关节、椎弓根、肋横突关节和相应肋骨内侧部分的切除。此入路是在胸膜外，能够在任何胸椎节段进行，对于外侧和旁中央 TDH 特别适合。当患者对经胸腔手术不能耐受时，此入路对于中线病变同样适用。

与经椎弓根和肋横突切除术相比，胸膜外入路可以更多地暴露椎体和间盘的后侧和外侧面，提供了更加广泛的视野。由于增加了接近中线的可能，其有了某些经胸腔手术的优势，同时不伴有对胸腔干扰所造成的并发症。然而该入路对于腹侧椎管的暴露仍十分有限。由于广泛的软组织损伤和骨切除、肋间血管神经束的干扰和胸膜牵拉，该手术入路有增加并发症发生的可能。

前路：经胸入路　经胸手术入路可用于 T3～T12 之间的 TDH。此技术提供了良好的前方和侧方硬膜的显露。对于中央型 TDH，出现巨大或钙化间盘并且伴有终板骨赘的患者适用。

总的来说，手术是经胸膜的；胸膜外入路在胸腰结合部是可能的。开胸术要通过病变节段相应的肋骨床进入。肋骨基底广泛切除，在椎间孔处辨认肋间神经。尾侧椎弓根切除，暴露其下的硬膜。间盘的中外侧部分以及每个椎体的后部均切除，留下背侧皮质骨和相应位置的突出间盘。剩余的皮质骨壳和突出物，小心地从硬膜向前方牵拉进入事先做好的空腔内。减压扩展到整个椎管的宽度，直到对侧椎弓根。一般胸椎间盘切除术脊柱是稳定的，不需要进行融合。

对于那些间盘碎块游离于椎体后方，以及钙化间盘粘连于硬膜或侵害硬膜的病损，需要更为广泛地减压。在此情况下，半椎体切除伴以椎间融合术（使用或不使用内固定）比单纯的前路手术具有许多优势。此减压技术提供了更好的病变部位的暴露，对于压迫物质和脊髓/硬膜之间软组织界面操作方便，更能对硬膜的破损进行修补。重建前柱可维持矢状曲线和修补手术节段的稳定性。

经胸入路的优点是对到达硬膜和脊髓腹侧表面没有限制。此入路对于中央型病变提供了理想的减压，而无须牵拉脊髓。与后外侧和胸膜外入路技术相比，神经并发症的发生率更低，成功切除间盘的可能性更大。

经胸入路的缺点主要是涉及对胸腔的干扰。需要大切口和广泛地肌肉切开，并且牵拉肋骨和肺。显著的并发症来源于肺部、下肢功能障碍和开胸后的长期疼痛。术前明显呼吸功能不全的患者，应视为前路手术的禁忌证，因为术中单侧肺通气有导致低氧血症的潜在危险。

微创手术技术

TDH 的手术治疗在继续发展。微创技术逐步用以探查胸椎间盘间隙和椎管。主要的目标是在不影响疗效的前提下，减少与入路相关的并发症。与传统方式相比，这些手术方式可以减少组织破坏、术中出血和手术时间。对于患者，微创手术可减少术后疼痛，缩短住院时间，恢复更快。

非内镜下经皮激光间盘切除术　间盘内经皮激光减压和髓核切除是一种非内镜手术，适用于有选择的症状性退变性椎间盘病患者。此技术在颈椎和腰椎间盘病的治疗中有所应用。对于有胸椎根性痛和（或）轴性疼痛症状，同时无显著神经功能不全的患者，具有应用的可能性。

手术在侧卧位、局麻下进行。术中应用连续运动神经功能监测和荧光屏监视，Nd-YAG 1 064 nm

激光经皮到达适当椎间隙。每个间盘最大 1 000 J 能量。据报道此手术技术成功率高，并发症率低。

经皮激光间盘减压和髓核切除的主要优势在于本手术的微创特点。其界于非手术和手术治疗之间，是一种中间的治疗方式。如果经皮间盘减压不成功，临床医师可能在接下来选择外科治疗。

胸椎显微内镜下间盘切除　胸椎显微内镜下间盘切除是后外侧入路经神经椎间孔到达压缩病变的入路。此技术成功应用于外侧、旁正中和中央型软间盘突出所致神经根病和脊髓病的治疗。

手术在俯卧位进行。切口为相应节段后正中旁开 3～4 cm 的切口。在荧光屏监视下，置入管状肌肉扩张器，此后内镜在扩张管中央置入。暴露需要切除关节突关节外侧部分和下位横突头侧边缘。到达椎间孔确认神经根后，随尾侧椎之椎弓根到达病变间盘。特制的器械用于纤维环切开和间盘切除。使用 30°角度的内镜，增强内侧的视野，减少对神经的操作并完成减压。

与传统后外侧手术入路相比，胸椎显微内镜间盘切除很少发生入路相关并发症。为暴露间盘而切除的肌肉和骨有限。尽管通过内镜内侧观察得到加强，此技术对于腹侧椎管的观察并不理想。

视频辅助胸腔镜手术（video-assisted thoracoscopic surgery，VATS）　VATS 是胸椎前路改良手术入路。此微创技术允许手术医师通过胸壁上的小切口到达胸腔的内镜和特制器械观察和处理脊柱结构。尽管对技术要求高，VATS 可对神经结构完整减压，同时大量减少入路相关的手术创伤。

在过去的 10 年中，VATS 在治疗有症状的TDH 中的应用明显增加。此技术对于切除软性、外侧的间盘突出很适用。有经验的手术医生也可使用该技术来治疗复杂的中央型压迫病变。VATS 对于有严重肺疾病、不能耐受单侧肺通气或胸膜粘连的患者不适用。曾行开胸术和（或）胸腔造瘘术的患者相对禁忌。

此技术需要使用双腔通气气管内插管来进行单侧通气。患者侧卧位，部分前倾，使得塌陷肺能够向前移动离开脊柱。术中应考虑应用体感诱发电位（SEP）和运动诱发电位（MEP）行神经电生理监测。有 3～4个通道进入胸腔。拖过肋间小切口置入套管，引进 30°内镜和手术器械，肋骨计数以确定合适的椎间隙。手术节段可通过标记和透视确认。间盘切除和减压的手术步骤与开放性前路经胸入路基本相同。

近期的报道指出，VATS 治疗有症状的 TDH 患者安全而且有效。长期随访研究显示患者总体满意度达 84%，客观临床成功率为 70%。更加常见的并发症包括肋间神经麻痹、肺不张和硬膜外出血。其他潜在的并发症包括气胸、胸膜渗出、硬膜撕裂和神经并发症。

VATS 的主要优点是具有完全减压的能力，同时减少入路相关的创伤。使用高清晰内镜可以提供良好的视野、结构层次和放大的脊柱结构，同时无需牵拉肋骨或损伤胸廓软组织。与开胸术相比，内镜技术降低了肺部并发症、肋间神经麻痹和肩袖功能不全的发生率。其他潜在的优势包括减少术中出血、减少切口疼痛和缩短住院时间。相比后外侧和外侧开放手术入路，胸腔镜能更加完全地显露椎管腹侧，这样就可以切除中央突出的间盘。

VATS 主要的缺点是对手术技术的要求高，术者难以接受学习曲线，将会有很长时间花在动物试验练习方面。为保证手术的安全性和有效性，需要胸外科医生在胸腔镜方面提供帮助。

胸椎管狭窄

胸椎管狭窄较颈椎管狭窄和腰椎管狭窄少见。尽管孤立的胸椎管狭窄也可发生于全身骨疾病，但更常见的来源还是局部的，例如脊柱骨质增生、后纵韧带骨化和黄韧带骨化。由脊柱退变导致的椎管狭窄是本部分讨论的重点。

临床上严重的椎管狭窄通常因胸椎下 1/3 环形硬膜外缩窄所致。多数患者为发育性胸椎管狭窄的基础上附加了后天性退变的结果。由于 T10～T12 椎体节段特有的解剖和生物力学特点，机械应力集中在胸腰结合部。因此，脊柱退变更常见于下胸段而非上胸段。

及时确认胸椎管狭窄为神经损伤的原因很重要，但是通常很难达到。类似于 TDH 临床表现的疾病多种多样。症状和体征通常提示更常见的颈椎和腰椎管狭窄的诊断。在一定程度上，通过下胸椎椎管的神经解剖，可以解释在这些人群中神经功能不全的范围。因为此区域包括腰骶脊髓扩大部分和下胸至第 1 骶神经，压迫病变可以产生上、下运动神经元混合损伤。退变性脊椎病因动态性椎管受累伴随神经压迫和（或）短暂循环损伤，同样造成间歇性跛行。

正确的放射学检查是确认诊断和胸椎管狭窄病理解剖的关键。X 线平片用来评价整个脊椎整体在矢状位和冠状位的排列。MRI 是发现神经压迫最有效的方法。CT 脊髓造影为神经压迫提供最准确的图像。考虑到大量患者同时伴有腰椎管狭窄，腰骶椎管的影像检查应同时进行。当物理检查不能排除颈椎来源的神经损伤时，需行全脊柱扫描。

在某种意义上，关于胸椎管狭窄自然病程的数据有限，使得治疗决定变得困难。非手术治疗在缺乏脊髓造影或主要神经损伤的情况下是合理的。非手术治疗包括短期卧床、积极锻炼、胸腰椎支具、药物治疗和理疗。手术干预对于有确凿神经压迫、同时有神经功能不全和（或）脊髓病表现的患者适用。当无主要神经功能不全的表现时，手术治疗应当以改善患者生活质量为基础进行。通常，这些患者因疼痛、感觉异常、单侧或双侧下肢无力而日常活动受限。

所有术前影像表明受到压迫的节段都要给予减压。外科手术入路的选择应该首先针对受到主要压迫的平面。其他需要考虑的因素包括狭窄节段的总数目、是否有同时腰椎减压的需要以及患者的状态。涉及 1 或 2 个节段、主要退变性病变涉及终板和（或）间盘首选前路手术。对于关节融合为椎管狭窄主要原因者，减压性椎弓根切除为标准术式。后方减压，适用于多节段胸椎管狭窄和（或）同时伴有腰椎管狭窄的初始治疗。

尽管多数患者可以获得令人满意的早期结果，但减压后的长期预后仍值得警惕。最初改善后的迟发功能减退在下胸椎手术后是特别需要注意的问题。由于狭窄的复发、机械应力不稳定以及手术节段畸形的进展，症状可能复发。为了减少迟发并发症，对一些患者在手术时要考虑更具侵袭性的手术方式。对于局部存在畸形或不稳定，以及广泛切除稳定结构的患者强烈推荐应用胸腰椎节段关节融合（无论是否进行固定）。

小 结

胸椎退变疾病的成功治疗是对脊柱外科的极大挑战。成功的结果与准确的诊断、认真的选择和执行外科手术技术密不可分。由于新技术经过严格评价，并且有的放矢地使用，其重要性日见凸显。

注释文献

胸椎间盘突出

Anand N，Regan JJ：Video-assisted thoracoscopic surgery for thoracic disc disease：Classification and outcome study of 100 consecutive cases with a two year minimum follow-up period. *Spine* 2002；27：871-879.

对 100 名应用 VATS 治疗间盘疾病的患者平均随访 4 年。成功的结果定义为在术后 2 年和最后的随访中 Oswestry 评分改善 20% 或更多。73% 的患者在术后 2 年、70% 的患者在最终随访中获得成功。患者的总体满意度为 84%。作者得出结论，VATS 治疗有症状的胸椎间盘突出是安全和有效的。

Debnath UK，McConnell JR，Sengupta DK，Mehdian SM，Webb JK：Results of hemivertebrectomy and fusion for symptomatic thoracic disc herniation. *Eur Spine J* 2003；12：292-299.

对 10 例患者手术治疗 T6～T12 水平有症状 TDH 的回顾性研究。所有患者使用半椎体切除术，伴以间盘切除和融合手术。6 例患者的结果是优秀或良好，3 例一般，1 例差。作者倡导此手术方式，因为其增加胸椎间盘暴露，并且可能减少医源性脊髓损伤的风险。

Hellinger J，Stern S，Hellinger S：Nonendoscopic Nd-YAG 1 064 nm PLDN in the treatment of thoracic discogenic pain syndromes. *J Clin Laser Med Surg* 2003；21：61-66.

在这项前瞻对照临床研究中，42 例患者伴有症状性胸椎间盘突出和膨出，给予 Nd-YAG 1 064 nm 经皮激光间盘减压和髓核摘除。间盘穿刺经背外侧入路完成，每个间盘应用激光最大剂量 1 000 J。41 例患者根据主观疼痛评分、McNab 评分、神经功能评分和外周肌电显像显示结果成功。作者得出结论，激光治疗有症状的 TDH 是安全和有效的，并且推荐在所有切开手术前使用。

Perez-Cruet MJ，Kim BS，Sandhu F，D Samartzis RG Fessler：Thoracic microendoscopic discectomy. *J Neurosurg Spine* 2004；1：58-63.

7 例伴有症状的软性外侧或中央 TDH 患者，应用胸腔微创内镜间盘切除。临床疗效评价是基于改良的 Prolo 评分，其中 5 例优秀，1 例良好，1 例一般。作者得出结论，胸腔微创内镜间盘切除治疗 TDH 安全、有效而且创伤小。

胸椎管狭窄

Palumbo MA，Hilibrand A，Hart R，Bohlman HH：Surgical treatment of thoracic spinal stenosis：Two to nine year follow-up. *Spine* 2001；26：558-566.

回顾性研究伴有症状的胸椎管狭窄患者的手术治疗结果。12 例患者行有症状狭窄的减压，平均随访时间 62.4 个月。研究结论包括，减压后短期效果可预期，但长期的继发于再发狭窄和畸形/胸腰段不稳定所造成的原有良好疗效的退化值得警惕。

经典文献

Bohlman HH, Zdeblick TA: Anterior excision of herniated thoracic discs. *J Bone Joint Surg Am* 1988;70:1038-1047.

Wood KB, Blair J, Aepple D, et al: The natural history of asymptomatic thoracic disc herniations. *Spine* 1997;22:525-529.

Wood KB, Garvey TA, Gundry C, Heithoff KB: Magnetic resonance imaging of the thoracic spine: Evaluation of asymptomatic individuals. *J Bone Joint Surg Am* 1995;77:1631-1668.

（于　淼　译）

第30章　急性腰痛

James J. Yue，MD　Ajit V. Patwardhan，MD　Andrew P. White，MD

引　言

急性腰痛通常指的是发作不超过 6 周的腰部疼痛；也可以指发作不超过 3 个月的有限的功能性疼痛。骨科门诊中，因腰痛就诊的患者位居第 5 位，而在寻求治疗的患者中，腰痛则占到第 2 位。导致腰痛的常见原因有外伤、腰肌劳损、肥胖和腰椎退变过程中的发作。然而，大多数急性腰痛通常没有明显的或可以被诊断出来的诱因。社会经济、心理、生化、生物力学等因素在急性腰痛的发作中也可能起到一定的作用。据估计，发达国家的腰痛患病率为 60%～80%。急性腰痛是引起劳动能力丧失的一个主要因素，并对社会经济带来不利影响。

典型急性腰痛患者表现为无特异性腰部症状，无根性症状，或潜在的系统性疾病。尽管关于腰痛的文献资料和鉴别诊断很多，但是腰痛的确切原因却很少能够得到明确诊断。通常认为肌肉韧带病变、髓核凸出、脊柱退变等因素单独或共同地参与了腰痛的发生。此外，社会心理压力大、抑郁、药物滥用、诉讼、社会经济地位低下、工作不理想和既往腰痛史等都可以引起持续性腰痛。

大多数偶发的急性腰痛具有自限性的特点。腰痛的主要原因包括脊柱源性因素（退变、感染、新生物、炎症），多发生于椎旁肌系统、韧带、肌腱、小关节、椎间盘和椎体等部位；神经源性因素，一般发生于马尾神经或腰骶神经丛；内脏性因素，一般源于腹腔内脏病变，如腹主动脉瘤和脉管疾病引起的外周血管性疾病；心理性因素或非器质性因素等。

联邦临床分类方法

20 世纪 90 年代初期，美国卫生与公共服务部下属的卫生政策与研究机构（AHCPR）——即现在的美国卫生保健研究与质量中心（AHRQ），制定了一个临床指南，以指导医生和患者制定一个合理的治疗计划。1994 年，AHRQ 又制定了"急性腰痛的临床治疗指南"。目前，该机构通过专注于循证医学的报告来替代以往临床指南的形式。该机构通过与专家和其他机构的合作，严格审查分析医学证据以提供行之有效的临床操作指南。

AHCPR 最初制定的临床指南将腰痛分为三类：潜在的严重脊柱病、坐骨神经痛和非特异性腰痛综合征。潜在的严重脊柱疾病包括骨折、感染、脊柱肿瘤和马尾综合征。这些病人需要尽快评估病情和予以相应治疗。由于神经根受压，坐骨神经痛会出现下肢疼痛等症状。对于大多数患者来说，坐骨神经痛通过非手术治疗后可以获得缓解。然而，对非特异性腰痛综合征来说，它既没有神经损害，也不存在潜在的严重疾病。比如机械性腰痛就属于这类。非特异性腰痛综合征的症状具有自限性的特点，通过保守治疗可以获得改善。

筛选"红旗"（Red Flag）状况

仔细询问急性腰痛患者的病史对病情的评估是非常必要的。患病时间、性质、部位、疼痛程度以及疼痛对日常生活的影响等均要详加了解。此外还要注意活动和体位改变对疼痛的影响，有无既往创伤史等。疼痛急性发作可能提示腰间盘突出，而慢性进展性加重的疼痛可能是因为退行性改变或者肿瘤引起。椎旁肌的局限性疼痛通常是由肌肉骨骼系统的病变引起的，如肌肉劳损。

根性疼痛是神经根受到激惹而产生的症状，可以引起一侧或双侧下肢的放射痛。尽管机械性疼痛可以持续几天到几周，但是根性疼痛的自然病程通常要持续 6～8 周甚至更长时间。非放射性的肌肉骨骼疼痛一般为中度至重度，但是髓核突出压迫神经根引起的根性疼痛通常都很剧烈。腰椎神经根病通常发作于晨起，其伴随的放射痛具有平卧时减轻、站立或坐位时加重的特点。如果患者卧床休息时出现疼痛，则有可能是因为感染性疾病或是转移性肿瘤所致。

表 1　"红旗"状况的类型、体征、症状和查体结果

类型	症状/危险因素	查体结果
癌症	癌症病史 6 个月内体重不明原因减轻超过 10kg 年龄超过 50 岁或小于 17 岁 经治疗无效 疼痛超过 4～6 周 夜间痛或静息痛	棘突触痛 由于保护性肌痉挛导致活动范围减少
感染	持续发热（体温超过 38℃） 静脉内药物滥用史 近期细菌感染史、尿路感染或肾盂肾炎史 蜂窝织炎 肺炎 免疫抑制状态 全身应用激素 器官移植术后 糖尿病 人类免疫缺陷性病毒（HIV）感染 静息痛	棘突触痛 活动范围减少 与全身感染一致的重要体征 心动过速 呼吸急促 低血压 体温升高 盆腹腔包块或触痛
椎体骨折	应用皮质激素 大于 50 岁患者的轻度创伤 大于 70 岁的患者 骨质疏松 近期重要创伤史 车外伤 高处坠落伤	与骨折部位相关的阳性体征
马尾综合征	尿失禁或尿潴留 鞍区麻木 肛门括约肌张力下降或大便失禁 双下肢麻木、无力 进展性神经功能损害	膀胱或肛门括约肌松弛 主要肌群无力：股四头肌（伸膝无力）、跖 　屈肌、外翻肌、背屈肌 痉挛性（胸椎）或迟缓性（腰椎）截瘫 腱反射亢进（胸椎）或减弱（腰椎）
急性腹主动脉瘤	腹部搏动性包块 动脉粥样硬化性血管病 静息痛或夜间痛 年龄大于 60 岁	
肾绞痛	肋脊角区剧烈疼痛伴向睾丸的放射痛 尿石症病史	肋脊角区触、扣痛
盆腔炎性疾病	阴道溢液 盆腔疼痛 既往发作史	子宫触痛 盆腔包块 子宫颈分泌物
尿路感染	排尿困难 既往尿路感染史	耻骨上触痛
盲肠后位阑尾炎	无明显诱因的亚急性发作 便秘	低热

(*Data from Bratton RL*：*Assessment and management of acute low back pain.* Am Fam Physician 1999；60；2299-2308).

职业和心理社会史也有可能揭示与疼痛原因有关的重要信息。到初级护理医师或职业健康专员寻求帮助的患者中，工作相关性腰痛综合征是最主要的原因。

如果怀疑患者患有潜在的严重性疾病，则需立刻予以相应的干预。潜在严重性在临床上指的是 AHCPR 制定的临床实践指南中的"红旗"（red flag）状况。这些"红旗"状况所代表的典型症状、风险和体格检查结果详见表 1 所述。初始病史应当包括如下重要问题：损伤机制、既往史、社会家族史、身体各系统回顾等。应当注意有无乏力、大小便功能障碍、发热、恶性肿瘤、夜间痛或休息时腰腿痛、恶心或呕吐等症状的出现。

对疼痛的性质、部位以及加重或减轻的因素等进行评估将有助于确定潜在性疾病。对主诉的评估应该结合患者的病史，如果怀疑患者患有某种潜在的严重疾病，则需进一步行系统性的查体以加强对患者主诉的评估。首次评估病情的主要目的是明确可能存在的严重症状或异常查体结果，并筛查危险因素。持续性腰痛患者风险提高，往往可能伴有更为严重的疾病，且需手术治疗。

体格检查

物检可以缩小可能造成急性腰痛发作的鉴别诊断的范围，全面和完整的病史采集后是进行集中性的体检，然后将客观的检查结果与患者的主观陈述进行综合分析以印证临床诊断。检查时患者须穿着宽松的衣服，并于站立、仰卧和俯卧等各个体位进行检查。站立位时要检查背部的曲线、触痛部位、有无包块或肿物。活动范围检查包括前屈、后伸、左右侧弯和旋转。仰卧位时要检查腹部有无搏动性包块和双下肢脉搏情况。俯卧位时要检查棘突和小关节，这可以帮助诊断腰部疼痛的病因。此外还需要记录患者的体重指数。

腰椎及椎旁组织常规检查之后还要进行详尽的神经系统检查，包括肌力、感觉、反射和长束征，注意患者有无腱反射异常和肌萎缩。必要时还需要进行直肠肛周和会阴部检查。此外还要区别患者腰痛是生理性的还是非生理性的原因。Waddell 征通常可以引出非器质性疼痛——轻微触碰患者就可以引起患者夸张性的疼痛表现，如轻轻垂直下压头部可引起背部疼痛，同样强度的活动引起肩部疼痛或

骨盆疼痛，仰卧或坐位时直腿抬高试验结果不一致，或出现夸张的面部表情和言语、异常的肢体颤动以及出现非皮区或肌节症状。

诊断评估

急性腰痛患者的诊断性检查应该根据该检查能否指导治疗来选择。临床上大约 90% 的急性腰痛患者因为检查不出明显的致病原因而被诊断为非特异性腰痛。在诊断学上一般可把腰痛分为生理性因素或者组织结构性因素两种。

肢体疼痛的生理学检查可通过肌电图来检查神经传导速度，该检查可以定位已损伤的神经，并能区分损伤是陈旧性的、活动性的抑或是已有改善的。如果体格检查的异常结果（如直腿抬高试验）获得了肌电图检查的支持，则可以确定具体的神经根损害。非神经源性疾病的诊断可以通过实验室常规检查的筛查来明确，如红细胞沉降率、全血细胞计数、尿液分析、前列腺特异性抗体分析和血清蛋白电泳检查等。高强度 C 反应蛋白和急性坐骨神经痛有很强的相关性，但是与慢性腰痛的相关性不大。

对急性腰痛患者最好应该做何种影像学检查还没有获得一致意见。急性腰痛发作 1 个月内行 X 线平片检查帮助不大，这主要是因为 1 个月内的腰痛很少有明显的影像学表现。如果患者有骨折、肿瘤或感染等"红旗"状况，则需要行腰骶部 X 线检查，常规腰骶部平片检查应当做，如果这些"红旗"状况持续，或患者腰痛超过 4～6 周时，初次检查应包括前后位和侧位。

如果怀疑患者患有潜在性的严重疾病，则需要行进一步影像学检查如核素扫描、CT、MRI、脊髓造影或 CT 脊髓造影等。这些潜在性的危险疾病包括椎管狭窄、骨髓炎、马尾综合征、椎间盘突出、硬膜外脓肿或近期骨折病史。如果患者有持续性的或进展性的神经损害表现，也应该行上述检查。这些检查中以 MRI 最为常用，因为它可以很好地观察椎间盘或神经组织，并且无放射性损害。既往有腰部手术史的患者从有或无造影剂的 MRI 检查亦可从中获益。CT 检查的指征有肥胖、可疑骨折、小关节异常和严重退变性疾病。此外，患者体内有非钛类金属、人工耳蜗、起搏器或其他不适于进行 MRI 检查的材料时应该行 CT 检查。症状、体征和影像学检查结果相一致对于疾病的诊断是非常必要的。

治 疗

经过系统而全面的病史了解和体格检查之后，医生通常都能将急性腰痛和其他伴有"红旗"状况的腰痛区别开来，前者一般经过非手术治疗即可获得缓解，而后者则需要进一步评估和采取更为积极的治疗措施。至今为止评估腰痛的非手术治疗疗效的随机对照试验研究已超过 600 例。北美脊柱协会和美国骨科医师协会共同制定的临床指南在 NGC（National Guidelines Clearinghouse）网站（http：//www. ngc. gov）上定期更新，并可免费查阅。NGC 是一款免费的、基于因特网的临床循证医学指南数据库，由 AHRQ 与美国医学会共同制定出版。

非手术治疗

腰部疼痛的主要治疗措施是非手术治疗。实验证明对乙酰氨基酚、非甾体类消炎药和肌松剂比安慰剂能更好地缓解疼痛。但应用非甾体类消炎药和肌松剂时需密切关注它们的严重并发症。有证据表明镇痛药和脊柱推拿对缓解疼痛也有效，但是卧床休息则无明显帮助，对有些患者来说甚至会影响其康复。药物治疗加理疗的效果较单纯药物治疗的效果为好。有趣的是，持续低水平的热敷疗法的效果优于对乙酰氨基酚和非甾体类消炎药的效果。目前，针灸、干针疗法和植物药的疗效还未获得足够的肯定。临床实践发现脊柱推拿和其他保守治疗方法具有同样的疗效，且比假推拿（sham manipulation）的疗效好。积极的生活方式可以加快症状的缓解和减少慢性功能丧失。不建议常规被动给药疗法，因为这可以促进慢性疼痛的发生。

手术治疗

手术治疗急性腰痛只限于潜在的严重脊柱疾病已有明确诊断。马尾综合征是脊柱急症，需要急诊手术减压。骨折、感染和肿瘤也应该急诊手术以获得重建稳定、取材培养、活检或切除减压。腰椎间盘突出或腰椎管狭窄引起的坐骨神经痛可以行择期手术。当患者出现神经功能损害时，不管这个损害是静态的还是进展性的，都应当考虑手术治疗。腰椎间盘突出保守治疗 6～8 周无效或腰椎管狭窄症保守治疗 8～12 周无效且影像学表现与症状相符合时也应考虑手术治疗。

注释文献

联邦临床分类方法

The National Guideline Clearinghouse website. Available at http：//www. ngc. gov. Accessed January, 2006.

NGC 是一款免费的、基于因特网的临床循证医学指南数据库，由 AHRQ、美国医学会以及美国卫生健康计划协会共同制定出版。NGC 每周更新一次。NGC 提供指南的摘要、全文链接、定制信息、指南对比、综合性指南和参考文献。同时也提供搜索、升级和讨论列表服务。

筛选 "红旗" 状况

Grotle M，Brox JI，Veierød MB，Glomsrød B，Lønn LH，Vøllestad NK：Clinical course and prognostic factors in acute low back pain patients consulting primary care for the first time. *Spine* 2005；30：976-982.

该研究包含123 例急性腰痛患者，都在发病3 周内于初级保健医生处就诊。其中的 120 例患者获得了 3 个月的随访。基线测试包括社会人口统计特征、腰痛史、患者现状、心理问卷、临床检查等。在 3 个月的随访中，24% 的患者没有康复。在这些患者中，心理因素和神经症状具有很强的相关性。该文作者因此得出结论认为，除了传统的神经系统症状和体征的检查之外，还应在患者首次就诊的同时检查心理因素。

体格检查

Atlas SJ，Deyo RA：Evaluating and managing acute low back pain in the primary care setting. *J Gen Intern Med* 2001；16：120-131.

这篇综述介绍了急性腰痛患者首次就诊于初级保健医师处应该如何检查的问题。患者的病史和体格检查常会提供少见但严重的腰痛原因，并可据此初步推测患者延期康复的风险。诊断性检查如 X 线平片在首次就诊时通常无需检查。急性非特异性腰痛患者的治疗重点是保守治疗，加强患者的教育和树立自信心，告知症状缓解的时间。

诊断性检查

Bartleson JD：Low back pain．*Curr Treat Options Neurol* 2001；3：159-168．

这篇文章认为腰痛仅仅是一个症状而非一种特异性的疾病。大多数急性腰痛患者（90％）经过有限的治疗在 1 个月内获得康复。由于腰痛具有多种可能的肌肉骨骼原因和自限性的特点，只有大约 15％ 的患者可以获得明确的诊断。复发性疼痛比较常见，约 10％ 的患者将发展为慢性腰痛。腰痛患者如果不伴"红旗"状况，则应予合适的保守治疗。

Sturmer T，Raum E，Buchner M，et al：Pain and high sensitivity C reactive protein in patients with chronic low back pain and acute sciatic pain．*Ann Rheum Dis* 2005；64：921-925．

该研究回顾分析了疼痛程度与慢性腰痛和急性坐骨神经痛患者高强度 C 反应蛋白浓度的关系，疼痛程度采用 VAS 评分。研究发现评分前 24 小时的平均疼痛程度与急性坐骨神经痛患者的高强度 C 反应蛋白浓度具有很高的相关性，但是与慢性腰痛患者的 C 反应蛋白浓度则无明显相关性。

van Tulder M，Koes B，Bombardier C：Low back pain．*Best Pract Res Clin Rheumatol* 2002；16：761-775．

腰痛不仅是急性或慢性的问题，而是随时间而波动变化，伴随经常性复发或加重。虽然流行病学研究已经发现了腰痛发作中很多个体化的、社会心理的和职业性的危险因素，但是它们单独的预后价值还不高。已经发现有多个因素会增加慢性功能障碍的风险，但是并未发现单个因素会起到很强的作用。因此，最有效的初级和二级预防策略并不清楚。一般而言，多因素预防的效果优于单因素预防，更能反映临床现实。

治　疗

Bernstein E，Carey TS，Garrett JM：The use of muscle relaxant medications in acute low back pain．*Spine* 2004；29：1346-1351．

该队列研究包含 1 633 例患者，急性下腰痛后随访时间 24 周。其中 49％ 的患者使用了肌松药。在功能状态基线损害较重的患者中，使用肌松剂者恢复更慢。在控制了功能状态、年龄、工作、薪酬和应用非甾体类消炎药之后，该结果亦成立。

Clarke J，van Tulder M，Blomberg S，et al：Traction for low-back pain with or without sciatica．*Cochrane Database Syst Rev* 2005；4：CD003010．

有证据表明牵引治疗腰痛可能没有明显的疗效。相对于安慰剂、sham 或其他治疗方法来说，持续性牵引或间断性牵引都不能有效地缓解腰痛患者（伴或不伴坐骨神经痛）的混合性疼痛、帮助改善功能障碍和减少误工。尽管目前对坐骨神经痛的研究在方法上还存有不足，且研究结果也有相互矛盾之处，但是中等强度证据显示自体牵引的整体改善效果优于机械性牵引。

Furlan AD，van Tulder M，Cherkin D，et al：Acupuncture and dry-needling for low back pain：An updated systematic review within the framework of the Cochrane collaboration．*Spine* 2005；30：944-963．

这篇综述评价了采用随机对照研究的方法来研究针灸或干针疗法治疗成人非特异性急性、亚急性或慢性腰痛的作用。一共有 35 个临床随机对照试验入选，其中只有 3 个试验研究急性腰痛的针灸治疗效果。由于样本量小、研究方法质量较低，尚不能从这些研究中得出一个强有力的结论，也无法分辨这两种方法孰优孰劣。

Hagen KB，Hilde G，Jamtvedt G，Winnem MF：The Cochrane review of advice to stay active as a single treatment for low back pain and sciatica．*Spine* 2002；27：1736-1741．

这篇综述评价了建议急性腰痛或坐骨神经痛患者保持日常活动而不予其他方法处理的治疗效果。一共有 4 个对照试验、总计 491 个患者入选。每个试验都将保持日常活动与卧床休息作对比。其中一个关于急性单纯腰痛的高质量研究结果表明保持日常活动与卧床休息 2 天相比较其治疗效果并无明显差别。另外一个关于坐骨神经痛的高质量研究将保持日常活动与卧床休息 14 天相比较，发现这两种治疗效果亦无差别。证据表明建议急性单纯腰痛患者或坐骨神经痛患者保持日常活动受益有限，但是也没有证据表明建议患者保持日常活动会带来不利影响。

Hayden JA, van Tulder MW, Tomlinson G: Systematic review: Strategies for using exercise therapy to improve outcomes in chronic low back pain. *Ann Intern Med* 2005; 142: 776-785.

这篇系统性综述的研究目的是明确一种能减轻慢性非特异性腰痛患者疼痛和增加其功能的体疗方法。一共有43个试验、72种体疗方法（31个对照组）。贝叶斯多变量随机效应meta回归分析表明，较之独自在家进行体疗的患者，个体化设计的体疗方法、督导下在家锻炼或集体锻炼能改善患者的疼痛评分。高运动量锻炼较低运动量锻炼更为有效。与对照组相比，伸展运动和增力运动的改善效果最为显著。

Jellema P, van Tulder MW, van Poppel MN, Nachemson AL, Bouter LM: Lumbar supports for prevention and treatment of low back pain: A systematic review within the framework of the Cochrane Back Review Group. *Spine* 2001; 26: 377-386.

这是一篇关于治疗学方面的系统综述。这篇综述发现几乎没有证据可以证明腰痛患者戴腰部支具的疗效优于不予任何治疗措施的效果。然而，目前还不能明确的是腰部支具对于腰痛的疗效是否好于其他治疗方法。

Nadler SF, Steiner DJ, Erasala GN, et al: Continuous low-level heat wrap therapy provides more efficacy than ibuprofen and acetaminophen for acute low back pain. *Spine* 2002; 27: 1012-1017.

这是一个前瞻性的随机单盲对照试验，比较了持续低水平热敷与对乙酰氨基酚或布洛芬对急性非特异性腰痛的治疗效果。结果表明持续低水平热敷的效果优于后两者。

Rozenberg S, Delval C, Rezvani Y, et al: Bed rest or normal activity for patients with acute low back pain: A randomized controlled trial. *Spine* 2002;

27: 1487-1493.

这是一个开放的随机对照多中心研究，比较了卧床休息4天与保持日常活动对急性腰痛的治疗效果，其中患者的日常活动量控制在正常的体力活动或坐位工作量之内。一共有281例急诊患者入选，年龄18~65岁，病程均在72小时之内。这些患者被随机分为两个治疗组：一组被建议保持日常活动（在疼痛可以忍受的范围之内），另一组被建议卧床4天。研究结果表明保持日常活动的疗效至少等同于卧床休息的疗效。这个结果表明如果患者的工作强度与日常生活相差不大时，应该减少卧床休息的时间。

van der Roer N, Goossens ME, Evers SM, van Tulder MW: What is the most cost-effective treatment for patients with low back pain: A systematic review. *Best Pract Res Clin Rheumatol* 2005; 19: 671-684.

1966—2004年间共有17个研究评价了最为经济有效的治疗腰痛的方法。作者采用卫生经济学标准明细表（consensus health economic criteria list）来评价这些研究的质量。其中6篇研究得出结论认为采用患者感兴趣的治疗方法的效果优于对照组。由于治疗方法、对照人群和研究人群的非均质性，还不能确切得出哪一种方法是最为经济有效的。因此有必要进一步进行高质量的经济学评价以获取一个确切的结论。

van Tulder MW, Furlan AD, Gagnier JJ: Complementary and alternative therapies for low back pain. *Best Pract Res Clin Rheumatol* 2005; 19: 639-654.

这篇文章比较了补充与替代疗法与安慰剂疗法、保持日常活动或其他治疗方法治疗急性、亚急性或慢性非特异性腰痛的疗效。该文引用了Cochrane协作组关于针灸、植物药、按摩、神经反射疗法、脊柱推拿的研究结果。脊柱推拿比假推拿（sham manipulation）有效，而和其他常规治疗效果一致。

van Tulder MW, Touray T, Furlan AD, Solway S, Bouter LM: Muscle relaxants for nonspecific low back pain: A systematic review within the framework of the Cochrane collaboration. *Spine* 2003；28：1978-1992.

这篇综述研究了非特异性腰痛患者仅予肌松剂治疗或肌松剂合并其他方法治疗的效果。结果显示肌松剂在短期内缓解急性腰痛上明显优于安慰剂，但是肌松剂的不良反应也很明显。

经典文献

Atlas SJ, Volinn E: Classics from the spine literature revisited: A randomized trial of 2 versus 7 days of recommended bed rest for acute low back pain. *Spine* 1997;22: 2331-2337.

Bigos SJ (ed): *Acute Low Back Problems in Adults*. Rockville, MD, United States Department of Health and Human Services, AHCPR Publication 95-0642, Clinical Practive Guideline Number 14, 1994.

Boden SD, Davis DO, Dina TS, Patronas NJ, Wiesel SW: Abnormal magnetic resonance scans of the lumbar spine in asymptomatic subjects: A prospective investigation. *J Bone Joint Surg Am* 1990;72:403-408.

Boos N, Lander PH: Clinical efficacy of imaging modalities in the diagnosis of low back pain disorders. *Eur Spine J* 1996;5:2-22.

Borenstein DG, Wiesel SW, Boden SD (eds): *Low Back Pain: Medical Diagnosis and Comprehensive Management*. Philadelphia, PA, WB Saunders, 1995.

Bratton RL: Assessment and management of acute low back pain. *Am Fam Physician* 1999;60:2299-2308.

Cherkin DC, Deyo RA, Battie M, Street J, Barlow W: A comparison of physical therapy, chiropractic manipulation, and provision of an educational booklet for the treatment of patients with low back pain. *N Engl J Med* 1998;339:1021-1029.

Deyo RA, Andersson G, Bombadier C, et al: Outcome measures for studying patients with low back pain. *Spine* 1994;19:2032S-2036S.

Deyo RA, Phillips WR: Low back pain: A primary care challenge. *Spine* 1996;21:2826-2832.

Gehweiler JA, Daffner RH: Low back pain: The controversy of radiologic evaluation. *Am J Roentgenol* 1983; 140:109-112.

Hagen KB, Hilde G, Jamtvedt G, Winnem MF: The Cochrane review of bed rest for acute low back pain and sciatica. *Spine* 2000;25:2932-2939.

Hall H, Hadler NM: Controversy: Low back school, education or exercise? *Spine* 1995;20:1097-1098.

Malmivaara A, Hakkinen U, Aro T, et al: The treatment of acute low back pain: Bed rest, exercises or ordinary activity? *N Engl J Med* 1995;332:351-355.

McKenzie RA: *The Lumbar Spine: Mechanical Diagnosis and Therapy*. Waikanae, New Zealand, Spinal Publications, 1989.

Rush AJ, Polatin P, Gatchell R: Depression and chronic low back pain: Establishing priorities in treatment. *Spine* 2000;25:2566-2571.

van Tulder MW, Scholten RJ, Koes BW, Deyo RA: Nonsteroidal anti-inflammatory drugs for low back pain: A systematic review within the framework of the Cochrane Collaboration Back Review Group. *Spine* 2000; 25:2501-2513.

Vroomen PC, de Krom MC, Knottnerus JA: Consistency of history taking and physical examination in patients with lumbar nerve root involvement. *Spine* 2000;25:91-97.

Waddell G, McCulloch JA, Kummell E, Venner RM: Nonorganic physical signs in low back pain. *Spine* 1980; 5:117-125.

（杨　辰　译）

第31章　腰椎间盘突出症

John A. Bendo，MD　John N. Awad，MD

引　言

在医学领域里循证医学逐渐成为治疗规范。从20世纪90年代早期由美国保健政策与研究机构（Agency for Health Care Policy and Research）建立循证医学指南以来，腰痛的治疗规范改动很少。在过去的20多年里腰椎间盘突出症的治疗进展缓慢。其治疗原则仍然建立在20世纪80年代早期一项经典的研究基础上。多重研究及试验支持并且评判了这些发现。本章节将讨论有关腰痛的保守及手术治疗的最新趋势。

解剖和病理生理学

椎间盘是脊柱主要活动节段中的一部分。它包括三个组成部分：（1）外层纤维环，是由Ⅰ型胶原纤维按照一定方向致密包绕并插入椎体中的环状结构；（2）内层纤维软骨环包含不很致密的任意方向排列的Ⅱ型胶原纤维；（3）位于中央的髓核含有能产生高度黏弹性核心的高浓度蛋白聚糖。椎间盘的血液供应和神经支配十分有限。血液供应位于外层纤维环的周围，椎体的血管在这里穿透终板，但并不进入椎间盘中。因此，营养物质及代谢产物通过弥散作用进入髓核完成椎间盘的营养过程。虽然外层纤维环的表面存在末梢神经的末端部分，但并没有证据证实椎间盘中间部分存在神经支配。纤维环裂隙出现的原因有很多不为所知，我们假定这是因为纤维环的退变、椎间盘内脱水和破裂以及已经发生改变的可以导致过度负担的生物力学特性。其他危险因素包括举起重物、扭转力、身体活动、坐过长时间。有趣的是，大多数椎间盘疝出发生在早晨患者由仰卧位坐起来之后不久。推测椎间盘再水化和平卧位时的膨胀扩张，使得当压力作用于椎间盘时它更倾向于疝出。椎间盘疝出通常发生在外层纤维环插入椎体的地方。

从生物化学观点来看，在椎间盘疝出之前其改变是明显的。伴随着衰老过程的进行，髓核缓慢从一种具有弹性富含水分的粘蛋白凝胶体退变成一种与内层纤维环更为相似的较干燥的纤维软骨物质。这个过程导致髓核粘弹特性的降低从而使胶原基质承受更大的负担进一步加重退化。

椎间盘突出所致疼痛的机械原因尚处于研究之中。由于缺少神经支配，髓核和纤维环的破裂及碎裂大多是无症状的。通过对20%～30%无症状患者MRI上退变并脱水的椎间盘的观察，得到以上事实的临床证据。当外层纤维环撕裂时，出现疼痛。这种情况发生的机制可能是多因素的：对外层纤维环神经末梢的机械性刺激，对神经根的直接压迫，以及（或）髓核暴露引发的化学炎性级联反应。

临床表现与病史

大多数椎间盘突出症表现为不同程度的腰腿痛。腿痛通常出现在受压迫神经根对应的皮肤支配区。突然腰痛通常与高度神经支配的外层纤维环撕裂同时出现。在椎间盘疝出后不久腰痛通常会减轻，继而出现椎体间空隙减压和纤维环张力的释放，同时出现根性疼痛。典型的根性疼痛可能伴随着感觉异常同时有不同程度的运动、感觉和反射丧失。坐骨神经痛的出现是腰椎间盘突出症最敏感和特异的表现，在确定间盘突出水平时起到关键作用，尤其是在年龄小于30岁的患者。症状可能隐匿出现或由一个小创伤事件引起（例如打喷嚏），或者在一个明显的负重事件之后（例如举起一个重物）。重要的是区分这种类型的神经根性痛和一种较难定义的、普遍被认为是牵涉痛的深部成骨痛。典型表现是，椎间盘外侧突出主要表现为腿痛，然而椎间盘中央型突出通常表现为继发于后纵韧带刺激所引起的单纯腰痛。那些引起脊柱内和椎间盘内压力升高的活动，比如坐位、咳嗽、打喷嚏和Valsalva动作，通常会突出疼痛。

在初诊过程中，临床医生应该询问患者病史方面的特异表现，这会强烈地提示潜在的严重病理过程的可能性（通称"红旗"），尤其是肿瘤、感染或骨折。这些"红旗"包括创伤史、癌症、全身性症状、免疫抑制、近期感染、膀胱或肠道疾病、双侧神经功能缺陷、鞍区麻木、进展性神经功能障碍以及夜间痛或持续疼痛。如果这些症状或体征其中一个存在，要进一步以急诊原则进行检查。这条尤其适用能够导致马尾神经综合征的巨大中央型椎间盘突出症。马尾神经征少有的几个需要急诊手术的指征之一，包括3个症状：肠道和膀胱出现急性失禁或潴留、双下肢运动减弱、肛周鞍区感觉麻木。

家族史也能够提供信息。几篇文章报道了存在有遗传倾向发展为腰椎间盘突出症的家系。年龄小于30岁的腰椎间盘突出症患者具有高度遗传倾向。

尽管发病率低，儿童和青少年同样可患有腰椎间盘突出症。这组人群占需要行腰椎间盘切除术的0.5%～3.8%。创伤是引起儿童和青少年腰椎间盘突出症的一个重要因素；对于成年人来说，椎间盘退变是主要的致病因素。在这组人群中，主要表现为椎体后缘骺环的骨折或撕脱。通常遇到10岁以上的儿童腰椎间盘突出症患者。任何大于10岁的腰椎间盘突出症患者应该进行紧急检查以除外任何一项"红旗"条件。坐骨神经痛和（或）腰背痛是主要的临床症状。与成人一样，L4-5和L5-S1是最常受累的两个水平。虽然要进行较长时程的非手术治疗，但是手术指征与成人相同。儿童患者术后短期疗效与成人类似。术后长期疗效较成人要差。在一份长期随访研究中，只有42%的患者完全无痛，50%的患者报道不时疼痛并出现功能障碍，8%的患者患有致残性疼痛。而且，在邻近节段水平发现显著的椎间盘退变发生率（67%）。

体格检查

体格检查的第一步是观察患者的步态和站姿。腰椎间盘突出症患者经常以一种缓慢的防止疼痛的步态保护脊柱的活动范围。经典的姿势或"身体倾斜"是患者身体倾斜向神经压迫对侧以减轻神经根的张力。当突出的椎间盘进入神经根腋部，患者身体通常斜向腿痛的一侧。最近这些发现受到质疑，因为多中心研究发现身体倾斜的方向可能与受累椎间盘的解剖或部位无关。腰椎的触诊和叩诊经常发现椎旁肌肉的痉挛。触诊应该沿着坐骨神经（包括坐骨切迹）的轴线方向，这种检查也许会带来疼痛。尽管体征与神经刺激相关，但并没有特异性。

应该进行全面的神经系统检查和评估，包括肌力、触觉、本体感觉、振动觉和深反射。逐渐发展出多种类型的检查或者手法用以检查椎间盘突出的水平。这些手法的产生是基于正常的神经根包括L4、L5和S1与其相应的椎间盘之间分别平均有1.5 mm、3 mm和6 mm的滑移。越靠上节段的神经根在下肢活动时其滑动范围越少。在使用激发手法检查期间，当神经根受到压迫时，其活动度的缺乏及继发的张力会引起疼痛。

检查者在患者膝关节完全伸直的情况下，通过扶踵缓慢抬高受累下肢完成直腿抬高试验，该试验可以引发Lasègue征。直腿抬高30°～75°时可以重复引出腿部症状为该试验阳性，表明L4、L5和S1有神经根压迫。疼痛通常通过屈膝来缓解，因为其放松坐骨神经。在腘窝部位的触诊可以重复产生腿的不适被认为是弓弦征。如果出现腰背痛不被认为是试验阳性。直腿抬高试验的敏感性有年龄依赖性。几乎所有年龄小于30岁的腰椎间盘突出症患者都会查出直腿抬高试验阳性结果。在年龄大于30岁的患者中，甚至真正存在腰椎间盘突出症状，直腿抬高试验也可能是阴性。这个试验可以在坐位姿势下完成，在屈髋条件下将屈曲的膝关节伸展。如果患者在这个检查中向后方倾斜来避免疼痛，称为flip test或tripod sign（三脚征）阳性。对侧的直腿抬高试验（抬高对侧无症状下肢引起同侧根性疼痛）对于提示腰椎间盘在神经根腋部突出更有特异性。股神经牵拉试验阳性（在俯卧位伸髋屈膝引起腿前方疼痛）提示上腰椎（L2、L3、L4）神经根功能障碍。

足下垂或踝关节背伸肌力减弱通常与L4或L5神经根病有关。这也可能是继发于糖尿病或者腓骨头水平腓神经受到压迫导致的外周神经病变表现。仔细检查有助于病因的鉴别。Trendelenberg征是由于L5神经根病引起的臀中肌力弱导致，而不是神经根以远的神经病变引起。感觉检查会发现外周神经病变患者有手套/袜套样感觉障碍。足外翻（S1）的运动学检查在L5神经根病时表现正常，但在腓总神经功能障碍时表现为异常。

影像学表现及分类

任何影像学检查的目的都是确定临床诊断。就其本身来说，影像学检查可能导致过度诊断，无症状患者的 MRI 扫描可以发现明显高发的腰椎间盘突出。因此，当解释影像学检查结果时，临床相关性尤其重要。对于诊断突出的椎间盘，腰椎的立位 X 线片不是特别有帮助，但却对超过 6 周的腰背痛和前面讨论过的拥有提示"红旗"条件临床病史的患者有指导作用。

对于腰椎间盘突出症，MRI 已经成为一种可选择的诊断性检查。根据水、蛋白多糖和胶原浓度的不同，MRI 在确认椎间盘不同组成方面有帮助。高水含量的髓核和内层纤维环在 T2 加权像上产生高信号，但水含量少的前纵韧带、后纵韧带及外层纤维环则产生低强度信号。这种信号强度的不同可使我们看到纤维环撕裂。MRI 探测纤维环撕裂、椎间盘突出及神经根水肿的敏感性和特异性已经被数个研究所证实。而且，MRI 表现与临床表现相对应，对手术结果有强烈的提示作用。最新的技术，例如"站立位"或"动态 MRI"，患者可以扫描数个姿势，但这些检查还没有显示出临床相关性和额外益处。

多层重建 CT 扫描在某些个别的临床情况下可以作为第三种检查。当怀疑有隐性关节内骨折时，这些扫描在评估骨的解剖时特别有帮助（尤其是既往有过手术史的患者）。CT 检查有助于观察椎间盘侧方突出。CT 脊髓造影很少用于诊断腰椎间盘突出症，大多数专家认同高质量的 MRI 检查与 CT 扫描检查使得 CT 脊髓造影检查不再必要。

当我们在复习一个 MRI 扫面片时，正确的椎间盘形态分类很重要。现在有关的术语存在混乱。椎间盘的突出被定义为髓核、纤维环或终板局灶性移位超过椎间盘正常周围边界。大多数细微发现是"间盘膨出"。椎间盘膨出被定义为超出纤维环外周边界（25%）同时伴有椎间盘高度降低。椎间盘内部材料没有局灶性移位。当前，重要的是认识到了这些描述性词汇与临床意义并无直接关联。一个真正的椎间盘突出可以没有症状，一个膨出的椎间盘可以导致有症状的压迫同时合并其他退变性改变。"突出"是指椎间盘内部材料，通过局部纤维环撕裂或变薄而移位。凸出部分的根基要比顶端更宽。突出与包涵性的凸出是同义的（图 1 和图 2）。在非包涵性凸出间盘中，椎间盘内容物通过完全缺损的纤维环转移出来。总体来说转移出的椎间盘内容物的外周要大于纤维环实际缺口。挤出（extrusion）和游离（sequestration）表示非包含性脱出。

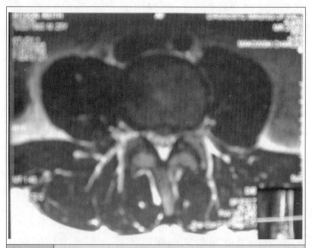

图 1　MRI T_2 加权像轴位片显示包涵性椎间盘突出。

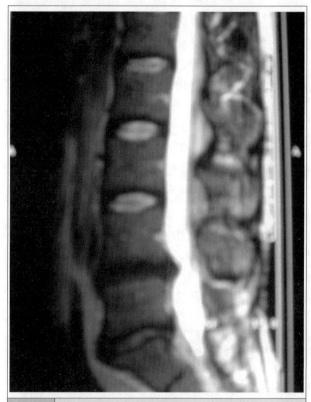

图 2　T_2 加权像矢状面显示 L4-L5 包涵性椎间盘突出。

挤出有韧带下的与穿过韧带的两种情形（图 3 和图 4）。一旦椎间盘与其原来分离并保持完整的独立自由部分（包括在脊髓中），这种情况被称作游离。还有一些硬膜内椎间盘突出的例子。

腰椎间盘突出还可以通过纤维环周围区域的解剖部位来分类。当发生在中线部位，凸出在中央

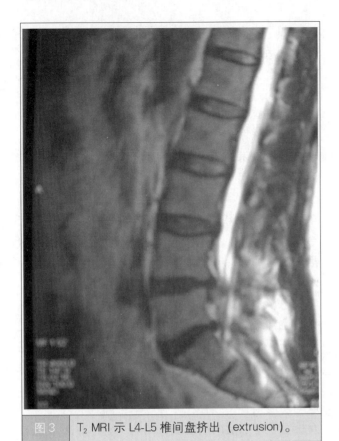

图3　T₂ MRI 示 L4-L5 椎间盘挤出（extrusion）。

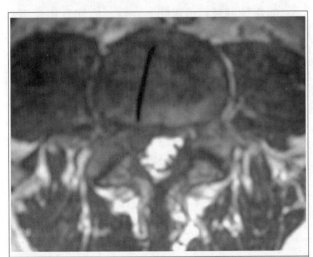

图4　轴位 T₂ 加权像示 L4-L5 挤出（右位），病人术前足下垂。

区。大的中央型凸出可以影响双侧径行的神经根及其他尾部神经根。当凸出部分位于椎弓根和椎管中心之间时，这种凸出的部位在后外侧或关节下区域。这个区域是最常见的部位；突出的椎间盘物质大多压迫横过神经根的前侧和外侧。在椎间孔内，凸出的部分在椎间孔区域和在椎间孔的外侧面即椎间孔外或极外侧区域。在这些部位凸出的腰椎间盘压迫出口的神经根。椎间盘在椎管腋部凸出意味着椎间盘移到压迫神经根的内侧，大体上从后外侧部位偏上方压迫出口神经根头部（大多数 L4-L5 椎间盘压迫 L4 神经根），或者在下方压迫神经根（大多数在 L5-S1 水平压迫 S1 神经根）。

鉴别诊断

一旦建立临床诊断，迫切需要排除其他任何病因，包括其他的占位性疾病（如脓肿、肿瘤和硬膜外血肿）、椎管狭窄和硬膜内病变。在骨盆和大腿近端（脊柱外区域）直接压迫坐骨神经也可以产生坐骨神经痛。进一步要完善的检查包括腹部和骨盆的 CT，电生理监测可以在某些罕见情况下完成鉴别诊断。

自然病程和非手术治疗

腰神经根病的自然病程令人欣慰。腰椎间盘突出的发病高峰在 30～50 岁之间，儿童和青少年相对少见。只有 4%～6% 的突出能够在人的一生中引起症状，男性较女性更易患症状性的腰椎间盘突出。需要外科干预的腰椎间盘突出的终身患病率从 1% 到 3% 不等。高达 90% 的病人在产生症状的头 3 个月内症状就会逐渐缓解，并不需要外科干预。总的来讲，大部分的腰椎间盘突出，特别是那些非包涵性的间盘碎片，可以被吸收和变小。可能的机制包括原始水分的丢失、炎性团块的缩小、炎症反应介导巨噬细胞对间盘物质的清除。因此，在神经根病发病的头 6 周内不一定非要行放射线和 MRI 检查。

对于严重的神经根病，大部分医生建议病人短期卧床和（或）改善行为方式。仰卧位能使间盘所承受的压力降到最低。然而，现在并没有前瞻性随机研究证明卧床休息的有效性或者推荐合适的卧床时间。一些作者建议病人最多卧床 1 周，然后逐渐恢复日常活动。一项随机试验比较了卧床 2 天和 7 天的结果。2 天组病人因卧床耽误的工作天数比 7 天组少 45%（3.1 天比 5.6 天）。研究者并没有观察到其他诸如功能的、生理的或感觉的结果在两组之间的差别。口服镇痛药也是一种主要的治疗方式。非甾体类抗炎药的使用对缓解腰痛和坐骨神经痛的长期效果不太一致。文献指出，在急性期，使用非甾体类抗炎药和肌松药可有效缓解急性腰痛和神经根性痛。短期使用抗炎药对缓解严重的顽固性坐骨神经痛是有效的。

物理疗法已经被证实对腰痛和腰椎间盘突出的病人有益。多项研究已经证实物理疗法可以减少镇痛药的长期使用和病人因病耽误的工作时间。研究认为过长时间的卧床会削弱脊旁肌和腹肌的力量。尽管还有争议，但专门的定向活动练习对控制某一发病机制明确的疼痛应该是有效的。其机制在于避免病人采取能产生疼痛的体位，因为病人保持这种体位时肌肉处于紧张状态。在一项前瞻性的试验中，限制病人早晨的腰部屈曲运动（和模拟练习相比）以后，疼痛明显减轻；其效果能保持至少 3 年。目前的治疗包括增强腹肌和椎旁肌力量以及改善全身情况。

脊柱推拿术是另一种常用的治疗措施。文献对其治疗效果的报道并不一致。最近的一项荟萃分析认为它的治疗作用不大，而且大多不具有超过 3 个月的远期疗效。超过 50％ 的研究认为推拿的近期疗效有限。一项研究认为在腰痛急性期（4 周以内）推拿是有益的。在治疗腰部神经根病时，牵引似乎没有额外的益处。

越来越多的证据表明，间盘突出所释放的炎性介质是诱发疼痛和神经根激惹的一个重要致病因素，所以硬膜外类固醇的使用也越来越多，用于减轻间盘突出所引起的炎症反应。硬膜外类固醇的给药途径可以通过椎板间隙或经椎间孔。这两种方法都需要在荧光屏引导下进行，以确保药物可以准确地到达合适的平面，并且给药时不误穿血管。最近有人对硬膜外注射的效果进行了一项前瞻性的随机研究，其中涉及的神经根数最多达 4 根，结果表明，硬膜外类固醇药物的使用可以有效改善腰部神经根病，减少将近 50％ 的手术率。硬膜外注射的并发症极其少见，但一过性不全瘫和瘫痪、硬膜外血肿、感染、化学性脑膜炎、蛛网膜炎等并发症都有过报道。这些并发症在有明显合并症和既往腰椎手术史的病人中更容易发生。

手术治疗

自从运用外科减压手术治疗腰椎间盘突出症第一次报道后，出现了大量有关手术和非手术治疗效果比较的争议和临床研究。

如果病人依从性好，能够坚持物理治疗，坚持使用合适的药物，接受硬膜外注射，最重要的是，愿意花足够的时间等待症状缓解，那么大部分病人都可以通过非手术治疗获得满意疗效。在选择治疗方案时，医生应该跟病人解释和商量。目前，人们太过注重近期疗效。与非手术治疗的病人相比，早期行减压手术的病人症状缓解更快，恢复工作的时间更短，对医疗保健系统造成的经济和社会负担更小。然而，一些研究对神经根病患者进行了长达 4 年的随访，结果发现手术治疗和非手术治疗的临床结局都差不多。但是，不管是手术治疗还是非手术治疗，对那些患长期腰痛和慢性坐骨神经痛的病人来讲，疗效都不确切。

急诊手术指征包括进行性加重的神经功能障碍和马尾神经综合征。稳定的不伴功能障碍的神经损害不需要立即进行外科干预。手术的相对适应证包括：采取适当保守治疗后（最少 6 周）神经根痛持续不缓解、坐骨神经痛反复发作影响生活和工作、运动功能损害持续存在伴神经牵拉体征和疼痛、伴发椎管狭窄引起间歇性跛行。非手术治疗无效仍然是手术干预最常见的适应证。

有限的开放性椎板切开和显微椎间盘切除仍然是外科治疗的标准方案。通常可以用放大镜或术中显微镜放大手术视野。建议采用限制性间盘切除术，切除突出间盘和邻近疏松的间盘碎片。更大范围的间盘切除并不能降低再突出发生率。一些研究报道间盘突出复发率高达 20％。

合理选择病人是获得满意疗效的关键。下肢症状明显、无腰痛、临床表现与影像学表现高度吻合、术中证实间盘突出范围大，具备这些特点的病人手术效果最好。对只有单纯腰痛而无根性体征和症状的病人来说，间盘切除是禁忌，因为在这种情况下手术效果非常不确定。一种例外情况是，对于大的中央型椎间盘突出，相比椎间融合术或间盘置换术，较为简单的间盘切除术可能会获得更好的效果。手术的短期优良率将近 85％～95％。随着时间的延长，手术优良率降低至 55％～70％。有几项研究指出 18％ 的病人需要再手术。持续存在的腰痛可能会影响病人对手术的远期满意度。这种疼痛是手术直接造成的还是腰椎退变的自然结果，目前还不清楚。尽管没有明确的手术时间限制，但如果非手术治疗无效且持续时间过长，病人的手术疗效可能会较差。一些作者建议手术宜在发病后 4 个月到 1 年内进行。遭受精神社会事件困扰、卷入法律诉讼或接受工伤补偿的病人手术效果可能较差。

为了尽可能缩小手术切口和减少瘢痕组织形成，可以采用间盘镜技术，作为显微间盘切除的一种替代手段。该技术允许术者采用尽可能小的手术入路，但椎板切除和间盘切除的范围和开放的显微间盘切除是一样的。在使用这些技术时，病人选择很重要。已有报道认为间盘镜技术同样适用于初发和再发椎间盘突出，尤其是极外侧椎间盘突出。间盘镜技术的优势在于手术时间较短、用于镇静和局麻的麻醉药物剂量较小、出血少、硬膜外瘢痕形成少。已有报道认为其间盘物质残留和症状残留的发生率相对较高。另外一种相对少用的技术是化学髓核溶解术，它使用的是木瓜蛋白酶。该技术通过经皮注入木瓜蛋白酶对突出的髓核进行酶学溶解。因为出现过敏反应等严重并发症，这项技术已不在美国使用；但最近该技术在欧洲再度兴起。化学髓核溶解术总的短期满意率将近 75%，明显低于标准的椎板切开术。现在还需要进行进一步的研究，包括一些前瞻性随机试验，以准确评价这些技术的有效性。

术后治疗手段多种多样。最近的一项荟萃分析认为，没有证据表明单纯的间盘切除术后需要限制活动。物理治疗从术后 4～6 周开始，这对短期疗效是有益的，它可以使病人更快地恢复工作，提高整体功能水平。没有证据显示这些治疗可以降低间盘突出复发率或再手术率。

并发症

腰椎间盘突出手术的围术期并发症包括手术节段错误和症状侧选择错误、手术意外导致硬膜破裂、间盘碎片残留致症状持续不缓解以及术后伤口感染。术者经验不足最容易导致症状侧选择错误的发生。这种并发症可以通过术中影像学定位避免。据文献报道，手术疏忽引起的硬膜破裂发生率从 0.8% 到 7.2% 不等，术者的经验水平越高，其发生率就越低。如果术中能发现硬膜破裂并及时进行修补，就不会影响到手术的远期疗效。神经根损伤的平均发生率是 0.2%，感染的发生率将近 1%。发生感染后，短期使用抗生素一般都可以见效，但有时需要行清创术。术前应该把上述可能发生的并发症向患者交代清楚。

腰椎间盘手术的远期并发症包括椎间隙感染、术后腰椎不稳、间盘突出复发。发生椎间隙感染的病人会在术后 3～6 周或更晚出现致残性腰痛。血细胞沉降率和 C 反应蛋白水平通常会升高，白细胞总数可能正常。放射线检查可以发现椎间隙高度丢失和侵蚀。核磁 T2 加权像上间盘间隙信号增高是其特征性表现。建议行经皮活检明确病原体，然后开始为期 6 周的静脉抗生素治疗。金黄色葡萄球菌是引起感染最常见的病原体。对于那些存在顽固性感染或明显畸形或腰椎不稳的病人，建议进行手术清创和自体骨椎间融合。

间盘突出复发和硬膜外纤维化不好鉴别。核磁增强是区分非强化间盘组织和血管化瘢痕组织的一种检查手段（图5、图6）。虽然纤维化程度和病人症状的严重程度没有直接联系，但广泛的纤维化可能更容易导致病人出现根性症状。间盘突出复发引起症状，下肢疼痛明显，通常需要再次行间盘切除术。严重腰痛的病人需要行站立位和屈伸侧位 X 线片以除外腰椎不稳。斜位片和（或）CT 可以发现隐性腰椎峡部裂。存在腰椎不稳或峡部裂的病人

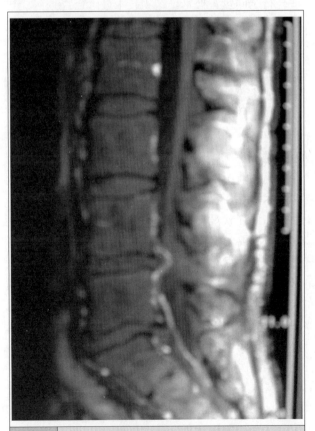

图5　MRI T₁ 像增强，示 L4-L5 突出复发。

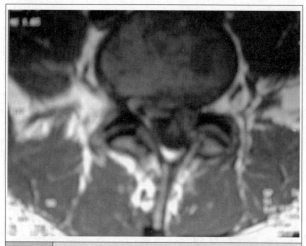

图6 L4-L5（左）突出复发注意复发突出间盘未吸收。

有必要同时行腰椎融合。儿童和青少年更容易发生症状性的间盘突出复发。将近60%的病人可能会出现症状反复发作，将近30%的病人需要再次手术。

腰椎间盘切除术后出现严重腰痛的病人，如果没有退变性小关节病或腰椎不稳的明确证据，可能适合行全间盘置换术。这项技术最近已经通过美国食品和药品管理局认证，用于治疗单节段椎间盘疾病引起的轴性腰痛。

小 结

腰椎间盘突出症的治疗策略很多。每种策略各有其支持者和反对者。由于在治疗方案的选择上各家意见不一，医生应该注重每个病人的具体情况。除非病人情况不允许，否则应该先进行至少6周的非手术治疗，包括口服镇痛药、限制活动、物理治疗。如果症状没有改善，行X线和MRI检查明确诊断是必要的。硬膜外类固醇药物的使用也可以考虑。如果间盘突出已经明确，硬膜外注射后症状没有改善，则应该跟病人商量及时进行手术治疗。病人教育是整个治疗过程中很重要的一个方面。病人的关注点和期望能在手术治疗和非手术治疗上给医生提供导向。随着技术的进步，医疗服务提供者，包括全科医生、物理治疗师、介入放射科医生和脊柱外科医生，应该遵循可用的循证医学证据，通力合作，确保病人能获得合适的治疗、及时的咨询和功能状态的更快恢复。

注释文献

临床表现与病史

Ala-Kokko L: Genetic risk factors for lumbar disc disease. *Ann Med* 2002；34：42-47.

这篇综述文章评价对间盘退变基因标记鉴别的进展，包括伴随坐骨神经痛和腰椎间盘突出的2种Ⅸ胶原等位基因、聚合性基因多形物、维生素D受体和金属蛋白酶3基质基因。

自然病程和非手术治疗

Buttermann GR: Treatment of lumbar disc herniation: Epidural steroid injection compared with discectomy: A prospective, randomized study. *J Bone Joint Surg Am* 2004；86-A：670-679.

前瞻性随机研究，对最初6周保守治疗失败的腰椎间盘突出症患者进行硬膜外激素注射治疗。患者随机分为手术治疗组和硬膜外注射治疗组。接受间盘切除术患者的反应最快，90%以上的患者称其手术是成功的。硬膜外注射组大约50%患者认为治疗是有效的。没有疼痛缓解的患者接受了间盘切除术。手术治疗效果并未因进行硬膜外注射试验推迟治疗而受到过多影响。

Kool J, de Bie R, Oesch P, et al: Exercise reduces sick leave in patients with non-acute non-specific low back pain: A meta-analysis. *J Rehabil Med* 2004；36：49-62.

对于非急性，非特殊性的腰痛治疗的随访，一项有关14种研究的多因素分析进行了鉴别，并且证明锻炼可以减低疼痛的时间。

Long A, Donelson R, Fung T: Does it matter which exercise?: A randomized control trial of exercise for low back pain. *Spine* 2004；29：2593-2602.

此文章是多中心、随机对照研究，证明如果患者-特殊性，指导性推荐进行物理治疗项目对于腰痛有效。如果患者指导性地进行物理治疗（即刻使用重复性腰椎屈曲、后伸或侧弯/旋转试验，疼痛即刻和长久改善）如果患有腰痛可以得到鉴别。

患者随机分组到使用直接锻炼，以适应患者直接推荐：使用指导性锻炼组，和患者指导性推荐相反；或者一组使用非指导性锻炼。结果衡量方法包括疼痛程度、位置、功能丧失的表现，使用药物和恢复程度，抑郁和工作障碍。对于74%的患者进行了指导性推荐。在对照和非指导锻炼组1/3患者，2周内从对照试验组中撤销，是由于没有好转或较重的症状。当和其他治疗相对比时，在使用指导锻炼的组表现明显的症状改善。此组用药减少量是其他组的3倍。

van Tulder MW，Touray T，Furlan AD，Solway S，Bouter LM：Cochrane Back Review Group：Muscle relaxants for nonspecific low back pain：A systematic review within the framework of the cochrane collaboration. *Spine* 2003；28：1978-1992.

此文章对于肌肉松弛剂治疗腰痛的有效性进行荟萃分析。对比安慰剂，肌松剂能够产生满意的疗效。在肌松剂药效等级使用间没有差异。

手术治疗

Ahn Y，Lee SH，Park WM，Lee HY，Shin SW，Kang HY：Percutaneous endoscopic lumbar discectomy for recurrent disc herniation：Surgical technique，outcome，and prognostic factors of 43 consecutive cases. *Spine* 2004；29：E326-E332.

此文是对45例连续性患者进行经皮内镜下腰椎间盘切除术治疗复发腰椎间盘突出的回顾性研究。平均随访31个月，大约82%的病例根据Mac-Nab评分表现为良好或好的临床结果。平均的观察评分从9分下降到3分。作者指出，年龄小于40岁、症状不到3个月、没有侧隐窝狭窄的患者临床结果更好。作者得出结论，经皮内镜下腰椎间盘切除术是治疗某些腰椎间盘复发病例的有效措施，并且后外侧入路经过无瘢痕组织能够保护神经不受损伤，并保留脊柱稳定性。

Ng LC，Sell P：Predictive value of the duration of sciatica for lumbar discectomy：A prospective cohort study. *J Bone Joint Surg Br* 2004；86：546-549.

作者试图证明手术时间对于手术结果的影响。ODI评分、腰痛评分和神经根疼痛的时间显著相关。非包涵性腰椎间盘突出患者较包涵性患者症状持续时间短，功能恢复更好。超过12个月的坐骨神经痛患者临床预后差。而症状发作12个月内进行手术也未发现显著差异。

Ostelo RW，de Vet HC，Waddell G，Kerckhoffs MR，Leffers P，van Tulder M：Rehabilitation following first-time lumbar disc surgery：A systematic review within the framework of the cochrane collaboration. *Spine* 2003；28：209-218.

此文是对术后恢复随机对照研究的荟萃分析。13项研究应用纳入标准。作者得出结论，没有有力证据支持术后立刻进行任何治疗的有效性。然而，有力证据（1级）表明，间盘切除术后4～6周加强功能锻炼，对于功能状态和更早返回工作岗位，相比进行轻微锻炼更加有效。长期随访两组之间无显著差异。再手术率两组间无明显差别。进行监测性锻炼和进行家中锻炼的患者之间也无差异。对于重返工作率来说，努力治疗者不比一般治疗者更有效。

Yorimitsu E，Chiba K，Toyama Y，Hirabayashi K：Longterm outcome of standard discectomy for lumbar disc herniation：Over 10 years follow-up. *Spine* 2001；26：652-657.

该回顾性研究探讨是对腰椎间盘突出症进行间盘切除的长期（最少10年）结果。应用JOA评分系统评价结果。平均的恢复率为（73.5±21.7）%。大约75%的患者中出现残余的腰痛，但是只有13%的患者将疼痛描述为严重。多数伴有严重腰痛的患者手术时年龄在35岁以下。最终的JOA评分，存在椎间盘退变的影像学证据的患者显著低于没有退变的患者。

并发症

Kara B，Tulum Z，Acar U：Functional results and the risk factors of reoperations after lumbar disc surgery. *Eur Spine J* 2005；14：43-48.

腰椎间盘突出的危险因素包括驾驶摩托车、坐式职业、在震动下工作、吸烟、全程怀孕史、运动减少、体重指数增加、高个子。保护性因素包括规律性锻炼。该前瞻性研究发现，因间盘凸出复发需要二次手术的患者，从功能和经济角度来说更糟。作者认为缺少规律的身体锻炼是再手术的重要预示因素，尽管有趋势认为性别、年龄、体重指数、职业和吸烟是影响因素，但并不显著。

Toyone T，Tanaka T，Daisuke K，Kato D，Kaneyama R：Low-back pain following surgery for lumbar disc herniation：A prospective study． *J Bone Joint Surg Am* 2004；86-A：893-896．

　　这是一项对于切开和微创内镜下间盘切除治疗伴有腰椎间盘突出的腰痛的前瞻性研究。平均随访时间 40 个月。两组中所有患者对结果均满意。两组中腿痛或腰痛无显著性差异。

经典文献

Ahn UM, Ahn NU, Buchowski JM, et al: Cauda equina syndrome secondary to lumbar disc herniation. *Spine* 2000;25:1515-1522.

Boden SD, Davis DO, Dina TS, Patronas NJ, Wiesel SW: Abnormal magnetic resonance scans of the lumbar spine in asymptomatic subjects: A prospective investigation. *J Bone Joint Surg Am* 1990;72:403-408.

Buckwalter JA, Mow VC, Boden SD, Eyre DR, Weidenbaum M: Intervertebral disk structure, composition, and mechanical function, in Buckwalter JA, Einhorn TA, Simon SR (eds): *Orthopaedic Basic Science: Biology and Biomechanics of the Musculoskeletal System*, ed 2. Rosemont, IL, American Academy of Orthopaedic Surgeons, 2000, pp 547-556.

Deyo RA, Deihl AK, Rosenthal M: How many days of bed rest for acute low back pain?: A randomized clinical trial. *N Engl J Med* 1986;315:1064-1070.

Weber H: Lumbar disc herniation: A controlled, prospective study with ten years of observation. *Spine* 1983; 8:131-140.

（姜　宇　译）

第 32 章　腰椎管狭窄和退变性腰椎滑脱

Elliot Carlisle, MD　Jeffrey S. Fischgrund, MD

引　言

腰椎管狭窄的定义为椎管、外侧神经管或神经孔直径减小。狭窄可涉及椎管的多个水平，可以是局限的或节段性的。退变性腰椎滑脱是椎弓完整的头端椎体相对于邻近的尾端椎体向前移位，同时存在退行性改变。

因为缺少前瞻性的研究跟踪那些未经治疗病人的病程，所以目前椎管狭窄和退变性腰椎滑脱的自然病史还不是很清楚。一篇文献综述显示 20% 的未经治疗的椎管狭窄会有症状的进展。因为绝大多数研究不是随机的或者前瞻性的，所以很难预测疾病的自然转归，也难比较其治疗方案。可预期大多数受累病人会缓慢地进展。即便是显著狭窄的病人，只要没有显著的椎间盘突出，一般不会发生急性马尾综合征。一项着重于腰椎管狭窄自然病史的研究报告了 32 例病人并随访了平均 49 个月（10～103 个月）。其中，15% 的病人症状有所改善，70% 的病人维持现状，15% 的病人加重。临床检查显示 41% 的病人有改善，18% 加重，41% 无改变。因此，作者认为不容易发生严重的进展。

我们对退变性腰椎滑脱的了解也很少。一篇荟萃分析综述了从 1970 年到 1993 年间的文献。只有 3 项研究是比较充分地提及了退变性腰椎滑脱的自然病史。结果显示这些研究中的病人 32% 虽未经治疗但结果满意。另一项研究显示 40 例病人至少 5 年间未经治疗，其中 12 例病人滑脱进展。在这 12 例病人中没有发现滑脱进展和症状加重之间的关系。只有 4 个病人临床表现加重，但滑脱却没有进展。

总而言之，腰椎管狭窄和脊柱滑脱的自然病史还不是很清楚，但似乎有利的是，仅有大约 15% 的病人有明显的临床上的恶化。有三分之一到一半的病人临床上会有改善。

腰椎管狭窄

椎管或神经成分的直径变小可以由骨或韧带增生、椎间盘突出、脊柱滑脱或上述情况综合引起。腰痛、一侧或双侧腿痛以及跛行是主要症状。病人经常没有客观的阳性体征；95% 以上手术的病人只有主观的症状，通常为疼痛。鉴别诊断时需要除外血管源性间歇性跛行和外周神经病。

椎管狭窄好发于 50 岁以上的人群，而很少发生于年轻人，除非有诸如先天性椎管狭窄、既往创伤史或畸形等前置因素。病人通常主诉久站或长时间走路后出现疼痛、感觉异常或臀部沉重感，并放射到下肢。重要的是，症状和姿势有关。症状通常出现在腰部后伸时，前屈时缓解。身体前倾（如在超市购物时推着车子的姿势）有助于病人走得更远些。

经脊髓造影证明、最终手术证实的 68 例腰椎管狭窄病人中，最常见的症状是假性跛行和站立不适（94%），接下来是麻木（63%）以及无力（43%）。不适在膝关节上方和下方的占病人的 78%，位于臀部或大腿的占 15%，膝关节以下的占 7%。

腰椎管狭窄的病人物理检查大多正常或仅仅为非特异的发现。许多老年病人脊柱活动度下降伴或不伴有椎管狭窄。腰部后伸比前屈受限更加明显，有时可产生腰或下肢疼痛或感觉异常的症状。有些病人会表现出特征性的"类人猿姿态"，即髋、膝屈曲，躯干前倾。缝匠肌紧张常见，可能造成直腿抬高试验阳性的假象。神经学检查一般正常，或者仅表现出轻微的无力、感觉改变和反射异常。可发生 L5 神经根支配的肌肉无力。腰部后伸试验阳性强烈提示椎管狭窄的存在。病人被要求过伸腰部 30～60 秒钟，如出现臀部和腿部的疼痛为阳性。

假性跛行的症状与中央管狭窄有关。相比之下，单纯侧隐窝狭窄的病人通常不会出现神经源性跛行，而一般表现为对应皮节区的根性症状。侧隐窝狭窄的病人休息或做 Vasalva 动作时也存在疼痛，而且发病年龄（平均 41 岁）比患中央椎管狭窄的病人（平均 65 岁）年轻（图 1）。

需要和腰椎管狭窄鉴别的疾病很多，许多情况必须排除。外周神经病、血管疾病和髋部疾病通常

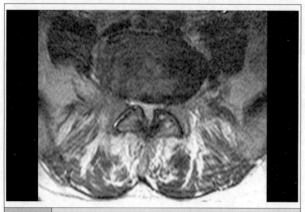

图1 MRI 扫描显示中央管和侧隐窝狭窄。

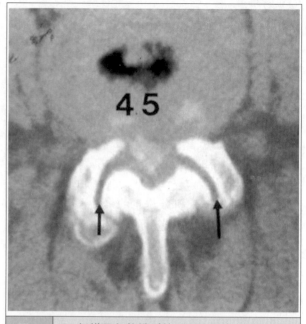

图2 CT 扫描显示矢状排列的 L4-L5 关节面。

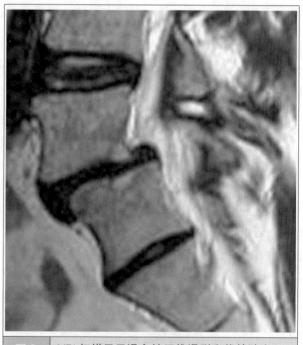

图3 MRI 扫描显示退变性腰椎滑脱和椎管狭窄。

都具有相似的症状。显著的体重下降和严重的夜间疼痛常提示恶性疾病的可能。发热伴局部压痛、最近感染的病史和有创性操作的病史要怀疑脊柱感染的可能。血管源性跛行的病人可有脉搏减弱,不会出现腰椎管狭窄病人所具有的站立时疼痛、身体前屈时缓解的表现。外周神经病患者通常表现为袜套样分布的疼痛和感觉异常。外周神经病患者振动觉减弱,麻木感一般持续存在。需要仔细检查髋关节和局部的软组织以除外严重的髋关节骨性关节炎和臀肌、大转子滑囊炎。

总之,对于诊断腰椎管狭窄没有病史和物理检查方面的客观标准。唯一与诊断信息相关的定量证据就是影像学发现。影像学检查通常开始于普通的前后位和侧位 X 线片。退行性改变包括椎间隙狭窄、终板不规则、骨赘、牵拉性骨刺和关节突增生。侧位 X 线片应站立位拍摄,因为滑脱可能因为平卧而复位。屈伸位片也是必要的,因为有时滑脱不表现在静态侧位片上。肌电图可用来鉴别外周神经病和腰椎管狭窄。如果病人有外周脉搏减弱或血管源性跛行,则可进行无创性的血管检查。

如果病人持续性腰痛且对非手术治疗不敏感、严重的根性疼痛或存在神经性失代偿则应做进一步的影像学检查。影像学检查包括 CT、脊髓造影、对比增强 CT 和 MRI (图2、图3)。椎管狭窄的程度最好用 MRI 评估。如果由于起搏器或心脏支架等原因不能行 MRI 检查,可做腰椎脊髓造影后行CT 扫描,这样也可以看清神经压迫的程度。影像学中经常可以看到脊柱滑脱的节段椎管横截面积减小。可能存在上关节突增生卡压 L5 神经根。MRI旁矢状面片可以显示神经根在神经孔被椎间盘和增

生的骨赘压迫。

影像学的异常表现也常见于没有症状的个体。临床决策必须根据个体的情况仔细分析收集到的资料,包括病史、物理检查所见和相关的影像学及其他辅助检查结果。

非手术治疗

腰椎管狭窄和腰椎滑脱病人的非手术治疗和腰痛的保守治疗很相似。慎重地使用非甾体消炎药可以部分缓解症状。镇静药物只能短期应用。腰椎主动和被动的训练尽管可以改善腰椎活动度和椎旁肌肉力量，但对症状进展的自然转归没有多大影响。连续硬膜外激素封闭可以暂时缓解根性症状，可以用于那些不宜手术的病人。

手术治疗

有若干种手术方式治疗腰椎管狭窄，它们通常分为减压伴或不伴融合。减压手术可以是针对孤立的神经压迫的单节段单侧椎板切除，也可以是更广泛的减压，如多节段双侧椎板切除，同时双侧关节突切除和神经孔切开术。多节段椎板间开窗最适用于主要为根性疼痛的退变性腰椎管狭窄病人。这些病人的狭窄主要在关节突和椎间盘，而中央管狭窄不很明显。相反，椎板间开窗不适用于先天性狭窄和椎管全面狭窄的病人。

融合术同样有许多种，如后外侧融合或横突间融合、后方融合、后路椎体间融合、经椎间孔腰椎椎体间融合和腰椎前路椎体间融合，或上述一些方法的组合。腰椎前路椎体间融合或后路椎体间融合/经椎间孔椎体间融合可以通过椎间隙撑开和滑脱复位扩大中央管或神经孔从而间接起到解除神经压迫的目的。重要的是，融合是可以固定，也可以是不固定的。固定融合包括历史上使用过的钩钢丝技术和现在更常使用的椎弓根螺钉节段固定。

椎板切除术

椎板切除减压是治疗腰椎管狭窄最常用的手术方式。因为椎管狭窄通常是广泛性的退变过程，往往涉及多节段和双侧神经根。常需要多节段双侧椎板切除术。做双侧椎板切除时，需要切除狭窄节段的棘突、椎板和黄韧带直至侧隐窝。一般，减压先从神经压迫的尾侧开始，然后向头端推进。进入椎管前经常用神经剥离子在受累椎板下缘和黄韧带之间做分离。减压从中线向外侧进行，直至看见神经根的外侧缘并且确定已经完全游离于压迫。需要小心保护峡部以避免医源性骨折从而尽可能减小医源性不稳定。不小心切除了上关节突也可以引起医源性不稳定。

应确定同时存在的椎间盘突出并予以切除，因为它可能参与神经压迫。然而，一般应该避免在椎板切除的同时切除椎间盘，除非椎间盘突出确实参与了神经压迫；因为当前后支撑结构同时被破坏的情况下很容易继发不稳定。当椎间盘和纤维环组织切除的量很大时，这个因素就显得尤为重要。所以当椎板切除的同时又需要切除大量的椎间盘组织时，就需要考虑做关节固定术了。

在中央和侧隐窝减压结束后，就要进行外侧椎间孔的减压了。如果能将一个弯曲的探针轻松地从神经根的背侧和腹侧穿过神经孔，减压就算彻底了；此时神经根可以被轻轻地拉向内侧达 1 cm 左右而没有明显的张力。

看上去狭窄但和病人的症状不太相关的节段是否需要减压一直存在争论。如果对产生症状的节段有疑问，需要行进一步检查（例如诊断性神经根阻滞），这些检查会帮助确定产生症状的节段。需要权衡减压显然没有症状的节段可能造成症状或并发症的风险与该节段不减压但可能继续退变的风险。因为腰椎管狭窄是一个退变的过程，退变会随着时间进展，所以没有症状的节段有可能最终会发展成有症状的。一些研究结果提示，如果减压不充分尽管手术后初期效果良好，但长期会导致临床结果恶化。这可能成为腰椎手术失败综合征的原因之一，需要再次手术。

半椎板切除

半椎板切除和全椎板切除相比仅切除一侧的骨和黄韧带，适用于单侧椎管狭窄和单侧症状的病人。中线上的棘突、棘间和棘上韧带都保留，因此正常的稳定结构得以保存，从而减少了术后不稳定的发生。半椎板切除还避免了暴露和可能损伤对侧关节突的风险。术者必须注意保留峡部以免发生医源性不稳定。半椎板切除的不足是增加了对侧减压和同侧神经孔减压的难度。因为棘突、棘上和棘间韧带等中线结构完整使椎板咬骨钳很难达到合适的角度，因而咬骨钳的嘴减压同侧的神经孔有一定困难。在这种情况下，为了保证能让椎板咬骨钳以合适的角度减压神经孔就需要切除棘突、棘上和棘间韧带等中线结构。

半椎板切除做对侧神经根减压时则需要将手术台向对侧倾斜并调整好显微镜的角度。这时对侧的神经孔就可以看到并进行减压了，而更远端的部分可以用长的、弯的探子探查。这种技术可以保留正常的、没有压迫的中线结构，最大限度地减少对侧的瘢痕形成。然而，因为显露的限制，这比双侧椎板切除对手术技术的要求要高。神经孔减压是否充分主要依靠探子的触觉而不是视觉的观察。因为工作通道距离长、开口小，所以硬膜撕裂的潜在风险增加。如果术者不能确定神经孔是否减压彻底，就有必要切除双侧椎板以扩大暴露。如果通过狭窄的入口做减压时，椎板咬骨钳将硬膜撕裂，也同样需要将双侧椎板切除充分显露以修补硬膜囊。

椎板切除的替代方法

有一些替代椎板和半椎板切除的方法以避免切除正常的、没有造成压迫的结构，包括椎板间开窗和椎板成形术。它们能将术后不稳定和瘢痕形成的风险降低到最小。单侧椎板间开窗的切除范围比半椎板切除还有限，它仅切除黄韧带和邻近的头尾侧椎板很少量的骨结构，而不是整个半侧椎板。它可应用于单侧仅有局限神经压迫的年轻病人，也可应用于有局限性退变狭窄的老年患者。切除尾端椎板上缘的时候需要看到并切除起于头端椎板下缘的黄韧带。外侧的减压需要切除部分关节突。和半椎板切除相似，要做对侧减压而又要保留棘突、棘上和棘间韧带等中线结构时，可将手术台向术者对侧倾斜，然后用 45°角的椎板咬骨钳切除中线和对侧的黄韧带。

腰椎椎板成形和颈椎椎管成形相似，即以一侧为铰链将椎板掀开，用切下的棘突支撑在开门侧以防关门。这种方法最初是用于代替椎板切除治疗重体力工作者的。一项对 10 例腰椎椎板成形病人为期 3 年的随访研究结果显示评分平均改善了 73%，术后椎管面积平均扩大了 119%。

手术效果

尽管有大量的研究分析腰椎管狭窄手术治疗的效果，但是最近做的文献综述没有找到有关手术与非手术的随机对照研究。一篇打算写成腰椎管狭窄病人手术效果文献荟萃分析的文章总结道，由于文献的科学质量差而无法最终写成荟萃分析。在 625 篇有一定参考意义的文献中，仅有 74 篇（12%）符合研究的入选标准。这 74 篇文献中仅有 3 篇是

前瞻性研究，7 篇有独立的效果分级，但没有一篇是随机的。手术效果为好到极好的病人比例是 72%。手术效果与病人年龄、性别、有无腰椎手术史及手术节段的数量没有显著性统计学差异。这篇准荟萃分析的一个重要发现是，对于腰椎管狭窄的病人减压的同时是否做融合没有显著性的统计学差异。这个发现和其他有关脊柱融合效果的文献复习中得到的结果是相似的。这个信息是非常重要的，因为腰椎融合手术，无论固定或不固定，都明显增加并发症。

在最近的一项前瞻、非随机研究中，一组腰椎管狭窄的病人经手术或非手术治疗后随访 1 年，81 例手术病人中的 71 例（88%）接受了椎板切除减压术。在 1 年随访时，28% 的非手术治疗病人报告其主要症状有明确的改善，而手术组改善的病人达 55%。在做了协变量校正之后，手术组较非手术组症状明确改善的构成比提高 2.6 倍。不足的是，这项研究只是 1 年随访的结果，是非随机研究，而且只检查了 22% 的合格入选病人。同时，非手术治疗也没有统一的标准。尽管需要谨慎地解读这项研究结果，但它还是对椎板切除减压治疗腰椎管狭窄提供了短期内的预期。

一项研究对比了 44 例手术治疗的腰椎管狭窄患者和 19 例非手术治疗的患者。结果显示 26 例手术病人（59%）术后症状改善，7 例（16%）无变化，11 例（25%）恶化或加重。非手术治疗的病人在为期 31 个月的随访中 6 例（32%）改善，13 例（68%）神经源性跛行无变化或加重。这个研究结果显示经手术治疗得到改善的患者比例几乎是非手术治疗的 2 倍。而手术组症状加重的比例也比非手术组高（分别是 25% 和 10%）。这项研究既不是前瞻性的，也不是随机性的。同样，我们不清楚所谓的非手术治疗组是没有治疗还是采取了某种保守治疗。

在另一项回顾性研究中，88 例病人腰椎板切除减压术后随访 2.8~6.8 年，结果显示报告手术效果差的病人在术后 1 年时占 11%，而到随访结束时上升到 43%。6% 的病人在术后 1 年内再次手术，17% 的病人在最后随访前再手术。效果差的风险因素是术前伴发疾病和有限的单节段减压。作者总结，腰椎椎板切除减压的长期效果并不像通常认为的那么好，原因是结果随着时间进行性恶化。作者建议在初次手术时应该更广泛地减压。另一项

105 例腰椎管狭窄椎板切除减压治疗的前瞻性研究显示手术效果随时间恶化。手术效果极好者在术后 2 年随访时占三分之二，但到 5 年随访时则下降为 52%。在 5 年内，16% 的病人因为严重的腰痛或狭窄复发再次手术。重要的是，研究发现极好的手术效果与术前症状持续时间小于 4 年、不伴腰痛和没有显著合并症有显著的相关性。

尽管腰椎椎板切除减压已经是比较公认的治疗腰椎管狭窄的手术方式，但融合是否适用于腰椎管狭窄一直还存在争论。对于不合并退变性滑脱或其他矢状面、冠状面畸形的腰椎管狭窄病人，大多数研究结果显示单纯减压是更好的手术方式。在一项前瞻性随机研究中，45 例腰椎管狭窄不合并不稳定的患者或行单纯减压，或行减压兼融合；结果显示两组手术效果没有显著性差异。作者总结，减压手术改变了椎管狭窄的自然转归，通常具有良好的效果，绝大多数病人的生活质量得到提高。他们同时指出，腰椎管狭窄的病人在没有影像学证实的节段性不稳的情况下行关节固定术是不合适的。也就是说，在同时合并退变性滑脱或退变性侧弯时建议兼做融合手术。是否同时使用固定也尚有争论。

腰椎管狭窄术后效果的预测因素一直都是研究的焦点。在一项回顾性研究中，88 例行椎板切除减压术的腰椎管狭窄病人，术后 1 年时 6% 的病人需要再次手术，末次随访时（2.8～6.8 年）17% 的病人需要再次手术。作者列举了一些导致手术效果不好的预测因子，如术后时间增加、单节段减压以及伴随疾病的数目增加；在调整了多重比较后，只有后者有显著意义。在伴随疾病分数最高的患者中，只有 40% 的病人术后效果良好；相比之下，伴随疾病分数最低的患者中 75% 效果良好。最常见的伴随疾病包括骨性关节炎（32%）、心脏病（22%）、类风湿关节炎（10%）和慢性肺病（7%）。没有单独的伴随疾病与术后效果不佳有显著相关性；这个现象可以解释为，伴随疾病是附属的。相同作者做的另一项研究发现，伴随疾病是腰椎管狭窄病人术后预测术后残障中仅次于明显腰痛的第二等因素。

伴随疾病对手术后其他方面的影响也有过研究。腰椎手术病人的伴随疾病数目增加，治疗费用和住院时间也相应增加。同时合并 3 个以上伴随疾病的病人与没有伴随疾病的病人相比，住院时间延长 25%，住院费用增加 35%，术后转入护理机构

的比例增加 73%。

最近的一项回顾性研究却得出了不同的结论。118 例腰椎管狭窄病人（年龄 70～101 岁）接受手术治疗。总体伴随疾病发生 24 例（20%）。118 例病人中 109 例表示对手术满意并且开始日常生活，9 例报告效果一般或不好。作者总结，年老并不是增加腰椎管狭窄相关并发症的原因。

退变性腰椎滑脱

在椎弓完整的情况下，一个椎体相对于另一个椎体向前或向后移位称之为退变性滑脱。退变性滑脱可以是腰痛的原因，也可以产生腿痛和神经源性跛行的症状。退变性滑脱通常发生于 40 岁以后，女性的患病率是男性的 5～6 倍。L4-L5 的发生率是相邻节段的 10 倍。L5 骶化患者退变性滑脱的发生率要高出 4 倍之多。

退变性病变通常被认为是长期存在的节段性不稳定的结果。椎间盘退变连同关节突关节退变造成了椎体的滑移。关节面矢状或水平排列并且彼此平行，或者排列异常且不对称，这两种情况都容易造成关节面在彼此之上向前滑动。向前移位是小面关节抗剪力作用失效的结果。滑移很少超过 30%，除非以往有过手术的干预。

详细的了解病史和全面的物理检查是诊断的第一步。腰痛是最常见的主诉，发病过程因人而异，但多与创伤无关。这种腰痛是机械性的，经休息可以缓解。疼痛向大腿后外侧放射的现象很常见。第二个常见的症状是神经源性跛行。常为下肢弥散的疼痛，涉及 L4、L5 和 S1 神经支配的皮节和肌肉。腿痛（非常典型地）走路时加重、休息时减轻。病人行走时有时会突然摔倒。

退变性腰椎滑脱病人的物理检查结果可以是非特异性的。缝匠肌紧张常见，病人可能步态蹒跚。当狭窄症状严重时，病人可呈固定的前屈体位。除非很瘦的病人，一般很难在体表触及畸形。尽管神经查体十分认真，结果经常是正常的或非特异性的。检查结果包括双侧反射消失、点状感觉丧失和肌肉无力或萎缩。

手术治疗

减压不融合

腰椎狭窄合并退变性腰椎滑脱的手术治疗包括

单纯减压或减压兼关节固定。一篇荟萃分析综述了1970—1993 年满足减压不伴融合入选条件的 11 篇文献。减压不伴融合手术的总体满意率为 69%。9 项研涉及滑脱进展的研究中，31% 的病人术后滑移程度增加。然而，大多数研究没有发现临床结果和滑移进展程度有相关性。

在一项回顾性研究中，用有限的腰椎减压手术治疗腰椎管狭窄合并退变性滑脱患者 290 例，随访10 年。术后效果极好者占 69%，效果好者占 13%，效果一般者占 12%，效果差者占 6%。因为只有2.7% 的患者需要第二次手术，所以作者推论腰椎管狭窄合并退变性滑脱的病人常规融合是不合理的。一项前瞻性随机研究比较了单纯减压手术和减压融合不固定的手术治疗退变性滑脱的手术效果。结果显示，25 例减压未融合的病例中仅有 11 例（44%）效果满意。这组病人术后腰痛和腿痛也较融合组显著，而且滑脱也较术前平均增加了 50%。

减压兼融合

一项关于退变性腰椎滑脱的荟萃分析发现只有6 项研究满足减压融合不固定的入选标准。在这些研究中，79% 减压不融合的病人效果满意。只有 3项研究是前瞻、随机的；一项被广泛引用的研究比较了单纯减压和减压融合不固定手术治疗 L3-L4 和L4-L5 退变性滑脱合并腰椎管狭窄的手术效果。作者报告，减压的同时行横突间融合的效果优于单纯减压。融合组效果良至优的比例为 96%，而非融合组效果良至优的比例仅为 44%。融合组中 36%的病人假关节形成，但是这些病人的术后效果仍然是良至优。作者总结，减压兼原位融合治疗腰椎管狭窄合并 L3-L4、L4-L5 滑脱效果优于单纯减压。作者还总结，是否融合要基于术前是否存在滑脱，而不是病人的年龄、性别、椎体间高度或术中切除的骨量。

评估腰椎管狭窄减压手术后骨质再生和长期效果之间的关系也有研究。总体来说，术后满意程度与再生的骨量之间呈反比。尽管退变性滑脱的病人减压融合术后的确存在一定程度的骨质再生，但是再生的程度要小于单纯减压不融合的患者。虽然这项研究是回顾性的，但是其结果仍然可以提示融合对脊柱的稳定作用，从而减少骨质再生及狭窄复发。

退变性腰椎滑脱融合手术时加用固定是否有益依然存在争论。在一项前瞻性研究中，124 例腰椎滑脱病人接受固定或不固定的融合手术。固定融合的手术中，应用坚固和半坚固两种内固定系统。结果发现不固定组融合率为 65%，半坚强内固定组融合率为 50%，坚强内固定组融合率为 86%。作者总结，融合并坚强内固定组的病人融合率和手术效果都有提高。一项包含 2 684 例椎弓根螺钉固定治疗退变性滑脱的多中心回顾性研究发现，椎弓根螺钉固定融合的病人中 89% 影像学上达到坚强融合，而不固定的病人融合率仅为 70%。固定融合的病人的临床效果也优于不固定的病人。

在一项前瞻性随机研究中，76 例有症状的腰椎管狭窄合并退变性滑脱病人行减压手术同时，或者行不固定的后外侧原位融合，或者行节段固定的融合手术。67 例病人随访达到 2 年。临床效果良至优的病人在固定组中占 76%，在不固定组中占85%。融合成功在固定组占 82%，在不固定组中占 45%。总的来说，成功融合并不影响最终的结果。作者总结，治疗单节段腰椎滑脱合并椎管狭窄，椎弓根螺钉固定提高了融合率，但术后 2 年的结果显示，并没有增加腰部和腿部疼痛的改善水平。

最近对减压及不固定的后外侧融合病人进行了一项前瞻、随机研究以观察假关节形成对临床结果的影响。研究包括 47 例病人，平均随访 7～8 个月。临床结果极好的在坚强融合组占 86%，在假关节形成组占 56%。作者总结，单节段减压及后外侧融合固定治疗腰椎管狭窄合并腰椎滑脱的病人，坚强融合能够达到长期改善的效果。早些时候的研究也显示，固定融合的病人融合率更高。所以可以推论，固定融合适用于退变性滑脱的病人（图 4）。

减压融合通常推荐适用于腰椎管狭窄合并腰椎滑脱的病人。如果是老年人，根性疼痛重于假性跛行，椎板间开窗减压不融合也是可以的。如果病人的椎间隙明显塌陷并且有骨赘形成，这种手术方法造成滑脱进展的风险较小。

多项研究显示坚强的脊柱固定可以增加融合率。到目前为止尚没有能预测不固定融合融合率的术前影像学标准。如果术者相信不固定的融合也能达到融合的话，可以不使用固定。但是由于坚强固定有益于长期临床结果，所以固定应该考虑适用于那些不固定便有假关节形成风险的病人。

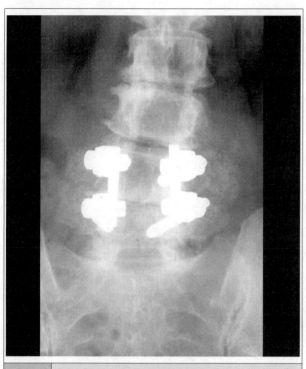

| 图 4 | 图中显示固定及异体骨植骨后达到坚强的后外侧融合。 |

小　结

腰椎管狭窄合并或不合并退变性滑脱的病人如果不治疗，其自然转归虽然会进展，但属良性。因为没有长期的研究，所以评价治疗这种情况的治疗结果是困难的。手术减压治疗腰椎管狭窄已经比较明确，但由于缺少前瞻性、随机对照研究，治疗腰椎管狭窄合并或不合并脊柱滑脱是否同时进行融合仍然没有定论。

目前的文献提示，腰椎管狭窄合并或不合并腰椎滑脱的病人，大约三分之一的病人会有所改善，十分之一的病人会加重，其余的病人通常是静止不变的，如果有改善，也是非常小的。

很少有数据支持常规使用融合治疗不合并腰椎滑脱的腰椎管狭窄，无论是固定还是不固定。但如果减压范围非常广泛，如切除大量骨质、减压节段广泛、切除了峡部或一个节段切除了一个以上的关节突，则建议进行融合。建议腰椎管狭窄合并腰椎滑脱行融合手术。尽管临床效果和融合率之间的关系不是很清楚，但多数研究仍提示固定融合的病人融合率高。未来骨移植替代物和（或）骨形态形成蛋白在脊柱融合中到底扮演什么角色仍然在研究之中。这些生物材料很可能会更多地用于这些复杂的脊柱疾病。

注释文献

引　言

Sengupta D，Herkowitz H：Lumbar spinal stenosis treatment strategies and indications for surgery. *Orthop Clin North Am* 2003；34：281-295.

这篇综述总结了腰椎管狭病人的自然病程和治疗选择（非手术治疗和手术治疗）。综述对退变性滑脱，医源性不稳定，椎骨狭窄复发或相邻节段狭窄以及治疗流程做了详细的讨论。

腰椎管狭窄

Arinzon Z，Adunsky A，Fidelman Z，Gepstein R：Outcomes of decompression surgery for lumbar spinal stenosis in elderly diabetic patients. *Eur Spine J* 2004；13：32-37.

一项回顾性研究比较性别和年龄相同的患和不患糖尿病的老年腰椎管狭窄病人减压手术的效果。作者发现糖尿病患者术后基本活动和疼痛缓解的效果差。糖尿病患者的术后效果取决于是否存在其他合并症、是否同时患有糖尿病肾病、患糖尿病的时间以及胰岛素的使用情况。

Bridwell KH，Lenke LG，Lewis SJ：Treatment of spinal stenosis and fixed sagittal imbalance. *Clin Orthop Relat Res* 2001；384：35-44.

这篇综述讨论了腰椎管狭窄伴矢状面失平衡的病人的治疗选择。作者建议固定畸形的病人适合行减压并经椎弓根截骨，而且需要延长融合范围。

Epstein NE：Lumbar laminectomy for the resection of synovial cysts and coexisting lumbar spinal stenosis or degenerative spondylolisthesis：An outcome study. *Spine* 2004；29：1049-1055.

文章回顾了伴或不伴腰椎滑脱的腰椎管狭窄合并滑液囊肿病人的手术治疗效果。作者注意到椎板切除减压术后腰椎滑脱发生或发展的比率很高。因为滑液囊肿反映了关节突关节自身的损害和一定程度的不稳定，所以作者建议治疗椎管狭窄合并滑液囊肿时行融合手术。

Gunzburg R，Keller TS，Szpalski M，Vandeputte

K，Spratt KF：A prospective study on CT scan outcomes after conservative decompression surgery for lumbar spinal stenosis. *J Spinal Disord Tech* 2003；16：261-267.

一项前瞻性的研究，对保守的椎板关节突切除术病人术后行CT扫描。该手术方法为减压中央管和神经根管，但是保留椎弓、关节突和肌肉附着点的完整性。作者注意到，手术节段关节突间的骨性椎管直径显著增宽。

Gunzburg R，Keller TS，Szpalski M，Vandeputte K，Spratt KF：Clinical and psychofunctional measures of conservative decompression surgery for lumbar spinal stenosis：A prospective cohort study. *Eur Spine J* 2003；12：197-204.

作者前瞻性评估保守的椎板切除术后心理和功能方面的效果。短期的随访结果显示，文章中保守的腰椎椎板减压和标准的、切除范围更广泛的手术相比效果同样成功。作者还注意到，即便是高度器质性病变，如椎管狭窄，患病行为在预测手术效果方面也扮演了非常重要的角色。

Khoo LT，Fessler RG：Microendoscopic decompressive laminotomy for the treatment of lumbar stenosis. *Neurosurgery* 2002；51（suppl 5）：S146-S154.

作者比较了经皮显微内镜腰椎减压手术和标准切开减压手术的效果。作者报告，两种治疗方法短期内的治疗效果相似。显微内镜方法出血量少、术后住院时间更短、镇静剂用药更少。手术应急更低、组织创伤更小和术后恢复更快是治疗中非常重要的因素。

Ragab AA，Fye MA，Bohlmann HH：Surgery of the lumbar spine for spinal stenosis in 118 patients 70 years of age or older. *Spine* 2003；28：348-353.

该回顾性研究评估老年腰椎管狭窄手术后效果。作者报告了118例70～101岁老年腰椎管狭窄病人术后2年的随访结果。与年轻病人相比，高龄并不增加手术相关并发症，也不降低术后满意度和回归日常活动。

Stoll TM，Dubois G，Schwarzenbach O：The dynamic neutralization system for the spine：A multicenter study of a novel non-fusion system. *Eur*

Spine J 2002；11（suppl 2）：S170-S178.

这项前瞻性、多中心的研究评估了动态非融合中和固定系统治疗81例患多种退变性腰椎疾病患者的安全性和功效。报告了9例并发症，但都与内置物无关；1例与椎弓根螺钉位置不佳有关。作者报告，结果与传统方法同样好，而且动态稳定创伤比融合小。动态中和固定系统是治疗腰椎不稳定疾病时一种安全有效的选择。

Zucherman JF，Hsu KY，Hartjen CA，et al：A prospective，randomized multicenter study for the treatment of lumbar spinal stenosis with the X STOP interspinous implant：1-year results. *Eur Spine J* 2004；13：22-31.

文章综述了一项新的棘突间内置物（X STOP）治疗腰椎管狭窄病人的前瞻性随机多中心临床研究。100例病人接受X STOP植入治疗，对照组为非手术治疗。1年随访时，59%的接受X STOP治疗的病人和12%非手术病人效果良好。作者报告，此结果可与文献发表的椎板切除减压术结果相比，而且并发症更少。

退变性脊柱滑脱

Kornblum MB，Fischgrund JS，Herkowitz HN，Abraham DA，Berkower DL，Ditkoff JS：Degenerative lumbar spondylolisthesis with spinal stenosis：A prospective long-term study comparing fusion and pseudoarthrosis. *Spine* 2004；29：726-733.

文章报告了后路腰椎减压及双侧治疗腰椎滑脱合并腰椎管狭窄的前瞻性随机研究结果以评价假关节形成对长期结果的影响。结果显示坚强的融合能够长期改善腰和下肢的症状，而不同于短期研究显示的坚强融合与假关节融合效果无显著区别的结果。

Vaccaro AR，Patel T，Fischgrund J，et al：A pilot safety and efficacy study of OP-1 putty (rh-BMP-7) as an adjunct to iliac crest autograft in posterolateral lumbar fusions. *Eur Spine J* 2003；12：495-500.

文章报告了评价骨形态形成蛋白-1（OP-1）安全性的多中心研究的初步结果。OP-1和自体骨一起用于12例腰椎管狭窄合并腰椎滑脱病人减压横突间融合手术。未使用内固定。放射科医生使用盲法按照统一的融合标准评价融合情况。刚过一半的病人成功融合；没有不良反应的报告。与其他支持骨形态形成蛋白安全性的结果一致。

Zheng F，Cammisa FP Jr，Sandhu HS，Girardi FP，Khan SN：Factors predicting hospital stay, operative time，blood loss，and transfusion in patients undergoing revision posterior lumbar spine decompression，fusion，and segmental instrumentation. *Spine* 2002；27：818-824.

　　文章报告了112例腰椎后路减压、融合及节段性固定的病例以确定预测住院时间、手术时间、失血量和输血要求等因素。病人的一般情况、伴随疾病以及和前次手术、诊断、融合节段数目和术前血红蛋白、血象相关的因素作为自变量。作者注意到，融合节段的数目和病人的年龄是预测住院时间、手术时间、术中出血量和输血要求的显著影响因素。

经典文献

Atlas SJ, Deyo RA, Keller RV, et al: The Maine Lumbar Spine Study: Part III: One-year outcomes of surgical and non-surgical management of lumbar spinal stenosis. *Spine* 1996;21:1787-1795.

Deyo RA, Cherkin DC, Loeser JD, Bigos SJ, Ciol MA: Morbidity and mortality in association with operations on the lumbar spine: The influence of age, diagnosis, and procedure. *J Bone Joint Surg Am* 1992;74:536-543.

Deyo RA, Ciol MA, Cherkin DC, Loeser JD, Bigos SJ: Lumbar spinal fusion: A cohort study of complications, reoperations, and resource use in the Medicare population. *Spine* 1993,18.1463-1470.

Fischgrund JS, Mackay M, Herkowitz HN, Brower R, Montgomery DM, Kurz LT: Degenerative lumbar spondylolisthesis with spinal stenosis: A prospective, randomized study comparing decompressive laminectomy and arthrodesis with and without spinal instrumentation. *Spine* 1997;22:2807-2812.

France JC, Yaszemski MJ, Lauerman WC, et al: A randomized, prospective study of posterolateral lumbar fusion: Outcomes with and without pedicle screw instrumentation. *Spine* 1999;24:553-560.

Frymoyer JW: Degenerative spondylolisthesis: Diagnosis and treatment. *J Am Acad Orthop Surg* 1994;2:9-15.

Hall S, Bartleson JD, Onofrio BM, Baker HL Jr, Okazaki H, O'Duffy JD: Lumbar spinal stenosis: Clinical features, diagnostic procedures, and result of surgical treatment in 68 patients. *Ann Intern Med* 1985;103:271-275.

Herkowitz HN: Spine update: Degenerative lumbar spondylolisthesis. *Spine* 1995;20:1084-1090.

Herkowitz HN, Kurz LT: Degenerative lumbar spondylolisthesis with spinal stenosis: A prospective study comparing decompression with decompression and intertransverse process arthrodesis. *J Bone Joint Surg Am* 1991;73:802-808.

Johnsson KE, Rosen I, Uden A: The natural course of lumbar spinal stenosis. *Clin Orthop Relat Res* 1992;279:82-86.

Johnsson KE, Uden A, Rosen I: The effect of decompression on the natural course of spinal stenosis: A comparison of surgically treated and untreated patients. *Spine* 1991;16:615-619.

Katz JN, Stucki G, Lipson SJ, Fossel AH, Grobler LJ, Weinstein JN: Predictors of surgical outcome in degenerative lumbar spinal stenosis. *Spine* 1999;24:2229-2233

Macnab I: Spondylolisthesis with an intact neural arch: The so-called pseudo-spondylolisthesis. *J Bone Joint Surg Br* 1950;32:325-333.

Mardjetko SM, Connolly PJ, Shott S: Degenerative lumbar spondylolisthesis: A meta-analysis of literature, 1070-1993. *Spine* 1994;19(suppl 20):2256S-2265S.

Postacchini F: Surgical management of lumbar spinal stenosis. *Spine* 1999;24:1043-1047.

Postacchini F, Cinotti G: Bone regrowth after surgical decompression for lumbar spinal stenosis. *J Bone Joint Surg Br* 1992;74:862-869.

Sidhu KS, Herkowitz HN: Spinal instrumentation in the management of degenerative disorders of the lumbar spine. *Clin Orthop Relat Res* 1997;335:39-53.

Tenhula J, Lenke LG, Bridwell KH, Gupta P, Riew D: Prospective functional evaluation of the surgical treatment of neurogenic claudication in patients with lumbar spinal stenosis. *J Spinal Disord* 2000;13:276-282.

Weinstein MA, McCabe JP, Cammisa FP Jr: Postoperative spinal wound infection: A review of 2,391 consecutive index procedures. *J Spinal Disord* 2000;13:422-426.

Yuan HA, Garfin SR, Dickman CA, Mardjetko SM: A historical cohort study of pedicle screw fixation in thoracic, lumbar, and sacral spinal fusions. *Spine* 1994;19(suppl 20):2279S-2296S.

Zdeblick TA: A prospective, randomized study of lumbar fusion: Preliminary results. *Spine* 1993;18:983-991.

（韦　峰　译）

第33章 成人峡部病损的脊椎滑脱

Elisha Ofiram，MD　Timothy A. Garvey，MD

引　言

名词"脊椎滑脱"（spondylolisthesis，SPL），来自希腊单词 spondylos（椎体）和 olisthesis（滑动），定义为一个椎体相对尾侧椎体向前方的滑动。Wiltse 和同事对脊椎滑脱建立了经典的分类系统，包括5种类型。其中Ⅱ型是指峡部不连或脊椎崩裂的滑脱，其中滑移是继发于峡部本身的缺陷所造成。Ⅱ型又分为3个亚型：ⅡA，是因峡部的疲劳骨折所造成峡部完全骨性不连；ⅡB，峡部延长而非不连；ⅡC，急性峡部骨折。Marchetti 和 Bartolozzi 提出了新的脊椎滑脱分型系统，其主要依赖于发育性结构，而不是观察到的解剖病理学。此分型是首个对脊椎滑脱进行可能的病因学分类的分型系统，同时提供预测性价值。对于存在峡部溶解的脊椎滑脱，有人认为，一种发育性的情况，即双侧峡部的缺陷使得上位椎体相对于下位椎体产生滑移，使椎管扩大，这样就解释了神经受损发生率低的原因。最能够为人们接受的关于峡部病变的脊椎滑脱的病因理论，是由于疲劳骨折所致，这种疲劳骨折或由于急性外伤，或由于反复应力造成疲劳而继发。脊柱峡部易于发生崩解，因为和椎体其他皮质部分相比，其在受到应力时抵抗力更弱。脊椎后弓薄弱，在脊柱直立位屈伸和反复微小创伤后，最终产生这些反复应力导致峡部应力性骨折。

峡部病变的脊椎滑脱是腰椎常见病变，特别是在 L5～S1 节段。其发生率，据报道6岁以前为4%，成人为6%。在生物力学分析和临床回顾研究中，据报道 L4～L5 峡部病变造成的脊柱成人脊椎滑脱通常比 L5～S1 进展快，这是由于它更加不稳定，与 L5～S1 相比没有髂腰韧带所提供的稳定性。

滑脱进展

尽管在儿童和青少年峡部病变造成脊椎滑脱的进展已有相关报道，但在成人的发生率尚不明确。

一项研究表明，在21例成人患者中，伴有峡部病变的脊椎滑脱，在3～20年期间，滑脱进展达8%～30%。多数发生在40岁左右。滑脱的增加总是伴随出现峡部病变下位的椎间盘退变。可以假设，滑脱的进展是因为退变的椎间盘丧失了正常间盘所具有的对抗移位的能力。向前的剪切力造成滑脱的增加，此过程会引起从非症状性的、发育性损伤，变成症状性损伤。

临床表现

多数伴有峡部病变的脊椎滑脱成年患者是无症状的。如果症状发展，通常出现腰痛、腿痛或两者都有。腰背痛在成年峡部病变的脊椎滑脱患者较正常人更常见。疼痛的可能来源包括间盘源性、椎间孔狭窄造成神经卡压、关节突关节融合和节段性不稳定。间盘退变伴有间盘源性疼痛是腰背痛的可能来源。尽管峡部病变的脊柱滑脱会造成中央管扩大，但向前的滑移会对游离的神经弓结构产生牵拉，挤压椎间孔，造成 L5 神经根出口的压迫（在 L5～S1 脊柱滑脱患者）。这一过程，连同钩椎关节增生的骨赘形成，能够造成椎间孔的狭窄和神经根病变。椎间孔外神经根压迫的来源包括横突体韧带和髂横韧带。

节段不稳定是腰背痛重要且常见的原因。因为髂横韧带的稳定作用，通常使 L5 移向骨盆的深部，因而产生节段不稳定。神经根性疼痛在成人中多见，儿童更常见的是腘绳肌紧张。鉴别疼痛是急性、慢性亦或是慢性疼痛的急性表现非常重要。区别其疼痛有多少是腰背痛，有多少是腿痛，对于理解疼痛的来源和机制很重要。这可以使医生对每个患者选择最好的个性化治疗。

影像学评估

胸腰段和腰骶部包括骨盆负重前后位和侧位 X 线平片是初步诊断和治疗脊椎滑脱的基本影像学检查。尤为重要的是，要在患者直立位使用标准技术

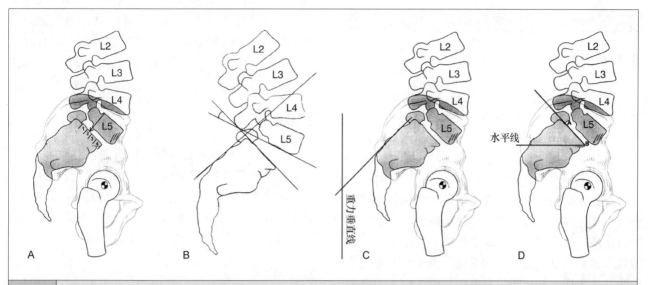

图 1　**A**，Meyerding 分期提供简单并且常用的 L5 对于 S1 滑脱的量化。Ⅰ度定义滑脱为 0～25%，Ⅱ度为 26%～50%，Ⅲ度为 51%～75%，Ⅳ度为 76%～100%。**B**，确定滑脱角度。一条线平行于骶骨后表面，另一条与之垂直并沿骶骨头端表面水平（由于重新塑形），还有一条线沿 L5 椎体的下表面。此角度代表 L5 和骶骨之间的关系。**C**，高度滑椎时，骶骨越发垂直，并且后凸畸形增加，这是通过骶骨倾斜度来测量的。**D**，骶骨斜面是由水平线和 S1 终板之间成角来定义的。（*Courtesy of Medtronic Sofamor Danek USA，Inc.*）

采集影像学资料。技术上的多样性可能导致对滑脱进展的错误解释。侧位胸腰骶部的观察能够获得基础的测量资料，从而有助于量化并且追踪滑脱进展的过程。

　　滑脱 Meyerding 四度分期系统中对滑脱角度、骶骨倾斜度和骶骨倾斜角这些参数的测量通常使用负重侧位片进行的（图 1）。选择一系列固定的测量指数记录滑脱度数、有效的矢状位畸形和 L5 相对于骶骨的剪切力是非常重要的。

　　当考虑脊柱矢状位曲度时，通常是在腰骶骨盆连接部的方向，在整个脊柱的曲度方面作用举足轻重。自从 Legaye 和同事引入了骨盆入射角度（Pelvic incidence）的概念，更多的研究试图证明峡部病变的脊椎滑脱和骨盆入射角度的相关性（图 2）。青少年骨盆入射角度和峡部病变脊椎滑脱的程度呈显著相关性，2002 年的研究证明成人亦如此。

　　屈伸侧位 X 线片有助于评估不稳定或减压后潜在的不稳定。对于峡部裂滑脱邻近间盘的评估能为术前计划提供重要的信息，因为该间盘具有退变的倾向。MRI 是评估滑脱及邻近节段间盘退变最常用的方法，并且同时可以评估神经根或硬膜受压情况。术前间盘造影能够提供与症状相关的病理解剖，是广泛适用的另一种诊断方法。评估邻近节段

和滑移的关系特别重要，尤其是在 MRI 中显示退变迹象时。这些信息对融合节段的决定有一定参考价值。

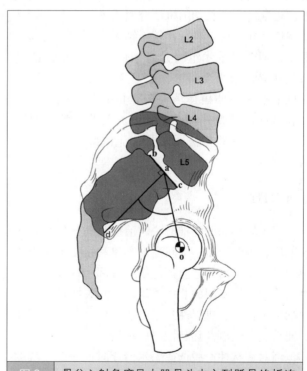

图 2　骨盆入射角度是由股骨头中心到骶骨终板连线（oa）和垂直骶骨终板中心连线（ad）的夹角。

治 疗

非手术治疗

对于有症状的成人，仅仅在 X 线片上显示低度峡部不连性椎体滑脱并不表明为疼痛的来源。有许多引起下腰痛或腿痛的可能原因，而这些原因必须和滑脱继发的疼痛相鉴别。成人滑椎的非手术治疗和任何机械性下腰痛的治疗理念类似。以神经根病为主要症状的非手术治疗效果不如机械性下腰痛患者疗效好。对伴有峡部裂脊柱滑脱的成人的非手术治疗还存有争议，并且缺少随机对照研究。治疗的效果通常是以主观数据为基础。由于疼痛是最常见的症状表现，并且能自发改善，因此疗效很难评估。许多患者非手术治疗有效，但高龄、神经损害症状和慢性疼痛是预后不良的预测因素。一些研究追踪了对于峡部裂滑脱患者功能锻炼的疗效。其中一项研究发现，和没有进行功能锻炼的患者相比，进行锻炼的患者在疼痛强度降低和功能障碍水平改善方面有明显提高。另一项短期研究，比较了功能锻炼和手术行后外侧融合的效果，发现手术组在功能恢复、疼痛减轻和残疾率指数方面都有明显改善。近期，一项长期随机研究对手术融合和进行功能锻炼 1 年的患者进行比较，结果表明，所有变量显示短期效果手术组明显好于保守组，而长期结果只在整体效果变量方面有显著差异。尽管没有数据显示使用非甾体消炎药、止痛药、肌肉松弛剂和选择性硬膜外注射、关节突关节或峡部封闭的有效性，这些方法通常是临床医师非手术治疗的一部分。

手术治疗

成人峡部病变脊椎滑脱的治疗目的包括稳定滑脱节段、神经减压、椎间高度重建和恢复下腰椎三维曲度。手术治疗适应证包括腰背部和（或）腿部疼痛导致功能受限的非手术治疗失败、影像学显示症状性不稳定、进展性神经功能障碍、与滑脱相关二便功能不全以及症状性滑脱进展。

当对症状性滑脱选择手术治疗时，一个关键的问题是是否对特定的神经根进行减压。在制订手术方案的过程中，对主要症状的分析（例如患者腰背痛是否和下肢疼痛一样，或重于下肢，或反之亦然）十分重要。如果患者几乎或完全没有下肢疼痛，并且没有神经功能不全，可以进行单纯融合。如果臀部和（或）下肢疼痛突出，或有明确的神经功能损伤，伴或不伴严重腘肌腱紧张的表现，就必须考虑减压。

手术选择

对于成人的症状性峡部腰椎滑脱，有很多种手术治疗可供选择，如减压、融合、内固定、复位和自体骨植骨。手术中没有一项步骤是无用的，每个步骤选择都会对其他步骤产生影响。每项手术设计，都要根据患者自身情况的需要来制订。

减 压

是否进行手术过程中的某一部分，通常是以整体为基础的，并且是由术者对患者利害关系评估后决定的。术者必须评价是何症状使患者具有手术指征。具有更明显的双下肢神经疼痛的患者，更倾向于减压。神经异常体征越多越重（例如感觉减退、无力、腘肌腱紧张或二便功能障碍），越支持进行减压。所谓 Gill 椎板切除，不做融合，在当前通常不作为独立手术方式应用。传统入路，是直接进行手术减压，并且进行后外侧融合，近期再加用内固定治疗。行间接减压并提供前方结构性椎体间钛网融合术曾盛行一时，但最终遭到摒弃。

单纯融合

减压和（或）融合的另一面是单纯融合。患者越年轻，越是进行单纯融合可能的选择。一项研究针对 8 名Ⅲ度或Ⅳ度峡部病变脊柱滑脱，并伴有严重的坐骨神经痛的患者。对于这些患者只进行单纯原位关节融合而没有减压，经过 5.5 年的随访，所有患者腰背痛和坐骨神经痛均有极好的缓解。另一项研究是对 45 例成人峡部裂脊椎滑脱患者给予单纯融合治疗，对相关融合率和临床结果进行了随访，结果显示了伴随融合成功的临床治疗成功。

减压和融合

减压和融合是成人有症状的低度峡部裂脊柱滑脱的标准外科治疗。利用内固定，做原位固定后外侧融合是最常用的技术，因为它具有有利于患者的风险-收益比率。能够得到成功的临床改善和影像学结果。当出现不稳定和下腰痛，患者因神经根症状而进行减压的，峡部性滑椎伴间盘退变，必须进行融合。只要局部神经功能缺失出现，则减压是特别重要的。一项研究报道，对于峡部病变脊柱滑脱的成人，行单节段后外侧植骨融合，减压或不减压。结果发现在关节融合术另加减压术，使用或不使用内固定，对于没有严重神经损害的患者没有明显的改善，并且会显著增加假关节发生率，同时手术效果也无法不满意。另一项研究报道，类似的一组患者，主要诊断为脊柱滑脱，腰椎减压融合后随访 5 年。58 例患者为Ⅰ度或Ⅱ度脊柱滑脱（38 例为峡部裂，20 例为退变）。多数患者行减压和固定融合，58 例中的 47 例（84％）随访结果成功并愿意再次接受手术，或将手术推荐给其他人（图 3）。

融合技术

前路和后路手术，无论是联合或单独的，伴或

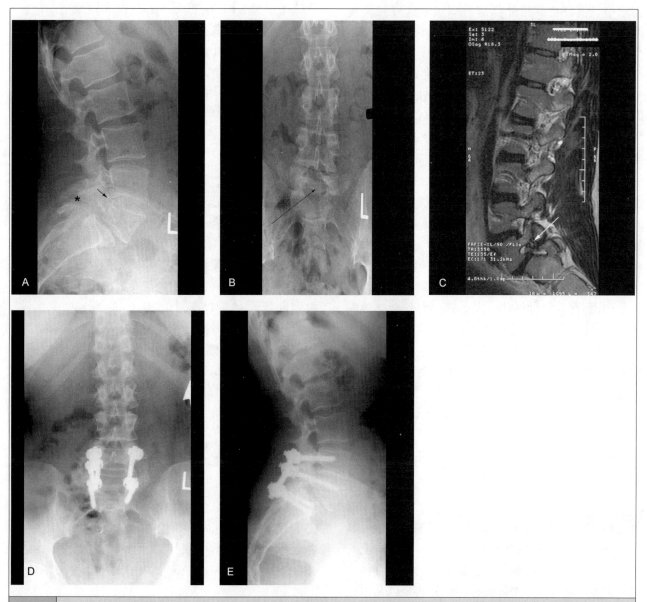

图 3　A，32 岁女性患者，侧位 X 线片显示Ⅱ度峡部裂腰椎伴有左腿痛。L4 对 L5 的后滑移（箭头）表明此节段为退变。星号示峡部缺损。B，后前位表明隐性脊柱裂（箭头），伴随峡部裂脊椎滑脱。C，矢状椎间孔 MRI 表明 L5 神经根的严重压迫（箭头）。D 和 E 术后影像学表明术后 6 个月时，获得内固定下后外侧融合。此患者接受了经典的 L4-S1 减压，目前临床无症状。

不伴内固定，均用来建立稳定和获得融合。后路手术包括后路椎体间融合（posterior lumbar interbody fusion，PLIF）、经椎间孔椎体间融合（transforaminal lumbar interbody fusion，TLIF），或后外侧融合。

就多数患者来说，后外侧融合几乎很少有并发症风险，同时疼痛减轻，并且融合率达 70%～100%。然而，在椎间盘有显著塌陷、高度滑脱或需要扩大减压的患者，这种治疗并不充分。PLIF 和 TLIF 都通过单纯后路提供外周稳定。在 TLIF 技术中，需要更靠近外侧接近间盘，这样和传统的 PLIF 技术相比，对硬膜囊和神经根的牵拉更少。近期使用 TLIF 技术，对 30 例成人峡部裂脊柱滑脱的影像学分析显示，滑移和椎间高度均得到恢复。然而，在滑移节段诱发前凸的能力很小。因为这项研究缺少关于影像学融合率和临床结果的数据，并且没有对照组，因此不能评价此技术的效果。前路椎体间融合（anterior lumbar interbody fusion，ALIF）手术提供了最直接的椎间操作入路，从而能获得更加完全的间盘切除和椎间高度更大的恢复。ALIF 和后路相比，提供了增加的结构性椎间内固定的接触面积，但是和后路相比，对于神经根松解方面只是对神经根进行间接减压。

ALIF 存在植骨移动、大血管损伤和交感神经丛损伤导致男性逆向射精的潜在并发症，多数术者不会在第一次手术时对患者采取单纯 ALIF 手术。如果真的需要进行 ALIF 手术，那么后路稳定手术是值得推荐的。

联合手术在建立坚强固定、直接后路减压（如果需要）、在手术节段恢复椎间高度以及提高融合率方面具有优势。环形融合适用于后外侧融合失败翻修的患者，或者高度峡部性脊椎滑脱患者。

高度脊椎滑脱

高度脊椎滑脱典型的病理改变为 L5 在 S1 上的腰骶后凸和 L5 以上腰椎的过度前凸，而导致疼痛、关节突关节融合、中央管和神经根管狭窄以及神经根牵拉。典型患者具有垂直骨盆、躯体高度丢失、臀部扁平、拄拐站立伴有屈髋屈膝以维持上身直立。髋膝部屈曲挛缩，有助于维持矢状位平衡。纠正腰骶部后凸是比减少滑移更重要的治疗的目的，因为腰骶后凸对腰椎平衡有更为不利的影响。

复位可以通过联合前路和后路方法，或者单纯后路方法而完成。尽管多数术者同意，症状性成人高度腰椎滑脱需要手术稳定，并且从腰骶部分的后凸复位中受益，但是对获得这些目的的外科技术仍存在争议。

有关高度脊椎滑脱的文献，是以少量青少年和年轻成人研究为基础的。因此，没有明确建立对成人治疗的技术选择。对高度脊椎滑脱的部分复位，得以直接神经减压，改善矢状位腰骶曲线，对融合骨块给予更多加压，伴随胸椎后凸和腰椎前凸的自发性纠正，可得到更好的体形外观。完全复位的主要不利是神经损伤的高风险，并且需要另行前路手术。

腓骨植骨用于高度脊椎滑脱的手术治疗。使用单纯后路方法，骶骨钻孔，将腓骨移植的一端插入骶骨，另一端植入 L5 椎体中，起到融合和稳定作用。

手术治疗结果

有某些关于脊椎滑脱外科治疗结果的预测。在一项研究中，有工伤赔偿的患者，或因低度腰椎滑脱而有新的疼痛发作提出索赔的病例，其减压融合或单纯减压效果甚微。对脊柱滑脱的减压和融合手术后自我评估的结果中，患者的参与占 80%～85% 的结果。植骨融合率受使用前后联合入路和术后应用坚硬支具制动所影响。坚固的融合是改善患者临床结果的主要指标，和使用特别融合技术（各种手术融合技术均包括在此研究当中）相比具有显著区别。

注释文献

影像学评估

Hanson DS, Bridwell KH, Rhee JM, et al: Correlation of pelvic incidence with low-and high-grade isthmic spondylolisthesis. *Spine* 2002；27：2026-2029.

本研究通过对 20 名儿童和 20 名成人峡部裂腰椎滑脱的影像学分析，试图确立对骨盆入射角度和低度或高度滑脱的关系。骨盆入射角度在高度滑脱组和低度滑脱组相比具有显著差异性（$P=$

0.007）。骨盆入射角度对于高度和低度滑脱具有预见性，是治疗和评价进展危险性的因子。

治 疗

Ekman P，Moller H，Hedlund R：The long-term effect of posterolateral fusion in adult isthmic spondylolisthesis：A randomized controlled study. *Spine J* 2005；5：36-44.

此文章是长期回顾随机研究的结果，在 77 例伴有成人峡部裂腰椎滑脱患者（37 例非内固定，40 例使用椎弓根固定）观察后外侧融合，和 34 例进行功能锻炼的患者相比，是否产生更好的临床效果。平均随访时间为 9 年（5～13 年）。从长期随访结果来看，疼痛和功能丧失在手术组（无论是否行内固定）较术前具有显著好转。在功能锻炼组，疼痛显著减低，但是功能丧失没有改善。

高度脊椎滑脱

Bartolozzi P，Sandri A，Cassini M，et al：One-stage posterior decompression-stabilization and trans-sacral interbody fusion after partial reduction for severe L5-S1 spondylolisthesis. *Spine* 2003；28：1135-1141.

作者总结 15 例成人高度脊椎滑脱的研究结果显示，进行后路减压和部分复位，同时行 360°稳定，即Ⅰ期行椎弓根固定和经骶骨钛网植入椎间融合，其影像学和临床结果均满意。

Boachie-Adjei O，Do T，Rawlins BA：Partial lumbosacral kyphosis reduction，decompression，and posterior lumbosacral transfixation in high-grade isthmic spondylolisthesis：Clinical and radiographic results in six patients. *Spine* 2002；27：E161-E168.

此文章是对 6 例程度为Ⅳ度和Ⅴ度的峡部裂脊椎滑脱的研究结果。伴有高度脊椎滑脱的患者，后路手术在获得坚固的脊柱融合方面是安全和有效的。滑脱角度部分复位，而不是滑脱程度，对高度滑椎获得理想效果至关重要。

Lauerman WC Jr：Adult isthmic spondylolisthesis，in Frymoyer JW（ed）：*The Adult and Pediatric Spine*，ed 3. New York，NY，LippincottWilliams & Wilkins，2004.

此文提供了对成人脊柱崩解的深入研究和广泛的分析。

手术治疗结果

L'Heureux EA Jr，Perra JH，Pinto MR，et al：Functional outcome analysis including preoperative and postoperative SF-36 for surgically treated adult isthmic spondylolisthesis. *Spine* 2003；28：1269-1274.

对 31 名成人峡部裂脊柱崩解接受关节融合术的患者进行前瞻和回顾性结果分析。对于疼痛节段的手术融合随访，表明具有显著功能改善（P=0.001）。此研究中改善的患者结果依赖于进行坚固的融合，而不是使用特别的融合技术。此研究包括了各种手术融合技术。

经典文献

Buttermann GR, Garvey TA, Hunt AF, et al: Lumbar fusion results related to diagnosis. *Spine* 1998;23:116-127.

Carragee EJ: Single-level posterolateral arthrodesis, with or without posterior decompression, for the treatment of isthmic spondylolisthesis in adults: A prospective, randomized study. *J Bone Joint Surg Am* 1997;79:1175-1180.

Farfan HF, Osteria V, Lamy C: The mechanical etiology of spondylolysis and spondylolisthesis. *Clin Orthop Relat Res* 1976;117:40-55.

Floman Y: Progression of lumbosacral isthmic spondylolisthesis in adults. *Spine* 2000;25:342-347.

Fredrickson BE, Baker D, McHolick WJ, et al: The natural history of spondylolysis and spondylolisthesis. *J Bone Joint Surg Am* 1984;66:699-707.

Grobler LJ, Novotny JE, Wilder DG, et al: L4-5 isthmic spondylolisthesis: A biomechanical analysis comparing stability in L4-5 and L5-S1 isthmic spondylolisthesis. *Spine* 1994;19:222-227.

Kim SS, Denis F, Lonstein JE, et al: Factors affecting fusion rate in adult spondylolisthesis. *Spine* 1990;15:979-984.

Legaye J, Duval-Beaupere G, Hecquet J, et al: Pelvic incidence: A fundamental pelvic parameter for three-dimensional regulation of spinal sagittal curves. *Eur Spine J* 1998;7:99-103.

Marchetti PC, Bartolozzi P: Classification of spondy-lolisthesis as a guideline for treatment, in Bridwell K, DeWald R (eds): *The Textbook of Spinal Surgery*, ed 2. Philadelphia, PA, Lippincott-Raven, 1997, pp 1211-1254.

Meyerding HW: Spondylolisthesis. *J Bone Joint Surg* 1931;13:39-48.

Moller H, Hedlund R: Surgery versus conservative management in adult isthmic spondylolisthesis: A prospective randomized study: Part 1. *Spine* 2000;25:1711-1715.

Peek RD, Wiltse LL, Reynolds JB, et al: In situ arthrodesis without decompression for Grade-III or IV isthmic spondylolisthesis in adults who have severe sciatica. *J Bone Joint Surg Am* 1989;71:62-68.

Schoenecker PL, Cole HO, Herring JA, et al: Cauda equina syndrome after in situ arthrodesis for severe spondylolisthesis at the lumbosacral junction. *J Bone Joint Surg Am* 1990;72:369-377.

Transfeldt EE, Dendrinos GK, Bradford DS: Paresis of proximal lumbar roots after reduction of L5-S1 spondy-lolisthesis. *Spine* 1989;14:884-887.

Vaccaro AR, Ring D, Scuderi G, et al: Predictors of outcome in patients with chronic back pain and low-grade spondylolisthesis. *Spine* 1997;22:2030-2034.

Wiltse LL, Newman PH, Macnab I: Classification of spondylolisis and spondylolisthesis. *Clin Orthop Relat Res* 1976;117:23-29.

（于 森 译）

第 34 章　椎间盘源性腰痛

Rob D. Dickerman, DO, PhD　　Jack E. Zigler, MD

引　言

椎间盘源性腰痛虽然已广为认识,但明确诊断仍然十分困难。椎间盘源性腰痛的发病机制有多种学说,其症状也复杂多变,这些都容易造成诊断上的争议。对椎间盘源性腰痛病人准确的检查要求阶梯式地进行。本章将讨论椎间盘源性腰痛的病理生理、诊断流程和治疗选择。

发病率

腰痛是一种非常普遍的现象,每年的发病率为5%,相应的患病率在60%~90%之间。到家庭医生处就诊的患者只有上呼吸道感染的数量多于腰痛。50%的轻体力劳动者和60%的重体力劳动者存在腰痛。腰痛是45岁以下人群中导致活动受限的最常见原因,是45~65岁患者中导致残疾的第三大常见原因。致残性腰痛病人重返工作的可能性与离开工作的时间直接相关;离开工作超过6个月的病人50%能重返工作;超过1年的病人25%能重返工作;而离岗超过2年的病人只有不到5%能重返工作。当然,只有7%的患者腰痛持续2年以上,而且只有1%的病人需要长期治疗。最终只有不到1%的腰痛患者需要手术治疗。令人吃惊的是,大约85%的主诉腰痛的患者找不到解剖方面的病理基础。然而,美国每年却要针对这些情况支付大约30亿~50亿美元的医疗费用。

病　因

肥胖是几种疾病的已知风险因素,其中包括退变性椎间盘病。肥胖病人椎间隙内的机械负荷增加,并且将通过几种不同的途径导致椎间盘提前退变。吸烟也与退变性椎间盘病和椎间盘突出症发病率增加有关。尼古丁通过限制椎间盘内部组织的氧化,从细胞水平抑制其日常自身恢复的能力,从而加速椎间盘的退变。这个过程可导致髓核的透明样变和坏死。尼古丁抑制成骨细胞的功能、骨代谢和椎间隙内的细胞交换。一项研究显示吸烟病人行两个节段的腰椎融合手术,假关节形成的发生率增加32%。吸烟病人腰痛手术或非手术治疗的总体成功率均较不吸烟患者明显降低。

遗传一直被认为是退变性椎间盘病的重要因素。MRI研究发现在双胞胎中有74%的遗传性退变性椎间盘病。分子生物学研究尝试确定退变性椎间盘病的基因位点,并已经发现编码在椎间隙产生的Ⅸ型胶原多肽链的基因有可能在退变性椎间盘病的发生中扮演重要角色。

另一些研究试图确定重体力劳动或负重训练(如健身和举重)对退变性椎间盘病是否有潜在风险。一项研究提出了压力性负荷是否会造成该个体易于罹患退变性椎间盘病的问题,结果发现退变性椎间盘病的发病率没有升高,但椎间盘内蛋白多糖和胶原的分布发生了改变。最近,一项为期5年的前瞻性研究对41例没有症状的退变性椎间盘病患者的体力工作特点、参加体育活动的情况以及和初始MRI相比形态学的改变进行了评估,结果发现不参加体育活动、夜间工作以及初始MRI有椎间盘损伤是明显的风险因素。从逻辑上推论,似乎长期从事负重项目的运动员的腰椎患退变性椎间盘病的风险应该升高,但研究发现单纯运动本身不是退变性椎间盘病的风险因素,或许还可能是保护因素。

运动员退变性椎间盘病发病率高与举重的机械性负荷没有关系,因为多数情况下那都是静态的锻炼,各个关节都是在固定的生理状态下承受负荷,所以限制了损伤发生的风险。实际上,运动员在做竞技性项目的时候发生退变性椎间盘病的风险升高,因为这时脊柱往往是在非生理状态和最脆弱的姿势下承受负荷。2004年,对一大组同卵双胞胎的调查发现社会因素和工作经历对发生退变性椎间盘病没有影响。因此,判断遗传在其中扮演了重要角色,在成人中占各种风险因素的74%。

解剖和生理

椎间盘是一个微动关节，没有滑膜关节囊。椎间盘的高度占整个腰椎高度的30%。椎间盘由软骨终板、纤维环和髓核组成（图1），透明软骨连接终板和椎体。筛板是软骨终板中一层骨化的结构，表面有大量小孔，允许营养物质渗入椎间盘，也同时在退变性椎间盘病的病理生理过程中扮演重要角色。

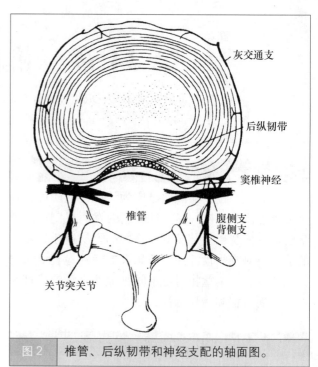

图2　椎管、后纵韧带和神经支配的轴面图。

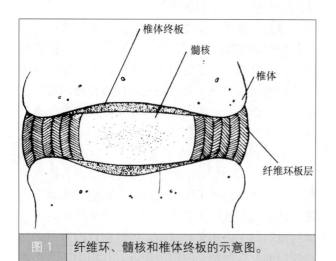

图1　纤维环、髓核和椎体终板的示意图。

纤维环由同心圆排列的胶原纤维板层构成。每个板层由平行排列并终止于终板的斜行纤维组成；每个板层的纤维走行不同，类似于放射状轮胎的带子。Sharpey纤维主要由Ⅰ型胶原构成，是最外层的纤维，直接附着于椎体的骺环上。内层的纤维由Ⅱ型胶原构成，主要附着于软骨终板上。

髓核是胚胎期脊索的遗留物，包含Ⅱ型胶原。髓核占据了大约40%的椎间盘体积，并且位于椎间盘的中后部。髓核被弹性较小的纤维环包绕，且比纤维环更具黏胶状的特性，因此扮演着承重的静水力学结构。

椎间盘由胶原、蛋白多糖、结缔组织和水构成。Ⅰ型和Ⅱ型胶原是椎间盘主要的胶原形式。胶原的分子机构使其具有强大的抗张强度，确保其牢固地附着于椎体并且抵抗剪力。

蛋白多糖是椎间盘合成的巨大分子并且分布于整个椎间盘。这些蛋白多糖由透明质酸核心及附着于其上的黏多糖（硫酸软骨素或硫酸角质素）构成，携带负电荷。为了维持椎间盘内的中性电位，钠、钾和钙离子集中于椎间隙内形成渗透梯度以便

水分能够进入椎间盘。人直立时对椎间盘的压力造成了椎间盘内的静水压与渗透梯度对抗。这对持续存在的相互作用力保证了水分可以不断地进出椎间盘。

椎间盘的神经支配来自由腹侧主支和灰交通支发出的窦椎神经。窦椎神经支配纤维环、椎间盘后部、硬膜和后纵韧带。椎间盘的前部和前纵韧带由灰交通支的分支支配。背侧主支发出的神经支配关节突关节，棘突上、棘突间韧带以及椎旁肌（图2）。

病理生理

椎间盘退变在儿童早期椎间隙内血管逐渐闭锁的时候就已经开始了。椎间盘血管闭锁的机制被认为是继发于儿童从四肢爬行到双腿行走的转变，直立时椎间盘上负重导致内部压力增高，进而使血液供应受累。到4岁时，软骨细胞的代谢已经完全依靠渗透作用了。筛板多孔的表面随着年龄逐渐减少。随着年龄的增加，由于血液供应的减少和渗透能力的降低，椎间盘的代谢应变增加。这些代谢性变化导致椎间隙中内含物的改变，液体净流入量减少，水分从90%减少到70%；并最终导致椎间盘高度丢失。一旦退变级联开始，脊柱的力学结构就发生改变，加载在相邻节段的异常应力就会导致韧

带劳损，从而导致相应结构的疼痛（如关节突关节、骶髂关节和邻近椎间盘）。

一项 MRI 研究检查了 50 例慢性腰痛患者，发现 20% 的患者在轴向负荷下没有变化，而 80% 的病人则都会加重他们的腰椎疾病，如腰椎管狭窄、椎间盘突出或腰椎滑脱。作者总结，轴向负荷可能不是导致疾病的最初原因，但先前损伤造成的退变能使轴向负荷对椎间盘产生负面作用。

退变性椎间盘病也包含炎症性成分，可见于 MRI 扫描椎间隙前方和腰椎前路手术暴露时。这些炎症性成分可以解释为什么椎间盘内注射皮质激素和（或）口服消炎药对一些病人有效。一项椎间盘内炎性介质的比较性研究显示，椎间盘源性腰痛全椎间盘切除融合术中切除的椎间盘组织中的促炎症介质（白介素-6 和白介素-8）水平显著高于椎间盘突出椎间盘切除术的椎间盘组织。这些发现提示髓核组织内的炎症反应在退变级联中可能起一定的作用。

神经支配

对纤维环和终板的研究发现终板的神经支配向中央集中，纤维环的神经支配也类似。免疫组化研究已经确定了背根神经节内的神经元在生理和病理状态下影响腰椎间盘和改变其活动。众所周知，背根神经节在椎间盘水平神经支配中起着重要作用。最近，一些尝试有创的非手术方法治疗椎间盘源性腰痛的研究也进一步支持背根神经节对椎间盘的神经支配作用。最近的一项研究比较椎间盘内注射皮质激素和生理盐水对经椎间盘造影诊断的椎间盘源性腰痛患者的治疗作用，以明确皮质激素抗炎作用是否有治疗效果。但结果显示皮质激素和生理盐水没有显著性差异。而另一项研究则发现，椎间盘内激素注射对终板有明确炎性改变和椎间盘造影阳性的病人有显著的治疗效果。一项研究回顾性研究了椎间盘内电热治疗椎间盘源性腰痛的效果，结果显示不满意率达 50%。这很可能是电热治疗无法取出椎间盘内的致痛物质的结果。最近，一项研究采用经皮射频热凝背交通支的方法有效地治疗了椎间盘源性腰痛。其结果可能与终板和纤维环去神经化有关。

临床表现

病史和物理检查对明确病人腰痛的发病机制至关重要。有几个病史和物理检查结果能帮助指导医生选择适合的诊断性检查和治疗方法。退变性椎间盘病病人典型地表现为日间疼痛，久站或久坐等负重状态下加重。病人有时主诉主观的根性激惹现象，但大多不是主要表现。腰痛通常发生在日间而且持续，根性症状通常为一过性的。

物理检查

物理检查的结果可以是几乎正常的，所以需要通过排除法诊断。病人的运动、反射和感觉等神经学查体一般是正常的。病人通常没有根性症状，步态可以表现为谨慎、提防的，但大多正常。如果退变性椎间盘病导致椎体间高度降低，进而由于负重导致椎间孔狭窄，一小部分病人可以出现一过性的根性症状。常见的阳性体征是腰部轻微的压痛，但与真正的椎旁肌痉挛无关。最典型的主观症状是深部的疼痛，休息时缓解，负重时加重。可以问病人一个非常经典的问题："你能安静地坐着看完一整场电影吗？"因为几乎所有椎间盘源性腰痛的病人都很难舒服地坐哪怕很短的时间。物理检查中直腿抬高等根性检查通常是正常的。腰椎屈曲和后伸由于加重了椎间盘负荷，所以活动受限。

医生应该提醒除外其他严重疾病的存在，如夜间痛、无法解释的系统症状、发热和体重下降。也应该检查季肋部有无叩痛（除外肾结石），腹部有无包块（提示腹部肿瘤或腹主动脉瘤），这些疾病也可以引起腰痛。应该对病人进行全面的病史和物理学检查，因为导致腰痛的疾病很多。

同样需要评估病人的精神状态，有无精神病史，如抑郁症；尤其是对那些长期服用镇静剂的病人。病人在做椎间盘造影和手术前应该常规让精神科医生评估其精神状态以确保对术后效果有合理的预期。有不少研究结果显示治疗效果与术前的精神状态有关。

诊断性评估

X 线平片是最好的初始检查。应注意观察椎间孔和椎间隙有无狭窄和骨赘形成，或有无终板硬化等常见的退变表现（图 3）。严重狭窄时，可以出现特征性的椎间隙"真空现象"或气体形成。另外，还需要通过平片上一些可疑的区域、椎弓根缺失、压缩性骨折及其他退变性、肿瘤性或感染性的

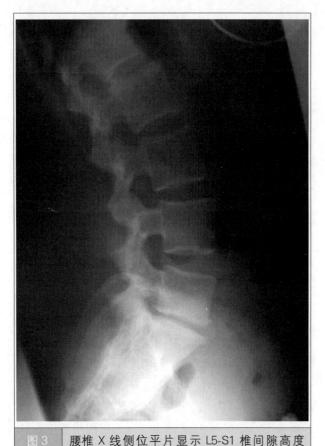

图3　腰椎 X 线侧位平片显示 L5-S1 椎间隙高度丢失。

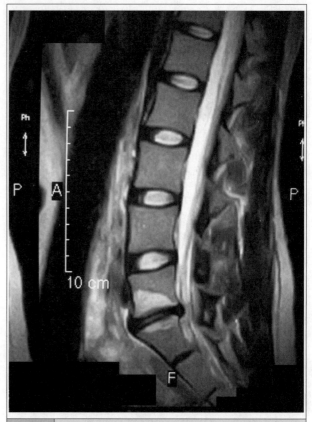

图4　MRI 矢状面 T2 加权像显示 L5-S1 椎间高度丢失，椎间隙信号降低，椎体 Modic 改变。

表现除外其他一些可能造成腰痛的原因。

　　MRI 已经成为诊断腰痛病人最常用的检查方式之一。MRI 矢状面 T2 加权像能提供一目了然的初步印象。典型的退变椎间盘表现为 T2 加权像上的低信号（黑间盘），而含水量正常的椎间盘则显示为高信号（图4）。受累椎间盘邻近椎体的退变在 MRI 上信号强度的不同表现被 Mordic 归纳为三种类型。Ⅰ型定义为 T1 加权像上低信号和 T2 加权像上高信号；Ⅱ型为 T1 加权像上高信号和 T2 加权像上等信号，Ⅱ型改变反应的病理学基础是椎体骨髓内的脂肪含量增加，被认为是对痛性椎间盘的一种炎症性反应。Ⅲ型是 T1 和 T2 加权像上信号均降低，反映了病理上骨髓含量减少和终板硬化。退变性椎间盘病人 T2 加权像上的表现以及 Modic 改变与临床症状上的关系现在还没有阐述清楚。一项研究发现 MRI 扫描上椎体终板阳性表现与椎间盘造影中诱发出来的疼痛间没有显著关系。一些生物理学研究也得出了椎间盘退变与相邻椎体的退变之间没有直接关系的结论。所以，Modic 改变可以证实椎体和（或）椎间盘的退变存在，但是

尚不能与诱发性椎间盘造影的结果相关联。

　　很少有研究能确定 MRI 扫描中椎间隙的病理改变和椎间盘造影的阳性表现之间的关系。一项研究检查了 100 例病人，结果发现 MRI 扫描中所见的放射状裂隙不是椎间盘造影诱发疼痛的可靠预测指标；而 MRI 扫描 T2 加权像上的高信号区却能可靠地预测椎间盘造影疼痛。伴有椎间高度丢失的严重椎间盘退变倒是好的预测因子。尽管纤维环后方撕裂是可能的致痛因子，但它们不是椎间盘源性疼痛的理想的预测指标。椎间盘高度丢失和 MRI 扫描 T2 加权像信号强度异常依然是文献中比较公认的椎间盘破坏的预测指标（图5）。一些病人中，在术中和术前 MR2 片上都可以发现椎间盘间隙腹侧有炎症性改变。一项有趣的研究试图鉴别椎间盘突出、椎间盘膨出和椎间高度正常但信号强度异常的椎间盘在椎间盘造影时的差别。结果发现 100% 的椎间盘突出、80% 的椎间盘膨出和纤维环破坏及椎间盘造影高阳性率有关。令人意外的是，椎间盘突出、椎间盘膨出、还有椎间轮廓正常但信号强度异常的椎间盘相对于椎间盘退变的程度、椎间盘破

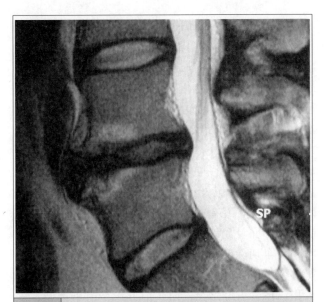

图 5　MRI 矢状面 T2 加权像显示 L4-5 椎间高度丢失，椎间隙信号降低，椎间隙腹侧炎性改变，椎间盘向腹侧轻度突出。

坏的程度或有无椎间盘源性腰痛之间没有显著的差别。研究总结，椎间高度丢失或信号强度异常对有症状的纤维环撕裂有很强的预测价值；而 MRI 上所见的椎间盘膨出或突出不能代表椎间盘造影所反映的椎间盘内部结构的显著差别，不能像椎间盘轮廓正常但椎间高度丢失或信号强度异常那样提示有症状的纤维环撕裂。

严格地讲，椎间盘造影是证实性的试验而非独立的检查。检查本身是一个诱发性试验，需要放射科医生和病人的配合。检查有助于证实退变性椎间盘病的节段，而且应该包括至少一个（最好 2 个）正常节段。包含正常节段的理论是排除相邻节段是疼痛来源，从而进一步证实内部结构异常的椎间盘就是疼痛的节段。如果 2 个节段都怀疑是疼痛的来源，医生则应该建议放射科医生用利多卡因做第一个节段的椎间盘封闭，目的是排除相邻节段椎间盘造影时由于水压刺激造成疼痛的可能。椎间盘造影是有创性检查，尽管报告的椎间盘炎的发生率不到1％，但这个风险仍需要向病人交代。如果先前正常的节段在椎间盘造影之后出现椎间盘炎就十分麻烦了。因此，这项检查应该由有经验的医生来实施，因为并发症的发生率与医生的经验是成反比的。

所有外科医生都没有发现椎间盘造影有什么显著的临床意义，顾虑椎间盘造影的有效性的报告很

多。自从椎间盘造影作为诊断手段以来，其特异性就一直遭到质疑。一项研究使用椎间盘造影检查了没有腰痛的病人，包括 10 例没有疼痛或心理疾病史的病人做对照、10 例慢性颈痛病人和 6 例患躯体障碍的病人。阳性疼痛反应见于 10％的无疼痛病人、40％的慢性颈痛病人和 83％的躯体障碍病人。更多新近的关于椎间盘造影特异性研究显示，由有经验的医生实施的椎间盘造影对没有心理疾患的健康病人其特异性可高达 90％；而对有心理风险因素的慢性疼痛病人仅为 20％。有经验的椎间盘造影医生提出了一些提高准确性的建议，包括根据 MRI 找"对照节段"（正常的椎间盘）、了解病人的心理风险因素、注射开始或结束以及注射的是哪个节段都不要给病人任何提示。必须反复强调的是椎间盘造影是一项动态的激发试验，因此病人在注射时的疼痛反应是检查最重要的部分。它不是被动的影像学检查。

以下是针对腰痛但不伴根性症状、对保守治疗无效的病人的诊断流程：（1）获得 X 线平片（前后位和屈伸位片）；典型的表现为椎间盘高度丢失和椎间隙退变。（2）行 MRI 检查，可疑节段 T2 加权像表现为"黑间盘"，椎间盘高度丢失，与纤维环撕裂相对应的椎间隙内高信号。（3）如果怀疑关节突骨性关节炎或关节突源性疼痛参与了症状，行关节突关节封闭。（4）行椎间盘造影（需包括正常节段）。激发试验需要病人和放射科医生之间的互动，最终的报告要根据在椎间隙内产生压力时病人的主观反应。如果临床提示病人有心理风险因素，椎间盘造影前需要对病人的心理状态进行评估。（5）考虑手术治疗致残性轴性疼痛的病人都应进行心理状态筛查。

非手术治疗

大多数病人不用手术就可以恢复。所有病人（神经系统急症的患者除外）都应该先经过非手术治疗，这是有文献支持的。强烈建议进行肌肉锻炼。加强腹壁肌肉和腰部肌肉（核心肌肉群）已经证实对缓解椎间盘源性腰痛有确切的帮助。经过物理治疗强化肌肉力量的病人即使需要手术，他们对手术的耐受性更好，术后的恢复也更快。一些研究分析了支具对椎间盘源性腰痛的作用，发现其作用有限，有些研究显示疼痛加重。支具一般用于诊断

和治疗机械性腰痛而对治疗椎间盘源性腰痛作用有限。一些特殊的、由气动活塞减轻腰部负荷的支具除有诊断作用外也有治疗的作用。

脊柱指压法对治疗急性腰痛比安慰剂有效，因此在神经系统正常的情况下可以建议使用。但数据显示对于慢性腰痛（疼痛持续＞12 周）其作用并不比安慰剂好。

牵引经常用于颈椎以暂时缓解退变性椎间盘病和轻度的椎间盘突出。但使用在腰椎更为困难，文献中支持使用牵引治疗椎间盘源性腰痛的也很有限。

一些药物研究支持非甾体消炎药治疗椎间盘源性腰痛，因此也支持了炎症介质在疾病中发挥作用的假说。每个病人在治疗急慢性腰痛时都应该先口服非甾体消炎药和其他非手术治疗，如物理治疗或脊柱指压法治疗。这些都是有询证医学的数据支持的。

疗效研究已经检验了非手术治疗椎间盘造影阳性的椎间盘源性腰痛病人的效果。超过 3 年的随访结果显示，68％的病人改善，8％的病人无变化，24％的病人加重。影响结果的因素有腰痛时间短和发病时年龄大。效果差的主要预测指标是心理疾病，占加重病例中的 67％。

手术治疗

在过去的 10 年里，手术治疗椎间盘源性腰痛的方法主要是椎间盘切除椎体间融合，从前路、后路，甚至可以环形融合，这取决于医生的经验和病人的临床情况。治疗的主要目的是去除疼痛源，例如，病变节段椎间盘切除融合后，活动便受到抑制。不切除椎间盘单纯后外侧融合对缓解椎间盘源性腰痛的效果是相当差的。一些研究结果显示，退变性椎间盘病后外侧融合的融合率高达 90％，但仅 60％的病人临床症状改善。后外侧融合对减轻机械性腰痛的作用是肯定的，因为融合减少了活动。但是实验室研究显示后外侧融合仅减少节段性活动的 40％，而前方椎体间融合能够减少整个节段活动的 80％，而且完全消除椎体间的活动。一项研究报告了后外侧融合手术后椎间盘源性腰痛仍然持续的 5 例病人，椎间盘造影结果阳性，行前路椎体间融合后疼痛完全缓解。前后椎体间融合的融合率报告为 90％以上，但后外侧椎体间融合在缓解椎间盘源性腰痛方面的成功率较低（60％～

90％）。前路椎体间融合在缓解疼痛方面的作用一贯比较好。

后路腰椎手术的另一个负面因素是对后方椎旁肌的损伤。术中剥离和撑开对椎旁肌的损伤是术后早期疼痛的重要原因。如果术中肌肉出现明显的缺血，术后肌肉会形成瘢痕，进而发生融合后综合征。除肌肉损伤外，后路手术显露硬膜和神经有造成损伤和术后神经周围瘢痕形成的风险。

前路椎体间融合避免了后路椎旁肌损伤的风险，减少了神经直接损伤和术后神经周围瘢痕粘连的风险，而且允许切除整个椎间盘并恢复椎体间高度。完全切除椎间盘、植入合适大小的椎间融合器能够恢复椎体间的高度，从而间接地增加神经孔的容积。放置椎间融合器时，前方入路由于遵循了一些融合的基本原则所以融合率更高：植骨块的接触面比后方入路好；对植骨面的加压更容易，压力的分布更平均；节段间的稳定可以通过多种途径完成，如后路经皮椎弓根螺钉、前路板，或者一些特定的病例可单独使用椎体间融合器加重组人骨形态形成蛋白（rhBMP）。

传统的单纯前路椎体间自体髂骨块融合报告假关节、植骨块脱出和下沉的发生率很高。下沉是由接触面的横截面积以及植骨块和终板边缘的位置关系控制的。术中有三个要素可以预防下沉的发生：（1）植骨块的大小要根据椎体大小裁剪合适。裁剪合适的植骨块会有助于 Wolff 法则（处在应力下方的植骨块会重塑，而应力外的骨会被吸收）发挥作用。（2）植骨块和椎体之间的接触面积应该尽可能大。植骨块下沉的程度是和它与椎体的接触面积呈反比的。（3）尽可能完善接触面的质量。必须去除软骨终板以显露皮质骨和出血的软骨下骨。用电刀烧除终板做植骨融合的准备可以增加融合率而又不增加下沉的发生率。随着 rhBMP 的引进，融合率进一步提高。一项研究对比了 rhBMP 加异体骨和自体髂骨的融合率，发现临床结果相似；但 rhBMP 组的融合率显著提高（95％对 89％）。另外，rhBMP 组的手术时间和出血量都减少了。

由于单纯前路椎间融合存在下沉的问题，环形手术已经得到认可。环形脊柱融合的融合率达90％～100％，80％以上的病人临床有改善。环形融合的病人应该在术前严格挑选。最近，一项瑞典的研究比较了三种手术方式治疗慢性腰痛的效果，并且分析了融合率和长期效果。病人被分成单纯后外侧融合组、后外侧融合及椎弓根螺钉固定组和后外侧融合及椎弓根螺钉固定加椎体间植骨组。环形融合组融合率最高（91%），然后是后外侧融合及椎弓根螺钉固定组（87%），融合率最低的是单纯后外侧融合组（72%）。手术时间、术后住院时间、失血量和并发症方面均是环形融合组最高，单纯融合无固定组最低。病人的效果三个组之间没有差别。因此，作者总结，在本组研究人群中，应用手术技术要求最低、费用最低的手术方式（单纯后外侧融合）除了融合率低以外并没有什么缺点。

环形手术可以采用，对临床需要的病人也应该采用，比如高风险病人需要额外加强后方张力带结构或者预防植骨块下沉时。如果有必要行环形融合，可先采取前路椎体间融合，然后行后路 Wiltse 肌肉间入路经皮放置单侧或双侧椎弓根螺钉。前方腹膜后入路以及微创的后路经皮椎弓根螺钉固定可允许病人在手术当天下午活动，术后住院时间仅需 1~3 天。

人工椎间盘置换现在已经批准用于治疗椎间盘源性腰痛。椎间盘置换术会比融合手术越来越多地用于椎间盘源性腰痛。原因如下：与融合手术相比，椎间盘置换术中出血量更低、手术时间更短、住院时间更短。椎间盘置换的病人比融合手术的病人康复得更快、返回工作更早。而且活动保留的手术引起相邻节段问题的可能性也较融合手术低。美国国家食品药品管理局（FDA）试验性设备豁免（IDE）研究已经批准对几种人工腰椎间盘进行大规模的前瞻性研究。这些研究将持续多年以获得对椎间盘置换和融合长期临床效果的更科学的评估。

小　结

椎间盘源性腰痛有着多因素的病理学基础，根据已发表的研究结果，退变级联发生于最初的损伤之后，可能开始于分子水平。椎间盘源性腰痛通常指的是椎间盘内部结构紊乱、退变性椎间盘病、机械性腰痛或节段性不稳，所有这些都需要恰当的诊断流程，最终的治疗就基于这个流程。掌握好适应证，椎间盘源性腰痛的治疗是可以成功的。

注释文献

引　言

Saal JS: General principles of diagnostic testing as related to painful lumbar spine disorders: A critical appraisal of current diagnostic techniques. *Spine* 2002; 27: 2538-2545.

文章综述了所有可获得的关于慢性腰痛有创诊断试验的信息和数据，发现这些方法的准确性都有内在的问题。

发病率

Devereaux MW: Neck and low back pain. *Med Clin North Am* 2003; 87: 643-662.

文章讨论了影响脊柱和椎旁结构的代表性病例。

Frymoyer JW, Wiesel SW: *The Adult and Pediatric Spine*, ed 3. Philadelphia, PA, Lippincott Williams & Wilkins, 2004, pp 899-905.

文章讨论了腰痛和其他影响脊柱的情况。

Pauza KJ, Howell S, Dreyfuss P, et al: A randomized, placebo controlled trial of intradiscal electrothermal therapy for the treatment of discogenic low back pain. *Spine J* 2004; 4: 27-35.

文章比较了椎间盘内电热和安慰剂治疗椎间盘源性腰痛的效果。

Pawl RP: Pain treatment and spine surgery. *Surg Neurol* 2004; 61: 320-322.

文章讨论了脊柱手术过程中的疼痛治疗方法。

病　因

Ala-kokko L: Genetic risk factors for lumbar disc disease. *Ann Med* 2002; 34: 42-47.

与坐骨神经痛和腰椎间盘突出相关的两个 IX 型胶原的等位基因的确定支持了遗传因素在腰椎间盘病中起作用的假设。

Battie MC, Videman T, Parent E: Lumbar disc degeneration: Epidemiology and genetic influences. *Spine* 2004; 29: 2679-2690.

文章综述了腰椎间盘退变和遗传影响方面的科学文献。

Chung SA，Khan SN，Diwan AD：The molecular basis of intervertebral disk degeneration. *Orthop Clin North Am* 2003；34：209-219.

涉及椎间盘退变的分子机制仍然在研究之中。对细胞因子和其他炎性介质参与退变过程仍存争论。

Elfering A，Semmer N，Birkhofer D，Zanetti M，Hodler J，Boos N：Risk factors for lumbar disc degeneration：A 5-year prospective MRI study in asymptomatic individuals. *Spine* 2002；27：125-134.

研究了发生椎间盘退变的风险因素。

Hartvigsen J，Christensen K，Frederiksen H，Pedersen HC：Genetic and environmental contributions to back pain in old age：A study 2108 Danish twins aged 70 and older. *Spine* 2004；29：897-901.

文章讨论了遗传和环境因素对老年人的影响。

Iwashashi M，Matsuzaki H，Tokuhashi Y，et al：Mechanism of intervertebral disc degeneration caused by nicotine in rabbitts to explicate intervertebral disc disorders caused by smoking. *Spine* 2002；27：1396-1401.

研究了尼古丁对兔血管芽的影响以确定尼古丁诱发椎间盘退变的机制。

Manenti G，Liccardo G，Sergiacomi G，et al：Axial loading MRI of the lumbar spine. *In Vivo* 2003；17：413-420.

根据这项研究，轴向负荷MRI为非手术或手术提供了特殊的信息。

Sobajima S，Kim JS，Gilbertson LG，Kang JD：Gene therapy for degenerative disc disease. *Gene Ther* 2004；11：390-401.

文章综述了基因治疗影响退变的椎间盘生物进程的能力。

解剖和生理

Aoki Y，Takahashi Y，Ohtori S，Moriya H，Takahashi K：Distribution and immunocytochemical characterization of dorsal root ganglion neurons innervating the lumbar intervertebral disc in rats：A review. *Life Sci* 2004；74：2627-2642.

该研究提示神经生长因子参与了椎间盘源性腰痛的产生。

Burke JG，Watson RW，Conhyea D，et al：Human nucleus pulposis can respond to a pro-inflammatory stimulus. *Spine* 2003；28：2685-2693.

研究试图证实人椎间盘对促炎症刺激有反应并且确定了涉及的特殊介质。

Butterman GR：The effect of spinal steroid injections for degenerative disc disease. *Spine J* 2004；4：495-505.

脊柱激素注射对一些重度退变性椎间盘病和慢性疼痛病人有益。

Norcross JP，Lester GE，Weinhold P，Dahners LE：An in vivo model of degenerative disk disease. *J Orthop Res* 2003；21：183-188.

通过用大鼠尾巴的椎间盘做的退变性椎间盘病的动物模型研究可能的治疗方法。

神经支配

Davis TT，Delamarter RD，Sra P，Goldstein TB：The IDET procedure for chronic discogenic low back pain. *Spine* 2004；29：752-756.

该研究的目的是为了评估经椎间盘内电热治疗的病人的功能状况、症状和治疗。

Fagan A，Moore R，Vernon R，et al：The innervation of the intervertebral disc：A quantitative analysis. *Spine* 2003；28：2570-2576.

文章报告了第一个对腰椎间盘神经支配的定量分析。

Khot A，Bowditch M，Powell J，et al：The use of intradiscal steroid therapy for lumbar spinal discogenic pain：A randomized controlled trial. *Spine* 2004；29：833-836.

该研究确定了椎间盘内激素注射治疗慢性椎间

盘源性腰痛 1 年后的临床效果。

Oh WS, Shim JC: A randomized controlled trial of radiofrequency denervation of the ramus communicans nerve for chronic discogenic low back pain. *Clin J Pain* 2004; 20 (1): 55-60.

　　研究了经皮射频热凝交通支治疗慢性椎间盘源性腰痛病人的效果。

诊断性评估

Anderson MW: Lumbar discography: An update. *Semin Roentgenol* 2004; 39: 52-67.

　　椎间盘造影是唯一能提供椎间盘在病人各种症状所起作用的生理方面信息的检查。

Carragee EJ, Alamin TF: Discography: A review. *Spine J* 2001; 1: 364-372.

　　文章讨论了椎间盘造影目前的使用情况, 以及相关的技术和有效性方面的研究。

Ferguson SJ, Steffen T: Biomechanics of the aging spine. *Eur Spine J* 2003; 12 (suppl 2): S97-S103.

　　老年并不是脊柱退变的唯一因素。需要对老化脊柱的独特生物力学功能做进一步研究。

Willems PC, Jacobs W, Duinkerke ES, De Kleuver M: Lumbar discography: Should we use prophylactic antibiotics?: A study of 435 consecutive discograms and a systematic review of the literature. *J Spinal Disord Tech* 2004; 17: 243-247.

　　根据该研究, 预防性应用抗生素可以防止椎间盘炎的证据还不充分。

非手术治疗

Borman P, Keskin D, Bodur H: The efficacy of lumbar traction in the management of patients with low back pain. *Rheumatol Int* 2003; 23: 82-86.

　　研究了腰椎牵引在治疗腰痛病人方面的作用。没有观察到标准物理治疗中牵引的特殊作用。

Jellema P, van Tulder MW, van Poppel MN, Nachemson AL, Bouter LM: Lumbar supports for prevention and treatment of low back pain: A systematic review within the framework of the Cochrane Back Review Group. *Spine* 2001; 26: 377-386.

　　评估了腰椎支具在预防和治疗腰痛方面的作用。

手术治疗

Burkus JK, Gornet MF, Dickman CA, et al: Anterior lumbar interbody fusion using rhBMP-2 with tapered interbody cages. *J Spinal Disord Tech* 2002; 15 (5): 337-349.

　　腰椎 rhBMP-2 加锥形椎间融合器可达到坚强的融合并可以免除髂骨取骨。

Fritzell P, Hagg O, Wessberg P, et al: Chronic low back pain and fusion: A comparison of three surgical techniques: A prospective multicenter randomized study from the Swedish lumbar spine study group. *Spine* 2002; 27: 1131-1141.

　　文章比较了三种常用的融合技术在减少慢性腰痛病人的疼痛和降低致残率方面的能力。

McAfee PC, Fedder IL, Saiedy S, Shucosky EM, Cunningham BW: SB Charite disc replacement: Report of 60 prospective randomized cases in a US center. *J Spinal Disord Tech* 2003; 16: 424-433.

　　该研究应用椎间盘置换治疗机械性腰痛并获得了可与腰椎融合(椎体间融合器加骨形态形成蛋白或椎体间自体骨移植加椎弓根螺钉)可比的结果。是第一个在前瞻性随机设计中显示功能改善的研究。

Park P, Garton HJ, Gala VC, et al: Adjacent segment disease after lumbar or lumbosacral fusion: Review of the literature. *Spine* 2004; 29: 1938-1944.

　　文章讨论了相邻椎体节段疾病的发生机制、发生率和风险因素。

Zigler JE: Lumbar spine arthroplasty using the

Prodisc II. *Spine J* 2004；4：260S-267S.

　　研究显示治疗继发于腰椎间盘病的致残性机械性疼痛，除融合手术之外，椎间盘置换可作为另一选择。

经典文献

Annunen S, Paassilta P, Lohiniva J, et al: An allele of COL9A2 associated with intervertebral disc disease. *Science* 1999;285:409-412.

Blumenthal SL, Baker J, Dossett A, et al: The role of anterior lumbar fusion for internal disc disruption. *Spine* 1988;13:566-569.

Boden SD, Davis DO, Dina TS, et al: Abnormal magnetic resonance scans of the lumbar spine in asymptomatic subjects: A prospective investigation. *J Bone Joint Surg Am* 1990;72(3):403-408.

Brown WC, Orme TJ, Richardson HD: The rate of pseudoarthrosis in patients who are smokers and patients who are nonsmokers: A comparison study. *Spine* 1986;11:942-943.

Burdorf A: Exposure assessment of risk factors for disorders of the back in occupational epidemiology. *Scand J Work Environ Health* 1992;18(1):1-9.

Carragee EJ, Paragioudakis SJ, Khurana S: Lumbar high-intensity zone and discography in subjects without low back pain. *Spine* 2000;25:2987-2992.

Carragee EJ, Tanner CM, Khurana S, et al: The rates of false-positive lumbar discography in select patients without low back symptoms. *Spine* 2000;25:1373-1380.

Cloward RB: Posterior lumbar interbody fusion updated. *Clin Orthop Relat Res* 1985;193:16-19.

Cloward RB: Lesions of the intervertebral discs and their treatment by interbody fusion methods. *Clin Orthop Relat Res* 1963;27:51-77.

Cypress BK: Characteristics of physician visists for back symptoms: A national perspective. *Am J Public Health* 1983;73:389-395.

de Vernejoul MC, Bielakoff J, Herve M, et al: Evidence for defective osteoblastic function: A role for alcohol and tobacco consumption in osteoporosis in middle-aged men. *Clin Orthop Relat Res* 1983;179:107-115.

Dennis S, Watkins R, Landaker S, et al: Comparison of disc space heights after anterior lumbar interbody fusion. *Spine* 1989;14(8):876-878.

Deyo RA, Bass JE: Lifestyle and low back pain: The influence of smoking and obesity. *Spine* 1989;14:501-506.

Dickerman RD, Pertusi R, Smith GH: The upper range of lumbar spine bone mineral density? *Int J Sports Med* 2000;21:469-470.

Emery SE, Bolesta MJ, Banks MA, et al: Robinson anterior cervical fusion: Comparison of the standard and modified techniques. *Spine* 1994;19:660-664.

Frymoyer JW, Pope MH, Clements JH, Wilder DG, Macpherson B, Ashikaga T: Risk factors in low-back pain: An epidemilogical survey. *J Bone Joint Surg Am* 1983;65:213-218.

Glassman SD, Anagnost SC, Parker A, et al: The effect of cigarette smoking and smoking cessation on spinal fusion. *Spine* 2000;25:2608-2615.

Guiot BH, Fessler RG: Molecular biology of degeneration disc disease. *Neurosurgery* 2000;47:1034-1040.

Hanley EN Jr, Shapiro DE: The development of low back pain after excision of lumbar disc. *J Bone Joint Surg Am* 1989;71(5):719-721.

Hollo I, Gergely I, Boross M: Smoking results in calcitonin resistance. *JAMA* 1977;237(23):2470.

Hopper JL, Seeman E: The bone density of female twins discordant for tobacco use. *N Engl J Med* 1994;330:387-392.

Horton WC, Daftari TK: Which disc as visualized by magnetic resonance imaging is actually a source of pain? *Spine* 1992;17:S164-S171.

Hutton WC, Ganey TM, Elmer WA, et al: Does long-term compressive loading on the intervertebral disc cause degeneration? *Spine* 2000;25:2993-3004.

Ito M, Incorvaia KM, Yu SF, Fredrickson BE, Yuan HA, Rosenbaum AE: Predictive signs of discogenic lumbar pain on magnetic resonance imaging with discography correlation. *Spine* 1998;23(11):1252-1258.

Jackson RK, Boston DA, Edge AJ: Lateral mass fusion: A prospective study of a consecutive series with long-term follow-up. *Spine* 1985;10:828-832.

（韦　峰　译）

第 35 章　成人脊柱侧凸

D. Greg Anderson，MD　Todd Albert，MD　Chadi Tannoury，MD

引　言

成人脊柱侧凸的定义是在骨骼成熟患者中侧弯曲度大于 10°。成人脊柱曲度异常有几种类型。先前曾有的特发性侧凸和由于不对称的椎间盘退变再次出现的退变性侧凸，这是最常见的成人侧凸。不常见的侧凸，包括先天性脊柱侧凸成年表现、麻痹性侧凸、外伤后畸形、医源性畸形和严重骨质疏松所引起的畸形。据报道，在成人伴有特发性脊柱侧凸中，与儿童或青少年相比，疼痛是就医的主要原因。成人畸形有曲度进展的潜在能力，并且矢状和冠状的不平衡能够导致更加不稳定。

成人脊柱侧凸患者的临床表现与青少年表现不同。老年人出现背痛加重或躯干不平衡进展。某些患者因为腰椎管狭窄导致神经症状出现。成人脊柱畸形治疗的另一种挑战是畸形来源于先前的手术并发症，例如医源性平背畸形、假关节形成、椎板切除术后的侧弯畸形或邻近脊柱节段的病变。成人脊柱畸形的手术治疗较青少年特发性侧凸具有更大的挑战性。一项长期的随访估计，在成人畸形中外科治疗的相关危险因素会导致 5% 的致死率、6% 的重要神经损伤、20% 显著的矫形丢失，10% 的深部感染以及 40% 的主要医疗并发症的发生。虽然外科手术技术、麻醉技术、脊柱内固定和术后医疗支持日新月异，成人畸形仍旧是脊柱外科医生的重大挑战。

由于脊柱内固定的改进（从 Harrington 棒开始），以及许多有关脊柱畸形的新认识，新型内固定系统及相关知识不断出现，脊柱畸形的外科治疗近年来大为进展。Harrington 棒和人体石膏相比具有重大的进步，并且对于单纯胸弯患者合理有效。然而，用于腰椎时经常导致矢状失衡或假关节形成。早期非节段性内固定系统需要长期术后使用支具或石膏制动。伴随后路节段固定系统和可预弯棒的使用，并发症发生率减低，并且患者早期活动成为可能。

与脊柱内固定发展同样重要的是麻醉水平的发展、脊髓的监测、围术期的医疗支持和术后康复。这些进步增加了手术的安全性，并且使更加严重畸形患者和脊柱畸形致残的老年患者的外科治疗成为可能。成年脊柱畸形的手术治疗通常应由专家团队合作完成，其中包括脊柱外科医生、麻醉师、危重医学医生、内科医生、理疗师、营养师、康复治疗师和支具技师。

成人畸形的患病率

一项研究表明大约 2.9% 的成人表现为结构性脊柱弯曲。在 102 例特发性脊柱侧凸平均 40.5 年的随访中，69 例出现侧弯曲度进展（占 68%）。侧弯角度小于 30° 趋向于稳定，然而曲度在 50°～70° 的患者进展风险高。其他进展风险因素包括侧弯涉及腰椎、明显躯体失衡和腰骶结合部的侧弯。

在成人功能障碍程度差别很大。尽管某些学者认为特发性侧弯至成年很少出现疼痛，而其他学者认为，严重成人脊柱畸形具有极大的导致残疾症状的可能性，大约占成人脊柱侧弯患者的 25%。成人脊柱侧弯疼痛的患病率大约为 60%，其患病率和年龄相同的对照组相似。然而，涉及腰椎为侧凸顶点或者侧凸大于 45° 时疼痛发生率高，且疼痛程度更严重。其他由于脊柱畸形导致残疾的危险因素包括胸腰段后凸、腰椎旋转移位（半脱位）和腰骶关节的退变性改变。和同年龄对照组相比，存在腰椎畸形患者步行速度减低。

用 SF-36 （Medical Outcomes Study 36-Item Short Form） 评估的结果显示，心理学状态良好的成人侧弯患者，心理测试报道显示 8 个测试项目中的 7 个低于美国普通人群。在社会功能、情感、状态和总健康分类中，得分很差最重要的预计因子是腰椎畸形伴有前凸减小的表现。在侧弯研究协会（SRS）问卷中得分较低的成人脊柱畸形患者，同样在 SF-36 得分较低。

患者评价

病　史

询问患者病史，了解任何症状的部位和严重程度，以及先前任何治疗的效果。验证脊柱状况对生活质量的影响（例如职业活动、社会功能、参加娱乐活动以及性功能）。在某些患者中，畸形的美学效果可能会成为主要的关注点，并应进行讨论。寻找畸形进展的证据。畸形进展的临床线索包括躯体高度、衣物合身或躯体外形（例如腰围改变）的改变。如果可能应复习先前的 X 线片，并且客观地测量畸形进展的程度。

应对疼痛进行计量性描述，并且使用可视分类评分（VAS）。判定疼痛的位置，这样可以提供疼痛表现的线索。例如，弯曲顶点的疼痛通常是由于畸形造成的，然而远端下肢痛更可能是椎管狭窄的结果。患者畸形严重，可以出现肋骨撞击髂嵴引起疼痛，或因胸廓畸形造成肋间神经痛。

体格检查

体格检查应当包括脊柱畸形、肌肉骨骼系统和神经状态。脊柱的检查应包括三维的描述，包括脊柱弯曲的程度和位置、矢状平面（例如正常的后凸或前凸度数）、任何肋骨隆突和（或）腰椎突出的

幅度、冠状和矢状平衡（例如失代偿）、畸形的柔韧性以及任何骨盆倾斜的表现。肌肉骨骼检查，应当着重于下肢的大关节（髋和膝）和下肢长度，以排除任何挛缩，以免矫形后影响患者功能。伴有严重畸形的患者，可以观察到胸廓紧贴髂骨翼。

进行全面的神经检查以寻找任何脊髓或神经根功能障碍的证据。对任何上运动神经元功能减退的表现，应当进一步检查，以确信进展的曲度没有神经病变的基础。有意义的发现包括左侧胸弯、爪型足趾、反射活跃、不对称的腹壁反射或者身体和（或）步态难以维持。

当考虑外科治疗时，考虑患者身体习惯性姿势和营养情况是重要的，因为这些因素对手术风险有影响。在选择手术前，必须纠正任何营养缺陷，这种缺陷会增加围术期愈合的风险，或会导致并发症，例如感染。

影像学检查

负重位，36 英寸前后位和侧位 X 线平片，通常是首先获得的影像学资料（图 1A、B；图 2A、B、D。）这些检查对于测量脊柱曲度程度和决定及测量脊柱在矢状和冠状位平衡是必不可少的。为了准确测量侧位片矢状位平衡，拍摄时患者的膝关节必须是直的。为了聚焦观察退变或先天性异常等特殊区域，应拍摄额外的 X 线平片或锥形视角的 X 线片。Stagnara 角度（在斜位角度拍摄，以使得发

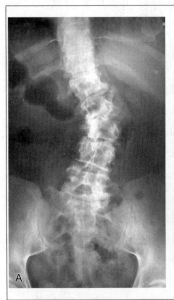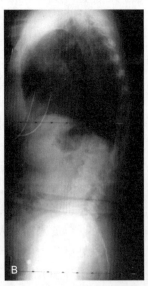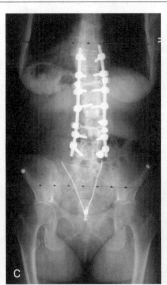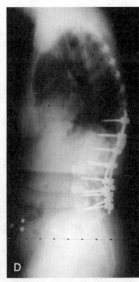

图 1　一位女性前后位（A、C）和侧位（B、D）全脊柱 X 线片。A、B 为术前，C、D 为术后。

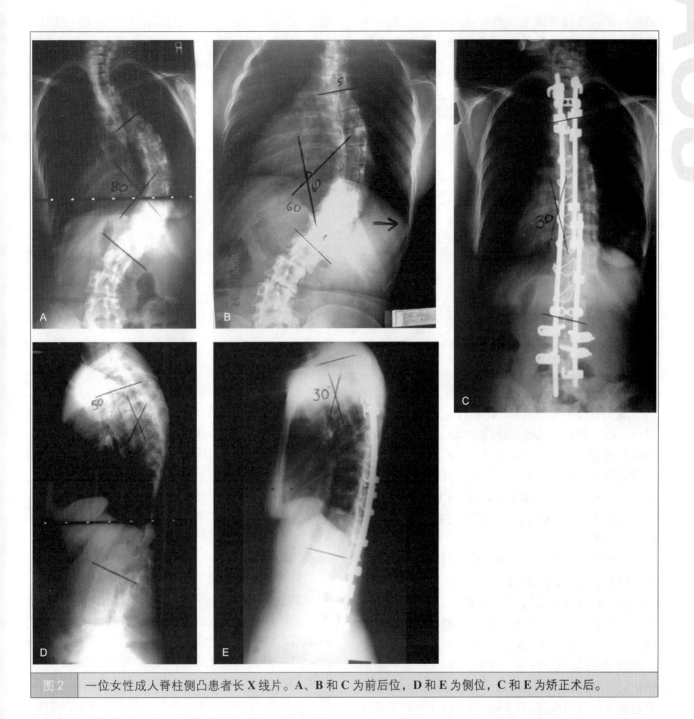

图 2 一位女性成人脊柱侧凸患者长 X 线片。A、B 和 C 为前后位，D 和 E 为侧位，C 和 E 为矫正术后。

生旋转的椎体在标准侧位上呈像）有助于对严重旋转畸形的患者更加准确地评估后凸或矢状位畸形。

屈度柔韧性能够使用侧方 bending 像来进行评价。然而，这些成像不能准确预测术中矫形角度。屈伸位可以用来评价矢状柔韧性，并且能够显示微小的脊柱滑脱。某些医生利用有效的 push-prone 位，或者牵引位 X 线片来评价屈度柔韧性。在后凸顶椎位置使用推顶装置，摄取侧位 X 线片可用来评价矢状位后凸的柔韧性。

具有神经功能症状的患者，MRI 扫描或者 CT 脊髓造影用以发现脊髓或神经根受压的部位。在有严重脊柱畸形的患者中，CT 脊髓造影通常比 MRI 更加有用，除非畸形区域内的椎体终板给予特殊的描绘，否则周围结构很难分辨。然而，MRI 在观察腰椎间盘（例如水成像）方面具有优势，即当选择远端融合节段时会有用。间盘造影也用来确定融合范围，如远端相邻节段可诱发疼痛，那么该节段也在融合范围之内。隐性脊柱裂的患者（例如左侧胸弯、先天性异常或毛发斑块），有更大可能伴脊髓畸形，所以需做全脊髓 MRI 用来排除脊髓异常，降低手术矫形引起脊髓损伤的风险。

非手术治疗

对于多数存在脊柱畸形的成年患者都适用非手术治疗。很多方法都是有用的，治疗方法同退变性脊柱疼痛相类似。包括功能锻炼、使用 NSAID 药物、积极活动调整。患者的健康教育非常重要。患者必须明确非手术治疗的目的是减少脊柱症状和提高功能、耐力和生活质量。非手术治疗不能够减少脊柱畸形的程度。低对抗性有氧运动、自行车和游泳对于老年脊柱畸形患者特别有效。骨质疏松会使畸形和疼痛加重，应该给予诊断和治疗。硬支具通常成年人很难忍受。然而，对于有些患者给予塑型良好的支具或软支具对减轻脊柱疼痛会有效。

手术治疗

成人脊柱畸形的主要手术指征包括：（1）畸形进展；（2）脊柱平衡很差导致功能障碍；（3）对心肺代偿功能有影响的严重畸形；（4）有神经功能损害的表现。其他应考虑选择手术的因素包括出现持续疼痛（对于非手术治疗反应不佳）或外形美观不满意。但是很少仅仅因为疼痛或美观而进行手术治疗。

在年轻成人或老年人因为严重退变疾病导致曲度进展的患者中，畸形的进展是最常见的进行手术的原因。仅仅继发于特发性侧弯的神经损害少见。然而，患者可能会在腰椎区域发生退变性改变，导致椎管狭窄而造成下肢神经症状。当术前影像检查发现神经受压严重时，需要规范地减压并进行畸形矫正。美观虽然不是主要的手术治疗原因，通常还是会被关注。研究表明，外观的好转在患者手术矫形的期望方面起到重要作用，并且最终影响患者期望的手术收益和患者术后期望的健康状况。术前需要对患者的手术目的认真讨论。脊柱平衡差的患者，通常合并疼痛、功能减退和由于脊柱畸形而造成的不良外观的担心。成功的手术能够涉及所有这些问题。术者应就手术的风险和收益与患者进行沟通，并且提供对期待结果的现实评价。

获得适当的矢状和冠状平衡是手术目的中最重要的。术后患者应当能够直立地站立，并且在冠状

位和矢状位上观察，躯干直接位于骨盆上（图 1C、D；图 2C、E）。这样的曲线减少了上身直立姿势能量的消耗，减少患者因矢状面平衡不良引起的疼痛和疲劳，同时可以减少术后邻近节段退变的风险。

手术技术

脊柱畸形的手术选择有多种。手术入路包括仅行前路、仅行后路或前后路联合手术。当对某患者决定手术入路时，首先考虑的因素包括位置、角度和畸形的柔软性，以及患者的健康状态。在成人脊柱畸形中，胸腔镜和微创手术技术虽然在一些中心使用，但是仍然没有广泛使用。

胸椎畸形

在成人，单纯的胸椎畸形很少需要手术治疗，因为这些畸形通常比较稳定，除非曲度很大。偶尔，患者表现为独立的大胸弯（＞75°），可能会从手术中受益。大胸弯，特别是伴有明显的旋转畸形，有造成限制性肺部疾病的可能，并且最终导致右心衰。后路内固定融合，在矫正成人独立胸弯时使用最频繁。僵硬畸形可能会通过前路松解受益。患者伴有严重后凸减小（胸椎前凸），同样会通过前路松解受益。当侧后凸出现时，多节段 Smith-Peterson 截骨矫形伴有后柱缩短的手术，将用来矫正冠状面畸形。

虽然钩系统传统上在胸椎作为固定物来使用，但是椎弓根螺钉越来越流行，特别是在畸形的上端椎，使用椎板钩会因松动而造成并发症。经过正确训练后，此内植物能够安全使用，和使用椎板钩相比，可减少脱位率以及椎板骨折。伴有严重侧后凸的患者，在端椎加用椎板下钢丝，可以进一步减少螺钉拔出的概率。为了避免在上端融合交界后凸的发展，内固定应当从 T2 或 T3 水平开始使用，并且要保护上端融合椎和邻近节段以上棘突间韧带。

胸腰段和腰椎畸形

腰椎中，疼痛、矢状位失平衡和神经源性间歇性跛行通常是手术的原因。手术方式的选择取决于畸形的柔软性和产生疼痛节段的定位。对于孤立的腰椎侧凸，融合术在头端的 T10 或 T11 水平开始，跨越胸腰结合部，以避免该部位后凸。尾端的融合

通常终止在稳定椎或 L5 水平，除非 L5-S1 节段局部角度大于 15°，或者在 L5-S1 间盘出现疼痛性退变，或者腰骶部间盘病变造成滑脱。胸腰椎侧凸通常需要融合，自上胸椎区域到尾侧稳定椎（通常是L4 或 L5）。特别重要的是避免融合停止在后凸顶椎附近，例如中胸椎。

在成人患者中，对于结构性腰椎侧凸很少应前后联合径路，部分因为多节段后外侧融合其融合结果差，特别是融合延伸到骶骨的患者。另外，老年人伴有脊柱畸形，侧弯僵硬，可通过环形松解获益。在 L1-L2 水平以下，结构性椎间植骨有助于减少术后期间长节段融合远端固定丢失。前路松解伴颗粒性植骨，可改善侧凸的柔软性，增加矫形度数。对于成人腰椎侧凸患者，腰椎椎弓根螺钉很大程度上替代了钩和钢丝。椎弓根螺钉改善了节段的把持力，有助于畸形的去旋转，甚至在缺少后柱结构时（例如椎板切除术）也能提供坚强的固定。

仅行前路的手术偶尔用于柔韧性较好的胸腰段侧弯的年轻患者（骨质量良好）。前路固定通过终止在中立椎（通常 L3），而不是延长到 L4 或 L5 节段（稳定椎），可减少 1 或 2 个融合节段。胸腰段前路椎体间结构性植骨，加单棒或双棒固定可达到坚强固定，避免后凸畸形。一个重要的技术要点，是在前路腰椎间盘间隙放置支撑性植骨，以防止前路钉棒固定的后凸倾向。老年患者畸形较僵硬，骨质疏松，应避免单纯从前路矫形，以免固定失败。

融合到骶骨

融合到骶骨和融合终止在 L5 水平，在许多成人侧凸中存在争论。在年轻些的患者中，融合到L4 或 L5 节段，术后数十年中，继发疼痛性间盘退变有较高的发生率。然而，这个并发症并不一定会影响老年患者。融合到骶骨明显增加了假关节和其他并发症发生率。长节段融合到骶骨，同样会导致骶髂关节退变，虽然在多数患者中其症状并不严重。老年骨质疏松患者，很少会发展成骶骨和骨盆的不完全骨折，而这种骨折通常是长节段融合到骶骨产生的功能缺失造成的。基于这种原因，某些医生提出，尽量不做骶骨固定。某些情况下则必须融合延伸到骶骨，包括存在症状的腰椎滑脱、严重的L5-S1 水平的间盘疾病，或者局部腰骶关节侧凸大于 15°形成起飞现象。少见的畸形需要融合到骶骨，

包括僵硬的矢状位失平衡，同时伴有腰骶关节的后凸畸形。

在成人脊柱畸形的患者进行融合到骶骨的手术，前柱结构性植骨和充分的固定是必要的。各种固定过程中，Galveston 技术，即在髂骨区域放置髂骨螺栓或棒的技术，是最具有生物力学效果的。Galveston 技术维持前凸，并且在这些困难畸形患者中，增加成功的融合率。除 Galveston 技术以外，其他维持髂骨坚强固定的方法包括 4 枚髂骨螺钉（S1 和 S2）、Jackson 髂骨内棒或使用经骶骨连接。

前柱结构支撑植骨，理论上可以通过前路、后路或经椎间孔椎间融合来完成。然而，在多数患者中，前路腰椎椎间融合提供最好的间盘空间结构重建，并且可以进行软组织松解和在 L5-S1 水平以上的间盘间隙植骨。使用前路多节段松解和椎间植骨，可有效治疗更具挑战性的畸形，并且与多节段经椎间孔椎间融合相比出血更少。

术中操作

成人脊柱侧弯手术通常失血多，并且需要大量输液维持。和有处理重大脊柱手术经验的麻醉师共同工作，是非常重要的。术前应讨论手术计划，准备适当的血液制品。应当避免晶体液超负荷，那可能会增加术后肺部并发症的风险，并且可能需要重症监护。

袋装红细胞应当在手术初期使用，估计出血量为 800～1 000 ml 时，因为延迟使用会伴随低血压和凝血疾病的发生。针对此类手术，使用自体血回吸收系统是惯例，但这会增加凝血疾病的程度，因为在此系统会丧失凝血因子，同时也因为抗凝血剂使用。使用新鲜冰血浆、钙剂和血小板对大量出血患者（通常出血量在 1 500～2 000 ml 之间）来置换凝血因子是术中必须的。

脊髓监测对多数术者来说，在脊髓平面主弯矫形中已经成为惯例。尽管体感诱发电位（SEP）的监测已为多中心成功使用，其他方法如经颅运动刺激电位，对探查早期脊髓损伤更加敏感，因此，手术的安全时间得以延长。刺激性神经肌电图对于监测椎弓根螺钉置入是有效的。在现代神经生理监测下，许多外科医生不再使用术中唤醒试验，除非术中的脊髓监测出现偏差。

术后护理

手术之后尽可能早地确定患者的神经状况。较严重的脊柱矫形术后于术后第一个 24～48 小时需要监测。为了减少长期卧床的风险，术后第一天争取早期活动。可以依据术中内固定情况以及术者的选择使用支具。

住院时间的长短依据患者的年龄和医疗状况而定。住院后，以获得功能改善、增强日常活动能力为目的的住院康复通常是医生们推荐的。能否回到工作岗位，根据个人状况和工种各异。完全无限制的活动，通常在融合变得坚固并且患者康复良好后才允许进行。

外科结果

一项研究回顾了 110 例成人脊柱侧凸畸形矫正患者的手术效果，平均随访时间 12.5 年。虽然某些患者出现背痛，多数感到功能良好。75％的患者参加了娱乐活动，并且 11％得到了功能丧失的代偿。85％的患者表示，如果能够得到同等满意度，愿意再次接受同样手术。

另一项研究比较了 197 例成人脊柱侧凸患者和 180 例无脊柱畸形的患者。术前，脊柱侧凸患者疼痛更加强烈，特别是有结构性腰椎侧凸的患者。术后平均 5 年的随访，83％的脊柱侧凸患者报告疼痛减轻显著。

研究表明，83 例接受手术治疗的脊柱畸形，邻近节段退变发生率为 36％。手术入路不同（后路与前后路联合对比）产生的结果之间没有差异性。然而，更加严重的邻近节段退变通常见于矢状位失衡患者。

小　结

成人脊柱畸形包括了多种不同的情形，对脊柱重建外科医生提出了巨大的挑战。幸运的是，近年来用于治疗这些患者的方法突飞猛进。随着周密的术前评价和认真细致的技术操作，在多数患者中获得良好效果是可能的。对这类患者完成重建外科手术需要有经验的工作团队处理许多相关问题，提供最佳的临床结果。对于建立适当的矢状位平衡的重要性不容忽视。其他增加成人脊柱畸形手术成功率的技术，包括在长节段固定的尾端使用椎体间结构性支撑、建立稳定、进行节段性脊柱内固定伴认真细致的植骨和融合技术。当治疗成人脊柱畸形时，外科医生应力求良好平衡和症状解除，而不是高度的畸形矫正。

注释文献

引　言

Engsberg JR，Bridwell KH，Reitenbach AK，et al：Preoperative gait comparisons between adults undergoing long spinal deformity fusion surgery（thoracic to L4，L5，or sacrum）and controls. *Spine* 2001；26：2020-2028.

此项研究的结果，支持伴有脊柱畸形患者术前步态主观观察，和在临床条件下很难观察到的临床结果。使用的技术在提供关于伴有畸形患者步态的客观信息方面，对于长节段融合术前是有用的。

成人畸形的患病率

Berven S，Deviren V，Demir-Deviren S，Hu SS，Bradford DS：Studies in the modified scoliosis research society outcomes instrument in adults：Validation，reliability，and discriminatory capacity. *Spine* 2003；28：2164-2169.

作为评价成人脊柱畸形患者一般健康状况的有效工具，此研究支持了 SRS Outcomes Instrument 的使用。此事实通过 SF-36 比较性内容的相关分析得到验证。然而，影像学指标结果和患者自我健康情况的结果相关性差。

Schwab FJ，Smith VA，Biserni M，Gamez L，Farcy JP，Pagala M：Adult scoliosis：A quantitative radiographic and clinical analysis. *Spine* 2002；27：387-392.

讨论成人脊柱侧凸人群的评价工具。

患者评价

Deviren V，Berven S，Kleinstueck F，Antinnes J，Smith JA，Hu SS：Predictors of flexibility and pain patterns in thoracolumbar and lumbar idiopathic scoliosis. *Spine* 2002；27：2346-2349.

该回顾性研究表明曲度度数和患者年龄是结构性柔软度的主要预测指标。40°以上每增长10°，就会减少10%的柔软性。年龄每增加10岁，就会减少结构性侧凸5%的柔软性和腰骶部节段曲度的10%。这些相关变化，对于评价如何随时间变化对于畸形矫正进行手术治疗提供有效信息。

非手术治疗

Schwab F, Dubey A, Pagala M, Gamez L, Farcy JP: Adult scoliosis: A health assessment analysis by SF-36. *Spine* 2003; 28: 602-606.

对于具有合并致病情况，诸如腰痛和高血压的患者，使用SF-36评分作为基准分析清楚地证明成人侧凸对于患者自我健康状态的认识具有严重影响。

手术治疗

Bridwell KH: Selection of instrumentation and fusion levels for scoliosis: Where to start and where to stop: Invited submission from the Joint Section Meeting on Disorders of the Spine and Peripheral Nerves, March 2004. *J Neurosurg Spine* 2004; 1: 1-8.

该文章讨论了成人侧凸的融合节段。

Bridwell KH, Edwards CC II, Lenke LG: The pros and cons to saving the L5-S1 motion segment in a long scoliosis fusion construct. *Spine* 2003; 28: S234-S242.

对于是否保留长节段侧凸融合后L5-S1节段活动度获得了确凿的证据。需要进一步对此问题进行研究。远端融合至L5的并发症，包括在此节段的固定，和接下来L5-S1退变。停止在骶骨的问题，包括另外的手术治疗，和假关节形成的可能性增加。

Islam NC, Wood KB, Transfeldt EE, et al: Extension of fusions to the pelvis in idiopathic scoliosis. *Spine* 2001; 26: 166-173.

融合到骶骨的分析过程在此文章中进行了讨论。

术中操作

Nahtomi-Shick O, Kostuik JP, Winters BD, Bre-der CD, Sieber AN, Sieber FE: Does intraoperative fluid management in spine surgery predict intensive care unit length of stay? *J Clin Anesth* 2001; 13: 208-212.

此文章讨论了成人侧凸围术期的处理。

外科结果

Kumar MN, Baklanov A, Chopin D: Correlation between sagittal plane changes and adjacent segment degeneration following lumbar spine fusion. *Eur Spine J* 2001; 10: 314-319.

腰椎融合术后36.1%的患者表现邻近节段退变的影像学证据，特别是后滑移。术后即刻影像学显示，具有正常C7铅垂线和正常骶骨斜面的患者和此两项指标不正常的患者相比，邻近节段改变发生率最低。

经典文献

Allen BL Jr, Ferguson RL: The Galveston technique for L rod instrumentation of the scoliotic spine. *Spine* 1982; 7:276-284.

Cochran T, Irstam L, Nachemson A: Long-term anatomic and functional changes in patients with adolescent idiopathic scoliosis treated by Harrington rod fusion. *Spine* 1983;8:576-584.

Dickson JH: An eleven-year clinical investigation of Harrington instrumentation: A preliminary report on 5/8 cases. *Clin Orthop Relat Res* 1973;93:113-130.

Fowles JV, Drummond DS, L'Ecuyer S, Roy L, Kassab MT: Untreated scoliosis in the adult. *Clin Orthop Relat Res* 1978;134:212-217.

Harrington PR: The history and development of Harrington instrumentation. *Clin Orthop Relat Res* 1973;93: 110-112.

Hu SS, Fontaine F, Kelly B, Bradford DS: Nutritional depletion in staged spinal reconstructive surgery: The effect of total parenteral nutrition. *Spine* 1998;23:1401-1405.

Jackson RP, Simmons EH, Stripinis D: Incidence and severity of back pain in adult idiopathic scoliosis. *Spine* 1983;8:749-756.

Kostuik JP, Israel J, Hall JE: Scoliosis surgery in adults. *Clin Orthop Relat Res* 1973;93:225-234.

Lonstein JE: The Galveston technique using Luque or Cotrel-Dubousset rods. *Orthop Clin North Am* 1994;25: 311-320.

Luque ER: Segmental spinal instrumentation for correction of scoliosis. *Clin Orthop Relat Res* 1982;163:192-198.

Nachemson A: A long term follow-up study of non-treated scoliosis. *Acta Orthop Scand* 1968;39:466-476.

Ponder RC, Dickson JH, Harrington PR, Erwin WD: Results of Harrington instrumentation and fusion in the adult idiopathic scoliosis patient. *J Bone Joint Surg Am* 1975;57:797-801.

Vauzelle C, Stagnara P, Jouvinroux P: Functional monitoring of spinal cord activity during spinal surgery. *Clin Orthop Relat Res* 1973;93:173-178.

Weinstein SL, Ponseti IV: Curve progression in idiopathic scoliosis. *J Bone Joint Surg Am* 1983;65:447-455.

Weinstein SL, Zavala DC, Ponseti IV: Idiopathic scoliosis: long-term follow-up and prognosis in untreated patients. *J Bone Joint Surg Am* 1981;63:702-712.

Zielke K, Stunkat R, Beaujean F: Ventrale derotationsspondylodesis. *Arch Orthop Unfallchir* 1976;85:257-277.

（于　淼　译）

第 36 章　炎性脊柱关节炎

Nilesh M. Patel，MD　Louis G. Jenis，MD

引　言

炎性脊柱关节病是包括类风湿关节炎和血清阴性的脊柱关节炎的总称。这些疾病导致脊柱的骨、结缔组织和（或）滑膜发生炎症性改变。类风湿关节炎主要累及上颈椎滑膜从而导致畸形和不稳定。脊柱关节病包括强直性脊柱炎、反应性关节炎（包括 Reiter 综合征）、银屑病关节炎、炎症性肠病相关的脊柱骨关节病，以及未区分的脊柱关节病。这些疾病都与 *HLA-B27* 基因有关，而且都以肌肉、肌腱、韧带起止点炎为基本病损进而导致脊柱炎。外科治疗需要深入理解这类疾病的过程和详细制订术前计划。近年来，药物治疗的进展极大地降低了手术的必要性。

类风湿关节炎

类风湿关节炎是一种慢性、系统性、自身免疫性疾病，累及人群的 1% ～ 2%。疾病主要表现为滑膜关节的侵蚀性滑膜炎。毁损性滑膜炎的成因主要基于免疫复合物理论并可能是由抗滑膜细胞抗原表达的自身免疫反应所致。这种反应可以通过检查类风湿因子而发现。类风湿因子是一种抗靶向滑膜细胞抗原的免疫球蛋白。这种抗原-抗体相互作用导致蛋白溶解酶的释放，从而造成局部结构的破坏，包括韧带、肌腱、软骨和骨。由于枕骨-C1 和 C1-C2 关节具有丰富的滑膜组织，所以类风湿关节炎主要累及上颈椎。最终软组织和骨结构的毁损会导致不稳定和半脱位。最常见的不稳定类型是寰枢椎半脱位、齿突向上移位和下颈椎半脱位。

C1-C2 的关节囊、横突、翼状韧带和尖韧带变弱或毁损会导致寰枢椎半脱位。继发的不稳定和齿突后方的血管翼一起将导致动态或静态的脊髓压迫。齿突向上移位（也称为寰枢椎塌陷、假性颅底凹陷或颅骨下陷）是寰枕和寰枢椎关节骨性侵蚀的结果。双侧侧块关节侵蚀会导致枕骨沿颈椎下陷，齿突相对上移进入枕骨大孔，从而可能导致脑干受

压并威胁椎基底动脉和脊髓前动脉系统。半脱位根据其病理机制而有不同的临床表现：继发于软组织毁损的寰枢椎半脱位往往是类风湿关节炎的早期表现，而继发于骨性毁损的齿突上移则是颈椎类风湿关节炎的晚期表现。下颈椎半脱位是由于炎症和退变过程导致的关节突关节、棘间韧带和椎间盘破坏造成的。多节段的下颈椎半脱位可导致颈椎阶梯样改变或后凸畸形。

临床表现

类风湿关节炎的临床症状差别很大，可以从没有症状到严重畸形和神经损害。颈痛是开始最常见的主诉，通常局限在上颈椎；也可以出现枕部的头痛。枕大神经根（C2）激惹可导致面部、耳和乳突区的疼痛。椎基底动脉供血不足可导致头晕、恶心、呕吐、吞咽困难和构音障碍。存在脊髓病的病人通常表现为步态不稳、笨拙、压迫节段以下的反射亢进和无力。Ranawat 分型通常用于类风湿关节炎病人脊髓病分型：Ⅰ型，没有神经损害；Ⅱ型，病人有主观的无力、感觉迟钝和反射亢进；Ⅲ型，病人有客观的无力表现和上运动神经元损害表现，可进一步细分为ⅢA 型（可以行走）或ⅢB 型（不能行走）。

放射学评估

侧位 X 线平片用于类风湿关节炎病人的最初评估。评估的关键指标是寰齿后间隙、寰齿前间隙、下颈椎半脱位和齿突上移。动态侧位片用于评估寰齿前、后间隙的改变。类风湿关节炎病人寰齿前间隙大于 5 mm 为异常，但寰齿后间隙则更具有预测价值，是决定下一步检查和治疗的重要指标，因为寰齿后间隙是真正对容纳脊髓的空间的测量。

诊断齿突上移比较困难。必须进行高敏感度的筛查检查以免漏诊可能威胁生命的情况；这个检查还必须有较高的阴性预测价值以可靠地确定没有齿突上移的存在。最近，对一些最常用的放射学指标

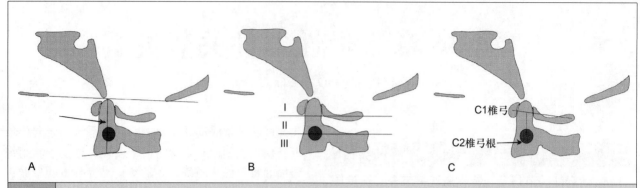

图1　**A**，示 Redlund-Johnell 标准。测量 C2 椎体尾端边界中点到 McGregor 线的距离（箭头）。测量值男性小于 34 mm、女性小于 29 mm 提示颅底凹陷。**B**，示 Clark 位置。根据齿突矢状面的三条等分线来判断 C1 的位置。如果 C1 前弓位于齿突的中 1/3（位置Ⅱ）或尾侧 1/3（位置Ⅲ），则可诊断颅底凹陷。**C**，示 Ranawat 标准。测量 C2 椎弓根中点沿齿突轴线到寰椎横轴的距离。测量值男性小于 15 mm、女性小于 13 mm 提示颅底凹陷。(*Reproduced with permission from Riew KD，Hilibrand AS，Palumbo MA，Sethi N，Bohlman HH：Diagnosing basilar invagination in the rheumatoid patient：The reliability of radiographic criteria．J Bone Joint Surg Am 2001；83-A：194-200．*)

进行了有效性和可靠性的评估。最可靠的测量方法是那些不需要找到齿突尖的测量法，因为类风湿关节炎病人的齿突尖经常很模糊。将上述参数结合得最好的是 Clark 提出的分析寰椎相对于 C2 椎体位置的方法（敏感度 83%，阴性预测值 85%）和 Wackenheim 线（敏感度 88%；阴性预测值 90%；特异度较低，20%）。所以决定联合使用三项诊断指标以将敏感度和阴性预测值最大化而又使特异度维持在合理的水平。三项检查中任意一项是阳性，则敏感度可达到 94%。如果三项检查都是阴性，则有 91% 的可能性这个病人没有齿突上移。这三项检查分别是寰椎的位置、Redlund-Johnell 标准和 Ranawat 标准（图 1）。

如果任何一项检查结果是阳性的或者查体提示脑干功能障碍而 X 线平片上又没有损伤的迹象，则需要进一步行 MRI 或 CT 检查。CT 扫描及矢状面重建对评估骨性解剖的改变和制订术前计划十分有帮助。MRI 则可以发现齿突后方有无血管翳和半脱位，从而评估脊髓在椎管内的储备空间。另外，MRI 也有助于测量颈髓角，颈髓角是颈髓前方和脑干两条直线的夹角。颈髓角小于 135° 提示齿突上移，并且与病人的神经压迫症状有关。

自然史

大约 60% 的类风湿关节炎病人会发生脊柱疾病。这个数字可能会由于新型药物的使用而下降。

毁形性关节炎或严重的外周疾病以及病史长都是颈椎受累的风险因素。一旦发生不稳定，疾病便向更复杂的不稳定类型进展。特别是，寰枢椎半脱位倾向于向齿突上移进展。尽管看上去寰枢椎半脱位得到了一定改善，但实际上是通过齿突上移到枕骨大孔内起到对寰枢椎半脱位的继发稳定作用。

对脊柱病自然史研究的解释很难，因为病人出现症状和得到影像学诊断时患病的时间差异很大。一项 546 例病人的研究显示，患病 14 年的病人出现脊柱疾病的占 39%，患病 24 年的病人出现脊柱疾病的占 56%。近期的研究也显示所有存在毁形性类风湿关节炎的病人最终都会有颈椎受累。如合并脊髓病，死亡率显著升高。对 40 对匹配的手术和非手术治疗的颈脊髓病患者的长期随访结果显示，早期手术有利。手术组（C1 椎板切除加枕颈固定），19 例中的 13 例神经系统症状有改善，5 年和 10 年的生存率分别为 84% 和 37%。非手术组均无神经系统的显著改善，3 年随访时均卧床不起，8 年随访时无一例生存。另一个相似的研究显示，非手术的死亡率在 6 个月时为 47%，5 年时为 73%；而手术病人的死亡率为 27%。综上所述，文献显示的不稳定进展、神经系统损害和死亡率都支持早期手术。

治 疗

类风湿关节炎目前的治疗主要是借助药物和手

术缓解顽固的疼痛和预防神经损伤或恶化。

药物

在过去的十年间，随着对类风湿关节炎病理生理了解的深入，治疗策略也相应地有所改变。早期诊断、在 3 个月内开始使用症状缓解性抗风湿药（DMARDs），如甲氨蝶呤、硫酸羟化氯喹和硫氮磺胺吡啶金至关重要。在症状的头几个星期内，可以使用非甾体消炎药直到确诊。甲氨蝶呤通常是一线 DMARDs，可加用口服激素以辅助 DMARD 治疗。如甲氨蝶呤治疗后 2～3 个月症状仍然持续，可加用其他 DMARD 药物。对抗肿瘤坏死因子-α 和白介素-1 的药物可用于控制不完全的病人。现在已经有三种肿瘤坏死因子-α 抑制剂（infliximab，英夫利昔单抗；etanercept，依那西普；adalimum-ab，阿达木单抗）和一种白介素-1 抑制剂（anak-inra，阿那白滞素）。随着现代药物治疗的应用和早期干预，病人可以达到确实的预防和活动病变缓解的目的。最近来自加利福尼亚住院数据库的数据提示类风湿颈椎手术 1998—2001 年比 1983—1987 年下降了 37%，但是这些数据没有显著性统计学差异。

手术决定的制订和实施

有顽固性疼痛或神经损害的病人都可以考虑手术。手术应该在脊髓病进展到 Ranawat Ⅲ 期以前进行，因为进展到 Ranawat Ⅲ 期之后神经功能的恢复就很有限了。对没有症状或不稳定的症状很轻微的患者是否采取手术是比较难决定的。一项 73 例病人的长期随访研究显示，颈椎类风湿关节炎病人根据影像学指标有三种类型的不稳定需要手术固定，无论是否伴有神经功能损害。类型 1 包括寰齿后间隙≤14 mm 的寰枢椎半脱位病人；类型 2 包括以 McGregor 线为标准齿突上移≥5 mm 的寰枢椎半脱位病人；类型 3 包括下颈椎半脱位且容纳脊髓的椎管径≤14 mm 的病人。这项研究结果显示，寰枢椎半脱位合并神经损害的病人中，术前寰齿后间隙<10 mm 的病人术后神经功能均无恢复，寰齿后间隙至少 10 mm 的病人术后有一定的恢复，而术前寰齿后间隙>14 mm 的病人术后神经症状均完全恢复。术后寰齿后间隙介于 10～14 mm 之间的病人神经功能可以有至少一个 Ranawat 级别的恢复。

下颈椎椎管矢状径≤14 mm 的没有症状的病人

可以通过 MRI 评估脊髓的实际空间。如果脊髓的实际空间<13 mm 或者有 3.5 mm 的活动度，则需要考虑手术减压加稳定。

手术的目的是通过神经减压和畸形稳定的手段来防止神经功能的进一步损害，同时也减轻疼痛。在过去的十多年间，现代内固定技术的发展增加了颈椎稳定的选择。传统的 C1-C2 融合包括椎板下钢丝和植骨块。但脊髓严重压迫并不可复性寰枢椎半脱位的病人因为要做椎板切除，所以应该避免使用 C1 后弓椎板下钢丝。尽管 C1-C2 经关节突螺钉能提供有所改进的生物力学强度，但对于 C2 横突孔过大或异常的病人并不可行。经关节突螺钉加髂骨植骨的融合率可达 97%。其他可选择的固定方法还包括 C1 侧块螺钉和 C2 峡部、椎弓根或椎板螺钉固定。坚强融合后，齿突周围的血管翼可逐渐萎缩，颅骨下陷的进程也会减慢。

如果颅骨塌陷已经发生，融合需要延长至枕骨以防止塌陷进一步进展。后路枕颈融合有很多种选择，包括钢丝-环系统、板固定系统和板-棒结合固定系统。对存在脊髓压迫的病人，可尝试牵引；如果不能成功复位，则需要行减压手术。减压可行 C1 后弓切除或齿突切除。现代的螺钉、板和棒固定系统已经显示出了它们的优越性，文献也已经显示出它们较环-椎板下钢丝具有临床优越性。需要注意枕颈融合的顺列，因为枕-C2 角大于 30° 容易早期发生下颈椎半脱位；所以术中需要透视确定这个角度在 0°～30° 之间（图 2）。

下颈椎半脱位需要手术的病人，后方融合加棘突间钢丝固定或侧块固定一般就足够了。如果是多节段的阶梯状畸形，则最好行侧块螺钉固定。

病程长的类风湿关节炎病人可发生严重的颈胸段后凸畸形（chin on chest deformity）或旋转畸形。最近一篇文章报道了 5 例使用 Halo 或 Halo-Ilizarov 装置完全矫正至中立位的极好治疗效果。重点是牵引的时间而不是重量（2.5～10 kg）；4 天至 4 周内复位。牵引方向先与畸形方向平行以牵开绞锁的关节，然后再尝试矫形。

所有上述情况可以单独发生，也可以合并存在。必须注意一次将所有颈椎不稳定和畸形考虑在内，以避免额外的手术及延长融合节段。最近长期的数据显示了对合适的病人进行手术治疗可以取得成功的效果。先前的报告认为 Ranawat ⅢB 期的患者手术治疗除能缓解疼痛外，神经功能不会改善；

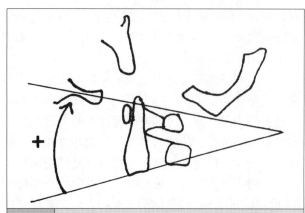

图2　图示用 McGregor 线和枢椎下缘连线的交角（曲箭头）反映枕骨和枢椎之间的关系。（*Reproduced with permission from Matsunaga S, Onishi T, Sakou T: Significant of occipitoaxial angle in subaxial lesion after occipitocervical fusion. Spine 2001; 26: 161-165.*）

而最近的综述显示，这类病人中神经功能恢复的可高达55％。术后神经功能恢复的强力预测指标依旧是术前的神经功能状态和发生严重脊髓病前早期手术干预。

血清学阴性的脊柱关节病

强直性脊柱炎

强直性脊柱炎是累及中轴骨的慢性炎症性疾病。常发病于20～30岁间，男女比例为3：1。受累病人的功能可因僵硬、疼痛、乏力和畸形而严重受限。

强直性脊柱炎是血清阴性的脊柱关节病家族中的一员，这类疾病指的是一组有相似特点的炎症性关节病，包括伴或不伴脊柱炎的骶髂关节炎、外周炎症性关节炎，有家族聚集的倾向，而且血清类风湿因子阴性。其他血清学阴性的脊柱关节病包括炎症性肠病相关的脊柱关节炎、银屑病关节炎、Reiter综合征和反应性关节炎。

强直性脊柱炎有确切的遗传倾向，双胞胎一致发生的概率高达63％。强直性脊柱炎在北美和西欧人群中的发病率为0.2％。HLA-B27表达于6％～8％的白种人和95％的强直性脊柱炎病人。强直性脊柱炎在非洲很少见，实际上那里的人都不表达HLA-B27。和HLA-B27易感性相关的理论主要有几个，包括组织中受疾病影响的关节源性肽与

HLA-B27抗原绑定从而激发一系列的病理反应。HLA-B27阳性的病人对特定的微生物更具易感性，因为这些关节源性的有机物在细胞内的长期存在会导致致病性的滑膜炎。肺炎克雷白杆菌有和HLA-B27相同的氨基酸序列，强直性脊柱炎病人对这种疾病的免疫反应增高。细胞毒性T细胞对HLA-B27的自身免疫也起到一定作用。

血清学阴性的脊柱关节炎与类风湿关节炎的骨关节病损在分布和形态学上有根本的不同。血清学阴性的脊柱关节炎的异常在于骨与韧带和肌腱的结合部，而类风湿关节炎病损的部位在滑膜。血清学阴性的脊柱关节炎病人的炎症导致骨的侵蚀，继而产生反应性新骨形成，最终导致僵直。纤维环的炎症最终导致桥样的骨连接。血清学阴性的脊柱关节炎经常累及整个中轴骨，而类风湿关节炎主要累及颈椎。

所有脊柱关节病的共同特点是都有骶髂关节炎和独特的附肢骨的病损。外周骨上的病损，强直性脊柱炎包括肌腱末端炎；银屑病关节炎典型的有指间关节毁损；Reiter综合征影响下肢关节。强直性脊柱炎通常起病于中轴骨，但也可累及其他器官系统。强直性脊柱炎的非脊柱表现包括外周大关节炎（髋和肩）、急性前葡萄膜炎、肾淀粉样变性、升主动脉异常（狭窄、动脉炎和回流）和心脏传导异常。

放射学评估

强直性脊柱炎最早的放射学表现是骶髂关节髂骨面的侵蚀。侵蚀持续会造成关节间隙增宽，新骨形成，最终导致强直。强直性脊柱炎倾向于发生双侧骶髂关节炎和波浪状的边缘薄层的韧带骨化，最终形成脊柱特征性的竹节样改变。X线平片上的表现经常已经是晚期了，可能会导致延误诊断达数年之久。骶髂关节斜行的波浪状的特点使X线平片评估比较困难。其他的诊断方法还有骨扫描、CT和MRI。骨扫描对骶髂关节炎症十分敏感，但缺乏特异性。CT能发现早期的骨质改变，但不能检查炎症活动。MRI可以显示炎症活动，所以对早期评估脊柱关节病十分重要。

临床表现

强直性脊柱炎成人早期的脊柱表现通常为慢性腰痛。疼痛经常局限于臀部和骶髂区。随着炎症的

进一步发展，背部逐渐出现僵硬，特别是一段时间不活动可使疼痛加重（特征性的表现有晨僵和/或静息痛）。随着脊柱活动度降低，腰椎前凸丢失和髋关节周围的炎症改变会导致病人髋关节屈曲挛缩。

影像学发现的自然病史是线性稳定的进展，研究结果显示每 10 年影像学进展 35％。在患病 25 年后，85％的病人会累及腰椎，75％的病人累及颈椎。

治疗

直到现在，治疗强直性脊柱炎的手段都还很有限。尽管该病的患病率相对较高，但目前还没有像类风湿关节炎一样的症状缓解药物。非甾体消炎药物治疗还是主要的能稍微缓解疼痛的方式。最近的研究显示肿瘤坏死因子-α 阻断剂对强直性脊柱炎和银屑病关节炎有极好的临床和影像学效果。系列 MRI 研究发现使用肿瘤坏死因子-α 阻断剂后 3 个月炎症反应明显改善。肿瘤坏死因子-α 阻断剂可以作为 NSAIDs 药物无法控制的轴性疼痛的一线用药。除了缓解症状的药物治疗，还建议进行增加柔韧性和力量的物理治疗。佩戴支具也可以辅助镇痛。

骨折

强直性脊柱炎病人如果突然出现颈痛或背痛，无论造成疼痛的原因多么微不足道，都应该考虑到有骨折发生并且应该立即就医诊断。绝大多数骨折都发生在颈椎中段和胸腰段。强直性脊柱炎的骨折可能是非常不稳定的，因为任何同时累及三柱的骨折都会造成骨折上下段独立地活动。轻微的活动或硬膜外血肿可以造成神经功能突然加重。这时搬动或安置病人必须非常小心。应行 X 线平片和 CT 密扫加矢状面重建以除外骨折，单独平片诊断的漏诊率可达 50％。最近一项研究中的 11 例颈椎强直性脊柱炎骨折病人中，4 例有硬膜外血肿需要手术治疗。极微小的骨折也会引起硬膜外血肿，可行 MRI 扫描检查有无硬膜外血肿。MRI 增强扫描的 T1 加权像可以鉴别慢性骨折假关节周围的纤维组织和急性血肿。

没有神经损害的稳定骨折行支具或 Halo 装置外固定经常可以无并发症地成功愈合；但即便有良好的外固定，神经功能也可能突然恶化。对于不稳定的骨折或支具固定困难的骨折可考虑手术内固定融合。因为绝大多数强直性脊柱炎病人都有胸椎后凸畸形，颈椎骨折神经功能恶化的风险高，并且外固定困难，所以颈椎骨折均建议手术内固定。因为强直的前柱能够提供足够的支撑，所以大多数病人可以行后路侧块固定加棘突间钢丝。骨量减少的病人或慢性骨折假关节形成前柱被肉芽组织削弱的病人都需要额外行前路支撑手术。

畸形

多节段的微小骨折随时间推移可造成脊柱屈曲畸形，最终导致严重的矢状面失平衡。后凸畸形可以颈椎或胸腰段上方为中心。颈胸段的后凸畸形可造成下巴紧贴胸廓的特殊体位导致张嘴和平视困难。截骨矫形的目的就是恢复矢状面的平衡和平视。视角改善的角度与截骨部位矫正角度直接相关。而矢状平衡的矫正程度则因截骨的部位而异。同样的截骨角度，截骨水平越靠尾端，矢状面平衡矫正的度数就越大。这会造成医源性的视角异常。

如果主要畸形位于颈胸段而没有胸椎后凸畸形，矢状面平衡就不是显著的问题；这时可行颈胸段截骨。截骨多在 C7-T1，因为这里椎管最宽，C8 神经根抗牵拉和压迫的能力较强，而且在椎动脉进入颈椎横突孔的下方。

在过去 25 年中，基本的截骨技术几经改进。最有用的术前评估方法是嘱病人站立，髋膝关节完全伸直且颈部位于中立位，站在病人的一侧观察颌-眉连线与纵垂线的夹角（图 3）。测量的角度有助于术前确定矫正视角所需的截骨角度。手术在全身麻醉或局部麻醉加镇静下进行（图 4）。这项手术技术已有 36 年和 131 个病例的经验。由于减压广泛，C8 神经根麻痹的发生减少。脊髓损伤发生 3 例，所有病人的视野都得到了极好的纠正。131 例病人中仅 6 例发生假关节形成。现在一些作者推荐使用颈椎侧块螺钉和胸椎椎弓根螺钉。现代的麻醉技术，如光纤气管插管法和低压麻醉，以及术中神经监测已经允许使用全身麻醉。如条件允许，体感诱发电位、自发肌电图与经颅运动诱发电位监测应联合使用以极大地提高安全性。经颅运动诱发电位能更早地探测到脊髓损伤，而且比体感诱发电位敏感度高。自发肌电图能帮助探测 C8 神经根损伤，如果仅使用体感诱发电位，C8 神经根损伤经常被

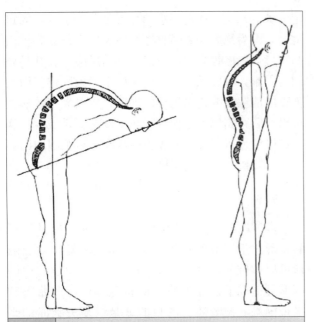

图3　图示脊柱屈曲畸形颏眉角的测量方法，即病人颈部中立或强直位、髋膝关节完全伸直时，下颌与眉连线与纵垂线的夹角。（Reproduced with permission from Kostuik JP: Ankylosing spondylitis: Surgical treatment, in Frymoyer JW (ed): The Adult Spine: Principles and Practice. New York, NY, Raven Press, 1991, p 724.）

漏诊。

胸椎截骨可矫正整体的矢状顺列和视野。前方张开式的截骨是以椎体后缘为轴心（图5）。这种操作在血管顺应性差的老年人会有大血管损伤的风险。血管并发症通常发生于截骨水平在L2或L2以上，因为此处肾血管对主动脉有固定作用；截骨在主动脉分叉上方时也易出现血管并发症。另一种选择是行后路多节段V形截骨。尽管这种方法对前方结构的损伤风险较小，因为矫形是循序渐进的，但这种方法会有矫正不足的缺点，特别是当前方结构已经自发融合的时候。最近的研究提倡在腰椎和胸椎采用楔形闭合截骨的方法。截骨时切除椎体的后方结构（通常在L2以下）并经椎弓根楔形切除椎体的后部，然后以前方骨皮质为铰链造成骨折从而闭合椎体，使上下骨面直接接触，迅速达到稳定。一项研究报告了对78例强直性脊柱炎的98个闭合楔形截骨。病人满意率高（＞95%），每个截骨水平的矫正角度平均为34°，没有血管并发症。两个节段的截骨可达到100°的矫形。另一项45例病人的研究也报告了类似的矫形方法，也没有血管并发症发生。一篇文章综述了1945—1998年间报告的523例截骨手术，每个截骨水平平均矫正37°～40°。闭合楔形截骨比

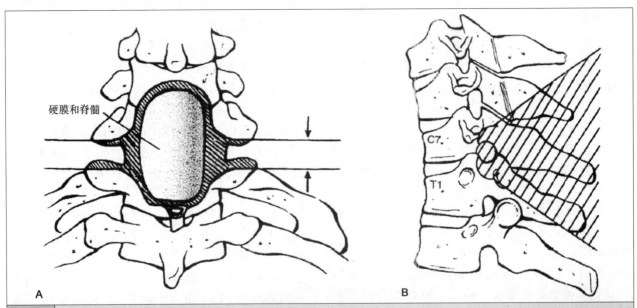

图4　后面（A）和侧面（B）图示颈胸段截骨需要切除的骨质范围。后面观，椎弓根必须从下面切除一部分以避免卡压C8神经根，而且深部的表面应切成斜面以避免对硬膜的卡压。两条横线（见箭头）显示的是截骨的上、下界。（Adapted with permission from Simmons EH: The cervical spine in ankylosing spondylitis, in Bridwell KH, DeWald RL (eds): The Textbook of Spinal Surgery, ed 3. Philadelphia, PA, Lippincott-Raven, 1997, p 1143.）

硬膜和脊髓

C7

T1

A

B

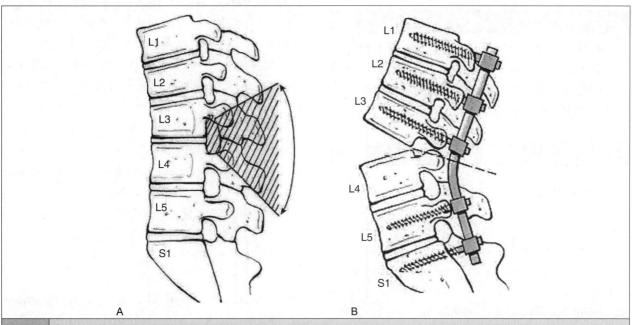

图5　**A** 和 **B** 图示 L3-L4 张开式楔形截骨和椎弓根螺钉固定。(*Reproduced with permission from Simmons ED , Zeng Y：Ankylosing spondylitis，in Bono C，Garfin S（eds）：Orthopaedic Surgery Essentials：Spine. Philadelphia，PA，Lipincott Williams & Wilkins*，2004，*p* 201.)

其他截骨方式矫正度数小 3.8°，但前方张开式截骨和多节段截骨矫形丢失的现象更为普遍。所有病例的神经系统并发症发生率为 2%～2.7%。主动脉损伤仅发生在张开式截骨手术方式中，发生率为 0.9%（4/451）。

银屑病脊柱炎

超过 10% 的银屑病性关节炎病人会发展成脊柱关节病。累及中轴骨的病人中 70% HLA-B27 阳性，相比之下，未累及中轴骨的病人仅为 20%。和强直性脊柱炎不同，银屑病脊柱炎的椎体间盘侵蚀和脊柱僵硬都是不连续和不对称的，可伴有边缘和非边缘的韧带骨赘。银屑病性脊柱炎病人的颈椎也可发生滑膜增生，临床表现与类风湿关节炎相似。药物治疗也与类风湿关节炎相似，早期使用症状缓解性抗风湿药（DMARDs）和肿瘤坏死因子-α 阻断药。手术适应证与类风湿颈椎病或强直性脊柱炎畸形相同。

Reiter 综合征

Reiter 综合征被认为是发生于感染后的反应性关节炎，通常累及 20～40 岁的病人。典型表现发生于尿道炎和肠炎后的 1 个月内。50% 的病人会有脊柱受累，但累及颈椎的很少。和强直性脊柱炎不同，Reiter 综合征是以非对称的骶髂关节炎和非边缘的韧带骨赘为特点的。治疗多为对症性治疗，很少涉及脊柱手术。

肠病性关节炎

脊柱炎的发生也可与溃疡性结肠炎和 Crohn 病有关。临床表现和治疗与特发性强直性脊柱炎相同。累及中轴骨的病人 80% HLA-B27 阳性。脊柱受累独立于肠病病程，可以发生于肠道症状出现前。

弥漫性特发性骨肥厚症

弥漫性特发性骨肥厚症是累及脊柱、肩、肘、膝和跟骨的末端病，通常发生于中老年患者。脊柱末端病会产生椎体前外侧大的、非边缘性的韧带骨赘，不累及骶髂关节。4 个连续椎体受累就可诊断。胸椎和腰椎受累会导致僵硬和疼痛，颈椎受累伴前方大骨赘会导致吞咽困难和喘鸣音。后纵韧带骨化会导致脊髓病，而长节段的骨化会像强直性脊柱炎一样使脊柱易于发生骨折。

小　结

　　脊柱的炎症性疾病是一大类疾病。早期药物干预可以大大降低手术率。早期诊断、积极的药物治疗、现代的影像诊断技术和现代的固定技术显著地提高了对这类疾病的治疗效果。

注释文献

类风湿关节炎

Asano S，Mine K，Kiya T，Imura J，Nohara Y：Long-term follow up study of cervical lesions in rheumatoid arthritis，in *Proceedings of the 32nd Annual Meeting*. Rosemont，IL，Cervical Spine Research Society，2004. Available at：http：//www. csrs. org/searchabstr/2004 _ papers _ 44. pdf. Accessed November 28，2005.

　　作者指导了一项针对类风湿关节炎颈椎病损发生率和自然史的研究。他们发现颈椎病损的发生率在类风湿关节炎病史 14 年的病人中为 39%，病史 24 年的病人中为 56%。

Falope ZF，Griffiths ID，Platt PN，et al：Cervical myelopathy and rheumatoid arthritis：A retrospective analysis of management. *Clin Rehabil* 2002；16：625-629.

　　作者对 40 例病人进行了回顾性研究，对非手术治疗和手术治疗的效果进行了比较。其中 18 例非手术病人 5 年的死亡率为 73%，文中没有提及神经症状改善；22 例病人行手术治疗，5 年死亡率为 27%，30% 的病人神经功能恢复至少 1 个 Ranawat 等级；55% 的不能行走的病人（Rawawat ⅢB 级）术后可以行走。

Graziano GP，Hensinger R，Patel CK：The use of traction methods to correct severe cervical deformity in rheumatoid arthritis patients：A report of five cases. *Spine* 2001；26：1076-1081.

　　这篇文章中，作者描述了应用牵引及手术固定治疗类风湿关节炎颈椎严重屈曲畸形的成功经验。

Haid RW Jr，Subach BR，McLaughlin MR，Rodts GE Jr，Wahlig JB Jr：C1-C2 transarticular screw fixation for atlantoaxial instability：A 6-year experience. *Neurosurgery* 2001；49：65-68.

　　作者报告了 68 例经 C1-C2 螺钉固定治疗寰枢椎不稳定的治疗经验。研究平均随访 2.4 年（1～5.5 年），融合率 96%。

Matsunaga S，Onishi T，Sakou T：Significance of occipitoaxial angle in subaxial lesion after occipitocervical fusion. *Spine* 2001；26：161-165.

　　作者报告了枕骨-C2 融合的位置异常与后来的下颈椎半脱位有很高的相关性。他们还发现如果枕骨-枢椎角维持在 0°～30°之间结果最好。

Matsunaga S，Sakou T，Onishi T，et al：Prognosis of patients with upper cervical lesions caused by rheumatoid arthritis：Comparison of occipitocervical fusion between c1 laminectomy and nonsurgical management. *Spine* 2003；28：1581-1587.

　　研究比较了 19 例手术病人和 21 例非手术病人。手术病人的 68% 有功能改善，生存率 5 年时为 68%，10 年时为 37%。非手术治疗的病人均无神经功能改善，76% 的病人随访中发现神经功能加重，并且无一例生存超过 8 年。

O'Dell JR：Therapeutic strategies for rheumatoid arthritis. *N Engl J Med* 2004；350：2591-2602.

　　作者综述了当今类风湿关节炎的治疗建议和未来发展方向，讨论了治疗流程、不良反应和最近临床试验的结果。

Omura K，Hukuda S，Katsuura A，Saruhashi Y，Imanaka T，Imai S：Evaluation of posterior long fusion versus conservative treatment for the progressive rheumatoid cervical spine. *Spine* 2002；27：1336-1345.

　　研究中 17 例血清学阳性且合并严重关节畸形的类风湿关节炎病人，11 例行手术治疗，6 例行非手术治疗。作者报告，未行手术的病人或者因轻微外伤而突然死亡，或者卧床不起；而那些行手术固定的患者或者症状改善，或者进行性发展的病程停止。

Riew KD, Hilibrand AS, Palumbo MA, Sethi N, Bohlman HH: Diagnosing basilar invagination in the rheumatoid patient: The reliability of radiographic criteria. *J Bone Joint Surg Am* 2001; 83-A: 194-200.

研究者对 131 例类风湿关节炎病人进行了颈椎 X 线检查。数据显示对诊断颅底凹陷没有一项 X 线筛查项目具有高敏感性或高阴性预测值。作者建议任何时候当 X 线片所见怀疑有颅底凹陷时，都应该行 MRI 或 CT 检查。

Shad A, Shariff SS, Teddy PJ, Cadoux-Hudson TA: Craniocervical fusion for rheumatoid arthritis: Comparison of sublaminar wires and the lateral mass screw craniocervical fusion. *Br J Neurosurg* 2002; 16: 483-486.

作者比较了 21 例用椎板下钢丝（N＝10）或椎弓根/侧块螺钉（N＝11）行枕颈固定的效果。10 例使用椎板下钢丝的病人中 3 例疼痛完全缓解，而 11 例用颅骨板和侧块螺钉固定的病人中 8 例疼痛完全缓解。神经功能的改善两组相似。

Sutterlin CE, Bianchi JR, Kunz DN, et al: Biomechanical evaluation of occipitocervical fixation devices. *J Spinal Disord* 2001; 14: 185-192.

这篇枕颈固定装置生物力学研究的作者报告板系统生物力学上优于棒-钢丝系统。

血清学阴性的脊柱关节病

Braun J, Sieper J: Biological therapies in the spondyloarthritides: The current state. *Rheumatology (Oxford)* 2004; 43: 1072-1084.

作者综述了近来应用肿瘤坏死因子-α 阻断剂治疗脊柱关节病的文献。

Brophy S, Mackay K, Al-Saidi A, Taylor G, Calin A: The natural history of ankylosing spondylitis as defined by radiological progression. *J Rheumatol* 2002; 29: 1236-1243.

作者对 571 例患强直性脊柱炎超过 25 年的病人进行了影像学分析。强直性脊柱炎是一种线性进展的疾病，每 10 年进展 35%。大多数病人病程中都有脊柱受累，25% 的病人有髋关节受累，而颈椎受累则提示预后较差。

Chen IH, Chien JT, Yu TC: Transpedicular wedge osteotomy for correction of thoracolumbar kyphosis in ankylosing spondylitis: Experience with 78 patients. *Spine* 2001; 26: E354-E360.

作者分享了他们 78 例病人的 98 个经椎弓根楔形截骨的经验，14 例病人行 2 个节段的截骨。绝大多数截骨是在 L2 或 L3 水平，平均矫正 34°。平均随访 46 个月，作者报告手术效果良到好的病人占 90%，没有大血管并发症或神经损伤。

Grigoryan M, Roemer FW, Mohr A, Genant HK: Imaging in spondyloarthropathies. *Curr Rheumatol Rep* 2004; 6: 102-109.

作者综述了血清学阴性的脊柱关节病中轴骨的影像学表现。

Grisolia A, Bell RL, Peltier LF: Fractures and dislocations of the spine complicating ankylosing spondylitis: A report of six cases: 1967. *Clin Orthop Relat Res* 2004; 422: 129-134.

作者报告了 6 例强直性脊柱炎脊柱骨折脱位的损伤类型特点和治疗选择。

Hilibrand AS, Schwartz DM, Sethuraman V, Vaccaro AR, Albert TJ: Comparison of transcranial electric motor and somatosensory evoked potential monitoring during cervical surgery. *J Bone Joint Surg Am* 2004; 86-A: 1248-1253.

研究报告了 427 例手术病例。作者发现体感诱发电位监测到的结果比经颅运动诱发电位监测滞后 30 分钟。他们同时报告，体感诱发电位不能探测到任何新发生的运动神经功能损害。

Kim KT, Suk KS, Cho YJ, Hong GP, Park BJ: Clinical outcome results of pedicle subtraction osteotomy in ankylosing spondylitis with kyphotic deformity. *Spine* 2002; 27: 612-618.

作者报告了 45 例应用"蛋壳"技术椎弓根截骨的影像学和临床结果。眉弓角平均从 32° 改善至 0.9°，38 例病人对手术结果表示满意。44 个病人重返原来的工作岗位，没有血管并发症或永久神经功能损害发生。

Nakstad PH, Server A, Josefsen R: Traumatic cervical injuries in ankylosing spondylitis. *Acta Radiol* 2004; 45: 222-226.

作者在他们的研究中评价了 MRI 和 CT 在诊断 11 例强直性脊柱炎颈椎骨折病例中的作用。他们总结，所有颈椎骨折的病人必须行 MRI 检查以探查有无硬膜外血肿。

Reveille JD: The genetic basis of spondyloarthritis. *Curr Rheumatol Rep* 2004; 6: 117-125.

作者综述了目前关于脊柱关节病，特别是强直性脊柱炎遗传基础方面的文章。

Simmons ED, Distefano RJ, Zheng Y, Simmons EH: Thirty-six years experience of cervical extension osteotomy in ankylosing spondylitis: Techniques and outcomes, in *Proceedings of the 32nd Annual Meeting*. Rosemont, IL, Cervical Spine Research Society, 2004. Available at: http://www.csrs.org/searchabstr/2004_papers_44.pdf. Accessed November 28, 2005.

作者报告了他们颈胸段截骨治疗强直性脊柱炎的经验。讨论了治疗效果和并发症。

Taggard DA, Traynelis VC: Management of cervical spinal fractures in ankylosing spondylitis with posterior fixation. *Spine* 2000; 25: 2035-2039.

作者报告了 7 例应用经后路侧块/椎弓根螺钉固定加棘突间钢丝以及自体肋骨植骨方法治疗颈椎骨折的病例。他们报告，在骨折节段上下各固定 2 个节段、术后颈椎围领保护较为合适。

Ward MM: Decreases in rates of hospitalizations for manifestations of severe rheumatoid arthritis, 1983-2001. *Arthritis Rheum* 2004; 50: 1122-1131.

在调查了加利福尼亚州类风湿关节炎手术病人住院数据库之后，作者发现脾切除和脉管炎的发生率降低了。作者还发现脊柱手术率降低了 37%，但由于病例数有限，差异没有统计学意义。

经典文献

Boden SD, Dodge LD, Bohlman HH, Rechtine GR: Rheumatoid arthritis of the cervical spine: A long-term analysis with predictors of paralysis and recovery. *J Bone Joint Surg Am* 1993;75:1282-1297.

Clark C, Goetz D, McNeles A: Arthrodesis of the cervical spine in rheumatoid arthritis. *J Bone Joint Surg Am* 1989;71:381-392.

Dvorak J, Grob D, Baumgartner H, et al: Functional evaluation of the spinal cord by magnetic resonance imaging in patients with rheumatoid arthritis and instability of upper cervical spine. *Spine* 1989;14:1057-1064.

Fujiwara K, Owaki H, Fujimoto M, Yonenobu K, Ochi T: A long-term follow-up study of cervical lesions in rheumatoid arthritis. *J Spinal Disord* 2000;13:519-526.

Kawaida H, Sakou T, Morizono Y, Yoshikuni N: Magnetic resonance imaging of upper cervical disorders in rheumatoid arthritis. *Spine* 1989;14:1144-1148.

Oda T, Fujiwara K, Yonenobu K, et al: Natural course of cervical spine lesions in rheumatoid arthritis. *Spine* 1995; 20:1128-1135.

Pellicci PM, Ranawat CS, Tsairis P, Bryan WJ: A prospective study of the progression of rheumatoid arthritis of the cervical spine. *J Bone Joint Surg Am* 1981;63:342-350.

Reiter MF, Boden SD: Inflammatory disorders of the cervical spine. *Spine* 1998;23:2755-2766.

Simmons EH: The surgical correction of flexion deformity of the cervical spine in ankylosing spondylitis. *Clin Orthop Relat Res* 1972;86:132-143.

Thomasen E: Vertebral osteotomy for the correction of kyphosis in ankylosing spondylitis. *Clin Orthop Relat Res* 1985;194:142-152.

Van Royen BJ, De Gast A: Lumbar osteotomy for the correction of thoracolumbar kyphotic deformity in ankylosing spondylitis: A structures review of three methods of treatment. *Ann Rheum Dis* 1999;58:399-406.

（韦　峰　译）

第37章 脊柱良性和恶性病变

Geoffrey A. Cronen, MD   Sanford E. Emery, MD. MBA

引言

在过去的几十年中，脊柱肿瘤的诊断和治疗有了相当大的进步。随着技术的发展，专门用于脊柱肿瘤分级系统的建立，以及更为安全有效的治疗方法的应用，脊柱肿瘤病人的短期和长期疗效都得到了极大的提高。

脊柱肿瘤是相对少见的疾病，其症状和体征与退行性脊柱疾病很相似。所以需要医生有脊柱肿瘤方面的知识以避免延误诊断；诊断延误对疾病的预后有极大影响。详细地询问病史是有可能从中获得关于肿瘤的线索的。善于运用影像诊断方法，了解非手术治疗方法，拥有多学科组成的团队，最重要的是，使病人和家属都了解病情，这些都是获得最好疗效所必需的。

发病率

每年美国大约 120 万人被诊断为肿瘤。其中，大约 60 万人有骨转移，而原发恶性骨肿瘤仅 2 700 人。可以通过肿瘤的患病率和骨转移的倾向估计骨转移的可能性。乳腺癌、肺癌、肾癌、前列腺癌和甲状腺癌骨转移占了所有骨转移癌的 60% 以上。女性以乳腺癌、子宫癌和结肠癌为主，而男性则以前列腺癌、肺癌和膀胱癌为主。10% 以上的新诊断的癌症病人会死于没有明确原发病灶的肿瘤。

转移癌的数量是原发骨肿瘤的 25～40 倍，是累及脊柱的最常见的肿瘤。骨转移最常见的转移部位是椎体。死于肿瘤的病人中 40%～80% 在尸检时发现有骨转移。脊柱转移的病人 90% 没有临床症状。有症状的转移最多见于胸椎。70% 的脊柱肿瘤发生于胸椎，20% 发生于腰骶椎，10% 发生于颈椎。

原发性骨肿瘤的总体发生率为 0.4%。绝大多数良性脊柱肿瘤发生于 10～30 岁，而 30 岁以上的患者恶性骨肿瘤的可能则更大。良性肿瘤多累及后方结构，而恶性肿瘤多累及椎体。原发脊柱恶性肿瘤仅占每年 8 000 例新增恶性骨肿瘤的 10%。

评估

病史和物理检查

全面细致的病史和查体能够获得一些线索提醒医生想到有肿瘤存在的可能。后续的询问可以帮助医生判断肿瘤的良恶性。病人的年龄非常重要，在鉴别诊断中可用以缩小鉴别范围。原发良性肿瘤多发生于 30 岁以前，而原发恶性肿瘤多发生于 21 岁以后，尤文肉瘤和骨肉瘤除外。80% 以上的转移癌发生于 40 岁以上。

大约 85% 的病人主诉背痛，疼痛出现前可以有或没有外伤。疼痛多为轴性，起病缓慢，过程顽固，常发生于夜间，并且经常和活动无关。疼痛的时间表、神经损害及其迅速程度都是决定预后的重要因素。急性疼痛和（或）相应的根性症状应该怀疑有病理骨折发生。缓慢出现的神经损害的预后远比急性出现的好。老年人的慢性背痛应该高度怀疑肿瘤的可能，不应该把这些症状都归咎于退变因素。对疼痛性状的改变和任何新增的症状都应该作进一步的检查。

病人的肿瘤史，无论多遥远，都应该询问清楚。乳腺癌的第一次转移可发生于 10～20 年的无病期之后。个人史应询问病人的职业有无致癌物质接触，饮酒、吸烟情况，性生活史以及输血史。不要遗漏家族史。系统回顾时应询问有无体重下降、厌食和乏力的症状。医生还应该特殊询问有无皮肤病损、便血、咳嗽和气短发生史，是否做过肿瘤筛查等。

如果怀疑有肿瘤存在，全面的物理检查可能不是一个骨科大夫所能胜任的，有必要的话可以请其他科室会诊。要触诊整个脊柱以发现局限的压痛；压痛在肿瘤病人中比机械性疼痛病人中多见。病理性骨折的病人活动度通常严重受限。神经系统检查应评估病人的肌力、反射、步态和感觉。

实验室检查

实验室筛查试验能够缩小鉴别诊断范围。所有怀疑肿瘤的病人都应该查全血细胞计数以发现过去不知道的贫血。血细胞沉降率升高可见于恶性肿瘤、感染和炎症。原发肾癌的病人血尿素氮、肌酐水平和尿液分析一般都有异常。骨量减少和溶骨性病损的病人可能会有血清钙、磷酸盐和碱性磷酸酶水平的改变。尿钙、磷和血清甲状旁腺激素水平也应该检查。多发性骨髓瘤病人的血清和尿蛋白电泳可以查出单克隆免疫球蛋白增高。男性前列腺癌转移病人血清前列腺特异性抗原可＞4ng/ml，酸性磷酸酶也可升高。如果怀疑甲状腺癌，应行甲状腺激素检查。肝功能和癌胚抗原对有胃肠道肿瘤病史的病人非常重要。

影像学检查

X线平片

所有怀疑有脊柱肿瘤的病人或背痛超过6周的患者，都要行可疑部位的正侧位X线平片，观察脊柱整体的顺列、骨的完整性、病损在椎体内的位置、病损本身的性状以及周围软组织情况。椎体骨小梁通常受累达到30％～50％之后才会有可见的椎体塌陷。

原发性肿瘤有累及椎旁软组织的倾向。转移性病变可为溶骨性、成骨性或混合性形态，多局限于椎体内。早期的转移灶多见于椎弓根基底部，单侧的椎弓根塌陷在前后位X线片上表现为所谓的"猫头鹰眨眼征"（图1）。恶性肿瘤，无论是原发还是继发的，都有侵及椎体的倾向；而位于后方结构的肿瘤多为良性。

平片早期发现肿瘤和感染的敏感度很低。平片的作用取决于症状和肿瘤来源。神经受累的病人90％有异常的X线表现，椎体病变占70％，椎弓病变仅占10％。当疼痛为主诉时，94％的乳腺癌转移病人可有异常的X线表现，肺转移癌74％，淋巴瘤40％。平片未见异常不能除外肿瘤累及脊柱的可能性。

单纯依据X线平片不能区别脊柱肿瘤和椎间盘炎/椎体骨髓炎。总体来说，转移性肿瘤需要血

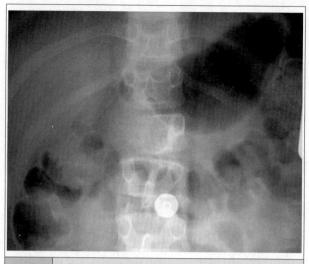

图1　图示"猫头鹰眨眼征"。

液供应，因此肿瘤不会累及椎间盘。而感染性病原微生物喜欢缺血性环境，在最初种植于椎体终板后，都有破坏椎间盘的倾向。这些表现可从X线片上获得并用以鉴别诊断。

Tc 99m 骨扫描

Tc 99m（^{99m}Tc）骨扫描可探测到代谢活动增强，如成骨活动或局部血流增强。这项检查用于确定已知的孤立病灶，也可确定其他没有症状或未知病灶的位置。骨扫描探测到的病灶通常可以作为活检的部位。因为^{99m}Tc骨扫描的敏感度高，所以骨骼受累的情况经常被高估，而且很难和创伤、退变或感染性病灶鉴别。相反，骨髓替换性肿瘤（如多发性骨髓瘤）直到造成骨皮质破坏前都有可能探测不到。

单光子发射计算机辅助断层扫描

单光子发射计算机辅助断层扫描（SPECT）的分辨率更高，对骨内的代谢性增强病灶的定位作用更准确，而且不需要额外的放射性暴露。在这点上，SPECT特别适用于良性的疼痛病变，如骨样骨瘤和骨母细胞瘤。SPECT与平面的骨扫描相比能更清晰地确定椎弓根受累从而早期发现骨转移。虽然SPECT比^{99m}Tc骨扫描昂贵，但是它的敏感度、特异度、阳性预测值和阴性预测值都高。不过，它们发现椎弓根受累没有MRI早。

正电子发射断层扫描

正电子发射断层扫描（PET）用氟脱氧葡萄糖确定代谢活动增强的部位。应用 PET 和 ^{99m}Tc 骨扫描诊断新发肺癌有无骨转移时，敏感度分别为 91％和 75％；特异度分别为 96％和 95％。另一项研究显示，PET 不能鉴别良性和低度恶性的软骨性肿瘤。高度恶性的肿瘤可以和良性肿瘤区分，但是低度恶性的软骨肿瘤经常被低估。PET 的另一用途是可确定脊柱转移癌的可能原发部位。

计算机辅助断层扫描

计算机辅助断层扫描（CT），无论是否同时行脊髓造影，都是评估脊柱骨结构的最直接的重要工具，也能够间接评估椎管受累的情况。CT 特别有助于判断椎体的完整和稳定情况。比如，当后方结构受累的同时有 50％以上的椎体破坏，可以预测会发生进一步的塌陷。如果不能行 MRI，可以行 CT 脊髓造影替代。CT 扫描在做术前计划时非常有用，可以确定固定重建的部位。

磁共振成像

磁共振成像（MRI）是一种没有放射性的影像诊断技术，能够应用于绝大多数脊柱肿瘤以确定骨和骨髓受累的情况，评估椎旁软组织和椎管内的肿瘤侵袭情况。组织中的正电子数量决定了脉冲序列中产生的信号。所以，MRI 对软组织的成像优于其他任何影像学方法，而 CT 在骨组织成像方面最好。MRI 对诊断脊柱肿瘤非常有用，而且对诊断后描述病损的特点非常有帮助。

MRI 能够显示病理骨折、感染和良性压缩骨折明显的或细微的差别。病理性骨折通常表现为 T1 加权像上的等信号和 T2 加权像上的高信号，而且经常可发现多节段的髓内异常。椎体骨髓炎/椎间盘炎表现为 T1 加权像上的等信号或低信号和 T2 加权像上的高信号。严重的病人椎旁可伴有脓肿，信号强度与椎体病变相似，终板模糊不清。良性压缩性骨折 T1 加权像上的骨髓信号正常，而且没有软组织包块。T2 加权像上为等信号，或部分区域信号轻度增高。转移灶表现为 T1 加权像上信号降低的区域，而周围富含脂肪的骨髓则表现为高信号。由于肿瘤的血供丰富，钆增强扫描更有助于显示受累的区域。

动脉造影

动脉造影是脊柱肿瘤有用的辅助检查和治疗方法。虽然在 CT 和 MRI 时代，它的作用已变得比较有限了，但是在一些特殊的转移肿瘤，如肾癌和甲状腺癌，可以通过动脉栓塞减少术中的出血。动脉造影可以用来确定局部的血管解剖，了解脊髓的血液供应，或肿瘤周围的血管分布，有助于术前手术设计。当椎动脉被肿瘤包绕或与肿瘤邻近的时候，动脉造影尤其适用于颈椎。

诊　断

完整的病史和完善的物理检查、试验室检查和多种影像学检查结果已经能够让医生作出诊断并且着手进行下一步的治疗了。在开始治疗前，最重要的是确定肿瘤是原发性还是转移性。一般通过病史、查体和实验室筛查试验就可以确定。但是当原发肿瘤的诊断不确定的时候，则需要进一步的检查，如胸部、腹部和盆腔 CT 及增强扫描，如果需要也可行乳腺钼靶检查。^{99m}Tc 骨扫描可以查明病灶是单发的还是多发的。这时大多数原发肿瘤就可以确定了，但一般需要活检证实。

如果这时仍然不能明确诊断，就需要组织学诊断以决定下一步的治疗方案。很久以前患过肿瘤并且又经历了很长一段时间无病期的病人也需要病理诊断，因为一个人身上发生两种肿瘤并不少见。活检应该从最容易接触到的病灶上取，并且应该由最终的手术医生来进行。活检应该选择并发症最小的入路，而且应该能够在最后手术时一并切除活检通道。如果怀疑为脊柱原发肿瘤，而且活检由放射科医生实施，最好对活检通道进行染色，以便手术时将其切除。CT 引导下穿刺活检是安全有效的活检方式，对大多数情况都适合。这种方法造成的肿瘤污染很小，而且不会延误化疗和放疗。穿刺活检有时对某些病人不合适，或者活检失败，可以行切开活检。如果怀疑是良性肿瘤，活检术可以和肿瘤切除术合二为一。在结束手术之前，应该再回顾一下最初的微生物和病理结果。所有需要依靠组织病理决定治疗方式的情况下，都要一丝不苟地遵循肿瘤手术原则。

一旦确定最终诊断，就要开始下一步治疗，包括化疗、放疗和进一步的手术干预。

原发病损

肿瘤学分期

诊断成立时也就获得了肿瘤分期的信息，包括肿瘤的组织病理学分级、肿瘤在局部的侵袭范围和肿瘤区域性或远隔转移的情况。这些信息在肿瘤治疗中是非常重要的，因它们有助于了解肿瘤的生物学特性，从而帮助确定最有效的治疗方案。

Enneking 骨与软组织肿瘤分期系统在肿瘤评估、制定治疗策略和估计预后方面非常有用。根据 Enneking 的原始文字，肿瘤生物学特性可分为（1）局限的、潜伏的或静止的、不活动的和良性的；（2）局限的、活动的和良性的；（3）侵袭性的，但仍是良性的；（4）惰性的、侵袭性的、恶性的，但局部、区域性或远隔转移的风险小；（5）破坏迅速的、恶性的，有局部、区域性和远隔转移的风险；（6）已经有区域性和（或）远隔转移。Enneking 对良性肿瘤和恶性肿瘤分别应用不同的分级系统。良性肿瘤分级应用阿拉伯数字，而恶性肿瘤应用罗马数字。每个分级系统都包含了组织学分级、解剖部位（间室内或间室外）和转移的信息。

由 Enneking 和肌肉骨骼系统肿瘤协会建立的分期系统和专业术语在四肢应用得很好，但应用于脊柱就显现出一些问题，这主要是由于脊柱解剖的特殊性。用于四肢肿瘤切除边界的术语对于脊柱就出现了问题，比如，胸椎肿瘤的根治性切除就意味着要切除脊髓和主动脉，这显然是不可能的。因此这个系统在科学评估某些类型的脊柱肿瘤时就会遇到困难。

Boriani、Weinstein 和 Biagini 提出了另一种分期系统，它仍然延续了 Enneking 的原则，但为脊柱特殊设计的分期方法实用且便于制订手术策略。每个受累椎体按表盘的样式被分成 12 个扇形区域，并且从骨外椎旁软组织到硬膜又划分出 5 个层次。基于肿瘤学和外科分期，可行三种整块切除：椎体切除、矢状切除和后弓切除。最近的多中心研究结果显示此系统能够为评估治疗结果提供标准。

良性病变

脊柱的原发良性病变远比原发恶性病变少。良性病变多于 20 岁以前，而大多数恶性病变发生于 21 岁以后。发生于后方结构的肿瘤通常是良性的，而发生于椎体的肿瘤则倾向于恶性。疼痛是最常见的临床表现，良性肿瘤神经功能受损的发生率远低于恶性肿瘤。

Enneking 对良性肿瘤的分期可应用于脊柱肿瘤。1 期为静止性，一般没有临床症状，而且通常为偶然发现；2 期为活动性，通常有临床表现（最常见为病变部位的疼痛）。3 期为局部侵袭性，可以转移。

骨样骨瘤

骨样骨瘤占所有原发骨肿瘤的 11%，是最常见的原发良性肿瘤之一。病人的年龄可从十几岁到二十岁出头。疼痛性脊柱侧弯、夜间加重，以及非甾体消炎药能够缓解疼痛都应疑诊骨样骨瘤。病损可位于椎弓根、横突、椎板和棘突。腰椎最常受累。X 线平片显示透亮的病灶周围的骨硬化，直径小于 2 cm。CT 扫描能够清晰地显示病灶，在平片未显示病灶时应该行 CT 扫描。骨扫描和 SPECT 扫描显示病灶部位放射性浓聚。

骨样骨瘤的病程为良性，在若干年内可自限。如果非甾体消炎药能够缓解疼痛，可以一直采用非手术治疗。如果非手术治疗失败，可行手术切除。整块切除可以根治肿瘤，极好地缓解疼痛。与肿瘤相关的脊柱侧弯如果在畸形发生的 15 个月内实施肿瘤切除，侧弯可自行纠正。

骨母细胞瘤

骨母细胞瘤的组织学和发病年龄与骨样骨瘤相似，不同的是病变的大小和病程（图 2）。骨母细胞瘤的直径大于 2 cm，疼痛不一定能被抗炎药所缓解。骨母细胞瘤占原发骨肿瘤的 5%，40% 发生于脊柱。和骨样骨瘤相似，疼痛是最常见的症状。但与骨样骨瘤不同的是，骨母细胞瘤常累及软组织，容易造成神经压迫而导致神经功能损害。X 线平片显示膨胀的溶骨性破坏延及周围软组织。溶骨性病灶内未见分隔，这点可与动脉瘤性骨囊肿鉴别。治疗一般包括手术彻底切除和放疗。手术彻底切除能够达到很好的局部控制，复发率在 10% 左右。放疗常有争议，但已成功用于非彻底切除和复发的病例。

动脉瘤样骨囊肿

动脉瘤样骨囊肿占所有原发骨肿瘤的 1.4%，大约 20% 发生于脊柱（图 3）。发病高峰在 10~20

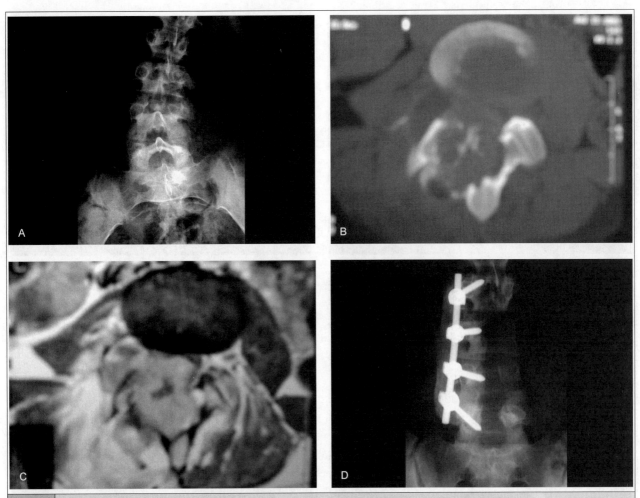

图2　腰骶部前后位 X 线平片（A）、CT 扫描（B）和 MRI 轴位片（C）显示位于 L3-L4 后方结构的骨母细胞瘤。D，前后位 X 线平片显示肿瘤彻底切除，单侧重建，植骨融合坚强。

岁之间，30 岁以上很少发病。最常见的发病部位是颈椎和胸椎的后方结构，男性发病多于女性。大多数病人表现为疼痛，如伴有神经根或脊髓压迫，可伴有神经功能受损。体瘦病人可从体表触及大的病损。X 线平片可见膨胀性的溶骨性病变，有薄层的反应骨。菲薄的骨性隔膜使病变呈现肥皂泡样的外观。MRI 可发现液平面。40％以上的动脉瘤样骨囊肿会累及相邻节段的脊柱。动脉造影和栓塞可作为单独的治疗，或作为减少术中出血的辅助治疗。手术治疗包括病灶内刮除或切除。复发很常见，可高达 25％。可行放疗，但有迟发性肉瘤变的风险。

骨软骨瘤

　　骨软骨瘤又称外生骨疣，是最常见的骨肿瘤，大约占良性骨肿瘤的 20％～50％ 和所有肿瘤的

15％。颈胸段的后方结构是最常见的受累部位。这种肿瘤并非真正意义上的肿瘤，更确切地说是软骨膜的疝出。骨软骨瘤可以被偶然发现，也可因压迫神经而被发现，甚至可因病人触及而发现。疼痛并不常见，一般与肿块效应或恶性变有关。X 线平片可见无蒂的或带蒂的肿块，但是不能确定软骨帽的大小，所以需要进行 CT 扫描。软骨帽大于 2 cm 的病损常提示恶性变。持续性疼痛或造成神经压迫的病变可手术切除。没有症状的病变不需治疗。儿童的复发率很低，如果软骨帽切除彻底，成人的复发率也可忽略不计。多发遗传性外生骨疣的恶变风险高达 25％～30％；而孤立病灶的恶变风险仅为 1％。

神经纤维瘤

　　神经纤维瘤可以独立发生，也可以并发于神经纤维瘤病 I 型（von Recklinghausen 病）或 II 型。

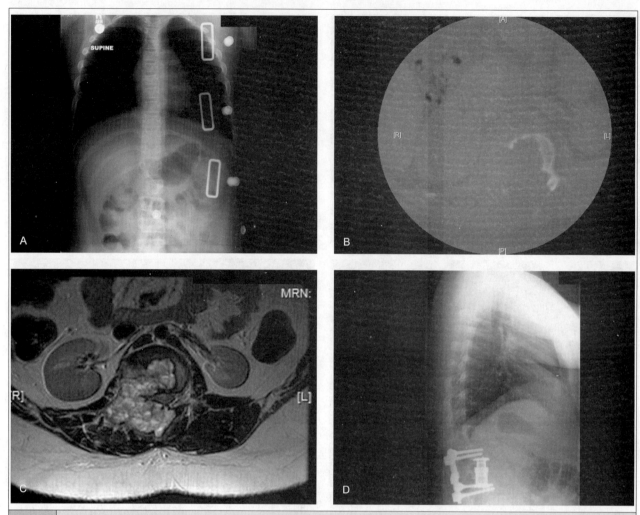

图3 ── 10 岁女孩胸腰段前后位 X 线平片 (**A**)、CT 扫描 (**B**) 和 MRI 扫描 (**C**) 显示 L1 动脉瘤样骨囊肿。注意 MRI 图像中的液-液平面。**D**，侧位 X 线平面显示刮除后的前后方重建。

如果出现诸如牛奶咖啡斑、皮下神经纤维瘤和听神经瘤等特征性表现则应怀疑神经纤维瘤病。神经纤维瘤多起于神经根鞘膜，约 80% 位于硬膜内和邻近的硬膜外腔（图 4）。当位于神经孔时，会呈现典型的哑铃状外观。

X 线平片上可见角状脊柱侧弯、肋骨变细和神经孔扩大。应行 MRI 和（或）CT 脊髓造影以明确病变的特征。应整块切除有症状的病变及受累的不重要的结构。否则应行显微手术以保留未受累的神经束。20% 的病变会发生恶变。应积极治疗并发的脊柱侧弯，否则会急剧进展。

骨巨细胞瘤

骨巨细胞瘤占所有骨肿瘤的 8%，其中 3% 发生于脊柱。病人年龄通常 20～40 岁，女性是男性的 2 倍。脊柱的任何部位都可以受累。肿瘤部位的疼痛是最常见的主诉。骨巨细胞瘤倾向于发生在椎体而非后方结构。肿瘤虽为良性，但局部侵袭性强。X 线平片上可见肿瘤为溶骨性、膨胀的病损，无分隔。病变周围有多少不一的反应骨，常有软组织肿块。术前栓塞可以减少术中出血。成功的手术治疗有赖于彻底的肿瘤切除，但脊柱周围重要的组织结构使手术非常复杂。辅助治疗包括病灶内液氮、酒精和异丁烯酸甲脂治疗。报告的复发率可高达 40%；需要再手术切除。放疗可用于难以手术切除的病例，但有 15% 恶变的风险。3% 的病人可发生肺转移。

嗜酸性肉芽肿

嗜酸性肉芽肿被认为是朗格汉期组织细胞增多症、也是累及网状内皮细胞系统疾病家族中的一员（图 5）。病变好发于 10 岁以内，通常为孤立的病

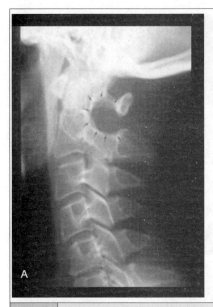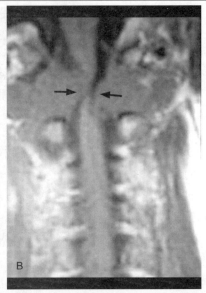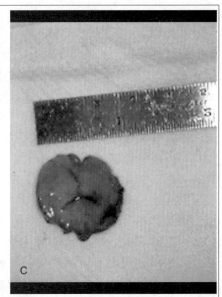

图 4　**A**，颈椎侧位 X 线平片显示 C1-C2 神经孔被神经纤维瘤扩大。**B**，冠状位 MRI 扫描显示上颈椎脊髓压迫。**C**，肿瘤的大体标本。

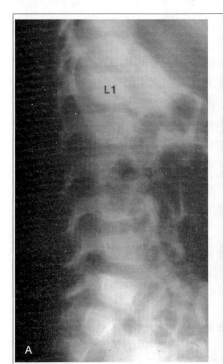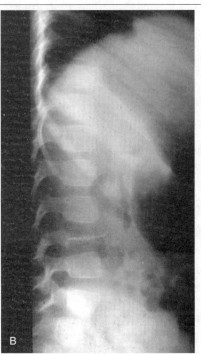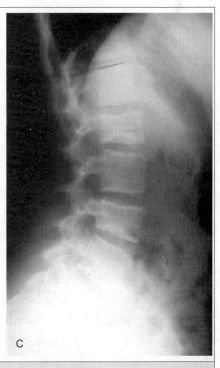

图 5　**A**，一位伴腰痛的青年女性腰椎侧位 X 线片。注意 L3-L4 椎间隙变窄。**B**，同一个病人 2 周后疼痛突然加重后的 X 线侧位片。**C**，初次骨折 10 年后拍摄的 X 线片，显示椎体高度几乎完全重建。

变，累及椎体，最常累及胸椎。病人通常主诉疼痛，X 线平片可见扁平椎。病变在骨扫描上表现为"冷"病灶，但一般无需行骨扫描。MRI 上表现为闪烁的高信号灶，容易和恶性病变混淆。因为绝大多数病变为自限性，受累椎体几乎可完全

重建（72%～97%），所以制动和观察就足够了。手术适应证包括持续的疼痛和不稳定；但需要手术干预的病例很少。对有神经症状的病人可行低剂量放疗。

血管瘤

血管瘤发病率的确切数字不是很清楚，但正常MRI扫描中至少12%可以见到这类病变。大多数血管瘤是隐匿的，都是因其他原因作检查时偶然发现的。较大的病灶可引起病理骨折或引起脊髓压迫。妊娠可诱发先前无症状的血管瘤产生症状，严重者可行血管栓塞。病变较小时，X线平片多呈正常表现；较大的病变可表现为粗大的纵行条纹（栅栏状）。有时血管瘤容易和Paget病混淆，但血管瘤不会出现Paget病特征性的椎体增大。CT扫描可见粗大的、斑点状的骨小梁，有时可呈圆点状。MRI扫描具有诊断意义；病变在T1和T2加权像上均表现为高信号。大多数病人不需要治疗。只有即将或已经出现病理骨折、神经损害和（或）持续疼痛时才需要手术切除及重建。仅有疼痛而无其他手术适应证的病人可行血管栓塞和（或）放疗。

恶性病变

多发性骨髓瘤

多发性骨髓瘤是最常见的原发恶性骨肿瘤。大多数医生认为这类病变多是由某一恶性B细胞系形成的孤立性浆细胞瘤发展而来的，从而导致局部破坏和异常免疫球蛋白产生。多发性骨髓瘤的发病率估计为2.5/100 000人。好发于老年人，多在60～70岁之间，黑人的发病率是白人的2倍。大约75%的病人最初以疼痛就诊，约20%的病人有神经损害。疾病的最初表现经常是疼痛性椎体压缩骨折。持续不缓解的疼痛或夜间痛提示恶性病变的可能。实验室检查可发现贫血、血小板减少、血清总蛋白增加、血清白蛋白减少和血细胞沉降率增快。血清和尿液的蛋白电泳可发现单克隆丙种球蛋白异常，20%的病人只有尿蛋白电泳异常。

X线平片最初可表现为正常，当椎体的30%以上受累时，溶骨性病损就变得明显了。特征性的表现为颅骨侧位片上多发穿凿样病损（图6）。从平片上很难鉴别多发性骨髓瘤压缩骨折和骨质疏松性压缩骨折；病史和物理检查的发现可以提示是否需要进一步检查。CT扫描可用于定量判断椎体受累的范围和评估是否累及了椎弓根。由于缺少反应

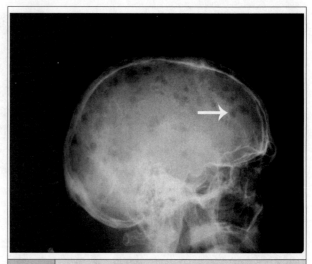

图6　多发性骨髓瘤病人颅骨侧位片显示典型的穿凿样病损（箭头）。

性成骨，所以病损在骨扫描上呈现"冷"病灶。MRI典型的表现为多个节段骨髓广泛受累，合并或不合并椎管侵袭。

多发性骨髓瘤是对放疗极其敏感的肿瘤，所以，放疗和药物镇痛是脊柱病变的主要治疗方式。化疗是系统治疗方法。椎体压缩小于50%的病人可以佩戴支具。即将或已经发生神经损害的病人、即将或已经发生病理骨折的病人如果存在结构性的不稳定或放疗后不稳定可能持续存在以及放疗后依然顽固性疼痛的病人，都可以考虑手术治疗。怀疑将发生骨折的病人可行后路节段性固定。骨折、后凸畸形或有神经损害的病人可考虑前路手术。

多发性骨髓瘤的临床过程一般为进展性和致命性的，5年生存率约为20%。神经系统受累的病人1年时的死亡率达到75%。

孤立性浆细胞瘤

孤立性浆细胞瘤定义为发生在单一椎体的浆细胞病变（图7）。这些病变占所有浆细胞肿瘤的3%，50%的病人会在其有生之年发展为多发性骨髓瘤（通常在3～4年内）。发病高峰年龄在40～60岁，较多发性骨髓瘤的发病年龄早。多数病人主诉背痛，伴或不伴椎体压缩骨折。由于异常的血浆蛋白水平与瘤体的大小有关，所以蛋白电泳通常是正常的。X线平片上的改变和多发性骨髓瘤一样取决于溶骨性病变的进展或者出现在压缩骨折之

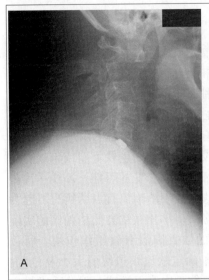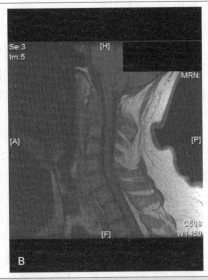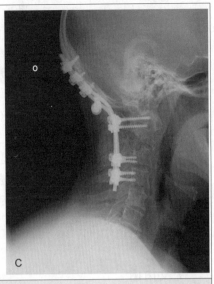

图7　一位 62 岁男性因汽车的后挡板撞击到他的头后部而产生急性疼痛，侧位 X 线平片 **(A)**、T1 加权 MRI 扫描 **(B)** 和术后侧位片 **(C)**。病人被诊断为孤立性浆细胞瘤并接受枕颈固定手术。

后。此前，平片表现多是正常的。孤立性浆细胞瘤应行全脊柱 MRI 以排除其他隐匿的病灶。确诊有赖于活检。组织学上，孤立性浆细胞瘤容易和慢性骨髓炎混淆，因为后者也存在大量的浆细胞。但是，浆细胞瘤的浆细胞只产生单克隆的 κ 和 λ 轻链，而骨髓炎的浆细胞是多克隆的。与多发性骨髓瘤相同，孤立性浆细胞瘤对放疗高度敏感，所以放疗是治疗的基础。需要手术的情况很少，手术的指征与多发性骨髓瘤相同。局部复发的发生率为10％。长期的预后较多发性骨髓瘤好，但随时都有扩散的风险，因此必须坚持复查。血清蛋白电泳是复查时最敏感的筛查手段。化疗用于有扩散的病例。

骨肉瘤

骨肉瘤是第二常见的原发恶性骨肿瘤，累及脊柱的很少，仅占所有骨肉瘤的 3％。好发于 10～20 岁，而第二个发病高峰在 50～60 岁。男性比女性的发病率稍高，没有人种的倾向性。视网膜母细胞瘤基因携带者、Rothmund-Thomson 综合征或 Li-Fraumeni 综合征患者发生骨肉瘤的概率更高。有 Paget 病史或有放疗史的病人发生骨肉瘤的风险也增高。大多数病人主诉疼痛，可发生于轻微外伤后甚至没有任何诱因时。约 25％的病人有夜间痛，70％以上的患者有神经系统症状。X 线平片可见椎体有溶骨性、成骨性或混合性病

灶，伴有基质骨化。为进行肿瘤分期还需要行全身骨扫描、胸部 CT 和病变部位的 MRI 和 CT 扫描。

活检应由最后实施手术的医生亲自执行，目的是确保在最后的肿瘤切除手术中把活检通道一并切除。一旦诊断成立，应行两个周期的新辅助化疗。切除的原则与肌肉骨骼肿瘤外科原则一致。必须根据术前的研究和术中所见审慎处理边界，同时要留心周围的重要神经血管结构。应尽一切努力做到边界清晰的整块切除。已经有大量的证据证实，阳性边界会极大地增加局部复发。如果终板完整，切除的瘤块应包括上下的椎间盘。要根据术前的评估确定是否需要扩大切除范围至周围的椎体，以避免不小心进入瘤体造成肿瘤细胞对创面的污染。前方的切除边界应该在骨膜以外，骨膜是阻止肿瘤向周围扩散的屏障，在骨膜外分离也能够在保护主动脉和下腔静脉的同时防止肿瘤破裂。如果可能，后方可以后纵韧带为边界，因为肉瘤很少会突破后纵韧带。侵袭到后方结构的肿瘤需要行整块的全椎切除。单纯累及后方结构的肿瘤切除难度较小，后方的椎旁肌可用作切除的边界。肿瘤切除后前方结构的重建可以采用不同的方法，大多数医生倾向于使用钛网和（或）异体骨。手术 6 周后再行放疗或化疗以使植骨达到初步的愈合。一般也同时需要后方的固定，通常选用钉棒系统。

由病理医生确定的肿瘤杀灭比例可以定量地了

解肿瘤对新辅助化疗的反应。肿瘤杀灭比例 90% 预示着 85% 的 5 年生存率。而肿瘤杀灭比例在 90% 以下则提示仅有 25% 的生存率。手术切除的肿瘤组织学标本将决定术后的化疗方案。如果肿瘤杀灭的比例足够，可行 4 个周期的与术前化疗方案相同的化疗。如果肿瘤杀灭的比例不够，则需要改用二线药物化疗。

脊柱骨肉瘤比孤立的四肢骨肉瘤的预后差很多。但随着新手术技术和新化疗方法的发展，脊柱骨肉瘤的预后也在稳步地提高。文献中报告的原发脊柱骨肉瘤的最长生存时间为 52 个月，但继发骨肉瘤的 5 年生存率仅为 5%。

尤文肉瘤

尤文肉瘤是儿童时期最常见的原发恶性骨肿瘤，20 岁以前发病的占 75%，30 岁以前发病的占 90%。黑人和亚洲人极少发病。尤文肉瘤患者都有 11 号和 22 号染色体的异位。约 8% 的尤文肉瘤发生于脊柱，骶骨是最常见的原发部位。疼痛始终都是主要的症状，其他还有发热和不适。在最近瑞典的一项研究中，诊断延误的时间平均为 19 周，而夜间痛并不是常见症状。物理诊断有时可以触及肿块，试验室检查可发现血细胞沉降率增快。报告有 83% 的病人出现神经损害表现。X 线平片可见溶骨性、弥漫性的病变。当尤文肉瘤造成病理骨折出现扁平椎时容易和嗜酸性肉芽肿混淆。椎间隙直到病程晚期以前一般都保持完整。平片不足以诊断，通常通过 CT 引导下穿刺获得组织学诊断。MRI 钆增强扫描能够清晰地显示肿瘤在软组织中的范围。全身骨扫描用于骨骼系统的评估，胸部 CT 用于评估有无肺转移。化疗和放疗对尤文肉瘤有效，而且是主要的治疗方法。如果已经出现或即将发生脊柱不稳定或神经功能损害，则需要手术治疗。如果可能，手术最好安排在一个周期的化疗之后，这样可以使肿瘤缩小便于切除。由于肿瘤的生长部位特殊，经常难于达到广泛的切除范围，导致瘤内刮除，而违反肿瘤的切除原则。如果肿瘤切除边界为阳性，则建议术后放疗。所有病人的 5 年生存率为 50%～60%，肘以下和小腿以下的肿瘤预后更好。有转移的肿瘤预后更差，5 年生存率为 25%。

软骨肉瘤

尽管软骨肉瘤是成人第二常见的原发恶性骨肿瘤，但发生在脊柱上的仅占 7%～10%。不像多数恶性骨肿瘤，软骨肉瘤可起自前方或后方，因为椎体有三个生长中心，软骨肉瘤可能起源于其中的任何一个。几乎所有病人都主诉疼痛，50% 的病人有神经损害。原本没有症状的内生软骨瘤或骨软骨瘤病人出现疼痛应怀疑肿瘤恶变的可能。X 线平片可见溶骨性病灶，边界极不清晰，有点状钙化。因为软骨帽不显影的缘故，平片经常会低估肿瘤的实际大小。至少 90% 的软骨肉瘤有软组织包块，所以 CT 和 MRI 有助于确定软组织包块的大小及位置。化疗和放疗通常对软骨肉瘤不敏感，因此手术是主要的治疗方式，治疗结果取决于切除的边界。整块切除和重建的原则与骨肉瘤相似。

脊索瘤

脊索瘤是少见的肿瘤，仅占所有原发恶性肿瘤的 2%～4%（图 8）。除淋巴组织增生性疾病外，脊索瘤是成人脊柱最常见的原发恶性肿瘤。肿瘤可发生于任何年龄，但最常发生于 40～60 岁。脊索瘤是从原始脊索的残迹发生而来的肿瘤，所以仅发生于中轴骨。骶骨和尾骨是好发部位；也可发生于脊柱除椎间盘外的任何部位。男性发病是女性的 3 倍。脊索瘤生长缓慢但持续生长，所以病人的症状多是逐渐出现，常常被病人自己和医生忽略，是造成诊断延误的主要原因。病人常见的主诉包括疼痛、麻木、活动无力和便秘或失禁。

骶尾部的肿瘤一般很大，肛门指诊可以触及。X 线平片可见溶骨性或混合性（溶骨和成骨）病损。CT 和 MRI 能清晰地显示肿瘤对骨组织的侵袭和在软组织内的生长范围。充分了解肿瘤对周围组织结构的累及程度是非常重要的。骶尾部的肿瘤经常累及硬膜、神经根、直肠和局部的血管，需要多个科室的医生共同参与手术彻底切除肿瘤。脊索瘤对放疗和化疗有高度的抵抗性。放疗、质子束和短距离放射治疗的效果都不理想。S3 水平以上的肿瘤通常需要前后路联合手术。如果可能，尽量保持 S1 的完整以保证骨盆的稳定。保留单侧所有的神经根可保证几乎正常的大小便功能和性功能。牺牲 S2 神经根会导致大小便失禁。性功能障碍也是手术的并发症之一，所以应该尽早向病人交代。对肿

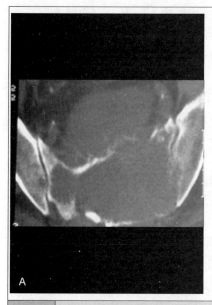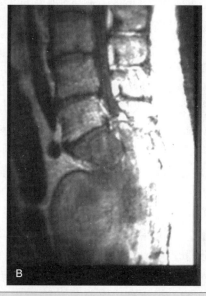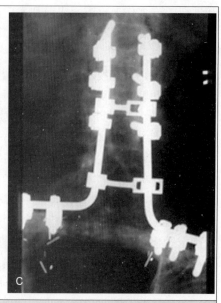

图8 骶骨脊索瘤需要全骶骨切除及骶髂重建病人的 CT 扫描 (A)、MRI 扫描 (B) 和 X 线平片 (C)。

瘤切除造成的缺损的重建是极具挑战性的工作，需要医生具有创造性的以重建腰椎和骨盆之间的稳定。整块切除仍然是必须遵循的原则，病人的生存率与切除边界的质量直接相关。骶尾部脊索瘤的预后不差，可平均生存 8～10 年，而其他部位的脊索瘤生存时间为 4～5 年。肿瘤可以转移到肝、肺、局部淋巴结、腹膜、皮肤和心脏。

转移性疾病

转移性肿瘤是脊柱最常见的肿瘤。脊柱是最常见的骨转移部位。死于肿瘤的病人 40%～80% 有骨转移。脊柱转移的病人 20% 以上有神经损害。75% 的骨转移发生于乳腺癌、肺癌、肾癌、前列腺癌、甲状腺癌和多发性骨髓瘤患者。

椎体最先受累，椎间盘因缺乏血管多不受累及。对肿瘤向脊柱转移的倾向有若干假说。一般认为肿瘤细胞进入血流并停留在血管树的滤器上，即肝、肺和骨髓的毛细血管床。这些细胞通过直接或间接的途径建立立足点。Batson 静脉丛是另一条成对的中线器官经静脉血流逆行性向脊柱转移的潜在通道。这条转移途径对脊柱转移的贡献一直存在争论，有不少试图证明或者否定这个理论的试验研究，但是都没有肯定的结论。

凡是有脊柱转移的病人都可以分成两组。一组为有肿瘤病史或放疗史，而最近出现背痛的新症状。这组病人可以一开始就怀疑有脊柱转移，除非有证据否定之。详细地询问与疼痛、现时因素和镇痛药剂量改变相关的信息能够帮助指导进一步的评估。神经损害起病的时间对判断预后有重要意义，同时也有助于确定实施干预的紧急程度。第二组病人是，偶然发现转移灶，病人没有肿瘤病史或放射线接触史。病人可以有或没有与转移灶相关的症状。

两组病人一样，当椎体的 30%～50% 以上受累时，X 线平片就可以显现转移灶的存在。所有有肿瘤病史且最近出现局限性背痛的病人，以及没有肿瘤病史但背痛持续 6 周以上、并对一般非手术治疗无反应的病人都应该行 X 线平片检查，平片应以怀疑的部位为中心。如平片显示明显的破坏，应行 MRI 和 CT 以显示椎体受累的程度以及神经受累的风险。以前讨论过应用 CT 扫描判断脊柱稳定性的方法，这对设计治疗方案大有帮助。如果平片显示正常，应行 MRI 扫描以确定病灶的位置或除外新发的转移灶。如果病人没有肿瘤病史，或肿瘤病史很久远，则应进行一系列的检查，包括全身骨扫描，胸部、腹部和盆腔 CT，以及适当的实验室检查。这些检查结果将指导进一步的检查和治疗。

疼痛、无进行性神经功能受损以及没有不稳定的病人适合药物和放射治疗。放射治疗对缓解疼痛非常有效。对放射性敏感的肿瘤转移造成的神经损害也可以采用放射治疗。当需要结合手术治疗的时候，放疗的时机选择需要非常谨慎。动物实验结果显示术后至少 3 周以后再开始放疗以促进融合的顺利进行。许多作者也表示术前和术后立即放疗的并发症发生率高。这些并发症包括伤口裂开、伤口感染和内固定失败。

近年来，放疗技术的进步突飞猛进，不仅提高了安全性和肿瘤局部控制的能力，而且把对脊髓的照射剂量减小到了最低。立体定向放射外科手术，即常说的射波刀（CyberKnife，Accuray，Sunnyvale，CA），对治疗无法手术的脊柱转移肿瘤、以前做过放疗的部位和不适于开放手术的病人非常有希望。在图像增强器辅助下插入 fiducial（小的、纯金制作的、不透 X 线的标记物放置于肿瘤周围以确定肿瘤位置），并且在治疗开始前 2～4 天给予局部麻醉。在病人体位保持固定的情况下，手术医生通过 CT 扫描仔细描绘出肿瘤和周围结构的轮廓。手术医生和肿瘤放疗医生共同磋商制订最终理想的治疗方案。虽然目前还没有强有力的支持证据，但是初步的结果显示这种技术大有前景。

Tokuhashi 为脊柱转移肿瘤的病人制订了评分系统，根据预后的不同指导治疗。评分系统共设 6 个参数，包括：（1）病人的全身状况；（2）脊柱外骨转移的数目；（3）椎体骨转移的数目；（4）重要内脏器官转移情况；（5）原发病灶；（6）脊髓损害情况。每个参数设 0～3 分。总分≥9 分的病人适合手术切除，而评分＜5 分的病人适合姑息治疗。1997 年的研究结果显示这个评分系统是非常好的预后评估工具。研究中评分≤7 分的病人平均生存时间仅为 5.3 个月，而≥8 分的病人平均生存时间达到 23.6 个月。多数作者认为平均生存预期 3 个月左右的病人不适合激进的手术干预。

转移肿瘤造成神经损害的病人的治疗非常棘手。神经损害发生的时间非常重要。急性发病和完全性瘫痪或严重的脊髓前部损伤综合征的预后很差，因为它们都有脊髓血管受累的因素。由硬膜外肿瘤压迫造成逐渐瘫痪的病人预后较好。任何有神经损害的病人都应该行全脊柱 MRI 扫描以除外多部位的压迫。研究显示三分之一以上的神经损害病人有多个病变的压迫，对这类病人的治疗则不要太激进，因为它们的平均生存期相当短。

那些有神经压迫但不适合手术的病人和那些对放疗敏感的肿瘤病人可以采用放射治疗。多发性骨髓瘤和淋巴瘤对放疗极其敏感，放疗后神经功能恢复非常迅速。肾癌、乳腺癌、前列腺癌和肺癌对放疗的反应就较差。静脉给予地塞米松能够减轻脊髓水肿，从而能减缓神经损害的发展。剂量方案有多种，开始剂量可给予 10～100 mg，然后间断给予 12～96 mg 每天 1 次到每天 4 次。大多数研究显示更大剂量的用药不会带来好处反而会增加相关的并发症。

对转移肿瘤合并神经损害的病人实施手术一直存在争议，因为一些以前的研究结果显示手术的效果并不比放疗更好。原因是这些研究采用的手术方式都是后方的操作。而正如前面所说的，大多数转移肿瘤都位于前方结构，仅有 10% 的神经损害来自后方的肿瘤压迫。许多研究清楚地证明了前方的肿瘤采取前路手术更为可靠，效果也更好。组织学方面，单独放疗的相关文献报告的平均成功率为 73%（成功的定义是保持或重新获得行走功能），挽救率约为 30%（定义为重新获得行走功能的病人）。更近一些的研究显示成功率可达 85%，挽救率可达 60%。一项最近的研究显示直接减压和放疗相结合的治疗效果优于单独放疗。两组病人应用相同剂量的激素和相同剂量的放疗。手术治疗的病人保持行走和括约肌功能的时间明显长于单独放疗的病人。另外，手术病人中 56% 的不能行走的病人重新获得行走功能，而放疗组仅为 19%。和预期的一样，两组病人的生存时间没有显著的差别。

经皮椎体成形和后凸成形是较新的治疗转移癌疼痛性椎体压缩骨折的方法。在透视的辅助下，经椎弓根或椎弓根外途径将套管针插入椎体，如果需要可以获得病理标本，然后注入骨水泥。这种治疗可以获得即刻稳定性，止痛效果明显。这种微创的治疗方式非常诱人，因为它几乎不会耽误化疗或放疗。并发症为 10%（2%～3% 有明显的临床反应），包括骨水泥漏出到椎间孔或椎管内导致神经功能障碍和栓塞。最近一项尸体研究比较了椎体成形术中正常和模拟转移癌椎体内的压力。结果显示转移癌椎体内的压力显著增高，并且与骨水泥注射量直接相关。

随着转移癌诊断技术的进步，孤立的脊柱转移癌的诊断率增加。肿瘤负荷小、肿瘤生物行为有利、全身情况较好的病人采取积极的手术治疗是有长期生存的可能的。Tomita 评分系统考虑到了肿瘤的恶性程度、转移的范围和骨转移的程度，使用这种评分系统可以甄别出那些适于行全椎切除的病人。Boriani、Weinstein 和 Biagini 分期系统也可用于孤立转移癌，能帮助制订手术策略和比较手术效果。整块椎体切除的病人局部复发率低于那些仅大致切除的病人。只要病例选择适当，整块切除在神经功能改善、缓解疼痛以及控制局部复发等方面都明显优于放疗伴或不伴瘤内刮除。

小 结

治疗脊柱转移肿瘤时，在获得大量的信息的同时，也要将其告知病人和家属。真实的预后、治疗的目的和可能的结果都应该如实告知病人以帮助他们做出理智的决定。负责治疗的医生应该熟悉保守治疗和激进治疗的原则以及肿瘤学的原则。治疗的最终目的是提高生活质量、让病人舒适和继续病人的独立生活能力。

注释文献

Cheran SK：Comparison of whole-body FDG-PET to bone scan for detection of bone metastases in patients with a new diagnosis of lung cancer. *Lung Cancer* 2004；44：317-325.

研究的目的是比较全身 PET 和骨扫描在发现肺癌骨转移时的准确度和符合度。PET 的准确度为 94%，骨扫描为 85%（$P<0.005$），敏感度分别为 91% 和 75%，特异度分别为 96% 和 95%。作者总结，研究提供的信息是多余的，骨扫描应该从开始的检查程序中删除。

Francis FY，Yu J，Chang SS，Fawwaz R，Parisien MV：Diagnostic value and limitations of fluorine-18 fluorodeoxyglucose positron emission tomography for cartilaginous tumors of bone. *J Bone Joint Surg Am* 2004；86：2677-2685.

研究比较氟脱氧葡萄糖 PET 扫描测量软骨性肿瘤的生物活性和组织学分级对预后的预测能力。作者总结，PET 扫描能够鉴别高度和低度软骨肉瘤，但是不能作为除外恶性肿瘤的唯一检查。

Gerszten PC，Germanwala A，Burton SA，Welch WC，Ozhasoglu C，Vogel WJ：Combination kyphoplasty and spinal radiosurgery：A new treatment paradigm for pathological fractures. *Neurosurg Focus* 2005；18：e8.

26 例脊柱转移癌合并疼痛性椎体压缩骨折但

没有神经压迫的病人接受了经椎弓根后凸成形手术，并放置了 fiducial 标记物以便经图像指导立体定向放射外科手术。然后病人接受单野的放射手术。结果证实这种技术对没有明显神经压迫的病理性骨折病人安全有效。

Masala S，Cesaroni A，Sergiacomi G，et al：Percutaneous kyphoplasty：New treatment for painful vertebral body fractures. *In Vivo* 2004；18：149-153.

经皮椎体成形治疗疼痛性椎体压缩骨折。症状缓解很好，没有并发症。作者认为后凸成形是治疗骨质疏松性或侵袭性动脉瘤、骨髓瘤和转移性肿瘤造成的椎体压缩骨折的有效、简单、安全的治疗选择。

Patchell R，Tibbs P，Regine W：A randomized trial of direct decompressive surgical resection in the treatment of spinal cord compression caused by metastasis. *J Clin Oncol* 2003；21：237s.

本研究中，101 例脊柱转移癌合并神经压迫患者被随机分到手术及放疗组和单独放疗组以比较哪种治疗方案结果更优。结果显示手术及放疗组患者维持行走功能的时间明显长于单独放疗组患者。手术及放疗组患者大小便功能及 ASIA 和 Frankel 评分也显著高于另一组。两组的生存时间没有显著差异，但手术组的生存时间稍长。

Reidy D，Ahn H，Mousavi P，Finkelstein J，Whyne C：A biomechanical analysis of intravertebral pressures during vertebroplasty of cadaveric spines with and without simulated metastases. *Spine* 2003；28：1534-1539.

在正常的和模拟转移癌的尸体椎体标本上行椎体成形术，同时记录椎体内的压力。结果显示转移癌椎体内的压力显著增高，而且压力与注射的骨水泥量直接相关。作者提示这些压力足够引起肺栓塞。

Schoeggl A，Reddy M，Matula C：Neurological outcome following laminectomy in spinal metastases. *Spinal Cord* 2002；40：363-366.

84 例椎体转移癌的病人接受单纯椎板切除减

压手术。所有术前丧失行走功能的病人都重新获得行走功能。

Tomita K，Kawahara N，Kobayashi T，Yoshida A，Murakami H，Akamaru T：Surgical strategy for spinal metastases. *Spine* 2001；26：298-306.

作者根据脊柱转移癌病人的肿瘤恶性程度、内脏和骨转移的情况进行评分，根据最终的评分结果指导手术治疗策略并且能够提供预后信息。

Yao KC，Boriani S，Gokaslan ZL，Sundaresan N：En bloc spondylectomy for spinal metastases：A review of techniques. *Neurosurg Focus* 2003；15：1-6.

文章综述了一组整块的全椎切除治疗脊柱转移癌的病例。分析了治疗的原则、指征和结果。作者根据Boriani，Weinstein和Biagini外科分期系统制订对病人的治疗方案。

经典文献

Boriani S, Biagini R, De lure F, et al: En bloc resections of bone tumors of the thoracolumbar spine: A preliminary report on 29 patients. *Spine* 1996;21:1927-1931.

Boriani S, Weinstein JN, Biagini R: Primary bone tumors of the spine: Terminology and surgical staging. *Spine* 1997;22:1036-1044.

Bouchard JA, Koka A, Bensusan JS, Stevenson S, Emery SE: Effects of irradiation on posterior spinal fusions: A rabbit model. *Spine* 1994;19:1836-1841.

Byrne TN: Metastatic epidural spinal cord compression: Diagnosis and treatment. *N Engl J Med* 1992;327:614-619.

Chamberlain MC, Kormanik PA: Epidural spinal cord compression: A single institution's retrospective experience. *Neuro-oncol* 1999;1:120-123.

Constans JP, de Divitiis E, Donzelli R, Spaziante R, Meder JF, Haye C: Spinal metastases with neurological manifestations: Review of 600 cases. *J Neurosurg* 1983;59:111-118.

Emery SE, Brazinski MS, Koka A, Bensusan JS, Stevenson S: The biologic and biomechanical effects of irradiation on anterior bone grafts in a canine model. *J Bone Joint Surg* 1994;76:540-548.

Enkaoua E, Doursounian L, Chatellier G, Mabesoone F, Aimard T, Saillant G: Vertebral metastases: A critical appreciation of the preoperative prognostic Tokuhashi score in a series of 71 cases. *Spine* 1997;22:2293-2298.

Hammerberg KW: Surgical treatment of metastatic spine disease. *Spine* 1992;17:1148-1153.

Hart R, Boriani S, Biagini R, Currier B, Weinstein JN: A system for surgical staging and management of spine tumors: A clinical outcome study of giant cell tumors of the spine. *Spine* 1997;22:1773-1782.

Kienstra GE, Terwee CB, Dekker FW, et al: Prediction of spinal epidural metastases. *Arch Neurol* 2000;57:690-695.

Taneichi H, Kaneda K, Takeda N, Abumi K, Satoh S: Risk factors and probability of vertebral body collapse in metastases of the thoracic and lumbar spine. *Spine* 1997;22:239-245.

Whitehouse GH, Griffiths GJ: Roentgenologic aspects of spinal involvement by primary and metastatic Ewing's tumor. *J Can Assoc Radiol* 1976;27:290-297.

Yuh WT, Quets JP, Lee HJ, et al: Anatomic distribution of metastases in the vertebral body and modes of hematogenous spread. *Spine* 1996;21:2243-2250.

（韦　峰　译）

第38章　脊柱感染性疾病

Darrel S. Brodke，MD　Daniel R. Fassett，MD

引　言

尽管影像学诊断技术、实验室检查以及抗生素的应用取得了重大的进步，脊柱感染性疾病对于脊柱外科医生而言仍然是一个严峻的挑战。这些感染早期往往没有疼痛，被延误诊断相当普遍。微生物中新的抗药菌株越来越常见，常常需要使用新的抗生素。如果脊柱的感染性疾病没有诊断出来或是没有得到有效治疗，可能会导致严重的后遗症，例如破坏脊柱的稳定性，损伤神经结构，甚至危及生命。

脊柱化脓性骨髓炎

人口统计学

脊柱化脓性骨髓炎，如间盘炎、脊椎炎、脊椎椎间盘炎，占了化脓性骨髓炎发生率的不足 8%。自发性间盘炎（非手术后的）可以发生在任何人身上，不过带有易患因素的人（表 1）更容易出现。脊柱化脓性骨髓炎的中位年龄是 50～60 岁，有报道男多于女。

表 1　脊柱化脓性骨髓炎的相关易患因素
年龄＞50 岁
糖尿病
肥胖
恶性肿瘤
免疫缺陷性疾病
营养不良
静脉药物滥用
近期的全身感染
创伤
使用免疫抑制剂
吸烟

发病机制

自发性化脓性间盘炎的传播途径目前仍有很大的争论。经相邻软组织可以直接侵犯，但有学者认为种植播散是血源性的，通过动脉或静脉途径。目前认为在微生物种植于椎体终板和椎间盘的感染中，动脉途径是主要的原因。在椎体的软骨终板中有低血流量的小血管交通吻合，理论上为微生物提供了一个理想的血源种植环境。随着感染的进展，终板坏死，病原体很容易直接渗透进入椎间隙。椎间隙是一个没有血管的环境，不能产生直接的免疫反应，使感染得以发生。根据这一理论，感染开始位于一个终板，然后通过直接侵犯进入邻近的椎间隙，最终累及其他的椎体终板。

其他的一些理论认为微生物是通过静脉管道以倒流的形式进入椎体和椎间隙。当腹压升高时（例如做 Valsalva 检查/咽鼓管充气检查动作等），硬膜外间隙中大量的没有瓣膜的静脉交汇中（Batson 静脉丛）可能出现血液倒流。但是目前认为，血液倒流需要非常高的腹压，而非生理状态下可以出现的。

诊断

临床病史/体征

各种形式的脊椎骨髓炎被延误诊断是很常见的；多数患者存在超过 3 个月的症状后才诊断出来。这些患者早期发病时往往没有去就诊，或是仅仅提出例如背痛、肌肉紧张痉挛等非特异性主诉，从而容易被误诊为其他更常见的疾病，如退变性脊椎病或肌肉劳损。典型的椎间盘炎相关的背痛会因活动而症状加重，比典型的退变性脊椎病更严重并且是持续的。夜间痛醒的患者应警惕是否存在感染或是恶性疾病的危险。与其他的系统性感染疾病不同，仅有约 1/3 的脊柱化脓性骨髓炎患者出现发热。

腰椎是脊柱化脓性骨髓炎最常见的发病部位，

约占 50%～60%；胸椎占 30%～40%；颈椎少于 10%。17%的患者会因炎症直接侵犯神经结构、硬膜外的脓肿形成或是脊柱不稳引起的神经压迫而出现神经损害症状。神经损害常见于 50 岁以上，存在例如糖尿病、类风湿关节炎、免疫缺陷病等伴随疾病。存在金黄色葡萄球菌感染或是快速进展性的严重感染，或是疾病累及颈椎的患者也容易发生神经损害。18%的椎间盘炎患者存在脊髓硬膜外的脓肿，这些患者中超过 50%出现神经损害。颈椎和胸椎患者更易出现脊髓损害，而腰椎患者更多出现马尾神经压迫的神经根性损害症状。

影像学诊断

进展的脊椎椎间盘炎存在时，X 线平片、CT、MRI 均可帮助诊断脊柱感染。X 线平片可以显示椎间盘高度丢失以及相邻椎体终板的侵蚀和坏死，但是这些表现往往比临床表现要延迟数周，对急性期间盘炎的诊断并不十分敏感。CT 在提供更细致的局部骨骼解剖、脓肿方面具有优点，在增强 CT 中还可显现蜂窝织炎，但早期感染往往漏诊。间盘内发现气体（间盘真空现象）作为 CT 扫描中最为常见的征象，一般认为与感染无关，而更多地提示间盘退变。实际上，间盘真空现象的存在被作为排除感染的依据。

MRI 是诊断脊柱骨髓炎最敏感的影像学手段（图 1）。椎旁及硬膜外的炎症，间盘和终板在钆剂增强的 T2 加权像上呈高信号。有报告认为，终板的侵蚀和破坏是脊柱感染高度敏感的表现，但不是 100%的敏感或特异。孤立的椎体受累偶可见于早期感染，但并不常见。T1 加权像低信号及间盘高度丢失在椎间盘炎时出现均有报道，但这比 MRI 上其他征象的敏感度低得多。T2 加权像上髓核裂隙消失，也就是髓核中央部的低信号带消失，但没有临床可靠性。在 MRI 上鉴别肿瘤和感染性疾病可能比较困难，但是间盘受累、终板侵蚀以及椎旁炎症等征象更倾向于感染。

当 MRI 检查未能发现明显异常或是没有结论时，锝-99 骨扫描、镓-67 闪烁扫描以及铟-11 等标记白细胞的核医学检查也用于脊椎椎间盘炎患者的诊断当中。骨扫描的敏感度约为 90%，但是在诊断脊椎椎间盘炎不特异，若结合镓-67 闪烁扫描可以提高诊断脊柱感染性疾病的特异性，铟扫描在检查脊柱感染性病灶上敏感度低，尚未作为感染诊断的检查手段。

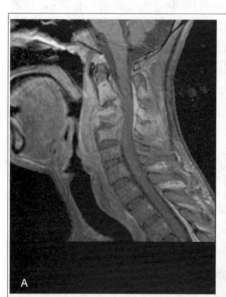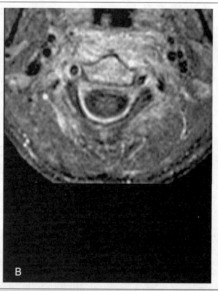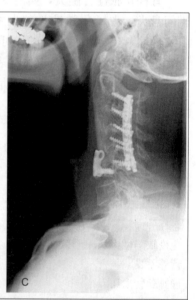

图 1　患者为 32 岁男性，颈椎自发出现的脊椎椎间盘炎，伴有胰岛素依赖性糖尿病，图 A 及图 B 分别为患者矢状位和轴位（横断面）的钆增强 MRI T1 加权像，图像显示 C2、C3、C4、C5 和周围软组织的信号增强，并出现 C3、C4 椎体的破坏。患者 CT 引导下穿刺结果阴性，后行 C3-C4 间盘及相邻终板切开活检，培养结果为耐甲氧西林的金黄色葡萄球菌，行 6 周的静脉万古霉素及利福平治疗，尽管根据炎症标记物的恢复正常提示感染有明显的控制，患者仍然存在严重的颈部疼痛。C，术后片子显示患者行 C3-C5 椎体切除，同种异体骨移植，前方钢板附加后路固定手术，术后 6 个月获得融合，患者的疼痛症状得到明显缓解。

实验室检查

最常使用的实验室检查是白细胞计数及其分类计数、Westergren（韦斯特格伦法）红细胞沉降率（ESR）、C 反应蛋白（CRP）水平以及伤口培养。脊椎椎间盘炎患者白细胞计数往往不升高，所以并不是早期感染敏感指标；90% 的脊柱化脓性感染患者 ESR 和 CRP 水平升高，它们均可用于连续监测及判断疗效。ESR 的快速反应（第一个月下降超过 50%）可提示治疗有效，ESR 下降不明显则意义不大，不能用于预计疗效，也不能认为治疗无效。CRP 水平一般比 ESR 更快降至正常水平，故在监测疗效方面比 ESR 更为可靠。

微生物学

为确定感染病原菌及抗菌药物的敏感性，侵入性最小的检查是血培养。接近 1/3 的脊椎椎间盘炎患者血培养结果阳性，而其中约 85% 能准确分离出病原体。在患者发热期间所做的血培养阳性率更高，而对于所有的培养，在使用抗生素之前进行检查意义更大。

CT 引导下活检诊出率为 50%～75%，可应用于没有切开手术指征的患者。对于有手术指征的患者，或是 CT 引导下穿刺结果阴性的患者，可以通过外科清创术时获得血培养。有 10%～20% 的患者血培养始终是阴性的，可能原因是感染自然痊愈或是在穿刺前使用抗生素影响了结果。

培养应该包括需氧菌、厌氧菌、真菌以及抗酸染色菌的检查，除了标准的培养之外，药敏试验应在所有的阳性培养结果中进行，以帮助制订抗生素治疗方案，金黄色葡萄球菌是目前最常见的病原菌（约占 40%～55%），但也有报道存在其他的革兰阳性菌、革兰阴性菌或混合感染。在静脉药物滥用的患者中，假单胞菌性骨髓炎特别普遍；曾有报道沙门菌性脊椎炎发生于镰状红细胞病患者中。

治疗

临床治疗

非手术治疗对 80% 的患者有效，包括抗生素和支具治疗（图 2）。在药敏结果出来之前，应该使用广谱抗生素（覆盖革兰阳性菌及革兰阴性菌）。根据经验，建议对青霉素耐药的革兰阳性菌使用万古霉素，而以三代头孢菌素治疗革兰阴性菌。当有药敏结果时，抗菌谱则应缩窄至感染的病原菌上。

对传统抗生素耐药的革兰阳性菌，可以使用新的抗生素，奎奴普丁-达福普汀（quinupristin-dalfopristin）、利奈唑胺（linezolid，噁唑烷酮类抗菌药）、达托霉素（daptomycin）（表 2）在过去 4 年已经被介绍使用，每一种都有报道对耐甲氧西林的金黄色葡萄球菌、耐万古霉素的金黄色葡萄球菌、耐万古霉素的肠球菌以及其他革兰阳性菌有效。随着革兰阳性菌的耐药性增高，脊柱外科医生应该熟悉这些新药物以及它们的适应证。此外，利奈唑胺特别适用于脊柱感染，因为它能 100%（生物利用度）经肠吸收，从而减少门诊患者静脉输液治疗的需要。

脊椎椎间盘炎在传统上推荐使用至少 6 周的静脉抗生素，据报道抗生素使用少于 4 周的患者中有 25% 复发。有很多临床医师提倡追加口服抗生素（用至 3 个月），但还没有足够的临床研究来证明此做法是否对治疗有效，CRP 水平、ESR 以及临床症状均可用于衡量疗效，并可作为是否调整治疗方案的依据。判断治疗有效的诊断性影像学证据常常落后于治疗的实际反应，所以不应作为衡量治疗时间的指标。

手术治疗

对于存在神经损害、进展性畸形、脊柱不稳以及使用针对性抗生素不能控制感染的患者，可以手术治疗。手术指征在过去的 50 年里都没有重大的变化，但是胸腔镜以及其他的微创技术的应用，可以减少手术相关的并发症及恢复时间。

对于活跃的感染病灶是否使用固定器械仍存在争议。尽管存在明显的化脓灶，一部分外科医师在首次清创时就使用植骨及内固定装置，而其他一些医师仅在没有化脓的情况下才会在首次清创时使用内固定。还有一些医师使用更保守的做法，就是先行清创术，然后行抗生素治疗一段时期后，再进行植骨及内固定。混有万古霉素或妥布霉素的骨水泥可以作为一种临时性充填材料，可提供支持结构及提高局部抗生素浓度。回顾性研究表明，在融合率与感染清除率方面没有显示哪一种方法更具优势。很显然，应用内固定的一次性手术，可以早期活动，无支具外固定，住院日减少，治疗费用降低，排除了因二次手术可能发生的并发症，但是尚不能

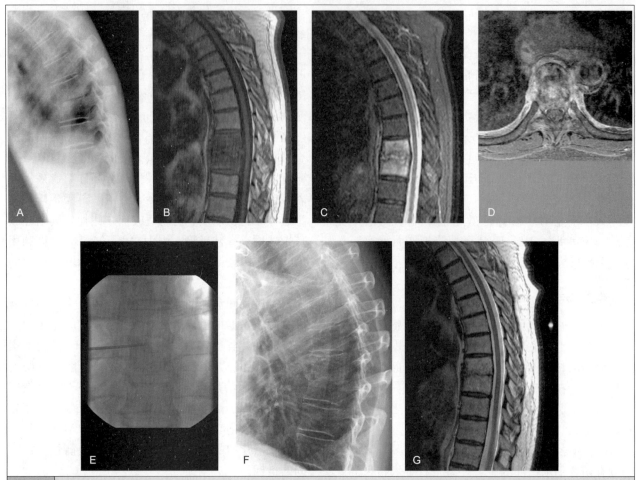

图2	患者为58岁男性，出现胸背部（中部）疼痛3个月，没有放射症状，没有发热或其他躯体症状。侧位X线片（A）、MRI T1加权像（B）及T2加权像（C）短tau反转恢复序列（short tau inversion recovery）。轴位钆增强MRI扫描（D）确认为间盘炎/脊椎骨髓炎。荧光透视引导下的活检（E）结果为金黄色葡萄球菌，患者行6周的静脉抗生素和2个月的口服利福平治疗，3个月后疼痛症状缓解，白细胞计数、WESR及CRP水平恢复至正常范围内。随访的侧位片（F）及MRI T2加权像扫描（G）显示感染治愈。

表2　治疗耐甲氧西林、耐万古霉素的革兰阳性菌感染的新抗生素

名称	奎奴普丁-达福普汀	利奈唑胺	达托霉素
类别	链霉杀阳菌素	噁唑烷酮类	脂肽
应用途径	静脉给药	静脉或经肠给药	静脉给药

肯定是否因感染持续而增加治疗失败的可能。近期有报道提出一种更激进的做法，就是使用同种异体移植物及金属植入物固定并没有影响到感染的消除，从而认为是可以信赖的。

在治疗感染灶时，钛植入物比不锈钢植入物更合适。固态的钛及钛合金可以抑制生物被膜的形成。此外，这些内置物提供的稳定性在感染的治疗中也起到非常重要的作用。

目前还没有足够的研究证明治疗脊椎椎间盘炎的方法中前路以及后路手术哪一个更有优势。外科治疗的标志包括感染组织、脓肿的有效清除以及提供早期的稳定以提高感染的清除率。同种异体骨移植、自体骨移植以及带血管的骨移植均已成功地应用到了这些感染性疾病的治疗中，但还没有明确的结论提示哪一种更有优势。

术后脊柱感染

人口统计学

尽管脊柱手术术后感染的总体发生率相对较低，但特定的一些过程及患者却有相对高的感染风险，文献提出了超过 15 种相关因素可能增加手术后脊柱感染的风险（表3），这些风险因素可以是和患者相关，或是和疾病相关，或是和手术方法相关，也可以是和术后过程相关。

后路手术入路、手术时间、失血量、融合过程以及固定器械的植入都是手术相关的感染风险因素。前路脊柱手术植入器械的感染率小于 1%，而大宗报道的后路融合手术的感染率为 4%～7%，单纯间盘切除术术后伤口感染率小于 1%。

患者方面的风险因素，有报道指出肥胖（体重指数>35）可以增加 5 倍的感染风险，而营养不良的患者则有 16 倍术后感染风险。接受后路减压融合手术的 65 岁以上患者感染率高达 10%～15%。恶性疾病术后感染率最高，据报道接近 20%。

发病机制

脊柱手术的术后伤口感染可以导致严重的骨髓炎，最常见的感染病原体是皮肤菌群，系在手术过程中污染导致。

诊断

临床病史/体征

典型的脊柱手术术后感染在手术后 7 天以后才出现，亦有报道手术后数月至数年发生感染的。症状与自发的化脓性感染相似，外加伤口裂开和引流相关的一些症状。脊柱术后感染的一个早期而明显的提示是背痛加重、出现压痛，伴或不伴有神经症状的复现。

实验室检查

术后感染与自发感染的唯一区别是炎症标记物在手术以后正常情况下也会升高一段时间，所以术后早期炎症标记物的升高并不是感染所特异的。CRP 水平是一个更好的诊断和监测术后感染的指标，因为它在术后比 ESR 更快地恢复至正常。ESR 约在术后第 5 天达到峰值，且常处于升高状态直至术后40 多天后。典型的 CRP 高峰水平在术后第 2 天出现，并在术后第 5～14 天降至正常。脊柱固定器械的使用可以明显升高术后 CRP 水平，但它仍会在术后接近 7 天左右降至正常。术后 5 天以后，若出现 ESR 大于 45 mm/hr 以及 CRP 超过 2.5 mg/dl，提示感染存在。

微生物学

微生物培养应该在冲洗的时候通过细针穿刺或切开活检取得，并应包括需氧菌、厌氧菌以及真菌的检测。金黄色葡萄球菌是脊柱术后感染最常见且棘手的病原体，糖尿病及免疫系统受损患者则有更高的风险出现多种病原菌的感染。

治疗

预防

基于一项大宗手术数据的荟萃分析得出结论，脊柱术后预防性使用抗生素可减少 60% 的术后感染。术前抗生素应该在手术切皮前 30～60 分钟使

表3　脊柱手术术后感染的相关风险因素			
患者因素	**疾病因素**	**手术因素**	**术后因素**
肥胖	恶性	后路手术入路	尿失禁
糖尿病	创伤	融合（节段数）	住 ICU 时间
年龄	使用皮质醇激素	手术时间	伤口血肿
营养（白蛋白）	既往脊柱手术史	失血量	
吸烟	过长的术前准备	器械固定	
酗酒	既往放射治疗史	应用显微镜手术	

用，以便药物的组织渗透，并且抗菌谱应该覆盖皮肤菌群。有临床研究指出，对于时间超过 400 分钟的手术，术中每 2 小时使用重复剂量的抗生素可以减少术后感染。尽管还没有研究支持术后应该预防性使用抗生素，但却有很多医师在临床上使用着。

药物治疗

单纯的药物治疗适用于浅表的、没有脓肿或积液的脊柱术后感染患者。CT 扫描有助于监测脓肿或积液的存在，尽管在正常愈合中的伤口也会存在一点小的积液（血肿）。抗生素的使用与自发性化脓性脊柱感染相似。

手术治疗

在治疗上，术后脊柱感染有时候跟自发的化脓性感染存在相同的窘境。治疗存在的感染时，常常不取出内固定，因为考虑这些内置物提供持续的稳定，并可辅助感染的治疗。某些外科医师则在清创的同时去除植入物，他们考虑植入物可能是有问题的，它可能减慢或阻止愈合。其他的治疗方法包括多次冲洗直至没有脓性物质洗出并且培养阴性，使用抗生素液灌洗系统，以及延长抗生素使用数月直到获得融合。如果固定器械出现松动而不能提供结构性支持时，就应该取出。一些回顾性研究对术后脊柱感染的多种处理方法进行了评价，但没有足够的数据证明哪一种更具优势。

非化脓性脊椎骨髓炎

发病机制

非化脓性脊椎骨髓炎包括引起肉芽肿性免疫反应的细菌性和真菌性感染，最常见的非化脓性脊柱骨髓炎为脊柱结核（Pott disease）。虽然结核病的发病率正在下降，但在过去的十年里，由于更多的患者出现免疫功能受损以及老龄化，结核病出现回复的迹象。这些感染（结核病和其他的细菌肉芽肿性感染）被认为主要经过血源性种植而来，最常由肺部结核而来，而理论上直接扩散或经淋巴播散也是可能的。脊柱的真菌感染则可以由远处病灶经血源性途径种植、经邻近真菌病灶直接扩散，或是经手术引起的术后感染。

人口统计学

非化脓性脊柱骨髓炎（细菌性和真菌性）的大部分患者都存在免疫功能受损。对于结核病患者，很大的比例是生活在或是曾经生活在发展中国家。脊柱结核的中位年龄是 40～50 岁，男性稍多于女性。1/3 的患者在诊断时存在骨外的结核病灶。

诊断

临床表现

非化脓性脊柱骨髓炎往往是一个无痛的病程，可能会持续数年，最可能出现的症状是逐渐加重的背痛。对于脊柱结核患者，体质上的症状如体重下降、夜间盗汗的出现率为 50%，脊柱结核以及真菌性骨髓炎比化脓性椎间盘炎更常出现神经功能损害，前者的出现率为 40%～75%。

影像学诊断

脊柱结核可以和化脓性感染有相同的影像学表现，但一些 MRI 上的特征可有助于鉴别这些感染。椎体骨髓中异常的信号强度、更广泛的椎旁侵犯、孤立的后方结构受累均在脊柱结核患者中报道过（图 3）。相对少的椎间盘受累更倾向于非化脓性感染而不是化脓性感染。脊柱结核好发于胸椎，其次为腰椎，颈椎少见。有时候病灶可以通过脓肿形成并沿着脊柱前纵韧带而扩散至相邻的多个椎体。真菌感染在 MRI 上没有特异的表现，不足以与其他形式的脊柱骨髓炎区别出来。核医学检查对非化脓性椎间盘炎敏感，可以作为当 MRI 无法得出结论时的另一选择。

实验室检查

对于非化脓性感染，WESR 和 CRP 相对于白细胞数更可靠，因为仅有接近 1/3 的患者白细胞数升高。

微生物学

非化脓性组织的培养可通过针吸或切开活检取得。据报道，从椎旁脓肿经细针吸取比从椎体中粗针活检有更高的阳性率。这些组织的培养比较困难，有较高的假阴性率，并且需要经过一段长的时间（数周）才能出阳性结果。抗酸染色可以更快地

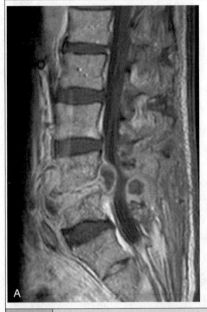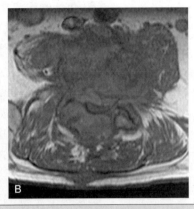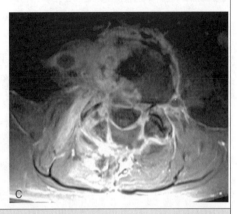

图3　62 岁男性，脊柱结核患者，矢状位钆剂增强的 T1 加权像（A）和轴位 T1 加权像扫描（B 没有钆剂增强，C 有钆剂增强）显示 L4-L5 椎旁广泛的炎症及脓肿，椎体、椎间盘、脓肿相邻软组织可见广泛的信号增强。

获得结果，肉芽肿形成的组织学证据亦有助于这些感染的诊断。

结核分枝杆菌是引起非化脓性脊椎炎最常见的病原体，其他引起肉芽肿性脊椎炎的病原菌有 avium-intracellulare 分枝杆菌、诺卡菌属和布鲁菌属。念珠菌属（白色念珠菌、热带念珠菌、亚热带念珠菌、秃发念珠菌）是真菌性脊椎炎的最常见病原体，而其他的病原体如曲霉、球孢子菌属、霉样真霉属也有报道过。

治疗

药物治疗

脊柱结核的治疗通常包括在头 2～3 个月内给予异烟肼、乙胺丁醇、利福平和吡嗪酰胺治疗，若抗结核菌治疗疗效不佳，异烟肼、乙胺丁醇及利福平将持续应用至 12 个月；如果敏感性尚好，异烟肼、利福平联合应用至 12 个月。如果是非异烟肼及利福平的联合用药，疗程要延长至 18 个月。链霉素和环丙沙星可用于多重耐药的病原菌。脊柱结核病或是其他非化脓性感染的治疗均应在感染性疾病专家的指导下进行。接近 90% 的患者对药物治疗有效。

两性霉素 B 是对于大多数的真菌感染最常用的抗菌药。根据具体病原体的敏感性结果，酮康唑和

咪康唑可作为两性霉素 B 之外的选择药物或是附加药物。利福平和 5-氟胞嘧啶也可用于某些特定病原菌的附加治疗。

手术治疗

手术治疗的方法包括前路清创植骨不行器械固定、前路清创植骨加前路器械固定、前路手术加后路固定以及后路手术（对后路可达到前方病灶处的情况）。经椎弓根和肋骨横突切除术在后路手术中可达到前方病变，有报道认为特别适合脊柱结核病患者。虽然这些手术方法避免了开胸术以及经胸腔手术相关的感染情况，但在手术技术方面是有挑战和难度的。

在脊柱结核病患者中，脊柱后凸及其他畸形尤为常见。椎板切除这样的手术操作可导致不稳定的出现，加重畸形进展，应予以避免。脊柱内固定可辅助畸形的矫正及保留脊柱的序列，在多节段的融合手术治疗则尤其重要。前路内固定手术已被使用，它可以让患者更早地去除支具活动，其他一些医师更倾向于后路固定手术，尤其在严重后凸畸形的治疗上。针对感染性疾病放置固定器械仍然存在争议，但很多学者指出在结核及其他肉芽肿性感染中应用内固定问题不大，因为病原菌不能形成生物膜。

基于有限的文献报道，脊柱的真菌感染似乎更

易出现药物治疗无效的情况，从而需要外科手术清创。大多数的真菌性脊椎炎是通过前方入路进行外科清创术的。

小 结

脊椎椎间盘炎及脊柱的骨髓炎发病率不高，通常是以血源方式扩散或是因手术并发症而直接播种而成，WBC 可能会在正常范围内，而 ESR 和 CRP 水平通常是升高的。对于神经功能完整、没有出现不稳定或是形成脓肿的患者，长期的药物治疗（抗菌治疗 6 周或以上）即可；若需要外科手术治疗，重点是彻底的清创、对神经结构的减压、畸形的重塑和即刻的稳定，术后使用抗炎治疗，往往可以达到治愈。

注释文献

脊柱化脓性骨髓炎

Dimar JR，Carreon LY，Glassman SD，Campbell MJ，Hartman MJ，Johnson JR：Treatment of pyogenic vertebral osteomyelitis with anterior debridement and fusion followed by delayed posterior spinal fusion. *Spine* 2004；29：326-332.

作者以分期手术治疗 42 例脊柱骨髓炎，先行前路清创及非植入器械的融合手术，静脉抗生素治疗 2 周后行二期后路器械融合手术，术后没有感染复发或内固定失败。

Klockner C，Valencia R：Sagittal alignment after anterior débridement and fusion with or without additional posterior instrumentation in the treatment of pyogenic and tuberculous spondylolitis. *Spine* 2003；28：1036-1042.

作者回顾性研究了 71 例接受前路清创和植骨手术（其中 22 例同时行后路内固定手术）的椎间盘炎患者的手术治疗效果，他们从 53 例单节段融合手术的患者中发现附加后路固定没有优越性，而从 19 例接受多节段融合手术的患者中得出，附加后路固定手术对矫正畸形有更好效果。

Ledermann HP，Schweitzer ME，Morrison WB，Carrino JA：MR imaging findings in spinal infec-

tions：Rules and myths? *Radiology* 2003；228：506-514.

作者研究了 44 例自发性化脓性骨髓炎患者的 MRI 特征，发现 MRI 对椎旁或硬膜外炎症最为敏感（97.7%），其次为间盘增强（95.4%）、间盘 T2 加权像高密度信号（93.2%）、至少存在一个椎体终板的侵蚀破坏（84.1%），而对椎间盘高度的丢失和 T1 加权像低密度信号的敏感度要低得多。

Muckley T，Schutz T，Schmidt MH，Potulski M，Buhren V，Biesse R：The role of thoracoscopic spinal surgery in the management of pyogenic vertebral osteomyelitis. *Spine* 2004；29：E227-E233.

作者描述了通过微创胸腔镜入路行清创及前柱重建手术治疗胸椎骨髓炎，他们报道了 3 例患者（小样本数据），术后没有并发症，提示这种手术入路较开胸手术的死亡率低。

术后脊柱感染

Barker FG：Efficacy of prophylactic antibiotic therapy in spinal surgery：A meta-analysis. *Neurosurgery* 2002；51：391-401.

作者通过荟萃分析评价脊柱手术患者术后预防性使用抗生素的有效性。使用抗生素预防的混合感染率为 2.2%（10/451），没有使用抗生素者为 5.9%（23/392）。共享的可能性比值（pooled odds ratio）是 0.37（$P<0.01$），支持手术（切皮）前预防性使用抗生素。

Fassett DR，Brodke DS：Antibiotics in the management of spinal postoperative wound infections. *Semin Spine Surg* 2004；16：174-181.

作者总结了适用于脊柱感染的新抗生素。

Olsen MA，Mayfield J，Lauryssen C，et al：Risk factors for surgical site infection in spinal surgery. *J Neurosurg* 2003；98：149-155.

作者对接受椎板切除或脊柱融合手术的患者进行回顾性的病例对照研究，术后伤口感染的独立危险因素是通过多变量分析确定的，如术后失禁（比值比 8.2）、后路入路（比值比 8.2）、肿瘤切除（比值比 6.2）、病态肥胖（比值比 5.2）均被认为是独立的危险因素。

Takahashi J，Kamimura M，Kinoshita T，et al：Proinflammatory and anti-inflammatory cytokine increases after spinal instrumentation surgery. *J Spinal Disord Tech* 2002；15：294-300.

作者连续地研究了后路脊柱融合手术（伴或不伴内固定）术后炎症标记物，发现内固定组的 CRP 水平在术后第 2 天明显高于非内固定组。两组患者的 CRP 水平均在术后第 7 天恢复正常。

非化脓性脊椎骨髓炎

Frazier DD，Campbell DR，Garvey TA，Wiesel S，Bohlman HH，Eismont FJ：Fungal infections of the spine. *J Bone Joint Surg Am* 2001；83：560-565.

作者回顾性研究了 11 例脊柱真菌感染的治疗病例，发现疾病诊断的平均延误时间超过 3 个月，其中 9 例患者存在免疫系统受损，10 例患者对药物治疗没有反应而行外科清创术，1 例患者死于全身性的（脓毒）败血症，另外有 1 例患者死于其他原因，其余 9 例患者感染消退。

Ozdemir HM，US AK，Ogun T：The role of anterior spinal instrumentation and allograft fibula for the treatment of Pott disease. *Spine* 2003；28：474-479.

作者回顾性研究了 28 例经前路清创＋同种异体腓骨移植融合＋前方内固定的患者，他们报道有 1 例出现内固定失败，没有植骨相关问题，总融合率为 96％，所有患者的节段矫形得以维持，随访时仅有 6°的角度丢失。

Schimmer RC，Jeanneret C，Nunley PD，Jeanneret B：Osteomyelitis of the cervical spine：A potential-ly dramatic disease. *J Spinal Disord Tech* 2002；15：110-117.

作者回顾性研究了 15 例颈椎骨髓炎患者的临床症状、治疗及结果。60％的患者就诊时存在神经损害症状，通过积极的清创、减压及稳定（固定）治疗，伴有神经损害症状的患者中 50％得到完全缓解。14 例患者随访时证实已融合。

经典文献

An HS, Vaccaro AR, Dolinskas CA, Colter JM, Balderston RA, Bauerle WB: Differentiation between spinal tumors and infections with magnetic resonance imaging. *Spine* 1991;16(suppl 8):S334-S338.

Dietze D, Fessler G, Jacob R: Primary reconstruction for spinal infections. *J Neurosurg* 1997;86:981-989.

Krodel A, Kruger A, Lohscheidt K, Pfahler M, Refior HJ: Anterior debridement, fusion, and extrafocal stabilization in the treatment of osteomyelitis of the spine. *J Spinal Disord* 1999;12:17-26.

Levi AD, Dickman CA, Sonntag VK: Management of postoperative spinal infections after spinal instrumentation. *J Neurosurg* 1997;86:975-980.

Lifeso RM, Weaver P, Harder EH: Tuberculous spondylitis in adults. *J Bone Joint Surg Am* 1985;67:1405-1413.

Modic MT, Feiglin DH, Piraino DW, et al: Vertebral osteomyelitis: Assessment using MR. *Radiology* 1985;157:157-166.

Moon MS: Tuberculosis of the spine: Controversies and a new challenge. *Spine* 1997;22:1791-1797.

Rezai AR, Woo HH, Errico TJ, Cooper PR: Contemporary management of spinal osteomyelitis. *Neurosurgery* 1999;44:1018-1026.

Wimmer C, Gluch H, Franzreb, Ogon M: Predisposing factors for infection in spine surgery: A survey of 850 spinal procedures. *J Spinal Disord* 1998;11:124-128.

（钟沃权　译）

第 39 章 骨质疏松性椎体压缩骨折的治疗

Tom Faciszewski，MD Fergus E. McKiernan，MD Raj Rao，MD

引 言

　　骨质疏松症和骨质疏松性椎体压缩骨折的治疗对于骨科医生是一个相对较新的领域。对于治疗高能量脊柱骨折有丰富经验的骨科医生，直接将其经验用于处理骨质疏松症患者还是需要慎重的。近来，有的骨科文献把高能量脊柱骨折的分类方案与低能量的骨质疏松性椎体压缩骨折的处理原则混淆了。

　　骨质疏松性椎体压缩骨折随着老年人口的增加而发生更频繁。目前每年美国新增 700 万椎体压缩骨折病例。据估计，全国因骨质疏松症和相关骨折的直接支出（医院及疗养院）在 2001 年为 170 亿美元（平均每天 4 700 万美元），而且这些支出还在增加。增加的经济负担还来源于低生产率、早期转变为功能依赖（earlier transition to functional dependency）以及基层医疗环境的恶化。

骨质疏松性骨折的发病机制

　　骨质疏松时因骨量减少、骨质变薄、骨小梁连

接性下降而使骨脆性增加，进而使患者在相对微小的创伤下发生骨折。骨密度在 30 岁时达到高峰并保持稳定直至女性绝经前期及男性年纪稍大时。在正常人没有存在其他影响骨质密度的情况时，每年的骨质流失率男性比女性少 1%～2%，并呈相对线性。对于绝经期女性来说，骨质流失有一短暂的加速期（4～8 年），皮质骨流失率在 5%～10% 之间，松质骨流失率在 20%～30% 之间。骨的代谢状态以及后续的骨质流失率受激素、遗传、药物及生活方式的影响。

　　为了研究和流行病学目的，骨质疏松性椎体骨折一般被定义为任何部位椎体高度（前部、中间或后部）相对于无骨折的椎体高度下降 20%，而且降低至少 4 mm。骨质疏松性椎体压缩骨折在分布上集中于两个地方：中胸椎和胸腰连接部。虽然骨折形态一般以楔形、粉碎性或双凹形为特征（图1），但实际操作中，骨折特点可能不符合这些简单、描述性的形态特征，而且骨折会随时间而改变。然而，楔形和粉碎性骨折在中胸椎及胸腰连接部更常发生，双凹形骨折在腰椎更常发生。骨折严

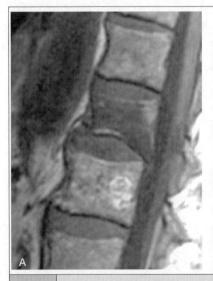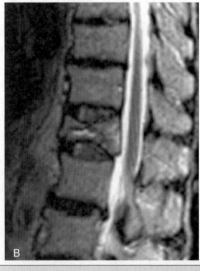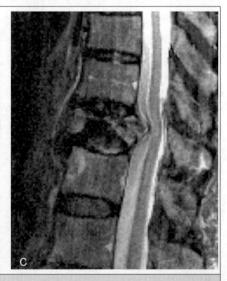

图1　MRI 示骨质疏松性椎体骨折：下部楔形（**A**）、双凹形（**B**）及粉碎性（**C**）。

重程度分为轻度（任意前部、中部或后部椎体高度下降 20%～25%）、中度（下降 25%～40%）和重度（下降大于 40%）。胸腰连接部（T11-L1）的急性骨折更有可能呈重度，包括椎体内裂隙以及动态不稳定。骨折严重程度及骨折数量的增加与将来骨折发生的风险升高相关。

骨折的后续影响

大约 1/4 的骨质疏松性椎体压缩骨折患者因明显的症状而求医。在美国，每年因骨质疏松性椎体压缩骨折而看病的有 66 000 人次，需住院治疗的多达 70 000 人次。其中有一半的住院病人出院后需要专业护理设备进行特定形式的继续治疗。骨质疏松性椎体压缩骨折患者 2 年死亡率是年龄对照控制组的 1.5 倍，与髋部骨折患者相同。大部分患者有多种伴随疾病；因此椎体压缩性骨折也许是虚弱的一个替代标志。

虽然急性椎体压缩骨折疼痛会很剧烈以及有功能丧失，但它是自限性疾病，在绝大多数患者中，一些简单的治疗方法如止痛、变更行为方式，或临时制动及使用支具是有效的。急性骨折疼痛一般会在几个月后消失，但椎体骨折更隐匿的影响可能会永久存在。椎体高度的丢失及局部椎体后凸的增加导致直立位身高下降、腹腔脏器被挤压、早饱及体重减少。一般来说，每一个胸椎压缩骨折预计会导致肺活量 9% 的下降。幸运的是，神经损伤很少出现在这些低能量骨折中，即使骨块后退入椎管中。椎体压缩骨折在社会心理方面的影响主要包括丧失功能性自理能力、生活质量的降低、抑郁及焦虑。

如发生在其他位置的骨折一样，急性椎体压缩骨折所致疼痛一般被认为是源于骨折部位的运动。阵发性强烈肌肉痉挛可以加剧早期骨折疼痛，特别是合并有躯干的活动时。短暂的束带感疼痛在早期并不少见。椎体压缩骨折慢性疼痛的发生机制更加复杂。骨折持久不愈合的患者会由于骨折部位细微的或肉眼可见的运动而感到疼痛。骨折愈合后慢性背痛可能与因脊柱后凸姿势的异常及躯干矢状位上不平衡造成的肌肉疲劳有关。继发性的小关节病、复发性椎体微骨折及神经刺激症状也都是椎体压缩骨折慢性疼痛的可能机制。前部胸壁肋弓撞击骨盆（肋盆摩擦）可造成骨折部位前外侧明显的疼痛。

受力机制

脊柱通过骨盆将上肢及躯干的重量转移至下肢。在外科创伤文献中，椎骨按生理功能需要分为 3 部分：前柱（腹侧半椎体）、中柱（背侧半椎体至椎弓根中点）及后柱（椎弓根中点背侧）。有关骨质疏松的医学文献一般只涉及两部分：前柱（椎体）及后柱（椎弓根根部的背侧骨质）。前部压力由前柱和中柱分担。后方的张力带作用可以通过中柱这一支点减轻前柱所受的压力。脊柱屈曲时，重心向腹侧移动，增加前屈力矩而旋转轴线向背侧偏移。在骨质疏松的椎体中，负重增加导致前柱和中柱损坏。椎间盘退行性改变可导致应力不均匀地转移至椎体终板。椎间盘高度丢失及椎体后凸会进一步加重椎体压力负担。

动态不稳定

目前逐渐意识到，有些骨质疏松性椎体压缩骨折在不同应力状态及不同体位下骨折的形态会发生改变。这种骨折特性被命名为"动态不稳定"，并可在多至 1/3 的涉及椎体成形术患者中出现。与标准侧位 X 线检查相比，这些患者水平仰卧位的侧位 X 线片中压缩椎体的高度会有所增加。动态不稳定最常见于胸腰连接部（T11-L1），提示皮质骨及松质骨完全性破坏。这种破坏在影像学上表现为椎体内裂隙。裂隙主要发生于靠近椎体前缘上终板位置（图 2）。裂隙边缘随着时间逐渐硬化，骨折的持久不愈合会导致真性椎体内假关节形成。

骨质疏松患者的一般治疗

骨质疏松是一种以骨强度损害为特征的骨骼疾病，能增加患者骨折风险。骨质疏松可以为原发性，大约 1/3 女性及 1/2 男性属于继发内科疾病或骨骼毒性病损（表 1），两类骨质疏松通常发生在有其他医学合并症或虚弱基础上。实际工作中，骨质疏松的诊断依据以下二者之一：（1）存在脆性骨折（特别是前臂远端、髋或椎体）；（2）低骨矿物密度。脆性骨折是一种临床判断，指那些在健康骨质上不足以造成骨结构损坏的应力导致的骨折。从一个静止的站立高度摔倒而造成的骨折通常被认为是脆性骨折。骨密度通常由腰椎（L1-L4）及髋部双能 X 线骨密度仪测出，以高于或低于年轻健康

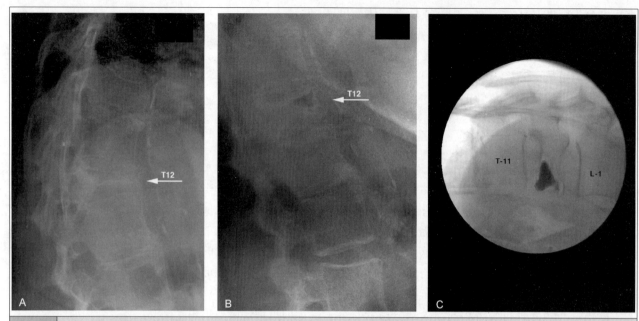

图2 　A，立位侧位 X 线片显示 T12 严重压缩性骨折（扁平椎）。B，仰卧位水平位 X 线片显示明显的动态不稳定，前柱高度有所恢复。椎体前上部可看到椎体内裂隙的征象。C，术中俯卧位 X 线透视示椎体高度的恢复，PMMA 填充在椎体内裂隙。

性别匹配的白种人平均骨密度值多少标准差的形式计量（T-score）。每高于或低于正常标准值一个标准差分别记为 T-score ＋1.0 或者－1.0。根据 WHO 指南，女性 T-score≤－2.5 可以诊断为骨质疏松，T-score≤－2.5 且有脆性骨折时可诊断为重度骨质疏松，T-score＞－2.5 但＜－1.0 可诊断为骨量减少。选择这些数值作为诊断指标使得通过骨密度测定诊断的骨质疏松患病率与大样本放射学研究确诊的发病率趋于一致。骨折风险与 T-score 呈强烈、连续负相关性，以致特定部位的 T-score 每下降一个整数，特定部位的骨折发病率至少提高 2 倍。因为实际上患骨量减少的女性比患骨质疏松的更多，所以前者发生骨折的绝对值要多于后者。WHO 的诊断标准已经在预测绝经后女性白种人骨折风险中验证有效。然而，由于骨密度与骨折风险的大致关系在其他人种、男性及绝经期前女性中也类似，骨密度经常用来评估骨折风险及监测上述群体中抗骨质疏松治疗的疗效。

骨质疏松治疗的目标在于防止脆性骨折发生和减少骨折相关的患病率及死亡率。这需提高及维持一个健康的骨密度峰值、找出骨骼脆性的所有因素、治疗确诊的骨质疏松及预防骨骼创伤尤其是摔倒的发生。骨密度峰值 50%～70% 的差异是由遗传方面决定，而剩下的部分变异归结于环境状况。

最优的骨密度峰值需要营养充足（摄入足够的钙、磷及维生素 D）、健康的激素内环境、规律的体力活动、戒烟及避免过度饮酒，以上构成骨质疏松的“基础治疗”。营养及其他影响骨骼健康的因素需要找出来并纠正。异常骨密度降低或不寻常的骨脆性存在时，应考虑继发性骨质疏松的可能性（表1）。绝大多数继发性骨质疏松病因包括骨骼发育早熟或医源性性腺功能减退及系统性应用糖皮质激素。

对于确诊的骨质疏松患者，药物治疗能降低大约 50% 的骨折发病率。远期多发骨折发生风险也可以降低。目前抗骨质疏松治疗有以下两种方法：抗分解代谢疗法［激素替代治疗、降钙素、雷洛昔芬及氨基酸二膦酸盐（阿伦膦酸盐、伊班膦酸盐、利塞膦酸盐）］；合成代谢疗法（特立帕肽）。降钙素和雷洛昔芬是相对弱的抗分解代谢药物，只被证明能降低椎体骨折发生率。氨基酸二膦酸盐也被证明能降低髋部骨折的发生率。虽然大家相信特立帕肽将能显示很强的成骨作用，但仍需进行大量的研究。适当应用这些药物在骨折发生高危人群（白种人、亚洲人，及骨密度低、年龄增加、骨密度指数低、有髋部骨折家族史的患者）中是有效的，即使是达 90 岁高龄，都会产生良好的抗骨折效果。除氨基酸二膦酸盐外，骨密度及抗骨质疏松疗法的抗骨折效果在停止药物治疗后会很快降低。有数据表

表 1　骨质疏松的易感因素		
遗传疾病	**内分泌疾病**	**风湿和自身免疫疾病**
囊性纤维化	肢端肥大症	强直性脊柱炎
先天成骨不全	肾上腺皮质功能低下	红斑狼疮
Ehlers-Danlos 综合征	Cushing 综合征	风湿性关节炎
糖原累积病	糖尿病	
Gaucher 病	甲状旁腺功能亢进症	**其他**
血色病	甲状腺功能亢进症	酒精中毒
同型胱氨酸尿症		淀粉样变
磷酸酯酶症	**胃肠道疾病**	慢性代谢性酸中毒
马方综合征	腹腔疾病	充血性心力衰竭
特发性低钙血症	肝硬化	抑郁症
Menkes steely hair 综合征	胃切除	肺气肿
成骨障碍	炎症性肠病	终末期肾衰竭
卟啉症	吸收不良	癫痫
Riley-Day 综合征	原发性胆汁性肝硬化	特发性脊柱侧弯
		栓塞
性腺机能减退	**血液系统疾病**	多发性硬化
雄激素不敏感	血友病	肌营养不良症
神经性厌食症	白血病和淋巴瘤	移植后骨病
运动性闭经	多发性骨髓瘤	结节病
高泌乳素血症	镰状细胞病	
垂体功能低下症	地中海贫血	
卵巢早衰		
Turner and Klinefelter 病		

(*Reproduced with permission from United States Department of Health and Human Services: Bone Health and Osteoporosis: A Report of the Surgeon General*, 2004. *Available at: http://www.surgeongeneral.gov/library/bonehealth/content.html. Accessed November 23*, 2005.)

明，由于氨基酸二膦酸盐在骨骼内半衰期长，对于某些服药超过 5 年的患者，中止药物治疗是可行的。当骨折主要风险是非骨骼性的（摔伤、癫痫、低血压及嗜酒的患者）或者营养性的（低维生素 D 患者），首要的药物治疗应该集中在纠正这些问题上。紧随骨折发生后的时期是需关注的生理脆弱期，骨折风险提高，这个时候需要骨科医生、初级保健医生、骨代谢疾病专家、康复科医生、物理治疗师及营养学家的协同合作干预治疗。

临床评估

只有约 40% 的椎体压缩骨折疼痛患者能回忆起一个特定的与骨折相关的事件。骨折性疼痛一般于后背部位，并在骨折椎体的解剖层面水平。疼痛可以围绕躯干（束带感），或者放射至尾部或下肢，容易与来自靠前侧、骶部或内脏的疼痛混淆。虽然疼痛的程度各异，但一般会因躯干的活动而加重，起身或躺下时疼痛剧烈。患者通常能找到一些比较

舒适的体位。令人吃惊的是，大约 1/5 的患者感觉站立时更舒服。体格检查通常无阳性体征。骨折处棘突会有深压痛，但这不是有无骨折或定位骨折部位的精确指标。为发现其他椎体或肋骨骨折，应该对全脊柱及胸廓触诊检查。由椎体压缩骨折造成的神经系统症状通常少见，但必须仔细地寻找及排除。

对于脊椎非创伤性骨折的年长患者需要关注有无恶性肿瘤的可能，尤其是骨折发生在 T5 以上、影像学特征不典型、有重要的阳性体征或身体状况恶化的患者，更要重视。由于这些患者容易有多种复杂的健康问题，详细地追问病史及系统地体格检查是必须的。全血细胞计数、全面的代谢检查、红细胞沉降率、血清及尿蛋白电泳有助于潜在感染、代谢问题及恶性肿瘤的初步诊断。

影像学诊断

X 线平片是常用的诊断椎体压缩骨折的初步影

像检查。骨质疏松性椎体压缩骨折典型表现为弥漫性的骨骼矿化不足。反过来说，一个被压扁的椎体由于骨质被压缩至更小的体积，表现为高密度影。具有清晰的皮质裂痕、与之前影像学资料对比有椎体形态改变及存在动态不稳定等影像学证据都提示新鲜骨折。骨折边缘重塑硬化、椎体骨赘形成骨桥、无动态不稳定及与之前影像学资料对比椎体无形态改变等影像学证据都提示陈旧骨折。当临床怀疑有椎体压缩骨折时就需要警惕，因为骨折椎体的结构改变往往晚于临床表现，影像学表现不明显。

MRI 是单一评估椎体压缩骨折的最有效的影像学方法。MRI 能清楚地显示椎体内水肿，发现椎体内裂隙，以及辅助评估椎体恶性肿瘤。在 T2 加权像及压脂像或短期反转恢复序列（STIR 序列）上表现为高强度信号提示骨折性水肿。对椎弓根及附件结构的异常信号及硬膜外或脊柱旁软组织影应该保持警觉，提示可能存在恶性肿瘤或感染。同位素骨扫描对骨折敏感，也容易进行，是一种便宜的方法，可以确定骨折的位置及程度，在骨折后48～72h检查合适。然而示踪剂的吸收缺乏特异性，在体内能存留 2 年以上，因此降低了诊断的特异性。多发性骨病损提示恶性肿瘤转移可能。当骨折位置存在疑问时，单光子发射断层 CT 与核扫描显像一起使用能更精确地确定放射性核素聚集的解剖位置。当标准摄取值高于 2.5 时，正电子发射断层扫描（PET）能帮助区分恶性和非恶性骨折。骨折后

第一个月的低特异性限制了 PET 的使用。MRI 及骨扫描都可同时辅助显示未被怀疑的骨盆及脊柱脆性骨折。

骨质疏松性椎体骨折的外科治疗

开放手术治疗

骨质疏松性椎体压缩骨折的患者很少发生神经系统并发症而需要开放手术治疗。应该由对治疗脊柱畸形很有经验并且很熟悉骨质疏松骨生物力学的医师实施开放性手术。对骨质疏松骨，内固定需要包括骨折水平上下多个节段、使用粗大的椎弓根螺钉、使用聚甲基丙烯酸甲酯（PMMA）加强以及伴随使用椎板下钢丝等措施。开放性手术意味着大范围剥离、麻醉时间延长及高并发症发生率。这种骨折人群中并发症发生率最近报道可高达 80%。术前双能 X 线骨密度检查能提示骨骼脆性程度及帮助设计手术方式。早期安排有专业技能的医学专家对骨质疏松症及老年人复杂疾病进行治疗，有利于手术后恢复。

经皮椎体强化术

作为经皮椎体强化术的方法，椎体成形术及椎体后凸成形术（图 3、图 4）近年来被迅速采用和发展。两种方法都包括骨折椎体经皮插管，向椎体

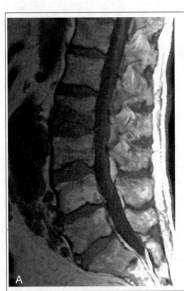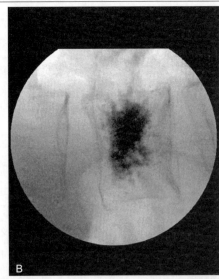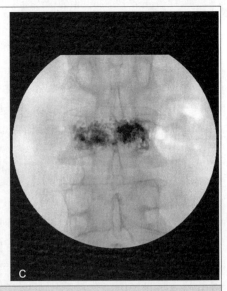

图3 **A**，MRI 扫描示 L2 下方凹形骨折。**B**，术中侧位 X 线片，示椎体成形术完成后的椎体。**C**，术中后前位 X 线片示椎体成形术完成后的椎体。

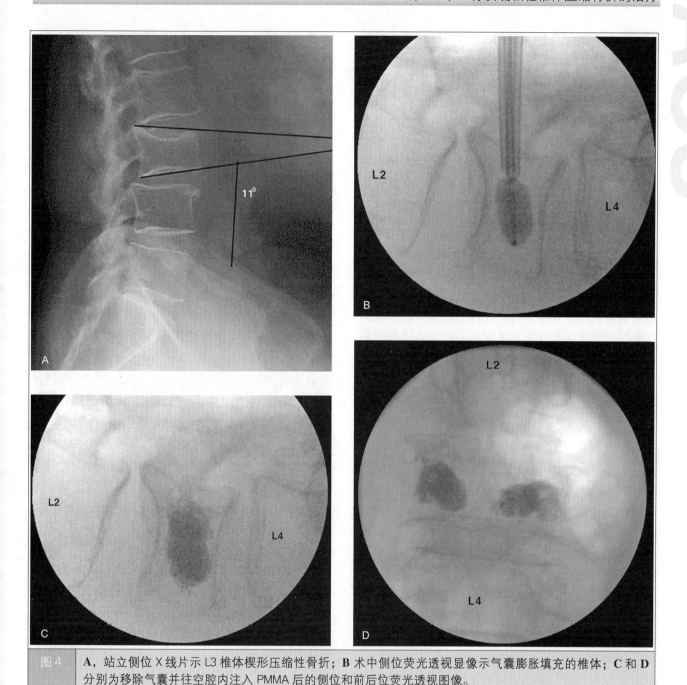

图4　**A**，站立侧位 X 线片示 L3 椎体楔形压缩性骨折；**B** 术中侧位荧光透视显像示气囊膨胀填充的椎体；**C** 和 **D** 分别为移除气囊并往空腔内注入 PMMA 后的侧位和前后位荧光透视图像。

内注入 PMMA，从而增加骨折处稳定性及减轻患者痛苦。椎体后凸成形术中，在注射骨水泥之前，先通过一个大的管道放入气囊，充气使之膨胀，放气取出后留下一个空腔以供注射 PMMA 使用。注入气囊使之膨胀的目的在于恢复椎体正常高度及改善脊柱的序列。值得注意的是，对椎体内创建一个空腔以提供安全低压 PMMA 输注环境目前存在争议。合理设计的椎体成形术和椎体后凸成形术之间直接的比较性研究结果现在还没有报道。对早期骨质疏松性椎体压缩骨折的经皮椎体强化术的优势均

没有被证实。当采用综合非手术治疗后仍有无法忍受的症状时，经皮椎体强化术能安全地显著减轻疼痛及促进功能恢复。经皮椎体强化术的禁忌证为：脊柱局部或全身性感染尚未控制、凝血功能障碍、严重的椎体损坏以及因技术原因不能控制手术安全性。

经皮椎体强化术减轻痛苦的机制尚不清楚，但一般认为是增强了骨折处椎骨稳定性，限制了骨折处细微或肉眼可见的活动。其他缓解疼痛的假说包括 PMMA 放热过程中对神经化学性作用和热作

用。在大多数患者中，椎体成形术和椎体后凸成形术能立即减轻患者痛苦。病理性骨折患者在行经皮椎体强化术后症状通常得到有效缓解，但没有骨质疏松症患者显著。必须告知患者，后背、躯干及四肢非骨折性疼痛在老年人群中普遍存在，经皮椎体强化术不能减轻这些疼痛。

一般来说，每一个胸椎压缩骨折，患者用力呼吸肺活量预计下降9%。经皮椎体强化术后患者主观上肺活量常有改善。但尚没有经皮椎体强化术后肺功能改善的精确数据。

高度的恢复

通过仔细地摆放手术体位，可以利用骨折的动态不稳定性来恢复椎体高度。目前还没有证据指出气囊膨胀致椎体高度恢复优于单纯利用体位恢复的高度。椎体高度的恢复有助于改善脊柱矢状位上的序列，减少椎体压缩骨折相关的姿势缺陷。虽然解剖上的异常增加了慢性并发症和骨质疏松的经济负担，但要说椎体高度的恢复即能降低并发症及经济负担的推论尚未能被证实。

外科解剖

作为常用的经皮椎体强化技术要考虑病椎的节段水平。这是因为胸椎和腰椎之间的解剖存在差异。从水平轴面上看，胸椎更加呈圆锥形或子弹样；从矢状轴面上看，胸椎的椎弓根更靠近头侧，且通常窄于腰椎。因此在胸椎手术中，更常采用经椎弓根旁入路，PMMA常常通过单侧入路注射进入椎体的中央，注射的剂量通常要少一些。在腰椎及T12手术中，更多地使用经椎弓根入路，且往往需要经双侧椎弓根以达到充分填充，注射的PM-MA剂量也要更多些。当决定穿刺的解剖路径时，必须考虑到骨折的类型及严重程度。例如，对于有严重双凹畸形的患者，双侧椎弓根填充可能是必要的，但骨穿刺针不应该过中线。对于存在水平轴面裂隙的骨折患者，需要精确放置穿刺针使之穿过裂隙，在这个潜在的腔隙里填充骨水泥从而使椎体稳定。

放射线问题

双平面荧光屏透视可允许适时地观察穿刺针放置位置及PMMA灌注，成为首选的方法。透视下

重要解剖标志的观察在骨质疏松患者来说具有挑战性，而当观察不满意时，经皮椎体强化术是不应该采用的。X线透视使得经皮椎体强化术操作者暴露在高水平的放射性离子辐射下。穿着隔离衣及采用能降低放射线辐射的手术方法是很有必要的。

强度、刚度及耐用性

2 ml PMMA在体外实验中能将骨质疏松性骨折椎体的强度恢复至骨折前。恢复骨折前刚度需要更大剂量（4~8 ml）。骨折稳定、减轻疼痛及愈合所需强度和刚度的最优平衡点尚不清楚。虽然特定的PMMA注射量与经皮椎体强化术成功的关系尚未得知，但已证明大剂量地注射PMMA与邻近椎体骨折发生率升高相关，这可能与刚度过高有关。PMMA灌注过的椎体的生物力学表现可能与灌注的剂量、分布、方式有关，可能在静态、动态及重复应力负担状态下都有所不同。在体外试验中已被报道，椎体后凸成形术及椎体成形术填充的骨质疏松性椎体在重复加载后会导致迟发性椎体破坏，这主要出现在椎体后凸成形术后，而不出现在椎体成形术后，提示椎体的完整性可能因为气囊膨胀对骨小梁结构的破坏而有损害。实际上对这个领域的基础和临床研究中发现这样的缺陷，对无限制地增加采用经皮椎体强化术提出了警示。

虽然尚无经皮椎体强化术后失败的报道，PMMA在椎体内的耐用度尚不明确。老年人日常生活中PMMA可能会受到的压力，不会导致疲劳性骨折。椎体组织对于注射PMMA的反应还没有完全弄清楚。采用其他结合成骨剂的骨水泥目前尚处在研究中。

并发症

椎体成形术和椎体后凸成形术的并发症并不常出现，且一般可以避免，经常是源于穿刺针放置不精确或X线透视指导下注入PMMA时粗心疏忽所致。想要获得良好的治疗结果，对脊柱解剖结构的透彻认识、仔细筛选患者、高质量的X线透视成像是基本条件。有相关临床症状的并发症发生率在骨质疏松性骨折患者中不到1%，但在病理性骨折患者中预计会高一些。为避免软组织和骨骼脆弱引起的并发症，患者术中麻醉后的体位摆放必须非常小心。因脊髓及神经根损伤、血胸、PMMA单体

过敏引起的低血压及 PMMA 栓塞造成的严重损害甚至死亡的病例都曾有过报道。

PMMA 泄漏

据报道，骨质疏松性椎体压缩骨折患者 PMMA 泄漏的发生率在 7%～70%，发生率的跨度大说明报道中有大量不同的查证法及报道之间存在偏倚。目前大部分研究指出影像学显示的泄露率大约为 10%，而导致临床症状的泄露率低于 1%。PMMA 泄漏的位置及程度决定有无临床症状及症状的性质。当 PMMA 填充的剂量及速度超过椎体内（体积及压力）承受能力时，通过骨质疏松性、病理性或医源性皮质裂口可发生椎体旁软组织内泄露。椎体旁小静脉内泄漏不常见。由于在高分辨率双面 X 线成像中谨慎细心足以避免误入奇静脉或腔静脉，肺动脉栓塞也很少见。在 X 线透视监视下，患者处于侧卧位，一旦 PMMA 到达中柱和后 1/3 椎体接合处时停止注射 PMMA 能避免渗漏至硬膜外静脉。由于能造成椎间孔神经根压迫的 PMMA 注射剂量相对较少，有临床症状的椎间孔静脉泄露可能是个棘手问题。

PMMA 泄露至椎间盘可通过术前影像学资料中有无椎体终板冠状和矢状位裂隙来预测。椎间盘 PMMA 泄露没有临床症状，但当注射的骨水泥量较多时，则可能牵涉到邻近椎体有否骨折。CT 重建能精确地显示 PMMA 泄露的部位及程度，有助于评估怀疑导致临床症状的 PMMA 泄露。

再骨折

很多人关心经皮椎体强化术是否会增加椎体再次骨折的风险问题。评估经皮椎体强化术后椎体骨折发生率是一项复杂而量大的工作。必须考虑的因素包括：研究对象中预估的骨折发生率、骨折的定义（临床上与形态学上）、评价方法的界定（定量和半定量）、骨折定义临界值（15% 和 20% 椎体高度损失）、骨折检查是否全面以及观察的时间。一般来说，经皮椎体强化术术后，相比骨质疏松患者，恶性肿瘤或多发性骨髓瘤患者再次骨折更常见。骨质疏松患者经皮椎体强化术后再次骨折的发生率据报道为 0%～52% 不等，发生时间从术后 6 周到 5 年不等。大体看来，随着经皮椎体强化术经验的增加，骨折发生率呈下降趋势。再次骨折发生

率可通过骨质疏松症相关的系统术后医疗及康复照料而降低。有研究报道，20% 的骨质疏松女性在发生椎体骨折后的一年中会再次发生形态学上的椎体骨折，但是其中只有 1/4 的患者有临床症状。据报道，椎体骨折发生率随着年龄的增加、多种疾病、现有的骨折数量、现存椎体骨折的严重程度、脊柱后凸的程度、摔倒概率及糖皮质激素治疗而增加。骨质疏松性椎体压缩骨折偶尔暂时的、空间上的剧增更加重了预测椎体骨折发生率的困难。要进行有力的前瞻性椎体强化术试验研究，用以确定其再骨折发生率是否大大高于非手术治疗，这需要大量的患者，而且要考虑所有先前提到过的变异因素，因此这种试验不太可能付诸实践。

小　结

应该更早提出并贯穿一生的以骨骼健康为中心的基础疗法。骨质疏松患者的治疗包括物理疗法、药物疗法及外科干预手段。由于微创入路椎体强化术的引进，椎体压缩性骨折患者的治疗成为逐渐发展的、多学科交叉的临床科学。骨科医生在将高能量型脊柱骨折的经验应用于处理骨质疏松患者时应该谨慎小心，而且应记住，在年老体弱、骨质疏松的人群中易存在多种并存疾病。骨质疏松性骨折的治疗应该被认为是一种多学科协作、严格监管下的外科干预手段。

注释文献

骨质疏松性骨折的发病机制

Rao RD, Singrakhia MD: Painful osteoporotic vertebral fracture: Pathogenesis, evaluation, and roles of vertebroplasty and kyphoplasty in its management. *J Bone Joint Surg Am* 2003; 85-A: 2010-2022.

这是一篇关于骨质疏松及骨质疏松性骨折病生理机制的综述，涉及椎体骨折患者治疗效果的评估及总结了椎体强化术的评价依据。

骨折的后续影响

Lindsay R, Silverman SL, Cooper C, et al: Risk of new vertebral fracture in the year following a fracture. *JAMA* 2001；285：320-323.

这是一篇多国家大样本回顾性分析，对象为2 725 名患有骨质疏松的绝经后妇女，每周服用指定为二膦酸盐的安慰剂。总的来说，在发生椎体骨折后的 1 年内，有 19.2% 的女性再次发生影像学上的椎体骨折；但只有 23% 的骨折发展为临床事件。

动态不稳定

McKiernan F, Jensen R, Faciszewski T：The dynamic mobility of vertebral compression fractures. *J Bone Miner Res* 2003；18：24-29.

对骨质疏松性椎体压缩骨折中的动态不稳定进行初步的定义和系统性描述。作者在文中说明动态不稳定是允许椎体高度在椎体成形术中恢复的一个特性。

骨质疏松患者的一般治疗

United States Department of Health and Human Services：Bone Health and Osteoporosis：*A Report of the Surgeon General*, 2004. Available at：http：//www. surgeongeneral. gov/library/bonehealth/content. html. Accessed November 23, 2005.

这篇文章简洁而通俗地介绍了骨骼健康和被骨质疏松及代谢性骨病方面专家认可的信息。

骨质疏松性椎体骨折的外科治疗

Lieberman IH, Dudeney S, Reinhardt MK, Bell G：Initial outcome and efficacy of "kyphoplasty" in the treatment of painful osteoporotic vertebral compression fractures. *Spine* 2001；26：1631-1638.

这是一篇被广泛引用的同行评论文献，其中包括丰富的椎体后凸成形术经验，建议所有进行椎体强化术操作的人参考。

Mathis J, Deramond H, Belkoff S：*Percutaneous Vertebroplasty*. New York, NY, Springer, 2002.

该书提供了椎体成形术的适应证，详细说明了椎体成形术的技术问题。

McKiernan F, Faciszewski T, Jensen R：Quality of life following vertebroplasty. *J Bone Joint Surg* Am 2004；86-A：2600-2606.

在一个前瞻性、连续的系列病例组中，VAS 指标和骨质疏松特异性健康相关的生活质量被用来评价椎体成形术的预后。椎体成形术后，生活质量明显改善，疼痛明显减轻，而且持续至少 6 个月。PMMA 泄露率及泄露后的椎体骨折发生率非常低。

放射线问题

Kruger R, Faciszewski T：Radiation dose reduction to medical staff during vertebroplasty：A review of techniques and methods to mitigate occupational dose. *Spine* 2003；28 (14)：1608-1613.

这篇文章讨论一个关于单个手术操作者实现减少放射线暴露策略的交叉性分析案例。通过行为干预和屏蔽干预，全身及手部的放射线剂量减少范围是 42.9%～86.1%。手术者在椎体成形术中应该实行放射保护策略。

强度、刚度及耐用性

Alamin T, Kim M, Carragee E, Stevens K, Lindsey D：Kyphoplasty vs vertebroplasty behavior under repetitive loading conditions. *Spine J* 2004；4 (5S)：47S.

来自 8 名年老女性尸体的 16 块胸椎在体外被实施椎体成形术或椎体后凸成形术，并经受反复的压力试验。那些采用椎体后凸成形术的椎体在这种试验条件下更容易发生进展性椎体高度丢失。

并发症

Liebschner MA, Rosenberg WS, Keaveny TM：Effects of bone cement volume and distribution on vertebral stiffness after vertebroplasty. *Spine* 2001；26：1547-1554.

这篇文章展示了在经受 PMMA 不同的注射剂量及填充方式后，骨质疏松性椎体强度及刚度的离体生物力学分析。结果表明，对于椎体强化术，对称地填充椎体内大约 15% 体积分数的 PMMA 是生物力学上最优的配置。

（钟沃权 译）

第40章 脊柱手术并发症

Hargovind DeWal，MD　Robert F. McLain，MD

引　言

医生在实施手术之前应该和病人讨论手术可能发生的并发症。因为要让病人在知情的情况下做出决定，因此医生自己必须清楚手术可能的并发症。深入地了解并发症的情况有助于医生预测并预防它们的发生。脊柱手术前，术中或术后的错误或不良事件都可造成并发症的发生。

气管插管和体位

给颈椎不稳定的病人做气管插管时都应格外小心，无论该不稳定是急性的还是慢性的，是由于外伤、肿瘤、退变还是类风湿疾病造成的。当临床上有十分明显的脊髓压迫时，应在病人清醒的情况下进行插管以最大程度地确保安全。因为病人在清醒时颈部肌肉的控制能够减少不稳定的发生，而且在损害加重时能及时告知医生。颈部过伸会加重脊髓的挤压，所以应该避免。

任何手术以前都必须确保病人的体位摆放正确。应该预见到可能造成损害的体位，特别是应该避免两种最容易造成损伤的因素，即压迫和牵拉。病人所有骨性突出的部位和有浅表神经经过的部位都应该用垫子垫好，尤其是俯卧位的时候。应避免对眼睛的压迫。眼部的并发症比较少见，但结果是灾难性的。在一项3450例脊柱手术的调查研究中，视力丧失的发生率为0.2%。通常认为不正确的体位是造成眼部并发症的原因，但研究显示高血压和外周血管病也是原因之一。吸烟、糖尿病、慢性高血压、术中低血压和低流量状态都增加了缺血性眼部并发症的风险。应竭力避免对眼睛的直接压迫。另外，术前应将病人的收缩压控制在最低水平，术中避免血压过低。

麻醉后不要过度牵拉病人的上肢。肘部应屈曲90°，肘部的尺神经不应有任何压迫。膝关节应该屈曲以减少对坐骨神经的牵拉。膝关节和足部的骨性突出部位应该垫好。病人俯卧位时，应让病人的

腹部悬空以避免增加腹内压，腹内压增高会干扰膈肌的活动并且阻碍下肢静脉血回流。同时，作用于腹部的压力会传导到硬膜外静脉系统造成术中出血增加。一项研究将病人随机分为两组，在术中使用不同宽度的腹垫以观察对术中出血量的影响。结果显示窄的腹垫造成的腹腔内压力更高，术中出血也明显增高。

一些胸椎和胸腰段手术需要病人侧卧位。侧卧位时，胸部一定要垫好以避免损伤腋窝处的臂丛神经。应该记住的是，腋圈一定要放在胸壁下方而不是腋下。腓骨头处也应垫好以免压迫腓总神经造成麻痹。腰椎前路手术时，极度的 Trendelenburg 位（头低脚高位）会由于腹腔内容物的压迫造成膈肌活动度减小。

预防术中并发症

确定手术节段

确定手术节段是手术成功的基本条件。解剖标识是不可靠的，所以建议放射定位。放射定位时应包括明确的解剖标识（如齿突、骶髂关节）和外科标志（如硬膜穿刺针、克氏针等）。定位时需要同时拍摄前后位和侧位片，尤其是肥胖病人或解剖变异的病人。其他病人透视更好。图像导航系统对于严重畸形和解剖变异的病人很有帮助。任何时候当术中所见和预期的情况不符时，都建议再次拍摄 X 线片确定手术位置。

血管损伤

脊柱手术的各种入路都可能会发生血管损伤。血管损伤最常见的部位包括：颈椎前路椎间盘切除或颈椎后路侧块螺钉固定时损伤椎动脉；腰椎前路融合或椎间盘置换，或后路椎弓根螺钉固定螺钉或探子穿透骨质时造成髂血管损伤；腰椎间盘切除手术时髓核钳或刮匙穿透主动脉、下腔静脉或髂血

管；或在前路胸腰椎手术时直接损伤主动脉和下腔静脉。

要避免脊柱手术处理血管损伤，预防是最重要的。术者必须清楚血管的解剖和可能存在的变异，并了解特殊病人的血供方式。术者在任何时候都必须十分确定手术器械的位置。在不知道伸入到椎间隙内的器械的深度之前，一定不要把骨刀一类的切割工具插入到椎间隙内。

硬膜损伤

硬膜损伤通常是指在手术过程中发生的硬膜撕裂。一些有创性的操作，如脊髓造影和硬膜外注射，也会引起脑脊液漏（CSF）。再手术中发生硬膜损伤的风险更高，主要是因为手术节段的瘢痕和粘连。颈椎手术中，后纵韧带骨化也是导致硬膜损伤的常见原因，因为后纵韧带经常和硬膜紧密粘连，有时在后纵韧带骨化处甚至缺如。

严重腰椎管狭窄硬膜外脂肪消失，硬膜常与椎板和关节囊粘连，手术中容易出现硬膜损伤。有瘢痕形成的地方是硬膜损伤的多发部位。使用椎板咬骨钳做侧隐窝或椎板下缘减压时，松弛的硬膜容易折叠而陷入到咬骨钳下（图 1）。文献中报道的硬膜损伤的发生率多少不一。一篇文献综述了 641 例腰椎减压手术，术中硬膜损伤的发生率为 14%。另一篇综述报道的 450 例腰椎手术中，术中即发现的硬膜损伤的发生率为 4%。而最近的一篇综述报道的 2 114 例手术中硬膜损伤的总体发生率为 3.1%。未被认识的有明显临床表现的硬膜损伤发生率为 0.28%。术中充分地修补能使病人早期活动而很少产生临床症状。持续脑脊液漏会导致一些后遗症，包括持续反复发作的头痛、假性脑脊膜膨出、皮肤瘘管、神经功能损害或脑膜炎。一项研究报告，6 例没有及时发现的硬膜损伤最终有 5 例发展成为假性脑脊膜膨出，所有的病人在非手术治疗失败后都进行了后期修补。再手术都很成功而且没有长期的后遗症。

术中即发现的小的硬膜破口应立即修补。大的硬膜缺损修补后可用肌肉、筋膜或脂肪瓣、纤维补片、纤维胶或止血明胶海绵加强。可用 Valsalva 方法验证修补是否充分。更大的缺损或复杂的撕裂不允许直接修补的情况可采用腰椎蛛网膜下腔引流的方法。

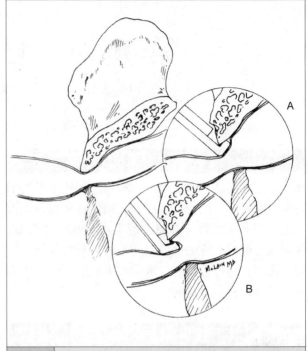

图 1   图中显示了椎板切除过程中发生硬膜损伤的潜在原因。(A) 显示了在切除椎板时椎板咬骨钳正确的角度或使用直角椎板咬骨钳可以避免咬到硬膜。(B) 显示椎板咬骨钳的角度不得当是如何咬到硬膜并造成硬膜损伤的。

使用筋膜下引流的方法治疗硬膜损伤一直存在争议。一些作者认为术后筋膜下引流可以用于硬膜已充分修补的病人。但是必须权衡利弊，因为这种引流有导致硬膜筋膜瘘和小脑疝的风险。而近期的一项研究显示，充分硬膜修补后采用筋膜下引流的方法没有任何相关并发症发生。

一些硬膜损伤可能一直到手术后才被察觉。病人可能主诉头痛，抬起头的时候加重。伤口部位有清亮的液体渗出应怀疑有脑脊液漏的可能。可行伤口引流液 β-2-转铁蛋白检测确定有无脑脊液存在。MRI 或 CT 脊髓造影能显示硬膜缺损。如果证实有硬膜缺损存在，可行手术探查修补或做硬膜补片；也可放置腰椎引流。病人需要持续卧床，引流率维持在 50～100 ml/8 小时并持续 4～6 天。应检测引流液中的白细胞数以预防感染。如果引流无效，应考虑再次手术。

硬膜损伤实施标准的硬膜修补术以后并不需要长时间卧床。对硬膜损伤后需要卧床的时间尚没有统一的意见。病人需遵术者的医嘱。小的硬膜损伤经严密缝合修补后手术当天即可活动，但大的硬膜损伤或缝合不严密的病人最好卧床 48～72 小时后再下床活动。如果有体位性头痛或畏光，则需延长卧床时间，并且需要考虑放置蛛网膜下引流。

神经成分损伤

神经成分损伤包括由直接创伤、间接创伤、牵拉或脊髓缺血造成的脊髓或神经根的损伤。病人如先前存在脊髓压迫，术中脊髓损伤的风险就更高；先前有脊髓损伤、广泛的脊柱退变和血管灌注受损的病人也是一样。

颈椎神经根损伤在前路和后路手术中都有报道。大多数神经根损伤都是暂时的。永久的脊髓损伤也很少。有脊髓病的病人脊髓损伤的风险增加。风险增加的原因是已经受损的脊髓已经没有生理储备了。对存在颈椎不稳定的病人，任何对颈部不小心的操作，如气管插管时或摆体位时，都有可能导致四肢瘫痪。术中过度的牵引或操作也会起到同样结果。在颈椎安放的植骨材料，椎间融合器也好，植骨块也好，都必须修剪合适并且小心安放以避免挤压或脱入椎管。

椎板切除时对神经结构的损伤取决于椎板切除的节段。神经根往往比脊髓和圆锥更能耐受牵拉和操作。对脊髓或圆锥粗暴用力的操作是不明智的，很可能会导致永久的脊髓损伤。

在减压的过程中，神经根可能会被高速磨钻或椎板咬骨钳损伤。所以在使用磨钻时，可以用棉片隔开予以保护。在腰椎，神经根被突出的椎间盘绷得很紧时很难区分神经根的轮廓；或者很难确定硬膜囊已经和碎片及瘢痕组织分离开了。这时就要花些时间在突出的巨大椎间盘上确定硬膜囊的外侧缘并且扩大椎板切除的范围以显露出神经根，然后再切开纤维环做椎间盘切除。

在本已狭窄的椎管内，椎板咬骨钳的前齿会造成进一步压迫。所以在这种情况下，建议使用前齿薄的椎板咬骨钳。

电凝也会造成神经损伤。在靠近神经根的部位不允许使用单极电凝。建议在接近神经根时使用双极电凝，并且电量要调到最小。而且要限制双极电凝和神经结构的接触。如果可能，应尽量使用棉片、止血明胶海绵或止血纤维止血而减少使用电凝。

放置椎弓根螺钉

椎弓根螺钉放置失当或大小不合适都有可能造成神经损伤。胸椎和腰椎神经根最容易损伤的部位是椎弓根的下内侧缘。神经损伤可以由螺钉直接接触造成，也可以由螺钉造成的椎弓根骨折的碎片压迫导致。

椎弓根螺钉固定时，术前计划非常重要。术前应行 X 线片和 CT 扫描以检查椎弓根的大小、角度和长度。CT 扫描在设计椎弓根螺钉安置方面比 X 线片准确。计算机辅助立体定向系统在减少椎弓根穿透率方面更有用，但因其价格不菲而且耗时，限制了它的推广使用。术中透视是确定入钉点和检查螺钉放置过程中顺列和深度的最常用方法。

术中记录肌电活动时螺钉的电刺激有助于提高螺钉放置的准确性。一项研究在术中肌电图监测下给 92 例病人放置了 512 枚腰骶部椎弓根螺钉。术后用 CT 扫描检查肌电图指导放置椎弓根螺钉的准确性。作者报告，当刺激阈值为 15 mA 时，螺钉在椎弓根内位置良好的可信度为 98%。当阈值在 10～15 mA 之间时，可信度为 87%；建议探查椎弓根的骨皮质是否有破裂。9% 的病人肌电图发现了侧位片没有发现的螺钉位置异常。

最近一项研究检验了肌电图在判断胸椎椎弓根螺钉放置准确性方面的作用。肌电图的记录结果和术后 CT 扫描结果比较。共对 22 例病人的 87 枚椎弓根螺钉进行了检测。结果显示，刺激阈值 11 mA 的阴性预测值为 97.5%，提示螺钉在椎弓根内。

前路手术并发症

颈椎手术

与下颈椎前路手术相关的并发症包括感染、吞咽困难、食管穿孔、血管损伤、内固定相关并发症、气管损伤和植骨块移位。一项研究回顾了 4 589 个病例发现颈椎手术总体的并发症发生率为 5.3%，65% 为颈椎前路手术。声音嘶哑占 51%，与气管插管内套囊压力过高和插管时间长有关。声带麻痹的发生率可达 5%。

经口入路是用来显露上颈椎的。该入路难度高主要是因为显露、感染和伤口闭合困难。因为入路经过口腔，所以应该充分应用抗生素预防感染。术前就应该给予广谱抗生素并一直持续到术后 3 天。应小心放置撑开器防止挤压上唇，撑开器的舌片应间断放松以防止舌水肿。

交感神经链位于颈长肌的前外侧缘，损伤后会导致 Horner 综合征。预防交感神经链损伤的最佳方法就是避免向外剥离颈长肌并且小心地把撑开器放置在颈长肌的内缘深层。

术后吞咽困难很常见，发生率 60%，12% 的病人症状持续 6 个月以上。最近一项前瞻性研究术前、术后使用改良吞钡试验和纤维喉镜观察 23 例经前路椎间盘切除融合手术，目的是检查颈椎前路椎间盘切除融合手术后吞咽困难和发声障碍的发生率和风险因素。结果显示，多节段手术的病人软组织肿胀的风险高，这种肿胀在术后吞咽功能恶化的病人中更多见。

持续的压力、手术器械或内固定的直接创伤都可能造成颈动脉和食管损伤。

为减少颈椎前路手术软组织损伤的风险，手术时必须小心谨慎。气管插管内的气囊应该在手术显露完成后放气和重新充气以避免长时间的压迫。自动撑开器也应该避免长时间的撑开，应该间隔一段时间后松开并更换位置。应该小心分离瘢痕组织，仔细辨认食管，可以放置食管听诊器以便触摸辨认。应避开胸导管（左侧低位入路）和喉返神经（右侧入路）。颈椎再手术选择第一次手术对侧入路前应检查声带功能。任何颈椎前路手术都有发声障碍并发症的风险。发声困难和吞咽困难均可发生于喉返神经和（或）喉上神经损伤之后。右侧入路时这些并发症的发生率为 1%～2%，以声音嘶哑为主要表现，与炎症或插管损伤无关。在左侧，喉返神经位于食管气管沟内；而右侧，喉返神经则穿过手术野，容易被牵拉或切割损伤。通过喉镜直视声带可确诊喉返神经损伤，表现为伤侧声带的麻痹。

胸腰椎手术

胸椎和腰椎前路手术可导致严重的血管损伤。具体的血管结构损伤风险取决于脊柱手术的节段和侧别。左侧入路最常用。在腰椎，术中需游离覆盖在 L4-5 椎间盘表面的髂静脉。而 L5-S1 椎间盘位于两侧髂血管之间，受损伤的风险较小。主动脉位于胸椎和上腰椎的左侧，很少损伤。但是一些患者的主动脉相当迂曲，牵拉的程度需要根据具体情况

改变。右侧入路下腔静脉和其属支损伤的风险远比主动脉损伤的风险高。最近一项对 207 例胸腰椎前路手术的研究统计了血管损伤的发生率、原因和治疗。其中血管并发症的发生率为 5.8%，死亡率为 1%。

血管损伤可表现为不小心切断了节段血管或血管分支，剥离时撕脱了节段动、静脉，或直接造成大血管穿孔。通过结扎或钳夹的方法通常可以很好地控制节段血管的出血，但是撕脱损伤必须修补主动脉壁或腔静脉壁。同样，大血管的穿孔必须分离、控制，严密缝合但又不能影响血管的通畅。在胸椎，特别是下胸椎，直径大的节段血管不应结扎。节段血管在可能的情况下应尽量保留以避免脊髓缺血的风险，如需结扎，也只应结扎单侧。

胸椎左侧入路有损伤胸导管的风险。胸导管通常位于食管后方并止于左侧颈静脉和锁骨下静脉。胸导管损伤应予以结扎缝合。术后病人需低脂饮食以减小乳糜胸的风险。

前路手术有损伤腰椎神经丛的风险。L4-5 或 L5-S1 水平损伤副交感神经丛会导致逆行性射精。损伤交感神经链会导致下肢交感神经切断症状。逆行性射精的发生率报告为 2%，下肢交感神经切断症状的发生率为 10%。为减少副交感神经的损伤，在 L5-S1 椎间盘前方不应使用单极电凝，鼓励采用钝性剥离。

脏器损伤是前路手术相关的又一并发症。位于髂腰肌表面的输尿管可能会在腰椎前路手术中损伤。术中可见清亮的液体流出，但也经常在术后才得以诊断。输尿管损伤的症状和体征包括腹部和侧腹部疼痛、发热以及血尿。尿性囊肿——包含尿液的肿块，可在腹腔形成导致腹部膨隆。B 超或 CT 结合尿液检查可以帮助明确诊断。

前路内固定相关的并发症

神经和血管损伤可发生于椎间融合器植入手术之后。血管结构被放置于前方的内固定磨损导致致命性大出血的病例也时有报道。在椎体螺钉固定时，双皮质固定能够增加抗拔出力。但是，测量椎体的深度和宽度尤为重要。最近一项研究应用 CT 评估经胸腔镜放置的椎体螺钉相对于椎管和主动脉的位置。螺钉后缘距椎管的平均距离为 5.3 mm。当分析螺钉和主动脉关系的时候，发现 12.3% 的

螺钉造成了主动脉的轮廓变形。

椎间盘置换术的并发症最近也有报道。一项对27例效果不佳的椎间盘置换术的研究结果显示，早期并发症包括假体脱出、腹壁血肿和逆行性射精。晚期并发症包括假体下沉、假体移位和聚乙烯磨损。病例选择和假体大小选择错误以及内置物放置位置不正确都增加了这些并发症的风险。

植骨块并发症

与髂骨取骨相关的并发症很常见。报告的并发症包括疼痛、神经损伤、动脉损伤、血肿、步态异常、应力性骨折、腹膜穿孔和腹腔内容物疝出。皮质松质骨取骨会导致取骨区慢性疼痛。如果不小心进入坐骨切迹，则有可能损伤臀上动脉。控制出血需要结扎血管、栓塞或紧急开腹，因为血管的断端通常会回缩到盆腔内，压迫止血往往无效。髂骨取骨神经损伤的发生率为 8%。髂前取骨易损伤股外侧皮神经；髂后取骨易损伤臀神经。取骨后可能会发生髂骨翼骨折或髂前上棘撕脱骨折。

术后并发症

气 道

最近一项研究回顾了 311 例颈椎前路手术，检查与前路手术相关的气道并发症的发生率和风险因素。气道并发症的总体发生率为 6%，三分之一的病人需要重新插管。发生气道并发症的风险因素包括手术时间超过 5 小时、暴露包括 C4 或更高节段的 4 个或更多节段的椎体。肺部疾病、吸烟、不放置引流以及脊髓病与术后气道并发症的发生没有明显关系。术后血肿导致气道梗阻虽然少见但却十分危急，需要紧急解除压迫。颈椎前路手术后 24 小时可在病人床边放一个切开包以备不时之需。

脊髓缺血性损伤

尽管文献中有关术后缺血导致脊髓损伤的报道很少，但因其后果严重，还是有必要在这里进行讨论。脊髓长期在狭窄、肿瘤或感染的压迫下本已发发可危，手术操作对脆弱的血液供应的破坏会进一步加重脊髓功能的障碍。术后低血压无疑也会导致不可逆的脊髓损伤。脊髓缺血造成的并发症可发生在术后 24 小时后。

高血压患者虽然起初脊髓功能正常，但也可因低收缩压和低平均动脉压而发生永久的脊髓损伤。存在潜在风险的病人术后应该迅速纠正低血压，如出现循环障碍，应注意检查神经系统功能。

伤口感染

脊柱伤口感染的发生率估计在 1%～11%。融合内固定手术的感染率肯定高于不固定的融合手术。近期的一项研究结果显示创伤病人固定融合手术后的感染率要高于普通择期手术病人。而且完全性神经损伤的病人术后伤口感染的发生率也更高。由于术后正常情况下血细胞沉降率和白细胞计数都会升高，而且皮肤伤口也不容易反映深部感染的情况，所以术后感染诊断比较困难。帮助诊断感染的最可靠的征象包括进行性加重的疼痛和与活动相关的疼痛。最有用的实验室检查是 C 反应蛋白水平。

术后伤口感染应积极外科清创引流。连续清创是必需的，但有不少病人第一次清创后用抽吸引流系统也能成功治愈。应该根据伤口细菌培养结果选用抗生素并长时间治疗。

血栓形成

一项前瞻性研究选择 116 例做了脊柱手术的病人检查深静脉血栓和有症状的肺栓塞的发生率。多普勒扫描发现无症状的深静脉血栓的发生率为0.9%。有症状的肺栓塞的发生率为 2.6%，其中 6 例为前后路联合手术，1 例为单纯后路手术。这项研究中的病人都预防性地采取了穿长腿弹力袜和机械性压力泵的措施。因此作者提出，简单的机械性预防措施不足以对脊柱前后路手术产生作用。对有深静脉血栓或肺栓塞病史以及有血栓高风险患者，应该在术后采取有效的抗凝药物治疗。

肠梗阻

麻痹性肠梗阻是腰椎前路和后路手术都可发生的并发症。麻痹性肠梗阻可涉及小肠、大肠（Ogilvie 综合征）或两者同时。肠梗阻的症状和体征包括腹部疼痛和膨隆、恶心、呕吐、肠鸣音减弱或消失。大多数麻痹性肠梗阻病人都可以通过胃肠减压、停止镇痛药物以及静脉输液补充水分等治疗改善。其他导致麻痹性肠梗阻的原因也应该考虑到，比如电解质失调和腹膜后血肿。

硬膜外血肿

硬膜外血肿可发生于任何脊柱手术后。尽管大多数小的血肿不至于产生明显的临床症状，但也有一少部分病人会发展为大的硬膜外血肿而造成疼痛和神经功能障碍，需要手术减压。早期诊断并迅速手术解除压迫是逆转神经功能受损的关键。最近一项研究旨在确定发生硬膜外血肿的风险因素。研究发现多节段腰椎手术和（或）术前凝血功能障碍术后发生硬膜外血肿的风险显著增加。如果病人术后出现神经功能恶化应该考虑压迫性血肿的存在。

晚期植骨块并发症

胸腰椎前路手术发生与植骨块和内固定相关的并发症并不少见。植骨块塌陷、吸收、骨折和移位均有报告。26%～30%从髂骨取骨的病人会发生明显的并发症。典型的伤口并发症包括伤口感染、血肿形成、皮肤坏死和瘢痕形成。也有盆腔感染的可能。最常见的是病人抱怨取骨区持续性的疼痛，有的甚至持续到术后数年。

小　结

脊柱手术从来都不是小手术。手术会发生各种并发症，有些甚至造成毁灭性的后果。可能导致并发症的原因很多，包括手术时病人的体位、手术技术、手术设计或单单仅是术后的坏运气。医生应随时准备预防这些情况的发生。即便十分复杂的手术，只要治疗中精心地准备、时刻警惕，是能够把并发症维持在可接受的水平的。

注释文献

预防术中并发症

Frempong-Boadu A，Houten JK，Osborn B，et al：Swallowing and speech dysfunction in patients undergoing anterior cervical discectomy and fusion：A prospective，objective preoperative and postoperative assessment. *J Spinal Disord Tech* 2002；15：362-368.

这是一项识别颈椎前路椎间盘切除及融合手术前后吞咽和说话功能障碍的前瞻性研究。

Perez-Cruet MJ，Fessler RG，Perin NI：Review：Complications of minimally invasive spinal surgery. *Neurosurgery* 2002；51：S26-36.

这篇文章综述了专门与脊柱微创手术相关的并发症。

Shi Y，Binette M，Martin WH：Electrical stimulation for intraoperative evaluation of thoracic pedicle screw placement. *Spine* 2003；28：595-601.

研究中在植入胸椎椎弓根螺钉时，给予椎弓根螺钉一定的电刺激，同时在相应的肌肉群记录肌电活动。术后用 CT 扫描分析螺钉的位置，并且比较螺钉位置和肌电图结果。

前路手术并发症

Ohnishi T，Neo M，Matsushita M，et al：Delayed aortic rupture caused by an implanted anterior spinal device：Case report. *J Neurosurg* 2001；95：253-256.

这是一篇个案报道，报道了一例滑棒 Kaneda 内固定术后 20 个月发生主动脉破裂的病例。

Oskouian RJ，Johnson JP：Vascular complications in anterior thoracolumbar spinal reconstruction. *J Neurosurg* 2002；96：1-5.

作者回顾性研究了 207 例实施胸腰椎前路手术病人的资料，统计了这些病人中血管并发症的发生率并分析了原因。

Sagi H，Beutler W，Carroll E，Connolly PJ：Airway complications associated with surgery on the anterior cervical spine. *Spine* 2002；27：949-953.

作者复习了 311 例颈椎前路手术的病例资料用以确定术后发生气道并发症的发生率和风险因素。

Sucato DJ，Kassab F，Dempsey M：Analysis of screw placement relative to the aorta and spinal canal following anterior instrumentation for thoracic idiopathic scoliosis. *Spine* 2004；29：554-559.

研究借用 CT 扫描分析经胸腔镜放置的螺钉相

对于椎管和主动脉的位置。CT 扫描是这些胸椎特发性脊柱侧凸病人前路螺钉固定术后做的。

Van Ooij A，Oner FC，Verbout AJ：Complications of artificial disc replacment：A report of 27 patients with the SB charite disc. *J Spinal Disord Tech* 2003；16；369-383.

文章描述了椎间盘置换手术后短期和长期可能存在的不满意结果。

术后并发症

Banco SP，Vaccaro AR，Blam O，et al：Spine infections：Variations in incidence during the academic year. *Spine* 2002；27；962-965.

研究前瞻性地分析了一家脊髓损伤中心每个月脊柱感染的变化情况。

Kou J，Fischgrund J，Biddinger A，Herkowitz H：Risk factors for spinal epidural hematoma after spinal surgery. *Spine* 2002；27；1670-1673.

研究回顾性地比较了术后发生硬膜外血肿和没有发生硬膜外血肿的病人。并且在发生硬膜外血肿的病人中寻找风险因素。

经典文献

Cammisa FP, Girardi FP, Sangani PK, et al: Incidental durotomy in spine surgery. *Spine* 2000;25:2663-2667.

Daniels SK, Mahoney MC, Lyons GD: Persistent dysphagia and dysphonia following cervical spine surgery. *Ear Nose Throat J* 1998;77:470.

Dearborn JT, Hu SS, Tribus CB, Bradford DS: Thromboembolic complications after major thoracolumbar spine surgery. *Spine* 1999;24:1471-1476.

Eismont FJ, Wiesel SW, Rothman RH: Treatment of dural tears associated with spinal surgery. *J Bone Joint Surg Am* 1981;63:1132-1136.

Farber GL, Place HM, Mazur RA, et al: Accuracy of pedicle screw placement in lumbar fusions by plain radiographs and computed tomography. *Spine* 1995;20:1494-1499.

Jones AA, Stambough JL, Balderston RA, et al: Long-term results of lumbar spine surgery complicated by unintended incidental durotomy. *Spine* 1989;14:443-446.

Park CK: The effect of patient positioning on intraabdominal pressure and blood loss in spinal surgery. *Anesth Analg* 2000;91:552-557.

Schwarzenbach O, Berlemann U, Jost B, et al: Accuracy of computer-assisted pedicle screw placement: An in vivo computed tomography analysis. *Spine* 1997;22:452-458.

Stevens WR, Glazer PA, Kelley SD, Lietman TM, Bradford DS: Ophthalmic complications after spinal surgery. *Spine* 1997;22:1319-1324.

Wang JC, Bohlman HH, Riew DK: Dural tears secondary to operations on the lumbar spine: Management and results after a two-year-minimum follow-up of eighty-eight patients. *J Bone Joint Surg Am* 1998;80:1728-1732.

Zeidman SM, Ducker TB, Raycroft J: Trends and complications in cervical spine surgery: 1989-1993. *J Spinal Disord* 1997;10:523-526.

（韦 峰 译）

第四部分　儿童疾患

第41章　儿童颈椎创伤

Joshua D. Auerbach，MD　John M. Flynn，MD

引　言

儿童颈椎创伤虽相对少见，但有致命性危险。儿童在多方面有别于成人，如颈椎解剖结构、与外界的交流能力、颈椎损伤的治愈率、身体比例和治疗选择等多个方面。了解儿童颈椎解剖结构的独特性是诊断和治疗的基础。

解剖要点

多种因素导致儿童的颈椎活动度大于成人。儿童呈现较大的韧带松弛度，小关节面更加趋于水平。大约8周岁之前，软骨结合部及骨骺的薄弱区域形成潜在的骨折部位。同时，由于具有较大的头-体比例和较为薄弱的椎旁肌肉系统，相对成人而言儿童更加难以控制头部运动。脊柱松弛度及活动度大，加上头部控制能力差、颈椎生物力学轴心偏于头侧的C2-C3水平，是造成婴幼儿上颈椎损伤的解剖因素。

随着脊柱的发育，颈椎活动的生物力学轴心逐渐向尾端下降，大约在10岁左右移至C5-C6水平。伴随生长发育，儿童的头-体比例下降、控制头部运动的肌肉力量增加、小关节面逐渐向垂直方向倾斜以及对上颈椎生理运动的控制能力的全面加强，使上颈椎损伤成比例地减少。

流行病学

颈椎创伤约占儿童创伤性损伤的1.5%。60%～80%的儿童脊柱损伤发生在颈椎，其中近70%发生在上颈椎。较成人而言，儿童的颈椎创伤更易伴发头部损伤，因而死亡率高于成人。有报道显示，儿童颈椎损伤伴发脑部损伤达37%，死亡率超过50%。在儿童中，三分之一的颈椎损伤出现神经损害，76%为不完全损伤。在迄今最大宗的有关儿童颈椎创伤的报道中，脊髓损伤率为35%，其中50%没有放射学异常。上颈椎损伤的死亡率高于下颈椎损伤，寰枕脱位的死亡率最高。

损伤机制

不论任何年龄组，车祸都是造成儿童颈椎损伤的首要原因。因产伤造成颈椎骨性结构和脊髓损伤可导致高达50%的新生儿死亡。产钳助产和臀先露是对新生儿颈椎造成旋转和牵引的原因。虐待儿童可发生于各年龄组，而2岁以下更为常见。损伤机制可能是，当施加具有惩罚性的、过度的扭转及屈、伸力量时，原本高度活动的脊柱产生挥鞭样运动。在幼儿中，车祸伤（包括作为乘客、行人和骑自行车时）和坠落伤是最常见的损伤机制。在较大的儿童中，车祸伤最常见，其次为运动损伤（特别是美式橄榄球、潜水、摔跤、冰球和体操）。

运动相关的四肢瘫痪最常见于美式橄榄球队员，往往是在屈曲30°时，从头顶或头盔顶部向颈部施加一个巨大的、突然的轴向负荷而造成，此时脊柱因直立位而将轴向负荷直接传递至整个脊柱系统。直立而固定的脊柱致使椎旁肌肉无法协助分散轴向负荷。由此，脊柱遭受折屈力可产生骨折及脱位（图1）。

车　祸

车祸导致的损伤比其他外伤更容易预防。有充足的文献显示，汽车的安全防护系统可显著降低颈椎损伤。在正确安装的情况下，儿童安全座椅或加高座椅可减少幼儿的致命性损伤达69%。在车祸造成的儿童颈椎创伤中，未使用或未正确使用安全防护措施的情况高达80%。研究提示安全气囊系统对坐在副驾驶位置上的儿童有危险性，当安全气囊打开时，推力直接作用于儿童头部使其过伸，并可导致致命的头颈部损伤。将儿童安全座椅或加高座椅放置于汽车的后座是最安全的。不应将儿童放在气囊的弹射范围内。

产　伤

当新生儿的颈椎遭受牵引和扭转的力量时可出

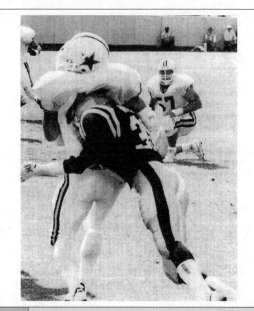

图1 冲顶伤。防守队员（黑衬衫）不恰当地使用阻挡技术，用他的头部冲撞对手。这名防守队员因此而造成 C4-C6 骨折伴四肢瘫。（*Reproduced with permission from Torg JS，Guille TT，Jaffe S：Injuries to the cervical spine in American football players. J Bone Joint Surg 2002；84：112-122.*）

现产伤。新生儿颈椎高位脊髓损伤往往是由于产钳旋转施加扭转的力量造成的，可导致四肢瘫痪、反射消失和膈肌麻痹。其他危险因素包括臀位，其牵引的力量施加于新生儿的脊柱而造成损伤，往往位于颈胸结合部。对于新生儿，X 线的使用受到一定的限制，而 MRI 和床旁超声对脊柱损伤的检查可靠而有效。其中，床旁超声检查不用进行镇静治疗且无需转运病人，因而在多数情况下成为首选。

虐待儿童

摇晃婴儿综合征（Shaken baby syndrome）发生时，脊柱可能受到暴力地屈曲、牵引和扭转。临床表现包括：非特异性症状、意识水平减弱及呼吸困难。一项有关摇晃婴孩综合征的研究发现，60％的病人有受虐史，直接死亡率达 19％。由于伴发的头部或脑干损伤常常遮掩颈椎损伤的病情，所以对怀疑有受虐史的病童进行评估时，应包括完整的病史采集和物理检查。放宽全颅检查、眼部检查、CT 或 MRI 以及进行社会干预的指征。

运动损伤

在美国每年 10 000 例颈椎损伤中，运动损伤约占 5％～10％。尽管跳水造成的损伤是完全可以避免的，但跳水仍是体育运动造成四肢瘫痪的首要原因。40％的病人有鲁莽动作和饮酒史。据估计在美国，跳水意外占脊髓损伤的 8.5％。损伤往往是由于头部直接撞击到水池底面所造成的。通常为完全性脊髓损伤，多发于 C4-C6 水平。一项新近的研究评估了跳水技能安全培训的长期效果，对象是跳水技能差、以娱乐为目的的游泳者。在 600 天的随访中，虽没有任何后续培训，但他们仍可示范出正确的手臂位置，并在跳水时沿着较浅而且安全的轨迹入水。结果凸显了这种干预措施在预防颈脊髓损伤中可能起到的效果。

美式橄榄球运动员中发生脊柱损伤的可能性近年来受到明显关注，继而实施预防措施，并显著减少了受伤事件的发生。改进的保护性装备、正确的擒抱技巧以及比赛规则的修改（如惩罚头部直接的冲撞），使这项运动造成四肢瘫痪的比例由原来的每百万队员 13 例下降到每百万队员 3 例。

近年来，在滑雪和滑雪板运动中如何预防头颈部损伤同样受到关注。一项研究发现，在滑雪和滑雪板运动中，针对 13 岁以下儿童使用头盔能减少其头颈部损伤的概率。另外一项研究证实，滑雪板运动造成的脊髓损伤是滑雪运动造成脊髓损伤的 4 倍，其中 77％的损伤是从大于 2 米的高处跳下而产生的。跳跃是滑雪板运动的动作之一，因而笔者认为限制跳跃区域的预防措施是没有效果的，取而代之的应该是教授这些孩子安全的跳跃技巧，并使他们意识到这项深受喜爱的运动中的潜在危险。

初步处理与评估

对怀疑有颈椎创伤或者脊髓损伤的患儿应固定于中立位，从而避免进一步的脊髓损伤。小于 8 岁的患儿头与躯干大小不成比例。当这些患儿平躺于脊柱制动板上时，颈部有可能处于屈曲状态。在患儿的肩部和躯干下放置毛毯，或者使用枕部有凹陷的半脊柱板，即可使患儿头部处于中立位（图 2）。制动儿童脊柱的建议包括：使用带有枕部凹陷的半脊柱板、外耳道与肩膀平行以避免颈部后凸、使用坚硬围领以及视情况用胶带固定躯干而不限制患儿

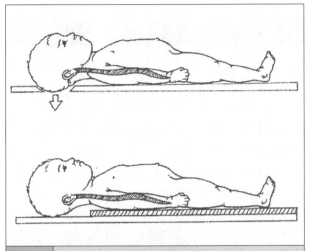

图 2　通过在背板的枕区掏洞或在胸下垫垫子均可为低龄儿童提供安全的制动。(*Reproduced from Copley LA, Dormans JP: Cervical spine disorders in infants and children.* J Am Acad Orthop Surg 1998；6：204-214.)

呼吸。最近的一项研究发现，在送至急诊有脊柱制动的患儿中，37% 颈椎处于非中立位。

一旦患儿被安全制动，进展性创伤生命维持系统（Advanced Trauma and Life Support protocol）开始运行，就应该展开全面的体格检查。提示颈椎损伤的阳性发现包括：头部损伤、神经功能缺失（包括一过性神经功能缺失，提示可能存在不稳定）、斜颈、颈椎保护姿势、触痛、连续棘突之间可触及的台阶样改变以及多发性创伤。以颈部擦伤为特点的"安全带痕迹"应引起临床注意，提示可能存在颈椎或椎动脉损伤。综合的检查结果可协助鉴别 85% 的颈椎损伤病患。对于不能合作的患儿，有必要进行系列检查。

影像学

病史及体格检查结果决定是否有继续做影像学检查的必要。如果病史及体格检查提示颈椎损伤的可能，或患儿有无法解释的低血压，则需行颈椎正侧位及开口位的 X 线检查。颈椎开口位 X 线片的诊断价值近年来受到质疑。多篇文献提到此检查在创伤诊断中用法不统一，诊断率低。对于意识清醒的患儿，摄取主动屈、伸位颈椎 X 线片，以观察颈椎稳定性。但是，也有些作者提出在常见的创伤病例中这些屈伸位像并不能提供更多的信息。

对于年龄较大的高危患儿，除放射学检查外，可行 CT 进一步检查颈椎的骨性结构，降低仅依靠 X 线平片诊断的骨折漏诊率。对于明显钝器损伤后发生持续性多系统损伤的年龄较大的高危患儿和成人，推荐使用螺旋 CT。CT 可在检查颈椎的同时对可能的头部损伤进行评估，以提高颈椎检查的准确性和有效率。但是，对于 5 岁以下的患儿，X 线平片检查往往已令人满意，而 CT 的附加价值极低。

对于意识丧失的病患应按颈椎损伤处理，首先严格制动。应行 X 线平片检查，但需注意其局限性，并不能发现所有的脊椎损伤。单次床旁侧位颈椎 X 线片尽管有 21%～26% 的假阴性率，但完整的 X 线平片检查灵敏度仍可达 94%。对于意识丧失或不能配合的病患，不应用屈伸位 X 线片评价颈椎不稳定。相应地，MRI 作为颈椎损伤排除检查，经证实对于反应迟钝和气管插管病人非常有效，同时适用于有持续疼痛或神经症状而没有平片异常发现的清醒患儿。MRI 还可有效诊断在普通影像学检查没有阳性表现的软组织及韧带结构、椎体生长中心、椎间盘和脊髓损伤（这些损伤大约占儿童脊柱损伤的 40%～70%）。据一家儿童创伤中心报告，与对照组比较，对于伤后 72 小时仍不能排除颈椎损伤的病患来说，使用 MRI 可减少重症监护（ICU）时间、确诊时间、住院时间及总花费。运用相同诊断程序，MRI 改变了 34% 的病患的诊断。

儿童颈椎的正常放射学变异

为准确解释儿童颈椎 X 线平片，需将病患的年龄及骨骼成熟度纳入考虑范围。儿童寰齿间隙大于 5 mm，可能提示韧带撕裂及不稳定。有时，结缔组织病变和关节炎可造成慢性不稳定及寰齿间隙的基线值增大。在这种情况下，脊髓的储备间隙（齿突、脊髓和蛛网膜下腔各占据 1/3 空间）为发现颈椎不稳定提供了有用的测量方法（图 3）。

正常儿童中有 46% 存在 C2-C3 之间的假性半脱位，在伸屈位 X 线片上可显示矢状面上滑移 4 mm。运用 Swischuk 线可区分假性半脱位和真性损伤，如 Hangman 骨折和创伤性半脱位（图 4）。其他需要引起注意的平片发现包括生理性前凸消失（16 岁之前可存在）、棘突与未融合的骨骺环

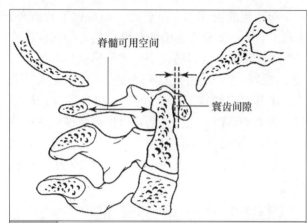

图3　寰齿间隙指的是齿突前缘与寰椎前弓后缘之间的距离。(*Reproduced with permission from Hensinger RN, Fielding JW: The cervical spine, in Morissy RT (ed): Lovell and Winter's Pediatric Orthopaedics, ed 3. Philadelphia, PA, JB Lippincott, 1990, pp 703-740.*)

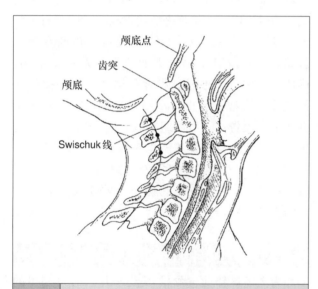

图4　Swischuk 线是沿 C1 到 C3 后弓（棘突椎板结合线）的连线。如果此线距离 C2 后弓前侧皮质＞1.5 mm，应考虑外伤可能。(*Reproduced from Copley LA, Dormans JP: Cervical spine disorders in infants and children. J Am Acad Orthop Surg 1998; 6: 204-214.*)

上出现的骨化中心、假性 Jefferson 骨折（在开口位的平片中可见最大为 6 mm 的生理性侧块位移）、寰椎前弓骑跨于齿突之上（在小于 8 岁的儿童中，20％呈现此变异）以及椎体前方软组织隆起。

特殊损伤的治疗

寰枕关节脱位

在遭受到骤然的减速运动时，幼儿容易发生致命性高位颈椎损伤。诱因是其独特的解剖结构和生物力学因素，如头部偏大、枕骨髁较小、寰枕关节处于水平位置、韧带松弛以及颈部活动轴心较高等。在严重的儿童创伤中，25％可存在创伤性寰枕脱位，死亡率超过 50％。近期的研究显示，由于临床重视程度不够，加之创伤发生时脱位可有即刻的部分复位，依靠初次 X 线检查判断时常发生漏诊。逐渐加重的神经功能损害应引起临床注意。但是据估计，有 20％的寰枕关节脱位患者并没有神经功能损害的表现。传统的 X 线平片诊断方法有很大局限性，如 Powers 比例（图 5），因此 MRI 和 CT 被广泛使用，其灵敏度可分别达到 0.84 和 0.86。同时，MRI 可用以区分部分韧带撕裂与完全性韧带撕裂，可为选择非手术治疗提供依据。

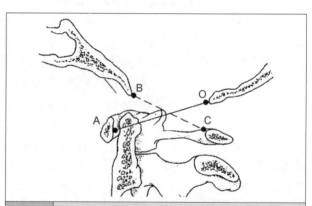

图5　Power 比例是斜坡尖部到寰椎棘突椎板结合线的距离（BC）与寰椎前结节到枕骨大孔边缘距离（OA）的比值。当此比值大于 1.0 时可诊断寰枕前脱位。(*Reproduced from Copley LA, Dormans JP: Cervical spine disorders in infants and children. J Am Acad Orthop Surg 1998; 6: 204-214.*)

对于寰枕关节脱位，首选头环背心制动，其次可以选择 Minerva 支具。最近，一篇文献报道非手术方法成功治愈了 2 例寰枕关节脱位患者，治疗采用头环背心制动，双侧吊带加强以维持复位。一般而言，对于不稳定的损伤，应该采取后路寰枕融合加内固定的手术治疗，可辅以术后头环背心固定。

寰枢椎旋转半脱位

寰枢椎旋转脱位是由于寰枢关节扭转造成的，通常表现为斜颈，伴发疼痛及颈部旋转功能受限，而常没有神经功能损害。病因包括：严重或轻度的外伤、韧带松弛（马方综合征和风湿性关节炎）、胸锁乳突肌先天性畸形以及继发于局部感染或手术（如扁桃体切除术后）。Grisel 综合征是指由于局部感染引发韧带松弛而造成的寰枢椎脱位，又称非外伤性寰枢椎脱位，发生于齿突旁静脉丛、枕下硬膜窦和咽椎静脉之间的血液播散。如动态 CT 扫描可见寰枢椎之间的异常旋转即可确认此诊断（图 6）。

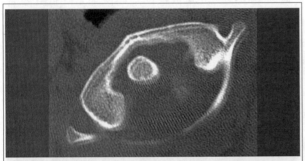
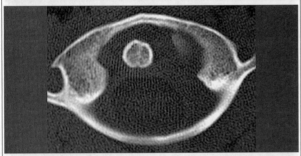
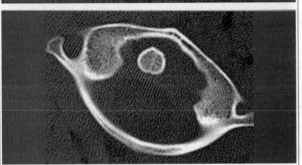

图 6　一名患有 Grisel 综合征的 8 岁男孩颈部呈现知更鸟姿势，向右侧侧弯并旋转，CT 显示寰枢椎旋转半脱位。CT 示头部最大向右（上）、中立位（中）及向左（下）旋转范围。在所有影像中齿突均位于中线右侧但能旋转通过中线，表明寰枢椎旋转半脱位。在寰枢椎旋转固定的病例中，病人头部不能旋转过中线。

据一篇近期有关动态 CT 分型的文献描述，寰枢椎旋转脱位的角度与病人症状的迁延时间及治疗强度相关。

如病程只有数日，可短期使用软质围领制动以及服用非甾体类抗炎药物，效果通常很满意。如症状持续超过 1～2 周，患儿需入院治疗，在配合使用肌松剂的情况下进行颈部牵引。颈部肌肉痉挛通常在数日内消失，病人即可出院并继续使用支具或围领 4～6 周。动态 CT 可用于评价寰枢椎关节的相对位置关系，确定其是否为活动受限、旋转脱位或旋转固定。如症状持续超过 1～2 个月，或出现固定性旋转畸形，可考虑寰枢椎融合手术。术前手法复位有可能造成神经功能损害，因此一些作者建议在原有位置上进行融合，而不必达到解剖复位。

寰枢椎不稳定

寰枢椎不稳定的评价方法将在第 42 章详细介绍。高达 10% 的儿童颈椎损伤病例可出现寰枢椎不稳定。侧位 X 线片中 5 mm 以上的矢状位移提示横韧带撕裂和寰枢椎不稳定的存在。近期病因学研究显示，寰枢椎不稳定的病例中，40% 为创伤性，60% 为先天性异常。MRI 可见韧带撕裂情况。半数左右的寰枢椎旋转脱位病人需手术治疗。

齿突骨折

儿童颈椎骨折中，75% 为齿突骨折。如患儿小于 7 岁，齿突骨折的部位通常为齿突与枢椎椎体之间的软骨结合部。最近一项研究强调，某些病人 C2 椎弓根骨折的 X 线平片表现可与软骨结合部的齿突骨折极为相似，应适当进行 CT、MRI 或骨扫描加以区分。发生在软骨结合部的骨折不会阻断齿突下部的血供，因此，与成人不同的是，儿童的齿突骨折在愈合过程中不易发生并发症。

如齿突向前脱位，在复位时应施加轻微的后伸外力，继而用头环背心制动。经过平均 13 周的头环背心制动治疗，大约 80% 的患儿可达到稳定的融合状态。一篇文献报道，3 例经手术治疗的齿突骨折均出现并发症，而非手术组没有任何并发症，并达到 100% 骨折愈合。

下颈椎损伤

儿童生长至 8 周岁左右，颈椎损伤的规律开始类似于成人，即下颈椎骨折或脱位多见。近期个案报道了一宗多发的不连续的颈椎骨折及脱位，病人为一名 4 岁儿童，车祸发生时坐在汽车后座，系安全带，同时发生 C2 软骨结合部的骨折和 C6-C7 的创伤性脱位。此个案报告提示多节段损伤的可能，尽管下颈椎的损伤在幼儿中很少见，也应引起临床的重视。

无影像学异常的脊髓损伤

无影像学异常的脊髓损伤是脊髓损伤的一个亚型，MRI 可见异常表现，但没有 X 线平片或 CT 上骨骼系统的损伤或不稳定。常见原因包括车祸、坠落、运动损伤和产伤。多见于儿童，与其解剖相关。儿童脊柱发育不成熟，弹性大，受到牵张时可以最大延伸 5 cm 而没有损伤；然而，脊髓缺乏相应弹性，由于两端分别有臂丛和马尾附着，受到牵张时只有 5～6 mm 的安全延伸范围。其他可能的损伤机制包括一过性椎间盘突出、血供不足导致的脊髓梗死、一过性脱位（旋即复位）和隐性节段性脊柱不稳定（即在动力位相没有不稳定）。在预后方面，不完全脊髓损伤优于完全脊髓损伤。

MRI 可显示相应的脊髓激惹征象，有预后价值。一位作者描述了发生无影像学异常的脊髓损伤后脊髓的五种转归，当 MRI 无异常表现，病人可完全恢复；当病人有神经的横断损伤及大量出血时预后最差。其他常见的 MRI 表现包括脊髓肿胀或水肿、少量出血和创伤性椎间盘突出。

潜在的脊柱不稳定可能诱发无影像学异常的脊髓损伤。尽管没有不稳定的影像学证据，病人应采用硬质颈椎矫形器制动 3 个月，随后 3 个月适当限制活动。一些作者在近期指出，对于一过性损伤、MRI 或体感诱发电位正常的病人，并不一定要使用支具。但是，支具是否具有保护作用有待进一步研究证实。

头环背心

与 Minerva 支具相比，头环背心具有很多优点，如易于安装使用、制动牢固、更好的体位控制、皮肤问题及咀嚼问题较少出现，以及易于活动，这一点对于减少多发性创伤病人的呼吸限制尤为重要。安装前需进行头颅 CT 检查，以判定颅骨最厚的区域。对于年幼患者，常用 8～12 颗安全钉（pins），以较小扭矩力量嵌入（low insertional torque），而青少年及成人常用 4 颗安全钉，以较大扭矩嵌入。已有证据显示，某些特定的扭矩扳手可以更加可靠地达到儿童患者所需的低扭矩。应当注意，同一厂家生产的扳手存在一定的差异性。头环背心应用带来的并发症有安全钉嵌入部位的感染和螺钉前置。

小　结

理解儿童特有的解剖结构、生理学因素和受伤时所处的社会环境是评估其是否有颈椎损伤可能的第一步。安全带的正确使用、体育运动中的安全教育以及对于虐待儿童征象的早期识别是降低儿童脊柱损伤发生率的有效预防措施。尽管先进的影像学技术对于评估那些难以察觉的脊柱损伤很有帮助，而全面理解儿童的正常解剖变异尤其重要，这样才能够识别真正的脊柱疾病，有助于指导恰当的治疗方法。

注释文献

流行病学

Ghatan S, Ellenbogen RG: Pediatric spine and spinal cord injury after inflicted trauma. *Neurosurg Clin North Am* 2002；13：227-233.

作者报道了一例儿童脊髓外伤，并着重对其流行病学、创伤机制、发育和影像解剖学以及神经病理学进行了综述。

Patel JC, Tepas JJ, Mollitt DL, Pieper P: Pediatric cervical spine injuries: Defining the disease. *J Pediatr Surg* 2001；36：373-376.

在总结了 75 000 例创伤病例后作者指出上颈椎创伤可见于任何年龄的儿童，而不只限于幼儿。上颈椎创伤的致死率是其他部位的 6 倍。

损伤机制

Blitvich JD, McElroy GK, Blanksby BA, Parker HE: Long term retention of safe diving skills. *J Sci Med Sport* 2003；6：348-354.

此文对一项为业余潜水爱好者准备的潜水安全

培训课程的长期效果进行了评估。在没有任何后继培训的前提下，经过 600 天的随访，潜水者上肢的运动更加安全，潜水深度也有所下降。

Kim DH, Vaccaro AR, Berta SC: Acute sports-related spinal cord injury: Contemporary management principles. *Clin Sports Med* 2003; 22: 501-512.

此文对运动相关的脊髓创伤的流行病学、创伤机制及治疗原则进行了简明的综述。

King WJ, MacKay M, Sirnick A: with the Canadian Shaken Baby Study Group: Shaken baby syndrome in Canada: Clinical characteristics and outcomes of hospital cases. *CMAJ* 2003; 168: 155-159.

通过对加拿大 11 所三级医院的病例进行回顾性分析，364 例病例被认定为摇晃婴儿综合征。60％的病例以前曾受到不正确的治疗，22％的家庭曾收到过儿童权益保护机构的干预。

Kokoska ER, Keller MS, Rallo MC, Weber TR: Characteristics of pediatric cervical spine injuries. *J Pediatr Surg* 2001; 36: 100-105.

通过对 408 例儿童颈椎创伤病例的总结，作者对各年龄段儿童创伤的机制及转归进行了描述，并指出 80％的 MVA 儿童没有正确地佩戴保护装置。

Macnab AJ, Smith T, Gagnon FA, Macnab M: Effect of helmet wear on the incidence of head/face and cervical spine injuries in young skiers and snowboarders. *Inj Prev* 2002; 8: 324-327.

作者对某滑雪场 1998—1999 年间发生在 13 岁以下的儿童滑雪（板）者的头/面及颈椎的外伤进行了研究。结论是佩戴头盔会降低创伤的发生率。

Management of pediatric cervical spine and spinal cord injuries. *Neurosurgery* 2002; 50 (suppl 3): S85-S99.

作者通过对 1966—2001 年间的 58 篇文献的回顾试图确立儿童颈椎创伤的治疗准则。

Torg JS, Guille JT, Jaffe S: Current concepts review: Injuries to the cervical spine in American football players. *J Bone Joint Surg Am* 2002; 84: 112-122.

此文是对美式橄榄球运动员颈椎创伤的一个简明回顾，其重点在于对创伤机制的研究。

Zuckerbraun BS, Morrison K, Gaines B, Ford HR, Hackam DJ: Effect of age on cervical spine injuries in children after motor vehicle collisions: Effectiveness of restraint devices. *J Pediatr Surg* 2004; 39: 483-486.

即便正确佩戴保护装置，幼儿仍比较大的儿童更容易发生颈及头部的外伤，这说明目前的保护装置并不适合幼儿，需要改进。

初步处理与评估

Boswell HB, Dietrich A, Shiels WE, et al: Accuracy of visual determination of neutral position of the immobilized pediatric cervical spine. *Pediatr Emerg Care* 2001; 17: 10-14.

在急诊就诊的 59 例全脊柱制动的儿童中，37％没有制动在中立位。

影像学

Flynn JM, Closkey RF, Mahboubi S, Dormans JP: Role of magnetic resonance imaging in the assessment of pediatric cervical spine injuries. *J Pediatr Orthop* 2002; 22: 573-577.

对于一个反应迟钝、不能言语的儿童，当怀疑颈椎创伤、X 线平片模糊、有神经症状却没有影像学异常，又无法在 3 天内除外脊柱疾患时，66％的病例要依靠 MRI 确诊，34％要靠 MRI 更改诊断。

Frank JB, Lim CK, Flynn JM, Dormans JP: The efficacy of magnetic resonance imaging in pediatric cervical spine clearance. *Spine* 2002; 27: 1176-1179.

对于 3 天内无法除外脊柱疾患的迟钝而无法言语的儿童，作者提出了一个 MRI 除外标准。与无标准组相比，采用此标准的病例的 ICU 逗留时间、住院时间、诊断时间及花费均明显减少。

Hernandez JA, Chupik C, Swischuk LE: Cervical spine trauma in children under 5 years: Productivity of CT. *Emerg Radiol* 2004；10：176-178.

606 例 5 岁以下的儿童外伤病例中，24% 进行了 CT 检查以除外颈椎创伤。其中 4 例发现颈椎创伤，同样的表现也出现在他们的 X 线平片中。

McGuire KJ，Silber J，Flynn JM，Levine ML，Dormans JP：Torticollis in children：Can dynamic computed tomography help determine severity and treatment? *J Pediatr Orthop* 2002；22：766-770.

通过对 50 例斜颈儿童的回顾性研究，作者提出了一个新的寰枢椎旋转半脱位的动态 CT 分级系统，此系统与症状的持续时间及治疗措施显著相关。

特殊损伤的治疗

Heilman CB，Riesenburger RI：Simultaneous non-contiguous cervical spine injuries in a pediatric patient：Case report. *Neurosurgery* 2001；49：1017-1020.

作者通过一例 4 岁男孩的脊椎损伤个案病例报道，强调在评估幼儿下颈椎损伤时应保持警觉，虽然这一部位的损伤并不常见。

Pang D：Spinal cord injury without radiographic abnormality in children，2 decades later. *Neurosurgery* 2004；55：1325-1343.

作者报道了 5 类后-SCIWORA 脊柱改变并发现无异常表现的患者完全恢复，伴有神经断裂和大出血的患者预后最差。

Steinmetz MP，Verrees M，Anderson JS，Lechner RM：Dual-strap augmentation of a halo orthosis in the treatment of atlantooccipital dislocation in infants and young children：Technical note. *J Neurosurg* 2002；96：346-349.

作者报道了 2 例用双皮带 Halo 头环背心外固定治疗寰枕脱位的成功病例。

Halo 头环背心

Copley LA，Dormans JP，Pepe MD，Tan V，

Browne RH：Accuracy and reliability of torque wrenches used for halo application in children. *J Bone Joint Surg Am* 2003；85：2199-2204.

在为儿童安装 Halo 架时，为保障安全，插入扭矩应比成人小。此文作者还证实了某些扳手比其他扳手更精确。作者还指出了同一厂家的不同扳手之间的差异。

经典文献

Birney TJ, Hanley EN Jr: Traumatic cervical spine injuries in childhood and adolescence. *Spine* 1989;14:1277-1282.

Cattell HS, Filtzer DL: Pseudosubluxation and other normal variations in the cervical spine in children: A study of one hundred and sixty children. *J Bone Joint Surg Am* 1965;47:1295-1309.

Dormans JP: Evaluation of children with suspected cervical spine injury. *J Bone Joint Surg Am* 2002;84:124-132.

Dormans JP, Criscitiello AA, Drummond DS, Davidson RS: Complications in children managed with immobilization in a halo vest. *J Bone Joint Surg Am* 1995;77:1370-1373.

Herzenberg JE, Hensinger RN, Dedrick DK, Phillips WA: Emergency transport and positioning of young children who have an injury of the cervical spine: The standard backboard may be dangerous. *J Bone Joint Surg Am* 1989;71:15-22.

Khanna AJ, Wasserman BA, Sponseller PD: Magnetic resonance imaging of the pediatric spine. *J Am Acad Orthop Surg* 2003;11:248-259.

Mackinnon JA, Perlman M, Kirpalani H, et al: Spinal cord injury at birth: Diagnostic and prognostic data in 22 patients. *J Pediatr* 1993;122:431-437.

Mubarak SJ, Camp JF, Vuletich W, Wenger DR, Garfin SR: Halo application in the infant. *J Pediatr Orthop* 1989;9:612-614.

Smith MD, Phillips WA, Hensinger RN: Fusion of the upper cervical spine in children and adolescents: An analysis of 17 patients. *Spine* 1991;16:695-701.

Swischuk LE: Anterior displacement of C2 in children: physiologic or pathologic. *Radiology* 1977;122:759-763.

（党 礌 译）

第42章 儿童颈椎

Harish S. Hosalkar，MD   Denis S. Drummond，MD

引 言

儿童脊柱具有独特的解剖和发育特征，理解这些是在评估和处理儿童颈椎疾患中所必须的。先天性和发育性变异影响对患儿的评估及相应的治疗。本章将介绍颈椎的发育解剖并讨论在儿童中导致颈椎不稳定的非创伤性因素，包括先天性异常的流行病学、临床表现、评估及处理，以及其他可导致不稳定的因素。

颈椎的发育解剖

脊索形成于胚胎的第2周，位于轴旁中胚层近端，在第2周和第3周分化为4个头节和8个颈节。脊索构成框架，环绕脊索形成脊椎、枕骨底和蝶骨底。每个节段分化为两段，即头段和尾段，随后与其邻近分化的头段和尾段形成前椎（provertebra）。脊索最终还形成齿突尖韧带和翼状韧带以及椎间盘的髓核。胚胎第5周和第6周，在上下半个椎体中心和椎弓的位置发生软骨化。随后在椎体及侧块部位发生骨化。

寰 椎

寰椎演化自第4头节和第1颈节。寰椎一共有三个骨化中心，两个（各自形成两侧的侧块）发生于胚胎第7周，另一个（位于前弓）大约在1岁时发生骨化。后弓的骨化发生在3～4岁，由两端侧块分别延长直接融合，或者通过附加的骨化中心线融合。侧块与椎体之间的骨骺大约在6～8岁融合。

枢 椎

枢椎演化自第1和第2颈节。共有五个初级骨化中心，分别位于两个侧块、齿突（出生时为两个纵向的骨化中心）和椎体中心部位。两个次级骨化中心是位于齿突尖端的终末小骨（ossiculum terminale）和下骨骺环。有时，齿突的两个骨化中心不

融合，称为双角齿突（dens bicornis）。齿突与枢椎体被齿突间软骨结合（dentocentral synchondrosis）相隔。多数情况下，骨骺在3岁前不闭合，至大约6岁时完全融合。齿突的尖端骨化中心出现于3岁左右，在12岁左右与齿突融合。如其未与齿突融合，则称为齿突终末小骨（ossiculum terminale persistens）。

C3-C7

C3-C7发生自颈节。每节椎体包括3个初级骨化中心，一个位于椎体，另两个位于椎弓。骨骺环在儿童晚期骨化，并在20岁之前完全融合。椎弓后部于2～3岁之前融合，而椎弓间软骨联合（neurocentral synchondroses）在3～6岁融合。

评 估

评估儿童颈椎要比评估成人颈椎困难得多。关于评估颈椎损伤性不稳定的正确方法已在41章简要阐述。

应该进行完整的体格检查，并特别留意上颈椎。受伤部位可能多于一个节段。儿童难以准确定位疼痛或症状部位。因此，临床体征尤为重要。斜颈、痉挛以及活动疼痛的出现有助于诊断颈椎不稳定。详细的神经功能检查不可或缺，应该包括主动伸屈位的检查和各主要关节的肌肉力量。

对于清醒病患，评价非创伤性颈椎不稳定的步骤如图1所示。

对发生颈椎隐匿不稳定的病人检查时应包括相关特征表现的评估。对怀疑青少年类风湿关节炎的病儿应同时包括多关节及系统检查。Down综合征或Klippel-Feil综合征的患者应做相关畸形的全面检查。对黏多糖贮积症患者还应进行精神状态的检查并特别关注有无贮积性疾病的特征性表现。还应检查巩膜和齿列，并全面检查是否存在多发骨折，这对评估成骨不全十分重要。

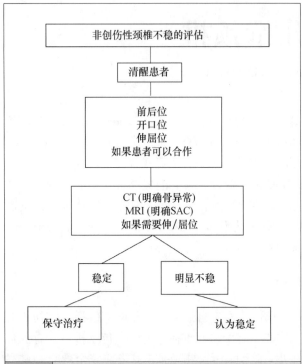

图1　儿童非创伤性颈椎不稳的评价步骤。（*Reproduced with permission from Drummond DS, Hosalkar HS：Treatment of cervical spine instability in the pediatric patient, in Clark CR (ed)：The Cervical Spine, ed 4. Philadelphia, PA, Lippincott Williams and Wilkins, 2005, pp 427-447.*）

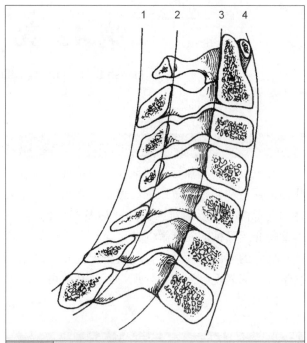

图2　颈椎四线分析。这些线连接（1）棘突顶点；（2）椎板交点；（3）椎体后缘；（4）椎体前缘。所有这些线均应平滑均匀。（*Reproduced from Copley LA, Dormans JP：Cervical spine disorders in infants and children. J Am Acad Orthop Surg 1998; 6; 205.*）

不稳定的诊断

对所有怀疑颈椎不稳定的病人首先应进行颈椎X线检查（正侧位）。X线颈椎曲度异常者可首先进行画线分析（四线）（图2）。伸屈位X线片可提供很多线索，应尽可能拍摄（只要没有禁忌）。CT有助于了解不稳定的性质并发现半脱位。颈椎后伸或屈曲位附加或不附加应力的MRI检查有助于预测神经损害，但它只适用于年龄较大并可以配合检查的患儿。

儿童的诊断学特点

儿童颈椎影像学表现的多样性（尤其是8岁以下的儿童）使那些不熟悉儿童脊柱的临床医生在阅片并作出判断时面临困难。儿童脊柱的特点在第41章中已有阐述。

寰枕不稳定

首先拍摄X线平片（尽可能拍正侧位加伸屈位）。CT可展示枕骨髁的具体位置并提供矢状位重建影像。MRI可显示寰枕间隙及寰枕关节囊、颈基底韧带的水肿情况以及颈髓延髓角的变化。

寰枕水平通常难以观察，因为在头侧一般常难以找到可靠的参照点。正常情况下枕骨髁应位于寰椎侧块关节的凹陷内，髁与侧块关节的间距应小于5 mm。颅底（枕骨大孔前缘）到齿突尖的距离应小于10 mm。Powers比值是诊断寰枕关节不稳定的一个常用指标。它是前颅底到寰椎后缘的连线与后枕大孔后缘中点到寰椎前缘的连线长度之比。还有其他几种诊断寰枕关节不稳的测量方法。

文献中统一的标准是成年人寰枕间滑移不应超过1 mm，儿童应≤2 mm；Down综合征者可达4 mm。超过上述范围者应怀疑寰枕关节不稳（图3）。

对于寰枕关节滑移超过5 mm者，需要评估脊髓

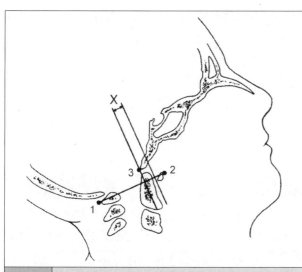

图 3　Rothman-Weisel 法测量寰枕关节不稳。寰椎线连接 1 和 2 两点。在寰椎前弓后缘画一寰椎线的垂线。经前颅底 (3) 画寰椎线的另一垂线。此两线的间距 (X) 在屈伸位时变动不应超过 1 mm。(*Reproduced from Copley LA, Dormans JP: Cervical spine disorders in infants and children. J Am Acad Orthop Surg 1998; 6: 204-214.*)

的可用空间 (space available for the cord，SAC)。脊髓的可用空间是指从齿突的后缘到寰椎后弓的前缘的距离。根据经验，齿突和脊髓应各占椎管截面的 1/3，剩下 1/3 为储备空间。当脊髓的可用空间绝对直径不足 13 mm 时提示脊髓空间不足，神经结构受压。与宽大椎管相比，脊髓在相对狭窄的椎管内更容易受损。除此之外，对寰枕关节的异常活动如铰链式运动或关节的开口活动的观察也很重要。这些异常活动提示髁关节的发育缺陷。

寰枢关节不稳

颈椎屈伸侧位 X 线片对于判断寰枢关节不稳很有帮助。齿突的生长有时会被低估，因为 X 线片只能显示齿突的骨性部分。

寰齿间隙

屈伸位 X 线平片可通过寰齿间隙 (atlanto-dens interval，ADI) 的改变来测量椎间的滑移而由此成为不稳定的重要检查手段。儿童的寰齿间隙大于成人，≤4.5 mm 均可视为正常。此间隙的测量是从寰椎椎体的后下面皮质沿椎体的后表面的垂线。MRI 对硬膜囊的评估很有帮助，屈伸位的

表 1　颈椎不稳定分类	
原因	类型
先天性	脊椎（骨性异常）
	颅-枕缺陷（枕骨脊椎化，颅底凹陷，枕骨发育不全，髁发育不全，寰椎枕骨化）
	寰枢椎缺陷（寰弓发育不全，齿突发育不全）
	C2 以下发育异常（分节不全和/或融合，脊椎裂，脊椎滑脱）
	韧带，或
	在出生时体节发生畸变的联合异常
	症状性疾病（例如，Down 综合征，Klippel-Feil 综合征，22q11.2 缺失综合征，Marfan 综合征，Ehlers-Danlos 综合征）
后天性	创伤
	感染（化脓性/肉芽肿）
	肿瘤
	炎性疾病（例如，青少年类风湿关节炎）
	骨软发育不良（例如，软骨发育不全，脊椎骨骺发育不全）
	贮藏性疾患（例如，黏多糖病）
	其他（例如，手术后）

(*Adapted with permission from Drummond DS, Hosalkar HS: Treatment of cervical spine instability in the pediatric patient, in Clark CR (ed): The Cervical Spine, ed 4. Philadelphia, PA, Lippincott Williams and Wilkins, 2005, pp 427-447.*)

MRI 可以进一步揭示椎管内剩余空间的动态变化。

儿童颈椎不稳定最常见的原因按病因学可分为几类（表 1）。

先天性异常

先天性异常范围很广，包括从良性的无症状的许多不同情况到可能致命的不稳定。颈椎不稳定的先天性原因很复杂，因为颈椎的先天性异常是由体节的形成缺陷造成的。颈椎的先天性异常经常引发一系列的变化，多种异常的同时存在使得情况更加复杂。此外，由于儿童不断生长，脊柱不断发育骨化，使放射学检查常常难以判读。

由于先天性颈椎不稳定的诊断经常被延误，神经症状呈隐匿性并逐渐地出现，因此，最初的脊髓损害可能并不明显。虽然隐匿性发病更为常见，然

而急性发作的四肢瘫痪也有报道。

颈椎发育异常常伴随脑干发育异常，如 Arnold-Chiari 畸形 Ⅰ 型。此种畸形的特点为脑干和小脑扁桃体经枕骨大孔向尾侧移位。Arnold-Chiari 畸形 Ⅰ 型干扰了脑脊液的流动，导致梗阻性脊髓积水，由此经常会引发渐进性的脊柱侧弯。

先天性异常还可见于脊柱和脊髓的其他部位。脊椎异常和神经管的缺陷也可见于胸椎。骨骼肌肉系统的其他部位以及其他器官也可出现发育缺陷。因此，详尽的全身检查以发现可能的伴发畸形十分必要。

颅底凹陷

颅底凹陷是上颈椎最常见的发育性畸形。在这种畸形中齿突经枕骨大孔向头侧移位而压迫脑干。它通常与其他畸形如 Klippel-Feil 综合征、寰椎发育不全以及枕颈融合同时存在。它还可以伴发系统性疾病如软骨发育不全、成骨不全及 Morquio-Brailsford 综合征。

多数病人直到二十或三十岁才出现症状，表现为头痛、颈痛及神经损害症状。85％的有症状者可出现运动和感觉的丢失。还可出现小脑共济失调和下颅神经损害而导致构音障碍、吞咽障碍、眼球震颤以及由于呼吸中枢受压所造成的呼吸节律异常。

影像学检查应包括 X 线平片和 MRI。常用的影像学测量为 McGregor 线。此线起于硬腭后缘的腹面，止于枕骨的最低点。CT 可更准确地显示骨性畸形。手术治疗可能需要神经外科的协助。前方压迫可行后伸位融合或前路齿突切除（经口咽入路）加后伸位固定。后方压迫可行枕骨下颅骨切除及寰椎后弓（可能要延伸到枢椎）减压加相应部位的融合。

寰椎枕骨化

寰椎枕骨化特指在寰椎与枕骨之间存在骨性融合。融合部位通常位于寰椎前弓与枕骨大孔边缘的前方。常伴发 C2-3 椎体间融合及颅底凹陷。半数寰椎枕骨化的病人还同时伴有寰枢关节不稳定，并可逐渐进展。因此，此种畸形应选择合适的影像学检查。

患者临床症状轻重不一，可以从无症状到严重的神经损害表现。通常伴有颈痛及头颈部姿势异常。颅内损伤表现为头痛、视觉障碍、耳鸣以及下颅神经压迫导致的吞咽及构音障碍。

活动多并有神经症状或脊髓可用空间减少的病人应在后伸位恢复寰枢关节的对位关系并行枕颈融合术，通常要融合至枢椎。对于有神经受压的病例需要行减压（枕骨下颅骨切除及上颈椎椎板切除术）融合术。

齿突异常

齿突异常表现多样，可以从完全缺如到不同程度的发育不全。由于齿突不能起到旋转轴的作用，寰枢关节可以出现不稳定。齿突有三个骨化中心，分别位于中线两旁和齿突尖端。目前认为游离齿突小骨是由创伤造成的，它与不发育或发育不全有相似之处。值得注意的是年轻病人有一个未完全骨化的齿突，诊断为发育不全可能是错误的。

患者临床表现可以从颈痛、颈部不适到神经损害，甚至偶尔会出现轻微外伤引起的突发四肢瘫或死亡。手术固定的指征为神经损害、屈伸位 X 线片显示明显的不稳定伴脊髓的可用空间减少或持续的颈痛和颈部不适。这些病人还需行寰枢关节的固定和融合术。

先天性肌性斜颈是婴儿斜颈最常见的原因。它可能是继发于孕期的"填压综合征"（packing syndrome），因此更常见于头胎出生的儿童。还有人认为家族因素和遗传性肌肉发育不全也与先天性肌性斜颈有关。有证据显示斜颈可能是由胸锁乳突肌的间室综合征引起，在一些病例间室综合征可继发肌肉组织的纤维化。几乎 3/4 的病人异常紧张的胸锁乳突肌位于左侧，5％的病人并存髋关节发育不良。

检查并排除视觉功能异常、脊髓和小脑的肿瘤、感染、炎症、外伤以及寰枢椎旋转不稳定十分重要。

被动牵拉锻炼，尤其早期应用可以获得很好的治疗效果。手术松解胸锁乳突肌适用于颈部活动受限大于 30°或畸形持续超过 1 年的病例。单极或多极松解取决于病情的严重程度。

综合征

Down 综合征、Klippel-Feil 综合征和 22q11.2 缺失综合征是造成颈椎不稳定的最常见的综合征。

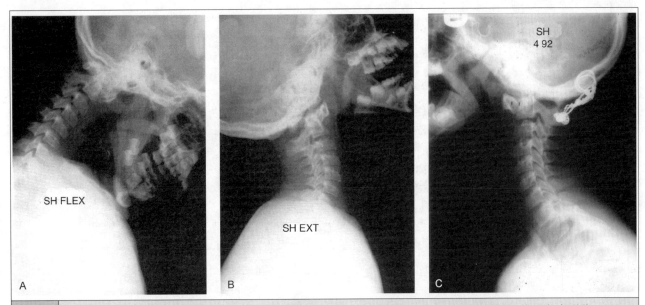

图4　Down 综合征。屈曲位（A）和后伸位（B）侧位片显示寰枕关节活动度增加和寰枢关节固定半脱位。（Reproduced with permission from Drummond DS：Pediatric cervical instability, in Weisel SW, Boden SD, Wisneski RJ, (eds)：Seminars in Spine Surgery. Philadelphia, PA, WB Saunders, 1996, pp 292-309.）

Down 综合征或 21 三体是一种遗传疾病，每700 例活产婴儿中可见 1 例。常见的临床表现包括特征性的面容、先天性心脏病、韧带松弛及智力障碍。高达 40％的 Down 综合征患儿可伴有寰枢椎不稳定（图4）。目前认为对于 Down 综合征患儿，寰枕关节不稳定和寰枢关节不稳定同样常见，有研究报道其发生率可达 61％。

儿童不断进展的颈椎不稳定的典型表现是步态异常、运动耐力减弱及颈部疼痛。15％的无症状病例可发现寰齿间隙大于 5 mm。放射学检查发现不稳定的病例应行 MRI 检查以了解神经受累情况。对于 Down 综合征患儿出现颈椎不稳定的监测，目前文献中还没有明确的指导性建议。可行的检查包括屈伸位颈椎 X 线平片。对于可能出现不稳定的患儿应通过随访监测神经体征和屈伸位 X 线平片。

寰齿间隙大于 5 mm 的无症状的儿童应避免剧烈的运动如翻滚和前扑等动作。在这个阶段不建议施行预防性的融合术。手术适应证包括神经损害症状、间歇性的斜颈、过度的滑移和脊髓可用空间减少。

Klippel-Feil 综合征最早于 20 世纪早期被描述，目前已知它与脊柱及其他器官系统的畸形有关。此病是由脊柱发育缺陷所造成。畸形固定后病人表现为短颈、低发髻、颈椎活动受限。疾病虽然在出生时就已存在，但其影像学表现可能延迟出现并缓慢发展（图5）。本病无性别差异，但受累程度差异很大。本病可分为三种类型：（1）多段脊椎融合，患儿外观异常，颈部僵硬并伴有严重残疾；（2）只有一或两个椎间隙融合；（3）由常染色体显性遗传而来的颈椎畸形伴胸腰椎融合或节段异常。另外还可能并存寰椎枕骨化。

患者临床表现有面部不对称、斜颈及颈蹼。颈部活动受限是最持久的也是最持续的表现。偶尔还可见伴发 Sprengel 畸形。

Klippel-Feil 综合征患儿的不稳定可发生在正常和融合节段的交界处或在两个融合节段之间。有三种常见的引发不稳定的高危情况值得注意：（1）C2、C3 融合伴枕颈骨性融合；（2）长节段融合伴枕颈结合部异常；（3）两个融合节段间存在一个开放的交界区。

对于上述每一种情况，增加的活动可集中在一个单一的节段，这种生物力学的改变使得此节段中的两个椎体间的滑动增加而导致不稳定。在手术固定之前可尝试保守治疗如限制活动和支具固定。

染色体异常，如 22q11.2 缺失综合征是最常见的遗传疾病，它包括了多种器官系统的异常，其中有心脏、腭及免疫系统的异常。上颈椎也是常见的受累部位（图6）。大多数病人中可见至少一节椎

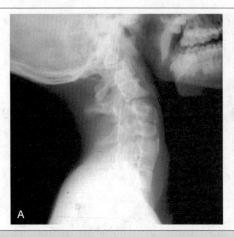
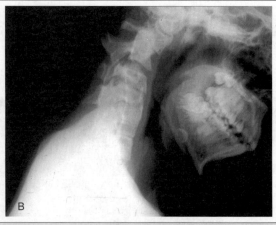

图 5　Klippel-Feil 综合征。**A** 和 **B**，颈椎侧位片（屈伸位）显示多阶段脊椎融合，颈椎活动度减少，寰齿间隙异常增大。

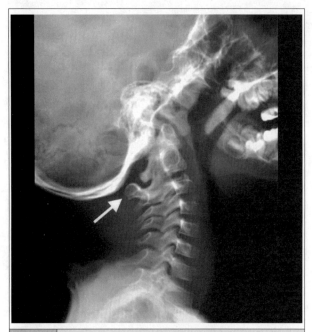

图 6　22q11.2 缺失综合征患儿，女性，11 岁，颈椎侧位片显示齿突发育不全，扁平颅底，枢椎上钩。

节的畸形，常可见到两节或更多椎节受累。最常见的畸形是寰椎椎弓闭合不全、C2-3 融合、齿突畸形，偶尔还可见到节段性不稳定。

虽然 22q11.2 缺失综合征常可见到上颈椎变异，这种影像学表现的临床意义尚难以预测。进一步的影像学检查以及定期复查可有助于了解病情的发展。

其他导致不稳定的先天性疾病

骨软骨发育不良

有多种遗传性疾病都表现为骨与软骨的生长及塑形异常。患者全身骨骼的生长阻滞表现为身体各部分成比例地短小。肢体成角畸形，过早出现关节的退变性疾病，脊柱疾病包括颈椎不稳定及其可能导致的严重并发症均很常见。

软骨发育不全是肢体不成比例短缩性侏儒症最常见的变体，它是一种常染色体显性遗传性疾病。常见表现包括颅脑增大伴前额突出、面颊中部发育不全、鼻梁平坦、四肢近端短小但躯干长度正常、胸腰段后凸及腰椎极度前凸。枕骨大孔及椎管狭窄是最常见的颈椎畸形，还可伴有睡眠性呼吸暂停或猝死。CT 可以更好地显示畸形解剖，MRI 结合体感诱发电位则是了解脑干及脊髓畸形的最佳手段。呼吸暂停反复出现或神经受损的病例有时需行枕骨大孔减压伴或不伴枕颈融合术。

脊椎骨骺发育不全（SED）的特点是初级骨骺及椎体受累导致躯干不成比例短缩性侏儒症。脊椎骨骺发育不全的亚型包括先天性脊椎骨骺发育不全、迟发型脊椎骨骺发育不全、脊椎干骺端发育不全和脊椎骨骺及干骺端发育不全。

先天性脊椎骨骺发育不全常累及上颈椎，高达 40％ 的患儿有寰枢椎不稳定。伴有齿突发育不全和齿突游离小骨的患儿更容易出现寰枢椎不稳定。持续性的肌张力减低和动作发展延迟可能是仅有的神经受累的早期表现。

对各种类型的脊椎骨骺发育不全均建议拍摄屈伸位侧位片。MRI 可帮助检查脊髓受累。对于不稳定超过 5 mm 及不稳定伴临床或查体提示神经损害的病例建议手术固定。

贮积性疾病

贮积性疾病如 Morquio 综合征患儿，可能伴有寰枢关节不稳定。不稳定常常是由齿突发育不全而不是横韧带功能丧失所造成。在这些病例中由不稳定继发的脊髓损害也很常见。

其　他

后柱切除（后路椎板切除术）可继发脊柱不稳定。同样，极个别情况下脊柱不稳也可与其他骨骼发育不全如成骨不全及神经纤维瘤病有关。

小　结

儿童颈椎病的变化明显大于成人。对于儿童颈椎，尤其是从枕骨到 C3 这一节段的解剖、生理及生物学特性的清楚而全面的认识对于儿童颈椎病的治疗非常关键。详细而彻底的临床、神经系统检查及影像学检查对于准确地诊断、理解致病原因并确定治疗方案至关重要。儿童脊椎不稳定手术治疗的目的在于保护神经结构（枢椎和神经根）不受损伤或破坏，必要时还可能需要对某一节段行融合术。

注释文献

Drummond DS, Hosalkar HS: Treatment of cervical spine instability in the pediatric patient, in Clark CR (ed): *The Cervical Spine*, ed 4. Philadelphia, PA, LippincottWilliams and Wilkins, 2005, pp 427-447.

此文对儿童创伤及非创伤性颈椎不稳的表现、分型、评估及治疗进行了详尽的综述。

Pizzutillo PD: Klippel-Feil syndrome, in Clark CR (ed): *The Cervical Spine*, ed 4. Philadelphia, PA, Lippincott Williams and Wilkins, 2005, pp 448-458.

此文详述了 Klippel-Feil 综合征的历史、临床

特点、影像学表现、胚胎学、自然病程、相关问题及治疗。

Ricchetti ET, States L, Hosalkar HS, et al: Radiographic study of the upper cervical spine in the 22q11.2 deletion syndrome. *J Bone Joint Surg Am* 2004; 86: 1751-1760.

作者对 79 例 22q11.2 缺损的病例的枕骨及颈椎进行了临床及影响学评估，试图确定此类病例 X 线平片上枕骨和颈椎变异出现的频率并由此推断这些变异潜在的临床意义。

Warner WC: Torticollis in children, in Clark CR (ed): *The Cervical Spine*, ed 4. Philadelphia, PA, Lippincott Williams and Wilkins, 2005, pp 551-560.

此文概述了儿童先天性肌性斜颈及获得性斜颈的病因、临床表现及治疗。

经典文献

Adams SB Jr, Flynn JM, Hosalkar HS, Hunter J, Finkel R: Torticollis in an infant caused by hereditary muscle aplasia. *Am J Orthop* 2003;32:556-558.

Cattell HS, Filtzer DL: Pseudosubluxation and other normal variations in the cervical spine in children: A study of one hundred and sixty children. *J Bone Joint Surg Am* 1965;47:1295-1309.

David KM, Crockard A: Congenital malformations of the base of the skull, atlas and dens, in Clark CR (ed): *The Cervical Spine*, ed 4. Philadelphia, PA, Lippincott Williams and Wilkins, 2005, pp 415-426.

Dormans JP: Evaluation of children with suspected cervical spine injury. *Instr Course Lect* 2002;51:401-410.

Drummond DS: Pediatric cervical instability: Diagnosis and treatment concepts. *Semin Spine Surg* 1996;8:292-309.

Hosalkar HS, Gerardi JA, Shaw BA: Combined asymptomatic congenital anterior and posterior deficiency of the atlas. *Pediatr Radiol* 2001;31:810-813.

Hosalkar H, Gill IS, Gujar P, Shaw BA: Familial torticollis with polydactyly: Manifestation in three generations. *Am J Orthop* 2001;30:656-658.

Khanna AJ, Wasserman BA, Sponseller PD: Magnetic resonance imaging of the cervical spine: Current techniques and spectrum of disease. *J Bone Joint Surg Am* 2002;84-A(suppl 2):70-80.

Kornblum M, Stanitki DF: Spinal manifestations of skeletal dysplasias. *Orthop Clin North Am* 1999;30:501-520.

Lachman RS: The cervical spine in the skeletal dysplasias and associated disorders. *Pediatr Radiol* 1997;27:402-408.

Lustrin ES, Karakas SP, Ortiz AO, et al: Pediatric cervical spine: Normal anatomy, variants, and trauma. *Radiographics* 2003;23:539-560.

Mackenzie WG, Shah SA, Takemitsu M: The cervical spine in skeletal dysplasia, in Clark CR (ed): *The Cervical Spine*, ed 4. Philadelphia, PA, Lippincott Williams and Wilkins, 2005, pp 459-480.

Pizzutillo PD, Herman MJ: Cervical spine disorders in children. *Orthop Clin North Am* 1999;30:457-466.

Spranger JW, Langer LO Jr: Spondyloepiphyseal dysplasia congenita. *Radiology* 1970;94:313-322.

Ulmer JL, Elster AD, Ginsberg LE, Williams DW: Klippel-Feil syndrome: CT and MR of acquired and congenital abnormalities of cervical spine and cord. *J Comput Assist Tomogr* 1993;17:215-224.

Wang H, Rosenbaum AE, Reid CS, Zinreich SJ, Pyeritz RE: Pediatric patients with achondroplasia: CT evaluation of the craniocervical junction. *Radiology* 1987;164:515-519.

（党　礌　译）

第 43 章　儿童及青少年腰痛

Martin J. Herman, MD　Peter D. Pizzutillo, MD

流行病学

儿童及青少年腰痛较为常见。每年有 30 000 多名儿童及青少年因腰痛到急诊或私人诊所就诊。近期的流行病学数据显示儿童及青少年腰痛的患病率为 30%～50%。在健康普查时大多数儿童及青少年报告曾有腰痛病史。女性、父母有腰痛史、吸烟、背过重的书包以及看电视时间过长被认为是腰痛的相关因素。一项对有腰痛史的成人进行的调查显示在青少年时期曾有多次腰痛史的受试者需要住院治疗的比例更高，而术后恢复正常工作的比例更低。

关于儿童及青少年腰痛的经典教材认为在大多数情况下儿童的腰痛都能找到一个明确的病因。然而近期的研究却对此提出异议。在一项 2000 年的研究中，226 名儿童及青少年因腰痛而接受骨扫描，其中只有 22% 的患儿有明确的病因，其中包括滑椎、间盘突出、新生物及感染；其余均为非特异性的腰痛。因此，医生面对的一个挑战是区分有明确病因的腰痛与非特异性的腰痛。这对于那些对儿童及青少年腰痛并不熟悉的医生尤其困难，因为少年儿童腰痛的病因有别于成人。男孩或年龄小的儿童、竞技运动员、疼痛不断进展或有夜间痛的少年儿童以及有系统性的症状及体征或有神经受损表现的儿童及青少年最有可能患脊柱疾患。

病史及体格检查

完整地了解病史对于有效地诊断儿童及青少年腰痛最为重要。一定要明确疼痛的具体部位、性质、开始的时间、频率、程度以及缓解的方式。近期有无外伤史、参与体育活动的情况以及上学时使用的书包也能提供相关的信息。对所有患儿都应询问疼痛所造成的活动受限的程度以及是否有夜间痛、发热、寒战或系统性的症状及体征。疼痛向臀部或下肢放射的方式、肢体的麻木或无力及大小便功能均应详细询问。对于年龄小的儿童可向父母询

问患儿步态及躯体平衡能力的改变、大小便功能或是否尿床以揭示神经功能异常的细微征象。

体格检查时应让患儿穿长袍。应仔细检查背部、躯干及四肢的皮肤是否有瘀斑或擦伤及牛奶咖啡斑。在脊柱中线检查有无脊柱闭锁不全，包括血管瘤、窦道及毛发。脊柱序列的评估应采用站立位；需记录有无脊柱侧弯的迹象，包括两肩及臀纹不等高、躯干倾斜。还应记录侧面观时胸腰椎是否存在过度前突或后突。触诊脊柱中线以检查后侧结构的缺损或压痛。触压椎旁肌以检查是否有压痛或痉挛。脊柱活动度的检查包括屈、伸、侧弯及旋转；对于具体的活动受限及引起不适的活动应予以记录。

对于腰痛的青少年必须进行详细的神经系统检查。应常规观察步态并检查肌力和感觉。膝、踝腱反射及腹壁反射如不对称应视为异常。阵挛及巴宾斯基征提示上运动神经元损害。腘角的测量反映了小腿三头肌的紧张度，直腿抬高试验则用于检测坐骨神经是否受到激惹。

诊　断

脊柱的 X 线片检查是腰痛最基本的诊断措施。站立位前后及侧位 X 线片可用于评估脊柱的整体曲度和椎体及间盘间隙的异常。腰骶部及脊柱某些特定区域的应力位片可提供更为详尽的信息。低聚焦筒（coned-down view）摄像可以为腰骶部或脊柱任一感兴趣区域提供更高质量的图像以发现更细微的变化。仰卧斜位片只适用于疑有滑椎的病例。

单光子发射计算机断层摄影（SPECT）是一种锝元素的骨扫描，它可以提供脊柱轴向、冠状面及矢状面的成像，最适用于 X 线检查未见异常的青少年和儿童。感染、新生物（良性及恶性）、骨折以及滑椎均表现为受累部位的锝吸收增强。由于 SPECT 敏感但不特异，通常还需要其他的检查来帮助明确诊断。MRI 可用于评估间盘突出或其他病损所造成的脊髓损害和神经根受压情况。在考虑

感染和新生物时 MRI 还可用于判断椎体和椎旁软组织受累范围。对于脊柱疾病的骨形态改变 CT 是最好的检查手段。

鉴别诊断

创伤

扭伤和劳损

脊柱韧带及筋膜的扭伤以及椎旁肌劳损是背痛最常见的原因，它也很可能是年龄较大的儿童及青少年非特异性腰痛的病因。病人通常描述他们的症状是一种与急性外伤或剧烈的重复性运动有关的局限性的腰背部痉挛或疼痛。不伴有夜间痛或根性症状。查体时椎旁肌和中线处可有压痛。可有椎旁肌痉挛。神经系统查体正常。鉴别诊断包括椎间盘突出症、椎体终板骨折以及滑椎。

X 线片检查除保护性姿势或痉挛而引起的脊柱序列异常外无任何其他异常所见。非特异性腰痛绝大多数可采用非手术治疗。对于多数病人，一段时间的休息、非甾体类消炎药物（NSAIDs）、椎旁肌和大腿肌肉伸展训练以及椎旁肌和腹肌的加强均可有效地缓解背痛。对于过度使用或反复损伤引起的疼痛，病人可能需要逐渐地恢复活动并适当地调整训练的模式。

腰椎间盘突出症

在年龄较大的儿童及青少年，椎间盘突出继发腰背痛的情况并不多见。许多病例通常有明确的外伤史，疼痛主要集中在背部和臀部，不向下肢放射。患儿行走时腰部为避免疼痛而倾斜。腰椎的活动通常因疼痛和椎旁肌痉挛而严重受限。多数患儿直腿抬高试验阳性。与成人相比儿童及青少年较少出现腱反射减退或不对称、肌力减退及感觉改变。鉴别诊断包括腰扭伤/劳损和椎体终板骨折。

X 线平片检查除了由于肌肉痉挛引起的腰椎前突减少或轻度的侧凸以外通常完全正常。CT（图 1）或 MRI 证实间盘突出和神经根受压。凭 MRI 而过度诊断椎间盘病在儿童和青少年很常见。MRI 所见必须与临床检查对应才能明确腰椎间盘突出症的诊断。

非手术治疗在许多儿童和青少年病例中可以有

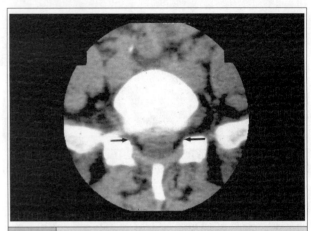

图 1　一名青少年女子体操运动员从平衡木上摔下后出现剧烈腰背痛，CT 显示一个大的中央型椎间盘突出。

效地减轻症状和体征。推荐采用限制活动、NSAIDs，适当地使用肌松药物与有步骤的物理治疗相结合。只有经保守治疗 3 个月无效以及神经症状重的患儿才考虑行椎间盘切除术治疗。虽然短期疗效令人满意，长期随访显示与成人相比，儿童和青少年行椎间盘切除术后再手术率有所增加。

终板骨折

急性终板离断突入椎管非常少见，通常见于年龄较大的青少年。病史通常包括参与举重或其他的剧烈体育运动时脊柱急性屈曲伤。腰痛突发并时有根性症状。体格检查所见与椎间盘突出的青少年相仿。需要与之相鉴别。

X 线平片可显示终板离断向后突出，最常见于 L4。CT 是用于判断骨块大小以及椎管侵占率最为有效的检查方法。首选非手术疗法，类似于椎间盘突出症。随时间推移，部分青少年患者的症状可逐步改善，这是由于终板骨块的恢复和吸收使椎管受累减少。而对于非手术疗法没有改善，或急性的、严重的、持续神经功能障碍的患者，往往需要手术治疗。

发育性疾病

Scheuermann 后凸

Scheuermann 后凸现在被认为是一种椎体终板的发育性生长障碍，多发于胸椎，是年长儿童及青少年胸背疼痛最为常见的原因。疼痛常局限于中段

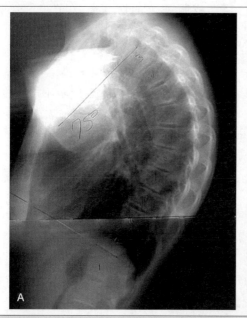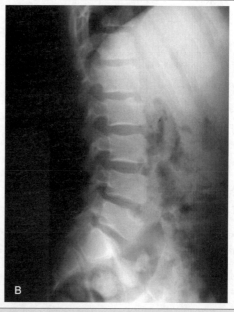

图 2　**A**，一名腰痛青少年的站立侧位 X 线平片显示"姿势不良"，与 Scheuermann 病的表现一致。后凸增加，顶椎楔形变及终板不规则。**B**，一名慢性腰痛青少年的站立侧位 X 线平片。终板不规则，Schmorl 结节以及 L5 巨大椎体与腰椎 Scheuermann 病的表现一致。

或下段胸椎，由于长时间站立或坐姿而引发。在个别情况下，首诊原因是家长担心患儿姿势不良。体检可见显著性胸椎后凸和代偿性腰椎前凸。某些患儿可发生轻度侧凸。对于后凸畸形的顶椎中线部位以及椎旁肌肉的触诊可引发不适感。除后凸节段有部分或完全的活动障碍外，脊柱的整体活动往往正常。神经系统查体正常。鉴别诊断包括姿势性后凸、先天性后凸、椎体压缩骨折、新生物和伴有轻度畸形的腰部扭伤/劳损。

站立位的止位 X 线片检查中，约 30% 的患者可呈现轻度侧凸。胸椎后凸较正常增大（正常后凸 20°～40°）。顶椎终板的不规则改变及相邻数节椎体的前缘楔形变可明确诊断（图 2，A）；顶椎常位于 T8 或 T9，但也可低至胸腰段。支具矫形适用于有至少 2 年以上的生长期、过伸位 X 线平片证实为柔软型后凸畸形的年幼患者。改进的低身矫形器或 Milwaukee 支具可施加合适的矫形力量。对于僵硬型后凸畸形，可在使用支具矫形前先进行一段时间的系列石膏矫形。后凸畸形维持不变或有所改善的情况均有可能发生。支具矫形至少维持 18 个月。对于年长的青少年患者，运动疗法如加强脊柱伸展幅度和强度的锻炼、腹肌力量增强锻炼，以及腘绳肌的锻炼，可减轻疼痛但并不能有效改善畸形。

Scheuermann 后凸很少需要手术治疗。自然病程显示，在成人中很少见到畸形的进展和慢性疼痛。对于非手术治疗后仍存在慢性疼痛或畸形大于 70° 并在外观上难以接受的患者可考虑手术。手术方式可选择前后路联合或后路手术进行内固定及脊柱融合。对于儿童和青少年，此组患者的手术并发症高于特发性侧凸的脊柱融合。

腰椎的 Scheuermann 病比胸椎少见。多发于青少年，有腰痛和腰部僵硬感。X 线平片呈特征性改变（图 2，B）。治疗为非手术治疗和对症治疗。

脊椎崩裂和脊椎滑脱

在儿童和青少年腰痛患者中，脊椎崩裂是最常见的可确认的病因。经常进行脊柱过伸活动或负重扭转的运动员，如体操运动员和足球运动员，最有可能发生。脊椎崩裂常被描述为 L5 的峡部缺损。脊椎滑脱（或称滑椎）是指上位椎体较下位椎节向前滑移。在儿童和青少年中，椎体的滑移常合并峡部缺损（峡性滑椎）或 L5-S1 节段后部结构发育不全（发育缺陷性滑椎）。

在儿童和青少年中，脊椎崩裂和滑椎表现为腰痛，偶发臀部放射痛。根性症状非常少见。疼痛随活动加重，休息常可缓解。脊椎崩裂患者查体可没有畸形表现。滑椎患者表现为腰椎前凸增大或扁平臀。下位椎旁肌肉和腰盆筋膜常有触痛。腰骶关节过伸受限并引发不适感。伴有腘绳肌紧张，表现为腘窝角加大。鉴别诊断包括腰部扭伤/劳损和腰椎间盘突出。

腰骶部站立位 X 线平片可以发现脊椎崩裂或脊椎滑脱。与侧位片比较，斜位片能更好地显示比较小的峡部缺损。发育异常造成的滑椎可以表现为椎体后方结构发育不全或峡部加长但并没有缺损。在 X 线检查正常而临床可疑的病例 SPECT 骨扫描是最佳选择。CT 用以明确峡部缺损或椎体后方发育异常的形态。MRI 对于脊椎崩裂有一定诊断价值，尤其对于有腰痛和神经根损害的患者，并需要与间盘疾病或其他病理原因相鉴别时，MRI 则是最佳选择。

针对脊椎崩裂和轻度滑椎（滑移小于 50%）的非手术治疗包括限制活动，并辅以物理治疗，即加强腘绳肌的伸展以及加强脊柱活动幅度和强度，大多数病人症状可缓解。对于非手术治疗起初无效的患者可辅以支具。小部分脊椎崩裂病人可发生峡部愈合，但对于绝大多数病人来讲，症状改善的同时 X 线片上的峡部缺损仍持续存在。

后外侧 L5 至骶部的原位融合手术适用于非手术治疗无效的 L5 脊椎崩裂和轻度滑椎。峡部裂单纯修补术适用于非手术无效的 L4 或更高节段脊椎崩裂。对重度滑椎（滑移大于 50%）的儿童及青少年患者，无论症状轻重，均适用手术治疗。手术方式的选择包括 L4-S1 原位融合加过伸位石膏固定或部分减压加内固定融合。对重度滑椎手术融合方式的选择仍存在争议。

感染

化脓性脊柱炎

间盘炎和椎体骨髓炎合称化脓性脊柱炎，是小于 8 岁的儿童中发生腰痛最常见的病因学诊断。年幼时，椎体和间盘血液供应来源一致，所以间盘炎和椎体骨髓炎有时难以区分，很可能是一个疾病的连续过程，由细菌性椎间盘炎逐渐累及椎体。化脓性脊柱炎多发于颈椎或腰椎。典型病例表现为发热、拒绝行走、跛行或腰痛。儿童呈现病容。查体有明显的脊柱压痛和保护性活动受限，尤其是腰部伸展活动时。神经系统查体正常。由于患儿年龄小，往往不能配合全面检查，所以鉴别诊断范围应扩大，包括阑尾炎及腹部疾病、腰大肌脓肿、骶髂关节或髋关节的脓毒性关节炎、骨盆骨髓炎和肿瘤。

血液检查可辅助诊断。白细胞计数、血细胞沉降率和 C 反应蛋白通常升高。半数以上病人的 X 线片可出现椎间盘狭窄、终板不规则改变或深部软组织肿胀。脊柱 SPECT 扫描表现为受累间盘和相邻椎体的锝摄入增加。MRI 可显示脊柱炎的椎体受累范围和椎旁软组织脓肿。

治疗以非手术治疗为主。金黄色葡萄球菌是最常见的致病菌。静脉治疗需选用经验证的对金黄色葡萄球菌敏感、包括对耐药株敏感的抗生素，建议使用 2～6 周。用药时间取决于最初椎体受累范围、对治疗的临床反应以及血药浓度恢复正常水平的时间。脊柱矫形器或石膏托有助于减轻腰痛和肌肉痉挛，但并非必需。结核性脊柱炎的椎体破坏范围通常较大，需要对症治疗，且治疗时间较长。

外科治疗仅适用于抗生素治疗无效的儿童和青少年。影像学引导下的经皮穿刺或腹腔镜活检用以获得培养结果。手术清创往往并非必要。大多数儿童在术后 2 年内可观察到椎间隙高度重建。手术节段可发生自发融合，但此类情况并不多见。

良性新生物

Langerhans 组织细胞增生症

脊柱 Langerhans 组织细胞增生症常见于 5～10 岁的儿童。颈椎和腰椎病变常见于有多发病灶的患儿。典型临床表现为局部持续性的腰痛和压痛，轻度脊柱侧弯或后凸，没有神经系统损害。典型的 X 线片可发现椎体的囊性病变并伴有完全性的椎体扁平（扁平椎）。有新证据显示椎体的非对称性塌陷更为常见（图 3）。鉴别诊断包括椎体压缩性骨折、椎体骨髓炎和脊柱的其他新生物。

治疗一般为非手术治疗和对症治疗，包括限制活动和使用支具。对于骨骼外系统疾病可能需要化疗。椎体活检仅针对于诊断不明的患儿。椎体切除神经减压和针对继发畸形实施的融合手术很少应用。

骨样骨瘤和骨母细胞瘤

在年长的儿童和成人中，骨样骨瘤是发生在脊柱后部结构最常见的骨良性病变。典型的临床

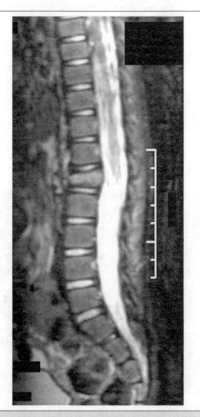

图 3　一位儿童新近发作的后背疼痛，MRI 矢状位显示非对称性的椎体塌陷被随后骨活检证实为 Langerhans 组织细胞增生症。

表现为腰痛，有时疼痛可因应用非甾体消炎镇痛药物缓解，夜间疼痛会加重，或者以痛性脊柱侧弯形式出现一次新的发作。查体可以发现脊柱压痛、因肌肉保护性反射而出现的脊柱活动受限和脊柱冠状面上的畸形。鉴别诊断包括骨母细胞瘤、动脉瘤样骨囊肿、化脓性脊柱炎、脊椎崩裂和其他肿瘤病变。

X 线平片表现通常正常，但可表现为局灶性的骨硬化，通常位于椎弓根或脊柱后部结构。脊柱核素骨扫描显示病灶区的锝摄入增加而浓聚。病灶区薄层 CT 扫描可以辨认出局灶性被硬化骨包围的溶骨性核心，这种表现可以确诊骨样骨瘤。非甾体消炎镇痛药物可缓解症状，但通常需要手术切除病灶核心。

骨母细胞瘤在病理上与骨样骨瘤相似，具有较大范围的骨硬化区，但在某种程度上没有明确的核心。在明确诊断的儿童和成人骨母细胞瘤中，几乎一半发生在脊柱上。骨母细胞瘤的临床表现与骨样骨瘤相似，但骨母细胞瘤有时有神经系统查体的阳性发现。多数病例有手术指征，复发率

约 10%。

动脉瘤样骨囊肿

动脉瘤样骨囊肿是发生在脊柱后部结构的病变，偶发于椎体；多诊断于青少年时期。病史及查体与骨母细胞瘤相似。X 线平片表现为脊柱后部结构和椎体上的具有特征性的局灶性、扩张性的囊性病变；相邻椎体可能受累。CT 是显示囊性病变的范围和囊腔形成的最佳选择。MRI T2 像可见液平面时，即可诊断动脉瘤样骨囊肿。鉴别诊断包括其他脊柱新生物。

当动脉瘤样骨囊肿比较小，并且症状轻微时可考虑继续观察。大部分动脉瘤样骨囊肿需要手术刮除和植骨。术前栓塞可减少术中出血，但应谨慎操作，避免正常脊髓血供的减少。术后复发率为 10%。

恶性肿瘤

脊柱的恶性肿瘤少见。儿童和青少年发生持续性、进行性加重的腰痛、夜间痛、神经功能损害以及与腰痛有关的系统性症状包括体重减轻、倦怠、发热时应怀疑有恶性肿瘤的可能。典型的临床表现出现要数周时间，诊断延误并不少见。

腰痛是 6% 的急性淋巴细胞白血病患者首诊原因。急性淋巴细胞白血病的其他症状包括淤伤、疲劳和肢端疼痛。儿童呈病容、广泛性的椎旁肌肉压痛、因肌肉保护性反应而造成的脊柱活动受限，以及偶发的长骨干骺端压痛。神经功能检查通常正常。鉴别诊断包括系统性感染、化脓性脊柱炎和其他新生物。

脊柱 X 线平片表现为弥漫性的骨质减少和数节椎体的轻微压缩骨折。骨质减少和溶骨性改变也可见于长骨干骺端。骨扫描显示脊柱和干骺端锝摄入的弥漫性增加（图 4）。实验室检查中白细胞计数、血细胞沉降率和 C 反应蛋白显著升高；贫血和血小板计数减少可辅助诊断。约 10% 的白血病患儿白细胞计数正常。骨穿结果显示淋巴母细胞增生时可确诊。

患急性淋巴细胞白血病的儿童和青少年需行全身性化疗。椎体压缩骨折的治疗包括限制活动和支具治疗。只有在急性淋巴细胞白血病的脊柱病变造成神经功能损害或严重畸形时才需要手术治疗。

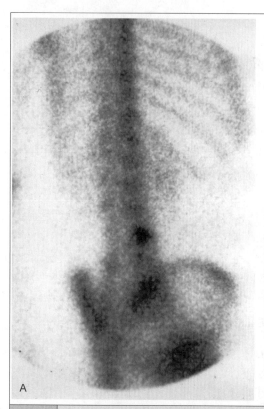
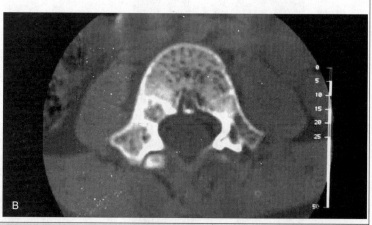

图4 **A**，一位伴有腰痛及脊柱侧弯的青少年患者的骨扫描显示 L4 局部锝摄取增加。**B**，CT 显示受累部位局灶性的骨溶解伴周围骨质硬化，符合骨样骨瘤表现。

其他主要的脊柱恶性肿瘤包括恶性淋巴瘤、骨肉瘤、尤文肉瘤和脊索瘤。神经母细胞瘤的脊柱转移发生于年幼的儿童。脊髓和神经的恶性肿瘤少见。临床表现通常包括持续性、进行性加重的腰痛和神经功能异常，如下肢无力、步态改变、无原因的腘绳肌痉挛和大小便功能异常。常见的神经恶性肿瘤为星形细胞瘤和室管膜细胞瘤。神经纤维瘤极少恶变为神经纤维肉瘤。脊髓的异常表现相似。脊髓空洞症和脊髓栓系相对最为多见，其中脊髓空洞症是造成胸椎左侧弯和痛性青少年特发性脊柱侧弯的原因之一。

其他病因

炎性关节炎

青少年类风湿关节炎可造成腰痛。此类患者常有颈部症状；颈椎可自发融合。在诊断青少年类风湿关节炎造成的腰痛之前，必须要排除可能造成胸椎疼痛和腰痛的其他病因。

强直性脊柱炎最常见于青少年，男孩多于女孩。临床表现多为胸椎及腰椎弥漫性疼痛。查体显示脊柱整体活动受限，吸气时胸部扩张受限。X线可表现为骶髂关节硬化、狭窄或融合。血液检查HLA-B27 的阳性结果可诊断强直性脊柱炎。此年龄段需进行非手术治疗和对症治疗。

青少年特发性脊柱侧弯

近三分之一的青少年特发性脊柱侧弯患者有腰痛主诉。尽管经典的教科书认为需要对疼痛的脊柱侧弯进行全面检查以确定病因，如脊髓空洞或新生物，但是此组病人中可以明确病因的腰痛不到10％。如果 X 线检查除脊柱侧弯外无其他异常，则只有疼痛性左侧胸椎侧弯、侧弯进展迅速或有神经功能损害的青少年需进一步检查。

镰状细胞贫血

在一组儿科急诊的大宗病例中，腰痛患者中有13％诊断为镰状细胞危象。诊断为镰状细胞危象的患者中，26％的儿童有脊柱受累和腰痛。医生应意识到镰状细胞贫血有可能是非裔美国儿童和青少年腰痛的原因。

体腔脏器疾病

肺炎是胸痛中并不常见的原因。尿路感染、肾结石、炎性肠病以及其他腹腔内疾病和盆腔内疾病如卵巢囊肿都有可能出现腰痛。详细的病史询问和查体有助于以上疾病的诊断。

心理躯体性腰痛

当年长青少年的腰痛为心理躯体性时，其交谈的反应及心理生理障碍很明显。诊断时需排除其他常见的脊柱相关疾病。家族性慢性腰痛是本病的高风险因素。跨学科方法包括心理和精神支持对改善此类病人的症状往往有明显效果。

小 结

腰痛在儿童及青少年中很常见。只有不到25%的病人可以明确病因学诊断。详细的病史询问和全面查体有助于缩小腰痛不同病因的诊断范围。持续性或进行性加重的疼痛、夜间痛、疼痛伴有相关症状和体征、疼痛伴有神经功能损害往往提示一系列脊柱疾病。X线平片是评价脊柱相关疾病最主要的诊断方法。SPECT在儿童和青少年X线平片正常时有诊断价值。CT可显示骨形态，MRI对于脊髓、神经根病变和新生物的诊断价值最高。创伤性疾病，如软组织扭伤/劳损和椎间盘突出，以及发育性疾病，如脊椎崩裂/滑椎和Scheurmann后凸，都是青少年腰痛的常见病因。化脓性脊柱炎常见于儿童。脊柱的良性和恶性肿瘤不常见。特殊原因造成的腰痛如炎症性关节炎和心理躯体性腰痛，在排除其他常见病因后可明确诊断。

注释文献

流行病学

Brattberg G：Do pain problems in young school children persist into early adulthood：A 13-year-follow-up. *Eur J Pain* 2004；8：187-199.

这篇来自瑞典的文献指出儿童的非特异性背痛会持续到成年。

Siambanes D，Martinez J，Butler E，Haider T：Influence of school backpacks on adolescent back pain. *J Pediatr Orthop* 2004；24：211-217.

这项来自美国的大样本研究显示儿童非特异性背痛的发病率高，背包过重可能是一个致病因素。

鉴别诊断

Early SD，Kay RM，Tolo VT：Childhood diskitis. *J Am Acad Orthop Surg* 2003；11：413-420.

此文对现阶段的几种观点进行了讨论。

Garg S，Mehta S，Dormans JP：Langerhans cell histiocytosis of the spine in children：Long-term follow-up. *J Bone Joint Surg Am* 2004；86：1740-1750.

椎体的非对称性塌陷较扁平椎更为多见，椎体的组织细胞增多症很少导致脊柱畸形。

Parisini P，Di Silvestre M，Greggi T，Miglietta A，Paderni S：Lumbar disc excision in children and adolescents. *Spine* 2001；26：1997-2000.

长期随访显示间盘切除手术的疗效欠佳；10%的患者需要再手术。

经典文献

Balague F, Troussier B, Salimen J: Non-specific low back pain in children and adolescents: Risk factors. *Eur Spine J* 1999;8:429-438.

De Kleuver M, van der Heul RO, Veraart BE: Aneurysmal bone cyst of the spine: 31 cases and the importance of the surgical approach. *J Pediatr Orthop B* 1998;7:286-292.

Feldman DS, Hedden DM, Wright JG: The use of bone scan to investigate back pain in children and adolescents. *J Pediatr Orthop* 2000;20:790-795.

Fernandez M, Carrol CL, Baker CJ: Discitis and vertebral osteomyelitis in children: An 18-year review. *Pediatrics* 2000;105:1299-1304.

Kayser R, Mahlfeld K, Nebelung W, Grasshoff H: Vertebral collapse and normal peripheral blood cell count at the onset of acute lymphatic leukemia in childhood. *J Pediatr Orthop B* 2000;9:55-57.

Lowe TG: Scheuermann's disease. *Orthop Clin North Am* 1999;30:475-487.

Micheli L, Wood R: Back pain in young athletes: Significant differences from adults in causes and patterns. Arch Pediatr Adolesc Med 1995;149:15-18.

Papagelopoulos PJ, Currier BL, Shaughnessy WJ, et al: Aneurysmal bone cyst of the spine: Management and outcome. *Spine* 1998;23:621-628.

Ramirez N, Johnston C, Browne R: The prevalence of back pain in children who have idiopathic scoliosis. *J Bone Joint Surg Am* 1997;79:364-368.

Richards BS, McCarthy RE, Akbarnia BA: Back pain in childhood and adolescence. *Instr Course Lect* 1999;48: 525-542.

Roger E, Letts M: Sickle cell disease of the spine in children. *Can J Surg* 1999;42:289-292.

Saifuddin A, White J, Sherazi Z, Shaikh MI, Natali C, Ransford AO: Osteoid osteoma and osteoblastoma of the spine: Factors associated with the presence of scoliosis. *Spine* 1998;23:47-53.

Selbst SM, Lavelle JM, Soyupak SK, Markowitz RI: Back pain in children who present to the emergency department. *Clin Pediatr (Phila)* 1999;38:401-406.

Shaikh MI, Saifuddin A, Pringle J, Natali C, Sherazi Z: Spinal osteoblastoma: CT and MR imaging with pathological correlation. *Skeletal Radiol* 1999;28:33-40.

Song K, Ogden J, Ganey T, Guidera K: Contiguous discitis and osteomyelitis in children. *J Pediatr Orthop* 1997; 17:470-477.

Tribus CB: Scheuermann's kyphosis in adolescents and adults: Diagnosis and management. *J Am Acad Orthop Surg* 1998;6:36-43.

（党　礌　译）

第 44 章　儿童和青少年脊椎崩裂和脊椎滑脱

Richard E. McCarthy，MD

引　言

脊椎滑脱（spondylolisthesis）是一个椎体相对于下方椎体的向前移位。来自于希腊词根 spondylos（椎体）和 lysis（缺陷断裂）。脊椎崩裂（spondylolysis），是前滑移发展的前提。脊椎崩裂是指，在椎间关节突峡部的缺陷，导致向前的滑移。这种向前滑移，首先是在 1782 年由 Herbiniaux，一位比利时的妇产科医生描述的，他指出其对于产道产生影响。另外腰椎崩裂通过向前滑移，影响整体躯干。在矢状面上，人类站立姿势，可由数个关节体单位组合而成。头部由颈椎而实现与躯干平衡，躯干与骨盆相关联，骨盆通过髋臼和下肢形成关节。这些节段的每个部分的作用，是维持姿势的稳定和平衡，从而达到能量消耗最小。这种稳定关系的破坏，在脊椎滑脱的患者身上表现明显。L5 是最低位的活动节段，并与骶骨的稳定性相关联，成为其上方力的集中作用点。因此，L5 是具有脊椎崩解和脊椎滑脱最常见受到影响的节段。腰骶关节的生物力学，可以被环境影响，例如由于体操运动员反复过伸活动。易于发生畸形遗传因素的个体，在关节突峡部反复应力的作用下，可以导致脊椎崩解。

分　型

描述脊椎滑脱有多种分型系统。Marchetti 和 Bartholozzi 提出的分型系统将畸形分为两个主要类型：发育性和获得性。它们又被进一步分为亚组，以区别不同来源。发育性脊椎滑脱（1 型）有两个亚型：高度发育不良脊椎滑脱（骶骨顶是圆形，并且前滑大于 50%）、低度发育不良（小于 50% 滑移而无继发骶骨变化）。每个亚型都可以看到峡部的崩裂，或者峡部的延长。这个分型包括了 Wiltse 分型中 1 型或 2 型畸形，常见于儿童和青少年。获得性脊椎滑脱（2A 型）是创伤性来源，急性或应力相关；获得性脊椎滑脱（2B）典型发生于术后，

直接或间接和手术相关；获得性脊椎滑脱（2C 型）是病理性的（局部或系统性）；获得性脊椎滑脱（2D 型）是退变（原发或继发）。

发病率

尽管儿童中此疾病具有发育性特征，峡部的缺陷在出生时从未被确认过，脊椎滑脱在儿童行走之前也未曾观察到。最早报道的情况中几乎没有小于 1 岁的病例；然而在 5~7 岁，该病发病率为 4.4%~5%，18 岁时增至 6%。腰椎滑脱伴有脊椎崩裂的患者发病率，在少年时（年龄小于 10 岁时）随增龄而增加，到 18 岁时高达 74%。对于脊椎滑脱伴有脊椎崩裂患者 255 例的 20 年随访发现，初次检查脊椎滑脱患病率达 81%。脊椎崩裂的患病率是基于性别和种族，在美国高加索男性中的患病率为 6.4%，在非洲裔美国男性为 2.8%，高加索女性为 2.3%，非洲裔美国女性为 1.1%。尽管峡部不连在男女比例相同，在女孩中高度滑椎发生率是男孩的 4 倍。一项研究表明，女性体操运动员脊椎崩解发生率为 11%（较常人高 4 倍）。脊椎滑脱的报道最高发生率在阿拉斯加的爱斯基摩人（26%）。家族研究反映此畸形的儿童直系亲属中发病率很高，同样 S1 的隐形脊柱裂发生率也很高。

滑　脱

Meyerding 分型系统是用描述向前滑移程度的常用分型系统。在此分型系统中，滑脱是指一个椎体在其邻近椎体上向前移位的百分数。例如，L5-S1 的滑椎，在腰骶关节的负重侧位片的观察，滑移指在 S1 上表面的移位。Ⅰ°是指 L5 向前滑移 1%~25%；Ⅱ°是指向前滑移 26%~50%，Ⅲ°是指向前滑移 51%~75%，Ⅳ°是指向前滑移 76%~100%。向前滑移大于 100%，称为脊椎脱垂（Ⅴ°滑椎）。Ⅲ°或更大（向前滑移>50%）定义为高度滑椎。

生长对脊椎滑脱的发展有促进作用，在青春生长期，向前滑移会加速。因此，由于发育成熟更

早，滑脱在女孩中发现更早。由于多数峡部崩裂的个体是没有症状的，因此延迟寻医看病的时间，在多数病例中，90％在最初的检查时已经发生了滑椎。此外，多数病例包括治疗的或人口调查的其滑椎小于30％。高度滑脱少见，但在青少年生长阶段能够发生。

生物力学

L5-S1结合部的压力由椎间盘和椎体所承担。与此相反，剪切力是由间盘和后柱骨结构所对抗。由于峡部是连接这两部分的骨桥，一旦后方张力带由于骨折或后柱结构发育不良而丢失，就会导致连接减弱。这样就会导致前方椎体在骶骨上向前移位，并且，这种情况增加了间盘所承受的剪切力。

在脊椎崩裂的发生中创伤发挥了作用，特别是在峡部产生反复高压力的活动，例如体操和足球运动。特别是举重运动员在下蹲姿势时，L5是脊柱最低的运动节段，应力集中在它的峡部，可能引起应力骨折。

如果骨盆存在形态上的缺陷，上述机械力作用于腰骶结合部，就可能发生脊椎崩裂和滑脱。骨盆入射角度（Pelvic incidence），是骨盆形态测量参数，它并不受髋关节或站立姿势的影响，可以帮助确认此种疾病的潜在因素。由于骨盆入射角度不是骨盆方向的评价，而只是形态学测量，其与腰椎前凸相关；骨盆入射角度越大，腰椎前凸越大。尽管骨盆入射角度在进入成年之后保持不变，但是可能由于骶骨外形，或骨盆内髋臼位置异常等病理状态而发生改变。例如，Salter髂骨截骨能够改变骨盆入射角度，当骶骨终板和S1前唇发生圆形或穹顶样改变，或有高度发育不良时就可能发生脊椎滑脱。骶骨穹顶样变被认为是继发性改变，是L5高度滑脱时骶骨上方的生长板的适应性生长改变。如果由于骨盆形态L5-S1间盘垂直，剪切力更加明显，并且滑脱的进展会伴随滑脱角度（L5更加垂直位置）加重。骨盆和骶骨形态是脊椎滑脱发展最重要的预测因素。依靠骶骨-骨盆基础的方向和外形，腰骶关节将承受正常力和剪切力的共同作用。当发生L5的发育不良时，不对称的应力将作用于S1的上生长板，并且因此产生骶骨的穹顶样改变，促进滑脱。这种变化，破坏了高度脊椎滑脱患者的脊柱骨盆平衡。因此，额外的腰椎前凸不能形成，

身体试图通过增加骨盆的后旋转，以及屈曲髋关节，产生具有高度滑脱患者特征性的跨阈步态来进行代偿。全脊柱失代偿，并且向前方倾斜。有趣的是，脊椎滑脱患者的前凸效应，在Scheuermann病后凸患者也有报道，其通过相同角度腰椎前凸代偿，在32％～50％患者中导致脊椎滑脱。

症　状

腰背痛是在脊椎崩解患者中常见的症状。疼痛的通常在下腰部位，当脊椎滑脱引起神经根受累，偶尔放射到大腿后方，很少放射到脚。患者通常诉说有腰背痛家族史，考虑到有脊椎崩裂的明确家族史，此症状并不奇怪。成人脊椎崩裂的发病率为5％。临床上，疼痛最常见在过伸位手法时产生，在患者站立位双腿过伸，或者单腿过伸同时对侧腿贴近腹部而出现。此手法制造的循环式的下肢过伸负荷，也见于体操运动员或举重运动员。

临床表现取决于脊椎滑脱的严重程度。Ⅰ°或Ⅱ°的脊椎滑脱疼痛很轻，并且步态正常。高度滑脱（Ⅲ°或更高），活动中自我限制并具有特征性的拄膝步态，通常很明显，这种现象可能是神经根激惹导致腘绳肌痉挛的体征。认真的神经检查，对于发现神经根压迫，或更重要的伴有骶区麻木和膀胱功能减退的马尾综合征，是十分必要的。体检时运动功能减退是偶尔出现的重要神经根体征，特别是L5根受累。最常见的神经根受累肌肉是踇长伸肌和腓骨肌。腘绳肌的绷紧，会非常严重以至于患者不能够前屈，在这种情况下直腿抬高试验阳性。高度脊椎滑脱的患者，在下腰椎区域，可触及前滑脱L4棘突和后位L5之间呈明显台阶状。

放射学检查

青少年下腰痛病因诊断是正确治疗的基本依据。例如，在X线片上可见清晰的Ⅰ°滑脱的证据，而在MRI上显示腿痛是椎间盘突出引起的。早期发现脊椎滑脱，有助于阻止滑脱进展为高度滑椎。

大约20％的患者发生单侧峡部裂，初次就诊时容易漏诊。腰椎负重下的前后位和侧位，以及仰卧位左右斜位X线片，对于准确地观察这些没有骨遮挡、并且在功能位的结构是必要的。病人的X线片上可以观察腰椎崩裂，"Scottie狗"征象也能够发现。在某些病例中，"狗脖子"间隙增宽，并

且边缘圆钝，暗示长期站立损伤的表现，以及峡部假关节的形成。急性损伤时，间隙可能更狭窄，并且边缘不整齐，提示为急性损伤，更应采取制动而达到愈合，不需手术治疗。大约1/3有症状的患者，腰椎滑脱没有脊椎崩裂的表现，是由于峡部颈区域的发育不良和延长。更年轻患者（即10岁以内的患者），颈部的延长可以变得更细弱。

骨扫描有助于确认脊椎崩裂的存在，特别是在早期急性应力反应，有时甚至在骨折发生以前。单光子弥散CT对于确诊此病是敏感的方式。这些检查显示，骨折修复区域的骨转换增加。骨扫描特别有助于鉴别。那些骨折不愈合之前仍旧在修复期的患者，即给予支具制动一段时间，也可能有好处。骨扫描对于无症状患者，或那些症状在1年以上的患者不推荐使用。然而，骨扫描可以评价恢复情况，有益于确定治疗后可否恢复活动。

放射学测量

拍摄需要评价骨盆入射角度（Pelvic incidence angle）的X线片，可以通过站立位或者仰卧位来拍摄，并且通常包括股骨头彼此尽可能重叠。骶骨终板必须也清楚地看到。骨盆入射角度，是由髋的轴向线到骶骨上终板中心点和由骶骨上终板中点向下的垂线构成的夹角（图1）。股骨头在X线片上未能完全重叠时，应标出每一股骨头的中心点，在两股骨头中心点连线的中点至骶骨终板的中心点连线，则代表骶骨入射角的范围。骶骨终板是由骶骨后角与骶骨岬尖部交叉点向后的连线。这个角度反映了骨盆的形态。在青少年时期骨盆入射角增加，在成年之后就不再改变。Meyerding分型，是用来定义L5在骶骨上向前移位的程度和比例。大于50%的典型滑移需要手术治疗。L5椎体的角度随着向前移位的增加而改变。L5顶端的线，和垂直于骶骨后缘的线相交，即为滑脱角。伴随L5椎体向前进展，滑脱角度减少。图2中X线平片反映了当滑落于S1上端时，滑脱角度怎样反映L5椎体的向前旋转。

MRI越来越多地用来鉴别峡部缺损的诊断，其能够减少患者在放射线下暴露的机会。短T1像反向图像能够揭示在峡部的变化，同时可以看到在邻近椎弓根部的水肿。最好的诊断峡部崩解缺陷的是CT。CT同时还是诊断非手术治疗后骨愈合的

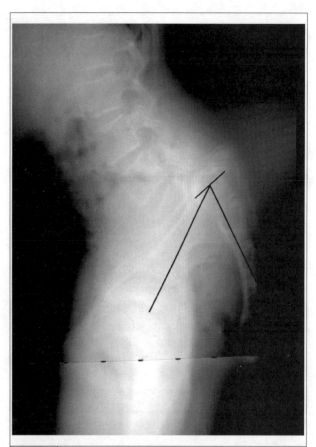

图1　影像上表现骨盆入射角反映骨盆形态——骨盆入射角越大，腰椎前凸越大。这就导致向前滑脱可能性增大。

最好依据。

治　疗

滑脱小于50%有症状的儿童患者，是进行非手术治疗的典型指征。使用Boston重叠型支具，固定于生理性前凸位，可以对青年运动员制动治疗。如果患者能避免特殊的容易加速病症的运动，最终可以重返运动生涯。每天24小时/每周7天的制动计划，允许患者仅能洗澡时摘掉支具，似乎能够获得良好的效果，35%出现峡部缺损的患者，在最初治疗后6个月接受以上治疗获得峡部愈合。另一项研究报道，使用支具获得高成功率，然而，其他报道似乎不支持此治疗。支具磨损会引起症状复发。一旦支具制动完成，一系列针对躯干稳定和腘绳肌锻炼的运动就要开始。治疗课程对于多数低度滑椎患者缓解疼痛是成功的，然而，对于高度滑椎患者支具反应差。

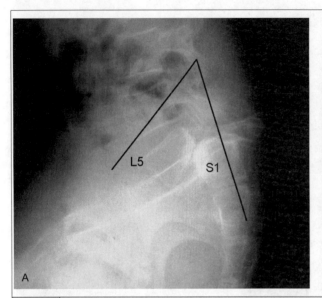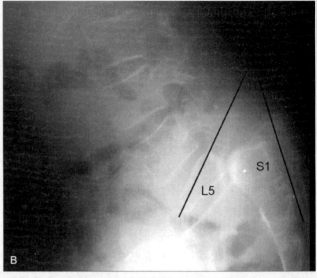

图2　影像显示滑脱角度是如何反映 L5 向前旋转。并随着脊椎滑脱加重，滑动角度减小。A，负重侧位 14 岁男孩滑脱角度 60°。B，负重侧位片示该患者 3 个月后滑椎加重，滑脱角度为 50°。

峡部缺损的直接修复

对于峡部缺损直接的修补已有报道。直接手术修补的指征，包括 6 个月制动后下腰痛没有改善，腰椎滑脱程度很少（小于 2 mm 间隙），并且没有移行椎。在 MRI 中的间盘和关节突必须是正常的。某些研究建议使用峡部注射，以检测峡部区域的疼痛来源。直接修复的目的，是保护脊柱节段的运动。采用峡部裂植骨而没有固定的治疗结果不明。其他使用手术内植物的技术，也尝试使用，包括经椎板螺钉和横突钢丝。然而，最近，使用椎弓根螺钉和钢丝或椎板钩的混合固定得到推广。此技术包括去除峡部区域的纤维不融合组织，伴以自体骨植骨和通过峡部区域的加压。术后给予一定时间的制动，以促进峡部愈合。少量的研究报道，在选择性患者群体中，总的治疗效果满意。某些人推荐峡部修补手术治疗 L4 或以上节段损伤，而避免腰椎节段的漂浮融合。

融　合

青少年和成人脊椎崩裂，伴有小于 50% 的滑脱，推荐使用横突间后外侧植骨融合，可以使用或不用内固定。Wiltse 单切口双侧直接入路广泛用于较年轻的患者，同时经同一切口取自体骨行双侧横突间植骨融合。在老年患者中，推荐使用椎弓根螺钉固定。成年患者椎间隙宽，推荐使用后路椎体间融合，或者经椎间孔椎体间植骨融合，这样可提供前柱支撑作用，提高融合率。

对于高度脊椎崩解患者的治疗，存在一定的争议，最好是由高年资经验丰富的医生完成。在平衡良好和失平衡的高度脊椎滑脱之间进行区别是很重要的。平衡良好的高度脊椎滑脱，腰椎前凸具有良好的适用性，并且全脊柱矢状位平衡。高度 L5 滑脱的治疗，在邻近节段处理方面仅仅涉及原位融合，伴以腓骨植骨和可能的后侧椎体间螺钉固定。当脊柱骨盆之间的平衡因 L5 极度倾斜，滑脱角极度减少而损害时，导致腰前凸加大。此种情况，复位的目的在于减少滑脱，更重要的在于减少 L5 椎的倾斜。复位可以通过在 L4 椎弓根螺钉置入，逐渐将 L4 向后方移位，接近固定骶骨的棒上，在 L5 置入螺钉，并且逐渐恢复 L5 的顺列，做或不做 L5-S1 椎间融合均可。此手术过程会产生躯体的延长，并纠正畸形，有报告会有 20% 的患者发生 L5 神经根损伤。最常见的是短时间的足下垂，这一点，强调了需要对于双侧神经根减压，并且需要直视下复位。另外，复位丢失、假关节形成以及内固定失败，均可在此手术中见到。一项研究推荐，L5 椎体脱垂的病人，行一期前路 L5 椎体切除手术。此手术将 L4 通过植骨融合和内固定，将其固定在骶骨顶部。L5 神经根的减压，对于任何手术中最大程度减轻神经损伤都是关键步骤。

小 结

脊椎崩解是以峡部缺损为特征，在下腰椎疾病中最常见。此情况导致一个椎体相对于邻近下方椎体发生前滑移（脊椎滑脱）。脊椎崩解的发生率约为人群的5%。脊椎滑脱有发育性和获得性两类，导致腰椎节段前凸曲度增加，伴有因为峡部裂而造成腰椎后柱附件和椎体间分离。滑脱可能是严重的，并且在X线片上进行分级。治疗可以是非手术性的，伴以支具和锻炼；也可以是手术治疗，进行后外侧、前方和后方的融合，这由滑脱的严重程度决定。

注释文献

分 型

Hammerberg KW: New concepts on the pathogenesis and classification of spondylolisthesis. *Spine* 2005；30：S4-S11.

作者回顾了脊椎滑脱的病因学和分型的文献，回顾了腰骶关节的形态和生物机械力学。Marchetti-Bartolozzi分型系统，对于所有脊椎滑脱和临床相关形式具有实用性。

Herman MJ, Pizzutillo PD: Spondylolysis and spondylolisthesis in the child and adolescent：A new classification. *Clin Orthop Relat Res* 2005；434：46-54.

作者列举了基于临床表现和脊柱形态学，特别为儿童和青少年设计的分型。

Timon SJ, Gardner JM, Wanich T, Poynton A, et al: Not all spondylolisthesis grading instruments are reliable. *Clin Orthop Relat Res* 2005；434：157-162.

8个用来描述对于滑脱进展，和是否需要手术干预的影像学方法工具，通过4位检查者检验。其中3项（Meyerding分级、滑脱百分比和骶骨倾斜）在组内和组间具有一致性。

发病率

Logroscion G, Mazza O, Aulisa G, et al: Spon-

dylolysis and spondylolisthesis in the pediatric and adolescent population. *Childs Nerv Syst* 2001；17：644-655.

对于脊椎崩裂和脊椎滑脱，包括发病率、病因、病理学和诊断，以及治疗的方法给予了叙述。

滑 脱

Beutler WJ, Fredrickson BE, Murtland A, et al: The natural history of spondylolysis and spondylolisthesis：A 45-year follow-up evaluation. *Spine* 2003；28：1027-1035.

对于500名1年级儿童的前瞻性研究，随访和记录出现脊椎崩解和脊椎滑脱的自然病史。

Sairyo K, Katoh S, Ikata T, et al: Development of spondylolytic olisthesis in adolescents. *Spine J* 2001；3：171-175.

作者回顾了46例运动员，分析儿童滑脱的移位发生和停止时间。其结论是滑脱在骨质不成熟的患者更常见，并且当生长时停止。

生物力学

DeWald RE: Classification, epidemiology, and natural history, in *Spondylolysis and Spondylolisthesis：A Review of Current Trends and Controversies*. Milwaukee, WI, Scoliosis Research Society, 2003.

针对脊椎崩解和脊椎滑脱的分型、病因和自然病史进行讨论分析，针对Marchetti Bartolozzi分型系统，并且着重对于骨盆形态、骨盆入射角度（pelvic incidence）和椎间盘受力的重要性给予关注。

Sairyo K, Katoh S, Sasa T, et al: Athletes with unilateral spondylolysis are at risk of stress fracture at the contralateral pedicle and pars interarticularis：A clinical and biomechanical study. *Am J Sports Med* 2005；33：583-590.

针对伴有单侧脊椎崩裂患者，研究其对于对侧产生的影响，得出结论：对侧的应力骨折的风险，是由于对侧的应力造成的。

Sakamaki T, Katoh S, Sairyo K: Normal and

spondylolytic pediatric spine movements with reference to instantaneous axis of rotation. *Spine* 2002；27：141-145.

对于峡部缺损儿童的运动改变，作者通过影像学研究测量了瞬时旋转轴的位置。得出结论，随着峡部缺损的进展，和楔形畸形的增加，旋转轴从头侧发生分离。

放射学检查

Campbell RS, Grainger AJ, Hide IG, et al：Juvenile spondylolysis：A comparative analysis of CT, Single photon emission computed tomography, and MRI. *Skeletal Radiol* 2005；34：63-73.

作者评价、比较并且结合了 CT、SPECT 和 MRI 来对于少年脊椎崩裂进行了诊断，得出结论：MRI 可以是高效并且可靠的一线影像方法。局部 CT 检查，是作为补充评价愈合情况和无法确定诊断病例的检查。

Hollenberg GM, Beattie PF, Meyers SP, Weinberg EP, Adams MJ：Stress reactions of the lumbar pars interarticularis：The development of a new MRI classification system. *Spine* 2002；27：181-186.

作者回顾研究了 55 例伴有下腰痛的年轻运动员患者。MRI 扫描基于峡部骨应力反应，给予 5 级之一的评价。使用 MRI 压脂像和专用线圈。作者报道观察者内和观察者之间可信吻合率高。

放射学测量

Berthonnaud E, Dimnet J, Labelle H, Kuklo T, O'Brien M, Roussouly P：Spondylolisthesis, in O'Brien M, Kuklo T, Blanke K, Lenke L（eds）：*Radiographic Measurement Manual*. Memphis, TN, Medtronic Sofamor Danek, 2004, pp 95-108.

关于脊椎滑脱的章节，阐述使用图形测量脊椎滑脱的方法，以及相关影像学研究。

Huang RP, Bohlman HH, Thompson GH, Peo-Kochert C：Predictive value of pelvic incidence in progression of spondylolisthesis. *Spine* 2003；28：2381-2385.

作者应用骨盆入射角度（PI），和其他影像学参数进行回顾性分析，来评价作为预示伴有峡部裂脊椎滑脱进展的价值。其结论是骨盆指数（PI）预示进展并不充分，但是滑脱百分数和高度脊椎滑脱是预示进展最有力的因素。

Labelle H, Roussouly P, Berthounnaud E, et al：Spondylolisthesis, pelvic incidence, and spinopelvic balance：A correlation study. *Spine* 2004；29：2049-2054.

回顾性研究骨盆解剖及其在发育性脊椎滑脱的躯干总体平衡之间的效果。作者得出结论：骨盆解剖对于发育性脊椎滑脱的发展和进展产生直接影响。

Debnath UK, Freeman BJ, Gregory P, et al：Clinical outcome and return to sport after the surgical treatment of spondylolysis in young athletes. *J Bone Joint Surg Br* 2003；85：244-249.

回顾了接受手术治疗的 22 例运动员。在康复后，82% 能够重回体育活动中。

D'Hemecourt PA, Zurakowski D, Kriemler S, Micheli LJ：Spondylolysis：Returning the athlete to sports participation with brace treatment. *Orthopedics* 2002；25：653-657.

讨论了 73 例青少年运动员支具治疗的结果。80% 获得有利的临床结果，参加低危险运动项目可能获得更好的临床结果。

Fujii K, Katoh S, Sairyo K, Ikata T, Yasui N：Union of defects in the pars interarticularis of the lumbar spine in children and adolescents：The radiological outcome after conservative treatment. *J Bone Joint Surg Br* 2004；86：225-231.

作者试图回顾通过保守治疗，鉴别影响峡部愈合的因子。

峡部缺损的直接修复

Aksar Z, Wardlaw D, Koti M：Scott wiring for direct repair of lumbar spondylolysis. *Spine* 2003；28：354-357.

回顾性研究评价了平均 10 年以上随访使用 Scott 钢丝技术的临床结果。其结果是在 86% 患者良好或优秀，这些患者都是在 25 岁以前接受手术治疗。

Ivanic GM，Pink TP，AchatzW，et al：Direct stabilization of lumbar spondylolysis with a hook screw：11-year follow-up period for 113 patients. *Spine* 2003；28：255-259.

回顾了113例接受直接修复峡部，并且配以钩钉系统的患者。其结论是此手术对于患者选择组最合适，并且可以保留功能节段。

Lundin DA，Wiseman D，Ellengoben RG，Shaffrey CI：Direct repair of the pars interarticularis for spondylolysis and spondylolisthesis. *Pediatr Neurosurg* 2003；39：195-200.

作者讨论了非手术治疗失败后，给予5例患者直接进行峡部修补的经验。

融 合

Bartolozzi P，Sandri A，Cassini M，Ricci M：One-stage posterior decompression-stabilization and trans-sacral interbody fusion after partial reduction for severe L5-S1 spondylolisthesis. *Spine* 2003；28：1135-1141.

回顾性研究了15例进行了稳定和融合手术的患者。对于处理严重的脊椎滑脱患者来说，此手术是安全和有效的。

Helenius I，Lambert T，Osterman K：Posterolateral，anterior，or circumferential fusion in situ for high-grade spondylolisthesis in young patients：A long-term evaluation using the Scoliosis Research Society questionnaire. *Spine* 2006；31：190-196.

通过回顾、比较研究，对于青少年高度脊椎滑脱，观察后外侧、前路和360°原位融合临床和影像学结果。其结论是360°融合和后外侧和前路手术相比，具有更好的临床和影像学结果，并且脊柱侧凸协会评分更好。

Lamberg TS，Remes VM，Helenius IJ，et al：Long-term clinical，functional，and radiological outcome 21 years after posterior or posterolateral fusion in childhood and adolescent isthmic spondylolisthesis. *Eur Spine J* 2005；14：639-644.

作者回顾了129例患者的影像学和功能（脊柱活动、躯体力量测量、Oswestry功能评分）。所有患者进行了后路或后外侧手术。脊柱活动和躯体力量，和其他推荐人群进行比较。总的长期临床结果良好，临床影像学结果没有表现彼此相关的结果。

经典文献

Gaines R, Nichols W: Treatment of spondyloptosis by two stage L5 vertebrectomy and reduction of L4 onto S1. *Spine* 1985;10:680-686.

Hensinger RN: Acute back pain in children. *Instr Course Lect* 1995;44:111-126.

Jackson DW: Low back pain in young athletes: Evaluation of stress reaction and discogenic problems. *Am J Sports Med* 1979;7:364-366.

Kakiuchi M: Repair of the defect in spondylolysis: Durable fixation with pedicle screws and laminar hooks. *J Bone Joint Surg Am* 1997;79:818-825.

Lonstein JE: Spondylolisthesis in children: Cause, natural history, and management. *Spine* 1999;24:2640-2648.

Marchetti PC, Bartolozzi P: Classification of spondylolisthesis as a guideline for treatment, in Bridwell KH, DeWald RL, Hammerberg KW, et al (eds): *The Textbook of Spinal Surgery*, ed 2. Philadelphia, PA, Lippincott-Raven, 1997, pp 1211-1254.

Meyerding H: Low backache and sciatic pain associated with spondylolisthesis and protruded disc: Incidence, significance, and treatment. *J Bone Joint Surg* 1947;23:461-470.

Salib RM, Pettine KA: Modified repair of a defect in spondylolysis or minimal spondylolisthesis by pedicle screw, segmental wire fixation, and bone grafting. *Spine* 1993;18:440-443.

Smith JA, Hu SS: Management of spondylolysis and spondylolisthesis in the pediatric and adolescent population. *Orthop Clin North Am* 1999;30:487-499.

Steiner M, Micheli L: Treatment of symptomatic spondylolysis and spondylolisthesis with the modified Boston brace. *Spine* 1985;10:937-943.

Wiltse LL: Spondylolisthesis: Classification and etiology, in *Symposium on the Spine*. Rosemont, IL, American Academy of Orthopaedic Surgeons, 1969, pp 143-166.

（于 森 译）

第45章 先天性脊柱侧凸

John P. Dormans，MD Leslie Moroz

引 言

椎体和肋骨的形成异常和分隔异常会导致脊柱不对称地生长和进行性畸形。尽管有一些畸形对病人的影响很小，不需要手术治疗，但应该意识到这类畸形是可以逐渐进展的，应该谨慎监测，及时发现畸形进展的迹象，以维持脊柱的平衡和稳定。有时需要手术干预以避免曲度进展或重建脊柱顺列和平衡。

先天性脊柱侧凸在所有人群中的发病率估计为1%~4%。有趣的是，在有先天性脊柱侧凸的家庭中，特发性侧凸的发生率更高。一项针对237例先天性脊柱侧凸儿童的研究发现，家族性先天性侧凸畸形的发生率为3.4%（8/237），而家族性特发性侧凸的发生率为20.7%（41/237）。这些观察结果引发了基因缺陷是脊柱畸形前置因素方面的研究。

脊柱肋骨发育不全是目前已知的一种基因缺陷参与的先天性椎体缺陷，表现为椎体异常合并肋骨或胸骨畸形（有时也合并脊髓纵裂、脊膜膨出或心血管畸形）。Notch 的 delta 样配体 3（notch ligand delta-like 3，DLL3）的基因编码的序列分析证实了 notch 信号通路在哺乳动物的中轴骨形成中的重要性。最近一项诱导 *DLL3* 基因突变小鼠的研究结果显示突变对体节形成的周期和阶段特异性基因表达有不同的作用。这些结果提示人类脊柱肋骨发育不全所见的畸形可能形成于胚胎体节形成期基因表达的特殊损坏。

尽管先天性脊柱畸形的基因和发育性病理机制仍然不是很清楚，但研究一直在进行当中。有证据显示先天性脊柱畸形是起自体节形成的破坏。造成缺陷的原因可能是妊娠期间涉及发育或环境的基因的破坏，或者两种因素兼有。一项脊柱畸形的影像学分析报告70%的脊柱畸形患者（57/81）都有多个相邻节段的椎体缺陷，提示这种类型与体节形成的连续过程是一致的，所以多节段的连续椎体缺陷都是沿着脊柱从头向尾端分布。在这组病人中，54%的非综合征型先天性脊柱缺陷（13/24）同时有肋骨畸形，这与肋骨和椎体都是从体节发育而来的事实相一致。先天性脊柱侧凸神经和椎体的畸形可能有共同的发病机制，或者可能继发于体节形成破坏。

病史和体格检查

大多数先天性脊柱侧凸的儿童都在早年间发病。一些小儿的轻度畸形是被父母或儿科医生发现，而许多畸形则是在影像学检查中偶然发现的。应该仔细询问病史，特别是注意询问脊柱畸形、脊柱裂的家族史以及母亲有无致畸物接触史等。检查应评估脊柱和肩的对称性，肋骨和腰的突出，头部的倾斜，颈椎、胸椎、腰椎的活动度和柔韧度，骨盆倾斜，肢体长度的差异以及小腿、大腿周径的差异。

先天性畸形通常与其他系统器官的疾病伴发。最近一组 110 例的先天性脊柱侧凸患儿中 55 例（50%）同时伴发其他器官的缺陷。在这组病例中，先天性心脏病（特别是房间隔和室间隔缺损以及主动脉导管未闭）在形成障碍的病人中的发病率是18%，分隔障碍的病人中是10%，混合型缺陷的病人中是37%。先天性脊柱畸形的病人中泌尿生殖系统畸形（最常见的为肾脏发育不全、马蹄肾和单肾）的发生率估计为 21%~34%。尽管病人发现脊柱畸形时并不总能显现出其他系统受累的症状，但由于这些伴发畸形的发生率高，医生应当进行其他系统的全面检查。准备畸形手术的病人应该行肾脏超声和心脏评估和（或）超声心动。

患先天脊柱侧凸的婴儿和儿童要认真进行神经系统检查。神经功能缺损可与脊柱畸形伴发或继发于脊柱畸形。目前统计的数字显示 20%~40% 的先天性脊柱畸形患者同时存在神经系统先天性畸形。椎管内畸形相关的体征有时很容易检查出来。毛发、皮肤凹陷、黑痣、肿瘤和腹壁反射消失或不对称都提示有脊柱神经管闭合不全的存在。

尽管其他系统的畸形也可以独立发生于先天性脊柱侧凸的病人，但它们还是经常被视为综合征的一部分。一个系统的畸形常会提醒人们去检查其他系统。最近一项研究显示 38%～55% 的脊柱畸形病人同时有一组的缺陷，它们共同构成一个综合征。脊柱畸形（V）、肛门直肠畸形（A）、气管食管瘘（TE）及肾管和血管畸形（R）（VATER 综合征）与 Goldenhar 综合征是婴幼儿先天性脊柱侧凸最常合并的综合征（脊柱畸形、肛门直肠畸形、气管食管瘘、肾和血管畸形以及心脏和肢体缺陷被称为 VACTERL 综合征）。眼-耳-脊柱综合征所涵盖的缺陷包含了 Goldenhar 综合征的内容，包括耳的部分发育或完全缺如，眼生长或缺如，嘴、颏不对称，通常仅累及一侧脸部（半面短小症）。Goldenhar 综合征的患儿可以有听力下降、脸小的一侧无力、软腭向脸未受累侧偏移或脸受累侧有小舌畸形。表 1 列举了更多的与先天性脊柱畸形相关的脊柱侧凸综合征。

表 1　先天性节段性脊柱综合征
脊柱肋骨发育不全综合征 1 型和 2 型（Jarcho-Levin 综合征）
Alagille 综合征
脊柱发育不全/尾端退化/肢体-体壁缺陷/轴中胚层发育不良
Klippel-Feil 综合征
面-耳-脊柱畸形（Goldenhar 和 Wildervanck 综合征）
脊柱畸形、肛门直肠畸形、气管食管瘘及肾和血管畸形（VATER 综合征）
脊柱畸形、肛门直肠畸形、气管食管瘘、肾和血管畸形、心脏和肢体缺陷（VACTERL 综合征）
苗勒管、肾、颈胸椎和体节畸形

针对这种病人，肺功能检查是很重要的。胸廓发育不良综合征定义为胸廓不能支持正常的呼吸和肺的生长。胸廓发育不良综合征患者中有一小部分有先天性脊柱和肋骨畸形，但确切的发病率尚不清楚。这些病人的胸廓容量受到胸廓的物理限制。肋骨畸形包括先天性肋骨融合，或比较少见的肋骨缺如。这两种畸形都会导致胸廓大小、活动和顺应性降低，从而导致呼吸功能受损。病人通常有呼吸症状的病史（如乏力、频繁呼吸道感染、呼吸频率增加或需要氧气辅助支持）。胸廓发育不良可以通过

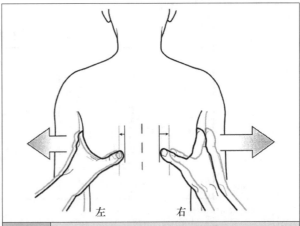

图 1　图示如何应用拇指测距试验确定一侧辅助呼吸丧失的程度。检查者用手指环抱病人胸廓基底部，指尖放在腋前线前方，拇指相对放在脊柱两侧距离相等的部位。病人吸气时，拇指活动的距离代表了辅助呼吸的程度。（Reproduced with permission from Campbell R, Smith M, Mayes T, et al: The characteristics of thoracic insufficiency syndrome associated with fused ribs and congenital scoliosis. J Bone Joint Surg Am 2003; 85A（3）: 399-408.）

测量胸壁周径诊断。胸壁活动度丧失可以通过拇指测距试验，测量在深呼吸时胸壁的扩张（图 1）。肋骨畸形的婴幼儿可以通过肺容积定量反映肺功能情况。胸廓发育不良的诊断是基于肺功能检查中肺活量的下降和影像学检查所见的容纳肺的胸廓空间减小。病情可进行性发展，一旦怀疑病人有胸廓容量减少，就应该密切监测。

影像诊断

X 线平片对评估先天性脊柱侧凸畸形病人的畸形情况、测量 Cobb 角非常重要。拍片要求前后位片包括胸廓侧壁，侧位片包括头到骨盆。在平片上测量 Cobb 角，每次都会有一定变化。最近的研究显示同一测量者不同次测量的差异会在 3°～10°。对严重先天性侧凸畸形合并肋骨融合或肋骨缺如的病人应该用平片监测畸形三维上的进展：Cobb 角增加通常反映了半胸高度的降低，身体中心和胸廓外缘之间的关系提示着躯干的位移。侧位片可以帮助评估矢状面畸形和腰骶结合部，查看有无腰椎滑脱并且分析该滑脱是否是造成侧凸的潜在原因。脊柱的后部结构也有可能存在畸形，但是很难在平片

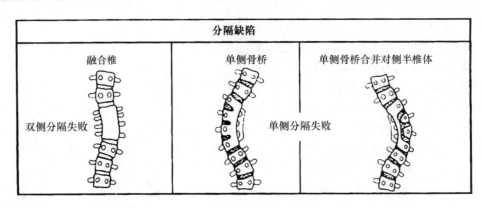

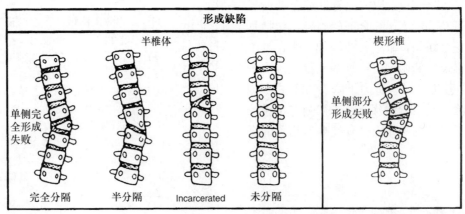

图2　先天性脊柱畸形的分类。分隔缺陷包括融合椎、单侧骨桥、单侧骨桥伴对侧半椎体。形成缺陷包括单侧完全或部分形成失败。（*Reproduced with permission from McMaster MJ*: *Congenital scoliosis*, *in Weinstein SL (ed)*: The Pediatric Spine: Principles and Practices. *New York*, *NY*, *Raven Press*, 1994, *pp 227-244.*）

上发现。弯曲像（主动的、被动的、支点的或牵引的）是评估侧凸柔韧度和发现每个有潜在活动的节段的重要方法。Stagnara像在测量有严重旋转畸形病人的大弯时非常有用，照射方法是球管垂直于肋骨隆起部。

在评估诊断明确或有待确诊的先天性脊柱侧凸时，第一步是要根据高质量的 X 线片表现出骨性畸形的特点。重要的是仔细观察椎体和椎间隙，确定畸形的具体类型和自然史。先天性脊柱畸形被分为形成障碍和分隔障碍两种（图 2）。椎体不完全的形成障碍造成椎体的楔形变，椎体高度不对称，但双侧的椎弓根都在。椎体形成障碍导致的半椎体畸形会造成三种类型的畸形：（1）椎体完全分隔，有软骨生长板，在椎体上下方分别有椎间隙；（2）椎体部分分隔，一半椎体与相邻的一个椎体融合，而与另一个相邻椎体以软骨生长板和椎间隙分隔；（3）未分隔的半椎体与上下相邻节段均部分融合。蝴蝶椎是指椎体中央缺陷，导致同一节段内产

生两个半椎体。半位变异构性节段性转位（hemi-metameric segmental displacement or shift）是指一种多节段的椎体畸形，两个半椎体出现在不同侧，而且两者之间间隔至少一个正常的椎体。这种类型的椎体畸形在先天性脊柱侧凸中的发生率为5％～15％。两侧同时出现半椎体，无论是发生在同一个节段还是在不同节段，对脊柱平衡的影响都比较小，畸形的发展也趋于缓和。

胸椎的原发畸形也可能是肋骨畸形的结果（肋骨融合或缺如）。由单侧椎体分隔不全或先天性肋骨融合导致的胸椎畸形可由椎体骨桥分隔不全造成的单侧胸椎分隔不全或由半椎体和肋骨缺如造成的单侧椎体形成障碍造成（图3）。由于肋骨畸形施加在脊柱上的栓系作用会导致继发的胸廓畸形。严重的胸椎原发畸形病人，严重的前凸和旋转会导致胸廓扭曲。

先进的 CT 扫描能够帮助明确整个脊柱中的畸形，特别是年幼的病人，椎体大多还是软骨，CT

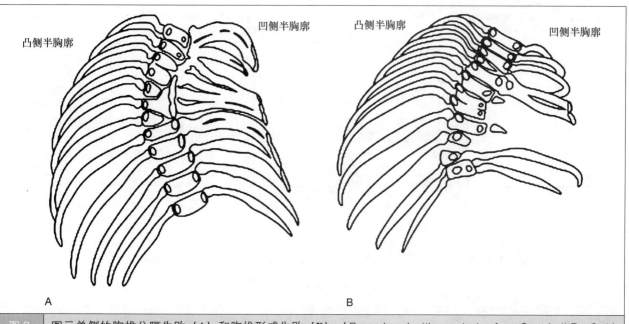

图3　图示单侧的胸椎分隔失败（**A**）和胸椎形成失败（**B**）。(*Reproduced with permission from Campbell R，Smith M，Mayes T，et al：The characteristics of thoracic insufficiency syndrome associated with fused ribs and congenital scoliosis*. J Bone Joint Surg Am 2003；85A（3）：399-408.)

是术前的必要检查手段。一组 31 个病例的研究采用平片和三维 CT 扫描评估畸形，50％以上的病人通过先进的 CT 影像技术发现了平片所没有发现的脊柱畸形。另一项研究对术前三维 CT 重建和术中所见进行了比较并报告了每一个病人前方和后方的畸形。胸椎畸形的病人，CT 扫描能够显示胸廓的宽度和深度。对儿童病人应适当降低 CT 扫描的毫安-秒设置以减少放射线下的暴露。最近的研究显示，即便仅采用单轴 CT 扫描，儿童的辐射风险也是相当高的，　是因为年龄小，二是因为组织器官对放射性都有较高的敏感度。虽然先进的影像学技术带来的益处远高于风险，但还是应该在尽可能的情况下减少放射性暴露。

所有先天性脊柱畸形的病人都应行 MRI 扫描以检查有无椎管内畸形。脊髓纵裂、脊髓栓系、低位圆锥、脊髓空洞和硬膜内脂肪瘤经常发生。脊髓纵裂在一侧分隔不全、对侧半椎体的先天性侧凸病人中更为多见。最近，一种先进的影像学诊断技术在评估先天性脊柱畸形中显示了潜在的应用价值，该技术采用周期性旋转重叠平行线采集和增强的 MRI 重建技术，能够有效地减少运动伪影，避免了全身麻醉。

非手术治疗

脊柱畸形的相关风险是脊柱的不对称性生长。先天性脊柱侧凸的自然史取决于畸形的类型和发生部位。融合肋骨或一侧未分隔的骨桥会在患侧产生压力而在对侧产生张力，从而产生栓系作用。例如，由于未分隔的一侧没有软骨生长板，纵向生长受到限制；而另一侧的半椎体有额外的生长软骨，所以生长增快。一组 251 例典型的先天性脊柱侧凸病人，一侧末分隔（伴或不伴对侧半椎体）的病人畸形进展最快，其次是半椎体畸形、楔形椎和阻滞椎（图4）。双侧未分隔（阻滞椎）、蝴蝶椎和半位变异构性节段性转位的病人脊柱通常还保持着平衡。

与胸廓发育不良综合征相关的胸廓畸形的自然病程还不是很清楚。一组有着 500 例严重脊柱和肋骨畸形的经验报告总结，凹侧的胸廓起着侧方栓系的作用，更加重了脊柱畸形造成的脊柱生长不平衡。一组 16 例病人的研究报告指出，在五种类型的先天性脊柱畸形中，除一侧椎体骨桥融合、对侧半椎体的病人以外，有融合肋骨的病人一般都有较高的侧凸进展指数。胸廓发育不良的进展会导致胸椎畸形的进展，会在早年间或代偿机制失效后造成明显或难以想象的限制性肺部疾病和呼吸机依赖。

侧弯的部位	先天性畸形的类型					
			半椎体			
	融合椎	楔形椎	单侧	双侧	单侧未分隔骨桥	单侧未分隔骨桥伴对侧半椎体
上胸椎	<1°~1°	*~2°	1°~2°	2°~2.5°	2°~4°	5°~6°
下胸椎	<1°~1°	2°~2°	2°~2.5°	2°~3°	5°~6.5°	6°~7°
胸腰段	<1°~1°	1.5°~2°	2°~3.5°	5°~*	6°~9°	>10°~*
腰椎	<1°~*	<1°~*	<1°~1°	*	>5°~*	*
腰骶段	*	*	<1°~1.5°	*	*	*

■ 无需治疗　　■ 可能需要脊柱融合　　■ 需要特殊融合

* 极小或无弯曲

图4 251 例不同畸形类型和侧弯部位的先天性脊柱侧凸病人恶化的自然史。表中每单元格中左边的数字代表 10 岁以下儿童每年的平均恶化角度，右边的数字代表 10 岁或 10 岁以上儿童每年恶化的角度。(Reproduced with permission from McMaster MJ，Ohtsuka K：The natural history of congenital scoliosis：A study of two hundred and fifty-one patients. J Bone Joint Surg Am 1982；64（8）：1128-1147.)

根据一项儿童疗效数据采集工具（Pediatric Outcomes Data Collection Instrument）评分的研究报告，有先天性脊柱侧凸的患儿与没有骨科疾病的儿童在表演活动、舒适度和自我形象方面都有不同。一项对 26 例先天性脊柱侧凸病人的问卷调查显示，在上肢功能、移动和活动、运动和体育、舒适/疼痛以及总体功能（前面各项评分的平均值）方面先天性脊柱侧凸病人的评分都远低于没有脊柱畸形的病人。但先天性脊柱侧凸病人与特发性脊柱侧凸病人的评分是相似的。

最恰当的治疗方法是要根据具体的畸形类型、不对称性生长的潜在趋势以及脊柱失平衡的程度来综合考虑制订的。轻度畸形、自然病程温和的病人可以不需要治疗，但是对于那些有进展倾向的脊柱畸形病人则应该给予密切的影像学监测直至骨骼发育成熟。同样，手术治疗也不适合于轻度的胸廓发育不良综合征患者，但是在诊断性影像学检查的同时，应该进行肺功能的检查以定量评估存在的胸廓发育不良程度并提示疾病的进展。影像学评估的频度应该根据畸形的类型、部位以及病人年龄对畸形进展的推测。

特殊部位的生长潜能可以通过生长软骨在畸形椎体的哪一侧来估计。侧弯在迅速生长期进展更快，特别是在 2～3 岁和青春期。10 岁以后恶化的增加速率与较早期的表现一致。在这些关键时期每 4～6 个月影像学复查有助于医生发现畸形的进展率并在必要的时候决定手术。

因为先天性畸形伴发的脊柱侧凸是椎体生长不对称造成的，而且比特发性侧凸柔韧度差，所以，支具很少用于主弯的治疗。支具可通过对畸形顶椎邻近的正常椎体的作用治疗一些长的、柔韧度尚好病人以达到脊柱的平衡。偶尔也可用支具治疗代偿弯和继发弯。然而，生长活跃期长期使用支具对胸腔的生长有不良作用，会导致年幼儿童的胸壁畸形加重。

手术治疗

手术治疗的目的是停止不对称的生长、获得脊柱平衡或矫正已存在的畸形。预防性手术可用于阻止侧凸的进展，对可能造成不平衡生长的畸形可使用前和（或）后半侧骨骺阻滞手术。有不少医生倾向于使用更激进的手术方式，特别是对那些还没有骨骼发育成熟的病人。半椎体切除以及前后路截骨/椎体切除伴固定或不固定，可用于一些病人，特别是在胸腰段或腰骶段。这些手术由有经验的医生操作大多是安全的，但应该在期望好的结果的同时充分估计到手术的风险，特别是可以通过保守治疗获得比较满意结果的时候。

所有手术都有影响总体脊柱长度的危险。尽管畸形进展和出现继发弯可进一步降低躯干高度，但手术干预也会限制脊柱生长的潜能。根据脊柱畸形的类型、部位以及柔韧度，是可以通过手术减轻畸形的程度的。然而，增加脊柱长度的矫形手术有增加脊髓损伤的风险。术前 MRI 检查有无椎管内畸形至关重要。如果有神经方面的症状，应该在融合以前明确椎管内的畸形。术中应使用高质量的神经学监测，如体感诱发电位、经颅运动诱发电位和肌电图。

早期原位融合通常适用于有单侧未分隔骨桥的婴幼儿，应同时前后方融合受累的节段。骨骼未发育成熟的病人只融合后方有发生曲轴现象的风险，即由于脊柱前方继续生长从而造成 Cobb 角增加 10°以上。一项研究报告了一组 54 例骨骼未成熟的病人，随访 12 年至骨骼发育成熟，8 例（15%）出现曲轴现象。曲轴现象更多发生于手术时年龄小、曲度大于 50°的病人。术后石膏、支具或很少使用的头环背心（halo 架）可以用来制动那些没有内固定的病人。内固定有时可用于固定那些年龄稍大、曲度不太大且柔软的病人。先天性脊柱畸形患者后方固定造成神经功能障碍（过牵或直接损伤脊髓、神经根）的风险要高于特发性脊柱畸形患者。前路手术由于能够保留节段性血管和避免过撑造成脊柱长度增加，因而可以减少脊髓缺血的发生。

5 岁或更小的完全分隔的半椎体畸形患者，可从前后方行凸侧的半骨骺阻滞融合手术，使凹侧的骨骺继续生长，在防止畸形进一步进展的同时，一部分病人还能够逐渐地自行矫正。术前需要对畸形椎体进行三维扫描以便制订手术策略。矢状面畸形目前被列为半侧骨骺阻滞手术的禁忌证。一项研究报告了 11 例先天性侧凸合并矢状面畸形的病人半骨骺阻滞手术后随访 40 个月，4 例患者矢状面 Cobb 角进展。

前路或后路固定融合或不固定融合的截骨或椎体切除适用于严重僵硬的、固定的骨盆倾斜或失代偿的畸形病人。这些手术神经方面并发症更高。经椎弓根“蛋壳”截骨可用于一些年龄偏大的、有多处畸形和多平面畸形的病人。在截骨水平的上下方放置螺钉或钩，经椎弓根去除椎体内的松质骨并尽可能贴近终板，依靠内固定的力量维持矫形的位置。一项研究报道，应用此项技术治疗的 3 例病人，矢状面平均纠正 38°，冠状面平均纠正 28.7°。这项技术要求术中必须去除。有过度生长的软骨生长板。

半椎体切除的报告在文献中越来越多。半椎体切除的目的是直接纠正脊柱失平衡。理想的情况下，手术能够同时达到矫正畸形和防止不对称生长的目的。半椎体切除应留作高进展风险病人其他传统的方法（如原位融合或半骨骺阻滞和融合技术）治疗无效的情况下的选择。最佳的指征是胸腰段完全分隔的半椎体畸形。切除可经前路、后路或前后路联合，根据内固定的方式而不同。

前后路联合半椎体切除术后矫正的效果良好，而且很少恶化。全脊柱各个节段的原始弯经半椎体切除术后的矫正率估计为 59%~67%，随访至少 24 个月只有很少的丢失。单纯后路的半椎体切除术能够达到相同的矫正效果而且手术显露小，但手术难度更大、风险更高。胸腰段单纯后路一期半椎体切除及固定手术报告的矫正范围在 23°~26°，末次随访时平均丢失 3.7°。半椎体切除术神经损害的风险要高于半骨骺阻滞手术，有时会因为内固定失败或不对称生长进展而再次手术。

腰骶部半椎体切除达到的矫正能力较其他部位低，报告为 10°~12°，恶化率相似。有一项在前后路半椎体切除后固定骨盆的技术，使用缆绳把相邻正常的椎体和髂骨上的螺钉连接起来，可用于固定年幼的骨质疏松的儿童。一项研究报告了 3 例半椎体切除、骨盆固定和双侧后外侧融合的病人在 3 年的随访期内始终维持着良好的矫正。

胸廓成形并开放式胸椎楔形截骨辅以内固定并纵向拉长可以增加胸椎高度、胸廓纵向的高度、宽度与深度，适用于与肋骨融合和先天性脊柱侧凸有关的儿童胸廓发育不良综合征患者。一项研究报告了 21 例先天性脊柱侧凸合并肋骨融合的病人，使用垂直可扩张的钛制假体肋骨进行扩张性胸廓成形术，在 4.2 年的随访时间内，胸椎平均的生长率为每年 8 mm（图 5），凹侧的平均生长率为每年 7.9 mm，凸侧的平均生长率为每年 8.3 mm。之后的一组病例报告，使用垂直可扩张的钛制假体肋骨技术治疗了 27 例合并融合肋骨和先天性脊柱侧凸的胸发育不良且平均每年进展 15°的病人（平均年龄 3.2 岁，0.6~12.5 岁），治疗后末次随访（平均 5.7 年）时，侧凸从 74°降低到 49°，所有病人的肺活量都有

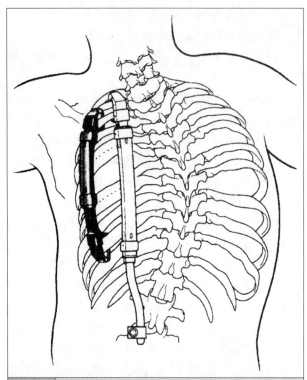

图5　图为垂直可扩张的钛制假体肋骨。先天性脊柱畸形合并融合肋骨的病人行张开式楔形胸廓造口术后植入这套装置。逐渐的矫形促进了胸廓在高度、深度和宽度上的生长。(*Reproduced with permission from Campbell RM, Smith MD, Mayes TC, et al: The effect of opening wedge thoracostomy on thoracic insufficiency syndrome associated with fused ribs and congenital scoliosis. J Bone Joint Surg Am 2004; 86A: 1659 – 1674.*)

了显著增加。尽管采用垂直可扩张的钛制假体肋骨治疗的病人长期的肺功能情况还不是很清楚，但早期结果是令人鼓舞的。

小　结

对先天性脊柱侧凸发病机制和自然史的认识正在逐步提高。基于对它们的新的认识，治疗技术也在不断进步。让先天性脊柱侧凸患儿避免肺功能受损的新技术是这些进步中非常重要的领域。

注释文献

引　言

Erol B, Tracy MR, Dormans JP, et al: Congenital scoliosis and vertebral malformations: Characterization of segmental defects for genetic analysis. *J Pediatr Orthop* 2004; 24: 674-682.

作者对先天性脊柱缺陷的病人进行评估后，根据发育病因学将他们分组。对 84 例椎体分隔异常的患者进行了影像学评估，对 39 例患者进行了基因分析。

Purkiss SB, Driscoll B, Cole WG, Alman B: Idiopathic scoliosis in families of children with congenital scoliosis. *Clin Orthop Relat Res* 2002; 401: 27-31.

作者报告 237 名先天性脊柱侧凸患儿中 49 例 (20.7%) 有脊柱畸形家族史，17.3% 的病人家系中有特发性脊柱侧凸病史。

病史和体格检查

Basu PS, Elsebaie H, Noordeen MH: Congenital spinal deformity: A comprehensive assessment at presentation. *Spine* 2002; 27: 2255-2259.

在一项包含 126 例先天性脊柱畸形的研究中，椎管内畸形的病人有 47 例 (37%)。合并颈椎和胸椎半椎体畸形的脊柱侧凸病人椎管内畸形的发生率要显著高于腰椎椎体畸形的病人 ($P=0.0253$)。4 例病人 (55%) 还合并其他器官的缺陷。这些缺陷在先天性脊柱侧凸患者中更常见 ($P=0.002$)。26% 的病人发现心脏缺陷，21% 的病人发现泌尿生殖系统缺陷。

Belmont PJ Jr, Kuklo TR, Taylor KF, Freedman BA, Prahinski JR, Kruse RW: Intraspinal anomalies associated with isolated congenital hemivertebra: The role of routine magnetic resonance imaging. *J Bone Joint Surg Am* 2004; 86-A: 1704-1710.

76 名研究患者中，29 例存在孤立型半椎体，47 例存在混合型半椎体。总体上，通过病史和体格检查诊断椎管内异常的准确度为 71%，敏感度为 56%，特异度为 76%，阳性预测值为 42%，阴性预测值为 85%。

Campbell RM Jr, Smith MD, Mayes TC, et al: The characteristics of thoracic insufficiency syndrome associated with fused ribs and congenital scoliosis. *J Bone Joint Surg Am* 2003；85-A：399-408.

作者描述了胸廓发育不良综合征的临床和影像学特点、预后以及治疗选择。

非手术治疗

Lerman JA，Sullivan E，Haynes RJ：The Pediatric Outcomes Data Collection Instrument（PODCI）and functional assessment in patients with adolescent or juvenile idiopathic scoliosis and congenital scoliosis or kyphosis. *Spine* 2002；27：2052-2057.

该研究中 47 名先天性脊柱侧凸患者完成了儿童疗效数据采集工具评分。结果与正常儿童进行了比较。先天性脊柱侧凸患者除了快乐一项之外，其他项目都明显低于正常儿童（$P<0.05$）。

Shahcheraghi GH，Hobbi MH：Patterns and progression in congenital scoliosis. *J Pediatr Orthop* 1999；19：766-775.

作者回顾了 13 年间的 60 名先天性脊柱侧凸患者，将畸形分类并且计算进展率。

手术治疗

Campbell RM Jr，Hell-Vocke AK：Growth of the thoracic spine in congenital scoliosis after expansion thoracoplasty. *J Bone Joint Surg Am* 2003；85-A：409-420.

研究结果显示，肋骨融合的先天性脊柱侧凸病人合并半椎体畸形，在半椎体凸侧还同时存在未分隔的骨桥，这类病人如不治疗，畸形将进一步进展。结果提示正常儿童在 5~9 岁之间胸椎每年纵向生长 0.6 cm，而经扩张式胸廓成形术治疗的先天性脊柱侧凸合并融合肋骨的患儿的胸椎每年生长 8 mm。

Campbell RM Jr，Smith MD，Mayes TC，et al：The effect of opening wedge thoracostomy on thoracic insufficiency syndrome associated with fused ribs and congenital scoliosis. *J Bone Joint Surg Am* 2004；86-A：1659-1674.

研究中 27 例融合肋骨造成的半胸廓发育不良

合并先天性脊柱侧凸的病人，使用胸壁撑开器行张开式的楔形胸廓造口术。末次随访结果显示侧凸从术前的 74°降低到 49°。

Cil A，Yazici M，Alanay A，Acaroglu RE，Uzumcugil A，Surat A：The course of sagittal plane abnormality in the patients with congenital scoliosis managed with convex growth arrest. *Spine* 2004；29：547-552.

在一项 38 例病人的研究中，作者发现先天性侧凸病人矢状面上节段性畸形对凸侧生长阻滞的治疗效果没有负面影响。如果冠状弯稳定或改善了，矢状面上的畸形也会稳定。

Deviren V，Berven S，Smith JA，Emami A，Hu SS，Bradford DS：Excision of hemivertebrae in the management of congenital scoliosis involving the thoracic and thoracolumbar spine. *J Bone Joint Surg Br* 2001；83：496-500.

该研究中，10 例病人术前冠状面上的侧凸角度平均为 78.2°（30°~115°），术后冠状面上侧凸角度平均为 33.9°（7°~58°）。结果提示胸椎或胸腰段半椎体畸形造成冠状面或冠状面及矢状面角状畸形的病人，切除半椎体后能获得 59% 的矫正率。冠状面上的失代偿从术前的 35 mm 改善到术后的 11 mm。

Hosalkar HS，Luedtke LM，Drummond DS：New technique in congenital scoliosis involving fixation to the pelvis after hemivertebra excision. *Spine* 2004；29：2581-2587.

文章介绍并评估了一种切除腰骶部半椎体后不用椎弓根螺钉而稳定脊柱的新手术技术，适用于年幼的骨质疏松的先天性脊柱侧凸病人。

Kesling KL，Lonstein JE，Denis F，et al：The crankshaft phenomenon after posterior spinal arthrodesis for congenital scoliosis：A review of 54 patients. *Spine* 2003；28：267-271.

文章讨论了先天性脊柱侧凸病人后路脊柱融合术后曲轴现象的发生率和风险因素。在作者报告的 54 例病人中 Cobb 角增加超过 10°的占 15%，其发生与手术时间早以及侧凸角度大（$>50°$）正相关。

Klemme WR，Polly DW Jr，Orchowski JR：Hemi-vertebral excision for congenital scoliosis in very young children. *J Pediatr Orthop* 2001；21：761-764.

研究报告了 6 例年纪非常小的病人，作者发现单次麻醉下行前后路联合半椎体切除是安全有效的。术后平均矫正率为 67%（53%～84%），末次随访时平均矫正率达 70%（50%～85%）。

Mikles MR，Graziano GP，Hensinger AR：Trans-pedicular eggshell osteotomies for congenital scoliosis using frameless stereotactic guidance. *Spine* 2001；26：2289-2296.

文章报告了 3 个病例，作者发现借助无框架立体定向技术行经椎弓根"蛋壳"截骨术可以矫正矢状面和（或）冠状面的脊柱畸形。

Nakamura H，Matsuda H，Konishi S，Yamano Y：Singlestage excision of hemivertebrae via the posterior approach alone for congenital spine deformity：Follow-up period longer than ten years. *Spine* 2002；27：110-115.

研究评估了单纯后路一期半椎体切除治疗单节段完全分隔的半椎体畸形的治疗效果。胸腰段半椎体畸形的病人，侧凸从 49°±6°改善到22.3°±3.5°，矫正为 54.3%。后凸的矫正率为 67.4%。

Ruf M，Harms J：Posterior hemivertebra resection with transpedicular instrumentation：Early correction in children aged 1 to 6 years. *Spine* 2003；28：2132-2138.

该研究对后路半椎体切除椎弓根螺钉固定治疗的 28 例非常年轻的先天性脊柱侧凸畸形病人进行了评估。主弯 Cobb 角术前平均 45°，术后平均 14°。头侧代偿弯也从 17°改善到 5°，尾端代偿弯则从 17°改善到 5°。后凸从术前的 22°改善到术后的 10°。

Shono Y，Abumi K，Kaneda K：One-stage posterior hemivertebra resection and correction using segmental posterior instrumentation. *Spine* 2001；26：752-757.

研究展示了 12 例由半椎体造成的先天性脊柱侧后凸畸形病人经后路一期半椎体切除椎弓根螺钉矫形固定手术的治疗效果。所有病人手术效果极好。侧凸从术前的平均 49°矫正到 18°（矫正率为 64%）。后凸从术前的 40°矫正到 17°。躯干偏移从 23 mm 改善到 3 mm。

经典文献

McMaster MJ, Ohtsuka K: The natural history of congenital scoliosis: A study of two hundred and fifty-one patients. *J Bone Joint Surg Am* 1982;64:1128-1147.

（韦 峰 译）

第46章 婴幼儿、少年和青少年特发性脊柱侧凸

Behrooz A. Akbarnia，MD Lee S. Segal，MD

引 言

特发性脊柱侧凸基于出现的年龄可以分为婴幼儿、少年和青少年脊柱侧凸。婴幼儿脊柱侧凸是指在3岁以前表现出脊柱弯曲的患者。少年脊柱侧凸是指脊柱弯曲在4～9岁之间出现。青少年特发性脊柱侧凸，是指侧凸弯曲在10岁以后，或直到发育停止才出现。此三种特发性脊柱侧凸，与儿童和青少年生长期具有明显相关性。婴幼儿和青少年时期，脊柱具有生长速度增快的特点，而在少年时期生长速度减慢，侧凸的发生率减低。另外，术语"早发性侧凸"用来反映在5岁前出现的侧凸，"迟发性侧凸"指在5岁以后出现的侧凸。这些年龄组代表了重要的治疗因素，因为在5岁以前出现的严重脊柱畸形，更有可能发展出现心肺功能的异常，例如限制型肺疾病、肺动脉高压或者锥形肺。

婴幼儿和少年特发性脊柱侧凸

对伴有进展性婴幼儿或少年脊柱侧凸儿童的治疗存在困难。用来治疗年龄更大患者脊柱侧凸的标准方式，例如支具或脊柱融合，在治疗年轻儿童时的作用有限，因为这些方式会影响未成熟脊柱、肺和胸廓的生长和功能。在此年龄组中，存在很多脊柱侧凸的发病因素。只有在排除其他所有可能的致畸因素以后，才能够诊断为婴幼儿或少年特发性侧凸。

流行病学

婴幼儿侧凸

在美国，婴幼儿脊柱侧凸在所有特发性脊柱侧凸的病例中所占比例小于1%。虽然少见，但在男性中更多见些，男女比例3∶2。脊柱曲度同样也是左侧主弯更多见（75%～90%的患者）。这些畸形也会伴有其他畸形，如髋臼发育不良、先天性心

脏病和神经发育迟缓。

幸运的是，婴幼儿侧凸患者的预后和少年及青少年侧凸的预后不同。一项研究表明，90%以上的患者可以自我纠正其症状，而无需治疗。然而，表现为右侧胸弯婴幼儿侧凸的女孩预后差，不能出现典型的自发恢复。

已有多种假说来解释婴幼儿脊柱侧凸。子宫内形状，同时伴有挤压畸形，如斜头畸形、斜骨盆畸形、髋关节外展减低或肋骨外形等被认为与婴幼儿脊柱侧凸有关。然而，涉及宫内形状和宫内挤压的假说受到了驳斥，因为出生时未见到侧弯出现。另外一种假说则认为是婴幼儿睡觉时的姿势造成了侧凸出现。据信，长时间的斜位仰卧是导致婴幼儿侧凸的原因。生后压力理论可以解释斜颅和婴幼儿侧凸在其最初6个月生长期高达72%的发病率，而在此期间儿童是不能够独立调整姿势的。无脊柱侧凸的儿童斜颅的发病率是28%。

婴幼儿侧凸的基因，和少年及青少年所记载的相似，受累儿童双亲或同胞兄弟姐妹基因，是对照组30倍之多。一项研究发现，13%伴有曲度进展的男婴神经发育延迟。7%伴有腹股沟疝。据称伴有肌张力低下的婴儿，和正常肌张力儿童相比，不能抵抗畸形。另外，伴有先天性畸形的儿童（包括食道裂孔疝），脊柱侧凸的发病率增加。

尽管一些因素，例如发病年龄、部位、类型和侧弯的程度、伴随的异常、性别和家族史，均作为侧凸进展的前置因素而提出，但最可靠的指征是肋-椎角差异性。

少年脊柱侧凸

少年特发性脊柱侧凸占特发性脊柱侧凸病例的12%～21%。女性少年侧凸比男性更加常见，不同报道大约2∶1到4∶1。然而，在3～6岁之间，男性和女性发生少年性脊柱侧凸的可能性相同。在10岁以后，女性和男性的发病率达8∶1，和青少

年特发性侧凸的发病率类似。

右侧胸弯和双主弯是少年特发性脊柱侧凸的主要类型。少年特发性侧弯畸形进展速度较慢或中等。研究指出，大约70%的脊柱侧凸逐渐进展，并且需要某些形式的治疗。一项研究表明小于25°自发修复达50%，可以不用治疗。尽管自我修复在少年侧凸已有报道，但更常见于婴幼儿特发侧凸。

8%～21%的少年侧凸患儿对非手术治疗不易产生效果。并且和青少年侧凸患者相比，曲度进展延迟。同时，另一些少年侧凸的患儿和青少年侧凸的患儿相比，可能更加需要手术治疗。不像青少年特发性侧凸那样，在此年龄段的儿童脊柱侧凸如果没有治疗，死亡风险明显增加。

结果再次提示，少年脊柱侧凸通常更具进展性，对支具无效，和青少年特发侧凸相比，更倾向手术治疗。

病　史

年幼儿童的脊柱畸形的临床评价必须是完全和系统性的。查体之前必须获得完整的病史。产前母亲的病史，包括所有健康问题、以往妊娠和服药史，都应当进行记录。儿童出生史应当包括受孕的时间长短、分娩的类型（阴道或剖宫产）、出生体重和并发症。

发育史应当包括运动和认知的重大事件。因为认知表现的延迟和曲度进展相关。儿童是否已经达到发育标准，应当给予特别关注。由于髋发育性不良，婴儿侧凸常伴有臀部的表现。然而，不像髋发育性不良的患者，婴儿侧凸在低出生体重的男性较女性更加常见。

体格检查

脊柱畸形在体格检查的过程中可以进行评估，并依据不同的发现排除伴随情况。皮肤、整个脊柱、头颅、骨盆和肢体在初次检查中均应评价。皮肤检查应包括皮肤色斑，例如神经纤维瘤病伴随牛奶咖啡斑或腋窝雀斑，脑脊膜膨出伴随中线斑块毛发，或创伤伴有淤斑。脊柱的检查应当包括脊柱的望诊和触诊。对于婴儿组患者，标准物诊的某些方面更难进行。因此，应当使用不同的技术。幼儿中，Adam前屈试验（用来评价患者胸椎肋骨凸出，或腰椎横突凸出）无法实现，但是可以让儿童

仰卧平躺于检查者的膝上模拟该试验。检查曲曲的柔软性可将儿童侧弯凸侧侧卧于检查者膝上，或者悬吊儿童于双臂。

物诊必须同时包括胸部或肋部的不对称、胸廓活动度和腹壁反射。胸廓活动度受限可能说明具有症状性侧凸和胸廓功能不全综合征。如有腹壁反射异常，应当进行全面的神经系统检查。腹壁反射消失是Arnold-Chiari畸形某些患者中仅有的客观阳性体征。当出现异常时，反射消失通常在凸侧曲度出现。

头颅检查应当充分。斜颅症通常在婴幼儿侧凸患者中发生，并且通常对治疗反应良好。其他影响头部伴随婴幼儿侧凸的情况，包括蝙蝠耳畸形和先天性肌性斜颈。尽管这些情况经常不伴有脊柱侧凸出现，了解其伴随情况很重要。骨盆检查也要进行，以排除骨盆倾斜和髋发育不良，此两种情况均会伴随婴幼儿侧凸。下肢检查，一定要排除下肢长度不等作为侧凸发病原因。当下肢长度不等引发侧凸时，腰椎则向腿长的一侧突出。由于下肢不等长造成功能性侧凸，可通过坐位前曲或在较短侧肢体下方垫鞋垫，而使其纠正。

鉴别诊断

对婴幼儿特发性脊柱侧凸的诊断，主要是根据影像学检查，同时排除所有其他可能病因而确诊。如果出现发育延缓，应排除神经肌肉方面的病因，例如肌张力过低或其他肌肉源性疾病。偶尔，脊柱先天性异常，例如单侧分节障碍，在最初的X线片上没有表现，而直到后来发生骨化才得以发现。其他需要考虑的诊断包括肿瘤或创伤。症状性脊柱侧凸通常伴有其他异常，并且经常需要基因检查。

影像诊断

MRI检查

即使体格检查正常，全脊柱MRI对于中等或进展性婴幼儿脊柱侧凸也是应该使用的。因为脊髓异常的发生率很高，例如Ⅰ型Arnold-Chiari畸形和脊髓空洞。据报道，婴幼儿脊柱侧凸脊髓异常的MRI检查阳性发现率为21%～50%。婴幼儿脊柱侧凸同时Cobb角大于20°推荐进行MRI检查。

有研究发现在少年脊柱侧凸中也可见到脊髓异常。据不同的前瞻性和回顾性临床研究报道，少年

脊柱侧凸中Ⅰ型 Arnold-Chiari 畸形和脊髓空洞症发生率为 15%～26%。这些研究没能确定任何临床参数，可以提示 MRI 检查会出现阳性发现。如同婴幼儿脊柱侧凸一样，在青少年脊柱侧凸 Cobb 角大于 20° 的患者中，MRI 作为常规检查。

放射学评价

怀疑侧凸的患者，需要行全脊柱前后位和侧位（包括颈椎和骨盆）X 线片。对于太小而不能够站立的患者可以进行平卧位检查。颈椎的畸形需要进一步评价，同样腰骶关节、骨盆和髋关节均需仔细检查，以排除先天性异常或髋臼发育不良。

可用 Cobb 角测量侧凸角度，监测侧凸进展。不像少年或青少年脊柱侧凸那样，婴幼儿脊柱侧凸通常可自发纠正。用肋-椎角之差可以预测侧凸进展或纠正情况。肋-椎角之差的测量，通常是胸椎顶椎板垂线和通过相应椎体凹侧和凸侧肋骨中心线角度之差（图 1）。凹侧角减去凸侧角为肋-椎角之差。肋-椎角差小于 20°，预示侧凸可能会自愈（在 85%～90% 的患者）。肋-椎角差大于 20°，通常预示侧凸进展的可能。作为补充方法，肋骨头分期法可以判断婴幼儿脊柱侧凸预后。顶椎凸侧肋骨头在顶椎上的位置是肋骨头分期的依据。1 期相关性是

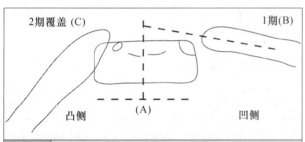

图 1　示意图说明肋-椎角之差的测量，和 1 期、2 期的关系。为了测量肋-椎角度之差，一条虚线平行于顶椎终板，另一虚线穿过椎体中央并与之垂直。另有两条线分别穿过凹侧和凸侧肋骨中心并平分肋骨。肋-椎角之差就是凹侧和凸侧肋骨中心穿行虚线与椎体终板中点垂线的夹角差。（A）1 期与顶椎关系，通常双侧发生，凹侧肋骨头无覆盖；（B）2 期关系是指只在凸侧有肋骨头覆盖。（Adapted with permission from the Mehta MH: The rib-vertebra angle in the early diagnosis between resolving and progressive infantile scoliosis. J Bone Joint Surg Br 1972；54：230-243.）

指肋骨头或颈与顶椎没有重叠，1 期患者，肋-椎角差可以进行计算来预期进展的可能性。2 期相关性，指凸侧肋骨头与顶椎重叠，并且肋-椎角差不必计算，因为侧凸一定会进展。对肋-椎角差和肋骨头分期的最初描述中，肋-椎角差小于 20° 的患者可有 83% 的自愈率，其肋骨头分期均为 1 期。相反，肋-椎角差大于 20° 的患者 84% 会发生进展。

一项有助于评价侧凸进展的决定性的放射检查发现是腰椎侧凸的存在。另外，双弯容易发生进展，需密切随访。

肋-椎角差在其他研究中也用于预测和监测少年侧凸的发作与进展。肋-椎角差大于 10° 是侧凸进展和非手术治疗差的表现。然而，肋-椎角差在少年脊柱侧凸预后判断中尚未得到有效应用。另一项研究标明，顶椎在 T8、T9 或 T10 为预测侧凸进展的可靠因素，需手术治疗。

非手术治疗

婴幼儿和少年脊柱侧凸的治疗，是根据预期或实际脊柱侧凸进展为依据。正如讨论过的，已建立的预后标准，在鉴别侧凸自发解除和进展时是有帮助的。婴幼儿 Cobb 角小于 25°，并且肋-椎角差小于 20°，进展的可能性不大。这些患者需要密切观察，通过每 4～6 个月一次的连续 X 线片进行评估。在侧凸进展大于 10° 时，积极治疗方才开始。如果侧凸消失了，在 1～2 年间对患者进行谨慎随访，直到骨发育成熟来确保在青春期生长高峰不会复发。类似的指导在处理少年侧凸曲度时也要遵从。规律的随访观察，监测曲度进展对于曲度小于 20°～25° 的患者是必要的。

最近一项侧凸自行消失的长期研究结果，表明肋-椎角差使用是有效的，并且证明，在侧凸自行消失的时间或功能改善结果上，物理治疗较石膏床治疗无差异。对于非常可能进展的患儿，是肋-椎角差大于 20°，或者肋椎关系分期为 2 期，以及 Cobb 角度在 20°～35° 之间的患者。这些患者同样在 4～6 个月期间严密观察，如果侧凸角发生进展则开始积极治疗。最初侧凸角大于 25°～30°，或者肋-椎角差大于 10°，少年侧凸的曲度进展可能性更大。

婴幼儿和少年脊柱侧凸的传统非手术治疗方式包括石膏和支具。对于僵硬的侧凸患者，石膏和矫

形支具相比更加有效。治疗开始通常使用躯体塑型石膏，在全麻下完成。石膏每隔 6～12 周更换一次，直到最大限度的矫正完成。继而石膏以 Milwaukee 支具替代，并且全时使用（每天 23 小时）。Milwaukee 支具通常适用于那些柔韧性更好的脊柱侧凸患者。Milwaukee 支具优于胸腰段支具，因为胸腰段支具四周紧固脊柱，使胸廓变形，减低肺功能。另外，在明显的矫正力传递脊柱之前，不成熟的胸廓就已变形。支具通常连续使用至少 2 年，或者使用直到无侧凸进展的证据或潜在可能。当完全矫形在青春期前获得时，在青年期则无再畸形现象。然而，虽然没有完全矫形，但可能发生小范围畸形反复，如果在青春生长高峰侧凸畸形出现进展，可能需要手术矫正。患者需要随访直到骨成熟期。

手术治疗

婴幼儿或青少年脊柱侧凸手术治疗的最终目的是阻止畸形进展，同时让脊柱、肺和胸廓获得最大限度的生长。婴幼儿患者侧凸大于 45°，推荐手术治疗。当前趋势显示作为手术指征的侧凸角度愈发减少。侧凸进展时的患者年龄通常指导手术类型选择。对于少年脊柱侧凸患者，没有明确的手术选择的指导，因为患者的年龄差别大。然而，一般来说，少年脊柱侧凸，对非手术治疗反应欠佳，较青少年特发侧凸可能更需要手术治疗。

确定的脊柱融合

外科技术传统上关注脊柱融合作为阻止畸形进展的主要方法。因为脊柱前方的持续生长对年轻儿童单纯的后路脊柱融合，伴或不伴有内固定，可能会导致曲轴现象的发生。如果单纯后路融合，由于曲轴现象，患者伴有开放的骨盆 Y 形软骨存在和 Risser 征 0 期，极有可能造成侧凸畸形进展。

为了防止在此年龄段曲轴现象的出现，前路融合应结合后路融合。由于脊柱生长速度存在两个高峰期（0～5 岁和 10～15 岁），可以确定，婴幼儿和少年的早期前路和后路融合，会造成预期的躯干高度的丢失。除了对脊柱生长产生不利影响之外，过早融合对胸廓和肺的发育也具有潜在不利影响。这就促进了对其他治疗方法的尝试。近来对于婴幼儿和少年脊柱侧凸的治疗，主要集中在非融合技术。

非融合技术

婴幼儿和少年脊柱侧凸畸形，曾经认为是侧凸的凸侧（生长过快）和凹侧（生长阻滞）生长不对称所致。由于半骺融合术在治疗儿童肢体生长引起的角度畸形中获得成功，类似方法在脊柱手术中推荐，使用凸侧椎体骺软骨清除和顶椎邻近椎间盘切除。尽管 23% 的患者通过此技术表现 Cobb 角度的改善，但 40% 几乎没有任何改善（小于 10° 改变）。最近，对使用或未用 Harriton 棒固定的侧凸骨骺融合术进行了检验。当前推荐意见提示在凸侧骨骺融合时使用内固定，与对照组比较，是一项可行的选择，能够控制畸形进展，但不能逆转畸形。

在特发性侧凸的治疗中，凸侧生长阻滞的概念仍有其支持者。最新的控制曲度进展的尝试，涉及通过微创前路胸腔镜入路椎间 U 形钉固定。类似用于治疗下肢成角畸形的夹子固定，置于侧凸凸侧顶椎。此技术避免了融合，并且脊柱能够继续生长。这一技术治疗早发侧凸的长期随访结果还没有获得，但是此技在未来会成为一种治疗的选择。

使用垂直撑开钛假体肋骨，是另外一种非融合技术，目的是改善胸廓畸形，并改善肺功能。通常用于胸廓功能不全综合征，和伴有肋融合的先天性脊柱侧凸的患者。在治疗婴幼儿和少年特发性脊柱侧凸方面没有相关资料。

后路生长棒技术

此类型治疗的目的，是保留脊柱生长的同时矫正畸形。Harrington 运用此技术治疗脊柱侧凸，并于 1962 年最早报道。非融合入路，是以对连接凹侧畸形上下端椎的椎板钩的棒进行撑开来完成的。接下来，此技术用来固定脊柱融合，改变了现代脊柱侧凸外科的进程，并且继续得到改进。此技术进而由 Moe 进行改进，此后，单侧肌肉下或皮下生长棒，伴或不伴顶椎融合术在过去的 30 年间得到广泛使用。并发症包括内植物相关问题，例如钩脱落、断棒和浅层感染。即使存在并发症，此技术在少儿明显的脊柱畸形治疗特别有用。

当前治疗努力的目标，是在维持畸形矫正和并发症最小化的同时，继续促进脊柱生长。最近的努力，包括可以在肌肉下或皮下使用的双向生长棒技术。

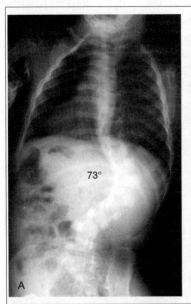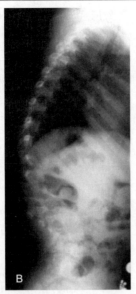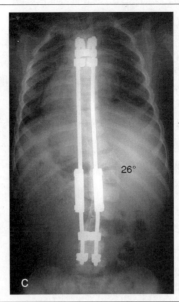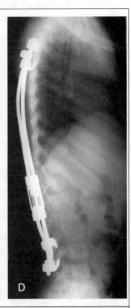

图2　女，20个月，脊柱侧凸前后位X线片（A），自8个月时21°，虽然行矫形器治疗仍于20个月时进展至73°，（B）示20个月时侧位X线。术后前后位（C），侧位（D）显示第一次延长手术之后。侧凸角为26°。

双向生长棒技术

双向生长棒技术，要在侧凸的上下端锚定物置入的部位进行骨膜下切开剥离。在侧凸的上端，钩或螺钉以爪型方式跨越2~3个节段将其抓住。类似的椎弓根螺钉或钩以相同的方式，置于内植物的下端。这些植入物位置称为内植物基础。在基础部安装横连并加载，特别是使用钩的时候。使用局部自体骨或人工骨，在基础部位进行有限的融合。已经预弯塑型的棒分列于脊柱两侧，每侧头端和尾端的棒，在胸腰段再经过一个纵向联接装置连接，上下成为一体。所有病例都需要支具保护，直到坚固融合完成，支具才去除。

在最初置入内固定后，每间隔6个月完成延长步骤（图2）。通过纵向的联接装置使内固定得以延长。在延长脊柱的时候，采用体感诱发电位来监测脊髓功能对矫形的反应。延长手术较频繁的患者（6个月以内或更短），其矫形效果与T1-S1高度的增加，比延长手术不频繁的患者（6个月或更长时间）效果更好。当确认患者已经达到了骨成熟节段，或者已经不再得益于继续延长时，可进行确定的融合或最终融合。最终的融合术中要去除生长棒，并且重新进行固定。

双向生长棒治疗，得到最少2年的随访数据。最初手术的年龄平均5.4岁，患者平均接受了6.6次延长。Cobb角度最初平均82°，最近随访或最终融合后改善到36°。脊柱生长接近正常水平，平均每年1.21 cm。患者在治疗期间，直到最终融合，全脊柱的平均生长为11.8 cm。在此期间随访时出现的并发症包括内植物移位（钩或钉）（2例）、棒断裂（2例）、深层感染（2例）和浅层伤口问题（4例）。曲轴现象和交界性后凸，在进行双向生长棒治疗的患者比单棒治疗患者少见。

有关双向生长棒技术更新的数据，再次支持它的应用价值。一项研究表明，28例患者分为3组：单棒撑开辅以前路和后路顶椎融合（5例），单棒撑开无顶椎融合（16例），和双棒固定无顶椎融合（7例）。在最终融合时，尽管单棒组和双向生长棒组在控制畸形进展和允许脊柱生长方面效果相同，但双向生长棒技术不仅能改善曲度，而且能更好地维持侧凸的最初矫正，减少由于脊柱快速生长所带来的问题。在此组患者中，短节段顶椎融合伴有曲度僵硬、曲轴现象和并发症发生率高。因此，顶椎融合配合单、双生长棒技术，在治疗婴幼儿和少年脊柱侧凸方面仍有其局限性。

讨　论

婴幼儿和少年特发侧凸的治疗，对于小儿脊柱外科来说是最具有挑战性的课题之一。历史资料数据证明，未治疗的侧凸，具有造成严重心肺和骨并发症的潜在风险。保守观察、支具固定、牵引和手术治疗，是当前对于婴幼儿和少年脊柱侧凸的有效治疗选择。手术治疗是针对那些不适合于观察标准或观察失败或不符合支具治疗标准的病例。

尽管当前手术技术可以保证脊柱继续生长和阻止侧凸进展，患者在最后的脊柱融合完成前需要进行多次手术。减少重复手术频率，或去除重复手术需要，通过非融合技术既保留脊柱生长又获得矫形，成为新治疗方法发展的目标之一。未来研究和长期随访有助于达此目的。

未来治疗方法应该是微创的，仍旧保持正常脊柱生长和畸形矫形并存的方式。当前，双生长棒技术，在进展的婴幼儿和早期少年特发侧凸外科治疗中，为术者提供对脊柱正常生长很少限制的、并能维持畸形矫正效果的治疗技术。然而，对于更大的患儿的少年特发性脊柱侧凸，确定性的脊柱融合是可选择的最好治疗方法。治疗此类患者的术者，应当体会到这些技术的可用性和它所可能发生的并发症。术者和患儿家庭应当理解治疗此类复杂畸形当前的治疗技术是需要的也是有效的。

青少年特发性脊柱侧凸

大约半个世纪以前，Cobb 曾说"脊柱侧凸一直是矫形外科中有兴趣的、困难的问题之一。Andre 也许还记得，当时他设计了'矫形外科'这个符号。这是令人兴奋、令人鼓舞的，这可能使那些不得不治疗脊柱侧凸的人们产生混淆，不知道它此后的新趋势是什么"。尽管青少年特发性脊柱侧凸的治疗，从那时以来已经有了很大进步，Cobb 的话在今天仍旧有其道理。

病　因

概念化的脊柱侧凸，应理解为三维上一系列有缺陷的几何性扭曲畸形。一般而言，青少年脊柱侧凸，随着侧凸角诊断标准提高，其患病率在减少。青少年特发性脊柱侧凸≥10°患病率达到 1%～3%。需要治疗的更大角度（大于 30°），患病率减少到 0.15%～0.3%。更小曲度的患者，女性和男性的比例是 1.4：1，然而此比例在角度大于 30°或需要治疗的病例中急剧增加并且超过 5：1。

青少年特发性脊柱侧凸的自然病程依赖于若干因素，包括骨成熟程度、侧弯角度、侧弯部位和侧弯形式。侧弯进展的风险极大取决于青少年还有多少生长时间。在女性，显著的生长发生在月经初潮前 6～12 个月。女性身高生长速度高峰预测其生长停止时间比其骨成熟指标（Risser 征和骨龄）更加可靠。生长速度高峰，在迟发月经患者中能够更好地预测脊柱生长。女性胸椎侧凸在 20°～29° 间（Risser 征 0～1），进展的风险据报道为 68%。并且随着骨成熟（Risser 征 2～4），进展风险减少到 23%。顶椎在 T12 水平以上的胸椎侧凸比腰椎侧凸进展的风险更高。家族史、旋转度数和性别不能预期进展。脊柱生长停止的决定因素，在男性较女性更难预测。X 线片上 Y 形软骨的闭合，在男性预示接近身高和生长的峰值时间。

骨成熟以后，某些因素仍是侧凸角进展的因素，平均每年进展 1°。胸弯大于 50°，胸腰弯和腰弯度大于 30°，都是侧凸进展的高危险因素。

最近有研究，117 例伴有侧凸而未经手术治疗患者的健康和功能。50 年随访显示，和对照组相比，增加的慢性腰背部疼痛为主要表现（分别为 61% 和 35%）。骨成熟的胸椎侧凸，平均 60°的，随访时结果显示为 85°。然而，多数患者（68%）所提及的疼痛为轻微的。活动后呼吸短促的增加，是一种明显的趋势。尽管没有明显的统计学意义。呼吸短促的增加，伴随 Cobb 角度增大（>80°），其侧凸的顶椎均在胸椎。

病　史

特发性脊柱侧凸患者彻底的病史采集和体格检查，对于排除其他原因的侧凸，确定骨成熟程度和剩余生长能力，以及决定是否需要其他诊断性检查或会诊，是十分重要的。获得患者和家族准确病史，常常带来这些焦虑。患者常常因为学校 X 线透视筛查中的阳性发现，或由于腰背疼痛转院而来。严重的腰背疼痛伴随脊柱侧凸，提示有其潜在的原因，应当与疲劳性疼痛相鉴别。评估其严重程度、病程和疼痛特点有助于鉴别。

少年和青少年特发性脊柱侧凸（10 岁前后），很难加以区分，询问其发病的年龄是非常重要的。通常，侧凸的发生在 10 岁之前出现，可能伴有潜在的神经轴异常的表现。侧凸快速的进展，也可以是非特发性侧凸。女性初潮的出现年龄，放射学确

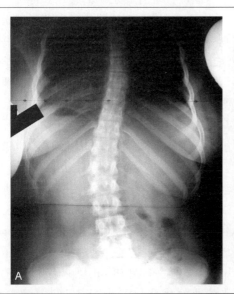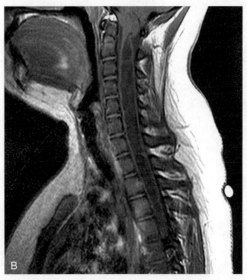

图 3   13 岁女孩脊柱侧凸，**A**，后前位 X 线片。查体发现腘绳肌紧张。**B**，颈椎 MRI 示 Arnold-Chiari 畸形，Ⅰ 型，脊髓空洞症。

定骨龄，身高峰值生长速度，可作为评价剩余生长时间和侧凸进展危险的依据。

体格检查

体格检查必须全面，不能限于只评价脊柱畸形。彻底的神经功能检查包括对步态的评价。患者是否能够用后跟和脚趾触地行走，是否一前一后的行走，能否完成深屈膝或下蹲，或单腿跳的动作。Romberg 试验检验平衡。对四肢运动力量进行评价，同样还有深反射、踝震挛和反射活跃的表现。Charcot Marie Tooth 患者缺少深反射，弓形足畸形，并且侧凸后凸畸形。不对称皮肤腹壁浅反射是脊髓空洞患者的敏感表现。

观察患者直立姿势并且脱去衣服以便观察躯干平衡、肩膀高度、肩胛骨凸出、椎旁肌不对称或凸出以及两胁腹皱褶不对称。髂骨高度的不对称，可以暗示潜在的下肢长度不等，有助于诊断姿势侧凸。应检查背侧中线上的皮肤特征，例如凹陷，或毛发丛可能暗示潜在神经轴异常。青春发育的 Tanner 分期提供额外的信息以判断其尚有的生长时间和侧凸进展的风险。在每次复诊时测身高有助确定增长速度。

大腿或者腓肠肌周径不对称，或单侧高弓足内翻畸形，如同潜在脊髓异常时可在 MRI 上探及一样敏感。在全身查体中应包括关节松弛度和不成比例的解剖肢体长度的检查，以排除 Marfan 综合征或者其他结缔组织病。出现牛奶咖啡斑（和）或腋部雀斑，高度提示神经纤维瘤病。前屈试验，要求患者向前弯腰同时双膝全伸，双掌合拢。脊柱需要从患者后方、前方（来鉴别是否存在高度胸廓旋转不对称）来进行评价，从侧面鉴别是否有明显的矢状后凸位畸形。活动范围和脊柱柔韧性同样可以进行评价。脊柱活动范围受限（由于腘绳肌张紧），并且前屈位躯干向一侧的偏斜，可能说明存在潜在疾病，如脊柱滑脱，或者脊髓异常（图 3）。

鉴别诊断

青少年特发性脊柱侧凸的诊断，需要排除已知原因的非特发性侧凸。应用综合性检查，经常能够排除这些，或者提示需要进行某些进一步的检查。经过当前水平诊断学深思熟虑的筛查，多数侧凸病例仍为特发性（80％的患者），脊柱侧凸研究协会（SRS）将的侧凸的原因列出（表 1）。患者的侧凸可能会继发于诸如肿瘤、感染或峡部裂引起的疼痛。一旦原发病控制，侧凸会解除或停止进展。

诊断性试验

初次检查或用 X 线片筛查时，应取前后位 X

表 1 侧凸的分类
特发性
神经源性
先天性
间质性（Marfan 综合征或其他结缔组织病）
神经纤维瘤病
神经管缺损
代谢性
骨软骨发育不良
混杂原因（肿瘤，感染或创伤）
胸廓来源
功能性

线片，包括胸、腰及骨盆。临床检查发现，下肢长度大于等于 2 cm，应当使用垫片来平衡骨盆，以去除潜在的姿势性侧凸因素。临床发现有下腰痛或矢状面畸形的病人应拍侧位 X 线片。X 线片主要用来检查侧凸类型、程度、部位、躯干的平衡以及骨成熟程度。

侧凸角通过 Cobb 角度来量化。有报告表明，组间和组内测量误差在 5°～10°，预先选择顶椎时测量结果更好，在连续的 X 线片测量中，顶椎选择的前后一致性很重要。骨成熟度，常用髂骨嵴骨骺骨化的 Risser 分期来进行评价。另外 X 线片的标志，包括 Y 形软骨闭合以及大粗隆骨骺的闭合，有助判断骨成熟度。

MRI 对于出现侧凸的脊髓畸形的鉴别，例如 Arnold-Chiari 畸形、脊髓栓系、脊髓纵列、脊髓空洞、脊髓水肿和脊髓内脂肪瘤，是有价值的诊断影像学技术。对于少年脊柱侧凸，MRI 的诊断作用已确立无疑。但是使用 MRI 诊断青少年特发性脊柱侧凸的指征还在改进中。如果能获得合适的层面和方向，MRI 扫描应当从脑干到腰椎。

一些回顾性研究评价了临床和影像学标准或伴随潜在神经轴性异常时的变量。在一项多中心研究中，41 例 Arnold-Chiari Ⅰ 型畸形和（或）脊髓空洞患者中，有典型的放射学表现的侧凸（左侧弯、双胸弯、三胸弯，或者长右侧胸弯顶椎在 T12 以远）的高发生率（51%），并且报道了这些侧凸高或低顶椎和（或）端椎的位置。矢状畸形（特别是没有顶椎的胸椎前凸），高度提示伴有潜在脊髓空洞的存在。对于男性患者，伴有非典型侧凸形式，

应该高度怀疑脊髓空洞的存在。神经轴异常的确认和治疗，可以改善或阻止脊柱畸形的进展。术前鉴别可以降低术中神经并发症的风险，并且必须使用钛金属脊柱内固定，以便于术后影像学检查。

疼痛伴有脊柱畸形的患者可能需要其他诊断性影像学方法，这依赖于临床发现。并且这些病例中常常考虑有肿瘤、感染和峡部裂的可能。骨扫描为敏感的筛查方法，通常在 MRI 或 CT 前使用。

为了解主弯与代偿弯的柔韧性，椎间隙的活动，以及固定节段的选择，术前应摄取 Bending X 线片。Lenke 分型使用 bending 像，来鉴别结构性和非结构性侧凸。仰卧位脊柱侧屈 bending 像已经成为金标准，但是某些其他技术，包括 fulcrum bending 像、牵引和 push-pone 影像已有报道。交点弯曲技术（fulcrum bend）显示最大冠状柔韧性，对于胸椎主弯的判断是最好的。而侧方 bending 像对于上胸弯和胸腰弯是最好的。

非手术治疗

人们应当完全理解疾病的短期和长期自然病史，以保证治疗对自然病程产生正面的影响。许多非手术治疗的形式，包括锻炼、手法和电刺激，和侧凸的自然病史相比，都没有效果。支具是仅有的非手术治疗方法，与自然病程比较，已显示了它的效果。尽管有人质疑其效果，但它仍被广泛应用。在一项非随机前瞻性研究中，支具治疗的成功（进展<5°）病例占 74%，没有支具治疗的占 34%，电刺激治疗的占 33%。

使用支具的目的是阻止侧凸的进展，直至骨发育成熟。支具治疗的指征包括初次检出的 25°～45°、进展超过 20°、患者生长潜力大（Risser 征为 0～2），以及患者具有显著脊柱失代偿。支具治疗的相对禁忌证包括患者胸椎前凸。支具设计必须个体化。在更年轻患者、男性、和治疗前侧凸角大于 40°的患者中失败率高。支具治疗成功是指曲度进展小于 5°。

支具治疗成功的标准包括患者佩戴支具时获得的矫形度数和每日佩戴支具的时间。过去认为部分时间佩戴支具（即每天 16 小时）和全程佩戴效果相同。近期一项荟萃分析（meta-analysis）显示支具佩戴的时间和阻止侧凸进展呈现剂量依赖关系。对于支具治疗的依从，造成对其效果的质疑。近期

一项研究采用皮肤-支具温度测定的方法，分析佩戴支具依从性。作者发现，平均佩戴支具的依从性为65%（范围8%～90%），并且患者高估的依从性达150%。

监测的患者和佩戴支具治疗随访的频率，主要取决于患者的年龄和生长情况。良好的工作团队应包括支具师、护士、物理治疗师和患者家属，对改进患者的依从性和支具治疗的成功至关重要。

手术治疗

骨成熟程度以及侧凸的角度、类型或部位，决定特发性侧凸进展的危险性和自然病史。骨未成熟患者、侧凸角大于40°是手术治疗的指征。因为开放的Y形软骨的存在，暗示曲轴现象的增加，这样的病例手术可能需要后延。骨骼发育成熟的儿童，手术的指征包括胸椎侧凸大于50°，伴有顶椎旋转和平移增加的胸腰段或腰椎侧凸大于40°，双主弯大于50°，以及侧凸造成严重失衡。

尽管侧凸的概念、治疗技术和方法在不断改进，对手术治疗的目的仍有争议。治疗必须获得坚强的骨融合，并且防止侧凸畸形的进展。对关节突切除、去皮质化和植骨，这些确立已久的概念加以注意，才能完成骨融合。保留远端节段的活动性、维持冠状和矢状面上平衡和顺列的调整，以及成功的三维矫形，是手术治疗的其他目的。

分型

对于胸椎青少年特发性侧凸的King-Moe分型，根据冠状面X线片，描述了5个类型。此分型系统在区分特定的侧凸类型（Ⅱ型）方面有部分的发展，因为这一特定类型适用于采用Harrington棒撑开系统，只融合胸椎，从而保留了远端的活动节段。此分型系统对于青少年特发性脊柱侧凸仍是金标准。

King-Moe分型在去旋转和多平面矫形技术使用的时候，就会显示出其局限性。常有报告指出，在King-Moe Ⅱ型实行选择融合术之后，出现冠状面失代偿或不平衡问题。King-Moe分型的其他缺点，包括不能够解释许多在青少年特发性侧凸中的其他类型，以及组间和组内观察的确定性很差。

现在普遍使用的Lenke分型（图4），针对这些问题有了改进与发展。其分型系统的目的在于更加全面，作为治疗的基础，在必要时采用选择性融合，同时也增加了观察者组内、组间的可靠性。此三结合分类系统，包括六个侧凸类型、三个腰椎修正分型和矢状位修正分型。依据侧凸角度，侧屈Bengding像显示的柔韧性和腰弯在骶正中垂线上的偏离度及矢状顺列，为确定融合节段数提供框架性指导。

术前的评估和计划

Lenke分型系统的综合框架结构，再次将注意力聚焦于脊柱运动节段的保留上，并且有助于运用新技术、新方法，例如前路器械矫正与胸椎椎弓根螺钉技术，进行选择性胸椎固定。以往关于端椎固定的选择，矫正力的应用原则主要针对后路节段性固定技术。这些指导原则对前路固定和胸椎椎弓根螺钉而言需要继续发展。

总而言之，患者的评价应当包括其肩部平衡、斜肋部皱褶对称性、椎旁肌不对称或旋转、矢状位外形轮廓。每个弯曲的端椎、中立椎和顶椎，应当从负重后前位X线片上确定。测量主弯、代偿弯或非结构弯应使用Cobb角。这些测量比例有助于决定哪些曲度适合进行选择性融合（>25%），特别是假性双主弯（King-Moe分型Ⅱ型或Lenke Ⅰ型）。Lenke分型鉴别主弯和次要代偿弯，是依靠bending像（<25%）。侧位X线片有助于确定胸椎近端或胸腰结合段是否存在交界性后凸。所有的主弯和次要结构弯，以及矢状位交界性畸形，都是应当进行融合的。对远端固定椎的确定有很大的争议，特别是King-Moe Ⅱ型或Lenke Ⅰ型患者。在是否保留活动节段的决定上相当困难，在选择性胸椎融合中，是接受双弯残留畸形，还是改善双弯畸形矫正伴以长节段融合而牺牲活动节段之间，很难作出决断。

后路固定

椎弓根螺钉固定最初用于治疗腰椎侧凸，和使用钩固定相比，在畸形旋转的矫正、保留活动节段的能力方面，显示了明显的优越性。胸椎椎弓根螺钉用以平移矫正和直接椎体旋转矫正在北美越发流行（图5）。胸椎椎弓根螺钉固定的拥护者指出其具有多项优势。由于其达到脊柱完全三柱固定，因此坚固性显著提高。对于严重僵硬、胸弯大于75°

侧凸类型

类型	近端胸椎	主胸弯	胸腰椎/腰椎	侧凸类型
1	非结构性	结构性（主弯）	非结构性	主胸弯（MT）
2	结构性	结构性（主弯）	非结构性	双胸弯（DT）
3	非结构性	结构性（主弯）	结构性	双主弯（DM）
4	结构性	结构性（主弯）	结构性	三主弯（TM）
5	非结构性	非结构性	结构性（主弯）	胸腰椎/腰椎（TL/L）
6	非结构性	结构性	结构性（主弯）	主胸弯（TL/L-MT）

结构性侧凸标准
（次弯）

近侧胸弯－侧屈 bending 像 Cobb≥+25°
　　　　－T2-T5 后凸≥+20°
主胸弯－侧屈 bending 像 Cobb≥+25°
　　　－T10-L2 后凸≥+20°
胸腰弯/腰弯－bending 像≥+25°
　　　　　－T10-L2 后凸≥+20°

主弯＝最大的 Cobb 测量角度，通常为结构性
次弯＝应用结构性标准评估的所有其他曲度

顶椎位置
（SRS定义）

侧凸	顶椎
胸弯	T2-T11-T12 间盘
胸腰段	T12-L1
腰弯	L1-L2 间盘-L4

腰椎修正	CSVL 和腰椎端椎位置		T5-T12 胸椎矢状外形	
A	CSVL 在两椎弓根之间		－（减小）	<10°
B	CSVL 触及顶椎椎体		N（正常）	10°～40°
C	CSVL 完全位于椎体内侧		＋（增加）	>40°

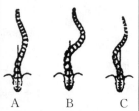

侧凸类型（1~6）＋腰椎修正型（A，B，C）＋胸矢状修正型（－，N，or＋）

图4　青少年特发性脊柱侧凸的 Lenke 分型。SRS＝侧凸研究委员会，CSVL＝骶骨正中垂直线。(*Reproduced with permission from Lenke LG，Betz RR，Harms J，et al：Adolescent idiopathic scoliosis：A new classification to determine extent of spinal arthrodesis*. J Bone Joint Surg Am 2001；83：1169-1181.)

的侧凸，从前主张先进行前路的松解，即在 bending 像上自发纠正大于等于 50°。骨骼发育尚未成熟存在曲轴现象发的病人，以及严重畸形（达 90°）的病人，前路松解，后路固定力可以减少；前路松解也可以减少融合节段。胸椎椎弓根螺钉治疗顶椎旋转，可以减少凸侧胸廓成形术的需要，并且改善脊柱的三维矫形结果。肺功能会通过避免前路手术，或胸廓成形术而得到改善。

对于胸椎椎弓根螺钉固定治疗脊柱畸形的批评，主要集中在由于不准确的置钉，导致潜在神经、血管和内脏损伤的危险。椎弓根细小，方向有变，特别是在侧凸畸形的凹侧，对于置钉技术是很大的挑战，并且需要准确的置入，以避免穿透和潜在并发症。椎弓根外侧穿透，其尖端距离主动脉很近，内侧穿透则使其尖端在椎管内。徒手置钉

技术的安全性在权威的脊柱中心是已被验证的。使用 C 形臂透视和腹直肌肌电图监测，对于 T6-T12 椎弓根钉置入，可以鉴别和降低风险。椎弓根螺钉置入的代价-受益比例（比较钩/钢丝铆），目前还没有被证实。多节段胸椎椎弓根螺钉的花费是标准侧凸固定中钩类内植物的几乎 2 倍。即使对脊柱畸形矫正程度有改善，这种改善与临床临床结果的相关性还不确切。即使对于胸椎椎弓根螺钉固定的花费和安全有担心，这种脊柱畸形矫正的有力技术，对于具有经验的脊柱外科医生提供了许多潜在的优势。长期研究可能会提供关于此技术有效性的答案。

前路固定

适用于主胸弯和胸腰弯病例的前路固定，同后

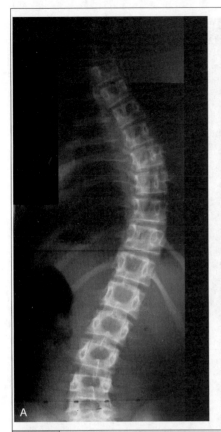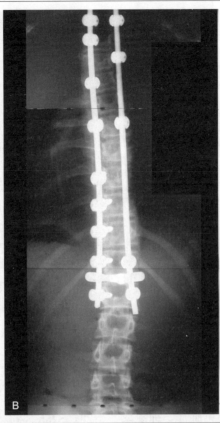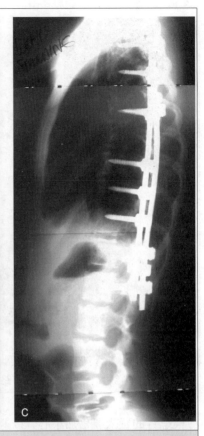

图5　11岁女孩，双胸弯脊柱侧凸；LankeⅡ型。**A**，后前位X线片；**B**和**C**为术后后前位和侧位X线片，显示最下端固定L1椎。

路椎弓根螺钉相比，可以节省2个以上节段（图6）。其融合的节段范围由近至远端依Cobb角测定的端椎而定。其潜在优点包括避免了后部伸肌的损毁，减少了交界性问题的发生，在更少的术后冠状面失代偿情况下有较好的长期矫正效果，以及更好地矫正胸椎后凸变小的问题。同样，前路手术也是骨骼发育未成熟（Y形软骨存在）、存在曲轴现象危险病例的适当选择。前路手术的禁忌，包括显著的术前后凸（＞40°），侧凸大于75°～80°，呼吸功能损害（潮气量＜50%），以及双或三个结构侧凸。过去前路手术内固定的并发症包括棒断裂、近端螺钉拔出、假关节的形成和后凸。这些并发症在使用直径更粗的钛棒，使用结构性植骨和垫片恢复前凸后有改善。近端螺钉稳定性，通过在椎体上1/3偏心置钉，配合使用1～2个垫片和双侧皮质骨锚定而加强。在前路固定中更新的趋势还包括双棒固定的使用。

小切口视频辅助胸腔镜手术的作用，对于单胸弯前路松解和固定仍在不断改进。此技术具有技术性挑战，具有陡峭的学习曲线，但是被认为可以减少胸壁和肺的发病率。侧卧位是传统胸腔镜手术，俯卧位则越来越受欢迎，因为其无需前路松解后再后路固定，减少体位变换。更重要的是，俯卧体位避免潜在的单肺通气问题。最近评价开放和胸腔镜下前路固定的研究证明其矫正率具有可比性。在视频辅助胸腔镜手术组，可见更快恢复肩胛带功能的趋势。

前路胸椎内固定有一个担心的问题就是椎弓根螺钉距离重要结构太近，诸如主动脉。有一项研究用术后CT评价螺钉与椎管和主动脉的关系，结果螺钉有12%导致了主动脉变形，另外14%邻近主动脉。同一中心另一项相关研究，MRI和X线片用来评价胸椎右侧凸与正常人两组之间比较主动脉相对脊柱的变化。在T5-T12，侧凸病人的主动脉比正常人更靠椎体的外后方。在靠近侧凸顶椎区域，此现象更明显，伴有冠状面Cobb角度增加，顶椎椎体旋转增加。这些发现提醒人们，对于在特发性胸侧弯患者而言，前路椎体螺钉或凹侧后路椎

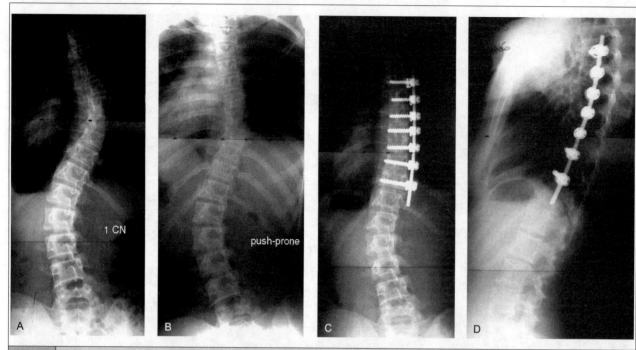

图6　12岁女孩，Lenke ICN型。(**A**) 后前位、(**B**) Push-Prone 位 X 线片。**C** 为术后后前位 X 线片，**D** 为术后侧位 X 线片，显示选择性前路胸椎融合术与内固定术。

弓根螺钉的置入要倍加小心，以避免血管、神经或脏器损伤的风险。

致　谢

Dr. Akbarnia 感谢 Sarah Canale，BS 在稿件准备中给予的协助。

注释文献

Akbarnia BA, Marks DS, Boachie-Adjei O, Thompson AG, Asher MA：Dual growing rod technique for the treatment of progressive early-onset scoliosis：A multicenter study. *Spine* 2005；30 (17S)：S46-S57.

23 例进展性早发性脊柱侧凸患者，使用双生长棒技术治疗的初步结果。此技术保留侧凸矫形，具有允许脊柱继续生长的优点。

Betz RR, Kim J, D'Andrea LP, Mulcahey MJ, Balsara RK, Clements DH：An innovative technique of vertebral body stapling for the treatment of patients with adolescent idiopathic scoliosis：A feasibility, safety, and utility study. *Spine* 2003；28：S255-S265.

在稳定侧凸进展方面，21 例伴有特发性脊柱侧凸的患者使用椎体 U 形钉，以证明其有效性和安全性。

Blakemore LC, Scoles PV, Poe-Kochert C, Thompson GH：Submuscular Isola rod with or without limited apical fusion in the management of severe spinal deformities in young children：Preliminary report. *Spine* 2001；26：2044-2048.

在此研究中，29 例伴有进展侧凸和侧后凸患者，给予肌肉下单棒固定伴以顶椎融合。尽管平衡得到改善，但是脊柱生长却很少，并且在最初手术后其余的畸形没有得到纠正，继而发生分离。

Dobbs MB, Lenke LG, Szymanski DA, et al：Prevalence of neural axis abnormalities in patients with infantile idiopathic scoliosis. *J Bone Joint Surg Am* 2002；84-A：2230-2234.

此研究的作者报道，在婴幼儿特发性侧凸中，神经轴性异常的发生率为 21.7%，和之前所报道的少年特发性侧凸的发病率类似。全脊柱 MRI，对于婴幼儿特发性侧凸曲度大于20°的患者推荐使用。

Thompson GH，Akbarnia BA，Kostial P，et al：Comparison of single and dual growing rod techniques followed through definitive surgery：A preliminary study. *Spine* 2005；30：2039-2044.

在治疗进展侧凸中对比了肌肉下单棒和皮下双生长棒，伴或不伴顶椎融合。显示双棒在维持矫形中更加有效，并且促进生长。作者建议进行生长棒固定，不进行顶椎融合。

特发性侧凸

Lee SM，Suk SI，Chung ER：Direct vertebral rotation：A new technique of three-dimensional deformity correction with segmental pedicle screw fixation in adolescent idiopathic scoliosis. *Spine* 2004；29：343-349.

前瞻性研究比较了直接椎体旋转新技术和单纯转棒。在冠状曲度纠正、最远端固定椎体倾斜和整体矫形方面，直接椎体旋转技术具有统计学显著性差异。

Lenke LG，Betz RR，Harms J，et al：Adolescent idiopathic scoliosis：A new classification to determine extent of spinal arthrodesis. *J Bone Joint Surg Am* 2001；83：1169-1181.

作者基于三元素、六个曲度、三个腰椎修正和矢状胸椎修正，对青少年特发性侧凸进行了综合分型。此新三维分型组间和组内的可靠性，和King-Moe青少年特发侧凸分型相比更加可靠。

Lowe TG，Betz R，Lenke L：Anterior single-rod instrumentation of the thoracic and lumbar spine：Saving levels. *Spine* 2003；28：S208-S216.

此回顾性文章讨论了使用前路单棒内固定治疗由Lenke分型系统中所描述的特殊曲度形式。作者指出，当治疗孤立的胸椎、胸腰段或腰椎侧凸，给予一个或三个远端融合节段可以节省。同样报道，前路单棒预期矫正胸椎后凸减低。

Newton PO，Marks M，Faro F，et al：Use of videoassisted thorascopic surgery to reduce periop-erative morbidity in scoliosis surgery. *Spine* 2003；28：S249-S254.

此回顾病例研究比较了视频辅助胸腔镜和开放行前路内固定治疗青少年特发性侧凸的结果。对围手术期和术后早期的结果进行了比较。作者报道影像学结果此两组是近似的。微创入路减少了胸壁并发症，但是和开放手术比较，学习时间更长。

Ouellet JA，LaPlaza J，Erickson MA，et al：Sagittal plane deformity in the thoracic spine：A clue to the presence of syringomyelia as a cause of scoliosis. *Spine* 2003；28：2147-2151.

作者回顾了93例特发性侧凸，或者伴有脊髓空洞侧凸。作者指出，胸椎顶椎前凸在97%的特发性脊柱侧凸患者中存在，但是在75%伴有脊髓空洞的侧凸患者中不存在。

Spiegel DA，Flynn JM，Stasikelis PJ：Scoliotic curve pattern in patients with Chiari I malformations and/or syringomyelia. *Spine* 2003；28：2139-2146.

作者回顾了41例伴有Ⅰ型Arnold-Chiari畸形和（或）脊髓空洞脊柱侧凸畸形的患者，50%的患者有非典型的曲度，或在正常曲度形式中不正常的表现（顶椎椎体或上/下端椎平移）。其得出结论，MRI应当在男性非典型曲度，或胸椎正常或后凸减小的非典型曲度患者中应用。

Sucato DJ，Duchene C：The position of the aorta relative to the spine：A comparison of patients with and without idiopathic scoliosis. *J Bone Joint Surg Am* 2003；85：1461-1469.

此项伴有青少年特发性侧凸患者的MRI研究，指出和正常人比较，降主动脉侧方和后位置增加。这些发现提示，在右侧胸椎特发性侧凸的患者，需要小心放置前方椎体或凹侧后路椎弓根螺钉，以减少血管、神经或内脏并发症的风险。

Weinstein SL，Dolan LA，Spratt KF，et al：Health and function of patients with untreated idiopathic scoliosis：A 50-year natural history study. *JAMA* 2003；289：559-567.

作者对117例特发性脊柱侧凸患者，未接受手术治疗的50年随访报告。和对照组进行比较，患者更容易出现慢性背痛。平均胸椎曲度在骨成熟时为 60°，随访时为 85°。作者指出，患者有活动后呼吸短促的趋势。

经典文献

Akbarnia BA, Marks DS: Instrumentation with limited arthrodesis for the treatment of progressive early-onset scoliosis. *Spine* 2000;14:181-189.

Cobb JR: Scoliosis: Quo vadis? *J Bone Joint Surg Am* 1958;40:507-510.

Dubousset J, Herring JA, Shufflebarger H: The crank-shaft phenomenon. *J Pediatr Orthop* 1989;9:541-550.

Gupta P, Lenke LG, Bridwell KH: Incidence of neural axis abnormalities in infantile and juvenile patients with spinal deformity: Is a magnetic resonance image screening necessary? *Spine* 1998;23:206-210.

King HA, Moe JH, Bradford DS, et al: The selection of fusion levels in thoracic idiopathic scoliosis. *J Bone Joint Surg Am* 1983;65:1302-1313.

Klemme WR, Denis F, Winter RB, Lonstein JW, Koop SE: Spinal instrumentation without fusion for progressive scoliosis in young children. *J Pediatr Orthop* 1997; 17:734-742.

Lenke LG, Bridwell KH, Baldus C, et al: Preventing decompensation in King type II curves treated with Cotrel-Dubousset instrumentation: Strict guidelines for selective thoracic fusion. *Spine* 1992;17:S274-S281.

Little DG, Song KM, Katz D, et al: Relationship of peak height velocity to other maturity indicators in idiopathic scoliosis in girls. *J Bone Joint Surg Am* 2000;82:685-693.

Lonstein JE, Carlson JM: The prediction of curve progression in untreated idiopathic scoliosis during growth. *J Bone Joint Surg Am* 1984;66:1061-1071.

Luque ER, Cardosa A: Segmental spinal instrumentation in growing children. *Orthop Trans* 1977;1:37.

Mardjetko SM, Hammerberg KW, Lubicky JP, Fister JS: The Luque trolley revisited: Review of nine cases requiring revision. *Spine* 1992;17:582-589.

Marks DS, Iqbal MJ, Thompson AG, Piggott H: Convex spinal epiphysiodesis in the management of progressive infantile idiopathic scoliosis. *Spine* 1996;21:1884-1888.

Mehta MH: The rib-vertebra angle in the early diagnosis between resolving and progressive infantile scoliosis. *J Bone Joint Surg Br* 1972;54:230-243.

Moe JH, Kharrat K, Winter RB, Cummine JL: Harrington instrumentation without fusion plus external orthotic support for the treatment of difficult curvature problems in young children. *Clin Orthop Relat Res* 1984; 185:35-45.

Nachemson AL, Peterson LE: Effectiveness of treatment with a brace in girls who have adolescent idiopathic scoliosis: A prospective, controlled study based on data from The Brace Study of the Scoliosis Research Society. *J Bone Joint Surg Am* 1995;77:815-822.

Rogala EJ, Drummond DS, Gurr J: Scoliosis: Incidence and natural history: A prospective epidemiological study. *J Bone Joint Surg Am* 1978;60:173-176.

Vedantam R, Lenke LG, Bridwell KH, et al: Comparison of push-prone and lateral bending radiographs for predicting postoperative coronal alignment in thoracolumbar and lumbar scoliotic curves. *Spine* 2000;25:76-81.

Weinstein SL, Ponseti IV: Curve progression in idiopathic scoliosis. *J Bone Joint Surg Am* 1983;65:447-455.

Wynne-Davies R: Infantile idiopathic scoliosis: Causative factors, particularly in the first six months of life. *J Bone Joint Surg Br* 1975;57:138-141.

（于　淼　译）

第47章　神经肌肉型脊柱侧凸

Freeman Miller，MD　Kirk W. Dabney，MD

引言

儿童时期神经肌肉系统异常可导致脊柱畸形。神经肌肉系统的病理性异常可表现为多种类型，包括与肌张力和运动控制、肌无力或瘫痪等相关的情况。

儿童肌张力和运动控制障碍最常见的原因是脑瘫。能发展成脊柱畸形最常见的脑瘫类型是那些严重的四肢瘫，患儿不能独立地坐。脊柱畸形相对较少地发生于能够行走的患儿。这些患儿发生的最常见的脊柱畸形是神经肌肉型脊柱侧凸；当然，也可以发生其他很多类型的脊柱畸形。这些不能行走的患儿经常合并多种病症，如癫痫、胃食管反流、营养不良和生长迟滞。

引起肌肉无力的情况（主要是累及肌肉的疾病）包括 Duchenne 肌营养不良和脊髓性肌萎缩。Duchenne 肌营养不良病人的脊柱曲度改变一般开始于青春期，起初为轻度脊柱前凸增加，然后发展为整体的后凸和侧凸伴不同程度的骨盆倾斜。Duchenne 肌营养不良主要的并发症是限制性肺功能障碍，用力肺活量显著下降。用力肺活量应该和脊柱 X 线片一起监测。脊髓性肌萎缩症的患儿呼吸功能也有所下降，但这种情况更主要的是由于无力而非限制性因素。肌病另一需要监测的并发症是心肌和心脏传导的缺陷。

瘫痪综合征包括脊髓损伤，也包括脊髓灰质炎。青春期生长高峰期过后发生的瘫痪引起脊柱畸形的风险非常低。而 8 岁以前发生的高位胸椎和颈椎脊髓损伤，几乎无一例外地会导致脊柱侧凸。瘫痪儿童需要监测的主要并发症是反射亢进和慢性尿路情况，特别是泌尿系感染。

自然病史

神经肌肉型脊柱侧凸的自然史多遵循以下规律，即儿童中期逐渐发展的柔软的侧凸到青春期生长迅速阶段发展为严重的、固定的脊柱侧凸。侧凸经常包括显著的后凸和前凸两种成分，一些患儿则主要是矢状面上的畸形。对矢状面畸形自然病史的研究较少，而且较难预测。脑瘫和 Duchenne 肌营养不良患儿的侧凸进展较为常见。自 8～10 岁起，每个月进展 1°～2°；而在生长最迅速的青春期，每个月可进展 4°以上。一些脑瘫患儿或先天性脑瘫患儿出现脊柱侧凸的时间非常早（8 岁以前），治疗需要在 4～6 岁进行。同样，脊髓性肌萎缩患儿可以发生非常严重的畸形，并且早在 6～8 岁就发展成固定型畸形。几乎所有的瘫痪型侧弯在青春期迅速生长以前都会保持柔软的特性，而且不会严重发展（大于 90°）。神经肌肉型脊柱侧凸在成人期进展的数据很少，但是现有的证据显示如果侧凸超过 30°，生长停止后侧凸仍然会有显著地进展。目前没有成人后凸和前凸进展方面的数据。

治疗

神经肌肉型脊柱侧凸的非手术治疗包括多种支具治疗方法。目前最常使用的是垫衬得很好的胸腰骶支具（TLSO），能够辅助患儿在儿童期坐位。但是支具不会影响畸形的进展率，也不会改变发展成固定畸形的时间。其他的非手术治疗方法，如坐姿调整、物理治疗、电刺激和手法治疗，也都没有任何改变向固定畸形进展的作用。唯一可以改变畸形的方法就是手术矫正和融合。

在儿童期中期（10 岁以前）建议使用软的TLSO 或坐姿调整以保证坐时的舒适。在生长迅速的青春期中期和末期侧凸进展到近 90°或僵硬以前，TLSO 或坐姿调整通常可用于脑瘫的患儿。如果患儿已停止生长或侧凸大于 40°，则建议进行融合手术，因为这些病人的畸形在成人早期缓慢进展的可能性很大。肌无力，特别是 Duchenne 肌萎缩患儿在青春期时应密切监测侧凸的进展和用力肺活量。当侧凸大于 30°～40°或用力肺活量低于 35％时，建议手术矫正。脊髓型肌萎缩的病人当不能耐受 TL-SO 或坐姿调整治疗时，也可以考虑手术矫形。同

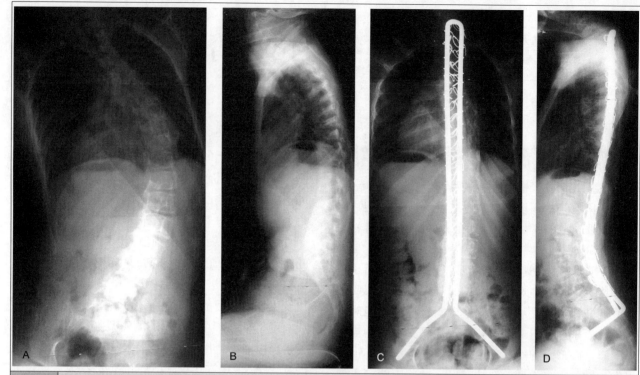

图1　**A**，神经肌肉脊柱侧凸，脑瘫引起通常为长单弯，顶椎在胸腰段，骨盆倾斜。**B**，侧面观察有不同的后凸，并随腰前凸增加而加重。**C**，内固定应注意矫正骨盆倾斜和脊柱顺列，一般都用予弯的棒。**D**，内固定应保证后凸、前凸的矫正。融合应从头端达 T1 或 T2。

样的指征也适用于瘫痪性的侧凸。一般在生长迅速中期侧凸程度更大而且更加僵硬，患者维持坐位非常困难。应该考虑行融合手术。

神经肌肉型脊柱侧凸的手术治疗方法主要是后路固定融合，通常从 T1 固定融合到骶骨，最常用的内固定是 U 形棒及椎板下钢丝（图 1）。个体化预弯 U 形棒和椎板下钢丝加用横向连接是第二个选择。多椎弓根螺钉固定是第三个选择。U 形棒特别适用于有严重骨盆倾斜的病人，但用于显著前凸的病人时则非常困难。除了一些已接近生长末期且没有骨盆倾斜的 Duchenne 肌营养不良患儿以外，其他所有病人都强烈建议固定融合到骨盆以防止晚期发生骨盆倾斜。没有骨盆倾斜的 Duchenne 肌营养不良病人固定融合至 L5 则不会发展为严重的骨盆倾斜。

程度重（通常大于 90°）且明显僵硬的侧凸需要前路松解。有严重后凸和前凸的病人，也建议前路松解及椎间盘切除以使脊柱柔韧。如果使用 U 形棒，则无需担心曲轴现象，所以对于骨骼未发育成熟的儿童，前路松解不是必需的。

手术计划时应该考虑到术中有大量出血的可能，尤其是一些使用抗癫痫药和营养差的脑瘫患儿。有时需要准备 2 个单位的输血。为了达到良好的骨融合，需要大量的异体库存骨，并且需要去除横突表面的皮质骨和筋膜组织。融合对肌肉痉挛和有运动障碍的患儿尤为重要，而对那些作用于内固定的应力较低的 Duchenne 肌营养不良和脊髓性肌萎缩患儿则没有那么重要。

脊髓监测对神经肌肉型脊柱侧凸病人是否有用还不是很清楚。大多数神经病和肌病患儿可以使用监测，但对于严重脑瘫患儿（那些儿童多有严重的痴呆、无行走功能、口运动障碍）无法得到可靠的监测。另外不清楚的还有，对这组病人的监测能够提供多少有用的信息，因为这些病人几乎没有什么运动功能需要保护。取出内固定是不可取的，因为这些病人的死亡风险极高以至于为了保护其实并非很重要的运动功能而第二次手术植入内固定是没有道理的。对于那些有站立或行走功能的患儿，可以行体感诱发电位和运动诱发电位，对监测变化的应对处理与特发性脊柱侧凸相似。

术后护理主要是针对合并症。术后病人转入可给予辅助通气的重症监护病房非常重要。应该早期进食，积极补充营养。如果术后第3～4天胃肠功能仍然不能有效地吸收营养，应考虑使用中心静脉高营养。只要呼吸状态稳定，应该尽早让病人活动。给神经肌肉型脊柱侧凸病人安装的内固定允许病人在没有任何外部石膏和支具的保护下活动。早期活动对呼吸系统和胃肠系统功能恢复非常重要。轮椅应该根据病人术后的形态进行调整以免出现压疮。

并发症

脊柱侧凸病人术后并发症包括需要长时间地辅助呼吸。一些儿童会发生肺炎，一些患儿会因为辅助通气或后路伤口液体渗漏入胸腔而发生血胸。胃炎、胆石症以及胰腺炎等胃肠道情况也时有发生，如果出现长时间的肠梗阻或腹部不适应该考虑有上述情况发生。术后需要积极治疗便秘。伤口感染的发生率为3%～5%，大多数情况下可以通过局部清创治愈而无需取出内固定，长期结果较好。假关节的发生率很低，尤其是在使用U形棒、大量植骨且去除植骨床表面的筋膜和皮质骨的情况下。

效　果

能够行走的脊柱侧凸患儿，脊柱可以被融合到骨盆上而不用担心会丧失行走功能。不能行走的患儿最好能够坐着，照顾这些患儿的人报告这些患儿坐着的时候也是十分舒服的。畸形复发很少发生。急性术后并发症的长期结果很好，很少有迟发性并发症发生。脑瘫患儿接受脊柱融合手术以后的预期生存时间比年龄匹配的正常儿童短，目前尚没有数据证实脊柱畸形对病人的预期生存时间有正面或负面的影响。

小　结

神经肌肉型脊髓侧凸在神经运动型残疾人群中相当常见。手术矫正及融合手术是唯一能够改善畸形的治疗方法。患儿的父母和照顾者都报告，患儿经畸形矫正手术以后生活质量有了显著的提高。

注释文献

自然病史

Chuah SL，Kareem BA，Selvakumar K，Oh KS，Borhan Tan A，Harwant S：The natural history of scoliosis：Curve progression of untreated curves of different aetiology，with early（mean 2 year）follow up in surgically treated curves．*Med J Malaysia* 2001；56（suppl C）：37-40．

一项特发性和神经肌肉型脊柱侧凸的比较研究显示，在融合手术前的2年时间里，青少年特发性脊柱侧凸每年进展7°，而神经肌肉型脊柱侧凸则进展17°。

治　疗

Lipton GE，Letonoff EJ，Dabney KW，Miller F，McCarthy HC：Correction of sagittal plane spinal deformities with unit rod instrumentation in children with cerebral palsy．*J Bone Joint Surg Am* 2003；85-A：2349-2357．

本研究的目的是确定仅有矢状面畸形的脑瘫患儿的手术指征和治疗效果。后路融合及U形棒固定可成功地用于有严重矢状面畸形（＞或＝70°）的脑瘫患者。手术指征包括丧失坐的能力或平衡、腰痛、大小便功能丧失和肠系膜上动脉综合征（药物治疗无效）。

Shoham Y，Meyer S，Katz-Leurer M，Tamar Weiss PL：The influence of seat adjustment and a thoraco-lumbarsacral orthosis on the distribution of body-seat pressure in children with scoliosis and pelvic obliquity．*Disabil Rehabil* 2004；26：21-26．

脊柱侧凸合并对侧骨盆倾斜的患儿佩戴TLSO能够显著降低脊柱弯曲和坐时界面的压力。坐时在骨盆下放楔形垫对压力分布没有明显的作用。所以TLSO在改善坐位方面上优于座位调整。

并发症

Brenn BR，Theroux MC，Dabney KW，Miller F：Clotting parameters and thromboelastography in children with neuromuscular and idiopathic scoliosis undergoing posterior spinal fusion．*Spine* 2004；29：E310-E314．

该研究比较了特发性脊柱侧凸和脑瘫患儿在后路脊柱融合时标准凝血检查和凝血弹性描记法测量之间的差别。结果显示尽管脑瘫患儿和特发性脊柱侧凸患儿术前的凝血功能都正常，但脑瘫患儿在失血超过血容量的 15% 时凝血弹性描记法测量的指标与特发性脊柱侧凸病人有显著的差异。所以，一些脑瘫患儿失血量多可能有生理方面的原因，因此在术前计划时应该预计到这一点。

DiCindio S，Theroux M，Shah S，et al：Multimodality monitoring of transcranial electric motor and somatosensory-evoked potentials during surgical correction of spinal deformity in patients with cerebral palsy and other neuromuscular disorders. *Spine* 2003；28：1851-1855.

此前瞻性研究目的是为了确定神经肌肉型脊柱侧凸患儿经颅运动诱发电位和胫后神经体感诱发电位的可靠性。经颅运动诱发电位和胫后神经体感诱发电位能可靠地监测许多神经肌肉型脊柱侧凸病人。39% 的严重脑瘫和严重精神迟滞没有行走功能的患儿可以监测。因为监测严重脑瘫患儿很难获得可靠的信息，同时也因为需要保护的神经功能很有限，所以对这部分病人实施监测的临床意义有限。

Edler A，Murray DJ，Forbes RB：Blood loss during posterior spinal fusion surgery in patients with neuromuscular disease：Is there an increased risk？ *Paediatr Anaesth* 2003；13：818-822.

此项研究比较了在考虑到病人手术范围（融合的节段）、年龄、体重或术前凝血状态等因素的情况下，神经肌肉型脊柱侧凸和没有神经肌肉疾病的病人大量出血（超过血容量的 50%）的风险。神经肌肉型脊柱侧凸病人在年龄、体重或术前血细胞容积以及血小板数量方面与没有神经肌肉病的病人无显著差异。在融合节段进行统计学控制以后，神经肌肉型脊柱侧凸病人术中出血超过血容量 50% 的风险几乎是其他病人的 7 倍。认识到这点会帮助麻醉师和术者准确地预测和治疗神经肌肉型脊柱侧凸病人的术中出血。

Smucker JD，Miller F：Crankshaft effect after posterior spinal fusion and unit rod instrumentation in children with cerebral palsy. *J Pediatr Orthop* 2001；21：108-112.

50 例病人在行脊柱后路融合手术时都有开放

的三叶形软骨。43 例病人在至少 2 年的随访内没有任何显著的影像学改变。所以，脑瘫所致的神经肌肉型脊髓侧凸病人在骨骼未成熟时行脊柱后路融合单纯 U 形棒固定可以充分地控制曲轴现象的发生。

Tsirikos AI，Chang WN，Dabney KW，Miller F：Comparison of one-stage versus two-stage anteroposterior spinal fusion in pediatric patients with cerebral palsy and neuromuscular scoliosis. *Spine* 2003；28：1300-1305.

与两次手术间隔 1 周相比，一天内连续实施脊柱手术势必导致出血量增加、手术时间延长，并发症发生率明显升高，包括两次围术期的死亡。所以二期的前后路脊柱融合手术更安全、疗效更肯定。

Westerlund LE，Gill SS，Jarosz TS，Abel MF，Blanco JS：Posterior-only unit rod instrumentation and fusion for neuromuscular scoliosis. *Spine* 2001；26：1984-1989.

该研究的结果提示即便是年纪非常小的神经肌肉型脊柱侧凸病人也可以应用单纯后路 U 形棒固定融合手术达到可接受的矫正程度。对大多数病人这种装置的生物力学强度似乎能够预防曲轴现象的发生。

效　果

Jones KB，Sponseller PD，Shindle MK，McCarthy ML：Longitudinal parental perceptions of spinal fusion for neuromuscular spine deformity in patients with totally involved cerebral palsy. *J Pediatr Orthop* 2003；23：143-149.

一项对接受固定融合治疗的脑瘫患儿的看护者的回顾性问卷调查显示治疗效果是满意的，但是存在一定程度的回顾性偏倚。结果显示，在身体机能、缺课、合并症和父母健康等方面术前和术后没有显著性差异。但是在患者疼痛、幸福感、感觉疲乏以及父母满意度等方面在术后 1 年时都有显著的提高。并发症的发生并没有显著影响问卷调查的结果。这项前瞻性的研究证实了以前对脑瘫脊柱畸形融合手术的回顾性研究结果。

Tsirikos AI，Chang WN，Dabney KW，Miller F：Comparison of parents' and caregivers' satisfaction after spinal fusion in children with cerebral palsy. *J Pediatr Orthop* 2004；24：54-58.

一项问卷调查了 190 名病人的父母，评估病人在侧凸矫正固定融合手术后功能的改善情况。另有一项扩大的问卷调查针对 122 名工作在脑瘫患者治疗中心的教育者和治疗师。考虑到脊柱矫形手术带来的益处远远超过手术并发症的风险，大多数父母（95.8%）和看护者（84.3%）都建议手术。

Tsirikos AI，Chang WN，Dabney KW，Miller F，Glutting J：Life expectancy in pediatric patients with cerebral palsy and neuromuscular scoliosis who underwent spinal fusion. *Dev Med Child Neurol* 2003；45：677-682.

该研究的目的是记录 288 例严重痉挛和神经肌肉型脊柱侧凸患儿（女性 154 例，男性 134 例）接受脊柱融合手术（手术时平均年龄 13 岁）的生存率，确定能够明确预测生存时间的暴露变量。术后住在重症监护病房的时间和术前胸椎的过度后凸是唯一影响生存时间的因素。此研究证实了脑瘫患者脊柱融合手术后对低生存预期时间有显著的统计学预测意义；但是，没有未经治疗的脊柱侧凸患者作为对照。

Tsirikos AI，Chang WN，Shah SA，Dabney KW，Miller F：Preserving ambulatory potential in pediatric patients with cerebral palsy who undergo spinal fusion using unit rod instrumentation. *Spine* 2003；28：480-483.

对于能够行走的脑瘫患者，脊柱融合延长至骨盆除了能够极好地矫正畸形外还能够保留行走的功能。这个结果反驳了广为接受的融合至骨盆将使脑瘫患儿丧失行走功能的观点。

经典文献

Dias RC, Miller F, Dabney K, Lipton G, Temple T: Surgical correction of spinal deformity using a unit rod in children with cerebral palsy. *J Pediatr Orthop* 1996;16: 734-740.

Ferguson RL, Hansen MM, Nicholas DA, Allen BL Jr: Same-day versus staged anterior-posterior spinal surgery in a neuromuscular scoliosis population: The evaluation of medical complications. *J Pediatr Orthop* 1996; 16:293-303.

Lipton GE, Miller F, Dabney KW, Altiok H, Bachrach SJ: Factors predicting postoperative complications following spinal fusions in children with cerebral palsy. *J Spinal Disord* 1999;12:197-205.

Madigan RR, Wallace SL: Scoliosis in the institutionalized cerebral palsy population. *Spine* 1981;6:583-590.

Miller A, Temple T, Miller F: Impact of orthoses on the rate of scoliosis progression in children with cerebral palsy. *J Pediatr Orthop* 1996;16:332-335.

Noordeen MH, Lee J, Gibbons CE, Taylor BA, Bentley G: Spinal cord monitoring in operations for neuromuscular scoliosis. *J Bone Joint Surg Br* 1997;79:53-57.

Olafsson Y, Saraste H, Al-Dabbagh Z: Brace treatment in neuromuscular spine deformity. *J Pediatr Orthop* 1999;19:376-379.

Sponseller PD, LaPorte DM, Hungerford MW, Eck K, Bridwell KH, Lenke LG: Deep wound infections after neuromuscular scoliosis surgery: A multicenter study of risk factors and treatment outcomes. *Spine* 2000;25: 2461-2466.

Szoke G, Lipton G, Miller F, Dabney K: Wound infection after spinal fusion in children with cerebral palsy. *J Pediatr Orthop* 1998;18:727-733.

Sussman MD, Little D, Alley RM, McCoig JA: Posterior instrumentation and fusion of the thoracolumbar spine for treatment of neuromuscular scoliosis. *J Pediatr Orthop* 1996;16:304-313.

（韦　峰　译）

第48章 休门病

David A. Spiegel，MD

病因学和流行病学

休门病（Scheuermann's disease）是一种被描述为胸椎或腰胸段过度后凸，伴有顶椎楔形变、终板不规则以及 Schmorl 结节的疾病。病因尚不清楚，但有可能具有易感基因个体受机械力的作用而发病。据报道发病率在 0.4%～10% 之间，但很可能是在 1% 以内。男性多见。

研究者从生物学和力学理论的角度解释休门病组织学和放射学的特点。生物学理论提出椎体前缘的原发损害是遗传性前置因素或激素/代谢异常（青少年骨质疏松症、生长激素缺乏症、维生素 A 缺乏症）的结果。虽然支持激素/代谢异常病因学的证据有限，但有相当多的证据支持遗传在休门病发病中的作用，只是责任基因目前尚未找到。这种病在同卵双胞胎中有报告，以前的研究认为这是一种常染色体显性遗传，很可能是性别依赖的不完全外显。另外的发病原因还有可能是机械负荷作用于不成熟的椎体造成的继发椎体生长受损。

尽管现有的证据无法证实机械作用是原发的病因，但机械力确实在畸形进展中起到重要的作用。未成熟的肌肉骨骼组织受到超出正常范围的力和应力的影响，生长或受到刺激或受到阻碍。胸椎前柱承受压力，后柱承受张力。作用于前柱应力的频度或强度增加会潜在地影响前方椎体的生长，从而导致后凸加重。作用于后柱的张力增加会刺激生长，也就加重了后凸。一些骨骼未发育成熟的病人对支具治疗的反应支持了机械力重要性的理论，这些病人经支具治疗后椎体高度得到了永久性的重塑。

病理标本研究发现终板有软骨内骨化的障碍，但是组织学分析并不能区别这个损害是原发还是继发的。也有研究发现连同终板不规则矿化和骨化的还有细胞外基质中胶原和蛋白多糖的异常。

病史和体格检查

症状和体征一般在青春期前迅速生长期间显现，这时患者多由于后凸逐渐加重带来的美观问题，或者由于腰背痛，或者两者兼而有之而就诊。所有的不适都是钝性的，多在活动后明显。疼痛多位于后凸的顶点，但也会发生于颈胸段或腰椎。尽管疼痛的来源还不是很清楚，但疼痛的潜在来源包括椎间盘、关节突关节（顶椎或邻近活动度更大的节段）或椎旁肌。症状的出现和后凸的程度或畸形的进展并没有相关性。腰痛也可源于合并存在的腰椎滑脱或脊椎崩裂。

脊柱的站立检查可揭示胸椎的过度后凸，胸椎过度后凸有时可同时合并颈椎和（或）腰椎的前凸增加。Adams 前屈试验有助于确定顶椎的位置和同时存在的侧凸畸形。评估柔韧程度可让病人主动地过伸脊柱，也可于病人仰卧时在顶椎下方垫长枕。因为缝匠肌经常处于收缩状态，应该测量股-腘角。需要进行全面的神经系统查体。神经系统异常很少见，多发生于成年人。

鉴别诊断

涉及胸椎过度后凸的情况很广泛。类别包括创伤后、感染后（细菌性、结核性、真菌性）、代谢性（成骨不全症、骨质疏松症）、医源性（椎板切除后、放疗后）、神经肌肉性、肿瘤性和先天/发育性。最后一类的例子包括胶原病（马方综合征）和几种发育不良综合征（神经纤维瘤病、软骨发育不全、黏多糖沉积症）。最容易和休门病混淆的是姿势性后凸。偶尔先天性后凸畸形（分隔障碍）或进行性非感染性前方椎体融合的影像学表现会与休门病的表现相似。姿势性后凸一般是没有症状的，而且其过度后凸能够自主矫正。其畸形是平均分布在整个胸椎上的。进行性非感染性脊柱融合非常少见，受累的一个或多个椎体部分或完全强直。先天性后凸多表现为前方的融合，儿童时期 X 线片的表现包括椎间隙减小伴椎体前缘接近。年长一些的病人会明确表现为前方的融合，后凸会由于前方的栓系作用而进展。

诊断性检查

休门病是根据 X 线平片诊断的，其他的影像学检查有助于鉴别那些病史或体格检查不典型的病人。站立位 X 线侧位片证实胸椎过度后凸伴有顶椎的楔形变，顶椎通常位于 T7-T9。目前广为接受的诊断标准是连续 3 个相邻的椎体前方楔形变超过 5°。使用 T3 上终板和 T12 下终板之间的夹角作为测量后凸的 Cobb 角，儿童胸椎后凸的正常范围是 20°～50°。理想的情况是，同一个病人的随访期间，所有的放射学检查都应用相同的技术、由同一名医师测量，并且有以前的片子做比较。

常见于一些无症状的青少年的放射学表现还包括椎间隙变窄、终板不规则和 Schmorl 结节。这些影像学表现最常见于顶椎，但也可见于其他节段。也应同时拍摄腰骶部的 X 线片以发现有无腰椎滑脱，常规拍摄站立位前后位 X 线片以发现有无同时存在的轻度脊柱侧凸。胸椎过伸位片可用于评估畸形的柔韧程度，特别是在设计治疗方案时。病人仰卧位，在后凸顶点下方放一长枕作为支点。

维持矢状面平衡也是非常重要的，因为在平衡状态肌肉无需或只需做很少的功来维持正常的直立姿势。在站立侧位 X 线片上，经 C7 的铅垂线应该在 S1 椎体后上缘的前后 2 cm 以内。除了原发的胸椎后凸畸形之外，为了维持脊柱矢状面的平衡，颈椎、腰椎和骨盆会发生代偿性的改变。

如果查体发现神经系统异常、症状不典型，或常规治疗没有作用时，可进行其他的诊断性检查，最常用的是 MRI 检查。不典型的症状包括夜间痛、脊柱其他部位疼痛和（或）根性症状。其他先进的影像技术发现的异常表现包括硬膜外囊肿、胸椎管狭窄、胸椎间盘突出以及退变性椎间盘病。

自然史和非手术治疗

可以借助疾病的自然史教育病人及其家属，并且推荐治疗方法。文献中对休门病的自然史有几种不同的观点。尽管一些对休门病患者长期随访的研究提示显著退变和疼痛都非常常见，但通常发生于后凸超过 75°的患者，其他病情者都显示更为良性

的结果。一项对 67 例平均后凸 71°的病人长达 32 年的研究显示休门病患者背痛都很重，躯干的强度与活动度减低，更多从事坐位的工作。然而，在自我意识、自尊、参加娱乐活动或日常活动、受教育程度、镇痛药物使用、因为疼痛缺席工作等方面与对照组没有显著性差异。限制性肺部疾病多发生在顶椎超过 T8、后凸超过 100°的病人中。最近的研究显示观察和治疗（非手术和手术）的病人在功能上没有显著的差异，但是残留角度超过 70°的病人结果不佳。

非手术治疗的方法包括观察、牵拉和力量锻炼或使用支具。观察一般用于没有症状、畸形不进展、畸形角度在可接受范围内的病人。胸背部疼痛虽然能够通过改变活动和锻炼而改善，但后凸角度的减小是不可能的。锻炼应着重过伸运动，加强腹肌和脊柱伸肌力量，牵拉缝匠肌。

进展性的后凸（＞50°～60°）出于美观和（或）疼痛的原因可以使用支具。佩戴支具的目的不仅是阻止畸形进展和（或）缓解疼痛，而且还是有通过恢复椎体高度从而永久改善脊柱顺列的意义。不坚持佩戴支具将无法纠正椎体的楔形变，势必导致回复到治疗前的顺列。

支具成功治疗的前提包括弯曲足够柔软（理想的情况是过伸时小于 40°）、足够的剩余生长时间（矫正椎体楔形变需要至少 18 个月）、有良好机械支撑力的支具和病人良好的依从性。对于程度重的畸形，支具的矫形效果差。大于 75°的后凸就不再建议支具治疗了。

因为支具治疗的成功与否与治疗过程密切相关，一般需要先努力改善弯曲的柔韧性。方法包括序列支具矫正或在开始佩戴支具前先经过一系列的石膏调整。方法是在 Risser 台上做腋下石膏，每隔几周更换直到矫形充分。在欧洲，通常是在 9 个月以上的时间里更换 2～3 次石膏，然后再用支具维持矫形。

支具的选择取决于弯曲顶点的位置。顶椎位于第 8 胸椎或以上的大多数病人需要使用 Milwaukee 支具。当顶椎位于第 8 胸椎以下时，可用腋下的胸腰骶支具。文献中对每天佩戴支具的时间和持续佩戴支具到骨骼发育程度的说法很多。尽管有文献建议每天最少佩戴 16 小时，但大多数文献仍支持每天佩戴 20～22 小时以获得最佳的效果。

对于那些没有症状、也不担心外观问题的病

人，依从性是最值得担心的事情。比如在试图控制僵硬的畸形或当试图通过序列支具矫形增加柔韧性的时候，如果治疗很不舒服，依从性就更差了。

手术治疗

慢性腰背痛非手术治疗无效，以及畸形进展病人无法接受时可考虑手术治疗。尽管有一些医生在后凸超过 60°时就采取融合手术，但大多数医生建议后凸超过 70°～75°时再行手术治疗。手术的目的是减小过度后凸在满足美观的要求的同时维持矢状面的平衡、缓解疼痛。

所有病人都必须行后路固定融合术，只有后凸角度大且僵硬的病人需要前路松解/融合。固定融合必须从上端椎（向凹侧倾斜的最上端的椎体）延伸到第一个前凸的椎间隙的远端。后凸的矫正需要依靠杠杆的力量（图 1），或在截骨后通过连续加压的方法缩短后柱来达到。并发症包括神经损害、大量出血、感染、假关节形成、矢状面失平衡和内固定相关的问题，如内固定失效、断裂或内固定突出、滑囊炎。通过选择正确融合节段，矫正畸形到原始弯度的 50％以下可以避免矢状面失平衡。

总之，休门病手术治疗的效果不一。虽然大多数病人能够显著地改善外观而不发生并发症，但手术干预是否改变了疾病的自然史仍是一个没有解决的问题。需要详细地告知病人有关休门病的自然史、手术目的、并发症以及预期的结果。

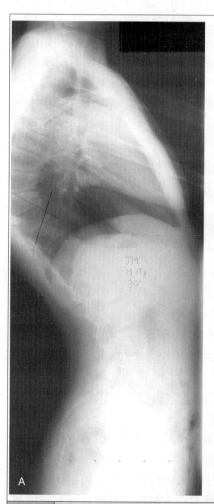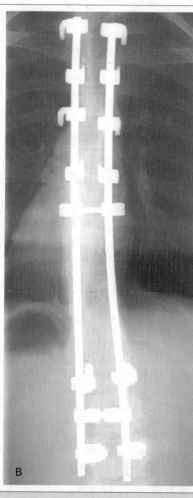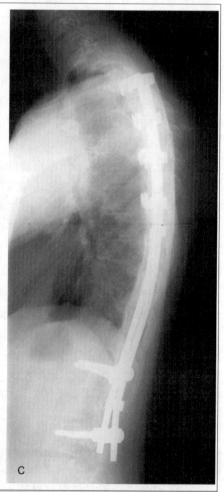

图 1　**A**，一例休门病患者的术前侧位 X 线片。**B** 和 **C**，完成后路固定和融合之后，使用悬臂技术。固定近端用爪形钩，远端用椎根螺钉。矫形在正常后凸上限以内，维持了矢状面平衡。

注释文献

病因学和流行病学

Axenovich TI, Zaidman AM, Zorkoltseva IV, Kalashnikova EV, Borodin PM: Segregation analysis of Scheuermann disease in ninety families from Siberia. *Am J Med Genet* 2001; 100: 275-279.

休门病可能是一种常染色体显性遗传伴性别依赖的不完全外显。

病史和体格检查

Loder RT: The sagittal profile of the cervical and the lumbosacral spine in Scheuermann thoracic kyphosis. *J Spinal Disord* 2001; 14: 226-231.

颈椎前凸和腰椎前凸以及矢状面差异（胸椎后凸见腰椎前凸）相关。颈椎和腰椎的柔韧性与中间的胸椎的僵硬有关。颈椎代偿矢状面差异的增加以维持向前平视。

诊断性检查

Stotts AK, Smith JT, Santora SD, Roach JW, D'Astous JL: Measurement of spinal kyphosis: Implications for the management of Scheuermann's kyphosis. *Spine* 2002; 27: 2143-2146.

观察者内变异的95%可信区间是+/−9.6°，观察者间变异的95%可信区间是+/−8.7°。在确定治疗适应证以及报告治疗结果时应该想到这些变异区间。

自然史和非手术治疗

Riddle EC, Bowen JR, Shah SA, et al: The du-Pont kyphosis brace for the treatment of adolescent Scheuermann kyphosis. *J South Orthop Assoc* 2003; 12: 135-140.

34名青少年病人平均后凸63°（顶椎在T7-T9之间的占50%），使用腋下胸腰骶支具每天固定15小时。22例服从医嘱治疗的患者（64%）中，16例证实没有进展（平均改善9°）。后凸柔软者效果更好。

Soo CL, Noble PC, Esses SI: Scheuermann kyphosis: Long term followup. *Spine J* 2002; 2: 49-56.

63例病人分别采用观察、支具或手术治疗。在14年的随访中，在婚姻状态、教育程度、总体健康、职业以及疼痛水平方面，几种治疗的效果没有差异。但是残留后凸超过70°的患者效果差。

手术治疗

Hosman AJ, de Kleuver M, Anderson PG, et al: Scheuermann kyphosis: The importance of tight hamstrings in the surgical correction. *Spine* 2003; 28: 2252-2259.

缝匠肌挛缩的病人术后矢状面失平衡的风险增高，特别是固定延长至腰椎的病人，因为他们需要腰椎来代偿。

Hosman AJ, Langeloo DD, de Kleuver M, et al: Analysis of the sagitttal plane after surgical management for Scheuermann's disease: A view on overcorrection and the use of an anterior release. *Spine* 2002; 27: 167-175.

33例病人经后路（术前76.6°，随访时55.8°，有1.3°的丢失）或前/后路联合（术前80.8°，随访时52.6°，有1.5°的丢失）治疗的比较。所有病人在疼痛和外观方面都得到了显著的改善。在没有前方骨桥时建议脊柱后路融合（矫正到40°~50°）。

Papageloponlos PJ, Klassen RA, Peterson HA, et al: Surgical treatment of Scheuermann's kyphosis with segmental compression instrumentation. *Clin Orthop Relat Res* 2001; 386: 139-149.

21例青少年和成人病人经后路（术前68.5°，随访时40°，有5.8°丢失）或前后路联合（术前86.3°，随访时46.4°，有4.4°丢失）固定融合手术。外观得到恢复，并发症包括1例围术期死亡（肠系膜上动脉综合征）、棒断裂（2）、结合部后凸（2）和有症状的滑膜炎（3）。11例病人随访时有轻度的疼痛。

Poolman RW, Been HD, Ubags LH: Clinical outcome and radiographic results after operative treatment in Scheuermann's disease. *Eur Spine J*

2002；11：561-569.

一项 23 例病人的前瞻性研究发现前后路融合手术的效果很好。因为局部疼痛而去除固定会导致矫正丢失，即便有坚固的融合骨块。作者质疑了手术治疗休门病的价值。

经典文献

Boseker EH, Moe JH, Winter RB, Koop SE: Determination of "normal" thoracic kyphosis: A roentgenographic study of 121 "normal" children. *J Pediatr Orthop* 2000; 20:796-798.

Bradford DS, Ahmed KB, Moe JH, et al: The surgical management of patients with Scheuermann's disease: A review of twenty-four cases treated by combined anterior and posterior spinal fusion. *J Bone Joint Surg Am* 1980;62:705-712.

Ippolito E, Bellocci M, Montanaro A, Ascani E, Ponseti IV: Juvenile kyphosis: An ultrastructural study. *J Pediatr Orthop* 1985;5:315-322.

Lowe TG, Kasten MD: An analysis of sagittal curves and balance after Cotrel-Dubousset instrumentation for kyphosis secondary to Scheuermann's disease: A review of 32 patients. *Spine* 1994;19:1680-1685.

McKenzie L, Sillence D: Familial Scheuermann disease: A genetic and linkage study. *J Med Genet* 1992;29:41-45.

Murray PM, Weinstein SL, Spratt KF: The natural history and long-term follow-up of Scheuermann's kyphosis. *J Bone Joint Surg Am* 1993;75:236-248.

Sachs B, Bradford D, Winter RB, Lonstein JE, Moe J, Willson S: Scheuermann kyphosis: Followup of Milwaukee-brace treatment. *J Bone Joint Surg Am* 1987; 69:50-57.

Sorenson KH: Scheuermann's juvenile kyphosis: Clinical appearances, radiography, etiology, and prognosis. Copenhagen, Denmark, Munksgaard, 1964.

Sturm PF, Dobson JC, Armstrong GW: The surgical management of Scheuermann's disease. *Spine* 1993;18: 685-691.

（韦 峰 译）

第五部分　未来发展

第49章　促进脊柱融合的生物学方法

Arya Nick Shamie，MD　Jeffrey C. Wang，MD

引　言

脊柱融合术是脊柱所有手术中基本的手术，每年完成的手术例数超过 250 000 台，均以融合为目标。在脊柱内固定器械尚未使用前，脊柱融合术的成功率为 65%～95%。随着坚强内固技术的出现，诸如椎弓根螺钉、颈椎钢板和侧块螺钉等，近期报告的融合率维持在 90% 以上。至今，所报道的最好的融合结果是使用自体髂骨移植。接受髂骨嵴取骨的患者中，15% 出现轻微并发症例如伤口感染，8% 出现诸如骨盆骨折等严重并发症。现在已有自体骨的替代材料问世，可用于施行脊柱融合术，但却很少有脊柱外科医师接受这些材料，其原因在于它们的融合效果不如自体髂骨移植。而由于使用了坚强的内固定器械，同种异体骨移植的融合成功率有望得到很大提升。

已有多种髂骨移植的替代材料应用于脊柱融合术，但其效果尚不肯定。目前，促进脊柱融合的方式主要有两类：一类为电磁刺激，作用方式包括经皮或体内植入；另一类为生物移植材料，它们具有自体骨的一种或多种特性：包括骨传导性、骨诱导性和成骨潜能。任何含有活细胞的产品被定义为移植材料（graft）；而植入物（implant）则不含活细胞成分。本章主要讨论具有生物活性的骨移植物或植入物。

患者自身的生物学影响因素

患者自身具备的生物构成，连同其他因素，共同影响着手术的最终效果。营养水平直接影响伤口的愈合和脊柱的融合。反映机体营养水平的重要指标有血清总蛋白含量和血细胞容积。当其低于正常值时，往往提示伤口愈合不佳。有研究证明严重的维生素 D 缺乏与脊柱融合效果差具有相关性。局部放疗也是影响脊柱融合的一个危险因素。伽马射线和 X 线可致小动脉发生血栓栓塞，影响局部血供，引起局部硬化性坏死，导致局部组织生长停滞。此外，伽马射线和 X 线也可使组织氧自由基水平升高，影响 DNA 的复制，最终抑制了组织的修复和细胞分裂。

高龄也是造成骨不愈合或假关节形成的一个危险因素，其原因可能是高龄患者常合并骨质疏松，内固定不牢靠；加之，高龄患者骨营养状况也较差。影响这些患者骨融合的另一个原因是缺乏内源性骨诱导物。已有研究显示，老年患者骨内含有的内源性骨形态发生蛋白（BMPs）明显减低。BMPs 含量的下降导致老年患者修复愈合能力降低。患有骨质疏松的老年女性，其血液中抗 BMP 抗体的水平要高于同年龄段未患骨质疏松的女性。血液中这种抗体水平的差异，可能会影响到外源性 BMPs 对这类患者的疗效。

为了理解各种增强骨融合制剂的有效性，重要的一点是了解它们在促新骨形成的过程中有三种作用：骨诱导、骨传导和生骨作用，各种制剂发挥自身独特的作用。

生物学属性

骨诱导

骨诱导是指诱导局部多能间充质细胞分化为生骨细胞、形成新生骨的过程。检测骨诱导性的经典方法是将被检测物植入到小鼠下肢，在 21 天时采用放射学的手段，检测新生骨的形成情况。近期，有体外试验通过检测大鼠骨骼肌成肌细胞中碱性磷酸酶和骨钙素的合成情况，来反映成肌细胞对骨诱导蛋白的反应性。

BMPs 是目前唯一获准应用于临床、具有骨诱导作用的蛋白质制品。正常情况下，皮质骨内的 BMP 含量极微，仅占皮质骨重量的 0.001%。但其在骨的正常发生过程中，却发挥着非常重要作用。此外，在发育胚胎内的多种组织中，也检测到 BMP 的存在。BMP 是转化生长因子-β（TGF-β）的超家族成员。在进行性骨化性纤维发育不良患者的 T 淋巴细胞内，也可以检测到 BMP，这或许与这类患者结缔组织中出现异位骨化相关。至今，已至少发现了 15 种 BMP 亚型，其中 BMP-1 无形态发生活性，是一种前胶原酶。

在骨内，不同亚型的 BMP 与非胶原蛋白结合。这些非胶原蛋白包括骨桥素、骨连接素和骨钙素。从骨基质上解离下来的 BMP，仍然与非胶原蛋白相结合，后者在此起到了 BMP 的载体作用。如要将 BMP 从非胶原蛋白上解离下来，则需要极低的 pH 值，而由此 BMP 也将发生变性。非胶原蛋白本身并无骨诱导活性。最早应用于临床的 BMP 来源于人骨（hBMPs）。通过对接受 hBMP 植入的 100 例患者进行超过 20 年的随访，结果发现所有患者均无感染、过敏反应和肿瘤形成等不良反应。

1996 年，利用重组技术，BMP-2 亚型实现了商品化生产。由于 BMP-2 获得了美国食品与药品管理局（FDA）的批准，因而与该因子有关的实验和临床研究也得到了广泛开展。2002 年 7 月，BMP-2 联合金属椎间融合器（cage）用于前路椎体间融合，也获得了 FDA 的批准。有研究报道，联合使用 cage 与 BMP-2 进行椎体间融合，可获得 100% 的融合率。此后，由于 cage 影响融合新生骨的观察，即使使用 CT 有时也很难看到融合骨块，因而，使用 cage 进行椎体间融合渐呈下降趋势。一些术者转而使用异体移植骨或放射线可穿透的植入物（例如聚醚醚酮材质的植入物）进行椎体间融合。联合 BMP-2 与这些椎体间植入物进行椎体间融合，其效果已得到相关研究的肯定。

BMP-2 对后外侧脊柱融合的促进作用尚不确切。有报道称，对该部位的促融合效果欠佳。其中一种解释是，作为 BMP 载体的胶原海绵，在植入该处后，会受到其表面肌肉的挤压。在这种情况下，诱导新生骨仅可见于周边肌肉内，或局部根本无诱导新生骨形成。其原因在于，在压应力的作用下，BMP 从载体上解离下来，进入到血流或周边组织中，被降解或稀释而失去活性。经改良的压力抵抗载体，被认为可以对抗来自侧方的肌肉压力，其效果仍在观察中，或许通过该产品可以改善该部位的脊柱融合效果。

出于人道主义要求，FDA 于 2004 年特批 BMP-7（成骨蛋白-1）用于治疗腰椎后外侧的难治性不融合。BMP-7 结合在相应的载体上，在促进后外侧脊柱融合方面，可取得与髂嵴骨移植相似的结果。

有关重组人生长/分化因子-S（rhGDF-S）的研究正在进行中。这一因子属于 TGF-β 超家族，其促进后外侧脊柱融合的效果正处于临床观察研究中。在实验动物模型的研究中发现，rhGDF-S 在软骨内化骨的过程中可以有效地提高软骨细胞的黏附增殖性。

骨传导

骨传导是指植入材料的生物支架作用，为内源性（来自受体本身）或外源性（来自移植物）多潜能细胞的迁移提供支持，使其可跨越骨表面的间隙。在没有支架结构的协助下，细胞很难跨越骨表面的间隙，导致离断骨间无法融合。临界骨缺损是指在无骨移植物或植入物的协助下，两个离断的骨表面之间，无法愈合的最小间隙。骨传导材料可以减小临界骨缺损，促进骨融合。

不同骨传导材料的密度不同，因而力学性能也有所差异。材料的密度越高（例如皮质骨或陶瓷材料），其提供的结构支撑力就越大。因此，在轴向负荷较大的区域出现缺损（如椎体切除术后），应使用密度高的植入物进行填补。但是，材料密度越高，意味着其被机体吸收和与受体骨组织融合所需要的时间就越长。因此，当脊柱已行后外侧固定、融合后，局部轴向压力即消失。此时，植入材料最好选用多孔的松质骨，以促进材料的吸收和新生骨的形成。

骨传导材料常被用作 BMP 等生物活性蛋白的载体。由于 BMP 本身具有与骨胶原基质相结合的能力，这使得富含胶原的骨传导材料比其他人造载体更适合用作 BMP 的载体。一般认为，BMP 是通过氢键与胶原发生交联的。其理由是，在实验研究中，当减少反应物时，BMP 会从胶原中释出而溶于溶液中。BMP 作用的发挥很大程度上依赖于载体。当 BMP 从载体上解离下来，进入到周围组织或血流中，就会相应地在周边组织中形成异位骨化或被血清中的酶所降解。在重组 BMP（rhBMP）合成之前的 20 多年时间里，提取自异种动物骨组织的自溶性抗原，一直被用作 hBMP 的载体。人们利用这些自溶性抗原与 hBMP 构成的复合物，已经成功治愈了 100 多例脊柱不融合和椎间融合失败的病例，并且没有任何副作用。尽管如此，由于供体骨的来源有限，因此必须发展不同种类的合成性或骨衍生性植入物，以满足脊柱融合术的需要。

生骨作用

移植物的生骨能力取决于其所含有的细胞成分。如果移植物内含有可诱导分化为成骨细胞的多潜能细胞，那么这类骨移植物就具有明确的骨生成活性。尽管移植物的骨传导性和骨诱导性对于局部骨融合非常重要，若没有多潜能细胞，则必将导致骨融合失败。多潜能细胞存在于棘突、椎板和髂嵴等自体骨中。松质骨中的多潜能细胞的含量要高于皮质骨，因此松质骨具有更好的融合特性。来自自体去皮质骨的表面，以及周围血管组织和周细胞群中的间充质多潜能细胞，也可向骨融合部位发生迁移，并在局部发挥生骨作用。

当前，应用最广泛的骨生成移植物是自体髂嵴移植骨。然而，通过开放手术获取髂嵴自体骨，必然会造成患者术后的不适，这促使人们尝试以更小的创伤来获取髂嵴骨髓。有人尝试用中空的 Jamshidi 针，抽取髂嵴的骨髓多潜能细胞。用这种方式所获得的细胞，超过 80% 是红细胞，而多潜能细胞所占的比例不到 5%。为提高多潜能细胞的比例，各种多潜能细胞分离和浓集技术又应运而生。在动物研究中，将浓集的骨髓细胞混合到异体骨或合成的骨传导性材料中，已被证实是具有应用前景的一项技术。现在，这项技术正处于临床随机试验观察中。

骨移植物的种类

已有多种可用于增强或替代自体骨移植的材料问世，但临床效果多不明确。按其来源主要分为两大类：骨衍生物和人工合成材料。骨衍生物可以来源于同种异体，也可取自异种动物（多数为牛或猪）。患者对于这类材料的生物反应具有差异性，同时，这些材料本身的作用效果也存在不稳定性。特别是诸如脱钙骨基质和同种异体骨等骨源性产品，这种不稳定性更加明显。相对而言，人工合成材料的组成则更加稳定。但在骨诱导性方面，这些产品的不稳定性较为突出。从供体死亡开始，到获取的骨组织被进一步处理或放入 -70℃ 冰箱冻存，两者之间的这段时间被定义为生物降解时间。在获取的骨组织未被冻存或处理之前，延长生物降解时间，就意味着内源性 BMP 降解酶进一步降低了骨

组织的骨诱导活性。采用骨冻干法，可以终止 BMP 的降解和保持骨诱导活性。由于供体的年龄、骨内 BMP 原有的含量，以及生物降解时间的不同，而使骨库中的每一批骨，在骨诱导能力方面存在着差异。通常手术采用的同种异体骨，多数骨传导性尚可，但骨诱导性多不强。

基因治疗

基因治疗是将编码某些特定蛋白或细胞因子的基因（DNA）导入到细胞中，使该细胞能够转录相应的信使 RNA（mRNA）。继而通过细胞内的某些环节，最终在核糖体中将 mRNA 翻译成相应的蛋白质（细胞因子）。导入的基因片段多是在实验室中通过逆转录技术而合成的，即将某些蛋白的 mRNA 逆转录为互补 DNA（cDNA）。由于 cDNA 直接由 mRNA 逆转录而来，因而不含非编码片段（内含子），而仅含编码片段（外显子）。

将合成的 cDNA 插入到质粒（质粒是一类存在于细菌和酵母体内、能够进行自我复制的 DNA 分子）中。接着使用限制性酶将构建的 cDNA 质粒复合体切开，然后将切下的限制性片段插入到一种更大的含有启动子的质粒中。启动子序列是 cDNA 导入细胞后，进行细胞内表达所必须的。这样的质粒被称为表达质粒，因为这时它已经可以作为蛋白表达的模板。表达质粒上的启动子一般分两类：持续性（多处于活化状态）和可调控性（在外界刺激的作用下，可处于活化或失活状态）。

表达质粒构建完毕后，需要通过有效的方法将质粒导入到细胞内。载体是提高基因导入效率的有效工具。载体分为病毒性和非病毒性两类。一般最常用的非病毒载体是脂质体，它是一种磷脂液泡。由于细胞膜也主要由磷脂构成，因此脂质体能够整合到细胞膜中。在整合过程中，脂质体携带的内含物就导入到细胞质中。其他非病毒载体还包括基因枪（DNA 连接在某些分子上，并通过氦枪注射到细胞质内）、DNA 结合物（DNA 结合到聚阳离子上，并在后者的协助下结合到细胞膜上）和基因活化基质（可黏附表达质粒的基质）。非病毒载体的基因导入效率明显不及病毒载体。使用非病毒载体将基因导入细胞的过程称为转染；而使用病毒载体进行基因导入的过程称为转导。

最常用的病毒载体是腺病毒，其次为逆转录病

毒和单纯疱疹病毒。rhBMP-2 在腺病毒的协助下，已成功导入到 hamster 鼠卵细胞中，从而实现了 rhBMP-2 的商品化生产。腺病毒基因导入细胞后，以游离状态存在，并不整合到细胞的基因组中。而且，腺病毒对处于分裂象和非分裂象的细胞均可以进行转导。而逆转录病毒仅能转导处于分裂象的细胞。将病毒应用于基因治疗，目的是在体外获得相应的蛋白产物，然后将蛋白产物输入人体发挥其作用。当然，在体内或体外环境中，也可将基因导入到患者的细胞中，并合成目标蛋白质。但是，将病毒导入患者体内，存在病毒感染和无法控制的病毒转导等隐患。而如果能在实验室完成转导过程，那么患者受感染的风险将有所降低，但是这样一来，细胞分泌目标蛋白质的量可能达不到治疗需要。使用逆转录病毒的另一个顾虑是，目标基因可随机插入到宿主细胞的基因组中，理论上讲，可能导致癌基因的表达。尽管如此，已有研究在离体环境中将 rhBMP-2 基因导入到同种异体骨髓细胞中，继而植入到脊柱后外侧，并发现局部有新生骨形成。

将一段 DNA 序列导入细胞内后，细胞将受到操控而合成治疗性的蛋白质。过去十余年基因治疗的研究，主要针对因特定基因缺失而引起的特异性疾病。而有关系统性疾病的研究还远远不足，因而将基因治疗应用于系统性疾病的临床治疗尚不现实。但在实验室研究中，将局部基因治疗用于促进脊柱融合，的确取得了良好的效果。

BMP 是一种有效的骨诱导剂。它在骨组织的含量极微，而最近采用人工重组的方法也成功地合成了 BMP。无论是从骨组织中提取 BMP，还是采用重组技术合成 BMP，只有提高产能，大量生产才能够满足促进脊柱融合的需要。同时，关于骨提取 BMP 可能引起局部感染的问题，也受到了人们的关注。尽管经过十多年的临床随访，并未发现 hBMP 可引起感染和免疫反应。但从理论上讲，hBMP 引起朊粒或病毒传染的可能性还是存在的。如果使用重组 BMP，虽不再会引起传染性疾病，但由此可能导致一小部分患者出现免疫反应。在患者反复接受 rhBMP 时，免疫反应是否增强，现在还不得而知。现有的基因工程技术，可以实现对提取或重组的 BMP 进行适当的结构调整。利用这一技术，可以提高 BMP 的作用效力，从而减少了用量。基因导入在体内或体外均可完成。以体外导入为例，首先将 BMP 导入到自体细胞或同种异体细

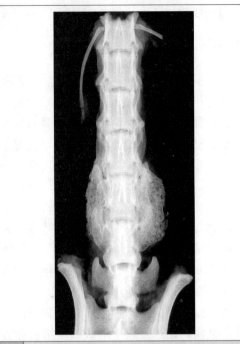

图1　大鼠腰椎正位片：植入可合成 BMP-2 的骨髓细胞 4 周后，可看到横突间已完全融合；触诊融合骨块非常坚硬。

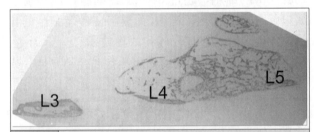

图2　脊柱融合术后 4 周（局部植入经转导、可合成 BMP-2 的骨髓细胞）的组织切片，图像显示在 L4 与 L5 横突之间形成了小梁骨连接。

胞中，经鉴定基因成功导入后，就可以在融合部位进行植入了。

在基因工程研究中，可以利用体外导入的方法，通过病毒载体，将 rhBMP-2 的 cDNA 导入到细胞中。在动物研究水平，已实现了将携带 rhBMP-2 DNA 的腺病毒载体导入到大鼠异体骨髓细胞中。将这些细胞植入到脊柱后外侧后，细胞开始分泌 BMP-2。与自体骨移植和 rhBMP-2 植入（同时植入骨髓细胞）相比，导入 rhBMP-2 DNA 的骨髓细胞具有更强的生骨作用。通过放射学检查和组织学评价（图1、图2），认为局部融合牢靠。这些实验结果，为该项技术将来应用于临床脊柱的融合治疗提供了切实依据。

干细胞治疗

干细胞是新生骨形成的关键成分，它决定了移植骨和植入材料的成骨能力。骨传导、骨诱导和生骨作用都参与了骨形成的过程。如果移植骨或宿主植入部位缺乏活细胞，骨形成过程则无法完成。干细胞的一个重要来源是宿主的间充质干细胞，这些细胞可以从去皮质的骨髓中迁移至融合部位。

间充质干细胞对生长因子和骨诱导蛋白具有极强的反应性。间充质干细胞是一类静息干细胞，能够分化为肌肉、韧带、骨、软骨等多种结缔组织与骨组织。这些细胞在不同生长因子的作用下增殖分化，形成组织工程学修复的理想材料。其来源丰富，富含于骨髓基质、肌肉组织和诸如脑、肾脏、膀胱等一些软组织器官中。间充质干细胞可通过骨髓穿刺而获得。多项正在进行的临床研究证实，将穿刺获取的骨髓组织与骨诱导材料同时使用，可以明显提高脊柱融合率。在骨诱导材料的作用下，肌袋血管周细胞也可以分化生成骨组织。间充质干细胞植入也已被应用于临床治疗婴儿骨形成缺陷。

由于供体有限，无法分离出足够的分化完全的细胞（例如成骨细胞和成软骨细胞）。而且，过度分离这些细胞，也会造成供体局部明显的缺损。因此，理论上讲，组织工程学是组织缺损替代和实现骨融合的理想方法。干细胞诱导分化在体外和体内均可实现。自体细胞可在体外扩增并定向诱导分化，继而再植回患者体内。

发展趋势

脊柱外科的发展日新月异。最近，脊柱关节成形术的手术器械已获得 FDA 的批准，这使得保留椎间活动度的手术比脊柱融合术更受青睐。但有研究显示，如果严格把握椎间关节成形术的手术指征，那么需要接受脊柱手术的患者中，仅 5％～10％适合行椎间关节成形术。这类患者目前主要接受的是椎间盘切除，而不进行融合。脊柱关节成形术植入物内含有骨诱导蛋白，可以促进这些植入物与接触的骨表面相互融合。脊柱关节成形术后的翻修手术，可能也需要此类生物材料，来填充器械植入时造成的巨大骨缺损。

尽管当前基因工程技术主要关注于可合成的骨诱导蛋白，但一些仅在细胞内可上调表达的骨诱导蛋白，或许将来会被基因工程界所关注。类似的一种骨诱导蛋白被称为 LIM 矿化蛋白-1（LMP-1），其经体外转导进入异体骨髓细胞，并植入到大鼠脊柱的后外侧部，可明显促进植入部位的融合。

在大鼠模型上进行体内基因治疗的策略也已有报道。该实验将含有 rhBMP-9 的腺病毒载体直接注射到大鼠脊柱的后外侧的肌肉内，结果形成了坚固的椎间融合。这一技术采用了不同以往的基因治疗策略和重组 BMP 亚型。

尽管 rhBMP-2 和 rhBMP-7 在促进动物脊柱融合方面均取得了良好的效果，但在临床应用中，应采取何种载体来运载这些蛋白质，目前尚无定论。通常是采用胶原海绵作为 rhBMP-2 的载体，但这一载体无法抵抗来自肌肉的挤压力。尽管在植入前，BMP 可以吸附于该载体的胶原上。但当其被植入到脊柱后外侧后，在周围肌肉的挤压作用下，BMP 从胶原海绵中解离，进入到周围的肌肉中，最终导致脊柱的不融合或异位骨化。对于腰椎后外侧融合而言，正在接受临床实验观察的几种新型载体可能更加适用。BMP 的理想载体应具有以下特征：具有可时控释放蛋白、可被新生骨所吸收、无免疫排斥性、塑形性强，以及不影响 BMP 蛋白的功能。

随着诊断工具的不断发展，现在那些因基因或表型缺陷而导致退变性疾病严重，需要接受脊柱融合术的患者，或许在不久的将来，就可以获得早期诊断。到那时，对此类患者，或将给予预防性的基因或手术治疗，以避免病情的进一步进展。

注释文献

生物学属性

Muschler GF, Nitto H, Matsukura Y, et al: Spine fusion using cell matrix composites enriched in bone marrowderived cells. *Clin Orthop Relat Res* 2003；407：102-118.

本文比较了骨基质和骨基质、骨髓血凝块混合物对脊柱融合的促进作用。在动物模型上，采用骨融合评分、定量 CT 和生物力学的方法进行评定，发现骨基质添加骨髓血凝块后，可以明显提高脊柱的融合率。

Takikawa S，Bauer TW，Kambic H，Togawa D：Comparative evaluation of the osteoinductivity of two formulations of human demineralized bone matrix. *J Biomed Mater Res A* 2003；65：37-42.

采用无胸腺小鼠肌袋生物测定实验，对不同方法制备的骨移植产品进行了比较，发现不同脱钙骨基质之间存在较大的差异。

骨移植物的种类

Boden SD：Overview of the biology of lumbar spine fusion and principles for selecting a bone graft substitute. *Spine* 2002；27（16 suppl 1）S26-S31.

这篇综述文献对不同类型的骨移植物进行了讨论。文章着重对促进脊柱融合的自体髂嵴骨移植替代材料的发现过程进行了回顾。

Sandhu HS：Bone morphogenetic proteins and spinal surgery. *Spine* 2003；28（suppl 15）：S64-S73.

文中对 BMP 在脊柱融合术中的作用进行了讨论。并对 rBMPs 促进脊柱融合的临床前试验结果进行了讨论。

Vaccaro AR，Chiba K，Heller JG，et al：Bone grafting alternatives in spinal surgery. *Spine J* 2002；2：206-215.

本文对自体骨移植的替代材料特别是 BMPs 进行了讨论。并对每种替代材料的临床和动物研究进行了回顾。

基因治疗

Dumont RJ，Dayoub H，Li JZ，et al：Ex vivo bone morphogenetic protein-9 gene therapy using human mesenchymal stem cells induces spinal fusion in rodents. *Neurosurgery* 2002；51：1239-1244.

将带有细胞巨化病毒启动子的 BMP-9 基因，插入到复制缺陷的重组 5 型腺病毒内，再将构建的重组腺病毒导入到人间充质干细胞中。在动物模型中，植入这样的间充质干细胞可以形成巨大的异位骨化，从而达到脊柱融合的目的。

Laurent JJ，Webb KM，Beres EJ，et al：The use of bone morphogenetic protein-6 gene therapy for percutaneous spinal fusion in rabbits. *J Neurosurg Spine* 2004；1：90-94.

采用经皮穿刺的方法，向啮齿动物模型体内植入含有 BMP-6 基因的腺病毒载体，可以诱导新生骨形成。该研究为实验性的脊柱融合基因治疗提供了经典的方法模式。

Pola E，Gao W，Zhou Y，et al：Efficient bone formation by gene transfer of human LIM mineralization protein-3. *Gene Ther* 2004；11：683-693.

人 LMP-3 以剂量依赖的方式诱导骨的矿化和间充质干细胞中骨特异性基因和 BMP-2 的表达。有关人 LMP-3 促进异位骨化形成的体外试验和动物试验都在本文中得以讨论。

Viggeswarapu M，Boden SD，Liu Y，et al：Adenoviral delivery of LIM mineralization protein-1 induces newbone formation in vitro and in vivo. *J Bone Joint Surg Am* 2001；83-A：364-376.

作者成功完成了 LMP-1（BMP 的经典上调基因）的基因转移，并将其应用于兔模型上，实现了脊柱融合。在文中，作者还就该技术的临床可行性进行了理论分析。

Wang JC，Kanim LE，Yoo S，Campbell PA，Berk AJ，Lieberman JR：Effect of regional gene therapy with bone morphogenetic protein-2-producing bone marrow cells on spinal fusion in rats. *J Bone Joint Surg Am* 2003；85-A：905-911.

将经体外基因转导的骨髓细胞植入到大鼠脊柱的后外侧，局部可形成坚固的融合骨块。对组织切片进行分析发现，可合成 BMP-2 的自体骨髓细胞形成的融合骨块，其密度明显高于植入 rhBMP-2 蛋白后形成的融合骨块。

发展趋势

Huang RC，Girardi FP，Lim MR，Cammisa FR Jr：Advantages and disadvantages of nonfusion technology in spine surgery. *Orthop Clin North Am* 2005；36：263-269.

本文介绍了当前脊柱外科非融合技术的一些优点和潜在风险。

经典文献

Boden SD, Schimandle JH, Hutton WC: The use of an osteoinductive growth factor for lumbar spinal fusion: Part II. Study of dose, carrier, and species. *Spine* 1995;20: 2633-2644.

Lovell TP, Dawson EG, Nilsson OS, Urist MR: Augmentation of spinal fusion with bone morphogenetic protein in dogs. *Clin Orthop Relat Res* 1989;243:266-274.

Urist MR: Bone: Formation by autoinduction. *Science* 1965;150:893-899.

Urist MR, Budy AM, McLean FC: Endosteal-bone formation in estrogen-treated mice. *J. Bone Joint Surg Am* 1950;32:143-162.

Wang EA, Rosen V, D'Alessandro JS, et al: Recombinant human bone morphogenetic protein induces bone formation. *Proc Natl Acad Sci USA* 1990;87:2220-2224.

（兰　杰　译）

第50章　椎间盘的修复

Eric A. Levicoff，MD　　James W. Larson Ⅲ，MD　　Lars G. Gilbertson，PhD　　James D. Kang，MD

引　言

腰背痛是常见症状，它给个人以及整个社会和经济的发展都带来了很多问题。多数慢性腰背痛是由脊柱病变所造成，尤以椎间盘退变最为常见，而后者可见于多种脊柱疾患，包括椎间盘突出、椎管狭窄、脊柱不稳定、神经根病、脊髓病和椎间骨关节病。当前治疗腰背痛的方法主要包括卧床休息、服用非甾体类抗炎药、椎间盘切除和椎间融合。但这些治疗措施的疗效有限。由于这些措施主要针对患者的症状，因而多数效果并不肯定，并不能使患者脊柱的功能恢复到患病前的水平。

近年来，生物工程学的发展和对椎间盘退变过程认识的深入，推动了腰背痛经典治疗方法的发展，使保留不同退变阶段椎间盘的想法成为了可能。现已明确了数个特定基因，它们可以显著影响椎间盘基质的合成和分解代谢，有望成为科学家研究的靶点，以调节合成和分解代谢之间的平衡。与此同时，许多医生也致力于探求脊柱退变过程中局部应力变化的情况，以及这些变化与生物学改变之间的相互关系。深入认识早期与晚期椎间盘退变过程中所产生的异常应力改变，使得人们能够更好地保持椎间盘的生物力学特性，避免应力改变对椎间盘退变造成的不利影响。由此，在过去的数年间，人们对椎间盘的机械修复和生物修复给予了大量的关注。而早期的研究结果也肯定了椎间盘修复的作用，并为椎间盘疾病新的治疗方法提供了理论基础。

级联退变过程

椎间盘退变是一个多因素参与的过程，涉及力学、遗传学和生物学因素。尽管人们对椎间盘退变过程中所发生的结构和功能改变已有了一定的认识，但是对于退变的病理生理过程尚有待更进一步的研究。正常的椎间盘由胶样的髓核组织和其周边坚韧的纤维环组织所构成。这两个性质相异的结构

在生物力学和生物学水平上相互作用，从而确保椎间盘可以完成诸如屈曲运动、负荷分流和震荡吸收等功能。这些功能的完成依赖于椎间盘组织对水分能够正常地吸收和排出。当椎间盘内固有水分减少时，椎间盘的正常功能就必然受到影响。

椎间盘可以保留水分，这与椎间盘软骨样细胞所分泌的细胞外基质（extracellular matrix，ECM）有关。软骨样细胞位于正常的髓核组织内，能分泌Ⅱ型胶原和蛋白多糖。Ⅱ型胶原构成髓核基质的网架，为蛋白多糖提供锚定部位（图1）。而后者因含有众多携带负电荷的黏多糖侧链，而成为吸引和保留水分的主要成分。这样的结构组成与关节软骨相似，因而也可以在不同压应力的作用下改变自身水分含量，从而起到分散应力的作用。在椎间盘退变的过程中，髓核内蛋白多糖和水分丢失。而蛋白多糖和水分的丢失被认为可导致椎间盘高度丢失、MRI T2加权像信号降低（"黑间盘"现象）、脊柱周边结构负荷增加等退变相关的临床征象。椎间盘应力的异常变化将导致纤维环爆裂或撕裂、正常髓核基质丢失、髓核突出，还会导致椎体发生相关的病理改变，如软骨下硬化、终板骨化、

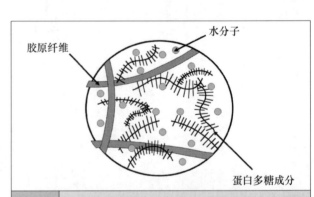

图1　髓核软骨细胞合成的ECM中的主要成分。Ⅱ型胶原纤维构成组织的主要支架结构。蛋白多糖主要包括蛋白聚醣和透明质酸，它可维持环境中的电荷水平，以保证ECM对水分子的吸引。ECM一般由MMP和ADAMTS家族的酶类降解，这些酶包括明胶酶、胶原酶，和其他降解酶。

图中标注：胶原纤维、水分子、蛋白多糖成分

骨赘形成等。

　　进一步的研究已证实，椎间盘在退变过程中，其生化构成也发生了相应改变。尽管退变的机制尚未彻底明确，但从已有的研究结果可以发现，椎间盘退变源于基质的合成代谢和分解代谢发生失衡。有学者对患者突出的椎间盘进行分子生物学研究，结果发现退变椎间盘内的细胞合成代谢相关蛋白和炎性细胞因子的水平明显增加。并且，基质金属蛋白酶（MMPs）的表达水平也明显高于其抑制物——金属蛋白酶组织抑制因子（TIMPs）的水平。亦有研究发现，MMPs、一氧化氮、白介素-6 和前列腺素-E_2 的表达上调似乎与人类椎间盘退变相关。尽管 MMPs 家族的所有成员均可参与多种组织 ECM 的代谢，但近期的研究结果发现，退变椎间盘主要涉及两个拮抗配对的失衡：MMP-2 及其天然抑制物 TIMP-1，以及另一种分解代谢相关蛋白——蛋白聚蛋白多糖酶（ADAMTS-4）及其抑制物 TIMP-3。

　　分解反应过度是造成椎间盘退变的主要生物学机制。但退变过程的始动因素是生物学环境的改变，还是局部应力的改变，至今尚无定论。最可能的情况是，两种因素共同作用促发了椎间盘的退变。临床中也可见到，一部分患者的相关症状出现在特殊的机械性损伤后；而另外一部分患者并没有相应的外伤病史，其症状随着椎间盘退变的进展而逐步缓慢加重。椎间盘的退变模型也同样支持上述假说：一些退变模型是建立在椎间盘遭受非连续机械损伤的基础之上；而另一些模型由作用于脊柱上的慢性压力造成，无创伤性外力的作用。尽管两种退变模型在是否出现急性炎症反应方面存在着显著差异，但两者均能很好地复制慢性椎间盘退变的病理过程（图 2）。

　　蛋白多糖对维持椎间盘的正常功能具有重要作用，同时，人们对退变过程中所发生的分子、生物化学和生物力学改变有了更深入的认识，这些都为新的治疗方法的临床应用奠定了基础。尽管这些新方法尚未得到广泛的临床应用，但在椎间盘的机械性修复和生物学修复方面已经取得了很大的成就。

机械性修复

　　现在，科学家不仅致力于研究应力改变与椎间盘退变之间的确切关系，同时也尝试通过改善局部应力环境，以获得更好的临床治疗效果。从机械性

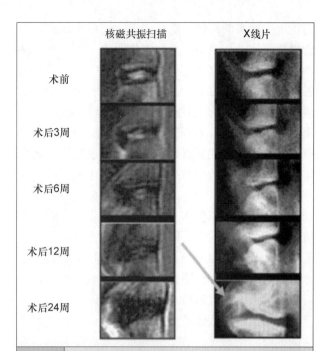

核磁共振扫描	X线片
术前	
术后3周	
术后6周	
术后12周	
术后24周	

图 2　用 16 号针刺破兔腰椎间盘纤维环之后诱发的退变。MRI T2 加权像显示椎间高度丢失，信号高，与髓核退变、水分丢失是一致的。在同一时间点的 X 线片上显示了进行性退变与高度丢失和骨刺形成（箭头）。

修复的角度讲，假体植入髓核置换术比规模大、创伤重的椎间盘置换术更值得推荐。上述两类手术的区别之一就是干预时机不同。髓核置换术更趋向于在退变早期，即明确的病理改变刚刚出现时进行干预，例如在髓核突出时。此时，只需将髓核组织取出，并以一种人造材料进行替代，以模拟正常椎间盘的生物力学特性，恢复椎间盘正常的应力、高度和活动度。椎间盘正常功能的恢复，或许可终止周围组织的代偿性改变和抑制继发的病理变化，如活动度减小、骨刺形成和椎管狭窄。

　　科学家正尝试将几种不同性质的多聚体材料和运载方式用于椎间盘的机械性修复。只有符合多项标准的材料才能最终用于机械修复。首先，最基本的要求是具有生物相容性。其次，这样的材料能够耐受与体内环境相似的压力载荷和疲劳载荷。再之，假体应具有操作方便、固定牢靠、不易脱出的特点。上述几点仅是对植入性假体的一般性要求，但即使是要满足这些要求，现有的材料也需做许多改进。

　　第一件用于髓核置换的假体发明于 1966 年，其仅是一个金属球，仅具有空间占位的功能，无法

满足上文所讲的假体一般性要求。一般将正在研究的髓核假体分为三类：原位固化假体、预成型假体和可调整型假体（虽按预成型假体生产，但其尺寸可在术中根据实际需要进行调整）。水凝胶中既有预成型假体，也有固化型假体，它包括聚乙烯醇、聚乙烯吡咯烷酮、聚亚安酯以及其他专利水凝胶。原位固化水凝胶的缺点是，在胶形成过程中出现单体预聚合毒性。假体磨损是预成型假体使用过程中面临的一个问题。现经改良后，将其放入聚乙烯外套内，从而减少了假体本身的磨损程度。尽管这种假体对于恢复椎间盘功能具有很好的作用，但临床前研究却发现，其植入后的脱出率高达 33％。假体不仅可向植入部位脱出，还会向椎管内脱出，而后者将导致灾难性的后果。预成型假体由第三代工艺设计而成，该假体在植入髓核区域后，可进行尺寸的调整。例如聚碳酸酯聚氨酯，具有很强的卷曲记忆功能，在植入后可自行卷曲，这点与猪尾导管很相似。与该类假体相配套的输送系统在椎间盘空间塞满后即立即停止假体材料的注入，从而解决了假体大小的问题。回顾相关研究可以发现，该类假体可以满足髓核假体诸多生物力学和安全性的要求。总之，上述这些假体都具有一定的临床应用前景，但其最终是否能够预防脊柱退变进展和是否具有长期耐久性，还有待进一步研究的证实。

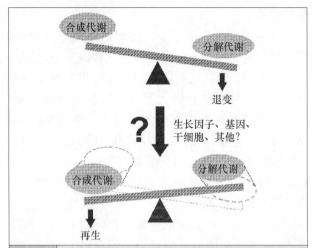

图3　示意图代表生物修复的一般原理。当退变时椎间盘移向分解代谢一方，当改变之后则返回合成代谢一方，这就是治疗的理论依据。

生物修复

椎间盘退变相关的生长因子

为了避免髓核置换等大型手术的创伤，人们开始研究用生物学的方法来修复受损椎间盘。近几年，椎间盘生物修复的研究主要围绕着与椎间盘生物化学组成相关的生长因子开展。生长因子通过自分泌、旁分泌和内分泌的途径结合到细胞上，继而影响细胞的生长和分化过程。尽管人体内的生长因子多种多样，但真正能够改善椎间盘状况的生长因子仅限于为数不多的几种。对这些因子进行研究，旨在为进一步的生物治疗提供基础。尽管科学家对椎间盘生物化学方面的基础研究已经取得了可喜的进展，但就生长因子所具有的潜在作用，以及其作用机制，现在尚认识不足。尽管现在还无法明确每一种生长因子的具体作用，但这些因子应用到临床治疗中可能面临的一些问题却是值得我们注意的。

首先需要考虑的是，这些生长因子对椎间盘将产生何种作用。多种因素可导致椎间盘发生病理改变，这包括椎间盘内细胞数目减少和 ECM 水平下降。尽管到目前为止，人们对椎间盘退变的确切机制还不甚了解，但有一点是明确的，那就是退变的椎间盘内 ECM 的分解速率大于合成速率。因此，理论上讲，能够促进椎间盘细胞合成代谢的蛋白质将有助于椎间盘的修复（图 3）。转化生长因子-β（TGF-β）、骨形态蛋白-2 和 7（BMP-2 和 BMP-7）等众多生长因子已被证明不仅可以增加 ECM 的合成，还可以促使椎间盘内细胞增殖。而另一些生长因子（例如血小板源性生长因子和胰岛素样生长因子-1）则能抑制椎间盘老化过程中出现的细胞凋亡。BMP-2 还能帮助髓核内的细胞保持软骨细胞样表型，延缓椎间盘发生纤维化（纤维化是椎间盘退变的标志）。

其次需要考虑的是，这些生长因子都作用于椎间盘的哪些部位。前文已讲过，椎间盘的破坏可以发生在纤维环或髓核，或两者同时发生。主要作用于纤维环的生长因子，适用于急性椎间盘突出的患者；而主要作用于髓核细胞的生长因子，可能对椎间盘的其他一些情况比较有效。最近有研究显示，BMP-7 能够明显促进纤维环细胞的合成代谢；而 TGF-β 主要作用于髓核，对于纤维环几乎没有任何作用。随着研究的不断深入，未来的生长因子治疗或许可根据病变部位的不同而采用相应的生长因子进行治疗。

最后需要考虑的一点，也许也是最重要的一点，那就是生长因子的输送方式。由于椎间盘缺乏血运，将生长因子输入椎间盘似乎都必须通过外科介入的方式，而由此也必将给患者带来一定的风险。与椎间盘切除术和椎间融合术相比，椎间盘注射的创伤要小很多，但由于生长因子治疗需要多次注射，这就使得其风险成倍地增加。椎间盘退变及其相应的其他病理改变是一个缓慢的过程。即使是纤维环的急性撕裂，也常发生在椎间盘慢性损伤长年累积的基础之上。因此，如果要延缓或预防椎间盘的退变发生，必须保持生长因子的长期作用。生长因子的半衰期短，一定程度上限制了它的临床使用。在一段较长的时间内，连续多次地注射生长因子虽可以解决上述问题，但由于多次注射给患者带来诸多不适，其实用性也因而大打折扣。已有学者开始研究具有细胞因子缓释功能的植入物，但目前还处于研究之中。

基因治疗

与生长因子注射治疗不同，基因治疗的目标是延长基因表达的时间，使椎间盘内蛋白表达产物的浓度维持在稳定的较高水平。基因治疗就是将已知的一些基因片段导入到目标细胞中，使之成为生物工厂，合成和输出目标蛋白产物。虽然椎间盘所处的解剖位置并不便于反复地进行生长因子注射，但椎间盘所具有的物理特性和生物环境却为基因治疗提供了有利的条件。例如，外源性 DNA 的免疫源性仍然是基因转导、蛋白输出的一大障碍，因为宿主器官对外源性物质产生的免疫反应，将很大程度上阻碍基因的长期表达。对于机体多数组织而言，这种反应是存在的。但机体内仍有许多部位，对注射进入的外源性基因并不产生系统性反应。因而，理论上讲，这些部位是容许基因长期表达的。由于椎间盘是一个封闭、无血管的结构，髓核中的细胞有时距离血管可达 1 cm 以上，因此，可以认为椎间盘就是一个"免疫豁免"的结构。尽管研究显示髓核对于注入其中的 DNA 也存在轻微的免疫反应，但较其他部位而言，外源基因在椎间盘内持续表达的时间更长。有文献报道，在基因导入一年后，其表达量仅略有下降。

与生长因子的治疗相似，进行基因治疗的研究必须包括一套相关问题的评价体系，以确保最终制订的临床策略具有一致性。所有的基因治疗大致可以分为两类。体外基因治疗就是将移植的宿主细胞进行基因修改，然后将其导入到目标组织中。这种治疗方式的优点在于，首先，细胞转染可在一个适宜的可控环境中进行；其次，它可通过去除未转染成功的细胞，以提高细胞基因再插入的效率。其缺点有：操作相对复杂和体外处理移植细胞时，可能出现细胞的去分化。另一类基因治疗叫做体内基因治疗，顾名思义，就是在目标细胞的原位进行基因导入，而不必将细胞移至体外进行操作。尽管这种方法操作较为简便，但却无法保证目标组织中的所有细胞成功导入基因，成功转染的细胞也不能按照常规导入方法进行处理。联系椎间盘退变的治疗，我们可以看到，在从椎间盘收获细胞时，必然会造成纤维环明显的破坏，因此，椎间盘的体外基因治疗可行性并不强。加之，由于髓核细胞具有特殊的表型，而这些表型特征在非自然环境中可能丢失，从而使之无法耐受再移植。由于上述原因，当前涉及椎间盘基因治疗的研究，多数都采用了体内治疗的模型；而这一途径似乎也最有临床应用前景。

进行基因治疗有待考虑的另一个问题是，应采用何种途径，或可称为载体，将外源性的 DNA 导入到目标细胞中。根据运载基因片段载体类型的不同，将载体分为病毒性和非病毒性。因为病毒与生俱有侵入细胞和传递基因的功能，因而多数已获得成功的基因治疗都是使用病毒载体。构建基因载体复合物，是将目的基因插入到病毒基因组中，使之取代致病 DNA 的位置。非病毒性载体基因导入的方法包括电穿孔、基因枪和 DNA 脂质体或 DNA 多聚复合体等。这些方法不断改进，并避免了病毒转染涉及到的一些危险。但仍存在的问题是基因转移效率差，基因表达时间短。可用于基因转移的病毒载体已有数种，在对不同组织进行基因转移时，各有优点和不足（表 1）。使用病毒载体进行椎间盘的基因治疗，有几个参数是很重要的，它们是病毒载体的安全性、病毒感染非分裂象细胞的能力和转移基因表达维持的时间。因为椎间盘内多数细胞都处于非分裂象，因此，在进行病毒体内转移时，必须使用能够侵入细胞有丝分裂静止期的病毒载体。与质粒载体导入细胞后存留于细胞质内不同，病毒基因组可以整合到宿主细胞的基因组中，并随着宿主细胞分裂而传给子代细胞，从而保证了目的基因的长期表达。尽管如此，多数非融合病毒载体仅能感染处于分裂象的细胞，并可能形成插入性突变。尽管发生率很低，但引起的不良反应却非常严重。

到目前为止，纤维环和髓核细胞的基因导入已

表 1　基因治疗研究当前常用的病毒载体			
病毒载体	优点	缺点	有关椎间盘研究的评论
腺病毒	转导效率高 不需要细胞分裂 可对不同物种和不同组织的细胞进行转导	不插入基因组 DNA 安全问题：临床研究中有死亡病例报道 高免疫原性	具有较高历史研究的价值 高效率转导椎间盘细胞 不需要细胞分裂
腺相关病毒	目前为止被认为是最安全的一种病毒载体 不需要细胞分裂	转导效率较低 不插入基因组 DNA	可以进行椎间盘细胞的转导 引起的炎症反应小
单纯疱疹病毒	不需要细胞分裂 转导效率很高 可编码大的基因片段	不插入基因组 DNA 对宿主细胞具有潜在破坏性	在椎间盘的研究中使用较少 对椎间盘细胞的损害可能有限
逆转录病毒（例如癌逆转录病毒）	整合入基因组 DNA 可编码大的基因片段	可能导致白血病 一些血清型仅能转导分裂细胞	转导分裂细胞的要求限制了其在椎间盘研究中的使用 在椎间盘的研究中使用较少

获得成功，椎间盘内转移基因的表达时间也长于其他组织。此外，椎间盘退变的动物模型也已构建成功，通过对这些动物模型进行研究，结果发现退变的椎间盘细胞不仅易于接受转移的基因，还易对基因治疗产生反应性的 ECM 产物上调。腺病毒载体技术已经被应用于许多椎间盘疾病的基因治疗中。在动物模型上采用腺病毒进行基因治疗，取得了非常高的转染效率，并具有相当的安全性。但是，近年来，人们也越来越关注腺病毒应用于人体的安全性。基因治疗最终能否得到临床应用，很大程度上取决于安全性较高的载体（如腺相关病毒等）及其研究发展的情况，以及导入细胞后接受转染基因调控的情况。

干细胞治疗

干细胞技术可有效扩增髓核细胞，因而很快被接受，成为了继生长因子治疗和基因治疗外另一种预防椎间盘退变的有效手段。髓核细胞的分裂并不活跃，因而普遍认为，椎间盘的退变实质就是髓核细胞的老化和死亡，髓核内细胞总数的下降。由于细胞数量下降，存活细胞所合成基质的量小于基质成分的分解水平。基因治疗和生长因子治疗的结果，主要取决于椎间盘内细胞的数量，而细胞治疗则不牵涉这一问题。因此，细胞治疗的适用范围可能更广，例如严重椎间盘的退变，髓核基本被纤维组织替代。虽然干细胞的研究尚处于初级阶段，但科学家已成功地在特定的环境中，将间充质干细胞

变成与髓核细胞表型相似的细胞。利用干细胞扩增髓核内的细胞成分，或许在不久的将来，不仅可用于治疗椎间盘的早期病变，也能将严重退变的椎间盘进行再生或复旧。尽管当前对于干细胞的了解还很有限，而且相关研究可能还涉及到医学-伦理问题的困扰，但这些都无法阻止细胞治疗（单独使用或联合生长因子注射或基因治疗）成为未来椎间盘生物治疗的重要手段。

发展趋势

近几年，关于椎间盘退变及其相关病理改变的认识在不断提高，由此也推动了椎间盘机械性修复和生物修复研究的发展。虽然一些椎间盘修复的新方法取得了不错的效果，但在成为临床常规治疗之前，尚有许多问题有待解决。尽管人造髓核已经面世，但其安全性和生物相容性尚有待改进。此外，发明毒性小、可注射的多聚材料，以及改进相应的手术方法，避免髓核继发脱出，都是未来有待进一步研究的方向。

椎间盘修复的生物学方法，在治疗椎间盘退变相关的病理改变方面，也已显示出巨大的潜力。生长因子的研究还应继续，未来的研究不仅要关注哪些生长因子能够作用于椎间盘，也要着重就这些因子合成代谢的调控机制进行研究。而对这些机制研究的深入，必然也会推动基因治疗的发展。此外，发明更加安全有效的基因转移载体，也是基因治疗

有待解决的一个问题。转基因调控的研究已经起步，如何调控已进入目标细胞的外源性基因，将决定基因治疗最终能否成功。使用分化的间充质干细胞进行细胞治疗，是椎间盘修复领域内颇有前景的一项新技术。干细胞扩增可能有助于退变的椎间盘复旧。来自于一些政治、社会、宗教等因素的影响，使得干细胞的研究面临着越来越多的伦理学问题。即便如此，关于干细胞的分化机制、干细胞在椎间盘内存活时间的研究，也应继续坚持开展。有关椎间盘退变知识的迅猛发展，使得多种治疗椎间盘退变的方法得以涌现。相信未来进一步的研究，必将最终推动这些治疗方法从实验室进入到临床治疗当中。

注释文献

级联退变过程

Le Maitre CL, Freemont AJ, Hoyland JA: Localization of degradative enzymes and their inhibitors in the degenerate human intervertebral disc. *J Pathol* 2004; 204: 47-54.

作者对取自术中或尸体上的退变性和非退变性椎间盘进行了研究。作者采用免疫组化的方法，对分解代谢相关的酶类及其抑制物进行了定量分析。结果显示，几乎所有分解代谢相关酶类与其抑制物一同出现表达量增高。但 ADAMTS-4 (a disintegrin and metalloproteinase domain with thrombospondin) 与其抑制物——MMP-3 组织抑制剂是个例外，前者的表达上调水平明显高于后者。

机械性修复

Allen MJ, Schoonmaker JE, Bauer TW, Williams PF, Higham PA, Yuan HA: Preclinical evaluation of a poly (vinyl alcohol) hydrogel implant as a replacement for the nucleus pulposus. *Spine* 2004; 29: 515-523.

该研究着重对椎间盘切除术的动物模型进行了研究。狒狒的腰椎髓核被切除后，将带有外套的聚乙烯醇植入空缺部位。结果显示，虽然采用该方法可出现较多的并发症，例如植入材料移位进入椎管或周边软组织中，但它也有效地保持了狒狒腰椎间隙的高度，并阻止椎间盘退变的进一步发展。

Husson JL, Korge A, Polard JL, Nydegger T,

Kneubuhler S, Mayer HM: A memory coiling spiral as nucleus pulposus prosthesis: Concept, specifications, bench testing, and first clinical results. *J Spinal Disord Tech* 2003; 16: 405-411.

该文献对线圈式髓核置换假体的发明、输送系统、临床前试验和早期临床试验进行了总结。髓核置换假体通过纤维环切开的小口植入，并可在手术中根据情况调整大小。该装置的输送和位置锚定系统都取得了不错的效果。它们在生物力学和生物相容性试验中都表现良好。

Kroeber MW, Unglaub F, Wang H, et al: New in vivo animal model to create intervertebral disc degeneration and to investigate the effects of therapeutic strategies to stimulate disc regeneration. *Spine* 2002; 27: 2684-2690.

该研究构建了兔的椎间盘退变模型。试验中利用一特殊装置，对兔脊柱施以压缩力，使其腰椎间盘发生了持续、缓慢发展的退变。

Thomas J, Lowman A, Marcolongo M: Novel associated hydrogels for nucleus pulposus replacement. *J Biomed Mater Res A* 2003; 67: 1329-1337.

该文献记录了水凝胶设计试验的相关数据。研究将不同比例的聚乙烯醇和聚乙烯吡咯烷酮混合，并对其生物力学性能进行评测。结果发现，低浓度的聚乙烯吡咯烷酮 (1%) 可形成最适量的交联，从而使多聚体在长达 120 天后仍未溶解到周围的液体之中。

生物修复

Li J, Yoon ST, Hutton WC: Effect of bone morphogenetic protein-2 (BMP-2) on matrix production, other BMPs, and BMP receptors in rat intervertebral disc cells. *J Spinal Disord Tech* 2004; 17: 423-428.

利用大鼠椎间盘细胞，该研究确定了 BMP-2 对细胞外基质的合成、其他 BMPs 以及 BMP 受体的作用。

Nishida K, Kang JD, Gilbertson LG, et al: Modulation of the biologic activity of the rabbit intervertebral disc by gene therapy: An in vivo study of adenovirusmediated transfer of the human transforming growth factor beta 1 encoding gene. *Spine* 1999；24：2419-2425.

该体外试验在兔模型上，对腺病毒介导将治疗基因转至椎间盘的生物学作用进行了评价。结果与对照组相比，注入治疗性病毒载体的椎间盘，其蛋白多糖的合成率上升了100%。

Paul R，Haydon RC，Cheng H，et al：Potential use of Sox9 gene therapy for intervertebral degenerative disc disease. *Spine* 2003；28：755-763.

将携带有*Sox*9基因的腺病毒载体导入到HTB-94细胞和退变的人类椎间盘细胞后，Ⅱ型胶原合成的速度明显加快。

Risbud MV，Albert TJ，Guttapalli A，et al：Differentiation of mesenchymal stem cells towards a nucleus pulposus-like phenotype in vitro：Implications for cellbased transplantation therapy. *Spine* 2004；29：2627-2632.

缺氧环境和TGF-β可以促进间充质干细胞向髓核细胞的表型分化。这一过程可能涉及丝裂原活化蛋白激酶（MAPK）信号通路的活化。

Sobajima S，Nishida K，Moon SH，Kim JS，Gilbertson LG，Kang JD：Gene therapy for degenerative disc disease. *Gene Ther* 2004；11：390-401.

该综述总结了许多有关椎间盘退变基因治疗的最新文献，并对兔椎间盘退变模型上进行的研究工作进行了回顾。文中还回顾了利用腺病毒进行椎间盘细胞基因转导的可行性研究。

Wallach CJ，Sobajima S，Watanabe Y，et al：Gene transfer of the catabolic inhibitor TIMP-1 increases measured proteoglycans in cells from degenerated human intervertebral discs. *Spine* 2003；28：2331-2337.

该研究利用腺病毒载体，将基质金属蛋白酶1组织抑制剂（是一种公认的细胞外基质分解代谢抑制剂）的基因导入到退变的椎间盘细胞中。与对照组相比，导入上述基因的细胞内，蛋白多糖的合成量明显增加。

Yoon ST，Park JS，Kim KS，et al：LMP-1 upregu-

lates intervertebral disc cell production of proteoglycans and BMPS in vitro and in vivo. *Spine* 2004；29：2603-2611.

本研究利用体外或体内腺病毒转导的方法，研究了LIM矿化蛋白1对椎间盘细胞合成蛋白多糖和BMP的促进作用。文中还对LIM矿化蛋白1可能的作用机制进行了阐述。

经典文献

Bao Q, Yuan HA: New technologies in spine: Nucleus replacement. *Spine* 2002;27:1245-1247.

Buckwalter JA: Aging and degeneration of the human intervertebral disc. *Spine* 1995;20:1307-1314.

Handa T, Ishihara H, Ohshima H, Osada R, Tsuji H, Obata K: Effects of hydrostatic pressure on matrix synthesis and matrix metalloproteinase production in the human lumbar intervertebral disc. *Spine* 1997;22:1085-1091.

Kanemoto M, Hukuda S, Komiya Y, et al: Immunohistochemical study of matrix metalloproteinase-3 and tissue inhibitor of metalloproteinase-1 human intervertebral discs. *Spine* 1996;21:1-8.

Kang JD, Georgescu HI, McIntyre-Larkin L, Stefanovic-Racic M, Donaldson WF Ⅲ, Evans CH: Herniated lumber intervertebral discs spontaneously produce matrix metalloproteinases, nitric oxide, interleukin-6, and prostaglandin E2. *Spine* 1996;21:271-277.

Tal J: Adeno-associated virus-based vectors in gene therapy. *J Biomed Sci* 2000;7:279-291.

Thompson JP, Oegema TR Jr, Bradford DS: Stimulation of mature canine intervertebral disc by growth factors. *Spine* 1991;16:253-260.

Vernon-Roberts B: Disc pathology and disease states, in Ghosh P (ed): *The Biology of the Intervertebral Disc.* Boca Raton, FL, CRC Press, 1988, pp 73-119.

Wehling P, Schulitz KP, Robbins PD, Evans CH, Reinecke JA: Transfer of genes to chondrocytic cells of the lumbar spine: Proposal for a treatment strategy of spinal disorders by local gene therapy. *Spine* 1997;22:1092-1097.

Winn SR, Uludag H, Hollinger JO: Carrier systems for bone morphogenetic proteins. *Clin Orthop* 1999;367 (suppl):S95-106.

（兰　杰　译）

第51章　微创脊柱手术

D. Greg Anderson，MD　Chadi Tannoury，MD

引　言

微创脊柱手术的概念包含两方面的意思：第一，目的是达到可以和传统开放手术相比的临床效果；第二，减小传统手术暴露所必需的医源性软组织损伤。微创脊柱手术方法理论上的好处包括对组织的破坏有限、对椎旁肌神经和血液供应的损伤较小、术后疼痛较轻、住院时间短、出血少并且术后恢复快。微创手术的小切口愈合后瘢痕小，所以吸引了许多病人。在过去的几十年间，微创手术已经引入到脊柱外科的各个领域。从十九世纪六七十年代治疗腰椎间盘突出症开始，微创脊柱手术的先驱们就认识到用小的显露赢得对周围组织较小损伤的目标是可以实现的。

当代的脊柱微创手术借鉴了许多其他领域的技术才达到了目前的复杂水平。一系列的技术创新引领现代微创手术技术到达了艺术的境界，诸如先进的脊柱影像技术、光纤内镜、显微镜、空心螺钉技术、套管撑开系统、照明系统和图像导航技术。

脊柱微创手术的原则

脊柱微创手术包含了多种手术技术，它们有一定的共性。由于微创技术的目的是用最小的软组织损伤达到治疗效果，所以切口都是很有限的。术者不再切割或剥离软组织和肌肉，而是通过软组织扩张器或神经间界面来到达手术部位。在脊柱后路手术中，术者通过一系列的软组织扩张器在肌筋膜间打开一个空间。在前路，则是尽量减小对主要体腔如胸腔和腹腔的干扰。

因为显露的脊柱范围很局限，所以皮肤切口就要求选择在正对手术节段的上方。因此，术者必须依靠术前的影像学资料确定手术的准确部位。在绝大多数情况下，需要高能的照明和放大系统使术者能够看清脊柱解剖；用透视和（或）图像导航技术帮助确定内固定的位置。尽管脊柱显露有限，但术者必须确保达到手术目的。

特殊的撑开器和工具

尽管有多种工具系统用于微创脊柱手术，但都需要序列扩张器。样式最简单的扩张器包括一系列的扩张管，依次地通过皮肤切口下达到脊柱。在放置扩张管的时候，软组织也就被扩张开了，最终插入深度合适的管状撑开器，从而建立从皮肤到手术部位的通道。管状撑开器通常借坚强的"臂"和手术台相连以确保在整个手术过程中撑开器的位置不变。管状撑开器是观察脊柱和进行手术操作的门户。

良好的视觉通常需要一定形式的照明和放大。为了到达脊柱的各个部位，管状撑开器的位置和角度都应该可以在一定广的范围内调整或者能够覆盖两个节段（图1），甚至可以达到椎管的对侧。更复杂一些的撑开系统也是基于同样的序列扩张原理延伸或打开一个更广的视觉区域。这样的撑开系统适用于一些更复杂的操作，比如脊柱融合。有一些撑开系统虽然能够提供较广的视野但不能够移动位置，被称之为"迷你开放"系统，允许根据断层的解剖标志直接安装内固定。

微创手术需要使用特制的手术器械以保证手术安全进行，达到可与开放手术相比的效果。有时候，这些工具更长，或可以通过卡柱来延长，以便通过管状的撑开系统（图2）。也有其他一些复杂的，诸如软组织射频、椎体间融合和止血的工具。

视觉系统

显微镜、内镜、光导纤维、视频系统以及高能光源的发展共同造就了现代微创脊柱手术技术。这些技术能让术者看见并放大位于皮下的解剖结构，提供三维的术野影像（图3）。

每种视觉技术都有各自的优缺点。小型放大镜（loupe magnification）简单，用于工作通道较大的情况，但不支持术者和助手同时观看。内镜系统提供了极好的照明和放大，能够看到非常狭小的空

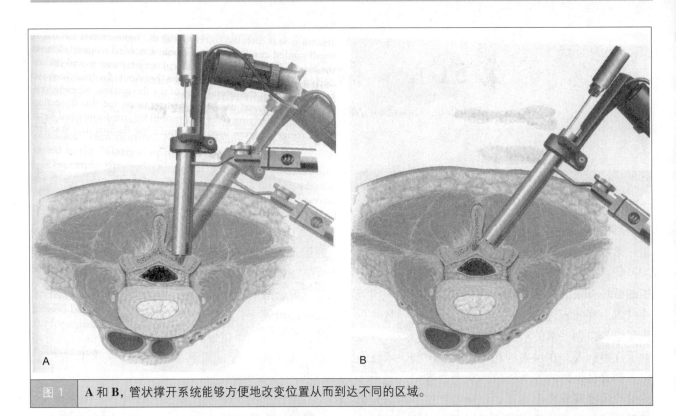

图 1　A 和 B，管状撑开系统能够方便地改变位置从而到达不同的区域。

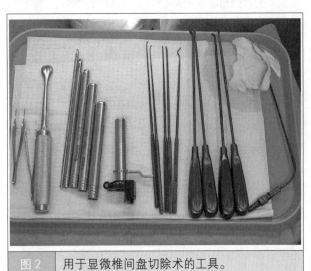

图 2　用于显微椎间盘切除术的工具。

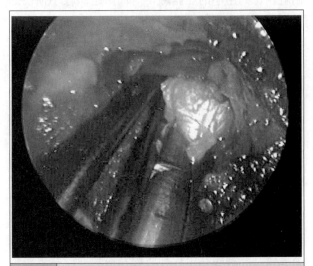

图 3　内镜椎间盘切除术。用髓核钳取出一个脱入椎管内的巨大椎间盘碎片。手术是通过内镜直视下完成的。

间，但是没有三维的视觉效果，而且镜头容易被弄脏或起雾。显微镜能够提供最好的照明和放大，能够为术者提供三维的术野图像。但是在使用显微镜时，一些大的工具，比如做椎体间融合时的工具，在穿过管状工作通道的时候就会阻挡视野。

微创脊柱内置物

　　最早被广泛接受的微创脊柱手术技术是腰椎间盘切除和减压手术。随着术者经验的积累，应用微

创技术做融合和固定已经是切实可行的了。脊柱内固定最初只是应用于传统的开放手术。但是在过去几年间，已经有了专门为微创手术设计的脊柱融合系统。目前有两种类型的内固定，一种是空心的，即螺钉穿过导针经皮拧入；另一种是为微创手术设计的，即通过撑开器系统在直视下操作。

　　经皮空心椎弓根螺钉技术还不同于传统的椎弓

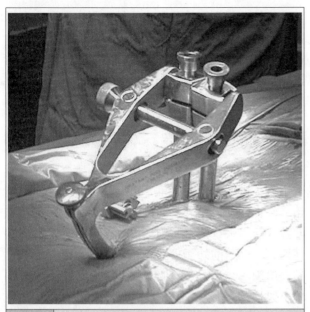

图4 经皮椎弓根螺钉系统应用一个特制的钩状臂将连接棒导入椎弓根螺钉的尾端。

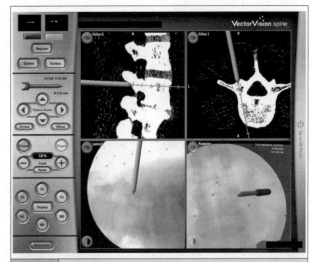

图5 图像引导系统能将手术器械显示在先前获得的图像上。图中显示的是术者正通过透视和CT图像，利用软件指导安置椎弓根螺钉。

根螺钉植入技术，它需要准确地插入椎弓根导针。首先在荧光屏监视下插入带针芯的大的空心针头。取出针芯后插入导针，然后拧入空心椎弓根螺钉，最后放置连接椎弓螺钉的棒并锁紧（图4）。

图像引导/计算机辅助脊柱手术

图像引导系统包括传感器和计算机系统，能实时地追踪"虚拟的"手术器械并显示在先前获得的图像上（图5）。目前，大多数图像引导系统都是将"虚拟的"手术器械显示在荧光和（或）CT图像显示器上。通过图像引导，术者可以确定手术器械与解剖标志相对的位置。因为脊柱的解剖结构复杂，允许出错的空间小，所以脊柱手术被视为图像引导技术最佳的使用领域。

理论上，脊柱手术中使用图像引导系统最重要的优点是提高了手术的安全性和准确性，避免了损伤邻近重要结构或脆弱的神经组织的潜在危险。另外一个好处是，在行微创手术时能够在多个平面追踪到器械的位置而不用术中透视，从而减少了病人和术者在放射线下的暴露。对于一些难度高的内固定技术，例如C1-C2经关节突螺钉植入，图像引导是最为理想的。图像引导系统可用于翻修手术，这时正常的解剖标志可能已经缺如或很难看见了。在图像引导技术的帮助下可以进行很多不同类型的脊柱手术，其中一些已经进行了系统研究并与传统技

术进行了比较。

图像引导对微创脊柱手术起到了非常重要的辅助作用，它能够在显露受限、术者无法直视的情况下"虚拟地"看到解剖标志。

脊柱减压

脊柱减压的目的是通过切除椎间盘碎片或通过椎板切除、内侧关节突切除和椎间孔切开术扩大椎管的方法解除对神经结构的机械性压迫。微创脊柱手术最常应用于腰椎间盘切除。早在19世纪70年代中期，大多数医生在行椎间盘切除手术时采用半椎板切除而放弃全椎板切除时就已经认识到微创手术的好处了。当前，显微椎间盘切除术被视为治疗绝大多数后外侧腰椎间盘突出坐骨神经痛的"金标准"。许多研究都证实这种手术方式能够达到良好的治疗效果。

近年来，显微腰椎间盘切除术开始通过管状撑开系统进行。好处包括采用软组织扩张的方法而不是切断或剥离肌肉，所以软组织损伤小，而且切口小。肥胖的病人尽管手术更难，但获得的益处比体瘦的病人更多，因为应用传统的显露技术，肥胖病人需要很大的切口才能直视脊柱。应用显微镜直视椎管、硬膜和突出的椎间盘效果极佳。操作技术也比其他微创手术方式简单，应该作为那些开始从事微创手术医生的起步训练。尽管缺乏严格的研究比较套管撑开系统显微椎间盘切除和常规撑开器显微

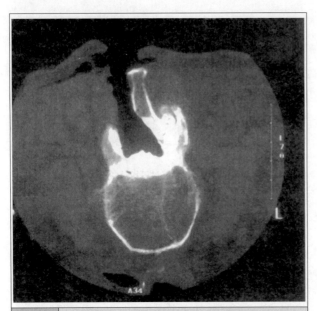

图 6 单侧入路，切除椎板下方从而获得双侧的椎管减压。

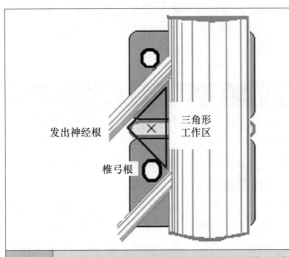

发出神经根

椎弓根

三角形工作区

图 7　图中显示了椎间孔外侧入路到达腰椎间隙。内镜在发出神经根下方的三角形工作区内与椎间盘相对。这个位置能够显露椎间盘和椎间孔。

椎间盘切除的治疗效果，但使用套管的手术效果还是好的。

腰椎管狭窄症也可以使用套管撑开系统成功治疗。使用单侧或双侧、部分或全椎板切除的方法可以做到内侧关节突切除和椎间孔切开。在应用单侧技术时，该撑开系统允许从下面切除椎板从而做到对侧椎间孔和侧隐窝的减压（图 6）。使用套管撑开器经肌肉入路的相似显露方式已经成功应用于颈椎后路手术了。

另外一种不同的显露方式是应用内镜到达椎间盘后外侧和椎管外的椎间孔外侧（图 7）。这个入路的优点是，避免在椎管内造成瘢痕，而直接到达椎间盘外侧和椎间孔外侧。使用内镜的缺点是术者的学习曲线陡，手术时间长。

脊柱融合

椎体间融合和后外侧（横突间）融合都可以通过微创手术实现。在腰椎，可以通过前路、外侧入路、经椎间孔入路和后路到达椎间隙。近些年经椎间孔入路越来越流行，因为这个入路不需要术中重新摆体位（与前外侧入路相比）而且只很少地牵拉神经组织（与后外侧入路相比）。使用管状撑开系统可以切除一侧的关节突关节以暴露后外侧椎间隙。彻底切除椎间盘和软骨终板后，将填有植骨块的合适大小的椎间融合器植入椎体间，随后用椎弓根螺钉固定。这个手术的技术难度较高，需要术者使用管状撑开系统有相当的经验。

近年来逐渐流行的另一技术是前外侧小切口椎体间融合，即采用腹膜外入路，经小切口（体瘦病人仅 5 cm）显露下腰椎的前侧。此入路能提供椎体前方广泛的显露。术后只有轻微不适。经常需要普通外科或血管外科医生上台辅助，因为要显露 L5-S1 以上的椎间隙需要游离大血管。

也有用管状撑开系统实施颈椎后路融合手术的报告，报告称术者通过此入路对 2 例颈椎创伤病人实施关节突脱位复位，植入侧块螺钉行后侧植骨融合。

胸腔镜/腹腔镜脊柱手术

内镜手术对普通外科和胸外科影响巨大，已经成为许多疾病首选的手术方式。这种手术方式无疑地也可以用来进行脊柱前方疾病的手术如感染、爆散骨折、肿瘤、退变性椎间盘病和脊柱畸形。

一项研究对腹腔镜和开放的前外侧入路椎体间融合手术进行了比较。结果，腹腔镜入路的病人住院时间短、出血少，但手术时间长。其他一些研究比较了腹腔镜椎体间融合和小切口前外侧椎体间融合，结果显示腹腔镜手术发生静脉撕裂、男性逆行性射精等并发症较多。因此，近年来使用腹腔镜进行 L5-S1 以上椎体间融合的手术逐渐减少，取而代之的是小切口前外侧椎体间融合。

一项研究比较了使用电视辅助的胸腔镜手术和开胸手术进行胸椎前路椎间切除，结果显示前者出血少、术后疼痛轻、住院时间短。和腰椎相比，肺萎陷后可以很好地显露胸椎的外侧而无需游离大血管。此入路还可以用来进行活检、胸交感神经阻断术和胸椎椎体切除术。一些经过选择脊柱畸形病人，也可以从此入路进行前方松解、椎体间融合和前方固定融合手术。2004 年，一项研究报道了使用胸腔镜经膈肌入路实施胸腰段的手术，此入路能够实施减压固定手术直到 L2 水平。

未来的微创脊柱手术

随着内固定和手术技术的进步，微创脊柱手术也迅速发展着。虽然微创手术是一个很有前途的领域，但是目前还没有经过严格的科学考验，还没有该新技术与传统手术的前瞻性研究。需要进行前瞻性的研究来确定其作用、益处以及风险。我们还必须认识到，微创手术有很长的学习曲线，所以应该谨慎对待。应该从尸体训练开始，然后通过一些简单的手术积累经验，最后再进行复杂的操作。只有术者能够完全达到微创手术的目标，其优越性才能显现出来。所以，术者必须先有开放手术的经验才能从事微创手术的实践。尽管微创手术有很多优点，但很大程度上它仍然是依赖于术者个人的经验和技术，必须经过实践才能熟练。随着时间发展，许多传统手术方式很有可能逐渐被微创手术代替，所以学习这方面的技术有助于医生适应这个领域的科学进步，同时微创手术技术的优越性也会被进一步证实。

注释文献

引　言

Jaikumar S，Kim DH，Kam AC：History of mini-mally invasive spine surgery. *Neurosurgery* 2002；51（suppl 5）：S1-14.

微创脊柱手术是用小切口做到传统手术只有广泛解剖剥离才能达到的显露。随着激光、内镜和图像导航系统的发展，微创脊柱手术有助于缩短恢复时间、减少并发症而且美观效果好。

Tong HC，Williams JC，Haig AJ，Geisser ME，

Chiodo A：Predicting outcomes of transforaminal epidural injections for sciatica. *Spine J* 2003；3：430-434.

此横断面研究试图确定病人的哪些因素与硬膜外注射治疗坐骨神经痛的效果有关。效果最差的是那些接受社会安全残疾保障或劳工补偿的病人。对那些工作需要抬重物或需要社会救济或劳工补偿的病人，硬膜外注射的效果受到质疑。

视觉系统

Egol KA：Minimally invasive orthopaedic trauma surgery：A review of the latest techniques. *Bull Hosp Jt Dis* 2004；62：6-12.

不能排列成一线是第一代骨科内置物的主要并发症。计算机辅助的透视微创手术和其他先进的技术能在显露困难的部位术者提供三维图像和内置物的双平面图像。目前有关的文献还比较有限。

Thongtrangan I，Le H，Park J，Kim DH：Mini-mally invasive spinal surgery：A historical perspec-tive. *Neurosurg Focus* 2004；16：E13.

显微镜、激光技术、胸腔镜、内镜和图像导航技术的进步为微创脊柱手术提供了发展的基础。光学和影像学资源的改进，以及生物制剂和专为微创手术设计的工具的发展势必将微创脊柱手术的领域进一步拓展。

图像引导/计算机辅助脊柱手术

Austin MS，Vaccaro AR，Brislin B，Nachwalter R，Hilibrand AS，Albert TJ：Image-guided spine surgery：A cadaver study comparing conventional open laminoforaminotomy and two image-guided techniques for pedicle screw placement in postero-lateral fusion and nonfusion models. *Spine* 2002；27：2503-2508.

一项传统技术和图像引导技术安置椎弓根螺钉的随机对照研究显示，使用图像引导的方法，特别是 CT 引导，能增加胸椎椎弓根螺钉安置的准确性。提高准确度对于炎性疾病解剖标志不明显时有相当明显的临床意义。

Foley KT，Simon DA，Rampersaud YR：Virtual

fluoroscopy：Computer-assisted fluoroscopic navigation. *Spine* 2001；26：347-351.

一种新颖的虚拟透视系统在提供可接受的准确度时，比传统的透视相比有若干优点。单独的 C 形臂能够提供实时的、多平面操作指引。虚拟透视由于减少了重复透视的需要，从而显著降低了病人和医生在放射线下的暴露。

Holly LT，Bloch O，Obasi C，Johnson JP：Frameless stereotaxy for anterior spinal procedures. *J Neurosurg* 2001；95（suppl 2）：196-201.

本研究通过在 3 具尸体标本上评估三维透视导航辅助下经皮放置胸椎和腰椎椎弓根螺钉的可行性和准确度。研究报告螺钉放置的准确度为 95％。研究总结，使用精确的脊柱导航系统能极大方便微创技术在脊柱手术中的应用。

Mirza SK，Wiggins GC，Kuntz C IV，et al：Accuracy of thoracic vertebral body screw placement using standard fluoroscopy, fluoroscopic image guidance, and computed tomographic image guidance：A cadaver study. *Spine* 2003；28：402-413.

此研究在尸体标本上模拟脊柱手术评估 4 种术中影像系统在辅助胸椎椎体螺钉植入时的准确度、耗时和放射量。结果显示使用单个参照标记的、基于透视的图像导航系统非常不准确、不安全。基于固定椎体的注册系统比传统的透视更准确，但耗时更长，放射线暴露更多。

Resnick DK：Prospective comparison of virtual fluoroscopy to fluoroscopy and plain radiographs for placement of lumbar pedicle screws. *J Spinal Disord Tech* 2003；16：254-260.

基于透视的无框架立体定向系统能利用虚拟图像向医生做出反馈。该前瞻性研究通过 23 例病人比较了虚拟系统和传统透视在指引放置椎弓根螺钉时的准确度。阳性预测值为 99％。

Wigfield C，Bolger C：A technique for frameless stereotaxy and placement of transarticular screws for atlantoaxial instability in rheumatoid arthritis. *Eur Spine J* 2001；10：264-268.

研究报告了 46 例类风湿关节炎寰枢椎不稳定

的病人在 StealthStation 导航系统的辅助下，实施 C2 经皮经关节突螺钉固定手术。没有神经血管损伤。

脊柱减压

Guiot BH，Khoo LT，Fessler RG：A minimally invasive technique for decompression of the lumbar spine. *Spine* 2002；27：432-438.

研究的目的是利用显微内镜技术，通过人尸体标本模型，确定经皮内镜经单侧入路行双侧减压治疗腰椎管狭窄症的可行性。

Williams RW：Lumbar disc disease：Microdiscectomy. *Neurosurg Clin N Am* 1993；4：101-108.

文章讨论了显微技术治疗腰椎间盘突出症的原则。文章写了显微腰椎间盘切除术严格的操作规程并提出了最大程度保护纤维环功能的建议方法。

Yeung AT：The evolution of percutaneous spinal endoscopy and discectomy：State of the art. *Mt Sinai J Med* 2000；67：327-332.

作者讲述了他 7 年的内镜脊柱手术治疗腰椎间盘突出的经验。他用的是 Yeung 内镜系统，以 2.8 mm 的工作管道为特点。

Yuguchi T，Nishio M，Akiyama C，Ito M，Yoshimine T：Posterior microendoscopic surgical approach for the degenerative cervical spine. *Neurol Res* 2003；25：17-21.

作者在尸体和临床病人实施后路显微内镜手术。此技术仅需很小的工作通道，从而减小了对椎旁肌的损伤。同时也能提供清晰的视野。

脊柱融合

Wang MY，Prusmack CJ，Green BA，Gruen JP，Levi AD：Minimally invasive lateral mass screws in the treatment of cervical facet dislocations：Technical note. *Neurosurgery* 2003；52：444-447.

文章写了使用管状撑开系统放置侧块螺钉和连接棒的技术细节，此方法保留了后方肌肉和韧带的完整性，从而维持了颈椎后方张力结构。

胸腔镜/腹腔镜脊柱手术

Han PP，Kenny K，Dickman CA：Thoracoscopic approaches to the thoracic spine：Experience with 241 surgical procedures. *Neurosurgery* 2002；51（suppl 5）：S88-S95.

胸腔镜显微手术能够进行和脊髓、脊神经、椎间盘、椎体、椎旁软组织和交感神经链相关的疾病，与传统开放手术相比，创伤小、并发症发生率低，而且美观。但这种手术方式不能取代开放手术做椎体切除及重建手术。

Kaiser MG，Haid RW Jr，Subach BR，Miller JS，Smith CD，Rodts GE Jr：Comparison of the mini-open versus laparoscopic approach for anterior lumbar interbody fusion：A retrospective review. *Neurosurgery* 2002；51：97-103.

腰椎前路椎体间融合手术能通过腹腔镜也能通过新的"小切口"入路完成。这项回顾性的综述比较了这两种前方椎体间融合入路的手术方式，结果显示腹腔镜并不比小切口入路优越。

Kim DH，Jahng TA，Balabhadra RS，Potulski M，Beisse R：Thoracoscopic transdiaphragmatic approach to thoracolumbar junction fractures. *Spine J* 2004；4：317-328.

胸腔镜经膈入路能够显露整个胸腰段，能满意地完成减压、重建和内固定。膈肌打开与关闭无需特殊的内镜工具就能够安全有效地完成，无需使用腹膜后内镜或胸腹联合切开入路，因此也避免了相应的并发症。

Krasna MJ，Jiao X，Eslami A，Rutter CM，Levine AM：Thoracoscopic approach for spine deformities. *J Am Coll Surg* 2003；197：777-779.

胸腔镜微创前路手术能安全有效地用于特发性脊柱侧凸和后凸畸形的治疗，降低了手术操作相关的创伤、手术时间、出血量和住院时间，能够免除开胸术后的疼痛。

经典文献

Capanna AH, Williams RW, Austin DC, Darmody WR, Thomas LM: Lumbar discectomy: Percentage of disc removal and detection of anterior annulus perforation. *Spine* 1981;6:610-614.

Chiu JC, Clifford TJ, Greenspan M, Richley RC, Lohman G, Sison RB: Percutaneous microdecompressive endoscopic cervical discectomy with laser thermodiskoplasty. *Mt Sinai J Med* 2000;67:278-282.

Connelly CS, Manges PA: Video-assisted thoracoscopic discectomy and fusion. *AORN J* 1998;67:940-956.

Heniford BT, Matthews BD, Lieberman IH: Laparoscopic lumbar interbody spinal fusion. *Surg Clin North Am* 2000;80:1487-1500.

Kambin P, Savitz MH: Arthroscopic microdiscectomy: An alternative to open disc surgery. *Mt Sinai J Med* 2000;67:283-287.

Onik GM, Helms C: Nuances in percutaneous discectomy. *Radiol Clin North Am* 1998;36:523-532.

Reasoner DK, Warner DS, Todd MM, Hunt SW, Kirchner J: A comparison of anesthetic techniques for awake intubation in neurosurgical patients. *J Neurosurg Anesthesiol* 1995;7:94-99.

Regan JJ, Yuan H, McAfee PC: Laparoscopic fusion of the lumbar spine: Minimally invasive spine surgery: A prospective multicenter study evaluating open and laparoscopic lumbar fusion. *Spine* 1999;24:402-411.

Visocchi M, Masferrer R, Sonntag VK, Dickman CA: Thoracoscopic approaches to the thoracic spine. *Acta Neurochir (Wien)* 1998;140:737-743.

Williams RW: Lumbar disc disease: Microdiscectomy. *Neurosurg Clin N Am* 1993;4:101-108.

Wolf O, Meier U: First experiences using microsurgical techniques for minimally invasive ventral interbody fusion of the lumbar spine (MINI-ALIF). *Z Arztl Fortbild Qualitatssich* 1999;93:267-271.

Yeung AT: The evolution of percutaneous spinal endoscopy and discectomy: State of the art. *Mt Sinai J Med* 2000;67:327-332.

（韦　峰　译）

第52章 运动保留技术

Alan S. Hilibrand，MD   John S. Kirkpatrick，MD

引 言

运动保留技术是一种新兴的手术技术，意指在去除脊柱病理情况的同时保留脊柱的运动功能。近来，这一领域被关注最多的是椎间盘置换，除此之外，还有许多其他的运动保留技术，特别是用于腰椎后方结构的技术。运动保留技术的实质内涵是允许医生在治疗由于椎间盘老化或退变疾病的同时，无需脊柱融合或改变脊柱的正常生物力学特性。这个理念并不是最近才提出的。

本章旨在总结目前运动保留技术领域的知识。尽管颈椎和腰椎人工椎间盘假体的材料和设计相似，但是手术指征和原则却有所不同。颈椎人工椎间盘置换已经被提升为融合手术之外的另一选择，几乎可以用于所有颈椎前路减压手术。理论上，人工椎间盘置换可以取代许多脊髓型或神经根型颈椎病经前路减压后的融合手术。但绝大多数腰椎神经根压迫的减压手术需要从后方进行，无法充分地显露前方的椎间隙，因此无法使用现有设计的人工腰椎间盘。按照美国器械豁免测试研究（Investigational Device Exemption，IDE）的相关规定，腰椎人工椎间盘只适用于原发性腰椎间盘退变的轴性腰痛病人。腰椎后路减压术后的许多种其他形式的运动保留技术也在发展中。

本章讨论的许多产品和技术目前都正在美国食品与药品管理局的监督下进行 IDE 试验。这些多中心的试验正在陆续地回报结果，全面的数据会在未来的 1~2 年内公布。

腰 椎

目前有许多产品用于取代或加强椎间盘、韧带或其他运动结构的功能，有一些用于辅助腰椎管狭窄减压手术的技术也在发展中。它们目前处于不同阶段的临床试验或临床使用中。其中许多技术由于受到专利保护，所以这里无法提供详细的描述。

椎间盘置换

椎间盘置换的一般原理与固定融合治疗腰痛的理念很相似，是椎间盘退变性疾病的下一代治疗方法。正像关节融合治疗骨性关节炎在 25 年前被全关节置换代替一样。椎间盘置换目的是在去除退变椎间盘的"致痛因子"之后用可活动的装置取代固定融合，从而保留节段的活动，理论上可防止相邻节段的退变。相邻节段退变被认为是融合手术晚期失败的原因。融合手术治疗腰痛依然存在争论，腰椎间盘置换术也是一样。腰椎关节是三关节复合体，其活动与稳定具有多向性的特点，因此很难用一个简单的装置复制这么复杂的结构。因此，结构的复杂、疼痛机制的不明，使得提高椎间盘置换的疗效颇具挑战性。

恢复脊柱运动节段的机械完整性要考虑到椎间盘假体的运动学、几何学和力学。椎间盘的正常运动包括屈/伸、侧弯、轴向旋转和平移，其运动的轴心是瞬时变化的。当前腰椎间盘假体的设计趋势是应用可活动的轴承来复制这些复杂的运动。可活动的轴承在工作中会产生碎屑，因此可能影响假体的寿命。椎间盘假体的几何形状必须符合椎间盘高度以及轴面的形状才能提供良好的稳定性，保留骨关节上的正常活动和负荷。椎间盘假体必须能够允许正常的负荷经过椎间盘传递到其他结构，比如关节突关节。人工椎间盘置换的主要目的是防止相邻节段退变，但是必须保证同时不会导致相邻节段的异常活动和应力。目前，正用体外试验的方法预测人工椎间盘假体在体内的机械性磨损特性。虽然临床前的体外试验还不能预测出 AcroFlex 椎间盘（DePuy Spine，Raynham，MA）由聚氨基甲酸乙酯剥脱导致的毁灭性失败，但美国材料与试验协会和美国国家标准化协会正在改进试验标准。

Charite（DePuy Spine）是第一代获得 FDA 批准（2004）的人工腰椎间盘。一项研究比较椎间盘置换（n＝182）和前路椎体间融合器融合治疗单节段 L4-5（约占 30%）和 L5-S1（约占 70%）退变性腰椎间盘病的临床效果。ODI 指数提高 25%、没有内置物失败、没有严重并发症以及能维持神经功能改善被定义为手术成功。86% 椎间盘置换的病人和 79% 融合的病人获得了 2 年的随访。Charite 人工椎间盘置换组病人 6、12、24 个月随访时的成功率分别为 44%、51% 和 63%；而融合组为 35%、41% 和 53%。

评审组提出 2 年的随访不足以证明椎间盘置换能预防相近节段退变；并且担心椎间盘置换有可能会改变关节突关节的应力从而导致关节突关节的退变和持续疼痛。所以，一项批准后研究正在进行更加长期的随访。在美国，其他设计的人工椎间盘也正在进行临床试验，希望能在未来的几年内规范出使用规则。

尽管还没有完整、正式的试验结果公布，但从一些研究中心和 FDA 网站上可以得到一些数据。接受腰椎间盘置换手术病人的满意率为 74%，14% 的病人表示"一定程度的满意"，融合组则分别为 53% 和 26%。

其他全椎间盘置换假体还都处在不同发展和临床研究阶段。其他金属-聚乙烯或金属-金属假体设计，包括 ProDisc 人工椎间盘置换（Synthesis, Inc, Paoli, PA）、MPD 运动保留装置（Verte-bron, Inc, Statford, CT）、Maveick（Medtronic Sofamor Danek, Memphis, TN）和 FlexCore 腰椎假体（Stryker, Allendale, NJ）目前都在美国 IDE 下进行临床试验。IDE 的一个临床试验中心提供的数据显示，在 6 个月的随访时，ProDisc 椎间盘置换改善 Oswestry 评分比融合手术显著。其他设计的人工椎间盘的更长期的随访结果会在不久的将来公布。两个钛制金属盘之间夹一个弹性材料核的设计正应用于两个研究，临床结果显示 Oswestry 指数平均改善 15 分。不幸的是，薄层 CT 显示这种设计出现了机械性失败。一种新型的人工椎间盘使用三维编织聚乙烯辅以生物活性陶瓷涂层，生物力学检测显示该人工椎间盘与天然椎间盘有相似的特性。动物试验也获得短期成功，但是该操作需要临时内固定，后期拆除。

部分椎间盘置换

有几种髓核置换技术正在发展之中。一种与纤维环保护技术结合使用的机械弹簧设计已经在进行体外研究，运动节段的强度与正常椎间盘相似。这种装置拟经过相邻的椎体植入椎间隙，从而避免在纤维环上开孔。一种水凝胶髓核置换（PDN; Raymedica, Bloomington, MN）已经开发并在中国进行了初步的临床试验。该装置是从椎板间开窗髓核摘除术的纤维环破孔塞入。该装置经过没有对照组的纵行队列研究，初期结果已证实其早期的安全和有效性。PDN 也被研究应用于退行性腰椎间盘病所致的腰痛病人。PDN 经过前路手术植入，结果显示，与手术入路相关的并发症少，但在随访中注意到，8 例病人中有 4 例出现 PDN 移动，其中 1 例需要手术翻修。8 例中的 6 例临床结果成功，ODI 评分从术前的平均 31.43 分改善至术后 12 个月时为 8.0 分。另外一种聚乙烯醇水凝胶内置物在以狒狒为模型的动物试验中证实没有局部或系统性的毒性反应。尽管这些内置物都是经过前方和后外侧入路放置的，但在 20 个动物中有 6 例术后出现内置物脱出，其中 2 例脱入椎管。

聚碳酸酯聚氨酯记忆螺旋用于维持椎间盘切除后椎间隙的高度。腰椎间盘突出症的病人行椎间盘切除后，可从纤维环的切口处植入该装置。最初的 5 例临床试验结果良好，没有内置物相关的并发症。随访中屈伸位的 X 线片显示椎间高度和椎间活动都得到良好的维持和保护。长期随访结果尚不清楚。一种可注射的聚合物正在研制之中，用于代替已经退变了的椎间盘，恢复其负荷承载的能力。还有一种装在网袋里的聚合物胶正被研制用于维持椎间盘撑开和活动的作用。正在研制的还有一种亲水性的内置物，与水接触后膨胀，这种设计能够使其经过很小的纤维环入口放入椎间隙。这些髓核置换根据其设计适用于完整程度不同的纤维环。

椎间盘置换的生物"装置"

人们正试图用组织工程技术解决椎间盘置换和退变的问题。最近一些研究设计出聚羟基乙酸和聚乳酸合成椎间盘的支架。分离绵羊的纤维环细胞并种植于该支架上培养 1 天，1 天后加入髓核细胞（也是绵羊的）和褐藻酸凝胶（alginate gel）的悬液。然后将整个装置经皮植于无胸腺小鼠体内并于术后 4、8 和 12 周收获。大体形态、组织学、胶原类型、蛋白多糖、羟脯氨酸以及 DNA 分析结果均显示生物合成的椎间盘与天然椎间盘非常相似。组织工程技术虽然在支架、细胞来源、植入技术、固定和长期功能等方面面临挑战，但它仍然是一种有前途的治疗方法。

椎间盘再生和基因治疗也是目前正在研究的内容。体外试验的初期结果以及很有限的体内研究结果显示生长因子有可能用于再生或修复退变的椎间盘。人们正在确定不同生长因子对动物和人类髓核细胞和纤维环细胞的作用。生长因子对正常或损伤椎间盘的作用正在动物模型上检测。生长因子的作用十分复杂，给这方面的研究带来很多困难，但我们仍有可能找到一种或几种生长因子能促进椎间盘的再生或修复。基因治疗的继续发展会帮助实现这一目标。目前已能用腺病毒介导将基因转入髓核细胞，并且已经确定了几种有前途的目的基因。基因治疗有可能改变椎间盘退变的进程。生长因子和基因治疗方面的内容在第 50 章内详细阐述。

后方运动保留装置

后方非融合装置用于治疗不稳定和椎管狭窄正处在发展中。Dynesys 脊柱系统（Centerpulse Orthopaedics，Switzerland；现在是 Zimmer，Warsaw，IN）被用于维持腰椎动态稳定，保护关节突和椎间盘。该系统由聚乙烯-对苯二酸酯制成绳索连接于两端的金属椎弓根螺钉，中间有聚碳酸酯聚氨酯垫圈起到承载负荷的作用。一项生物力学研究显示，Dynesys 系统对单节段失稳脊柱的稳定作用介于正常脊柱和内固定后的脊柱之间。该装置通过减少因椎间盘退变造成的痛性活动而缓解腰痛症状，同时又保留了该节段的活动，减少相邻节段问题的发生。但最近的一项临床研究指出，Dynesys 植入 2 年后，患者仍然有相当严重的腰痛和腿痛。只有一半的病人有生活质量的改善，不到一半的病人有功能的改善。和文献中的结果对照，作者认为治疗退变性腰椎间盘病，Dynesys 并不比融合手术更有优势。另一临床研究将 Dynesys 用于腰椎间盘突出症髓核切除术，随访发现 Oswestry 指数比没有固定的病例更差。

还有一些装置被设计用于棘突间支持后方结构。这些装置被认为可以改善由退变性不稳导致的腰部疼痛，能保留脊柱活动，而且可以拆除。这种装置是在融合运动节段治疗腰椎退变性不稳定前的

一种过渡性治疗办法。Wallis（SpineNext，Bordeaux，France）、Interspinous U（Fixan，Peronnas，France）和 DIAM（Medtronic，Memphis，TN）都是这种装置的代表。

"体位减压"治疗椎管狭窄症的装置

X Stop 棘突间撑开装置可用于微创手术治疗腰椎管狭窄症的间歇性跛行。这种装置可用来防止腰椎管狭窄病人后伸造成的椎管和椎间孔的进一步狭窄，但不限制腰椎的前屈。最近美国 FDA 发布的临床结果显示，治疗组中 45.7％的患者症状有改善，相比之下，非手术组改善率仅为 4.9％。尽管这种装置的治疗理念看似合理而且目前尚无安全性的问题，但 FDA 要求提供这种装置防止椎管和神经孔狭窄的确实证据，并且要求更好地确定能因该装置获益的特定人群。

颈　椎

运动保留技术的原则

颈椎运动保留技术（颈椎间盘置换）主要的原则是避免目前治疗方式对相邻节段造成的不良生物力学作用。希望能借此减少相邻节段影像学上的退变以及与退变相关的新临床症状的发生。但是在我们说相邻节段退变是由于先前手术造成的时候，我们并不知道如果不做手术，该相邻节段的自然病程如何。例如，我们不知道 C6-7 颈椎病造成 C7 神经根症状的病人如果不做手术是否会导致 C5-6 颈椎病造成 C6 神经根的症状。人们推测颈椎前路融合之后该节段的活动消失，随着时间推移，会对相邻节段造成不良影响，很可能会加速这些节段的退变。体外生物力学研究显示椎体间融合会增加相邻节段的运动和相邻椎间盘的应变，然而对颈椎前路融合术后 2 年病例的在体计算机辅助评估却没有发现相邻节段退变与融合的相关性。

放射学所见的相邻节段退变可见于许多颈椎前路减压融合术后的病人。有项研究报道，后路神经孔开大术后相邻节段退变的发生率比前路融合术还高。应该记住，这些放射学上的改变并不一定意味着会产生新的临床症状。另外，这些放射学表现更常见于应用前路钢板的病人。

如果相邻节段退变导致神经根病或脊髓病，称

为相邻节段疾病。有研究报道，因神经根型或脊髓型颈椎病而行经前路减压融合手术的病人，术后每年大约有 3% 的病人会发生相邻节段疾病；颈前路融合术后的病人 10 年内发生相邻节段疾病的可能性大于 25%。如果 C5-6 和 C6-7 是融合的相邻节段，其发生相邻节段疾病的风险最高。而且研究报告指出，单节段融合比多节段融合更容易出现相邻节段退变。

有关非融合手术后相邻节段疾病的文献较少，一项研究报告后路神经孔开大非融合术后相邻节段疾病的发生率与前路手术相似。尽管这些病人没有固定融合，但是手术确实切除了一部分关节突从而影响减压节段的运动特性。但无论如何，前路融合手术和后路神经孔开大术后相邻节段疾病的发生率相似，以及单节段融合比多节段融合更容易出现相邻节段疾病，这些难以解释的问题都加剧了相邻节段退变是融合的结果还是椎间盘退变的自然过程的争论。

颈椎运动节段保留技术主要是全椎间盘置换。颈椎行椎间盘置换的优点是能同时进行减压。颈椎前路减压能够治疗椎间盘突出或骨质增生造成的神经根病和脊髓病。颈椎间盘置换是应用椎间盘假体取代了植骨块和钢板。理论上，这种手术方式不仅达到了神经减压的目的，而且通过保留该节段的运动减少或彻底消除了对相邻节段的不良影响。

颈椎间盘置换优于融合手术的理论基础是能够保留手术节段的活动。大多数前路减压病人的颈椎活动度都因为年纪大而明显减小；所以颈椎人工间盘是否能够恢复该节段以前的活动度或保持现有的活动度还不清楚。

颈椎人工椎间盘的生物力学

颈椎人工椎间盘的生物力学和生物材料学是十分复杂的。生物力学方面的因素包括关节面的数量和形状、旋转中心、每种设计对活动的限制，以及对该运动节段其他结构的影响，包括关节突关节。材料方面的因素包括假体终板的材料、假体和椎体固定的方法，以及形成关节表面的材料等。

颈椎人工椎间盘设计最重要的方面是对假体坐落部位解剖的认识。人们为此做了一系列的研究，包括评估终板的矿化、颈椎椎体骨小梁结构和颈椎椎体骨密度。研究结果显示颈椎椎体矿化密度最高

的部位是终板的外侧部分。这里骨矿化密度高的一部分原因是颈椎弯曲应力更高和侧方活动多。颈椎的骨密度比腰椎高。与腰椎相比，颈椎骨小梁更厚，骨小梁间隙更小。根据这些研究结果为颈椎人工间盘设计提供的建议是：（1）假体与椎体的接触面积要尽可能大，特别是在骨密度致密的区域；（2）假体设计的轮廓应避免去除骨密度最致密的钩椎关节；（3）内植物上任何孔隙的涂层都应考虑颈椎致密的骨结构。这些设计都是为了避免椎间盘假体的下沉，这一灾难性的并发症会导致局部畸形和局部骨质丢失，将给翻修手术带来极大困难。

当前颈椎人工椎间盘使用的材料包括钛金属合金、钴铬合金和不锈钢。除金属-金属的设计以外，承载表面的材料还包括超大分子量的聚乙烯（UHMWPE）和聚氨酯。所有这些生物材料都在成人重建中广泛应用和检验。关于强度、生物相容性、耐磨损和产生碎屑颗粒方面的数据决定了颈椎人工椎间盘选用何种材料。颈椎间盘承载的生理负荷远低于膝关节和髋关节，所以这些金属/合金能够提供坚强的平台。使用钛金属而不是不锈钢的优点之一是在 CT 和 MRI 扫描中产生的伪影少。

承载表面的选择一直是争论的焦点，这些担忧甚至影响了颈椎间盘置换的发展。硬承载表面，如陶瓷-陶瓷或金属-金属表面，被用于减少可能导致假体周围溶骨的磨损碎屑的产生。当前用于颈椎间盘假体的承载表面是硬-硬或硬-软表面。滑膜组织被认为是巨噬细胞的主要来源，是出现溶骨现象的主要原因，而椎间隙没有滑膜组织。另外，由于颈椎的负荷远低于膝和髋，所以产生的碎屑也远远少于膝和髋。产生微粒子磨损的其他因素是滑移距离，颈椎的滑移距离相对较小。

颈椎人工椎间盘置换主要有三种固定方式。第一种是通过锻压法，与无骨水泥全髋和全膝置换相似。锻压法仅提供短期的固定，而长期的固定是依靠骨的长入。为了达到使骨长入的目的，通常需要切除很少一点骨质。第二种方法是用螺钉固定于相邻节段的椎体，与前路钛板固定相似。第三种方法是应用多孔的骨长入方式固定结合以假体"翼"，以提供假体在各个面上的即刻稳定性。

当前的颈椎人工椎间盘置换

目前应用的人工颈椎间盘有 5 种：Bryan disk

（Medtronic，Minneapolis，MN）、Prestige（Medtronic）、Prodisc-C（Synthesis）、Porous Coated Motion（PCM Cervitech，Rockaway，NJ）和CerviCore（Stryker）。在美国，其中3款椎间盘（Bryan、Prodic-C和Prestige）作为FDA IDE研究的一部分已经应用于人体。这些装置也在25章进行了讨论。

Bryan Disk

Bryan颈椎人工椎间盘是钛合金和聚氨酯材料制成的一体式假体。钛制的上下终板和聚氨酯的核构成2个关节面。该装置为非限制型，有可变化的旋转中心。外层终板是多孔涂层的钛，靠锻压方式植入，不需辅助固定。关节面被附着在终板上的聚氨酯鞘包裹，摩擦产生的碎屑都包含在鞘中。假体包含5种不同大小的直径和1种高度。

Prestige

Prestige颈椎人工椎间盘是2件式的不锈钢假体。假体只有一个钛制的关节面（金属-金属）。下终板是球形，与上终板的凹槽形成关节。该装置为半限制性假体，有可运动的旋转中心。假体通过限制性的锁定螺钉固定于相邻椎体。假体高度有6 mm和9 mm两种型号，宽度恒定（17.8 mm），深度有12 mm和14 mm两种。

Prodisc-C

Prodisc-C是三件式假体。终板是钴铬合金。装置包含一个聚乙烯（UHMWPE）关节。聚乙烯插件固定于尾端的终板，与头端终板的凹槽形成关节。假体是半限制型，有固定的旋转中心。终板上有等离子涂层的矢状翼。植入假体时需要骨凿在相邻椎体上做槽才能容纳假体上的矢状翼。假体通过锻压技术固定。

Porous Coated Motion

Porous Coated Motion有一个矩形的足印（footprint）减小假体下沉的发生率。终板是钴铬合金。假体由两部分组成，分别与各自的终板附着。UHMWPE核与尾端结构结合。这样摩擦表面就是钴铬合金-聚乙烯。装置通过锻压方法临时固定。装置的外表面涂以钛/磷酸盐，促使骨长入以获得长期的稳定。假体的弧度半径大，允许接近生理性的非限制性前后平移及屈伸。

CerviCore

CerviCore是两件式、单关节、金属-金属的钴铬合金假体。假体的关节面为鞍状，据报告，该设计使屈伸的活动旋转中心位于假体下方的椎体，而侧屈的旋转中心位于假体上方的椎体。鞍状关节面的设计是为了满足颈椎运动学耦合运动的特性，如侧屈是与轴向旋转同时发生的。装置通过前翼上的螺钉与相邻椎体固定。

目前评价颈椎人工椎间盘成功的公开发表的文献很少。但是有一些相关治疗早期临床经验方面的报告。一项研究为52例病人进行了81个Porous Coated Motion椎间盘置换。术后1年对病人及其影像学结果进行评估。这组病人中最常见的疾病是神经根型颈椎病。排除标准包括感染、肿瘤、创伤或生物力学不稳定。术前VAS视觉模拟评分平均为85分（50～100分），术后1年时下降到平均20分（0～50分）。用Odom's标准评估，术后效果56%极好，37%好，7%一般，0%差。

97例神经根型或脊髓型颈椎病病人行Bryan颈椎人工椎间盘置换。术后以影像学和Short Form-36评估。73例病人行单节段椎间盘置换并于术后2年时随访。术后效果极好45例，好7例，一般13例，差8例。术后影像学检查未发现一例假体下沉。有1例假体前移（3 mm）。30例病人行2节段椎间盘置换，于术后1年时随访，效果极好21例，好3例，一般5例，差1例。没有假体下沉。各节段有平均8°的活动。

颈椎间盘置换在成为效果肯定的治疗方法以前还需要进行一些临床研究。还有一些指标需要严格的评估，比如，假体植入后总体的矢状面顺列、疼痛评分、下沉、运动保留以及对相邻节段的影响等。

小 结

运动保留装置已开始用于颈椎和腰椎。它们的治疗效果还在评估当中。有个问题需要注意，首先应该明确它们的适应证。该装置理论上的优点以及之所以有效的机制都需要经过临床前和临床的监测。临床试验应该验证其安全性，确保病人因之获得的益处超过它们可能造成的风险。通过与当前标准的手术方式比较证实该装置确实有效。新装置应该与现有的标准治疗方法有相同或更好的效果，但是临床研究通常限于2年的随访，所以无法评估长久的风险和益处。

注释文献

引 言

Bridwell KH：Introduction for scoliosis research society focus issue on motion preservation. *Spine* 2003；28：S101-S102.

文章从设计和临床应用等方面综述了运动保留技术。讨论了用椎间盘置换、最少融合或不融合的技术矫正脊柱侧凸。

Disc arthroplasty：Focus issue. *J Spinal Disord* 2003；16：all.

J Spinal Disord 这期增刊刊登了16篇文章，涵盖了颈腰椎人工椎间盘从临床前设计到临床检测的初期结果等诸多内容。

Disc replacement：Special issue. *Spine J* 2004；4 (suppl 6)：all.

J Spinal Disord 这期增刊综述了椎间盘置换的历史、理念、适应证、生物力学、目前的临床结果和未来的发展方向。

腰 椎

Allen MJ，Schoonmaker JE，Bauer TW，Williams PF，Higham PA，Yuan HA：Preclinical evaluation of a poly（vinyl alcohol）Hydrogel implant as a replacement for the nucleus pulposus. *Spine* 2004；29：515-523.

文章描述了水凝胶髓核置换的治疗原则和临床前评测结果。

Bertagnoli R，Vazquez RJ：The Anterolateral Trans Psoatic Approach：A new technique for implanting prosthetic disc-nucleus devices. *J Spinal Disord Tech* 2003；16：398-404.

文章介绍了前外侧入路髓核置换的技术和早期临床结果。

Buttermann GR，Beaubien BP：Stiffness of prosthetic nucleus determines stiffness of reconstructed lumbar calf disc. *Spine J* 2004；4：265-274.

文章介绍了髓核置换的动物模型和运动节段的强度。

Husson JL，Korge A，Polard JL，Nydegger T，Kneubuhler S，Mayer HM：A memory coiling spiral as nucleus pulposus prosthesis：Concept，specifications，bench testing and first clinical rsults. *J Spinal Disord Tech* 2003；16：405-411.

文章讨论了记忆螺旋假体髓核置换的基本原理、设计、临床前和初期临床试验的结果。

Jin D，Qu D，Zhao L，Chen J，Jiang J：Prosthetic disc nucleus replacement for lumbar disc herniation：Preliminary report with six month's follow-up. *J Spinal Disord Tech* 2003；16：331-337.

文章讨论了人类髓核置换的初期（6个月）临床试验的结果。

Kotani Y，Abumi K，Shikinami Y，et al：Artificial intervertebral replacement using bioactive three-dimensional fabric：Design，development，and preliminary animal study. *Spine* 2002；27：929-936.

文章介绍了一种使用三维织物设计的椎间盘置换技术。

Takahata M，Kotani Y，Abumi K，et al：Bone ingrowth fixation of artificial intervertebral disc consisting of bioceramic coated three-dimensional fabric. *Spine* 2003；28：637-644.

文章介绍了一种允许骨长入的三维织物设计。

US Food and Drug Administration Website. In depth statistical review for expedited PMA (P040006) Charite Artificial Disc，DePuy Spine Inc（dated Feb. 23，2004）. Available at：http：//www. fda. gov/ohrms/dockets/ac/04/briefing/4049b1 _ 04 _ Statistical％ 20Review％ 20Memo％ 20JCC. pdf. Accessed September，2005.

该网站公布了FDA对Charite椎间盘置换上市前许可申请做的结果统计。

US Food and Drug Administration Website. Department of Health and Human Services：PMA Memorandum. Available at：http：//www. fda. gov/ohrms/dockets/ac/04/briefing/4049b1 _ 03 _ Clinical％20Review％20Memo ％20MAY. pdf. Accessed September，2005.

该网站公布了 FDA 对 Charite 椎间盘置换上市前许可申请做的临床结果综述。

Zigler E，Burd TA，Vialle EN，Sachs BL，Rashbaum RF，Ohnmeiss DD：Lumbar spine arthroplasty：Early results using the ProDisc Ⅱ：A Prospective radomized trial of arthorplasty versus fusion. *J Spinal Disord* 2003；16：352-361.

文章讨论了 ProDisc Ⅱ 椎间盘置换的临床结果。

椎间盘置换的生物 "装置"

Mizuno H，Roy AK，Vacanti CA，Kojima K，Ueda M，Bonassar LJ：Tissue-engineered composites of anulus fibrosus and nucleus pulposus for intervertebral disc replacement. *Spine* 2004；29：1290-1298.

文章详细介绍了组织工程学技术。

后方运动保留装置

Grob D，Benini A，Junge A，Mannion A：Clinical experience with the dynesys semirigid fixation system for the lumbar spine. *Spine* 2005；30：324-331.

文章介绍了腰椎动态固定的临床研究。

Schmoelz W，Huber JF，Nydegger T，Claes L，Wilke HJ：Dynamic stabilization of the lumbar spine and its effects on adjacent segments：An in vitro experiment. *J Spinal Disord Tech* 2003；16：418-423.

文章综述了腰椎后方动态固定的生物力学作用。

"体位减压" 治疗椎管狭窄症的装置

http：//www. fda. gov/ohrms/dockets/ac/04/briefing/2004-4064b1 _ 02 _ clinical％20memo. doc

该网站提供了 FDA 对腰椎棘突间撑开器治疗腰椎管狭窄症的上市前应用情况。

颈　椎

Link HD，McAfee PC，Pimenta L：Choosing a cervical disc replacement. *Spine J* 2004；4（suppl 6）：294S-302S.

文章讨论了颈椎人工椎间盘置换的设计和使用原则。

（韦　峰　译）

第 53 章　脊髓功能的恢复

Jack Chen，MD　Frank Eismont，MD

引　言

在美国，每年脊髓损伤（spinal cord injury，SCI）新增病例大约为 10 000 例。因 SCI 致残的患者达 20 万人之多。每年用于 SCI 患者医疗的费用高达 100 亿。尽管科学家和医生一直在不遗余力地进行广泛的 SCI 相关研究，但至今仍没有有效的治疗方法可以恢复脊髓损伤节段以下的神经功能。现今治疗 SCI，首要的是尽快采取措施，限制急性损伤的影响和减少因炎症而继发的神经损害；当患者病程进入后期，应针对慢性损伤所涉及的诸多并发症进行治疗措施上的调整。除此之外，对 SCI 的治疗措施主要还包括促进轴突再生等，但这些方法仍处于实验研究阶段。急性 SCI 的处理已在本书第 21 章进行论述。本章将重点对 SCI 的流行病学特征、慢性 SCI 引起的较为独特的并发症以及未来有望应用于临床 SCI 治疗的方法进行讨论。

流行病学

在 20 世纪 70 年代，标准的 SCI 监护系统项目开始启动。在这一系统中，SCI 监护中心受联邦资助，主要负责将患者的资料传输到国家数据库里。这个数据库被称作国家脊髓损伤统计中心（National Spinal Cord Injury Statistical Center，NSCISC）。20 世纪 80 年代，疾病控制预防中心（CDC）在全美数个州开始资助筹建 SCI 监控系统。NSCISC 和 CDC 的数据库之和，基本涵盖了全美所有 SCI 患者的流行病学资料。

各州 SCI 的发病率不等，从西弗吉尼亚州每年每百万人口新发 25 例，到密西西比州每年每百万人口新发 59 例。每年，全美 SCI 的平均发病率为每百万人口新发 40 例，即每年全美新增 SCI 患者 10 000 例。这一数据并不包括入院前已死亡的病例。结合 SCI 的发病率和 SCI 患者的预期寿命，使用数学模型计算全美 2004 年 SCI 患病率，总数结果达 250 000 人。考虑到医疗水平的不断提高将使患者的预期寿命得以延长，预计到 2014 年，这一数值将超过 275 000 人。

SCI 新发病例中，近 50％的年龄在 15～29 岁之间。NSCISC 的数据显示，SCI 的高发年龄为 19 岁，平均年龄为 31.8 岁。SCI 发生的男女性别比为 4∶1，即每年每百万人口中有 65 位为男性，16 位为女性，且 SCI 女性患者的生存率较男性更高。这一差异是通过比较患病人群与发病人群中男性 SCI 患者所占的比例而得出的。尽管 SCI 新发病例的 80％为男性，但在存活的 SCI 病例中，男性仅占 70％。

20 世纪 90 年代，NSCISC 数据库登记在册的新发病例中，58.9％为白种人，28.1％为非裔，10.3％是西班牙裔，亚裔占 2.2％，印第安人占 0.5％。按 SCI 的致病原因进行统计，38.6％的病例由于车祸所致，23.2％因高处坠落所致，22.5％发生在暴力斗殴中，6.7％系运动损伤，9％的患者病因不明。对 SCI 患者的种族因素与致病原因进行闭合性分析，发现两者之间存在相关性。20 世纪 70 年代，在 16～21 岁非裔和西班牙裔的男性 SCI 患者中，约 35％是因为暴力斗殴所致；而到 20 世纪 90 年代，这一数字已上升至 70％。

大约 50％的 SCI 患者损伤发生在颈段；35％发生在胸段和胸腰段；11％发生在腰段或腰骶段；其余患者的受伤部位不详或未报。至于具体明确的受损节段，则以 C5 最为常见，约占所有病例的 15％。在所有 SCI 患者中，50％为完全性脊髓损伤，其中胸髓损伤几乎全部为完全性损伤。

受伤后第一年内，SCI 患者的死亡率约为 6％。至伤后第二年，死亡率将降至 2％。之后，其每年的死亡率维持在 1％左右。由 NSCISC 数据库统计公布的最新 SCI 患者预期生存时间，登载在 www. spinalcord. uab. edu 网站上。导致 SCI 患者死亡的最常见原因为呼吸系统疾病，这其中又有 70％的病例死于肺炎。[与正常死亡率相比，败血症的 SCI 患者死亡率高达 60 倍，而肺炎和流感的 SCI 患者死亡率高达 35 倍。]

完全性和不完全性 SCI 患者的医护费用存在一定差别。对于完全性颈髓损伤的患者，第一年的医护费用大约为 550 000 美元。与之相比，不完全性颈髓损伤患者的医护费用较低，约需 160 000 美元。第一年后，对于完全性和不完全性损伤的患者，其每年的平均医护费用分别为 98 000 和 11 000 美元。而如果患者无法脱离呼吸机，则第一年的治疗费用需将近 750 000 美元，之后每年的花费也在 290 000 美元以上。

并发症

自主神经反射异常

自主神经反射异常（autonomic dysreflexia，AD）见于 T6 以上的脊髓节段（高于交感神经发出的节段）受损的病人，是患者的交感神经系统对于 SCI 损伤节段以下的有害刺激产生的过度反应，表现为瞬间出现严重的高血压。据统计，在 T6 及以上节段受损的患者中，近 85％ 都出现了 AD。如果处理不及时，极高的血压就可能导致视网膜出血、蛛网膜下腔出血、脑实质内出血、心肌梗死、癫痫发作，甚至是死亡。引起 AD 的机制：首先是完整的外周神经将强烈、而且多数是有害的刺激信号传递至脊髓。之后，信号沿脊髓继续向上传导，引起交感神经系统的兴奋，并反射性地释放去甲肾上腺素和多巴胺。血压升高作用于脑干的心血管活动中枢，引起代偿性的心动过缓。

AD 多见于受伤后 6 个月至 1 年期间。症状包括头痛、发汗、面颊潮红；此外，部分患者可能没有任何症状。为了避免由 AD 引起的后遗症，及早发现、及早消除有害刺激就显得尤为重要。当患者出现 AD 表现时，为了避免血压的进一步升高，应对一切可能的致病原因进行一一排查。我们建议这时应让患者坐直，一切可以引起压迫的器械和衣物都应去除。起效快、半衰期短的降压药物，例如硝酸甘油软膏，可以作为临时药物进行使用。引起 AD 最常见的刺激因素是泌尿系统的阻塞。如果患者的留置导尿管发生移位，则应给患者尽快进行导尿。对于留置导尿管的患者，应更换新的导尿管，或至少应检查导尿管是否打结或阻塞。引起 AD 第二常见的原因为粪便嵌塞。在进行直肠检查前，应使用利多卡因乳剂。排除上述因素后仍无法明确引起 AD 的原因，或给予处理后高血压仍持续存在，则需将患者转至急诊科，进行病情观察和进一步给予降压药物。并同时对其他可能引起 AD 的原因进行检查。

泌尿系统并发症

排泄功能障碍可增加尿道感染（urinary tract infection，UTI）和膀胱结石的患病率，并可能进一步引起肾脏的并发症。支配下尿道的副交感神经、交感神经以及躯体神经之间相互作用，共同调节支配膀胱的储尿和排空功能。交感传出神经发出于 T11-L2 节段，对膀胱功能起抑制作用，以储积尿液。副交感传出神经于骶髓 S2-S4 发出，传导兴奋信号，引发膀胱收缩，排空尿液。多数 SCI 患者的脊髓受伤节段高于骶髓水平。这些患者的膀胱处于痉挛状态，无法抑制收缩，结果导致尿失禁。但是，此类膀胱平滑肌的收缩并不协调，可导致膀胱内压增高，进而又导致肾盂积水和肾衰竭。相反，如果是骶髓损伤和马尾受损，膀胱多表现为收缩无力或无收缩。当然，在膀胱过度膨胀，同时膀胱平滑肌顺应性下降时，也会出现膀胱内压增高，最终也会出现与骶髓以上节段受损相类似的肾损害。

许多急性 SCI 患者，起初表现为脊髓休克的症状，并不出现膀胱收缩的表现。遇到这种病人同时伴有外伤后体液转移时，务必留置导尿管。当患者的体液状况趋于稳定后，就应开始有计划地进行间歇性导尿处理。与留置导尿管相比，间歇性导尿引起 UTI、膀胱结石、尿道糜烂和阴茎阴囊瘘的概率较低。导尿的频率大约是 4 小时一次，每次导尿量以小于 400 ml 为目标。此外，每天入液量限制在 2L，也有利于实现上述目标。其他泌尿系统的处理还包括留置导尿、耻骨上导尿和反射排尿（即当膀胱尿量储积到一定量时，通过皮肤反射促使其排空）。为了收集尿液，患者必须使用安全套式的导尿管。因此，该方法并不适用于女性患者。

为了进一步避免膀胱压力的增高和肾脏损害的加重，也可采用药物和手术进行治疗。由于引起膀胱收缩的副交感刺激是受胆碱能受体的调节，因此，采用药物治疗应首选抗胆碱药物。奥昔布宁（Oxybutynin）是常用的口服抗胆碱能药物。抗胆碱能药物的副作用包括口干、心动过速、视力模糊和大便秘结。如果保守治疗和药物治疗未能降低膀脱压力，这时可考虑进行手术治疗。膀胱扩张术可用于膀胱顺应性减低的患者，以增加膀胱的容积。括约肌扩张术是另一项技术成熟的手术，主要用于治疗因括约肌张力过高而引起的尿潴留。

UTI 可导致肾盂肾炎、肾脏瘢痕化、肾结石、腹膜后脓肿形成和败血症等并发症。感觉缺失的 SCI 患者出现 UTI 后，症状表现为尿液浑浊并伴有恶臭，腹部或下肢呈痉挛状态，新近出现尿失禁，以及出现自主神经反射异常。患有上尿路感染的患者也可能出现发热和寒战。对于患有下尿路感染的患者，治疗应尽可能采用短疗程，抗生素的使用时间一般为 3～7 天。对伴有肾盂肾炎、高热、脱水和自主神经反射异常的患者，应接受住院治疗，包括补水，留置 Foley 导尿管以降低膀胱压力，对于已经留置导尿管的患者应更换导尿管，给予抗胆碱药物和较长疗程的抗生素治疗。此外，对患有肾盂肾炎的患者，应行泌尿系统的检查，以排除尿路结石和尿液反流。

对于无症状菌尿患者（有机体克隆形成 < 100 000）和无症状 UTI 患者（有机体克隆形成 > 100 000），治疗方式的选择取决于膀胱直肠反流的情况。反流情况严重的患者，比较容易出现肾盂肾炎，因此，需接受抗生素治疗。而一般而言，对于留置导尿管而出现症状性菌尿的患者，并不需要抗生素治疗。

8% 以上的 SCI 患者均患有肾结石，这是导致肾衰竭的最常见原因。据报道，50% 的鹿角状结石患者无法保留受累肾脏。肾结石通常与 UTI 相关，特别是在合并奇异变形杆菌感染的患者。根除感染、联合经皮肾结石切除或体外冲击波碎石等方法是肾结石的首选治疗方法。

与总人群的发病率相比，SCI 患者患膀胱癌的概率更高。鳞状细胞膀胱癌常发生在留置导尿管、UTI 复发和患有膀胱结石的患者中。对于留置尿管时间多于 10 年的患者，每年应常规行膀胱镜检查，以排除膀胱结石和膀胱癌的可能。

过去，肾衰竭是引起 SCI 患者死亡的首要原因。自从间断性导尿术和括约肌切开术得到推广后，因肾脏原因导致死亡的病例明显减少。为了避免 SCI 患者发生肾衰竭，就需要严格排查引起肾衰竭的原因，降低膀胱压力，并防止感染复发。

精神并发症

当患者对周边的人或事物都缺乏兴趣，整日心情沮丧，那么就证明患者已患有了抑郁症。已接受和适应 SCI 现状的患者，多表现为短暂的烦躁不安，而持续性的抑郁状态则表示患者对 SCI 仍无法接受和适应。据统计，约 20%～45% 的 SCI 患者均会出现抑郁症状，抑郁被认为是此类患者最常见的精神疾患。其症状主要表现为对事物缺乏兴趣、食欲和睡眠习惯的改变、自我保护意识下降等。

当怀疑患者患有抑郁症时，就需要对其自杀倾向进行评价。自杀是小于 55 岁的 SCI 患者首要的死亡原因，因此，抑郁与 SCI 的死亡率直接相关。对于这类病人，在进行药物治疗的同时，也需要配合一定的心理干预。抗抑郁的药物种类很多，医师可根据患者的症状、体征以及药物的副作用进行选择。例如，由于三环抗抑郁药具有过量致死的风险，因此，对于具有自杀倾向的患者应该避免使用这类药物。由于抗抑郁药物无法扭转患者认知能力水平的下降，以及患者社会、环境、人际活动能力的下降，因此，除药物治疗外，还需要给予其他形式的精神治疗，例如认知治疗。

患者对 SCI 的适应能力与其获得的社会支持成正比，与其受到的精神伤害成反比。对于刚刚受伤的患者，社会支持一般首先体现在康复中心。在这里，患者与其他 SCI 患者成为了朋友。但是，在新的人际关系发展的同时，患者原有的社会关系却变得紧张起来。因此，患者常常需要与家人和过去的朋友重新建立关系。患者自身的冷漠或局促不安，以及朋友对此表现出来的不适，都将促使患者逐步脱离社会。此外，患者家属也必须适应新的角色。例如，配偶不再仅仅是配偶，还要做好照料工作。为了增进医患之间的交流和关系，在进行随访时，应对患者及其家庭成员提供咨询，并提醒患者的家庭成员注意自身的生理、心理和社会健康。

帮助 SCI 患者克服心理疾患，需要精神科医师、康复科医师以及患者家属和朋友的共同努力。帮助患者保持治疗的目标和希望、鼓励患者自己活动、协助患者控制情绪，这些都有助于患者保持良好的精神状态，有助于患者恢复生活的独立性和提高生活质量。对于一些患者，也许终生都要学习如何应对 SCI 和伴随的精神状况。而另外一些患者，由于不再整日关注残疾所造成的负面影响，从而适应和接受了 SCI 的现况。

脊髓功能的再生

神经再生与修复

损伤早期

在脊髓损伤的过程中，首先出现脊髓变形和缺血等原发性神经损害。继而出现继发性炎症级联反应，又导致脊髓损害进一步加重（图1）。此外，受损局部还出现神经营养因子和促生长因子的缺乏，以及抑制因子的浓度增高。此时，受损局部出现程序性细胞死亡（凋亡），继发形成的星形细胞胶质瘢痕又阻碍了轴突的再生。结合急性损伤的病程，可将神经修复的治疗策略分为三个步骤，即保护神经、维持神经元的存活，改善损伤局部的不利微环境（包括抑制星形胶质细胞的反应），以及促进轴突再生。

神经保护

前瞻性的随机研究结果显示，甾体类激素是当前治疗急性脊髓损伤的唯一有效药物。理论上讲，甲泼尼龙可以有效地保护细胞膜的完整性，抑制脊髓损伤继发的炎症反应。但是，近期越来越多的学者对于应用甾体类激素治疗急性脊髓损伤提出了质疑。他们认为，对此类患者应用甾体类激素会明显

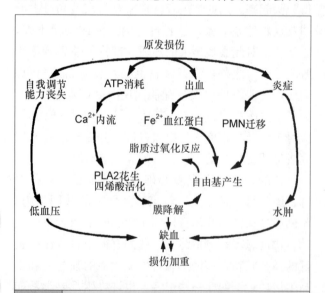

图1　原发脊髓损伤后继发的生物化学级联反应。ATP：三磷酸腺苷，PMN：多形核白细胞，PLA₂：磷脂酶 A₂。

增加其受感染和胃肠道出血的概率。因此，应根据患者的具体情况，谨慎使用甾体类激素。

抑制神经细胞凋亡是保护神经的一个重要方面。Bcl-2 属于原癌基因，它可能具有抑制细胞内凋亡通路启动的功能。Caspase 是启动凋亡实施阶段的重要酶类，而 caspase 的激活又必须要有细胞色素 C 的参与。Bcl-2 可通过抑制细胞色素 C 的释放，来抑制凋亡的发生。有研究显示，Bcl-2 表达过量可以提高轴突损伤神经元的存活率。由此，使用与 Bcl-2 结构相似的肽链，可能对神经起到保护作用。而由于 caspase 是执行凋亡所必需的酶类，以其为靶点的其他抗凋亡治疗也成为研究热点。有研究证实，拮抗 caspase 作用的肽链可以阻断运动神经元的凋亡。

逆转局部抑制环境

星形胶质细胞参与胶质瘢痕的形成。所形成的瘢痕构成了轴突再生的物理屏障和化学屏障（如何克服瘢痕的物理屏障作用，将在促进轴突生长的章节中进行阐述）。胶质瘢痕内含有蛋白多糖，可以抑制轴突的再生。其主要机制可能是，蛋白多糖作用于生长促进细胞黏附分子（如 laminin），从而干扰了这些分子对轴突生长的引导作用。科学家已尝试使用蛋白酶来逆转这种抑制作用。体外实验发现，蛋白酶可以降解蛋白多糖。在大鼠体内进行进一步的实验，结果发现软骨素酶可以促使离断的轴突重新生长。

在 SCI 患者体内还发现其他的抑制分子。一些大鼠少突细胞相关的膜蛋白和中枢神经系统髓磷脂，已被证实具有抑制轴突生长的作用。具有抑制作用的髓磷脂分子包括 NI-35、NI-250、Nogo-A 和髓磷脂相关糖蛋白。将这些膜蛋白的抗体注入脊髓横断的成年大鼠，可在离断的脊髓处观察到轴突再生的现象。其他学者也证明，脑源性或胶质细胞源性的神经营养因子可以保护神经元，免受这些髓磷脂的抑制作用。

促进轴突再生

在促进神经再生的众多方法中，神经移植术是研究得较为深入的一种。前期研究已发现，轴突可以长入移植的周围神经中，并在其中继续生长，但却无法穿过移植神经与宿主组织的远端交界面。为了改变这种交界面的抑制环境，有研究尝试使用带

有成纤维细胞生长因子 1（FGF-1）的纤维凝胶，来稳定移植到宿主脊髓上的神经。之前的研究已证明，FGF-1 具有刺激轴突外生的作用。在上述研究中，轴突成功穿过移植神经与宿主组织交界面。在神经移植术后 6 个月内，成年大鼠的后腿功能都得到了明显的改善。

也可使用施万细胞（Schwann cell）替代整条神经植入，用以促进轴突的再生。有研究显示施万细胞表达神经营养因子，并通过细胞表面的黏附分子诱导细胞再生。将施万细胞连同含有黏附分子的基质一同植入脊髓横断处后，发现局部有上行和下行轴突纤维再生的现象。最近，嗅鞘神经胶质（OEG）细胞的促轴突再生作用，也在细胞移植模型中得到了验证。嗅神经细胞的轴突可以再生，并在嗅球中重建突触联系。正常情况下，OEG 细胞起到支持嗅神经轴突、产生营养因子〔包括血小板源性生长因子、神经生长因子、脑源性神经营养因子和神经营养因子-3（NT-3）〕和细胞黏附分子（层粘连素、L1、N-CAM）的作用。在神经根切断后，将断端进行显微对合，之后将 OEG 细胞导入到局部，结果发现神经轴突再生，穿过根髓交界处，长入脊髓灰质。其他研究还发现，OEG 细胞有助于脊髓后柱轴突的髓鞘再生。

将神经营养因子输送到大鼠脊髓的受伤部位后，可以促进一些神经轴突的再生，并起到了神经保护的作用。不同的细胞类型所含有的特异性受体差异较大，因而与之结合的神经营养因子也多不相同。脑源性神经营养因子和 NT-3 是两类神经营养因子，它们分别倾向于对红核脊髓束和皮质脊髓束发挥作用。

但是，如何将神经营养因子输送到相应部位，却存在诸多困难。其受限因素主要包括药物的药代动力学、体内与之结合的相应抗体以及阻碍其通过的血脑屏障。而植入能够合成神经营养因子的细胞，则不受上述因素限制。通过基因治疗修饰的细胞，具备在神经受损部位合成神经营养因子的功能。完成基因治疗所必需的条件有：目标细胞、编码目的蛋白的基因片段以及运载基因片段进入目标细胞的载体。当前，开展相应研究工作仍需考虑不同基因载体的有效性和安全性。尽管使用病毒载体将目的基因直接导入到受损部位的细胞中在理论上是可行的，但当前的研究工作主要集中在将目的基因于体外导入到目标细胞中，进而将修饰后的细胞移植到受伤部位。

已有利用经体外改造的成纤维细胞和施万细胞进行基因治疗的报道。成纤维细胞经过改造后，可分泌具有神经保护作用的 NT-3，从而抑制了受损皮质脊髓束神经细胞的死亡。也有研究将成纤维细胞改造为分泌脑源性神经营养因子的细胞，从而使大鼠半切离断的脊髓内出现了轴突再生的现象。动物的前肢功能也获得了一定程度的恢复。将经改造、可以分泌脑源性神经营养因子的施万细胞，注射到远离横断部位的脊髓组织中，结果观察到有轴突生长，越过了脊髓横断面。将施万细胞注入到局部后，可为新生轴突的生长建立起引导通路。

减重平板步行和电刺激对脊髓功能恢复的促进

中枢神经系统具有极强的可塑性，即使是一个微小的生物连接，也能对远侧的功能产生巨大的影响。通过减重平板步行等强化物理治疗，可使损伤脊髓的适应性环路重新恢复感知功能，以感知载荷相关的复杂感觉。希望通过这些物理治疗的感觉输入，"唤醒"脊髓的传导环路，活化脊髓内的中枢模式发生器，使患者的行走功能得以恢复。现在有一些机构正在进行着减重步行的教学项目，例如迈阿密计划、华盛顿大学和洛杉矶的加利福尼亚大学。现在，对 SCI 患者进行强化物理治疗，所面临的最大困难是物力的不足和专业人员的缺乏。

功能性电刺激（functional electrical stimulation，FES）是对瘫痪的神经和肌肉进行电流刺激，以激活其功能。在其他专业领域里也应用 FES，仅是使用形式有所不同，例如心脏起搏器和人工耳蜗等。在 SCI 领域里，FES 被用做膈神经起搏器已有 20 多年的历史了。但由于该方法存在花费较高、手术风险较大、术后需保留气管造口等限制因素，使得植入式膈神经起搏器并没有得到广泛的应用。FES 技术也已被用于重建膀胱和消化道的功能。这一系统包括一个植入式的 FES 装置，可由射频信号来控制。电极被安置在骶神经根（S2-S4）处，当 FES 装置发出电流后，即可引起膀胱、尿道、大肠和肛门括约肌的收缩。为防止出现不必要的反射性膀胱失禁、逼尿肌-括约肌协同失调和肾盂积水，在进行 FES 装置植入时，还需将 S2-S5 负责感觉传入的脊髓后根切断。而由此又引起会阴部感觉的缺失，以及无法勃起和射精。对于许多接受电刺激治疗的患者而言，除接受必须的手术外，还需接受背根离断等额外的神经"损毁"，而两者本身就存在着矛盾。即使如此，在欧洲，已有 1500 多名患者接受了类似系统的植入治疗。结果显示，在预防泌尿道并发症方面，FES 的长期费用更低。在 5 年内所节省出来的花费，不仅足够购买 FES 系统本身，还可有所结余。

　　FES 也已被用于上肢瘫痪的治疗。Freehand 系统是经 FDA 批准使用的可植入性 FES 系统。它可以改善因 C5/C6 运动节段损伤导致四肢瘫痪患者的手部功能。该系统适用于下运动神经元功能完整、近端肌力尚好、且对运动功能有较高要求的患者。最近已有使用 FES 促进肱三头肌功能恢复的报道。与接受肱二头肌后束至肱三头肌肌腱转移术的患者相比，接受肱三头肌 FES 刺激治疗的患者，具有更强的伸肘运动。这一系统提高了患者取物和移物运动的能力，缩短了运动所需的时间。

　　FES 应用于下肢，目的是改善心血管功能和训练肌肉力量。通过放置在髋关节伸肌群、膝关节伸肌群和踝关节屈肌群表面的电极，使得肌肉的电刺激活动实现了有序、交互地进行。研究显示，接受 FES 治疗和健身车训练的患者，其肌容积和血流情况均得到改善。FES 治疗辅以运动，还可以减少静脉血栓和骨质疏松的发生率。虽然下肢 FES 已被用于恢复患者的站立和行走功能，但在完成这些动作时，患者仍需要支具和助行器的帮助。而且，由于此类患者要完成站立和行走，需经过高强度的训练和消耗大量的能量，这也使得 FES 的应用受到了限制。

小　结

　　数十年前，SCI 患者寿命短，并发症多，治疗和恢复难度极大。而今，人们对于 SCI 的流行病学和相关并发症的治疗方法已经有了比较深刻的认识。而对 SCI 相关问题的深入研究，也促使 SCI 患者的生存时间和生存状态得以提高。由于人类在细胞移植和分子生物学方面取得了极大进展，相信在不久的将来，恢复脊髓功能的目标一定可以实现。

注释文献

并发症

Elfstrom M，Ryden A，Kreuter M，Taft C，Sullivan M：Relations between coping strategies and health-related quality of life in patients with spinal cord lesion. *J Rehabil Med* 2005；37：9-16.

　　该研究表明，给予 SCI 患者有关增强自我接受、减少依赖行为的干预措施越好，其在生活质量评测中的得分就越高。

Karlsson AK：Autonomic dysreflexia. *Spinal Cord* 1999；37：383-391.

　　本文对自主神经反射异常的临床特点进行了综述，包括病理机制、患病率、症状和治疗等方面。

Weld KJ，Dmochowski RR：Effect of bladder management on urological complications in spinal cord injured patients. *J Urol* 2000；163：768-772.

　　作者总结了处理 SCI 患者膀胱并发症的多种方法。结果已证明，接受间歇性清洁导尿的患者，其相关并发症的发病率明显低于接受持续性导尿的患者。

脊髓功能的再生

Cao L，Liu L，Chen ZY，et al：Olfactory ensheathing cells genetically modified to secrete GDNF to promote spinal cord repair. *Brain* 2004；127：535-549.

　　本研究利用逆转录病毒，将 GDNF 基因转导进嗅球髓鞘细胞中。然后将经修饰的嗅球髓鞘细胞植入到脊髓完全横断的大鼠体内。结果大鼠的运动功能得到了恢复，并且也出现了轴突的再生。

Creasey GH，Dahlberg JE：Economic consequences of an implanted neuroprosthesis for bladder and bowel management. *Arch Phys Med Rehabil* 2001；82：1520-1525.

　　该研究对 12 例 SCI 患者进行了神经假体植入，以刺激其骶神经功能的恢复。作者发现，接受该方法治疗的患者，其直肠和膀胱功能重建的治疗费用，明显低于接受传统方法治疗的患者。

Hendriks WT，Ruitenberg MJ，Blits B，Boer GJ，Verhaagen J：Viral vector-mediated gene transfer of neurotrophins to promote regeneration of the injured spinal cord. *Prog Brain Res* 2004；146：451-478.

　　本文对目前脊髓再生的基因治疗方法进行了综述。作者对已在 SCI 实验动物模型上得到验证的病毒载体、神经营养因子和转导细胞类型进行了回顾。

Memberg WD，Crago PE，Keith MW：Restoration of elbow extension via functional electrical stimulation in individuals with tetraplegia. *J Rehabil Res Dev* 2003；40：477-486.

　　本研究以安装肱三头肌刺激器的患者为研究对象，对其肘关节的伸直肌力和在工作环境中的表现进行了评价。与接收肌腱转移术的患者相比，接受肱三头肌刺激器治疗的患者，具有更强的伸肘运动和更强的移物能力。

经典文献

Alberi S, Reggenbass M, de Bilbao F, et al: Axotomized neonatal motoneurons overexpressing the Bcl-2 proto-oncogene retain functional electrophysiological properties. *Proc Natl Acad Sci USA* 1996;93:3978-3983.

Bracken MB, Shepard MJ, Holford TR, et al: Administration of methylprednisolone for 24 or 48 hours or tirilazad mesylate for 48 hours in the treatment of acute spinal cord injury. *JAMA* 1997;277:1597-1604.

Bregman BS, Kunkel-Bagden E, Schnell L, et al: Recovery from spinal cord injury mediated by antibodies to neurite growth inhibitors. *Nature* 1995;378:498-501.

Cai D, Shen Y, DeBellard ME, et al: Prior exposure to neurotrophins blocks inhibition of axonal regeneration by MAG and myelin via a cAMP-dependent mechanism. *Neuron* 1999;22:89-101.

Cheng H, Cao Y, Olson L: Spinal cord repair in adult paraplegic rats: Partial restoration of hind limb function. *Science* 1996;273:510-513.

Consortium for Spinal Cord: Acute management of autonomic dysreflexia: Adults with spinal cord injury presenting to health-care facilities. *J Spinal Cord Med* 1997; 20:284-318.

Edgerton VR, De Leon RD, Tillakaratne N, et al: Use-dependent plasticity in spinal stepping and standing. *Adv Neurol* 1997;72:233-247.

Farlie PG, Dringen R, Rees SM, et al: Bcl-2 transgene expression can protect neurons against developmental and induced cell death. *Proc Natl Acad Sci USA* 1995; 92:4397-4401.

Grill R, Murai K, Blesch A, et al: Cellular delivery of neurotrophin-3 promotes corticospinal axonal regrowth and partial functional recovery after spinal cord injury. *J Neurosci* 1997;17:5560-5572.

Guest JD, Hesse D, Schnell L, et al: Influence of IN-1 antibody and acidic FGF-fibrin glue on the response of injured corticospinal tract axons to human Schwann cell grafts. *J Neurosci Res* 1997;50:888-905.

Guttmann L, Frankel H: The value of intermittent catheterization in the early management of traumatic paraplegia and tetraplegia. *Paraplegia* 1966;4:63-84.

Harkema SJ, Hurley SL, Patel UK, et al: Human lumbosacral spinal cord interprets loading during stepping. *J Neurophysiol* 1997;77:797-811.

Hayashi T, Sakurai M, Abe K, et al: Apoptosis of motor neurons with induction of caspases in the spinal cord after ischemia. *Stroke* 1998;29:1007-1012.

Himes BT, Solowska-Baird J, Boyne L, et al: Grafting of genetically modified cells that produce neurotrophins in order to rescue axotomized neurons in rat spinal cord. *Soc Neuro Sci Abstr* 1995;21:537.

Lapides J, Diokno AC, Silber SJ, et al: Clean, intermittent self catheterization in the treatment of urinary tract disease. *J Urol* 1972;107:458-461.

Lasfargues JE, Custis DE, Morrone F, et al: A model for estimating spinal core injury prevalence in the United States. *Paraplegia* 1995;33:62-68.

Liu Y, Kim D, Himes BT, et al: Transplants of fibroblasts genetically modified to express BDNF to promote regeneration of adult rat rubrospinal axons. *J Neurosci* 1999;19:4370-4387.

Menei P, Montero-Menei C, Whittemore SR, et al: Schwann cells genetically modified to secrete BDNS promote enhanced axonal regrowth across transected adult rat spinal cord. *Eur J Neurosci* 1998;10:607-621.

Mukhopadhyay G, Doherty P, Walsh FS, et al: A novel role for myelin-associated glycoprotein as an inhibitor of axonal regeneration. *Neuron* 1994;13:757-767.

Ramon-Cueto A, Avila J: Olfactory ensheathing glia: properties and function. *Brain Res Bull* 1998;46:175-187.

Ramon-Cueto A, Plant GW, Avila J, et al: Long distance axonal regeneration in the transected adult rat spinal cord is promoted by olfactory ensheathing glia transplants. *J Neurosci* 1998;18:3803-3815.

Vaidyananthan S, Soni BM, Brown E, et al: Effect of intermittent urethral catheterization and oxybutinin bladder instillation on urinary continence status and quality of life in a selected group of spinal cord injured patients with neuropathic bladder dysfunction. *Spinal Cord* 1998; 36:409-414.

Villa T, Kaufmann SH, Earnshaw WC: Caspases and caspase inhibitors. *Trends Biochem Sci* 1997;22:388-393.

Wyndaele JJ: Pharmacotherapy for urinary bladder dysfunction in spinal cord injury patients. *Paraplegia* 1990; 28:146-150.

Xu XM, Chen A, Guenard V, et al: Bridging Schwann cell transplants promote axonal regeneration from both the rostral and caudal stumps of transected adult rat spinal cord. *J Neurocytol* 1997;26:1-16.

Zuo J, Ferguson TA, Hernandez YJ, et al: Neuronal matrix metalloproteinase-2 degraded and inactivated a neurite inhibiting chondroitin sulfate proteoglycan. *J Neurosci* 1998;18:5203-5211.

（兰　杰　译）

索 引